Atualização em
Conhecimentos Ortopédicos
Pediatria

## ORTOPEDIA E TRAUMATOLOGIA

*Outros livros de interesse*

**AAOS/SBOT** – Ortopedia Pediátrica
**AAOS/SBOT** – Trauma
**Alencar** – Semiologia em Reabilitação
**Almiro** – Dessangramento e Garroteamento dos Membros Inferiores – Suas Aplicações em Cirurgia Segmentar e Ortopédica
**Apley** – Ortopedia e Fraturas em Medicina e Reabilitação
**Araújo Leitão** – Clínica de Reabilitação
**Bruschinni** – Ortopedia Pediátrica 2ª ed.
**Evandro Freire** – Trauma – A Doença dos Séculos (2 vols.)
**Golding** – Reumatologia em Medicina e Reabilitação
**Hoppenfeld** – Propedêutica Ortopédica – Coluna e Extremidades
**Novais** – Como Ter Sucesso na Profissão Médica 2ª ed.
**Oliveira Poli** – Manual de Medida Articular
**Protásio da Luz** – Nem só de Ciência se Faz a Cura
**Tashiro** – Assistência de Enfermagem em Ortopedia e Traumatologia

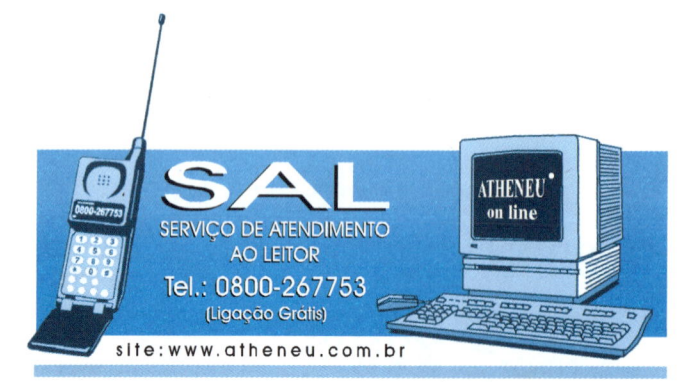

**Atualização em Conhecimentos Ortopédicos: Pediatria**
*American Academy of Orthopaedic Surgeons*

*O material apresentado em Atualização em Conhecimentos Ortopédicos: Pediatria foi colocado à disposição pela American Academy of Orthopaedic Surgeons (Academia Americana de Cirurgiões Ortopédicos) somente com propósitos educacionais. A intenção deste material não é apresentar somente os únicos, ou melhores, métodos ou procedimentos para as situações médicas discutidas, mas, além disso, dedica-se a representar o ponto de vista, a visão, a declaração ou opinião do(s) autor(es) ou produtor(es), que podem ser úteis a outros que enfrentem situações similares.*

*Algumas drogas e instrumentos médicos demonstrados em cursos da Academia ou descritos em publicações impressas ou eletrônicas da Academia possuem liberação da FDA (Food and Drug Administration — Administração de Drogas e Alimentos) para uso com propósitos específicos ou para uso somente em instalações restritas. A FDA declarou que é de responsabilidade do médico determinar a condição FDA da droga ou instrumento que deseja usar na prática clínica, e utilizar os produtos com o apropriado consentimento do paciente e de acordo com a lei aplicável.*

*Além disso, quaisquer declarações sobre produtos comerciais são somente a(s) opinião(ões) do(s) autor(es) e não representam o endosso ou a avaliação da Academia sobre estes produtos. Estas declarações não podem ser usadas em publicidade para qualquer propósito comercial.*

*O material contido neste volume foi apresentado como material não publicado anteriormente, exceto nos exemplos nos quais foi dado crédito à fonte da qual o material ilustrativo foi retirado.*

*O material que aparece neste livro, preparado por indivíduos com parte de suas atribuições oficiais como empregados do Governo do EUA, não será coberto pelas leis de direitos autorais mencionadas antes.*

*Todos os direitos são reservados. Nenhuma parte desta publicação pode ser reproduzida, armazenada em um sistema de arquivo ou transmitida, em qualquer forma, ou quaisquer meios, eletrônicos, mecânicos, fotocópias, gravações ou outro, sem a prévia autorização escrita do editor.*


**Orthopaedic Knowledge Update: Pediatrics**
American Academy of Orthopaedic Surgeons

The material presented in *Orthopaedic Knowledge Update: Pediatrics* has been made available by the American Academy of Orthopaedic Surgeons for educational purpose only. This material is not intended to present the only, or necessarily best, methods or procedures for the medical situations discussed, but rather is intended to represent an approach, view, statement, or opinion of the author(s) or producer(s), which may be helpful to others who face similar situations.

Some drugs and medical devices demonstrated in Academy courses or described in Academy print or electronic publications hav Food and Drug Administration (FDA) clearance for use for specific purposes or for use only in restricted settings. The FDA has stated that it is the responsibility of the physician to determine the FDA status of each drug or device he or she wishes to use in clinical practice, and to use the products with appropriate patient consent and in compliance with applicable law.

Furthermore, any statemtns about commercial products are solely the opinion(s) of the author(s) and do not represent an Academy endorsement or evaluation of these products. These statements may not be used in advertising or for any commercial purpose.

The material contained in this volume was submitted as previously unpublished material, except in the instances in which credit has been given to the source from which some of the illustrative material was derived.

Materials appearing in this book prepared by individuals as part of their official duties as U.S. Government employees are not covered by the above-mentioned copyright.

All rights reserved. No part of this publication may be reproduced, stored in a retrieval system, or transmitted, in any form, or by any means, electronic, mechanical, photocopyng, recording, or otherwise, without prior written permission from the publisher.

# Atualização em Conhecimentos Ortopédicos

## Pediatria

Editor

**B. STEPHENS RICHARDS, MD**

*Associate Professor, Department of Orthopaedic Surgery.
University of Texas-Southwestern.
Texas Scottish Rite Hospital for Children, Dallas, Texas*

*Desenvolvido pela*
**Pediatric Orthopaedic Society of North America**

*Publicado pela*
**American Academy of Orthopaedic Surgeons**

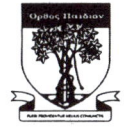

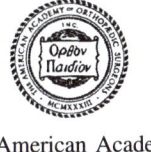

Pediatric Orthopaedic Society of North America

American Academy of Orthopaedic Surgeons

SOCIEDADE BRASILEIRA DE ORTOPEDIA E TRAUMATOLOGIA

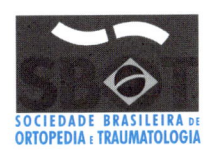

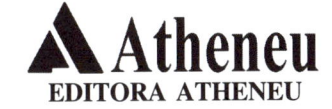

**Atheneu**
EDITORA ATHENEU

**EDITORA ATHENEU**

São Paulo — Rua Jesuíno Pascoal, 30
Tels.: (11) 220-9186 • 222-4199
Fax: (11) 223-5513
E-mail: edathe@terra.com.br

Rio de Janeiro — Rua Bambina, 74
Tel.: (21) 539-1295
Fax: (21) 538-1284
E-mail: atheneu@atheneu.com.br

Belo Horizonte — Rua Domingos Vieira, 319 — Conj. 1.104

*PLANEJAMENTO GRÁFICO/CAPA: Equipe Atheneu*

**Dados Internacionais de Catalogação na Publicação (CIP)**
**(Câmara Brasileira do Livro, SP, Brasil)**

Atualização em conhecimentos ortopédicos: pediatria/ editor B. Stephens Richards. — São Paulo: Editora Atheneu, 2002.

Título original: Orthopaedic knowledge update: pediatria.
Vários colaboradores.
Vários supervisores da tradução.

1. Cirurgia ortopédica 2. Ortopedia 3. Pediatria I. B. Stephens Richards

98-3331
CDD-617.1
NLM-WO 700

**Índice para catálogo sistemático:**

1. Pediatria: Ciências médicas     617.1

*RICHARD B.S.*
Atualização em Conhecimentos Ortopédicos — Pediatria

©*American Academy of Orthopaedic Surgeons. Tradução para a língua portuguesa publicada pela EDITORA ATHENEU LTDA. mediante autorização da American Academy of Orthopaedic Surgeons, com a interveniência da Sociedade Brasileira de Ortopedia — SBOT, 2002.*

# Colaboradores

### MICHAEL D. AIONA, MD
*Shriners Hospital for Crippled Childrens, Portland Unit, Portland Oregon*

### STEPHEN A. ALBANESE, MD
*Associate Professor, Orthopedic Surgery, Suny Health Science Center at Syracuse. Department of Orthopedic Surgery. Syracuse, New York*

### GEORGE S. BASSETT, MD
*Chief, Pediatric Orthopaedic Surgery. Washington University School of Medicine. St. Louis Children's Hospital St. Louis, Missouri*

### J. SYBIL BIERMANN, MD
*Assistant Professor Orthopaedic Surgery. University of Michigan Medical School. Ann Arbor, Michigan*

### BRIAN BLACK, MD
*Medical Director. Children's Orthopedic and Scoliosis Center Milwaukee, Wisconsin*

### JOHN S. BLANCO, MD
*Associate Professor of Orthopaedic Surgery and Pediatrics. University of Virginia Health Sciences Center. Charlottesville, Virginia*

### R. DALE BLASIER, MD, FRCS(C)
*Associate Professor of Orthopaedic Surgery. Division of Pediatric Orthopaedics. Arkansas Children's Hospital Universit of Arkansas for Medical Sciences. Little Rock, Arkansas*

### STEVEN L. BUCKLEY, MD
*Assistant Professor. Department of Orthopaedic Surgery. Emory University School of Medicine. Atlanta, Georgia*

### ALVIN H. CRAWFOR, MD, FACS
*Professor of Pediatrics and Orthopaedics. Childrens Hospital Medical Center. Cincinnati, Ohio*

### RICHARD S. DAVIDSON, MD
*Associate Professor. Children's Hospital of Philadelphia. Philadelphia. Pennsylvania*

### Peter A. DeLuca, MD
Pediatric Orthopaedic Surgery. Connecticut Orthopaedic Specialistis. New Haven, Connecticut

### Donald Diverio, DO
The Orthopedic Center, PA. Cedar Knolls, New Jersey

### David Gray, MD
Scottish Rite Children's Medical Center. Atlanta, Georgia

### John J. Grayhack, MD, MS
Assistant Professor of Orthopedic Surgery. The Children's Memorial Medical Center. Northwestern University Medical School. Chicago, Illinois

### Jan. S. Grudziak, MD
Visiting Instructor. University of Pittsburgh Medical Center. Department of Orthopaedic Surgery. Pittsburgh, Pennsylvania

### Lorik Karol, MD
Assistant Professor, Department of Orthopaedic Surgery. University of Texas-Soutwestern. Texas Scottish Rite Hospital for Children, Dallas, Texas

### Steven E. Koop, MD
Gillette Children's Hospital. St. Paul, Minnesota

### Randall T. Loder, MD
Associate Professor, Section of Orthopaedic Surgery. University of Michigan. Ann Arbor, Michigan

### Shobha Malviya, MD
Assistant Professor of Anesthesiology. The University of Michigan Medical Center. Ann Arbor, Michigan

### Jack K. Mayfield, MD, MS
Adjunct Professor. Department of Biochemical and Materials Engineering. Arizona State University. Phoenix, Arizona

### Gregory A. Mencio, MD
Assistant Professor. Department of Orthopaedics. Vanderbilt University Medical Center. Nashville. Tennessee

### Sandra Merkel, RN
Clinical Nurse Specialist. University of Michigan Medical Center. Ann Arbor, Michigan

### Vicent S. Mosca, MD
Associate Professor and Chief of Pediatric Orthopedics. University of Wasghington School of Medicine. Seattle, Washington

#### B. STEPHENS RICHARDS, MD
*Associate Professor, Department of Orthopaedic Surgery. University of Texas-Southwestern. Texas Scottish Rite Hospital for Children. Dallas, Texas*

#### WILLIAM J. SHAUGHNESSY, MD
*Associate Professor of Orthopaedic. Mayo Medical School. Rochester, Minnesota*

#### JAMES E. SHOOK, MD
*Assistant Professor of Orthopedic Surgery. Loma Linda University School of Medicine. Seattle, Washington*

#### KIT M. SONG, MD
*Assistant Professor of Orthopedic Surgery. University of Washington School of Medicine. Seattle, Washington*

#### PAUL D. SPONSELLER, MD
*Associate Professor and Head, Pediatric Orthopaedics. Johns Hopkins University. Baltimore, Maryland*

#### CARLS STANISKI, MD
*Chief. Orthopaedic Surgery. Children's Hospital of Michigan. Detroit, Michigan*

#### DEBORAH STANITSKI, MD
*Associate Chief of Orthopaedic Surgery. Children's Hospital of Michigan. Detroit, Michigan*

#### JOHN G. THOMETZ, MD
*Associate Professor. Department of Orthopaedic Surgery. Medical College of Wisconsin. Milwaukee, Wisconsin*

#### J. DAVID THOMPSON, MD
*Assistant Professor. Medical University of South Carolina. Charleston, South Carolina*

#### LAURA L. TOSI, MD
*Assistant Professor of Orthopaedics and Pediatrics. George Washington University. Washington, District of Columbia*

#### W. TIMOTHY WARD, MD
*Associate Professor. University of Pittsburgh Medical Center. Department of Orthopaedic Surgery. Pittsburgh, Pensylvania*

#### PETER M. WATERS, MD
*Clinical Director, Hand Surgery Clinic. Children's Hospital Boston, Massachusetts*

## Coordenadores da Tradução

**CLAUDIO SANTILI**
*Presidente da Sociedade Brasileira de Ortopedia Pediátrica — 1999/2000*

**GERALDO MOTTA FILHO**
*Presidente da Comissão de Educação Continuada e Pesquisa, CEC-SBOT — 1999/2000*

**JOSÉ SÉRGIO FRANCO**
*Presidente da Comissão de Educação Continuada e Pesquisa, CEC — 1997/1998*

**LUIZ ANTÔNIO MUNHOZ DA CUNHA**
*Presidente da Sociedade Brasileira de Ortopedia Pediátrica — 1997/1998*

**RENATO GRAÇA**
*Membro da Comissão de Educação Continuada e Pesquisa, CEC — 1997/2000*

## Supervisores da Tradução

**AMÂNCIO RAMALHO JUNIOR**
*Médico. Coordenador do Departamento de Cirurgia do Hospital Israelita Albert Eintein. Ortopedista Pediatra da Clínica de Especialidades Pediátricas do Hospital Israelita Albert Einstein. Professor da Disciplina de Anatomia Descritiva e Topográfica do Departamento de Morfologia da Escola Paulista de Medicina da Universidade Federal de São Paulo, UNIFESP-EPM*

**ANASTÁCIO KOTZIAS NETO**
*Chefe do Serviço de Ortopedia e Traumatologia do Hospital Infantil Joana de Gusmão de Florianópolis-SC. Mestre em Ortopedia e Traumatologia pela Escola Paulista de Medicina, EPM*

**ANTONIO VITOR DE ABREU**
*Professor Adjunto da Faculdade de Medicina da Universidade Federal do Rio de Janeiro, UFRJ. Doutor em Medicina — Área de Concentração de Ortopedia e Traumatologia da Universidade Federal do Rio de Janeiro, UFRJ*

**CÉSAR LUIZ FERREIRA ANDRADE LIMA**
*Professor-assistente do Departamento de Aparelho Locomotor da Faculdade de Medicina da Universidade Federal de Minas Gerais, UFMG-MG. Coordenador do Serviço de Ortopedia Infantil do Hospital Ortopédico, MG. Superintendente Médico da Associação Mineira de Reabilitação — Ortopedia Infantil, MG*

**EDILSON FORLIN**
*Ortopedista Pediátrico do Hospital Infantil Pequeno Príncipe e Hospital das Clínicas da Universidade Federal do Paraná, UFPR. Mestrado e Doutorado pela Universidade Federal de São Paulo, Escola Paulista de Medicina, UNIFESP-EPM*

#### Edison Luiz Dezen
*Médico Consultor do Grupo de Coluna do Serviço de Ortopedia e Traumatologia do Hospital do Servidor Pediátrico Estadual, HSPE*

#### Fernando Baldy dos Reis
*Professor Doutor Orientador do Curso de Pós-graduação e Chefe do Setor de Trauma do Departamento de Ortopedia e Traumatologia da Universidade Federal de São Paulo, Escola Paulista de Medicina, UNIFESP-EPM*

#### Fernando Furst
*Chefe do Serviço de Ortopedia do Hospital de Ipanema — INSS*

#### Gilbert Waisberg
*Médico Assistente do Grupo de Ortopedia Pediátrica da Santa Casa de São Paulo*

#### Hélio Jorge
*Professor Livre-docente e Chefe da Disciplina de Ortopedia Pediátrica da Escola Paulista de Medicina da Universidade Federal de São Paulo, UNIFESP*

#### Henrique Sodré de Almeida Fialho
*Professor Livre-docente e Chefe da Disciplina de Ortopedia Pediátrica da Escola Paulista de Medicina da Universidade Federal de São Paulo, UNIFESP*

#### Jair Ovitz
*Ortopedista da Otohos-Ortoperna e Traumatologia. Valinho e Campinas, SP*

#### Jamil Faissal Soni
*Mestre em Ortopedia pela Santa Casa de São Paulo. Professor-Associado do Serviço de Ortopedia e Traumatologia do Hospital Universitário Cajuru, PUC-PR. Chefe do Grupo de Ortopedia Pediátrica do Hospital Universitário Cajuru. Instructor do Advanced Trauma Life Support — ATLS*

#### Jorge Luiz Pedroso Borges
*Mestrado pela Universidade Federal de São Paulo, Escola Paulista de Medicina, UNIFESP-EPM. Doutorado (em andamento) pela Universidade Federal de São Paulo, Escola Paulista de Medicina, UNIFESP-EPM. Chefe do Departamento de Ortopedia Pediátrica do IOT —Passo Fundo, RS . Chefe do Serviço de Residência Medica do IOT — Passo Fundo, RS. Ex-Fellow do Instituto du Pont Wilmington*

#### José Alberto Dias Leite
*Livre-docente, Professor Adjunto, Doutor, Chefe do Serviço e da Disciplina de Ortopedia e Traumatologia da Faculdade de Medicina da Universidade Federal do Ceará*

#### José B. Volpon
*Professor-associado da Faculdade de Medicina de Ribeirão Preto da Universidade de São Paulo, USP. Responsável pelo Setor de Ortopedia Pediátrica.*

### Luiz Antonio Munhoz da Cunha
*Chefe do Serviço de Ortopedia Pediática do Hospital Infantil Pequeno Príncipe,
Responsável pelo grupo de Ortopedia Pediátrica do Hospital de
Clínicas da Universidade Federal do Paraná*

### Marcio Garcia Cunha
*Ortopedista Pediátrico — no Instituto Nacional de Traumatortopedia (INTO) — no Instituto de
Ortopedia do Rio de Janeiro (IORJ-ABBR) — na Clínica Provada*

### Mário Dirani
*Professor Adjunto IV — Disciplina de Ortopedia da Fundação Faculdade Federal
de Ciências Médicas de Porto Alegre.
Responsável pelo Serviço de Ortopedia Pediátrica do Hospital da Criança Santo Antônio
do Complexo Hospitalar da Santa Casa de Porto Alegre, RS*

### Miguel Akkari
*Médico Assistente do Grupo de Ortopedia Pediátrica da Santa Casa de Misericórdia de São Paulo*

### Patricia M. de Moraes Barros Fucs
*Professora Adjunta da Faculdade de Ciências Médicas da Santa Casa de São Paulo,
Chefe do Grupo de Doenças Neuromusculares do Departamento de Ortopedia e
Traumatologia da Santa Casa de Misericórdia de São Paulo*

### Paulo Bertol
*Mestre e Doutor em Ortopedia pela Escola Paulista de Medicina da Universidade Federal de São Paulo,
UNIFESP. Professor da Disciplina de Ortopedia da Faculdade de Medicina
Universidade Luterana do Brasil. Porto Alegre*

### Paulo Cesar de Malta Schott
*Professor Titular de Ortopedia e Traumatologia da Universidade
Federal Fluminense. Membro Emérito da Sociedade Brasileira de Ortopedia Pediátrica.
Ex-Presidente da Sociedade Brasileira de Ortopedia e Traumatologia*

### Pedro Carlos de Moraes S. Pinheiro
*Mestre em Medicina da Universidade Federal do Rio de Janeiro.
Chefe do Serviço de Ortopedia e Traumatologia do Hospital Municipal Jesus, RJ*

### Raphael Mattos Macon
*Professor de Ortopedia e Traumatologia da Faculdade de Medicina
da Universidade Federal de Pelotas*

### Renato Graça
*Professor Adjunto de Ortopedia e Traumatologia da Universidade do Estado do Rio
de Janeiro, UERJ e da Universidade Federal Fluminense, UFF*

### Reynaldo Jesus Garcia Filho
*Professor Livre-docente-adjunto do Departamento de Ortopedia e Traumatologia da
Universidade Federal de São Paulo, Escola Paulista de Medicina. Chefe do Setor
de Ortopedia Oncológica, Membro e Mérito da Muscoloskeletal Tumor Society — USA e Membro
Diretor da International Society on Limb Salvage*

### ROBERTO GUARNIERO

*Professor Livre-docente do Departamento de Ortopedia e Traumatologia da Faculdade de Medicina da Universidade de São Paulo.
Chefe do Grupo de Síndromes Pediátricas do Instituto de Ortopedia e Traumatologia do Hospital das Clínicas da Faculdade de Medicina da Universidade de São Paulo.
Membro do Conselho Científico da Sociedade Brasileira de Ortopedia Pediátrica*

### ROMILDO MERÇON AMORIM

*Médico Ortopedista do Setor de Ortopedia Pediátrica do Hospital de Traumatortopedia, HTO, do INTO-MS. Professor de Anatomia da Escola de Medicina da Fundação Técnico-educacional (FTE) Souza Marques, RJ*

### SIZÍNIO HEBERT

*Ortopedista Pediátrico. Ex-chefe do Serviço e Regente da Disciplina de Ortopedia e Traumatologia da PUCRS (1979-1991).
Membro da Comissão de Ensino Continuado da SBOT (1988-1989) e da Comissão de Ensino e Treinamento (1990-1993). Membro Titular da SBOT, da SICOT e da Sociedade Gaúcha e Brasileira de Pediatria. Membro Fundador da Sociedade Brasileira de Ortopedia Pediátrica, SBOP*

### TARCÍSIO ELOY BARROS

*Professor Associado da Faculdade de Medicina da Unversidade de São Paulo, FMUSP.
Coordenador do Curso de Graduação do Departamento de Ortopedia e Traumatologia da FMUSP.
Diretor Científico do Instituto de Ortopedia e Traumatologia, IOT, do Hospital das Clínicas da Faculdade de Medicina da Universidade de São Paulo, FMUSP.
Diretor do Serviço de Coluna Vertebral do Instituto de Ortopedia e Traumatologia do Hospital das Clínicas da Universidade de São Paulo, IOT-HC-FMUSP.
Vice-Presidente da International Medical Society of Paraplegia. Presidente da Sociedade Brasileira de Estudos da Lesão Medular. Membro da Comissão de Ensino e Treinamento da Sociedade Brasileira de Ortopedia e Traumatologia*

### WILLIAM DIAS BELANGERO

*Chefe do Departamento de Ortopedia e Traumatologia
Faculdade de Ciências Médicas da Universidade de Campinas, UNICAMP*

# Agradecimentos

**Corpo Editorial,**
*Atualização em Conhecimentos
Ortopédicos:Pediatria*
B. Stephens Richards, MD
George S. Bassett, MD
Randall T. Loder, MD
Paul D. Sponseller, MD
Deborah Stanitski, MD
W. Timothy Ward, MD

**Pediatric Orthopaedic
Society of North America**
*Comitê Executivo, 1996*
G. Paul De Rosa, MD
David D. Aronsson, MD
James H. Beaty, MD
S. Terry Canale, MD
Morris O. Durhaime, MD
Michael J. Goldberg, MD
Richard J. Haynes, MD
Lisa S. Miller, MD
Peter D. Pizzutillo, MD
Charles T. Price, MD
J. Andy Sullivan, MD
Vernon T. Tolo, MD
Hugh G. Watts, MD

**American Academy of Orthopaedic Surgeons
Board of Directors, 1995**
Kenneth E. De Haven, MD, President
John J. Callaghan, MD
Richard D. Coutts, MD
James H. Herndon, MD
Serena S. Hu, MD
Douglas W. Jackson, MD
Richard F. Kyle, MD
George L. Lucas, MD
David R. Mauerhan, MD
Bernard F. Morrey, MD
Edward A. Rankin, MD
Scott B. Scutchfield, MD
James W. Strickland, MD
D. Eugene Thompson, MD
Robert A. Winquist, MD
William W. Tipton, Jr, MD (ex officio)

**Equipe**
Marilyn L. Fox, PhD,
Diretora, Departamento de publicações

Bruce Davis
Editor Sênior

Lisa Claxton Moore
Editora Sênior Associada

Joan Abern
Editora Sênior Associada

Loraine Edwalds
Gerente de Produção

Sophie Tosta
Coordenadora de Produção

Jana Ronayne
Assistente de Produção

Geraldine Dubberke
Secretária de publicações

Thomas M. Pender
Secretária de Publicações

# Prefácio para a Edição Brasileira

Fui honrado com a oportunidade de presidir a Comissão de Educação Continuada e Pesquisa da Sociedade Brasileira de Ortopedia e Traumatologia no biênio 1999-2000. A Comissão era composta pelos conceituados colegas: Arnaldo Hernandez, Caio Nery, Cláudio Santili, Fernando Baldy, José Alberto Dias Leite, Renato Graça e Ricardo Falavinha.

A presidência da SBOT neste período foi exercida pelo Prof. Dr. Luiz Carlos Sobânia e a CEC dentre as suas inúmeras atividades deu continuidade ao projeto de tradução dos livros de Atualização em Conhecimentos Ortopédicos da Academia Americana de Cirurgiões Ortopédicos, iniciado na gestão do Prof. Dr. Karlos Celso de Mesquita, tendo como presidente da CEC o Prof. Dr. José Sérgio Franco.

A CEC estabeleceu uma parceria com a Sociedade Brasileira de Ortopedia Pediátrica, que foi fundamental para o sucesso desta iniciativa. Vários colegas participaram da tradução, supervisão e revisão do texto, assim como da edição das ilustrações. Isto tudo não teria sido possível se não tivéssemos, mais uma vez, a participação da Editora Atheneu.

O livro **Atualização em Conhecimentos Ortopédicos: Pediatria**, editado por B. Stephens Richards MD permite ao leitor ampla, clara e atual oportunidade de atualização nas diversas áreas da Ortopedia e Traumatologia Pediátrica.

Cabe ressaltar que em medicina os bons resultados podem ser obtidos por diferentes métodos terapêuticos. A experiência pessoal, associada à interpretação criteriosa de todas as informações que temos acesso na literatura médica, nos auxilia na decisão do melhor método terapêutico.

Em português, tenho a certeza de que este livro será um importante auxílio no tratamento de um sem-número de crianças atendidas diariamente em nosso país.

A edição deste livro ratifica, mais uma vez, os esforços realizados por todos os colegas que participaram da Comissão de Educação Continuada e Pesquisa nos últimos anos, que é, em última análise, a difusão e atualização do conhecimento da nossa especialidade.

O lançamento ocorre na Presidência da SBOT exercida, no ano de 2001, pelo Prof. Dr. Roberto Attilio Lima Santin.

*José Sérgio Franco*
Presidente
Comissão de Educação
Continuada e Pesquisa
(1997-1998)

*Luiz Antônio Munhoz da Cunha*
Presidente
Sociedade Brasileira
de Ortopedia Pediátrica
(1997-1998)

*Geraldo Motta Filho*
Presidente
Comissão de Educação
Continuada e Pesquisa
(1999-2000)

*Cláudio Santili*
Presidente
Sociedade Brasileira
de Ortopedia Pediátrica
(1999-2000)

*Arnaldo Hernandez*
Presidente
Comissão de Educação
Continuada e Pesquisa
(2001-2002)

# *Preface*

*This* Orthopaedic Knowledge Update: Pediatrics *edition, intended for the general orthopaedist rather than the subspecialist, presents current information on pediatric-related conditions that often are seen in practice. The update is organized into four area: general issues, spinal disorders, lower extremity abnormalities, and trauma. New concepts that have been introduced in the recent literature are incorporated into this review and provide the reader with up-to-date classifications, terminology, and approaches to treatment. Annotated bibliographies, with emphasis on recent articles, accompany each chapter.*

*This book is the result of the hard work and organizaton provided by the section editors, George S. Basset, MD, Randall T. Loder, MD, Paul D. Sponseller, MD. Deborah Stanitski, MD, and W. Timothy Ward, MD; the many individual contributors; and the editors at the American Academy of Orthopaedic Surgeons, particularly Jane Baque and Lisa Moore. I thank them all — each deserve a large amount of credit.*

*We hope that the reader will find this a useful source of inromation for pediatri-related conditions that are seen so often today.*

**B. Stephens Richards, MD**
*Editor*

*"Esta edição do* Atualização em Conhecimentos Ortopédicos: Pediatria *tem como objetivo o ortopedista generalista muito mais que o subespecialista e apresenta informação atualizada sobre alterações que ocorrem comumente em pacientes pediátricos. A atualização é organizada em quatro partes: geral, desordens da coluna, anormalidades da extremidade inferior e trauma. Novos conceitos que foram introduzidos na literatura recente estão incorporados nesta revisão e oferecem ao leitor informação atualizada sobre classificações, terminologia e formas de tratamento. Bibliografia discutida, com ênfase em artigos recentes, acompanha cada capítulo.*

*Este livro é o resultado do trabalho e organização dada pelos editores de seção, George S. Basset, MD, Randall T. Loder, MD, Paul D. Sponseller, MD, Deborah Stanitski, MD, e W. Timothy Ward, MD; todos os colaboradores individuais; os editores da American Academy of Orthopaedic Surgeons, particularmente Jane Baque e Lisa Moore. Eu agradeço a todos, cada um merece um grande crédito.*

*Nós esperamos que o leitor encontre uma fonte de informações sobre anormalidades pediátricas vistas hoje em dia tão freqüentemente.*

# *Sumário*

**Seção I: Ortopedia Geral Pediátrica**
**Editor**                                                                    **Randall T. Loder**

| 1 | Claudicação na Criança | B. Stephens Richards<br>*José Laredo Filho* | 3 |
| --- | --- | --- | --- |
| 2 | Avaliação das Algias Vertebrais Dorsolombares | Lori Karol<br>*Mário Dirani* | 11 |
| 3 | A Marcha da Criança com Paralisia Cerebral | Michael D. Aiona<br>*Márcio Garcia Cunha* | 21 |
| 4 | Deformidades Angulares e Rotacionais dos Membros Inferiores | John G. Thometz<br>*Paulo Bertol* | 33 |
| 5 | Infecções Ortopédicas Pediátricas | Laura L. Tosi<br>*Pedro Carlos de Moraes S. Pinheiro* | 39 |
| 6 | Manejo da Dor Aguda | Shobha Malviya<br>Sandra Merkel<br>*José Batista Volpon* | 55 |
| 7 | Tumores Musculoesqueléticos | J. Sybil Biermann<br>*Reynaldo Jesus-Garcia Filho* | 63 |
| 8 | Mielomeningocele | Kit M. Song<br>*Gilberto Weisberg* | 75 |
| 9 | Artrogripose | William J. Shaughnessy<br>*César Luiz Ferreira Andrade Lima* | 89 |
| 10 | Osteogênese Imperfeita | John S. Blanco<br>*José Alberto Dias Leite* | 97 |

**Seção II: Coluna**
**Editor**                                                                    **George S. Bassett**

| 11 | Escoliose Idiopática: Etiologia e Avaliação | Stephen A. Albanese<br>*Amâncio Ramalho Júnior* | 107 |
| --- | --- | --- | --- |

| | | | |
|---|---|---|---|
| 12 | Escoliose Idiopática: História Natural e Tratamento Conservador | Stephen A. Albanese<br>*Luiz Cláudio Schettino* | 117 |
| 13 | Escoliose Idiopática: Abordagem Cirúrgica | John J. Grayhack<br>*Edison Luiz Dezen* | 127 |
| 14 | Deformidades Congênitas da Coluna | Steven E. Koop<br>*Luis Eduardo Munhoz da Rocha* | 139 |
| 15 | Cifose de Scheuermann | Steven E. Koop<br>*Edilson Forlin* | 145 |
| 16 | Espondilólise e Espondilolistese | Jack K. Mafield<br>*Jair Ortiz* | 149 |
| 17 | Coluna Cervical Pediátrica | James E. Shook<br>George S. Bassett<br>*Jorge Luiz Pedroso Borges* | 161 |

**Seção 3 – Extremidade Inferior**
**Editor**  W. Timothy Ward
Deborah Stanitski

| | | | |
|---|---|---|---|
| 18 | Escorregamento Epifisário da Cabeça Femoral | W. Timothy Ward<br>Jan S. Grudziak<br>*Cláudio Santili* | 175 |
| 19 | Doença de Legg-Calvé-Perthes | Peter A. DeLuca<br>*Romildo Merçon Amorim* | 187 |
| 20 | Displasia do Desenvolvimento do Quadril | Gregory A. Mencio<br>*Paulo Cézar de Malta Schott* | 193 |
| 21 | Deformidade Tibial e Doença de Blount | Deborah Stanitski<br>*Antonio Vitor de Abreu* | 205 |
| 22 | Desigualdade de Comprimento entre os Membros Inferiores | Deborah Stanitski<br>*Roberto Guarniero* | 215 |
| 23 | Enfermidades do Joelho | Carl Stanitski<br>*Jamil Faissal Soni* | 225 |
| 24 | Pé Torto Congênito | Alvin H. Crawford<br>*Henrique Sodré de Almeira Fialho* | 235 |
| 25 | Pé Plano Flexível e Coalizão Tarsal | Vicent S. Mosca<br>*Patrícia Mª. Moraes Barros Fucs* | 243 |
| 26 | Patologias do Pé | Richard S. Davidson<br>*Marcio Cunha* | 253 |

**Seção IV: Trauma**
**Editor**  **Paul D. Sponseller**

| | | | |
|---|---|---|---|
| 27 | Fraturas do Fêmur | David Gray<br>*Anastácio Kotzias Neto* | 263 |
| 28 | Lesões do Úmero e do Cotovelo | Paul D. Sponseller<br>*Sizínio Kanan Hebert* | 273 |
| 29 | Fraturas do Antebraço e Punho | Peter M. Waters<br>*Renato Barbosa Xavier* | 287 |
| 30 | Lesões do Joelho e Fraturas da Tíbia | Steven L. Buckley<br>*William Dias Belangero* | 295 |
| 31 | Problemas Traumáticos do Tornozelo e Pé | R. Dale Blasier<br>*Fernando Baldy Reis*<br>*Hélio Jorge* | 305 |
| 32 | Traumatismos da Coluna Vertebral | Brian Black<br>*Tarcísio Eloy Barros*<br>*Raphael Martos Marcon* | 313 |
| 33 | Politrauma | Donald Diverio<br>Paul D. Sponseller<br>*Cláudio Santili*<br>*Miguel Akkari* | 323 |
| 34 | Criança Vítima de Maus-tratos | J. David Thompson<br>*Luiz Antônio Munhoz da Cunha* | 329 |

# I
# Ortopedia Geral Pediátrica

**Editor**
**Randall T. Loder**

# 1
# Claudicação na Criança

## Introdução

A claudicação na criança pode representar um desafio ao ortopedista.

Para chegar ao diagnóstico correto, o médico deve abordar cada paciente de uma maneira sistematizada. Este capítulo revê os diferentes tipos de claudicação e descreve muitas causas. A maioria dos problemas que podem causar claudicação na infância (ex.: displasia do desenvolvimento do quadril, Legg-Calvé-Perthes ou escorregamento epifisário da cabeça femoral) será discutida em profundidade em outros capítulos, sendo, por conseguinte, citadas brevemente neste. Traumas podem causar claudicação, porém serão comentados em outro capítulo.

Os distúrbios que causam claudicação geralmente variam de acordo com a idade. Assim, três grupos etários diferentes serão examinados em relação às disfunções que levam aos distúrbios da marcha. Os três grupos são: crianças que estão aprendendo a caminhar (de um a três anos), crianças (quatro a 10 anos) e adolescentes (11 a 15 anos). Estas divisões etárias deverão habilitar o médico a organizar uma abordagem mais eficiente para este problema.

Um histórico completo feito pelo médico é importante na avaliação da criança que claudica. A anamnese poderá permitir diagnóstico precoce, mesmo antes do exame físico ter sido realizado, e ajudará a preparar um guia para um exame adequado, que poderá incluir uma variedade de estudos laboratoriais, radiográficos e outros menos freqüentes, tais como: ultra-sonografia, cintilografia, tomografia computadorizada ou ressonância magnética.

## Distúrbios da Marcha em Crianças

O padrão de marcha da criança que está começando a caminhar não é tão amadurecido quanto o do adulto, e isto deve ser levado em consideração quando avaliarmos um distúrbio da marcha nesta fase. Para melhor balanceamento, estas crianças caminham com uma base alargada, aumentam a flexão dos quadris e joelhos e sustentam os braços ao lado do corpo com os cotovelos estendidos. Seus movimentos parecem descoordenados e rápidos. Durante um ciclo de marcha, grande quantidade de tempo é usada na manutenção da postura dos membros e do balanço. Uma vez que o desenvolvimento neuromuscular é imaturo, uma criança nos seus primeiros passos não consegue aumentar a velocidade da marcha pelo aumento do tamanho do passo, então, alcança este objetivo com o aumento da cadência. Conforme a criança amadurece, os movimentos se tornam serenos. O movimento recíproco dos braços aparece, e o tamanho dos passos e a velocidade aumentam a um padrão estável ao redor da idade de cinco anos e o padrão adulto de marcha é adquirido por volta da idade de sete anos.

As crianças, muitas vezes, claudicam para aliviar as extremidades doloridas, contudo, podem existir outras razões. Isto é particularmente verdadeiro em crianças em seus primeiros passos nas quais a claudicação pode ser resultado de desordens indolores, tais como: displasia do desenvolvimento do quadril, discrepância do comprimento dos membros inferiores e encefalopatias estáticas brandas, apenas para nomear algumas. O ortopedista deve sempre verificar a possibilidade de existência destas patologias.

### Marcha Antálgica

Em geral, o tipo mais comum de claudicação é a antálgica. A criança executa rápidos e leves passos com a extremidade dolorida na tentativa de encurtar a quantidade de tempo da sua fase de apoio. A extremidade normal segue adiante mais rapidamente para suportar o peso numa fase de apoio mais demorada. Anormalidades dolorosas em qualquer parte das extremidades inferiores podem levar a este padrão de marcha, e também podemos encontrar esta marcha em crianças com patologias da coluna, tais como discite e osteomielite. Estas crianças caminharão lentamente ou poderão se recusar totalmente a andar, num esforço de prevenir a sobrecarga sobre o dorso.

### Marcha de Trendelenburg

Uma marcha de Trendelenburg resulta de músculos abdutores fracos e é comumente vista em crianças com displasia do desenvolvimento do quadril. Com o quadril luxado, os músculos abdutores ficam em desvantagem mecânica e são efetivamente enfraquecidos dificultando o suporte do peso, tendo como resultado a inclinação pélvica. Após a observação do ciclo da marcha repetidas vezes, a presença de um característico padrão de marcha de Trendelenburg será evidente. Em contraste com o padrão de marcha antálgica, a quantidade de tempo gasta na fase de apoio da extremidade afetada não diminui na marcha de Trendelenburg, já que a dor não se faz presente.

### Marcha de Membro Curto

Na marcha de membro curto a criança anda na ponta dos pés do lado afetado durante todo o ciclo da marcha numa tentativa de manter a pelve nivelada. Se a discrepância entre o tamanho dos membros for grande, a extremidade mais longa pode permanecer com o quadril e o joelho fletidos, durante a fase de apoio.

### Marcha Espástica

Uma marcha espástica, vista na paralisia cerebral, reflete hipertonicidade e desequilíbrio entre os grupos musculares. A atividade sustentada do músculo gastrocnêmio-sóleo pode levar ao pé eqüino e à marcha na ponta dos pés. Músculos espásticos isquiotibiais limitam a extensão do joelho, podendo causar flexão fixa do joelho com encurtamento do tamanho do passo. Músculos espásticos do quadríceps podem levar a uma marcha com o joelho fixamente estendido. A apresentação clínica pode ser extremamente insidiosa, como, por exemplo, numa criança com hemiplegia, na qual o pé eqüino força o joelho à hiperextensão durante a fase de apoio da marcha para o pé ser apoiado totalmente no chão. Esta hiperextensão do joelho pode ser a única anormalidade notada durante a marcha. Na maioria das vezes, a espasticidade é mais evidente (pé eqüino e flexão do joelho), o que faz com que o diagnóstico seja mais fácil. Geralmente quando a criança é solicitada a correr, a extremidade inferior espástica e a postura da extremidade superior (flexão do cotovelo, pronação do antebraço, flexão do punho e mão fechada) tornam-se mais claras, o que também ajuda a fazer o diagnóstico. Este padrão pode ser muito sutil e algumas consultas poderão ser feitas antes de que o diagnóstico apropriado seja firmado.

### Enfraquecimento dos Músculos Proximais

Claudicação proveniente de músculos proximais enfraquecidos pode estar presente em crianças que estão aprendendo a caminhar em fases mais tardias ou em períodos precoces da infância. Um exemplo primário seria a de um garoto com distrofia muscular; uma vez que o músculo extensor do quadril está enfraquecido, a criança pode apresentar uma marcha lordótica para manter o quadril em extensão. O sinal de "Gower" positivo, no qual a criança "escala-se sobre si mesma", colocando as mãos primeiro nos joelhos, depois nas coxas e finalmente no quadril, também reflete a fraqueza da musculatura proximal. Outros padrões anormais de marcha existem, mas o ortopedista que esteja familiarizado com o descrito anteriormente será capaz de diferenciar precisamente muitas das claudicações que ocorrem na infância.

### Claudicação na Criança nos seus Primeiros Passos

Dos três grupos mencionados, as crianças que estão iniciando a marcha provavelmente oferecem a maior dificuldade para o ortopedista que deve diagnosticar uma claudicação. Uma anamnese confiável pode ser difícil de ser obtida devido à incapacidade ou à recusa de comunicação da criança.

Se a própria criança falar, sua descrição não será precisa e, além disto, se a anamnese for tomada dos seus pais, ainda assim, poderá ser não confiável. Fatos que poderão levar à claudicação, tais como um estilhaço no pé ou uma fratura da tíbia, também podem passar despercebidos.

O exame físico deve ser completo e devemos deixar a criança de camiseta e descalça. Já que as crianças nessa fase são freqüentemente apreensivas, as últimas etapas do exame deverão ser feitas em primeiro lugar. Deve-se checar sua marcha, permitindo que elas caminhem livremente ao lado dos seus pais e isto poderá ajudar o ortopedista a localizar a anormalidade, podendo estar em qualquer lugar desde a coluna até o pé. Limitações da mobilidade da coluna ou da amplitude articular são facilmente observadas. Dor à palpação, calor, rubor e edema de uma extremidade são muito úteis para o diagnóstico diferencial.

### Infecção x Não-infecção

Sinovite transitória e artrite séptica devem ser freqüentemente diferenciadas uma da outra. Embora as duas condições levem à claudicação pela dor, as crianças com artrite séptica são mais irritáveis e freqüentemente se recusam a caminhar, em contraste com a sinovite transitória (provavelmente a causa mais comum de dor articular na extremidade inferior) que geralmente tem um resultado favorável. A artrite séptica, por outro lado, tem um grande potencial para complicações.

### Artrite Séptica

A artrite séptica normalmente apresenta-se com dor articular de início rápido, progredindo para um quadro febril com comprometimento do estado geral levando à recusa do uso da extremidade comprometida. Pode haver história de trauma leve da extremidade envolvida ou infecção prévia. Ao exame, a articulação encontra-se imóvel, podendo estar edemaciada e dolorosa à palpação, e o apoio é doloroso. O movimento da articulação afetada é, obviamente, acompanhado de dor. A radiografia obtida no início dos sintomas pode não ser conclusiva, exceto pelo edema de partes moles, e alterações do osso pela infecção são visíveis após período de sete a 10 dias e, se isto for observado, pode-se concluir tratar-se de processo agudo. A contagem dos glóbulos brancos, proteína-C-reativa e a velocidade de hemossedimentação estão normalmente elevadas. A hemocultura pode auxiliar em mais de 50% dos pacientes com artrite séptica. A cintilografia óssea não é necessária se a articulação é identificada, entretanto, se houver incapacidade de localizar a lesão ou de fazer o diagnóstico seguindo a avaliação descrita, a cintilografia deve ser realizada. A punção da articulação é necessária para a confirmação do diagnóstico e identificação da bactéria, e a análise do material coletado revela uma contagem de glóbulos brancos entre 80.000 e 200.000 com mais de 75% de polimorfos. A coloração pelo método de Gram pode ajudar numa seleção preliminar do antibiótico. Contudo, o *Staphylococcus aureus* é o organismo mais comumente responsabilizado pela artrite séptica, o *Haemophilus influenzae* e os *Streptococcus* do grupo B devem ser considerados nesta faixa etária.

### Sinovite Transitória

A sinovite transitória (tóxica) também apresenta-se com quadro agudo de dor articular, claudicação e restrição da amplitude do movimento em crianças que estão começando a andar. A faixa etária mais acometida pela sinovite transitória está entre os três e oito anos de idade, sendo menos comum em crianças menores do que três anos do que nas acima de oito anos. Em oposição à artrite séptica, as crianças com sinovite transitória não têm febre e nem mesmo comprometimento do estado geral. Os sintomas clínicos geralmente mostram gradual e completa resolução do quadro em alguns dias a semanas (geralmente por volta de 10 dias). É durante a fase aguda que o médico deve fazer o diagnóstico diferencial entre a artrite séptica e a sinovite transitória.

Os achados durante o exame físico são similares para ambas as entidades, porém as crianças com artrite séptica têm as articulações acometidas mais irritáveis. Como mencionado, é incomum a temperatura ser maior do que 38°C na sinovite transitória. Exames laboratoriais (VHS, proteína-C-reativa e contagem de glóbulos brancos) geralmente encontram-se dentro das faixas de normalidade. A ultra-sonografia do quadril demonstra efusão associada à sinovite transitória. A aspiração da articulação deve ser feita somente para ajudar no diagnóstico, uma vez que, quando feita de rotina, não tem demonstrado valor terapêutico. A contagem de glóbulos brancos do material aspirado fica normalmente entre 5.000 e 15.000 glóbulos com menos do que 25% de polimorfos. O objetivo do tratamento é apressar a cura da sinovite transitória, e isto pode ser alcançado de diferentes modos incluindo restrições de atividade física, repouso no leito, não sustentação de peso e antiinflamatórios não hormonais.

### Discite

A inclusão da discite neste capítulo de claudicação na criança é importante porque as que estão começando a caminhar podem apresentar-se com dificuldade para deambular ou podem evoluir para um ponto em que a marcha chega a ser recusada. Durante a avaliação, se a criança nos seus primeiros passos for convidada a pegar um objeto do chão, ela recusará ou fará o contrário, encurvará os quadris mantendo a coluna lombar retificada para impedir a movimentação de sua coluna. Crianças nos seus primeiros passos podem não se apresentar doentes, mas em mais de 80% dos casos o VHS estará elevado. A cultura do sangue pode ser positiva e, neste caso, geralmente revelará *S. aureus*. Biópsia por agulha ou aberta pode confirmar o diagnóstico, mas como o organismo comumente envolvido é o *S. aureus* não se recomenda este procedimento de rotina. As radiografias iniciais podem mostrar-se normais e, após muitos dias a semanas, o estreitamento do espaço discal e irregularidades do platô vertebral podem ser vistos. A cintilografia é útil para confirmar o diagnóstico e ajudar na localização da infecção. O tratamento de escolha, antibiótico endovenoso, tem permitido uma resolução mais rápida dos sintomas do que somente o antibiótico oral ou nenhum antibiótico. O repouso no leito é normalmente a única forma de imobilização exigida, porém se for necessário a imobilização gessada também poderá ser usada. Espondilite infecciosa, um termo recente, representa a soma da discite e da osteomielite vertebral — duas condições previamente acreditadas como sendo distintas e que, pelo uso da ressonância magnética, têm se mostrado como processos infecciosos similares.

### Fraturas em Crianças que Estão Começando a Caminhar

Uma lesão do tipo entorse do pé pode produzir uma fratura espiral da tíbia sem fraturar a fíbula. Pode não haver história de trauma na criança que claudica ou que se recusa a suportar o próprio peso. Radiografias podem mostrar fraturas espirais ou estas podem ainda não ser notadas. O segmento radiográfico após uma ou duas semanas provavelmente revelará neoformação óssea subperiostal delgada ou profusa. Um curto período de imobilização é tudo o que se faz necessário.

## Desordens Neurológicas

Se a marcha das crianças nos seus primeiros passos tem estado sempre anormal e se o começo da deambulação for atrasada, uma desordem neurológica deverá ser procurada como causa da claudicação. A maioria das crianças começa a andar com aproximadamente 12 meses de vida, mas a faixa de normalidade ultrapassa os 18 meses, além dos quais a criança deverá ser considerada como atrasada. Uma completa anamnese pré-natal, perinatal e pós-natal é necessária e, uma vez obtida, poderá explicar a claudicação. O médico deverá perguntar se há história de prematuridade, dificuldade com a gravidez ou parto, baixo peso, necessidade de ventilador, infecções ou falha no desenvolvimento.

### Paralisia Cerebral

A desordem neurológica mais comum que leva à claudicação em crianças que estão começando a caminhar é a paralisia cerebral branda. A claudicação causada pela espasticidade muscular varia segundo a sua gravidade. Se grave, o diagnóstico tem sido feito normalmente na primeira visita ao ortopedista, e estas crianças não representam um desafio ao diagnóstico. Por outro lado, a dificuldade que o ortopedista enfrenta encontra-se naquelas crianças nas quais o desbalanço muscular é menor e a claudicação mostra-se leve. Um completo exame ajudará na diferenciação do problema. A limitação da amplitude de movimento do joelho e do tornozelo, a hiper-reflexia e a presença de clônus levam ao diagnóstico. As radiografias são geralmente normais e outros tipos de testes não se fazem necessários. O ortopedista generalista pode ser o primeiro médico a apresentar este diagnóstico para os pais, podendo, ele mesmo, tentar explicar as condições gerais que poderiam ser mais bem definidas por um ortopedista infantil.

### Distrofia Muscular

Este problema incomum leva a um distúrbio da marcha em crianças entre dois e cinco anos de idade. Um menino nos seus primeiros passos pode ter um histórico de um início de marcha atrasado devido a tropeções, quedas e dificuldade de subir escadas. O exame pode demonstrar marcha com apoio dos dedos, mas a fraqueza da musculatura proximal e o sinal de "Gower" positivo serão também evidentes. Panturrilha pseudo-hipertrófica também pode estar presente. A medida da creatinina fosfoquinase (CPK) no soro ajudará no diagnóstico.

## Desordens Congênitas/de Desenvolvimento

### Displasia do Desenvolvimento do Quadril

Previamente chamada de luxação congênita do quadril, causa claudicação indolor. O início da deambulação pode ser minimamente atrasado. O exame da marcha das crianças nos seus primeiros passos demonstra claudicação, perna encurtada, deambula com apoio dos dedos unilateral, ou se bilateralmente, uma aparência lordótica acompanhará uma marcha anserina. O balanço abdutor do lado afetado é evidente e, se a criança coopera durante o exame, a pelve abaixa-se em direção ao lado oposto quando sustentada pela extremidade afetada e a linha do tronco inclina-se para cima do quadril luxado (sinal de Trendelenburg). Ao exame em posição supina, o quadril tem uma limitação de abdução quando comparado ao lado normal e pode apresentar uma leve contratura em flexão. Na idade de um ano (quando as crianças começam a caminhar), uma radiografia em pé da pelve confirma facilmente o diagnóstico. A avaliação pelo ultra-som, RNM ou TC não acrescenta nenhuma informação.

### Coxa Vara

Congênita ou do desenvolvimento, a coxa vara pode apresentar quadro clínico semelhante ao do DDQ, mas é muito menos comum. Se unilateral, esta condição indolor pode ter uma saliência abdutora secundária a uma fraqueza funcional do músculo abdutor. Se bilateral, o padrão de marcha anserina pode ser evidente. Quando examinado em posição supina a abdução do quadril está limitada. No entanto, ao contrário da criança com DDQ, a rotação no quadril também está limitada. Novamente o diagnóstico é feito através da radiografia. O ângulo entre o colo e a diáfise femoral está diminuído e a fise tem uma orientação verticalizada.

### Artite Poliarticular ou Reumatóide Juvenil

Nos seus primeiros passos, a criança com artrite reumatóide juvenil e no início da forma pauciarticular, o subgrupo mais comum de artrite juvenil. Normalmente se inicia ao redor dos dois anos de idade com quadro de claudicação dolorosa leve. As meninas são afetadas quatro vezes mais do que os meninos. Sintomas desenvolvem-se lentamente e são acompanhados por edema discreto, calor e restrição das amplitudes dos movimentos. A articulação subtalar, do tornozelo, ou do joelho é comumente comprometida. A avaliação laboratorial, incluindo VHS, contagem de glóbulos brancos e fator reumatóide, pode estar inalterada. O anticorpo antinuclear (ANA) pode também estar negativo em 50% das crianças. Isto pode mudar ao longo do tempo e, se necessário, deverá ser repetido quando da manutenção da suspeita da patologia. Durante este tempo, se o edema persistir, referência a um reumatologista deverá ser feita. A vasta maioria das crianças com artrite pauciarticular evoluirá bem sem intervenção ortopédica e retornará à função normal.

## Neoplasias

Tumores ósseos são incomuns e, portanto, raramente são responsabilizados por claudicação nas crianças. Se presentes, podem ser identificados por radiografias. Na literatura recente, entretanto, duas neoplasias têm sido enfatizadas; ambas podendo não ser reconhecidas nas radiografias iniciais. A leucemia e o osteoma osteóide têm geralmente mostrado ser responsáveis por claudicação dolorosa em crianças nos seus primeiros passos

### *Leucemia*

Leucemia aguda, a mais comum neoplasia em crianças com menos de 16 anos, tem o pico de incidência entre dois e cinco anos de idade. Queixas musculoesqueléticas estão caracteristicamente presentes em 20% das crianças com esta patologia. A dor óssea nas extremidades inferiores pode ser descrita como um desconforto na articulação adjacente. Sintomas gerais poderão ser reconhecidos e nestes incluem-se: letargia, palidez, sufusão hemorrágica, febre e sangramento. Em adição aos sintomas articulares e a dor óssea, a apreciação das sufusões hemorrágicas e da hepatoesplenomegalia será útil na feitura do diagnóstico. Com exceção da sufusão hemorrágica, sangramento e hepatoesplenomegalia, o quadro clínico poderá ser similar ao da artrite, osteomielite ou celulite. Por conseguinte, a leucemia deverá sempre ser incluída como diagnóstico diferencial destas outras patologias. A avaliação laboratorial poderá revelar VHS aumentado e contagem periférica de leucócitos também aumentada. Radiograficamente uma banda metafisária translúcida poderá ser um dos achados mais precoces. A cintilografia poderá ser normal, portanto pouco contribuirá. Se após uma completa avaliação geral a suspeita de leucemia persistir, então uma consulta ao hematologista pediátrico será uma garantia de avaliação da medula óssea.

### Osteoma Osteóide

O osteoma osteóide é incomum em crianças menores do que cinco anos de idade e este diagnóstico é especialmente difícil de ser feito em crianças que estão aprendendo a andar. Embora a dor seja a mais freqüente manifestação clínica, a claudicação também é comum. Se as radiografias são negativas, a cintilografia proporcionará um guia útil na identificação desta lesão.

## A Criança Claudicante (Idade de Quatro a 10 Anos)

As crianças mais velhas podem comunicar-se melhor do que aquelas que estão nos seus primeiros passos; normalmente são mais cooperativas durante o exame e têm padrões de marcha maduros. Isto tudo ajudará o médico na avaliação do problema. Queixas de crianças nesta faixa etária deverão ser consideradas sérias porque elas normalmente estão mais interessadas em brincar do que em tratar de problemas. Periodicamente os pais descrevem uma situação na qual os seus filhos queixam-se de dores contínuas nas pernas, geralmente à noite, antes de dormir. Esta dor cede à massagem e raramente necessita de medicação. Antes de tranqüilizar os pais dizendo tratar-se apenas de um quadro benigno de "dor de crescimento", uma avaliação completa deverá ser feita para afastar uma patologia inaparente. Todas as patologias apresentadas na seção das crianças em início de marcha devem ser guardadas na memória quando da avaliação da claudicação nas crianças mais velhas.

### Sinovite Transitória

A sinovite transitória é vista mais comumente na faixa etária entre três e oito anos, e provavelmente é responsável pela maioria das claudicações decorrentes de uma articulação irritável. Sua correta avaliação tem sido discutida e novamente ela deve ser diferenciada de um processo séptico. Duas outras patologias responsáveis por irritabilidade articular neste grupo etário são: Legg-Calvé-Perthes e menisco discóide.

### Doença de Legg-Calvé-Perthes

A DLCP é mais comum em crianças com idade entre quatro e oito anos, embora crianças mais velhas também possam ser afetadas. Por motivos desconhecidos, meninos são acometidos quatro vezes mais freqüentemente do que as meninas. As crianças que apresentam claudicação e também se queixam de dor no quadril são infreqüentes. Se a dor estiver presente, poderá ser referida no quadril, na virilha, na coxa ou no joelho e normalmente aumentará após as atividades. A observação da marcha demonstra uma claudicação antálgica com menos tempo gasto com a extremidade afetada. O exame físico localiza rapidamente o problema do quadril já que a rotação, particularmente a rotação interna, estará limitada causando desconforto para a criança. O aspecto radiográfico precoce nesta patologia é visto na projeção lateral do quadril e aparece como uma translucidez subcondral (sinal do crescente). O sinal do crescente precede o colapso e a fragmentação da epífise femoral vistos em radiografias ulteriores. Se a criança encontrar-se nos estágios iniciais da patologia, as alterações radiográficas podem ainda não estar aparentes. Neste momento a cintilografia ou a RNM podem levar ao diagnóstico. Uma vez diagnosticada, o médico deve decidir que tipo de tratamento iniciar. Muito debate ainda persiste em relação ao tratamento mais eficiente. Isto será discutido mais tarde no capítulo apropriado.

## Menisco Discóide

Menisco discóide é uma causa rara de claudicação na criança. Normalmente apresenta-se com dor, edemas periódicos, déficit de extensão total ou uma sensação de clique no joelho. Embora a faixa etária para a sua apresentação tenha sido descrita como mais comum entre oito e 12 anos, esta patologia também pode se apresentar em crianças mais novas com idade entre três e oito anos. Pais e pacientes normalmente negam história de trauma e referem aumento dos sintomas com o aumento da atividade. Dor pode ser notada na interlinha articular lateral. A radiografia pode ser normal ou infreqüentemente pode demonstrar alargamento do espaço articular lateral acompanhado de achatamento do côndilo femoral lateral. Uma RNM confirmará o diagnóstico.

## Discrepância no Tamanho dos Membros

Uma progressiva discrepância no tamanho dos membros pode tornar-se evidente nesta faixa etária. A criança pode caminhar com apoio na ponta dos pés na extremidade encurtada num esforço para nivelar a pelve e simular um padrão de marcha. Clinicamente esta discrepância pode ser mais bem medida estando a criança de pé sobre blocos até que a pelve seja nivelada. Radiograficamente, um filme longo, em posição de pé, de ambas as extremidades inferiores faz-se necessário para identificar a região do membro causadora da discrepância. Exemplos incluem: hemimelia fibular leve, anormalidade da fise consecutiva a uma infecção remota ou fêmur curto congênito.

## A Claudicação no Adolescente (11 a 15 Anos de Idade)

O adolescente com claudicação normalmente pode narrar uma história precisa do problema. Entretanto, os sintomas descritos podem estar minimizados se, por exemplo, o paciente desejar um retorno rápido aos esportes. Da mesma maneira, os sintomas podem estar acentuados se ele não desejar praticar atividades físicas, tais como aulas de educação física. Durante o curso da avaliação, o médico pode geralmente alcançar acesso aos reais sintomas do paciente. Como mencionado, muitas das desordens já apresentadas devem ser levadas em consideração quando da avaliação do adolescente que claudica e, além disto, muitas outras desordens comuns desta faixa etária devem ser incluídas. Entre elas está o escorregamento epifisário femoral proximal, a displasia do quadril, a condrólise, as síndromes por excesso de uso, a osteocondrite dissecante e a coalizão tarsal.

## Escorregamento Epifisário Femoral Proximal

Acredita-se que seja a patologia mais comum do quadril que acomete o adolescente. Clinicamente os meninos apresentam a patologia por volta dos 14 anos e as meninas dos 12 anos. Na maioria dos adolescentes que têm sobrepeso, descreve-se uma leve, mas constante, dor no quadril, virilha, coxa ou joelho. A duração dos sintomas é geralmente de muitos meses (escorregamento estável crônico). Ao exame, a rotação interna e a abdução estão limitadas. Quando a extremidade inferior está fletida sobre o quadril, freqüentemente assume uma aparente rotação externa. O adolescente pode apresentar dor aguda excessiva e encontrar-se totalmente incapaz de deambular. Este escorregamento instável é muito semelhante a uma fratura aguda. Daí advém um pior prognóstico devido a um aumento da incidência de osteonecrose. Radiografias são mandatórias, especialmente a projeção lateral, e outros métodos de imagem não são necessários.

## Displasia do Quadril

A displasia do quadril pode tornar-se clinicamente evidente somente durante a adolescência, como uma fonte de dor no quadril e claudicação. Antes disto, o paciente pode ter estado aparentemente livre de qualquer desordem no quadril e a queixa de desconforto doloroso após atividade prolongada é comum. O exame físico pode ser normal ou mostrar discreta limitação da amplitude dos movimentos do quadril. O diagnóstico é feito com a radiografia da pelve, em pé.

## Condrólise

A condrólise do quadril é uma patologia incomum. Embora a sua ocorrência esteja mais freqüentemente associada ao escorregamento epifisário femoral proximal (na qual uma incidência de mais de 8% é reportada), sua etiologia continua desconhecida. Teorias propostas têm incluído anormalidades nutricionais, isquemias, traumas e pressão intracapsular anormal. Meninas são acometidas cinco vezes mais freqüentemente do que meninos e a faixa etária de acometimento está entre 12 e 14 anos. Assim como num estável escorregamento epifisário da cabeça femoral ou numa displasia do quadril, a queixa mais constante é a dor insidiosa no quadril ou na virilha. Além da claudicação, o exame demonstra um quadril rígido, com limitação das amplitudes dos movimentos em todas as direções. A investigação laboratorial é geralmente normal. A condrólise é diagnosticada pela radiografia do quadril, que demonstra osteopenia pelo desuso, clássico estreitamento do espaço articular, quando comparada ao lado normal, (maior do que 2mm de diferença) e translucidez subcondral. A cintilografia demonstra aumento de captação nos dois lados da articulação, mas não tem demonstrado benefício como guia de tratamento. O tratamento da condrólise idiopática tem a intenção de resolver a sinovite, melhorando e mantendo a amplitude de movimento articular e providenciando um alívio do longo período de sustentação de peso da articulação envolvida. Inicia-se com medicação antiinflamatória não hormonal, tração e fisioterapia agressiva. O programa de tratamento pode progredir para a liberação de partes moles num esforço de direcionar contraturas. Benefícios resultantes da capsulectomia subtotal e da soltura dos músculos (seguidos de fisioterapia) têm sido reportados, mas o papel desta agressiva conduta deve ser mais bem definido em futuros estudos.

### Síndrome de Excesso de Uso

Como os adolescentes estão tornando-se cada vez mais ativos em esportes organizados, as lesões por excesso de uso estão ocorrendo com maior freqüência. Embora estas síndromes de excesso de uso tipicamente apresentem-se com dor, elas podem, em raras ocasiões, se apresentar também com claudicação. O joelho é o local mais comum para esta desordem. Tendinite patelar ou apofisite da tuberosidade da tíbia (doença de Osgood-Schlatter) causam dor persistente. Pontos dolorosos à palpação são úteis no diagnóstico. Para estas apofisites, radiografias podem demonstrar fragmentação aparente da tuberosidade da tíbia. Repouso, gelo e antiinflamatórios são necessários na fase aguda e, a longo prazo, devem ser feitas considerações de alteração das atividades ou mudança do regime de treinamento. Fraturas de estresse são vistas em pacientes cujas atividades levam a esforço repetitivo das extremidades inferiores. A tíbia e a fíbula são mais suscetíveis. A radiografia pode demonstrar uma esclerose subcondral ou reação periostal ou pode apresentar-se normal. Se há uma grande suspeita de fratura de estresse, a cintilografia é muito útil na confirmação deste diagnóstico. Novamente o repouso se faz necessário na fase aguda e alterações do treinamento ou equipamento podem ser necessárias a longo prazo.

### Osteocondrite Dissecante

É a patologia mais comum na faixa etária dos adolescentes e apresenta-se tipicamente com dor acompanhada de claudicação em raras ocasiões. O joelho é o mais afetado, mas o quadril e o tornozelo podem estar também comprometidos. Radiograficamente na incidência "em túnel" dos joelhos o médico pode observar o defeito em sua clássica localização na porção lateral do côndilo femoral medial.

### Coalizão Tarsal

Torna-se evidente clinicamente nesta faixa etária (11 a 15 anos), quando a coalizão cartilaginosa começa a se calcificar. A contratura do músculo fibular é comum e leva a um pé plano, rígido e evertido. A coalizão calcâneo-navicular pode facilmente ser identificada numa radiografia oblíqua do pé. Se uma coalizão talocalcânea for suspeitada, uma radiografia da articulação subtalar (incidência de Harris) poderá ser útil para revelar a anormalidade. Com mais freqüência, entretanto, a tomografia computadorizada do retropé faz-se necessária na confirmação do diagnóstico da coalizão subtalar.

## Bibliografia Comentada

Aronson J, Garvin K, Seibert J, et al. Efficiency of the bone scan for occult limping toddlers. J Pediatr Orthop, 12:38-44, 1992.

Cinqüenta crianças claudicantes de causa desconhecida (de 8 a 48 meses de idade) foram prospectivamente avaliadas pela cintilografia trifásica. Somente pacientes com claudicação que a causa não poderia ser diagnosticada pelo ortopedista foram incluídos. A cintilografia provou ser de valor na localização da anormalidade em 27 pacientes, sendo altamente sensível, específica, eficiente, preditiva e superior aos meios (VHS, contagem de leucócitos, temperatura, radiografias).

Blatt SD, Rosenthal BM, Barnhart DC. Diagnostic utility of lower extremity radiographs of young children with gait disturbance. Pediatrics, 87:138-140, 1991.

Oitenta e quatro crianças sadias (1 a 5 anos de idade) foram avaliadas ambulatorialmente, tendo a claudicação como principal queixa. O exame físico não foi significativo. Radiografias dos membros inferiores foram obtidas em todos os casos, não obtendo informação diagnóstica. Todos os pacientes, exceto um, tiveram resolução espontânea dos sintomas. Neste aspecto os autores recomendam não solicitar exames radiográficos, assumindo a postura de aguardar e observar a evolução, que em geral é satisfatória.

Choban S, Killian JT. Evaluation of acute gait abnormalities in preschool children. J Pediatr Orthop, 10:74-78, 1990.

Esta é uma avaliação retrospectiva de 60 crianças (abaixo de 5 anos) que foram hospitalizados para avaliação de claudicação. O diagnóstico final mais comum foi a sinovite transitória (24 pacientes). Somente um de 22 pacientes com VHS, contagem de leucócitos e temperatura normais teve infecção. Dos 14 pacientes com infecção, somente um tinha VHS, contagem de leucócitos e temperatura normais. As radiografias mostraram o diagnóstico em somente quatro casos (osteomielite dois, doença de Perthes um e discite um). A aspiração identificou o diagnóstico em nove das 13 infecções. Dezoito de 35 cintilografias foram úteis para chegar ao diagnóstico definitivo. Os autores defendem o uso rotineiro da aspiração diagnóstica. Se a aspiração diagnóstica for negativa e a temperatura, contagem de leucócitos ou VHS estão elevados, então a cintilografia deverá ser solicitada com intuito de chegar ao diagnóstico de osteomielite.

Kaweblum M, Lehman WB, Bash J, et al. Osteoid osteoma under the age of five years: The difficulty of diagnosis. Clin Orthop, 296:218-224, 1993.

Sete pacientes foram incluídos neste estudo, a maioria dos quais foi inicialmente diagnosticada incorretamente. O tempo entre a idade do aparecimento dos sintomas e o diagnóstico variou de três meses a cinco anos. Claudicação foi o segundo achado mais freqüente (atrás da dor) e sempre estava presente quando a extremidade estava afetada. A cintilografia foi altamente sensível.

Kaweblum M, Lehamn WB, Bash J, et al. Diagnosis of osteoid osteoma in the child. Orthop Rev, 22:1305-1313, 1993.

Em adição às informações fornecidas pelo artigo anterior, a literatura inglesa mostra revisão em relação ao osteoma osteóide nas crianças abaixo de cinco anos (52 casos).

MacEwen GD, Dehne R. The limping child. Pediatr Rev, 12:268-274, 1991.

O diagnóstico diferencial da claudicação dolorosa é apresentado como sendo relacionado ao quadril (artrite séptica, sinovite transitória, doença de Perthes, epifisiólise femoral proximal), joelho (artrite séptica, artrite reumatóide juvenil, tumor, lesão por esforço repetitivo) e coluna.

Mubarak SJ. Osteochondrosis of the lateral cuneiform: Another cause of a limp in a child. A case report. J Bone Joint Surg, 74A:285-289, 1992.

Um menino de 2,5 anos apresenta-se com dois meses de claudicação dolorosa. A esclerose do cuneiforme lateral estava evidente radiograficamente e a cintilografia era normal. Sem tratamento, em seis meses, os sintomas resolveram e as radiografias retornaram ao normal. Isto parece similar às osteocondroses envolvendo o cuneiforme medial, cuneiforme intermédio e navicular tarsal.

Philips WA. The child with a limp. Orthop Clin North Am, 18:489-501, 1987.

O padrão de marcha normal de uma criança foi revisado e os diferentes tipos de claudicação foram explicados. O diagnóstico diferencial de claudicação é apresentado, com relação à idade, em grupos: infantil (1 a 3 anos), crianças (4 a 10 anos) e adolescentes (11 a 16 anos). Trauma como causa de claudicação foi excluído deste estudo.

Royle SG. Investigation of the irritable hip. J Pediatr Orthop, 12:396-397, 1992.

Sessenta e duas crianças (2 a 12 anos) com quadris irritáveis foram avaliadas com radiografia convencional, ultra-sonografia e cintilografia. Os pacientes estavam afebris, contagem de leucócitos e VHS normais e baixa suspeita de sepse, mas falharam em melhorar com dois dias de repouso no leito. Todos os pacientes que demonstraram efusão foram submetidos à aspiração. Um paciente, subseqüentemente, desenvolveu doença de Perthes; os outros tiveram uma boa evolução. Os autores recomendaram que radiografias e ultra-som fossem rotineiramente realizados. Cintilografia deve ser reservada para aqueles com achados positivos no ultrasom, como uma cintilografia anormal é infreqüente quando o ultra-som for normal.

Stahl JA, Schoenecker PL, Gilula LA. A 2 1/2-year-old male with limping on the left lower extremity: Acute lymphocytic leukemia. Orthop Rev, 22:631-636, 1993.

Relatam um caso de uma criança com leucemia linfocítica aguda, em que são discutidos os achados radiográficos, informações gerais sobre leucemia e seu diagnóstico diferencial.

Terjesen T, Osthus P. Ultrasound in the diagnosis and follow-up of transient synovitis of the hip. J Pediatr Orthop;11:608-613, 1991.

Cinqüenta e nove crianças (2 a 15 anos) com sinovite aguda do quadril foram avaliadas usando ultra-som. O critério diagnóstico de efusão foi uma diferença ultra-sonográfica de 2mm (entre os lados) da cápsula articular anterior e colo femoral. Todos os pacientes com exceção de um (que mais tarde desenvoleu doença de Perthes) tinham um diagnóstico final de sinovite transitória. O ultra-som foi recomendado como principal meio diagnóstico por imagem (ao contrário das radiografias) para aqueles com suspeita de sinovite transitória. Radiografias devem ser usadas naqueles com suspeita de doença de Perthes. Nenhuma menção foi feita neste artigo sobre diferenciação de artrite séptica de sinovite transitória.

Ring D, Johnston CE II, Wenger DR. Pyogenic infectious spondylitis in children: The convergence of discitis and vertebral osteomyelitis. J Pediatr Orthop, 15:652-660, 1995.

Quarenta e sete pacientes com espondilite infecciosa piogênica (discite) foram revisados para determinar o espectro da doença. Ressonância magnética foi obtida em nove pacientes e foram encontrados como sendo idênticos aos achados da ressonância magnética dos adultos com osteomielite vertebral. Isto, fortemente, evidencia um processo infeccioso na discite. A investigação confirmou o curso geralmente benigno das infecções nas crianças, mas também enfatizou o potencial para uma séria seqüela. Os sintomas foram mais rapidamente resolvidos com antibioticoterapia intravenosa do que com antibiótico via oral ou sem antibióticos.

# 2
# Avaliação das Algias Vertebrais Dorsolombares

## Introdução

Tradicionalmente, os ensinamentos atribuem a dor lombar nas crianças a uma patologia real.

Em um estudo de 1985, um diagnóstico definido foi encontrado em 84 de 100 crianças que se queixavam de dores lombares. Porém, é também conhecido que muitas crianças mais velhas e adolescentes têm dores lombares que imitam às da população adulta e não aquelas das crianças mais jovens. Nesta época de contenção de custos, uma avaliação diagnóstica completa destes sintomas, incluindo radiografias, exames laboratoriais e outros especiais de imagem é bastante cara. Evidentemente, nem todas estas crianças necessitam receber avaliação completa com radiografias, cintilografia, tomografia computadorizada (TC), ressonância magnética (RM) e testes sangüíneos. A tarefa do ortopedista é decidir quais crianças requerem tratamento da patologia subjacente desencadeante das dores lombares, diferenciando daquelas que simplesmente podem ficar em observação.

A mudança de padrões no diagnóstico das crianças com lombalgia foi estudada em 1995, por um grupo de Toronto. Uma análise de 226 tomografias computadorizadas de crianças com queixas primárias de dor lombar resultou em 78% sem diagnóstico, 7% com espondilólise, 5% com tumor e outros diagnósticos em 10%. Assim, um diagnóstico definitivo só pôde ser feito em somente 22% das crianças. Os fatores que estavam associados com diagnósticos positivos foram a natureza da dor (constante *versus* intermitente), dor radicular, sexo masculino e curta duração dos sintomas. As radiografias foram o melhor teste de imagem.

Se a criança for muito jovem ou, então, se ela for mais velha ou adolescente e preencher estes critérios, existe a possibilidade de haver um diagnóstico distinto e, portanto, um apropriado enfoque deverá ser dado. O restante deste capítulo discute a abordagem a uma criança ou a um adolescente no geral quando existe a suspeita de uma verdadeira patologia como causa de dor lombar.

## História Clínica

Como sempre, a projeção inicial da patologia é uma história detalhada e um exame físico. A localização, a intensidade e a duração da dor devem ser determinadas. Uma história de trauma será sempre pesquisada. Dores leves de curta duração, após trauma atlético, são, na maioria das vezes, devidas a problemas musculares. A presença ou ausência de dor noturna deverá ser estabelecida, pois a dor noturna tem sido atribuída a tumores, particularmente na criança mais jovem. Febre, tremores ou perda de peso indicam etiologia maligna ou infecciosa. Irradiação da dor para nádega ou para as pernas é sugestiva de hérnia de disco ou de fratura de apófise. O examinador deverá perguntar sobre dormências, fraquezas e mudanças de hábitos intestinais ou urinários. É importante reconhecer a associação de dor com atividade física. A dor secundária a tumores vertebrais não costuma variar com a atividade, sendo constante e progressiva.

A idade do paciente ajuda a direcionar o trabalho diagnóstico. Crianças com idade de quatro anos ou mais jovens com queixas de lombalgia devem ser completamente avaliadas, porque este grupo de pacientes poderá ter um tumor ou infecção, necessitando atendimento imediato. Adolescentes são mais propensos a desenvolver espondilólise ou cifose de Scheuermann do que infecção ou tumor.

O médico deverá pesquisar as atividades atléticas, a posição em que o paciente pratica e o nível de participação da criança. Certos esportes, tais como ginástica, balé, futebol americano e lutas, fazem esforços através da coluna lombar, predispondo os participantes a espondilólise e espondilolistese. Os traumas de esforço repetitivo da coluna lombar tornaram-se, recentemente, mais comuns devido ao intenso regime de treinamento imposto pelos treinadores e pelos pais.

## Exame Físico

Um cuidadoso exame físico deverá ser feito com a criança despida. O exame da coluna deverá incluir a inspeção, a palpação e, particularmente, a procura de defeitos na linha média, como hemangiomas, fístulas ou tufos de cabelo. A presença de escoliose pode ser detectada pela inclinação da coluna para frente e a falta de compensação do tronco poderá ser útil na detecção de patologia subjacente. A flexibilidade deverá ser avaliada. A lordose lombar normal é revertida com a inclinação anterior. A rigidez é um sinal de patologia a esclarecer. A hiperextensão da coluna executada na posição ortostática sobre uma perna pode elucidar sintomas em pacientes com lesão da *pars interarticularis*. Finalmente, a contratura dos isquiotibiais, demonstrada pela diminuição do levantamento da perna reta e pela inviabilidade para tocar o solo com a ponta dos dedos, deverá ser testada.

Um exame neurológico meticuloso é fundamental para fazer o diagnóstico de patologia nervosa. A força, a sensibilidade e os reflexos deverão ser bem avaliados. É necessário reconhecer assimetrias do paciente. A presença de clônus ou um reflexo de Babinski anormal podem indicar uma anormalidade central. Testar o reflexo abdominal fazendo a percussão em cada um dos quadrantes da cicatriz umbilical, observando seu movimento em direção ao quadrante percutido. A assimetria do reflexo abdominal pode conduzir a um diagnóstico de siringomielia.

Como foi mencionado, a pele é examinada na procura de lesões cutâneas referidas às anormalidades vertebrais, particularmente defeitos da linha média ou manchas café-com-leite. Por fim, faz-se necessário um exame físico geral para afastar causas não ortopédicas de dores lombares, tais como do trato urinário, que provocam lombalgia.

## Exame Radiográfico

O primeiro ramo da árvore da decisão é agora alcançado: quem deverá ser submetido ao exame radiográfico convencional? Todas as crianças com quatro anos de idade ou mais jovens deverão ser estudadas desde o início. As crianças com sintomas há mais de dois meses deverão ser radiografadas, como também as crianças que acordam durante a noite queixando-se de dores ou que têm sintomas constitucionais associados. Somente as crianças mais velhas, com dores de curta duração, associadas à atividade física, e avaliação neurológica normal e exame físico geral sem anormalidades podem ficar em observação, sem investigação diagnóstica por um período de aproximadamente um mês.

O exame radiográfico é a modalidade de imagem mais útil para diagnóstico da origem da dor lombar nas crianças. Uma investigação meticulosa deverá ser feita, procurando por alterações vertebrais, espaço intervertebral estreitado, alinhamento e lesões líticas ou blásticas. Imagens póstero-anteriores e laterais da coluna vertebral são, em geral, suficientes. No adolescente suspeito de ter espondilólise ou espondilolistese, poderão ser úteis as radiografias oblíquas e laterais focadas da junção lombossacra. A pelve deverá ser adequadamente visível nas radiografias, porque poderá haver lesão pélvica como causadora da dor lombar. As lesões duvidosas nas radiografias podem ser mais claramente visíveis com radiografia focada, que assegura melhor visualização dos detalhes ósseos.

As radiografias podem revelar escoliose no paciente com dor lombar. Ainda que a aparência radiográfica possa conduzir o médico e a família a atribuir a dor à deformidade visualizada, a escoliose em geral não causa dor lombar. A presença de escoliose em paciente com dor lombar deverá conduzir as investigações para uma outra causa da dor, além da escoliose. Ocasionalmente, um exame cuidadoso do ápice da curvatura no lado da convexidade pode revelar uma lesão óssea, com a coluna vertebral desviando-se do processo irritativo. Curvas escolióticas com ápice para esquerda não são habituais e, muitas vezes, estão associadas às anormalidades neurológicas. Nas crianças com exames radiográficas e neurológicos normais, a modalidade de imagem recomendada, a seguir, é a cintilografia com tecnécio. Este exame é muito sensível na detenção de infecções e tumores ósseos benignos e malignos, além de fraturas, se bem que não seja específico na identificação de um diagnóstico preciso. A colimação para *pin hole* pode ser útil na localização mais acurada de uma hipercaptação. Uma nova técnica de imagem, SPECT, mostrou-se superior à cintilografia normal com tecnécio na detecção da espondilólise e para localizar lesões na coluna com maior precisão.

Se o exame neurológico for anormal, deverá ser feito exame por imagem do áxis neural. Ainda que durante um período, a tomografia computadorizada contrastada foi o melhor exame por imagem para a medula, agora a ressonância magnética é solicitada com maior freqüência. Tumores e hérnias de disco são todos claramente visualizados na RM. Lesões ósseas, tais como tumores e fraturas, também podem ser vistas na RM, mas o edema local pode obscurecer a exata localização ou a extensão do processo. Quando a lesão óssea é visualizada nas radiografias ou na cintilografia, a tomografia computadorizada é mais útil do que a ressonância magnética para esclarecer a anormalidade.

## Avaliação Laboratorial

Esta avaliação deverá ser feita sem hesitação nas crianças com sintomatologia constitucional, nas crianças jovens e naqueles que se queixam de dor noturna. A pesquisa inicial consiste na solicitação de hemograma completo e hemossedimentação.

Recentemente tem sido chamada a atenção sobre a proteína-C-reativa como um reagente na fase aguda, mas seu papel na avaliação da dor lombar não tem mostrado especificidade.

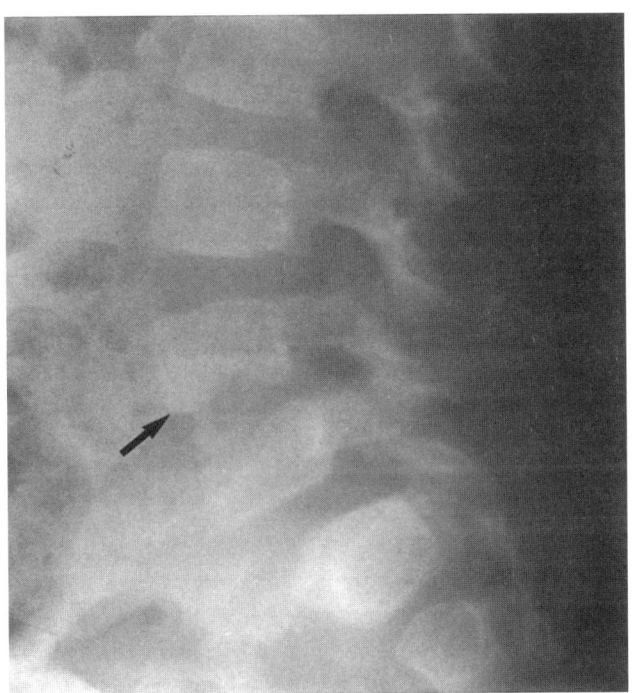

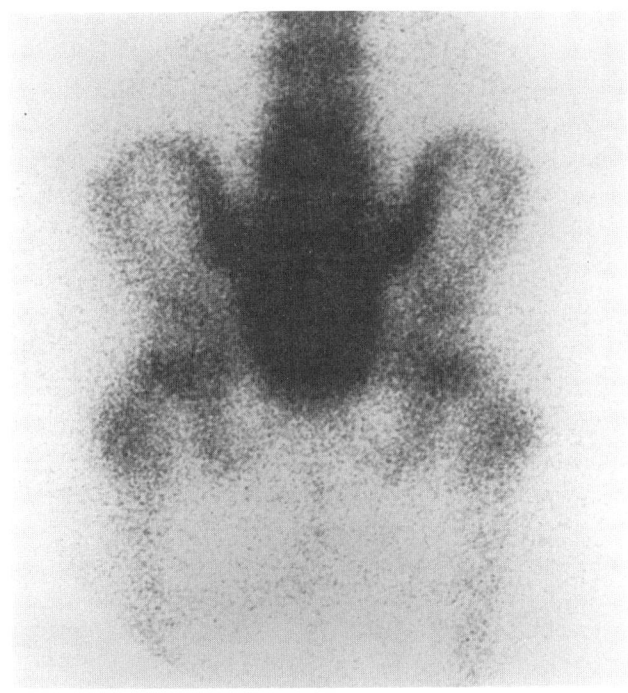

**Fig. 2.1** — Esquerda, radiografia lateral da coluna vertebral lombar de uma menina com dois anos e cinco meses com discite no espaço de L4-L5, efetuada nove dias após o diagnóstico ter sido feito. Notar as irregularidades na cartilagem epifisária e o estreitamento do espaço (flecha). Direita, a cintilografia mostra a hipercaptação.

## Causas da Dor Lombar

### Etiologias Infecciosas

A causa mais comum de dor lombar na criança muito jovem é a infecção. A discite é típica das crianças com um a cinco anos de idade. A criança pode queixar-se de dor lombar ou abdominal, recusar-se a deambular ou se apresentar com claudicação. Clinicamente, há limitações dos movimentos da coluna vertebral e, comumente, dor à palpação. Freqüentemente, estas crianças não se inclinam para levantar um brinquedo do chão, apresentando uma retificação da lordose lombar ao agachar-se. Menos da metade apresenta febre, embora tenha a aparência de doente.

As alterações radiológicas aparecem depois dos achados clínicos. Precocemente, o único sinal radiológico pode ser um sutil estreitamento do espaço discal afetado. O aumento da atividade cintilográfica localizará a discite quando as radiografias forem inconclusivas (Fig. 2.1). Mais tarde, as erosões discais poderão ser vistas na vértebra adjacente. Recentemente, o uso da RM tem sido advogado para a avaliação da discite e tem sido útil na identificação de abscessos associados que requerem drenagem cirúrgica. A discite nas crianças mais velhas tem sido confundida com hérnia discal na RM.

Existe controvérsia se a discite é ou não uma infecção bacteriana que necessita antibioticoterapia. A maioria acha que sim, porque freqüentemente têm sido obtidas, nas amostras positivas, culturas de *Staphylococcus aureus*. Porém, somente em 60% das vezes se consegue cultura positiva no espaço discal.

Assim sendo, o tratamento também é controvertido. Muitos outros aconselham antibioticoterapia endovenosa, com cobertura para *Staphylococcus*. Alguns autores tratam com repouso no leito, colete gessado ou ortopédico. Não são necessários, rotineiramente, a biópsia e o desbridamento, sendo a cirurgia reservada para crianças cujas condições não melhoram após vários dias de repouso e antibioticoterapia ou que mostram abscesso nos exames de imagem.

Pode ser difícil distinguir entre discite e osteomielite nas crianças. Muitos acham que a osteomielite é a continuação da discite que resulta em maiores alterações vertebrais. *S. aureus*, novamente, é o organismo mais comum na criança saudável. A tuberculose está, mais uma vez, prevalecendo e deverá ser suspeitada em particular nas crianças dos países do Terceiro Mundo. A tuberculose vertebral produz deformidade radiográfica significante, como cifoescoliose e abscesso de partes moles.

### Etiologias de Desenvolvimento

#### Doença de Scheuermann

A cifose de Scheuermann é causa mais comum de dor torácica posterior nos adolescentes. O sexo masculino é

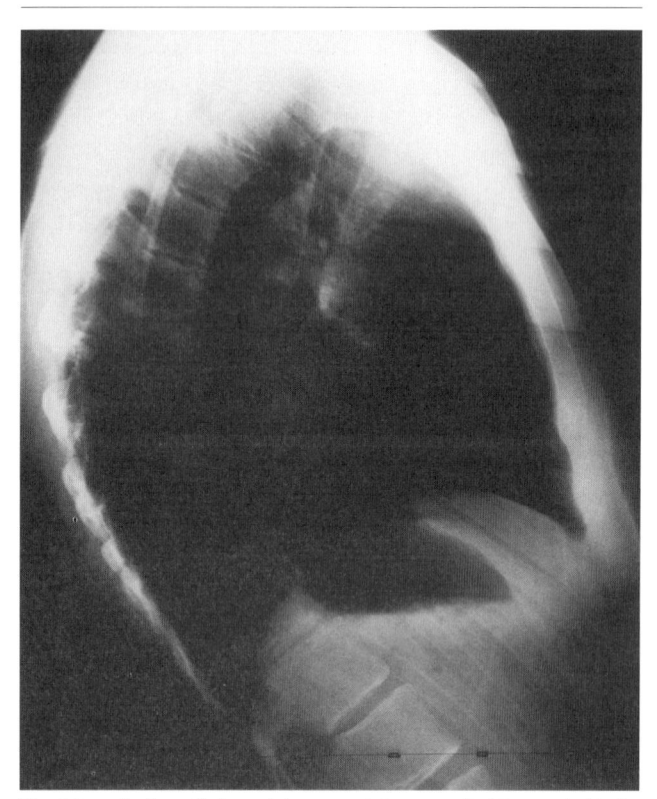

**Fig. 2.2** — Radiografia lateral de uma adolescente de 17 anos de idade, com cifose torácica progressiva, secundária à doença de Scheuermann. Está presente o acunhamento anterior dos corpos vertebrais.

afetado mais freqüentemente do que o feminino, sendo a maior incidência entre os 14 e 17 anos de idade. A dor se localiza na região entre as escápulas, em geral no meio da cifose. A dor é espontânea, não sendo do tipo queimadura, latejamento ou dormência. Sintomas gerais estão ausentes. Muitas vezes a queixa é de má postura, estando presente a dor que, no entanto, não é severa.

O exame físico revela um exagero da cifose dorsal que não é flexível. A cifose torácica normal é de 20° a 45°. Nota-se hiperlordose lombar compensatória. Pode estar presente uma contratura dos músculos isquiotibiais. O exame neurológico costuma ser normal.

O diagnóstico radiológico é, classicamente, feito pela presença de mais de 5° de acunhamento anterior de três vértebras contíguas. Podem estar presentes irregularidades ou esclerose da margem anterior das vértebras e nódulos de Schmorl. A cifose torácica está aumentada (Fig. 2.2).

O tratamento é, predominantemente, conservador. O uso do colete pode melhorar a cifose durante a época do crescimento vertebral. O colete mais efetivo é o de Milwaukee. Ele faz pressão em três pontos, anteriormente no púbis e no esterno e posteriormente no ápice da deformidade. Os modelos mais curtos não têm se mostrado tão eficientes nesta condição. Os pré-requisitos para o tratamento com colete incluem o crescimento vertebral remanescente e a flexibilidade da cifose visualizada nas radiografias com estresse. Se a cifose for rígida, os gessos em série podem melhorar a deformidade. Exercícios de alongamento de isquiotibiais e da dorsolombar, bem como o reforço da musculatura abdominal podem melhorar os sintomas de dor, mas não mudarão a deformidade. A correção cirúrgica pela fusão vertebral é controvertida. As indicações geralmente aceitas incluem deformidade maior do que 70°, deformidade progressiva, dor e interesse real na aparência. Se a cirurgia for executada, o sucesso da fusão está mais garantido com a abordagem anterior e posterior, ainda que recentemente tenham sido relatados bons resultados com a abordagem exclusivamente posterior.

Uma entidade à parte, que causa dor lombar baixa no adolescente, é a doença de Scheuermann lombar. A incidência é em adolescentes mais velhos, entre 15 e 17 anos de idade. O sexo masculino é afetado com maior freqüência do que o feminino, na proporção de dois para um. Radiograficamente, são visualizadas irregularidades em discos epifisários, alterações nos espaços intervertebrais e, ocasionalmente, acunhamento vertebral, com as lesões localizadas muitas vezes na junção toracolombar. Suspeita-se que este problema possa ser causado por excesso de uso, com microfraturas dos discos epifisários vertebrais, causando dores. O colete ortopédico pode ser útil para aliviar os sintomas.

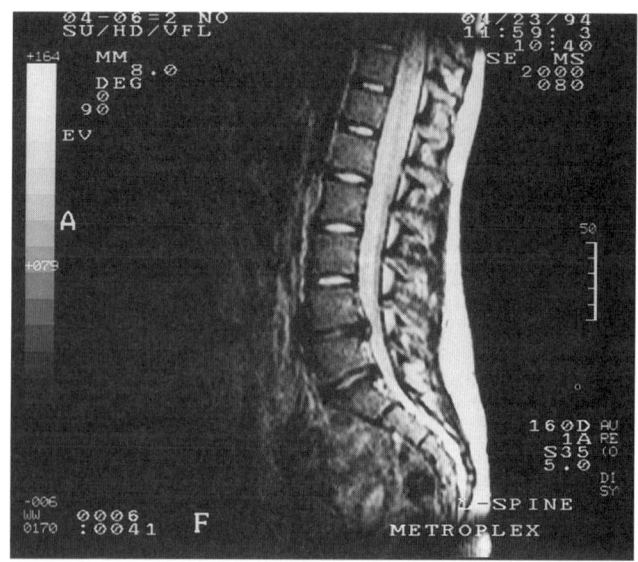

**Fig. 2.3** — Ressonância magnética de uma menina de 14 anos de idade com queixas de dor lombar irradiando-se para os membros inferiores e com dormência na face lateral da perna. Está presente a herniação dos discos de L4-5 e de L5-S1. A correlação entre a RM e os achados do exame físico é de fundamental importância.

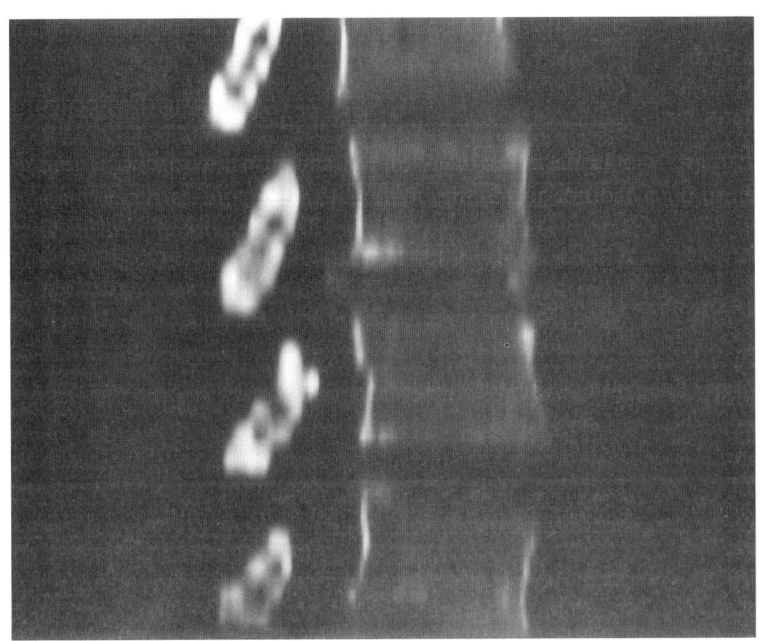

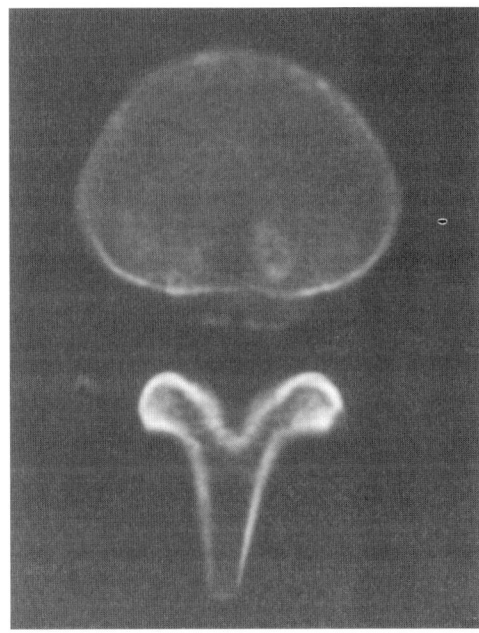

**Fig. 2.4** — Tomografia computadorizada mostrando a protrusão da apófise vertebral avulsionada (posteriormente no canal vertebral) na reconstrução sagital (**esquerda**) e na projeção transversa (**direita**).

## Espondilólise e Espondilolistese

A espondilólise e a espondilolistese são as causas mais comuns da dor lombar identificável nos adolescentes. Mais freqüentemente afetados são os ginastas, saltadores de trampolim, dançarinos e jogadores de futebol americano. O impacto da coluna vertebral hiperestendida pode levar a uma fratura por estresse da *pars interarticularis*, com a resultante dor e/ou listese. A época mais comum de aparecimento deste problema é durante o rápido crescimento do adolescente. Os sintomas apresentados são dor lombar baixa e nas nádegas, às vezes com irradiação para as pernas. A dor está associada com a atividade e melhora com o repouso. Ela é exacerbada pela rotação e pela hiperextensão da coluna lombar.

As mudanças na postura podem ser notadas principalmente pelo apagamento da lordose lombar e, além disso, por uma marcha com os pés arrastados.

O achado radiográfico clássico da espondilólise é de uma área lítica na *pars interarticularis*. Também pode ser vista associada uma espondilolistese. A cintilografia óssea é útil na identificação de uma fratura oculta da *pars* e a imagem pelo SPECT tem, recentemente, se mostrado superior na visualização da fratura oculta da *pars* e na pré-fratura.

## Etiologia Traumática

A hérnia de disco é ocasionalmente vista nas crianças e nos adolescentes. A queixa mais freqüente é dor lombar com irradiação para os MsIs. Muitas vezes se obtém uma história de trauma prévio. A mobilidade da coluna está comprometida e o paciente se apresenta inclinado para frente. O sinal positivo do MI erguido em extensão (Lasègue) está quase sempre presente. Os sinais neurológicos, tais como ausência de reflexos, dormências e fraquezas, são, porém, menos comuns nas crianças do que nos adultos.

Os exames radiográficos são geralmente normais mas, em certas ocasiões, está presente uma escoliose. A RM revela a herniação do disco, sendo este exame melhor do que a tomografia computadorizada contrastada (Fig. 2.3). Deve-se ter cuidado ao interpretar uma degeneração discal usando a RM, porque sua presença tem sido documentada em adolescentes assintomáticos. Os achados da RM devem ser relacionados com os sintomas e com o exame físico do paciente. A TC é útil em determinar a presença de estenose lombar congênita, a qual está associada à hérnia do núcleo pulposo nos pacientes jovens.

O tratamento inicial é conservador. Deve-se restringir a atividade física e prescrever medicação antiinflamatória. Um estudo recente de adolescentes com hérnia de disco mostrou que os que não respondem à tentativa inicial de tratamento conservador melhoram após a discectomia cirúrgica. Resultados menos favoráveis foram obtidos quando a cirurgia não foi executada.

Uma entidade específica do adolescente é o deslizamento da apófise vertebral. Os halterofilistas são mais comumente afetados. O mecanismo de trauma é a flexão rápida com a compressão axial. Os sintomas imitam uma hérnia de núcleo pulposo, sendo o ataque de dor sempre agudo. As radiografias mostram uma pequena imagem óssea representando a apófise vertebral. A localização mais comum é na apófise posterior e inferior da quarta vértebra lombar. Como este fragmento ósseo pode ser difícil de ser visualizado nas radiografias, a TC pode ser útil (Fig. 2.4). O tratamento cirúrgico é sempre necessário, devendo o fragmento ósseo ser retirado.

Uma causa relativamente comum de dor lombar nos jovens é o estiramento muscular. A duração dos sintomas é importante para se fazer o diagnóstico, o exame neurológico é normal e a dor não se irradia. A mudança de atividade, a medicação antiinflamatória e a aplicação de calor ou gelo são recomendadas. A retomada da atividade física poderá ser permitida quando a dor desaparecer, porém, deve-se dar especial atenção às técnicas de treinamento a fim de prevenir a recorrência. O estiramento muscular se resolve rapidamente. Se a dor for persistente, está indicada uma avaliação radiológica para pesquisa de espondilólise e de outras etiologias.

Obviamente, as fraturas vertebrais produzem dores. Se a energia do trauma ou a magnitude da dor é severa o suficiente para que tenha acontecido uma fratura, deve-se solicitar imediatamente uma série de radiografias.

## Etiologias Inflamatórias

A artrite reumatóide juvenil pode produzir dor vertebral. Em geral o paciente se queixa de dor ou rigidez também em outras articulações. Ainda que a cervical esteja mais comumente envolvida do que a coluna torácica ou a lombar e a instabilidade cervical seja bem reconhecida na artrite reumatóide, uma completa investigação de outras causas de dor (por exemplo, infecção, tumor ou fratura) deverá ser efetuada quando uma criança com artrite reumatóide se queixa de desconforto no pescoço ou na região lombar.

A espondilite anquilosante pode tornar-se evidente durante a adolescência. O sexo masculino é mais freqüentemente afetado do que o feminino. O exame físico revela rigidez dos movimentos da coluna vertebral, com incapacidade de reverter a lordose lombar à inclinação para frente. Pode estar presente uma cifose anormal e excursão torácica à inspiração profunda limitada. A esclerose, o estreitamento, o borramento ou a fusão das articulações sacroilíacas são visualizados nas radiografias. O teste sangüíneo positivo do HLA-B27 está presente na espondilite anquilosante.

## Etiologia Neoplásica

### Granuloma Eosinofílico

As crianças com granuloma eosinofílico (*histiocytosis* X) que se apresentam com dores têm, em geral, menos de 10 anos de idade. A dor está localizada sobre a vértebra envolvida e são incomuns os sinais neurológicos. As lesões esqueléticas podem ocorrer isoladamente ou como parte de uma doença sistêmica, como a doença de Hans-Schüller-Christian ou a de Letterer-Siwe. A coluna vertebral está envolvida em 10% a 15% das crianças com *histiocytosis* X.

As radiografias podem revelar uma lesão lítica dentro do corpo vertebral. Nas lesões maiores, o colapso do corpo vertebral pode resultar em vértebra plana ou na aparência de moeda (Fig. 2.5). Um colapso mais extenso é visto geralmente em crianças mais jovens. No diagnóstico diferencial deve-se sempre incluir a infecção. A resolução das lesões esqueléticas e da dor pode ocorrer sem tratamento ativo e, por esta razão, a necessidade de cirurgia ou de irradiação permanece controvertida. A biópsia cirúrgica pode ser necessária para diagnosticar lesões não características.

A dor deve ser tratada com repouso no leito ou por imobilização com órtese ou gesso. A irradiação é usada por alguns em crianças com deficiência neurológica. Indica-se, ocasionalmente, o desbridamento cirúrgico e a

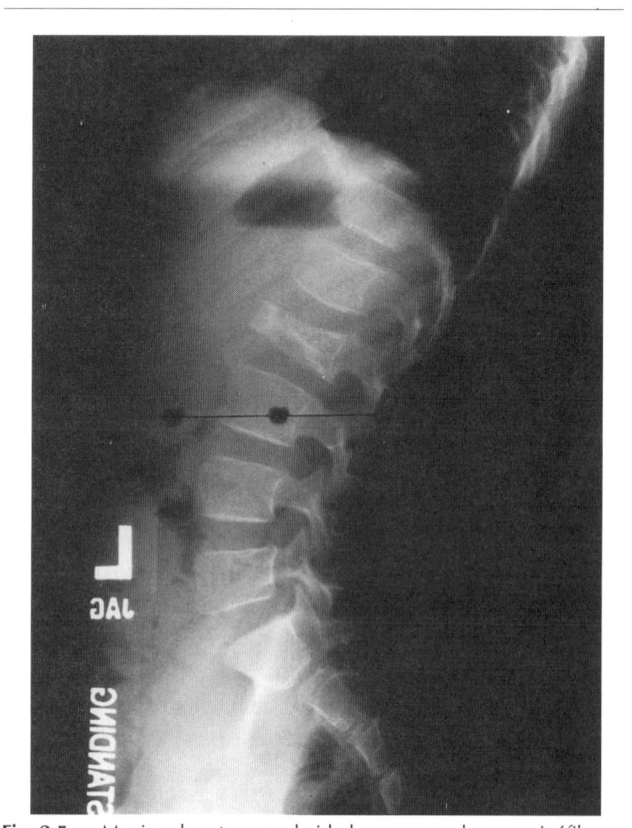

**Fig. 2.5** — Menina de sete anos de idade com granuloma eosinófilo na segunda vértebra lombar assemelhando o perfil de uma moeda.

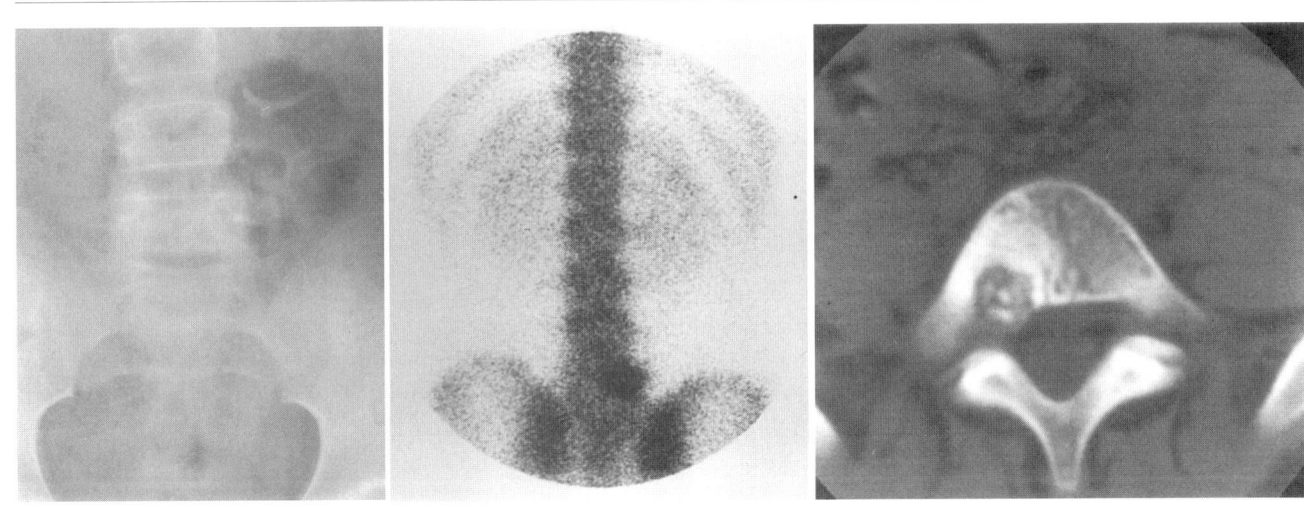

**Fig. 2. 6 — Esquerda**, radiografia de um menino de 10 anos de idade com queixas de dor lombar. Na visão AP nota-se assimetria dos pedículos de L5. **Centro**, a cintilografia mostra hipercaptação no pedículo de L5. **Direita**, a tomografia computadorizada foi usada para localizar a lesão (osteoma osteóide) na parte posterior do corpo vertebral e no pedículo.

fusão nos pacientes com severo comprometimento neurológico.

## Osteoma Osteóide e Osteoblastoma

O osteoma osteóide envolve, em geral, os elementos posteriores da coluna vertebral. Os pacientes se queixam de dores lombares, principalmente à noite, que aliviam com o uso de medicações não esteróides. A maior incidência está entre os seis e 17 anos de idade. O exame físico pode revelar diminuição da mobilidade vertebral ou leve escoliose. A identificação da lesão nas radiografias simples é difícil. Quando visualizada, apresenta-se como uma pequena lesão luzente circundada por esclerose. A cintilografia mostra aumento de captação na lesão. A TC pode ser útil na precisa localização do ninho na vértebra (Fig. 2.6).

O tratamento é, em geral, a excisão cirúrgica. Primeiro, porém, deverá ser tratada com a administração de antiinflamatórios não hormonais, pois a dor melhora com medicação em uma pequena porcentagem dos pacientes. A excisão cirúrgica completa produz alívio quase imediato da dor, porém se estiver associado à escoliose por mais de 15 meses, a deformidade vertebral poderá persistir.

Os osteoblastomas têm predileção pela coluna vertebral, sendo 40% destes tumores encontrados nas vértebras. Igual ao osteoma osteóide, eles ocorrem com maior freqüência na lâmina ou no pedículo, mas podem estender-se ao corpo vertebral. Eles também produzem dor, mas em geral de mais fraca intensidade do que o osteoma. Em virtude do seu tamanho, as queixas neurológicas, tais como a radiculopatia, são mais comuns com osteoblastomas do que com osteomas osteóides.

A escoliose está presente em 40% das crianças com osteoblastomas. As radiografias muitas vezes identificam as lesões e a TC é útil para determinar a extensão do tumor e orientar a excisão cirúrgica. No tratamento operatório deve-se ressecar todo o tumor, ocorrendo, entretanto, aproximadamente 10% de recidivas.

## Cistos Ósseos Aneurismáticos

Estes cistos usualmente se originam nos elementos posteriores da coluna vertebral, mas podem se estender para a parte anterior. São visualizadas nas radiografias como lesões luzentes expansivas, podendo ter a aparência de uma bolha ou bolha estourada.

A TC é usada para determinar a extensão do cisto. O tratamento cirúrgico consiste na curetagem da lesão e na colocação de enxerto. Quando as lesões são muito vascularizadas é muito interessante fazer angiografia pré-operatória com embolização. As recorrências não são incomuns.

## Doenças Malignas

As crianças com tumores malignos da coluna vertebral ou da medula podem apresentar dores nas costas. Elas são usualmente constantes e pioram em severidade com o tempo. Os tumores que podem envolver a coluna vertebral incluem o sarcoma de Ewing (com predileção pelo sacro), e o sarcoma osteogênico. O mais comum de corda espinhal é o astrocitoma. A dor nas costas está presente em 6% das crianças com leucemia linfocítica aguda. Um alto índice de suspeita é necessário para se fazer este diagnóstico incomum ou pouco usual. Queixas sistêmicas, como letargia, palidez, incapacidade, febre e hemorragias, sugerem um problema geral. A investigação laboratorial com a contagem completa dos elementos do sangue (leucocitose), contagem de plaquetas (muitas vezes diminuída) e a hemossedimentação (aumentada) indicam o diagnóstico, que é confirmado pela aspiração da medula óssea.

### Etiologias Viscerais

Vários processos intra-abdominais podem produzir dores nas costas. Uma cuidadosa história e exame físico podem conduzir ao diagnóstico de infecção do trato urinário, hidronefrose, cistos de ovário ou doenças inflamatórias da bexiga. A dor torácica posterior pode ser ocasionada por pneumonia. Uma história de dor durante o período menstrual raramente tem origem ortopédica.

### Etiologias Psicológicas

Apesar de muitas crianças com dores nas costas possuírem um diagnóstico médico específico, há um pequeno número de pacientes nos quais ele é negativo após a pesquisa. A dor de origem psicossomática só será confirmada após o paciente ter sido submetido a uma completa avaliação, descartando-se todas as outras etiologias. Um questionamento detalhado destas crianças descobre, muitas vezes, uma história social de discórdia familiar. Freqüentemente há outros membros da família com queixas de dores similares. Os adolescentes mais velhos têm maior propensão a sofrerem dores psicossomáticas do que os mais jovens. O aconselhamento intensivo e a abordagem por uma equipe de terapeutas, médicos e psicólogos podem ser úteis para resolver esta causa de dor nas costas.

## Bibliografia Comentada

### História

King H. Back pain in children, in Weinstein SL (ed). The Pediatric Spine: Principles and Practice. New York, NY, Raven Press, vol 1, pp. 173-183, 1994.

Esta é uma excelente revisão da incidência e da etiologia das dores nas costas das crianças. A reação de conversão conduzindo a este tipo de dor é um diagnóstico de exclusão, mas ocorre em certas crianças. A avaliação diagnóstica está indicada em todas as crianças com dor nas costas persistente ou com achados neurológicos.

Thompson GH. Back pain in children, in Schafer M (ed). Instructional Course Lectures 43. Rosemont, IL, American Academy of Orthopaedic Surgeons, pp. 221-230, 1994.

O autor revisa o exame, o trabalho diagnóstico e as etiologias comuns de dores nas costas no paciente jovem.

### Causas de dores vertebrais dorsolombares

Boriani S, Capanna R, Donati D, et al. Osteoblastoma of the spine. Clin Orthop, 278:37-45, 1992.

Foram revisados 30 adultos e crianças. A dor contínua foi o sintoma predominante, porém, não era mais severa à noite. A escoliose estava presente em 40% dos casos. As lesões puderam ser visualizadas nos exames radiológicos.

Conrad EU III, Olzewski AD, Berger M, et al. Pediatric spine tumors with spinal cord compromise. J Pediatr Orthop, 12:454-460, 1992.

Cinqüenta e cinco por cento das crianças com tumores vertebrais e com o canal comprometido queixavam-se de dores nas costas. Os sarcomas estavam muitas vezes associados à dor.

Crawford AH, Kucharzyk DW, Ruda R, et al. Diskitis in children. Clin Orthop, 266:70-79, 1991.

Foram revistas 34 crianças com discite. Todas tinham VSG aumentado, mas somente 72% delas apresentavam cintilografia positiva. A TC e a RM foram muito mais sensíveis para estabelecer o diagnóstico. O repouso no leito foi de muita utilidade para a eficácia do tratamento. A antibioticoterapia foi recomendada para aquelas crianças cujos sintomas não regrediam.

DeLuca PF, Mason DE, Weiand R, et al. Excision of the herniated nucleus pulposus in children and adolescents. J Pediatr Orthop, 14:318-322, 1994.

Oitenta e oito crianças com hérnia de disco foram revisadas. Noventa e um por cento dos pacientes tratados cirurgicamente tiveram excelente ou bons resultados, enquanto 75% dos pacientes que não foram operados tiveram maus resultados. Ao consultar o ortopedista 94% dos pacientes tinham dor lombar, usualmente acompanhada por ciática. Os achados neurológicos foram menos freqüentes.

Harvey J, Tanner S. Low back pain in young athletes: A practical approach. Sports Med, 12:394-406, 1991.

Nos atletas jovens são encontradas tendinites pelo excesso de uso, espondilólise, fraturas e distensões musculares. Os esportes que têm um alto risco de produzir traumas nas costas são: o futebol americano, a ginástica, a dança, as lutas e os saltos. Há uma boa discussão do programa de reabilitação visando ao retorno dos atletas para o esporte.

Ring D, Johnston CE II, Wenger DR. Pyogenic infectious spondylitis in children: The convergence of discitis and vertebral osteomyelitis. J Pediatr Orthop, 15:652-660, 1995.

Quarenta e sete pacientes com espondilite infecciosa piogênica (discite) foram revistos para determinar o espectro da doença. A RM foi feita em nove pacientes e foram idênticas às encontradas na RM dos adultos com osteomielite vertebral. Esta constatação fornece fortes evidências de que a discite seja causada por um processo infeccioso. A investigação confirmou o curso usualmente benigno da infecção vertebral na criança, mas também enfatizou o potencial de seqüelas sérias. Os sintomas foram resolvidos mais rapidamente com antibióticos endovenosos do que com a sua administração oral ou sem a sua utilização.

Ring D, Wenger DR. Magnetic resonance imaging scans in discitis: Sequential studies in a child who needed operative drainage. J Bone Joint Surg, 76 A:596-601, 1995.

Os autores relatam um caso de uma criança com discite que desenvolveu um abscesso no psoas, diagnosticado pela RM. A administração rotineira de antibiótico endovenoso é defendida para o tratamento da discite, independentemente da presença ou da ausência de sintomas gerais.

Yamane T, Yoshida T, Mimatsu K. Early diagnosis of lumbar spondylolysis by MRI. J Bone Joint Surg, 75B:764-768, 1993.

Setenta e nove crianças com dores nas costas foram submetidas a exames pela RM e, também, por TC. A detecção precoce da espondilólise foi descoberta na RM antes da visualização do defeito ósseo na TC. A *pars interarticularis* estava hipointensa nas imagens de T1, indicando o estágio de pré-fratura da espondilólise.

Yancey RA, Micheli LJ. Thoracolumbar spine injuries in pediatric sports, in Stanitski CL, DeLee JC, Drez DD (eds): Pediatric and Adolescents Sports Medicine. Philadelphia, PA, WB Saunders, vol 3, pp. 162-174, 1994.

Este capítulo discute com detalhes os traumatismos sustentados pela coluna toracolombar do atleta adolescente, em particular a espondilólise e a espondilolistese, discos herniados e apófises vertebrais deslizadas. A etiologia biomecânica, os sintomas apresentados, os regimes de tratamento e o retorno ao esporte também são discutidos.

# 3

# A Marcha da Criança com Paralisia Cerebral

## Introdução

A paralisia cerebral é um distúrbio não progressivo do sistema nervoso central originário de uma agressão perinatal e resulta em variados graus de atraso e disfunção motora. Os sistemas de classificação baseiam-se no nível de comprometimento das extremidades e no tipo de disfunção motora. Por exemplo, pacientes com hemiplegia têm comprometimento ipsilateral do membro inferior e superior, enquanto pacientes com diplegia têm comprometimento de todos os quatro membros com as extremidades superiores levemente afetadas. Uma vez que os avanços no tratamento perinatal vêm diminuindo a incidência de atetose, a disfunção motora predominante nos pacientes é a espasticidade. O comprometimento cognitivo varia de acordo com a intensidade do comprometimento do sistema nervoso central. A incidência fica em torno de 3% a 5% dos partos com vida, dependendo da definição de paralisia cerebral e dos critérios de diagnóstico.

Os objetivos do tratamento de pacientes com paralisia cerebral são o melhoramento de suas habilidades funcionais em relação aos cuidados com eles mesmos e a promoção de independência funcional. Os quatro principais tipos de métodos de tratamento são fisioterapia, ortetização, controle da espasticidade e cirurgia ortopédica. As indicações e os resultados destes métodos são polêmicos. Freqüentemente todos os quatro métodos são usados em combinações variadas. O ortopedista assume um papel vital no tratamento através da prescrição de terapia e órteses, além de executar intervenções cirúrgicas apropriadas. É necessária a determinação adequada dos objetivos do tratamento e uma expectativa realista por parte dos pais assegurando, assim, a satisfação com o tratamento para ambas as partes: pais e paciente.

## Diagnóstico Precoce

Contínuos progressos na prevenção e na rápida identificação de anormalidades neuromusculares têm acontecido no decorrer dos anos. A avançada tecnologia, com melhorias nas técnicas de imagem, tem aumentado a eficácia do diagnóstico. Em um estudo sobre bebês com alto risco de desenvolverem distúrbios neurológicos, o ultra-som provou ser um instrumento prático no diagnóstico de anormalidades anatômicas em estágio inicial, enquanto a ressonância magnética (RM) foi a técnica radiológica mais eficaz.

Numerosos sistemas para avaliar a função motora têm sido desenvolvidos a fim de detectar sinais clínicos iniciais da paralisia cerebral. A análise do movimento de bebês (AMB) é usada para identificar os primeiros sinais previsíveis de paralisia cerebral em bebês de quatro meses de idade. A AMB provou ser um instrumento eficaz, prevendo o desenvolvimento de paralisia cerebral em 73,5% dos pacientes no grupo de alto risco aos quatro meses de idade. Quatro sinais específicos são importantes: o grau de hiperextensão do pescoço, suportar o peso com os braços, quando deitado inclinado de bruços (reflexo de proteção), controlar a cabeça enquanto sentado e hipertonia.

## Fisioterapia

Em um estudo prospectivo para examinar o papel da fisio-terapia no desenvolvimento das habilidades motoras, a terapia intensiva de desenvolvimento neurológico (*neurodevelopmental therapy*) não mostrou resultados superiores no desenvolvimento de atividades motoras quando comparada com uma abordagem baseada em uma atividade para aprendizado cognitivo. Apesar de relatos anteriores de cura ou prevenção de comprometimento neurológico terem sido muito pouco comprovados, a fisioterapia continua a exercer um papel importante no tratamento do paciente com paralisia cerebral.

O fisioterapeuta e o terapeuta ocupacional oferecem serviços para diferentes áreas de importância clínica. Eles proporcionam um programa geral de preparação física que pode incorporar tonificação muscular e alongamento através de exercícios específicos e atividades recreativas gerais, que podem ser feitos na escola e em casa, sob supervisão dos pais. O terapeuta avalia a necessidade de equipamento para o paciente e recomenda o equipamento adaptado apropriado e aparelhos auxiliares, que são destinados a melhorar a funcionalidade nas atividades da vida diária (AVD) do paciente e para maximizar sua funcionalidade em casa e na comunidade. Uma vez que tais equipamentos podem ser bastante caros, é importante comprar o equipamento apropriado. O impacto financeiro direto pode ser substancial para as famílias, já que os planos de saúde costumam cobrir aparelhos médicos menos duráveis. O custo indireto para a população como um todo também pode ser grande.

O terapeuta é parte integrante do gerenciamento e tratamento do paciente no período pós-operatório. A mobilização inicial após cirurgias ósseas ou procedimento muscular requer cuidado especial em função de rigidez, dor e fraqueza. A transição para uma melhor funcionalidade depende principalmente do terapeuta e do esforço do paciente. Uma série de programas apropriados para movimento e fortalecimento/alongamento muscular ajudam o paciente neste período. A ortetização inicial ajuda no progresso e melhoramento da marcha. Através da determinação de objetivos apropriados, o grau e o tempo de terapia podem ser ajustados para promover melhores resultados.

Através da administração dos cuidados com o paciente e suas necessidades, o terapeuta age como uma ligação entre as pessoas em contato direto com o paciente e a comunidade. Isto inclui a interação com o programa de terapia da escola, a necessidade de equipamento, além de o terapeuta ser um recurso geral para a família.

## O Gerenciamento da Espasticidade

A marcha é uma função neuromuscular complexa. Há fatores importantes que influenciam o nível de funcionalidade do paciente, ou seja, equilíbrio, controle muscular, força, movimento funcional das articulações e estímulos sensoriais. Embora a marcha não seja somente relacionada ao tônus muscular, a espasticidade é a característica clínica mais facilmente identificável e reconhecida pelos pais e familiares. Uma vez que a maioria dos pacientes com paralisia cerebral apresenta espasticidade, os médicos têm dirigido todos os seus esforços para a redução da mesma. Com a diminuição da espasticidade, os pacientes poderiam teoricamente desempenhar movimentos musculares integrados, desenvolver força muscular e aumentar sensivelmente sua funcionalidade. Recentemente três abordagens vêm se tornando bastante populares: rizotomia dorsal seletiva, baclofen intratecal e a toxina botulínica-A (Botox®).

Peacock foi responsável pela reintrodução e popularização da abordagem neurocirúrgica, a rizotomia dorsal seletiva. Este procedimento aborda a espasticidade através do seccionamento seletivo das raízes dorsais anormais. Estas são identificadas intra-operatoriamente através de observação de modelos de eletromiografia (EMG) e de atividade muscular por estimulação elétrica. Uma via de acesso lombar medial às facetas articulares, evitando anormalidades estruturais a longo prazo (ex.: escoliose), permite a exposição das raízes dorsais lombares. Aproximadamente 30% a 50% das raízes dorsais no nível L2-S1 são seccionados. A quantidade de raízes seccionadas varia, dependendo da avaliação clínica do paciente e dos achados intra-operatórios. Alguns centros seccionam as raízes do nível L1. Em seguida à cirurgia, é recomendada uma combinação de fisioterapia e terapia ocupacional por aproximadamente um ano. Os resultados publicados têm sido animadores. Todos os pacientes tiveram a quantidade de espasticidade reduzida significativamente de acordo com um sistema de contagem padrão (a escala de Ashworth modificada). A avaliação dos pacientes um ano após a cirurgia mostra uma melhora na movimentação das extremidades inferiores no plano sagital durante a marcha.

O candidato ideal para uma rizotomia dorsal seletiva é o paciente com diplegia espástica que não tenha passado por nenhuma intervenção cirúrgica, tenha de quatro a oito anos de idade, apresente quase nenhuma ou nenhuma contratura, tenha bom controle muscular, força e equilíbrio, não apresente quaisquer sinais extrapiramidais, e seja um deambulador independente. Contudo, há preocupação em relação à possibilidade potencial para fraqueza pós-operatória, rápida subluxação do quadril e hiperlordose na coluna lombar. Além disso, um número significativo de pacientes pode ainda necessitar de procedimentos ortopédicos depois de rizotomia dorsal seletiva. Há questionamento sobre as vantagens oferecidas pela rizotomia ao paciente em relação aos procedimentos ortopédicos tradicionais, já que melhoras semelhantes foram reportadas neste grupo de pacientes depois de procedimentos de alongamento muscular. Em função da necessidade do compromisso a longo prazo com terapia e as complicações potenciais após a rizotomia, o papel de tal procedimento no futuro ainda está por ser definido. Como a espasticidade normalmente continua depois de procedimentos ortopédicos, os pacientes podem ser mais bem tratados com uma combinação de procedimentos neurocirúrgicos e ortopédicos porque um se direciona à espasticidade e o outro às contraturas musculares e deformidades fixas.

A segunda abordagem para a redução da espasticidade é a contínua infusão de baclofen intratecal através de uma bomba implantada. A ação farmacológica agonista desse ácido $\gamma$-aminobutírico (GABA) se dá através da inibição da liberação de neurotransmissores no nível da medula espinhal. Relatos sobre sua eficiência clínica como um relaxante muscular oral são controversos, mas, quando aplicado diretamente no espaço intratecal, sua ação é localizada nos níveis neurológicos específicos e seus efeitos colaterais sistêmicos (ex.: sonolência) podem ser minimizados. Estudos iniciais feitos com uma única ou múltiplas injeções intratecais confirmaram a redução clínica da espasticidade. Estes encorajadores estudos iniciais levaram Albright a realizar experiências com 37 pacientes, que receberam contínuas infusões de baclofen intratecal. A dose da medicação foi calculada para conseguir a desejada redução da espasticidade. Os pacientes tiveram uma melhora significativa no tônus muscular de ambas as extremidades, superior e inferior, e na funcionalidade da extremidade superior e AVDs. Complicações significativas aconteceram, incluindo problemas com sondas e infecções. Oito pacientes tiveram que ter suas bombas removidas no momento de seus relatos. A despeito das complicações, as vantagens de regular a redução da espasticidade, através de um contínuo sistema de infusão, trazem promessas de sucesso. As melhoras funcionais conseguidas através da redução da espasticidade em cada paciente forneceram o *feedback* necessário para guiar o médico no controle da dosagem.

A mais nova alternativa tira vantagem da ação farmacológica da toxina botulínica-A. A redução da espasticidade acontece através da ação desta toxina na junção mioneural. Atuando no terminal pré-sinapse colinérgico, a toxina inibe as exocitoses da acetilcolina e produz seu efeito paralisante. Músculos selecionados podem ser injetados com a toxina em pontos diferentes para reduzir a espasticidade. Dois estudos recentes documentaram o uso de tal toxina em experiências clínicas. A redução da espasticidade levou a uma melhora subjetiva nos modelos de marcha observados. As vantagens relatadas incluem injeções relativamente indolores (agulha de 25 a 27), reversibilidade e efeitos colaterais mínimos (irritação no local das injeções). A redução da espasticidade pode durar até seis meses, quando os pacientes podem precisar de mais injeções para continuarem sob seus efeitos benéficos, se desejarem. Contudo, um relato recente mostrou que, apesar das melhoras a curto prazo, a maior parte dos pacientes ainda precisa de alongamento muscular para a correção permanente. A toxina botulínica-A no tratamento de pacientes com paralisia cerebral espástica pode ser utilizada para retardar uma intervenção cirúrgica ou como uma tentativa terapêutica para determinar os efeitos de um determinado tratamento cirúrgico proposto.

## Procedimentos Ortopédicos Gerais

Embora deformidades específicas sejam discutidas nas seções seguintes, é imperativo que os cirurgiões tenham um profundo conhecimento do efeito complexo que cada deformidade tem nas outras articulações da extremidade inferior. Nenhuma deformidade pode ser considerada isoladamente, pois cada uma delas tem um impacto nos músculos e articulações adjacentes. Os médicos precisam estar preparados para não cair na conhecida armadilha da cirurgia "aniversário", na qual todas as deformidades são tratadas com múltiplas cirurgias seqüenciais em vez de uma única intervenção cirúrgica. Contudo, isto significa que o cirurgião deve estar preparado para distinguir entre deformidades primárias, que necessitam de tratamento, e as compensatórias, que melhorarão sem intervenção. Com o conhecimento profundo, como base, a experiência clínica e os avanços tecnológicos, como, por exemplo, a análise da marcha, as decisões podem ser tomadas com mais confiança pelos médicos e com mais previsão para os pacientes. Apesar de o procedimento cirúrgico talvez não ser tão exigente tecnicamente como outros procedimentos ortopédicos, o impacto na funcionalidade diária da criança pode ser significante.

## O Quadril

As deformidades dinâmicas na marcha requerem tratamento cirúrgico mais freqüente do que as deformidades estruturais, pois problemas de subluxação de quadril são pouco comuns em pacientes com diplegia que andam. Um modelo dinâmico comum é o andar em tesoura e a flexão dos quadris excessiva associada à lordose lombar. Este modelo restringe o avanço do membro em balanço e contribui para a instabilidade do membro em fase de apoio. A flexão excessiva do quadril pode causar compensações secundárias no joelho, no tornozelo e no tronco. A marcha em tesoura pode ser abordada tanto pela liberação dos adutores quanto pela transferência posterior. Ambos os procedimentos melhoram a deformidade em adução. Estudos ainda não mostraram a diferença nas medidas radiográficas de quadril quando comparando a transferência com a liberação dos adutores. A percentagem de enfraquecimento dos adutores após a transferência é significativa, documentada como 33%. A preocupação com a possível produção de marcha assimétrica no caso de só um lado se desprender levou cirurgiões a realizar tenotomias no lugar de transferências. A necessidade de imobilização com gesso pélvico podálico nas transferências também torna esta abordagem menos atraente. A adição de um alongamento de recessão dos ileopsoas à liberação dos adutores melhora a extensão do quadril e a habilidade de caminhar dos pacientes quando comparados aos pacientes sofrendo somente a liberação do adutores.

## O Joelho

Determinar se uma posição particular do joelho é uma anormalidade primária ou compensatória continua a ser foco de interesse significativo para médicos tratando pacientes que deambulam. Um melhor entendimento da função dos músculos ao redor do joelho, especialmente o reto femoral e os isquiotibiais, tem sido conseguido através de análise cinética e modulação computadorizada. O reto femoral exerce papel significativo na patogenia da marcha com joelho rígido. A análise EMG documentou atividade não fásica do reto femoral durante a fase de balanço nos pacientes que apresentam marcha com joelho rígido. Isto é manifestado por uma diminuição na flexão do joelho na fase de balanço, uma diminuição da movimentação total do arco de movimento do joelho e o retardamento no tempo de pico de flexão do joelho na fase de balanço. As opções cirúrgicas incluem a liberação proximal, a liberação distal e a transferência distal. Em um estudo que comparou a transferência distal do reto com a simples liberação proximal, aquela foi responsável pela melhora do ponto máximo de flexão do joelho (16,2° versus 9,1°, p < 0,02). Foi concluído, então, que a transferência distal do reto femoral (medial ao sartório) é a escolha cirúrgica recomendada para o tratamento da marcha com joelho rígido nesse grupo de pacientes.

A marcha agachada (*crouch*) é uma anormalidade fácil de ser identificada nos pacientes com diplegia que andam. Artigos recentes documentam uma melhora na extensão de joelho com alongamento dos isquiotibiais, embora tenham sido percebidos alguns casos de recorrência da deformidade depois de três anos. Alguns pacientes perdem a estabilidade pélvica posterior após o alongamento dos isquiotibiais, sendo manifestada pelo aumento da inclinação pélvica anterior e o da flexão do quadril. O alongamento dos isquiotibiais neste grupo específico de pacientes pode causar fraqueza significativa na extensão do quadril. O papel da transferência dos isquiotibiais para o fêmur, mantendo a força de extensão do quadril e liberando concomitantemente o flexor do quadril, está sendo investigado no momento. Apesar de o alongamento dos isquiotibiais ser um procedimento comprovado para conseguir a extensão do joelho, é necessária precaução contra a marcha com joelho rígido ou a hiperextensão do quadril no período pós-operatório. A determinação de quais músculos antagônicos necessitam de intervenção simultânea requer conhecimento e análise minuciosa.

## O Pé e o Tornozelo

Apesar de não ser a forma de deformidade de pé predominante, o pé eqüinovaro pode requerer tratamento em pacientes com diplegia espástica. Duas técnicas distintas de correção desta deformidade foram descritas. Tais enfoques diferem no modo como abordam a força deformadora predominante, ou seja, o tendão tibial posterior. A análise EMG vem tentando definir o papel do tendão tibial posterior na causa patogênica desta deformidade. Kaufer descreveu a hemitransferência do tendão tibial posterior cuja metade é transferida para posterior e lateralmente à membrana interóssea ligando-a ao músculo peroneiro curto. Esta transferência equilibra as forças através da articulação subtalar, realinhando sua força inversora predominante, e permite um melhor posicionamento do pé através da abordagem do tendão patológico equilibrando seus efeitos. Resultados excelentes vêm sendo relatados recentemente.

A outra forma de tratamento propõe uma hemitransferência do tendão tibial anterior com alongamento do tendão tibial posterior. Isto aborda a hiperação do tendão tibial posterior através de seu alongamento e a dorsoflexão/eversão do pé é aumentada pela transferência lateral da metade do tendão tibial anterior. Outro estudo recente relatou resultados excelentes usando esta técnica. Nenhum desses estudos usou a análise da marcha ou EMG como auxílios para a escolha do procedimento cirúrgico apropriado. Em casos de um pé corrigido passivamente e um tendão tibial anterior forte, ambos os procedimentos podem ser usados com sucesso. Os pacientes com função deficiente do tendão tibial anterior são mais bem tratados com uma hemitransferência do tendão tibial posterior. Para os pacientes com deformidade fixa, a osteotomia é indicada para corrigir tal deformidade, já que a maior parte dos resultados ruins em ambos os grupos de pacientes foram naqueles com deformidade fixa.

Um pé eqüinovalgo é a deformidade mais freqüentemente encontrada em pacientes com diplegia espástica. Ela é geralmente associada ao encurtamento do tendão-de-aquiles e à subluxação talonavicular secundária. Isto se torna um problema clínico quando ocorre dor ou intolerância à órtese secundariamente à pressão medial sobre a cabeça do tálus proeminente. Ao contrário do pé eqüinovaro, procedimentos para equilíbrio muscular não estão disponíveis para esta deformidade. Um procedimento já comprovado para conseguir a correção permanente é a artrodese subtalar. Os problemas de retarde de consolidação e pseudo-artrose tão comuns no procedimento de Green-Grice foram abordados com maior sucesso. Apesar de vários métodos serem descritos, há um ponto em comum: o uso de fixação interna para manter a posição corrigida e o enxerto de osso esponjoso para assegurar a fusão. O alongamento do tendão-de-aquiles também é geralmente necessário.

Mosca recentemente introduziu sua modificação ao procedimento Evans de alongamento do colo do calcâneo. Este procedimento teoricamente preserva o movimento subtalar com suas respectivas vantagens. Ele alterou a incisão cutânea, a posição e a direção da osteotomia, a forma do enxerto, o manuseio das partes moles e o uso de fixação interna. A colocação de uma cunha trapezoidal na osteotomia oblíqua distal do calcâneo para alongar a coluna lateral e suportar a cabeça do tálus parece proporcionar uma boa correção. A colocação de um fio para fixação interna e procedimentos para equilibrar músculos apropriados e partes moles produziram resultados satisfatórios em 29 de 31 pés. Seis pacientes com paralisia cerebral foram incluídos neste relatório. Todos esses pacientes precisaram de alongamento dos tendões fibulares para equilibrar as forças musculares e efetuar correção da deformidade. A avaliação subjetiva de Mosca mostrou a permanência de movimentação subtalar com adequada correção clínica da deformidade. Isto pode vir a ser considerado uma alternativa atraente para a artrodese subtalar no tratamento de pé valgo em pacientes desse grupo.

A despeito de relatos de maus resultados no acompanhamento a longo prazo de artrodese tríplice em pacientes com paralisia cerebral (ex.: Charcot-Marie-Tooth), isso parece ser um procedimento de salvamento valioso para a obtenção de um pé plantígrado na deformidade rígida em pacientes com paralisia cerebral. Estudos têm relatado bons resultados funcionais até 30 anos depois da cirurgia. Em função da diminuição do nível de atividade física neste grupo de pacientes com a idade, pode-se obter um pé relativamente sem os sintomas no acompanhamento a longo prazo, apesar do desenvolvimento de mudanças radiográficas nas artroses das articulações adjacentes.

## O Complexo *Gastrocnemius-soleus*

Muitos pacientes com paralisia cerebral andam nas pontas dos dedos. O tratamento de deformidades dinâmicas deveria se dar pela colocação de órteses ou a redução apropriada de espasticidade usando as técnicas descritas anteriormente. A deformidade fixa em eqüino pode ser corrigida por gessos seriados ou tratada com cirurgia. Como o alongamento do tendão-de-aquiles já foi feito usando diversas técnicas ao longo dos anos, a maioria dos médicos se sente à vontade com seus aspectos técnicos. O alongamento do tendão-de-aquiles em deformidades dinâmicas deveria ser empreendido com cautela porque pode ocorrer hiperalongamento resultando em deformidade no calcâneo. Esta deformidade é difícil de ser corrigida e tem efeitos prejudiciais significativos, pois este complexo contribui consideravelmente para a produção de força durante a marcha.

A necessidade óbvia de manter a força do complexo *gastrocnemius-soleus* leva a uma avaliação minuciosa da contribuição de cada músculo para a funcionalidade. Como os músculos que se estendem por duas articulações parecem estar particularmente envolvidos com a paralisia cerebral, tem-se observado um entusiasmo somente para a prática de alongamento intramuscular isolado por deslocamento dos *gastrocnemius*. Os dados de uma análise cinética da marcha recolhidos em um estudo com 20 pacientes defendem a manutenção da força de impulsão do tornozelo com este procedimento, evitando, assim, o possível efeito de enfraquecimento do alongamento do tendão (ambos os grupos de músculos). Este procedimento pode ser indicado para pacientes com tornozelo eqüino dinâmico ou uma contratura isolada dos *gastrocnemius* enquanto a força de impulsão é mantida. A importância deste estudo está na flexão de joelho associada que foi tratada com um alongamento dos isquiotibiais em 22 de 24 lados nesses pacientes. A freqüência de alongamentos do tendão-de-aquiles (ambos os grupos de músculos) pode diminuir caso a importância de sua funcionalidade e sua interação com outras anormalidades de articulações sejam mais bem compreendidas.

## A Extremidade Superior na Paralisia Cerebral

A maioria dos procedimentos para a extremidade superior em casos de paralisia cerebral tem sido direcionada para o punho flexionado e pronado. Uma modificação da transferência de Green do flexor *carpi ulnaris* para o extensor *carpi radialis brevis* tem tido resultados encorajadores. Nesta técnica modificada, a tensão da transferência é alterada através da colocação do punho em posição neutra em vez de 45° de dorsoflexão. Deste modo evita-se a complicação em potencial de hipercorreção. O mais importante fator prognóstico para o sucesso desta cirurgia é a presença de, pelo menos, alguma ajuda em termos de funcionalidade da mão. Embora a estereognosia não seja uma previsão de resultado, 80% dos pacientes apresentaram melhora quando esta se manifestou. A melhora cosmética foi detectada em 88% dos pacientes. Melhores resultados são obtidos em pacientes com menos de 12 anos de idade.

## Manuseio Pós-operatório

No passado, os pacientes eram imobilizados por períodos prolongados após a cirurgia de partes moles. Uma tendência recente, entretanto, privilegia uma rápida mobilização pós-operatória, visando a um retorno precoce dos pacientes em nível funcional. Os pacientes deambulam com gesso ou imobilizadores de joelho no começo do período pós-operatório (dentro de uma semana). O período de tempo necessário para a imobilização depende da melhora funcional do paciente. Em muitos pacientes, os gessos podem ser substituídos por órteses com uma semana após os procedimentos de partes moles. Órteses específicas durante o dia e a noite são necessárias para conservar os ganhos obtidos com a cirurgia.

## Ortetização

A ortetização em pacientes com paralisia cerebral inclui predominantemente a órtese de tornozelo-pé (AFO) e órteses noturnas. A AFO tem sofrido muitas modificações, uma vez que um melhor conhecimento sobre a biomecânica do tornozelo vem fomentando modelos incorporando materiais novos mais leves. As AFOs rígidas deram lugar a aparelhos com ângulos variados de movimentação de tornozelo. Muitos desses têm bloqueio de flexão plantar em 90° e flexão dorsal livre. A movimentação do tornozelo adicional parece estabelecer uma melhora na funcionalidade, já que os pacientes podem subir e descer escadas com maior facilidade. Entretanto, há preocupações teóricas se cada passo proporciona um alongamento passivo do complexo *gastrocnemius-soleus*, ou se somente desencadeia o reflexo de estiramento, fazendo com que o paciente "lute" com o aparelho. Além disso, o papel da dupla flexão plantar do tornozelo e extensão do joelho nesses pacientes requer certa limitação da dorsoflexão do tornozelo. O aparelho ideal, então, tem que ter um arco de movimentação limitado, ser posicionado para evitar a queda do pé e permitir uma quantidade razoável de dorsoflexão para atividades funcionais, no entanto ser limitado a manter a dupla flexão plantar do tornozelo e extensão do joelho.

Um aparelho ideal deveria suportar passivamente a posição da articulação e armazenar a energia cinética produzida pelo momento de avanço. Ele deveria liberar esta energia no momento apropriado durante o movimento inicial de impulso da marcha. Os avanços em tecnologia e materiais têm permitido um desenvolvimento de modelos que apresentam características de absorção de energia e geração de força. Todavia, recente investigação mostrou que a geração de força pela liberação do movimento em mola da órtese é mínima.

O uso de uma órtese de joelho-tornozelo-pé (KAFO) diminuiu sensivelmente devido ao seu peso e à dificuldade de andar com pernas rígidas quando as órteses estão bloqueadas.

A ortetização noturna pós-operatória é importante para a manutenção dos benefícios dos alongamentos musculares. Isto inclui o uso de tala noturna do tipo KAFO posterior para manter a extensão do joelho após o alongamento dos isquiotibiais junto com um travesseiro de abdução depois da liberação dos adutores. Alguns autores recomendam seu uso até o paciente atingir a maturidade esquelética a fim de evitar a recidiva de atrofia/encurtamento dos músculos que pode ocorrer com o crescimento do esqueleto. Os imobilizadores de joelho se apresentam como uma alternativa atraente para as KAFOs. A sua maciez e fácil utilização aumentam sua conformidade. Se só uma extremidade estiver com tala, a alternância de lados cada noite permite ao paciente alguma liberdade de movimento na cama, melhorando a tolerância ao aparelho.

## Hemiplegia

Winters e Gage identificaram quatro modelos de marcha em pacientes com comprometimento hemiplégico. Esses modelos definem um espectro de comprometimento começando com anormalidades distal, progredindo para um comprometimento mais proximal em alguns pacientes. O modelo tipo I é caracterizado por um eqüinismo funcional na fase de balanço. Este eqüinismo na fase de balanço é mais bem tratado com uma AFO com bloqueio de flexão plantar de 90°.

O modelo tipo II tem flexão plantar de tornozelo em ambas as fases de balanço e estática. A hiperextensão do joelho associada ao quadril ocorre secundariamente à contratura do tendão-de-aquiles. O tratamento com o alongamento do tendão-de-aquiles restaura a cinemática de um tornozelo normal. O tipo exato de alongamento cirúrgico depende da experiência do cirurgião e do exame físico do paciente. Se houver eqüinismo residual, uma AFO é indicada.

O modelo tipo III apresenta o tornozelo do tipo II, mas com um tipo diferente de joelho consistindo num joelho agachado e rígido. O tratamento desta condição é abordado com um tipo de cirurgia de tornozelo semelhante, com um alongamento dos isquiotibiais para melhorar a extensão do joelho e transferência distal do reto femoral visando melhorar a anormalidade da marcha em função de joelho rígido.

O modelo tipo IV tem todas as características do tipo III, além do comprometimento do flexor do quadril e dos adutores. Isto se manifesta pela deformidade de adução no quadril com aumento da inclinação pélvica anterior na fase de apoio tardia da flexão do quadril. O tratamento é o mesmo para os pacientes do tipo III com a adição da liberação dos adutores e o alongamento dos ileopsoas.

## Medição dos Resultados

Como parte da preocupação com a reforma da assistência médica, foi dada ênfase a métodos padrão para a avaliação crítica dos resultados atingidos. Duas principais áreas de interesse para documentação dos resultados incluem a análise da marcha e as avaliações padrão de funcionalidade.

### Análise da Marcha

Desenvolvimentos técnicos recentes tornaram a análise tridimensional da marcha muito mais acessível e compreensível para os médicos. Agora há sistemas disponíveis que são de fácil utilização e capazes de produzir dados corretos com relativa facilidade. Os desenvolvimentos nos aspectos cinéticos da marcha (momentos e forças) aprofundaram a compreensão da patologia mecânica da marcha e dos efeitos da cirurgia. A análise da marcha oferece no mínimo uma ferramenta de medida precisa para a documentação dos resultados do tratamento, seja ele cirúrgico ou não; todavia, ainda há discordância em relação ao seu papel nas decisões no diagnóstico e no tratamento terapêutico e em relação a sua absoluta necessidade no tratamento de pacientes com paralisia cerebral que andam. Como mais sistemas vêm desenvolvendo uma interface de fácil utilização, requerendo menos entendimento técnico sobre a coletânea e adição de dados, é necessário prestar atenção à questão da autorização e qualificação pessoal. O seu uso para documentar resultados se tornou bastante predominante nos relatos recentes e o instrumento de medição da marcha em muitos estudos listados na bibliografia. Sua futura relevância clínica depende de sua utilidade na previsão de resultados e sua habilidade de esclarecer as causas da patologia da marcha através de avanços de pesquisa baseada em tecnologia, como momentos e forças.

### Medição de Resultados Funcionais

Outras importantes medições de necessidades funcionais e melhoras precisam ser incorporadas. A medida de *performance* motora bruta, a avaliação pediátrica do inventário da incapacidade e o WeeFIM são exemplos de testes padrão que devem ser usados para medir essas tarefas funcionais. Esses são úteis na avaliação de qualquer tratamento, incluindo procedimentos ortopédicos e fisioterápicos. Ao incorporar tais medidas na definição dos objetivos de cada paciente, procura-se atingir as expectativas realistas e a satisfação dos pais sem quaisquer intervenções. Uma extensa revisão dos instrumentos de avaliação publicados caracteriza pontos fortes e fracos em cada teste e proporciona a base para o investigador interessado nos testes padrão, com explicação específica de suas aplicações apropriadas. A correlação da análise da marcha com estas outras medidas de resultados será de uso distinto no futuro.

## Conclusão

O tratamento do paciente com paralisia cerebral que anda é um desafio contínuo para o ortopedista. Com os avanços tecnológicos recentes, especialmente na análise da marcha, a avaliação e o tratamento do paciente se tornaram mais sofisticados e complexos. As deformidades sutis e as preocupações em manter a força nestes pacientes em particular requerem avaliação minuciosa antes de se efetuar uma intervenção. Como em qualquer paciente neuromuscular, a função pode ser medida em níveis diferentes e é essencial que o cirurgião não perca o sentido do objetivo do tratamento, que é melhorar a funcionalidade do paciente na sua vida diária e sua integração com a sociedade. Através do uso de terapia, órteses e procedimentos ortopédicos selecionados, estes objetivos se tornam viáveis para a maioria dos pacientes.

## Bibliografia Comentada

### Incidência

Nelson KB, Ellenber JH. Epidemiology of cerebral palsy, Adv Neurol, 19:421-435,1978.

Os autores revisam os achados do *National Institute of Neurological and Communicative Disorders and Stroke Collaborative Perinatal Project* sobre a incidência de paralisia cerebral. A incidência depende dos critérios e definições da injúria perinatal.

### Diagnóstico Precoce

Harris SR. Movement analysis: An aid to early diagnosis of cerebral palsy. Phys Ther, 71:215-221,1991.

Este artigo revê a literatura recente com relação ao uso de sinais de movimento para o diagnóstico preventivo da paralisia cerebral. Os autores avaliaram 229 bebês e compararam os resultados com um outro estudo maior a fim de determinar sinais precoces de paralisia cerebral aos quatro meses de idade. O autor usou a avaliação de movimento em bebês (MAI) e identificou como melhores sinais de diagnóstico o tônus de hiperextensão do pescoço, sustentação do peso nos braços em posição pronada, controle da cabeça em posição sentada e hipertonia.

Keeney SE, Adcock EW, McArdle CB. Prospective observatons of 100 high-risk neonates by high-field (1.5 Tesla) magnetic resonance imaging of the central nervous system: II. Lesions associated with hypoxic-ischemic encephalopathy. Pediatrics, 87:431-438,1991.

Cem bebês com risco de alteração neurológica foram examinados prospectivamente. Os critérios para inclusão foram Apgar menor do que seis, acidose metabólica, bradicardia persistente e hipoxemia ($PaO_2 < 30mmHg$). Trinta e três bebês com 37 lesões foram identificados pela ressonância magnética. O ultra-som demonstrou 77% dessas lesões enquanto a tomografia computadorizada mostrou apenas 41%. Os autores recomendam ultra-som na beira do leito com ressonância magnética para investigação adicional, quando indicada.

Swanson MW, Bennett FC, Shy KK, et al. Identification of neurodevelopmental abnormality at four and eight months by the movement assessment of infants. Dev Med Child Neurol, 34:321-337,1992.

Os autores estudaram 160 bebês com baixo peso a fim de determinar o valor de previsão da escala MAI (sensibilidade e especificidade). A sensibilidade foi 83% aos quatro meses de idade e 96% aos oito meses de idade. A especificidade foi 78% aos quatro meses de idade e 65% aos oito meses. Os autores concluíram que esta avaliação pode ser uma ferramenta excelente no diagnóstico porque sua sensibilidade foi muito alta. A escala motora de Bayley foi mais específica em cada faixa etária quando comparada à escala MAI, embora sua sensibilidade seja bastante baixa.

## Fisioterapia

Palmer FB, Shapiro BK, Wachtel RC, et al. The effects of physical therapy on cerebral palsy: A controlled trial in infants with spastic diplegia. N Engl J Med, 318:803-808,1988.

Quarenta e oito bebês foram selecionados ao acaso para dois protocolos de terapia. O grupo A teve 12 meses de terapia do desenvolvimento motor NDT (*neurodevelopmental therapy*), o grupo B teve seis meses de estimulação precoce (atividades cognitivas e de aprendizado não dirigidas para as atividades de manutenção de equilíbrio e postura), seguido de seis meses de NDT. Os pacientes foram avaliados aos seis e 12 meses. O achado significativo foi um quociente motor significativamente mais baixo no grupo A quando comparado ao grupo B. Os autores questionam o papel da terapia NDT intensiva em afetar o desenvolvimento motor. Entretanto, tornou-se bastante claro que o pré-tratamento motor e de habilidades cognitivas foi o determinante mais poderoso do resultado, sobrepujando fortemente qualquer efeito do tratamento.

## Controle da Espasticidade

Albright AL, Barron WB, Fasick MP, et al. Continuous intrathecal baclofen infusion for spasticity of cerebral origin. JAMA, 279:2475-2477,1993.

Baseado na experiência prévia favorável do autor com uma injeção única de baclofen, agonista do GABA, para reduzir a espasticidade, o estudo foi ampliado para a colocação de uma sonda subcutânea que libera uma dose determinada intratecal em pacientes com paralisia cerebral espástica. Os 37 pacientes apresentados tiveram significativa diminuição da espasticidade nas extremidades superior ($p = 0,04$) e inferior ($p = 0,001$). O movimento dos isquiotibides, função da extremidade superior e atividades da vida diária melhoraram em 25 pacientes capazes de cuidar de si próprios. Complicações têm sido relacionadas ao cateter (cinco) e infecção (quatro). Oito bombas tiveram que ser removidas completamente. Os autores acreditam que essa opção de tratamento seja promissora devido à habilidade em determinar o grau de redução da espasticidade e na relação com a melhora clínica e ganhos funcionais.

Boscarino LF, Ounpuu S, Davis RB III, et al. Effects of selective dorsal rhizotomy on gait in children with cerebral palsy. J Pediatr Orthop, 13:174-179,1993.

A análise da marcha tridimensional mostrou melhora da motilidade articular sagital em 19 pacientes deambuladores com paralisia cerebral espástica um ano após rizotomia dorsal seletiva (raízes nível $L_2$-$S_1$). Uma incidência maior de pés plantígrados no apoio foi observada. Parâmetros da marcha revelaram um aumento do comprimento do pano. Algum aumento da inclinação pélvica anterior foi notado. Os autores concluíram que a redução da espasticidade observada pela medição do tônus muscular e do clônus do tornozelo traduziu-se em melhora da cinemática da marcha no plano sagital, no sentido da normalidade neste grupo de pacientes.

Cosgrove AP, Corry IS, Graham HK. Botulinum toxin in the management of the lower limb in cerebral palsy. Dev Med Child Neurol, 36:386-396,1994.

Os testes clínicos iniciais com injeção de Botox® por este grupo demonstram redução da espasticidade e melhora da mobilidade articular após a injeção. Vinte e seis pacientes com um a dois anos de seguimento tiveram vários músculos injetados. O *gastrocnemius-soleus, hamstrings* (isquiotibides) e tibial posterior foram os grupos musculares selecionados. Em pacientes com marcha independente, um aumento na desinflexão do tornozelo de 11° ($p < 0,05$), com um ganho de 22° ($p < 0,01$) de extensão do joelho, foi documentado com análise eletrogoniométrica da marcha. Após seis meses os ganhos da motilidade do joelho permaneceram. Os autores concluem que o Botox® é eficaz na redução da espasticidade no tratamento de deformidades dinâmicas em pacientes com paralisia cerebral espástica.

Koman LA, Mooney JF III, Smith B, et al. Management of cerebral palsy eith Botulinum-A toxin: Preliminary investigation. J Pediatr Orthop, 13:489-495,1993.

Vinte e sete pacientes foram submetidos a injeções múltiplas de músculos selecionados, com Botox® na junção mioneural, para reduzir a espasticidade. Dos pacientes deambuladores, 16 foram injetados no *gastrocnemius-soleus*; seis desses pacientes foram também injetados no músculo tibial posterior. O efeito desejado foi observado entre 12 a 72 horas após a injeção. Uma escala de graduação da marcha (número máximo de pontos, 14) revelou uma mudança significativa do valor de 5,3 pré-injeção para o varo de 10,3 pós-injeção. A freqüência de efeitos colaterais incluiu dor local em 45% (transitória de um a dois dias), fadiga em 13% e fraqueza transitória em 6%. Os autores concluem que Botox® pode promover diminuição da espasticidade com melhora da marcha.

McLaughlin JF, Bjornson KF, Astley SJ, et al. The role of selective dorsal rhizotomy in cerebral palsy: Critical evaluation of a prospective clinical series. Dev Med Child Neurol, 36:755-769,1994.

Trinta e quatro pacientes consecutivos com paralisia cerebral submeteram-se à rizotomia dorsal seletiva (SDR). Dez pacientes com quadriplegia espástica e 24 com diplegia espástica foram avaliados em intervalo de três meses com avaliação neurológica, reflexos tendinosos profundos, presença de deformidades ortopédicas, arco de movimento, espasticidade (medida pela escala Ashworth) e medida da *performance* motora grosseira (GMTM). Nenhuma complicação significante foi observada. Espasticidade muscular, reflexos tendinosos profundos e clônus foram reduzidos em todos os pacientes. Dois entre 10 pacientes com subluxação do quadril necessitaram de intervenção cirúrgica, enquanto oito pacientes estabilizaram. O escore GMPM melhorou em 9% (p < 0,0001) na quadriplegia espástica e 9,8% (p < 0,0001) na diplegia espástica. Os autores concluem que mudanças funcionais foram vistas após SDR, mas ficaram hesitantes em atribuir esta melhora somente à redução da espasticidade. Outras avaliações de resultado (análise de marcha, consumo de $O_2$) e um estudo controlado ao acaso, foram recomendados para melhor avaliar o efeito específico que a rizotomia seletiva, motivação e mudança espontânea no desenvolvimento têm no resultado final.

Price R, Bjornosn KF, Lehmann JF, et al. Quantitative measurement of spasticity in children with cerebral palsy Dev Med Child Neurol, 33:585-595,1991.

Os autores descrevem um aparelho de mensuração que move o tornozelo num arco de 5° em certas freqüências, enquanto grava o torque. Nove crianças foram testadas e a variação da consistência viscosa e elástica sobre um espectro de freqüência foi independente dos elementos elásticos passivos secundários à contratura. Através de correções apropriadas, o tempo pôde ser eliminado como uma variável importante. Este dispositivo promove uma ferramenta de medição quantitativa para avaliar os efeitos do tratamento direcionados para a reação da espasticidade.

## Procedimentos Ortopédicos Gerais
### O Quadril

Aronson DD, Zak PJ, Lee CL, et al. Posterior transfer of the adductors in children who have cerebral palsy: A long-term study. J Bone Joint Surg, 73A:59-65,1991.

Quarenta e dois pacientes com 78 transferências de adutores foram avaliados, numa média de 5,7 anos após a cirurgia. As indicações cirúrgicas incluíram uma contratura em adução e/ou subluxação redutível do quadril em pacientes com paralisia cerebral espástica entre quatro a 12 anos. Oitenta e oito por cento conseguiram estabilidade do quadril, abdução do quadril, extensão e marcha funcional. Aqueles pacientes com liberação do iliopsoas simultânea melhoraram a extensão do quadril em 25°, ao contrário daqueles sem tinotomia, que melhoraram 11° (p < 0,01). A abdução melhorou 12° ou mais, quando o iliopsoas foi também tensotomisado (p < 0,005). A marcha melhorou, com base no sistema de graduação Hoffer, de um escore pré-operatório de 1,3 a um escore pós-operatório de 2. Melhora radiológica significativa do ângulo borda-centro (*center edge angle*) e índice acetabular foi observada. O tratamento recomendado foi transferência do adutor longo e gracilis com tenotomia do iliopsoas e colocação de gesso acima dos joelhos com barra de abdução por quatro semanas, pois a imobilização em grande gessado não oferece nenhuma melhora no resultado.

Buckley SL, Sponseller PD, Magid D. The acetabulum in congenital and neuromuscular hip instability. J Pediatr Orthop, 11.498-501,1991.

Nove pacientes não deambulatórios com deficiências neuromusculares globais na idade média de 9,1 anos foram avaliados por tomografia computadorizada (TC). Os pacientes apresentavam menos que 50% de cobertura da cabeça na radiografia anteroposterior e eram virgens de tratamento cirúrgico. Usando-se quatro medidas radiográficas, esses pacientes exibiram insuficiência posterior significativa, embora a deficiência anterior estivesse também presente em menor grau. Os autores concluíram que a estabilização cirúrgica deve incluir uma avaliação cuidadosa pré-operatória e intra-operatória para promover uma cobertura adequada onde se faz necessária.

Loder RT, Harbuz A, Aronson DD, et al. Postoperative migration of the adductor tendon after posterior adductor transfer in children with cerebral palsy. Dev Med Child Neurol, 34:49-54,1992.

Uma revisão de 33 quadris revelou que 11 (33%) transferências tornavam-se frouxas de sua posição original. Oito das 11 transferências que afrouxaram ocorreram após a remoção do gesso, sendo a ocorrência maior em pacientes deambulatórios com diplegia espástica (dois de 13). Nenhuma alteração específica da marcha ou efeito deletério foram observados, embora a análise tridimensional da marcha não tenha sido efetuada. Os autores acreditaram que as forças localizadas no quadril para andar foram mais significantes do que a tração espástica no paciente não deambulador, porque pacientes deambuladores tiveram uma incidência maior de frouxidão. Os autores acreditaram que a análise da marcha pode fornecer informações para determinar a significância dessa tração, a qual não foi clinicamente relevante neste estudo. Como a transferência requer um tempo cirúrgico maior e uma imobilização mais externa, sua eficiência como uma transferência e sua relação com o resultado são questionadas.

Zimmerman SE, Sturm PF. Computed tomographic assessment of shelf acetabuloplasty. J Pediatr Orthop, 12:581-585,1991.

Onze pacientes com paralisia cerebral foram submetidos à acetabuloplastia tipo *shelf* para subluxação com tomografia computadorizada pré e pós-operatoriamente. Deficiências acetabulares anteriores significativas foram observadas, embora nenhuma deficiência posterior significante tenha sido notada usando-se as mesmas medidas de Buckley. Esse estudo e aquele de Buckley chamam a atenção para a necessidade de identificar deficiências específicas nesses pacientes de maneira que procedimentos de manutenção/salvamento possam ser efetuados.

### O Joelho

Hoffinger AS, Rab GT, Abou-Ghaida H. Hamstrings in cerebral palsy crouch gait. J Pediatr Orthop, 13:722-726,1993.

Os autores reviram 16 pacientes com diplegia espástica e marcha agachada (*crouch gait*) com inclinação pélvica anterior. Com o uso de análise tridimensional da marcha e um programa computadorizado para origem e inserção muscular, os autores revisaram o papel dos *hamstrings* (isquiotibidais) na marcha agachada. Por correlação da atividade eletromiográfica e comprimento dos *hamstrings*, alguns pacientes contraem concentricamente seus *hamstrings*, dessa forma gerando força de extensão do quadril. Esses pacientes, embora em marcha agachada, podem não se beneficiar de alongamento dos *hamstrings*, pois poderão enfraquecer sua força de extensão do quadril. Eles concluem que uma avaliação cuidadosa da marcha agachada se faz necessária para prevenir um mau resultado secundário à perda da força de extensão do quadril.

Sutherland DH, Santi M, Abel MF. Treament of stiff-knee gait in cerebral palsy: A comparison bu gait analysis of distal rectus femoris transfer versus proximal rectus release. J Pediatr Orthop, 10:433-441,1991.

Todos os pacientes tinham evidência da marcha do joelho rígido (flexão do joelho máxima diminuída no balanço, arco diminuto dinâmico do joelho diminuído e retardo da flexão máxima do joelho) e atividade retromiográfica anormal do reto durante a fase de balanço. Nenhuma outra liberação de partes moles foi efetuada. A análise da marcha mostrou melhora da flexão máxima do joelho com a liberação proximal de 9,1° *versus* 16,2° com a transferência distal (p < 0,02). A melhora do arco de movimento do joelho foi constatada em ambos os grupos, e o grupo da transferência parece ter um efeito maior sobre o momento do pico de flexão do joelho, embora não tenha sido estatisticamente significante (p < 0,07). Nenhum efeito prejudicial à mobilidade do quadril foi observado. Os autores concluem que a transferência distal do retofemoral melhora a mobilidade do joelho a um maior grau do que a liberação proximal, e é o tratamento recomendado para a marcha do joelho rígido neste grupo selecionado de pacientes.

## O Pé e o Tornozelo

Barnes MJ, Herring JÁ. Combined split anterior tibial-tendon transfer and intramuscular lengthening of the posterior tibial tendon: Results in patients who have a varus deformity of the foot due to spastic cerebral palsy. J Bone Joint Surg, 73A:734-738,1991.

Em 22 membros em 20 pacientes com paralisia cerebral espástica, a hemitransferência do tendão do tibial anterior (*split*) e o alongamento intramuscular do tibial posterior foram revistos. Dezoito de 22 pés tiveram resultados bons ou excelentes. Três falhas foram secundárias a uma deformidade fixa em varo pré-operatória e uma falha foi secundária a um tendão do tibial anterior fraco. Os autores modificaram a técnica original estabilizando a metade lateral da transferência com um bloco ósseo e passando esse segmento sob o retináculo exterior. Se o paciente tem um varo dinâmico e um pé corrigível passivamente, com um tendão tibial anterior forte, um bom resultado pode ser esperado. Os autores acreditam que a eletromiografia pré-operatória não é necessária, pois os resultados foram obtidos através de uma avaliação clínica cuidadosa. Eles acreditam que um melhor equilíbrio do pé pode ser alcançado com essa cirurgia, pois ela atua em ambos os músculos alongando e enfraquecendo o tendão do tibial posterior, e aumentando a dorsiflexão e reversão pela hemitransferência do tendão do tibial anterior (*split*).

Mosca VS. Calcaneal lengthening for valgus deformity of the hindfoot: Results in children who had severe, symptomatic flatfool and skewfoot. J Bone Joint Surg, 77A:500-512,1995.

Trinta e uma deformidades do retropé em valgo sintomáticas graves em 20 crianças foram tratadas com alongamento do calcâneo. As modificações do autor do procedimento de Evans são descritas, incluindo detalhamento do procedimento cirúrgico. Procedimentos de equilíbrio muscular e do mediopé adicionais são efetuados concomitantemente. Vinte e nove de 31 pés tiveram resultados satisfatórios clínica e/ou radiologicamente. Seis pacientes (oito pés) apresentavam paralisia cerebral. O autor concluiu que o procedimento é uma alternativa à artrodese no pé valgo, pois corrige a deformidade preservando a mobilidade subtalar.

Rose SA, DeLuca PA, Davis RB III, et al. Kinematic and kinetic evaluation of the ankle after lengthening of the gastrocnemius fascia in children with cerebral palsy. J Pediatr Orthop,13:727-732,1993.

Vinte pacientes com paralisia cerebral espástica foram submetidos à liberação da fáscia do *gastrocnemius* num total de 24 lados. Os pacientes foram avaliados antes da cirurgia e um ano após com análise da marcha tridimensional, incluindo dados cinéticos. A dorsiflexão do tornozelo passiva com extensão do joelho melhorou 7° (p < 0,0001) e a dorsiflexão do tornozelo no apoio simples dinâmico melhorou 8° (p < 0,0003), com nenhum aumento significativo da energia total absorvida. Nenhum efeito adverso no joelho foi observado (i.e., *crouch*), embora a maioria (22 de 24 lados) tivesse alongamento dos isquioitibiais concomitante. Os autores concluíram que o alongamento da fáscia dos *gastrocnemius* melhora a motilidade do tornozelo, não produz enfraquecimento e melhora a geração de força de impulso do tornozelo.

Synder M, Kumar SJ, Stecyk MD. Split tibialis posterior tendon transfer and tendo-Achiles lengthening for spastic equinovarus feet. J Pediatr Orthop,13:20-23,1993.

Vinte e um pacientes, com tempo mínimo de seguimento de dois anos, constituem a população revista. Dos 18 pacientes deambuladores, 15 obtiveram resultados excelentes e bons. Doze pacientes não necessitaram de ortetização pós-operatória. Três falhas foram atribuídas a fatores técnicos e à seleção de pacientes, pois alguns apresentaram deformidade fixa em varo. A transferência equilibra as forças através da articulação subtalar. Os autores recomendam este procedimento para o pé varo/supinado no apoio que é passivamente corrigível. Eles acreditavam que a análise da marcha não era necessária no pré-operatório, pois o exame clínico era suficiente nesta série.

Tenuta J, Shelton YA, Miller F. Long-term follow-up of triple arthrodesis in patients with cerebral palsy. J Pediatr Orthop, 13:713-716,1993.

Com uma média de 17,8 anos de seguimento, 24 pacientes (35 pés) mostraram bons resultados funcionais permanentes, após tríplice artrodese. Dezenove de 24 pacientes estavam satisfeitos com os resultados, com apenas dois pacientes apresentando dor ocasional e um paciente com dor freqüente. Embora artrite degenerativa da articulação tibiotalar fosse vista em 43% dos pacientes e pseudo-artrose observada em 14%, esses achados não se correlacionavam com sintomas maiores. Os autores concluíram que a tríplice artrodese é um excelente procedimento de salvação para o pé gravemente deformado em pacientes com paralisia cerebral, como mostram os resultados funcionais bons e excelentes, a longo prazo, na maioria dos pacientes.

### Extremidade Superior

Beach WR, Strecker WB, Coe J, et al. Use of the Green transfer in treatment of patients with spastic cerebral palsy: 17-year experience. J Pediatr Orthop, 11:731-736,1991.

A revisão de 40 pacientes, com uma média de seguimento de cinco anos e três meses (12 meses a 12 anos), submetidos à transferência de Green, revelou 88% de melhora cosmética e 79% de melhora funcional. O autor modificou a técnica tensionando o enxerto, para manter o punho em posição neutra contra a gravidade, e imobilizando o membro a 5° de dorsiflexão e 45° de supinação. Nenhum aumento do arco de movimento foi observado. Em vez disso, houve uma mudança no sentido da dorsiflexão. A supinação melhorou 22° e, com a cirurgia adicional do pronador, houve 60° de melhora. Quadriplegia ou um componente de *atetose* não foi contra-indicação. Boa *esterognosia* não foi necessariamente um pré-requisito para um bom resultado. Os autores concluem que um tensionamento apropriado da transferência e apropriada ostetização, 88% dos pacientes, resultaram em melhora cosmética. Se a extremidade funciona minimamente como mão auxiliadora, melhora funcional pode ser esperada, pois aqueles pacientes que não obtiveram melhora apresentavam mãos que funcionavam de maneira precária pré-operatoriamente

### Hemiplegia

Winters TF Jr, Gage JR, Hicks R. Gait patterns in spastic hemiplegia in children and young adults. J Bone Joint Surg, 69A,437-441,1987.

Os autores descrevem quatro padrões principais de marcha em pacientes com hemiplegia espástica. O grau de envolvimento progrediu de distal para proximal. Cada padrão descrito possui um plano de tratamento recomendado. De interesse no tipo III e tipo IV está a relação pélvica-femoral, a qual pode ser bastante difícil de distinguir-se sem o uso da análise da marcha.

### Medição de Resultado

Russel DJ, Rosenbaum PL, Cadman DT, et al. The gross motor function measure: A means to evaluate the effects of physical therapy. Dev Med Child Neurol, 31:341-352,1989.

Este artigo descreve uma ferramenta de avaliação motora padronizada, que tem sido útil em pacientes com deficiência motora. Esta medida é graduada fundamentada na habilidade dos pacientes em executar certas tarefas motoras. Este sistema de escore, baseado em critérios, pode promover uma base para a avaliação de tratamentos com objetivo de modificar a função em pacientes com paralisia cerebral, e será amplamente usada no futuro. Uma crítica é que o escore não leva em consideração a qualidade da execução da tarefa motora. Isto está endereçado na Medida da Performance Motora Grosseira (GMDM).

Young NL, Wright JG. Measuring pediatric physical function. J Pediatr Orthop, 15:244-253,1995.

Uma revisão excelente das avaliações padronizadas disponíveis de função física pediátrica é apresentada. A informação específica a ser obtida de cada teste é reavaliada, juntamente com as virtudes e as deficiências de cada método testado. Isto oferece um bom recurso para qualquer investigador interessado em avaliações funcionais de pacientes após intervenção cirúrgica.

### Análise da Marcha

Gage JR. The clinical use of kinetic for evaluation of pathological gait in cerebral palsy. J Bone Joint Surg 1994;76A:622-631.

O artigo de Onupuu e cols. acrescenta uma excelente revisão, discutida a seguir e, especificamente, apresenta as implicações da absorção/geração de força, promovendo compreensão sobre a mecânica da marcha patológica. O conceito do balanço do tornozelo é explicado em detalhes e relacionado aos dados cinéticos produzidos. Um caso específico é apresentado como exemplo para ilustração.

Ounpuu S, Gage JR, Davis RB. Three-dimensional lower extremity joint kinetics in normal pediatric gait. J Pediatr Orthop, 11:341-349,1991.

Este artigo revisa a base teórica para o cálculo e determinantes dos momentos articulares e forças em crianças normais. Trinta e um pacientes fazem parte do estudo. Foi calculado que 54% da geração de força para a marcha ocorrem no quadril; 10% no joelho e 36% no tornozelo. A absorção de força é maior no joelho (56%); sendo a absorção de força no quadril e tornozelo igual a 22% para cada lado.

# 4
# Deformidades Angulares e Rotacionais dos Membros Inferiores

## Metatarso Aduto

Na criança portadora de metatarso aduto, o antepé está aduzido e o bordo lateral do pé é convexo. Normalmente uma linha que divide a superfície de apoio do calcanhar deve passar pelo espaço entre o segundo e terceiros pododáctilos. O lado medial do pé metatarso aduto é convexo e uma prega medial profunda pode estar presente. Esta deformidade é diferenciada do pé torto congênito pelo fato de o calcâneo não estar na posição de eqüinovaro. Na maioria dos casos de pé metatarso aduto, a história natural tende a ser de correção espontânea; em aproximadamente 85% das crianças a deformidade melhora espontaneamente. No entanto, em um número apreciável de pacientes, a deformidade clínica persiste e necessitará de tratamento mais tarde. Na avaliação do pé, a flexibilidade deve ser avaliada e, se a deformidade for totalmente corrigível passivamente, raramente o tratamento será necessário. Os pais devem ser orientados a fazer exercícios de correção passiva da deformidade e o uso de calçados com ponta invertida pode ser considerado. Se a correção passiva do pé até a posição neutra não for possível, deve ser instituído tratamento semanal com manipulações e gesso até a correção completa da deformidade. Uma vez obtida a correção, calçados de ponta invertida ajudam a manter a correção. Os melhores resultados com este regime são obtidos quando o tratamento é iniciado nos primeiros oito meses de idade. No entanto, ainda é possível ter sucesso até os dois anos de idade. Na técnica de manipulação e gesso, o retropé deve ser estabilizado na posição neutra com uma mão, enquanto a outra mão aplica pressão lateral na cabeça e colo do primeiro metatarsiano. Gesso colocado de modo inapropriado ou uso de aparelho tipo Denis Browne pode exercer força em valgo tanto no retropé como no antepé tendo como resultado um pé plano valgo. Quando houver recidiva da adução do antepé, ela geralmente ocorre nos primeiros meses após o final do tratamento e geralmente responde a uma nova série de gessos corretivos.

Clinicamente o pé metatarso aduto deve ser diferenciado do assim chamado "pé em serpentina", no qual existe uma combinação de adução do antepé, translação lateral do mediopé e valgo do retropé. Os pais devem ser avisados de que este tipo de pé é significativamente mais difícil de tratar. Requer um período mais prolongado de gesso e pode necessitar de cirurgia.

Radiografias do pé não são indicadas de rotina para o pé metatarso aduto. Em pacientes nos quais houve insucesso no tratamento ou então se suspeita de pé em serpentina, radiografias do pé devem ser feitas na posição de apoio.

Existem artigos que mencionam uma associação entre metatarso aduto e displasia acetabular. Tem sido relatada uma prevalência de displasia acetabular de 10% em crianças portadoras de metatarso aduto. Recentemente esta relação tem sido questionada e somente é necessário solicitar radiografia da bacia se houver sinais clínicos positivos no exame do quadril.

Um número considerável de procedimentos tem sido relatado para o tratamento do metatarso aduto resistente ao tratamento conservador, incluindo a liberação do abdutor do hálux, liberação medial e capsulotomias tarso-metatarsianas (procedimento de Heyman-Herdon). No entanto, maus resultados a longo prazo têm sido relatados em até 50% dos pacientes tratados com a técnica de Heyman-Herdon. Nas crianças de mais idade, portadoras de deformidade grave, osteotomias múltiplas dos metatarsianos devem ser consideradas (com o cuidado de não lesar a fise do primeiro metatarsiano). Como alternativa, ressecção de cunha lateral do cubóide somada à cunha de abertura do primeiro cuneiforme pode ser utilizada.

Deve ser ressaltado que pacientes que são portadores de deformidade leve ou moderada são geralmente assintomáticos ao longo do tempo e não mostram uma incidência maior de hálux *valgus*. O tratamento cirúrgico raramente está indicado, mesmo nas crianças de mais idade.

## Deformidades Torcionais

Deformidades torcionais dos membros inferiores são extremamente freqüentes nos bebês e nas crianças. Elas muitas vezes são motivo de ansiedade para os pais e de encaminhamento ao ortopedista e, na maioria das vezes, ele pode tranqüilizar a família explicando a etiologia e a história natural destes alterações torcionais. A moldagem intra-uterina é freqüentemente responsável pela aparência rotacional dessas deformidades. No interior do útero os quadris podem ser mantidos em flexão e rotação externa. Isto pode resultar em contratura em rotação externa do quadril, a qual regride com o passar do tempo. O efeito de moldagem intra-uterina pode rodar os pés internamente, resultando em rotação interna da tíbia (e também metatarso aduto). Com o passar do tempo, as rotações medial e lateral do quadril vão se tornando gradativamente mais simétricas e a rotação medial da tíbia desaparece.

Ao avaliar o portador de uma alteração rotacional, inicie analisando o perfil rotacional que permite mensurar a gravidade do problema. Esta avaliação consiste em observar o ângulo de progressão do pé durante a marcha, avaliação da rotação dos quadris (mantendo o paciente em decúbito ventral e joelhos fletidos em 90º), avaliação do ângulo coxa-pé e avaliação do pé. O ângulo de progressão do pé é quantificado em graus e resulta do valor médio resultante do desvio medial ou lateral do pé durante a marcha (*in toeing* e *out toeing*). A rotação dos quadris em posição prona deve ser simétrica e a rotação interna maior do que 70º é indicativa de anteversão femoral. O ângulo coxa-pé é a diferença entre os eixos do pé e da coxa, e o formato do pé deve ser também avaliado. A rotação interna dos quadris tende a ser maior durante os primeiros anos de vida (após 12-18 meses) e então diminui até a idade adulta. A partir da metade da primeira infância em diante a rotação interna do quadril é em torno de 50º e a rotação lateral de 45º. O ângulo coxa-pé no recém-nascido está direcionado alguns graus medialmente; com o passar do tempo sofre mudança para o lado lateral até um valor de 10º. Nas crianças de mais idade, marcha em rotação interna (*in toeing*) é comumente causada por anteversão femoral (demonstrada pelo aumento da rotação interna dos quadris) ou torção medial da tíbia (com um ângulo coxa-pé medial). A história natural para ambas, anteversão e torção tibial interna, é de melhora espontânea e os pais e pediatras devem ser esclarecidos sobre esta melhora sem tratamento. Tem se demonstrado que nenhuma forma de tratamento conservador exerce algum efeito sobre as torções tibial e femoral. Existe a chance de menos de 1% que um problema funcional importante permaneça durante a pré-adolescência, o qual pode ser resolvido por meio da osteotomia derrotatória.

As osteotomias derrotatórias não devem ser realizadas antes dos 10 anos de idade, porque a melhora espontânea da anteversão femoral deve ser aguardada até esta idade. No paciente portador de deformidade cosmética e incapacitante a tomografia computadorizada (CT) pode ser usada para avaliar pré-operatoriamente a anteversão femoral. Este exame quantifica a gravidade da anteversão e auxilia no planejamento do montante de rotação interna a ser corrigida com a cirurgia. Para considerar a possibilidade de uma osteotomia derrotatória do fêmur, a criança deve ter no mínimo 80º de rotação interna dos quadris no exame clínico e o CT deve indicar anteversão acima de 50º.

Para as crianças que têm torção tibial persistente ao longo da segunda infância e que possam estar apresentando anormalidade funcional severa, devida a este problema, correção cirúrgica no nível supramaleolar pode ser considerada. O ângulo coxa-pé deve ser maior do que 10º medialmente (torção tibial interna) ou 35º lateralmente (torção tibial externa). Muito raramente, pode ocorrer uma combinação de rotação medial severa do fêmur com torção lateral da tíbia e o paciente apresentar desconforto no joelho ou instabilidade da patela. Esta combinação pode tornar o tratamento mais complicado, sendo necessária a correção das torções do fêmur e da tíbia.

## Genuvaro e Genuvalgo

Genuvaro e genuvalgo em crianças de baixa idade são motivos freqüentes de preocupação para os pais. Assim como em relação às deformidades torcionais, a explicação sobre a história natural dessas deformidades é essencial. Entretanto, o ortopedista deve descartar alterações patológicas, como tíbia vara infantil, condrodisplasia metafisária, raquitismo (especialmente hipofosfatêmico) e displasia fibrocartilaginosa focal.

O alinhamento normal do joelho é de aproximadamente 10º a 15º de varo no recém-nascido, o qual progride até alinhamento neutro por volta de 18 meses. A partir desta idade a criança desenvolve então genuvalgo, o qual se torna mais visível entre 30 a 36 meses de idade (Fig. 4.1). Radiografias não são necessárias de rotina. Se uma criança apresenta uma deformidade angular acentuada, é de baixa estatura para a idade, tem envolvimento assimétrico ou tem história familiar positiva, a radiografia ortostática em anteroposterior deve ser feita. Na criança com genuvaro persistente após a idade de 18 a 24 meses, radiografia dos joelhos é importante para diferenciar esta deformidade da tíbia vara infantil (moléstia de Blount). Um ângulo metáfise-diafisário maior do que 11º tem sido considerado como indicativo para o desenvolvimento da tíbia vara infantil. Estudo mais recente demonstrou que este ângulo deve ser igual ou maior do que 16º para ser considerado como sugestivo de moléstia de Blount.

A tíbia vara infantil resulta do crescimento anormal da porção medial e posterior da fise proximal da tíbia. As crianças com peso excessivo que iniciam a marcha precocemente parecem ser os mais sérias candidatas a desenvolver tíbia vara, possivelmente devido a forças de compressão

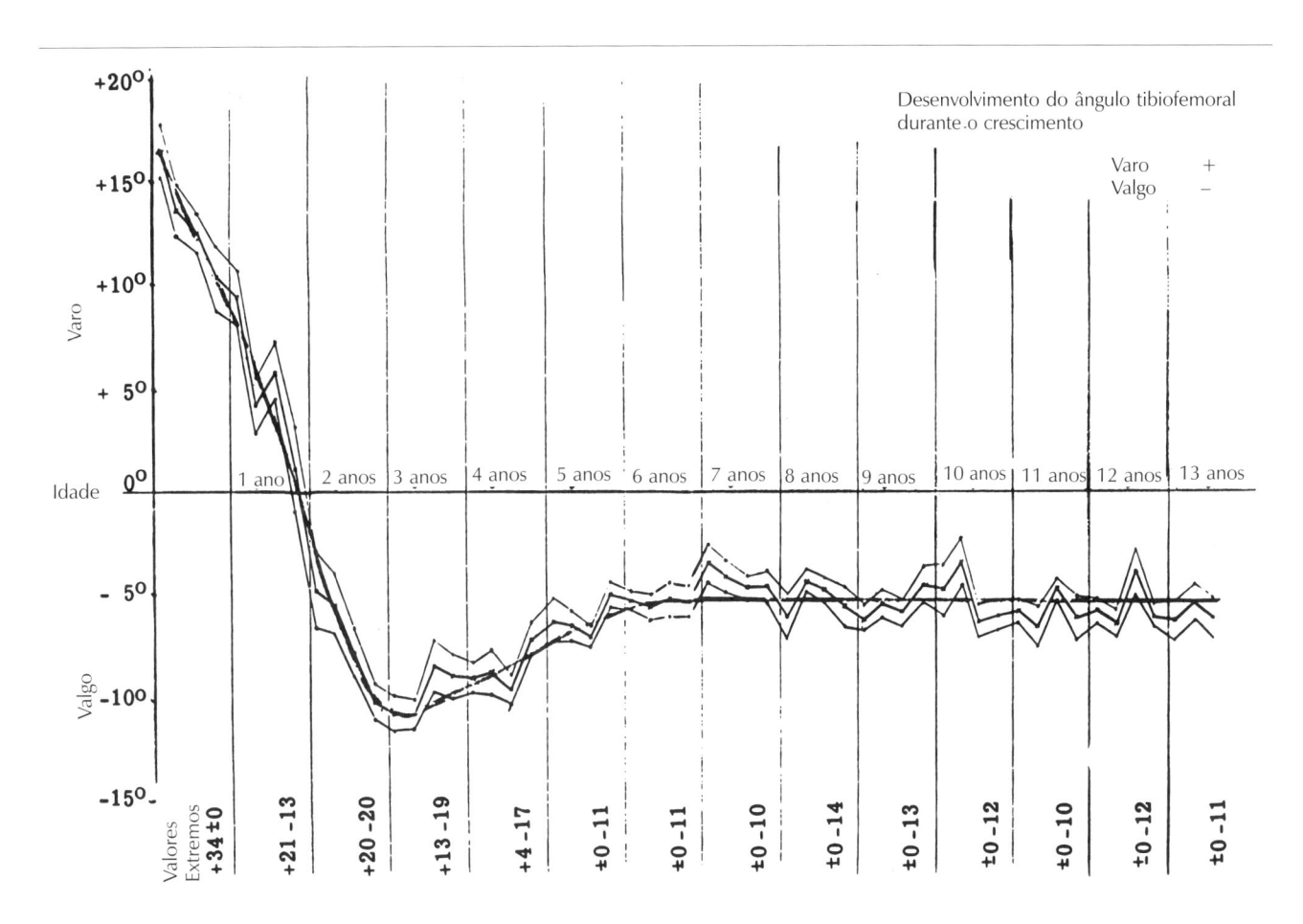

Deformidades Angulares e Rotacionais dos Membros Inferiores    35

**Fig. 4.1** — Desenvolvimento do ângulo tibiofemoral durante o crescimento. (Reproduzido com permissão de Salenius P, Vankka E: The development of the tibiofemoral angle in children. J Bone Joint Surg 1975;57A:260.)

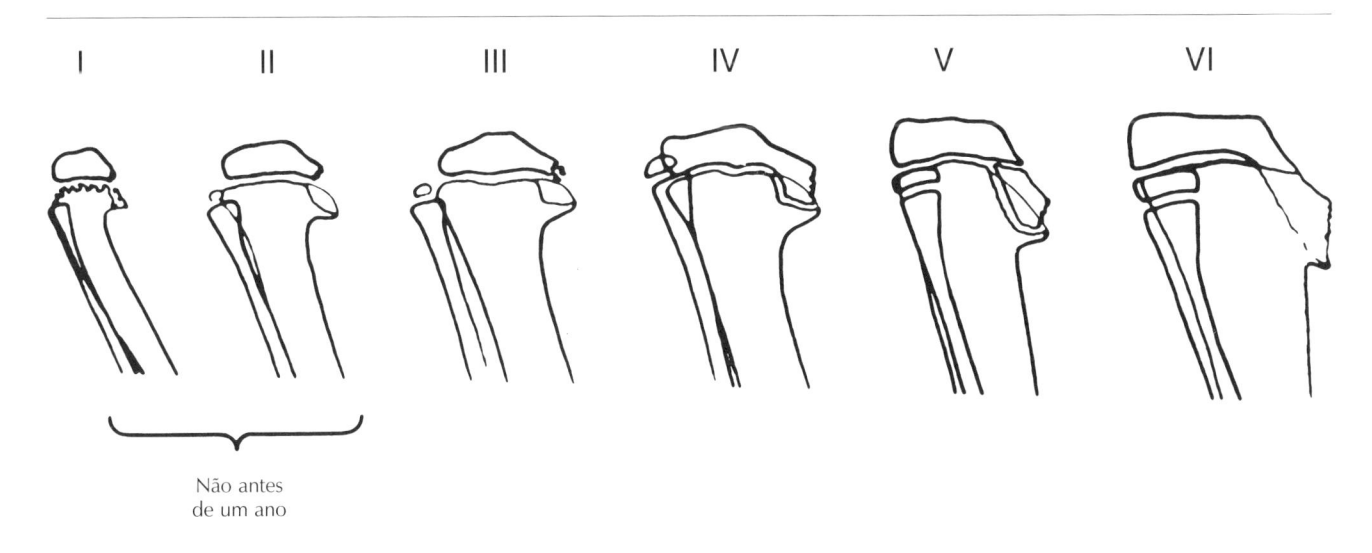

**Fig. 4.2** — Classificação de Langenskiöld da tíbia vara. (Reproduzido com permissão de Langenskiöld A, Riska EB: Tibia vara (osteochondrosis deformans tibiae): A survey of seventy-one cases. J Bone Joint Surg 1964;46A:1405-1420.)

excessivas sobre a parte medial da fise e, com o passar do tempo, a deformidade da parte medial da fise progride, resultando em deformidade grave em varo da parte proximal da tíbia. A classificação radiográfica por estágio de Langenskiöld reflete o progresso da tíbia vara em casos não tratados (Fig. 4.2). Para os estágios I e II o uso de órtese corretiva pode ser efetivo. Para os estágios III e IV, osteotomia valgizante proximal da tíbia é necessária para a correção da deformidade. Nos estágios V e VI já ocorreu a formação de uma barra medial na fise. Portanto, é necessário associar a osteotomia a outros procedimentos como ressecção da barra, elevação do platô medial e epifisiodese lateral da tíbia.

O tratamento da tíbia vara infantil com órtese corretiva, em pacientes com menos de três anos de idade, pode ter sucesso na correção de deformidades de grau leve. Para ser efetiva, a órtese deve ser usada durante a marcha. Portanto, o uso noturno é considerado inútil. A órtese deve ser do tipo longa, com braçadeira no joelho e almofada lateral para forçar a correção da deformidade. Se a correção da deformidade não for conseguida até os quatro anos de idade a osteotomia da tíbia deve ser realizada. Quando se utiliza este procedimento é importante que se efetue uma hipercorreção de 5-10º de angulação em valgo (além do normal).

A tíbia vara pode ocorrer também nas formas juvenil e do adolescente. No adolescente, no qual a fise ainda estiver aberta e que, por meio de cálculo, conclui-se ser crescimento remanescente significativo, a hemiepifisiodese lateral da tíbia pode corrigir a deformidade. Se não houver crescimento suficiente, a osteotomia proximal em valgo da tíbia está indicada. É difícil conseguir um ângulo tibiofemoral dentro de 5º do limite de normalidade nesses pacientes devido a sua obesidade.

A patologia da tíbia vara de início tardio é similar àquela da tíbia vara infantil, a qual evidencia fissuras e fendas na fise juntamente com reparação cartilaginosa no nível da junção entre a fise e a metáfise. Há também evidências de necrose cartilaginosa. No entanto, devido ao crescimento da tíbia estar próximo à maturidade, a recidiva da deformidade, a qual é observada com freqüência após intervenção cirúrgica na variedade infantil, raramente acontece no adolescente. Estudos recentes indicam que a tíbia vara de início tardio parece ocorrer em uma incidência maior do que se presumia previamente. Este fato pode estar relacionado com o aumento da prevalência da obesidade mórbida.

A displasia fibrocartilaginosa focal é uma patologia atípica descrita recentemente que pode ser confundida com a tíbia vara. Estes pacientes evidenciam denteamento no lado medial da tíbia na junção da metáfise com a diáfise. Um período de observação é necessário tendo em vista que é comum a resolução espontânea.

Em outras crianças portadoras de genuvalgo excessivo o tratamento conservador não é eficaz. Se existir uma patologia metabólica associada, esta deve ser corrigida antes da cirurgia. Se a deformidade persistir em grau acentuado, a correção pode ser feita por meio da hemiepifisiodese ou grampeamento do lado medial da fise. O objetivo da cirurgia é o de criar uma superfície articular horizontal no apoio. Nenhum procedimento deve ser realizado antes dos 10 anos de idade.

Uma fratura com desvio mínimo na métafise proximal da tíbia na criança pode desenvolver uma deformidade acentuada em valgo com o passar do tempo. Os pais devem ser informados dessa possibilidade por ocasião da lesão. Esta deformidade deve ser observada por três a quatro anos, tendo em vista a grande possibilidade de correção espontânea e a osteotomia corretiva pode levar à recidiva da deformidade.

## Bibliografia Comentada

### Metatarso Aduto

Farsetti P, Weinstein SL, Ponseti IV. The long-term functional and radiographic outcomes of untreated and non-operatively treated metatarsus adductus. J Bone Joint Surg, 76A:257-265, 1994.

Este estudo de longo prazo avaliou 31 pacientes (45 pés) portadores de metatarso aduto, com um seguimento médio de 32 anos. Pacientes que apresentavam deformidade que se corrigia passivamente não foram tratados, enquanto aqueles nos quais a deformidade era mais rígida foram tratados por meio de gesso corretivo. Os resultados foram bons em todos os pés não tratados e em 90% daqueles tratados com gesso corretivo. Não houve nenhum mau resultado. Na maioria dos pacientes portadores de deformidade residual de grau leve ou moderado o tratamento cirúrgico não está justificado.

### Deformidades Torcionais

Eckhoff DG, Kramer RC, Alongi CA, et al. Femoral anteversion and arthritis of the knee. J Pediatr Orthop, 14:608-610, 1994.

Inúmeros estudos têm demonstrado que não existe correlação entre anteversão femoral e osteoartrose do quadril. Neste estudo, o grau de osteoartrose do joelho foi correlacionado com o grau de anteversão femoral. Os autores concluíram que o grau de osteoartrose do fêmur distal aumentou à medida que o grau de anteversão diminuiu. Foram utilizados para o estudo fêmures de cadáveres originários da África.

Katz K, Naor N, Merlob P. Rotational deformities of the tibia and foot in preterm infants. J Peditr Orthop, 10:483-485, 1990.

Este estudo mostrou que bebês pré-termo têm torção tibial externa e pés evertidos ou normais ao nascer. Este fato reforça a teoria de que deformidades posturais (tais como torção tibial interna e metatarso aduto) ocorrem durante as últimas semanas da gestação, à medida que o volume de líquido amniótico diminui e ocorre a moldagem intra-uterina.

Payne LZ, DeLuca PA. Intertrochanteric versus supracondylar osteotomy for severe femoral anteversion. J Pediatr Orthop, 14:39-44, 1994.

Os autores compararam 34 osteotomias derrotatórias supracondilianas fixadas com fios cruzados com 51 osteotomias intertrocantéricas fixadas com placa. A incidência de complicações foi de 15% com a técnica supracondiliana e não ocorreram complicações com a técnica intertrocantérica.

Staheli LT. Rotational problems in children: Office pediatric orthopaedics, in Schafer M (ed): Instructional Course Lectures 43. Rosemont, IL, American Academy of Orthopaedic Surgeons, pp 199-200, 1994.

O autor enfatiza a importância de usar o perfil rotacional na avaliação e seguimento de crianças portadoras de deformidades rotacionais dos membros inferiores e enfatiza a responsabilidade do ortopedista em educar os pais com relação à história natural benigna da maioria destes problemas e em resistir a sua pressão para tratá-los. Metatarso aduto persistente ou rígido, no entanto, deve ser tratado por meio de gesso corretivo. A probabilidade de persistência de deformidade torcional dos membros inferiores é de menos de 1%.

## Genuvaro e Genuvalgo

Dietz FR, Merchant TC. Indications for osteotomy of the tibia in children. J Pediatr Orthop, 10:486-490, 1990.

Os autores avaliaram o grau de angulação da tíbia, o qual se mostrou compatível com bom resultado funcional no longo prazo e sem sinais de artrose. Em pacientes com tempo de seguimento médio de 29 anos, deformidade angular de até 10º a 15º é bem tolerada.

Feldman MD, Schoenecker PL. Use of metaphyseal-diaphyseal angle in the evaluation of bowed legs. J Bone Joint Surg, 75A: 1602-1609, 1993.

A precisão do ângulo metáfise-diafisário na previsão da tíbia vara foi avaliada. Os autores consideram que o uso de órtese corretiva na tíbia vara apenas está indicado quando o ângulo metáfise-diafisário for maior do que 16º. O uso de órtese seria considerado quando o ângulo metáfise-diafisário estivesse entre 9º a 16º e houvesse instabilidade durante a marcha.

Heath CH, Staheli LT. Normal limits of knee angle in white children: Geno varum and genu valgum. J Pediatr Orthop, 13:259-262, 1993.

Os parâmetros do ângulo clínico do joelho e a distância intermaleolar foram medidos em 196 crianças brancas entre seis meses e 11 anos de idade. O ângulo do joelho foi determinado pela avaliação de uma foto onde uma linha foi traçada entre a espinha ilíaca ântero-superior e o centro da patela e, então, desde o centro da patela até um ponto médio entre os maléolos medial e lateral. Genuvaro clínico após a idade de dois anos foi considerado anormal. Crianças entre dois e 11 anos de idade tiveram genuvalgo de até 12º, e uma distância intermaleolar de até 8cm.

Henderson RC, Greene WB. Etiology of late-onset tibia vara: Is varus alignment a prerequisite? J Pediatr Orthop, 14:143-146, 1994.

Estudo de dois casos evidenciaram que a tíbia vara do adolescente pode desenvolver-se em pacientes com eixo mecânico neutro. Em paciente excessivamente obeso, a grande circunferência da coxa pode necessitar aumento da abdução resultando em aumento da força em varo no nível do joelho; podem existir também outros fatores na patogênese da tíbia vara do adolescente, os quais poderiam explicar a sua predileção pela raça negra e pelo sexo masculino.

Henderson RC, Kemp GJ Jr, Greene WB. Adolescent tibia vara: Alternatives for operative treatment. J Bone Joint Surg, 74A: 342-350, 1992.

Os pacientes portadores de tíbia vara do adolescente são geralmente muito obesos e é muito difícil avaliar precisamente o eixo mecânico intra-operatoriamente. Esta série mostrou uma elevada incidência de resultados insatisfatórios com a osteotomia proximal da tíbia. Os autores recomendam a hemiepifisiodese lateral da tíbia proximal como uma alternativa de tratamento para a tíbia vara do adolescente com fise aberta. Com este procedimento foi possível obter correção aceitável em cinco entre 10 extremidades (oito pacientes) seguidas até a maturidade esquelética.

Johnston CE II. Infantile tibia vara. Clin Orthop, 255:13-23, 1990.

O autor observou que mesmo em pacientes portadores de tíbia vara grau IV de Langenskiöld, existe uma elevada tendência de recidiva da deformidade. Como a incidência de recidiva é elevada, o autor sugere a remoção da fise e a colocação de material de interposição com a finalidade de auxiliar na sua prevenção.

Kariya Y, Taniguchi K, Yagisawa H, et al. Focal fibrocartilaginous dysplasia: Considerations of healing process. J Pediatr Orthop, 11:545-547, 1991.

São apresentados dois pacientes portadores de displasia fibrocartilaginosa focal nos quais ocorreu melhora no eixo mecânico sem tratamento. Os autores recomendam um teste de tratamento conservador antes de considerar o tratamento cirúrgico.

Kline SC, Bostrum M, Griffin PP. Femoral varus: An important component in late-onset Blount's disease. J Pediatr Orthop, 12:197-206, 1992.

Os autores identificaram seis pacientes portadores de tíbia vara do adolescente com deformidade femoral em varo maior do que 10°. Existe uma necessidade de certificar-se quanto à presença de varo femoral significativo com o objetivo de planejar de modo correto a intervenção cirúrgica.

Langenskiöld A. Editorial: Tibia vara. J Pediatr Orthop, 14:141-142, 1994.

Leve hipercorreção da deformidade em varo ao realizar a osteotomia corretiva com o objetivo de obter sucesso no resultado em crianças com menos de sete anos de idade. Cirurgia após esta idade freqüentemente resulta em recidiva da deformidade.

Langenskiöld A. Tibia vara: A critical review. Clin Orthop, 246:195-207, 1989.

Para a correção da tíbia vara, o autor recomenda osteotomia em forma de cúpula, a qual é realizada no nível subperiostal (com a convexidade no fragmento diafisário). O aspecto lateral da osteotomia deve ser levemente mais proximal do que o medial. O fragmento distal é deslizado medialmente e o varo, deste modo, é corrigido até a hipercorreção (valgo) e a correção mantida com gesso longo.

Loder RT, Schaffer JJ, Bardenstein MB. Late-onset tibia vara. J Pediatr Orthop, 11:162-167, 1991.

Os autores revisaram 15 crianças portadoras de tíbia vara de início tardio (nove ou mais anos de idade). Os resultados obtidos com a correção cirúrgica por meio da osteotomia da tíbia foram bons em 15, regulares em dois e pobres em seis. As dificuldades em restituir o eixo mecânico nesses pacientes grandes e obesos foram discutidas.

Scheffer MM, Peterson HA. Opening-wedge osteotomy for angular deformities of long bones in children. J Bone Joint Surg, 76A:325-334, 1994.

Os resultados do tratamento das deformidades angulares por meio da osteotomia em cunha de abertura e colocação de enxerto autógeno tricortical retirado do ilíaco foram apresentados em 31 casos. Concluiu-se que a técnica apresentou baixa morbidade com um rápido período de consolidação e teve sucesso na correção de deformidade de até 25°. A previsão de discrepância no comprimento do membro com esta técnica deve ser menor do que 25mm ao final do crescimento para que esta possa ser usada como uma técnica isolada.

Schoenecker PL, Johnston R, Rich MM, et al. Elevation of the medial plateau of the tibia in the treatment of Blount disease. J Bone Joint Surg, 74A:351-358, 1992.

Pacientes portadores de tíbia vara nas suas formas mais graves (Langenskiöld grau V ou VI) têm uma depressão acentuada do platô tibial medial. Os autores recomendam que a superfície articular deprimida da porção medial da tíbia seja elevada para corrigir a distorção da anatomia do joelho juntamente com correção do varo proximal da tíbia. Os autores também observaram que pode existir um varismo secundário do fêmur distal, o qual pode ser suficientemente severo para justificar uma osteotomia femoral.

Stricker SJ, Edwards PM, Tidwell MA. Langenskiöld classification of tibia vara: An assessment of interobserver variability. J Pediatr Orthop, 14:152-155, 1994.

A concordância interobservador para a classificação de Langenskiöld foi boa para os estágios precoces e tardios, mas pobre para os estágios intermediários da doença. Esta classificação pode ser difícil de se aplicar na situação clínica dos estágios intermediários.

# 5
# Infecções Ortopédicas Pediátricas

## Introdução

As infecções musculoesqueléticas continuam um desafio comum para os cirurgiões ortopédicos, embora a morbidade e a mortalidade tenham baixado significativamente desde o advento dos antibióticos. Quase todas infecções ortopédicas podem ser curadas e a deformidade e as deficiências serem prevenidas através do diagnóstico precoce, da terapia antibiótica apropriada e de intervenção cirúrgica. A infecção deve ser suspeitada em qualquer criança que apresente dor, edema e aumento de temperatura nos membros, coluna ou pelve.

## Osteomielite

### Resumo

A osteomielite é uma doença potencialmente devastadora que pode ser diferenciada sob vários aspectos, incluindo a idade do paciente (neonato, criança ou adulto), natureza do início (aguda, subaguda ou crônica) e a rota da infecção (hematogênica, inoculação direta ou por contigüidade).

### Osteomielite Aguda Hematogênica

A incidência de osteomielite aguda hematogênica (OAH) tem diminuído nas últimas décadas; contudo, a necessidade de um diagnóstico imediato e de tratamento permanece imutável. O diagnóstico diferencial é extenso e pode incluir febre reumática, artrite séptica, celulite, leucemia e sarcoma de Ewing, tromboflebite, anemia falciforme, doença de Gaucher e sinovite tóxica.

### Patogênese

As causas de OAH permanecem desconhecidas. A infecção começa nos vasos venosos sinusóides metafisários (Fig. 5.1). Assim que a infecção se espalha, os vasos medulares trombosam, impedindo o fluxo de entrada dos glóbulos brancos, conseqüentemente os mesmos precisam migrar vagarosamente da cavidade medular. Assim, esta fase inicial na osteomielite é chamada de fase "celulítica", porque o pus ainda não foi produzido. Neste estágio, somente o tratamento antibiótico pode ser adequado para lutar contra a infecção. Sem tal tratamento o pus se forma. Para diminuir a pressão intra-óssea, o pus deixa o osso através da cortical porosa metafisária, elevando o periósteo e formando um abscesso subperióstico. Os microrganismos mais comuns encontrados em neonatos, lactentes e crianças estão listados na Tabela 5.1.

### Diagnóstico

O médico deve ter um alto índice de suspeita para a osteomielite ao examinar uma criança com febre e dor óssea sem explicação. Quase metade destes pacientes tem uma história de infecção recente. Elas podem se negar a movimentar o membro afetado, ter aumento de temperatura sobre o osso envolvido e demonstrar uma diminuição da mobilidade da articulação adjacente. Edema, eritema e aumento de temperatura sobre a metáfise envolvida podem ocorrer mais tardiamente. Séries recentes têm demonstrado que um número significativo de crianças não se enquadra neste quadro clássico.

A contagem dos glóbulos brancos pode não ser um indicador confiável de infecção por não estar sempre elevada. A velocidade de hemossedimentação (VHS), a qual está elevada em mais de 90% dos casos, parece ser um indicador confiável de infecção e as exceções podem incluir os neonatos com osteomielite, uma criança com anemia falciforme e uma criança que esteja usando esteróides. As culturas sangüíneas são positivas em 40% a 50% dos casos. As radiografias podem mostrar um edema dos tecidos moles nos três primeiros dias de infecção, porém as mudanças ósseas não aparecem antes do 7º ao 14º dia.

A aspiração do local afetado é essencial se a osteomielite for suspeitada e deve ser preparada pelo método de Gram, sendo submetida ao exame de cultura como rotina, assim como culturas para bactéria anaeróbia, bacilo acidorrápido e fungos. Vários autores sugerem que a biópsia percutânea usando uma agulha número 11 para biópsia de medula óssea necessita ser efetuada no mesmo local para se obter material para exame histológico e este procedimento requer sedação.

Se o diagnóstico permanece incerto, estudos adicionais podem ser necessários. A cintilografia óssea pode ser

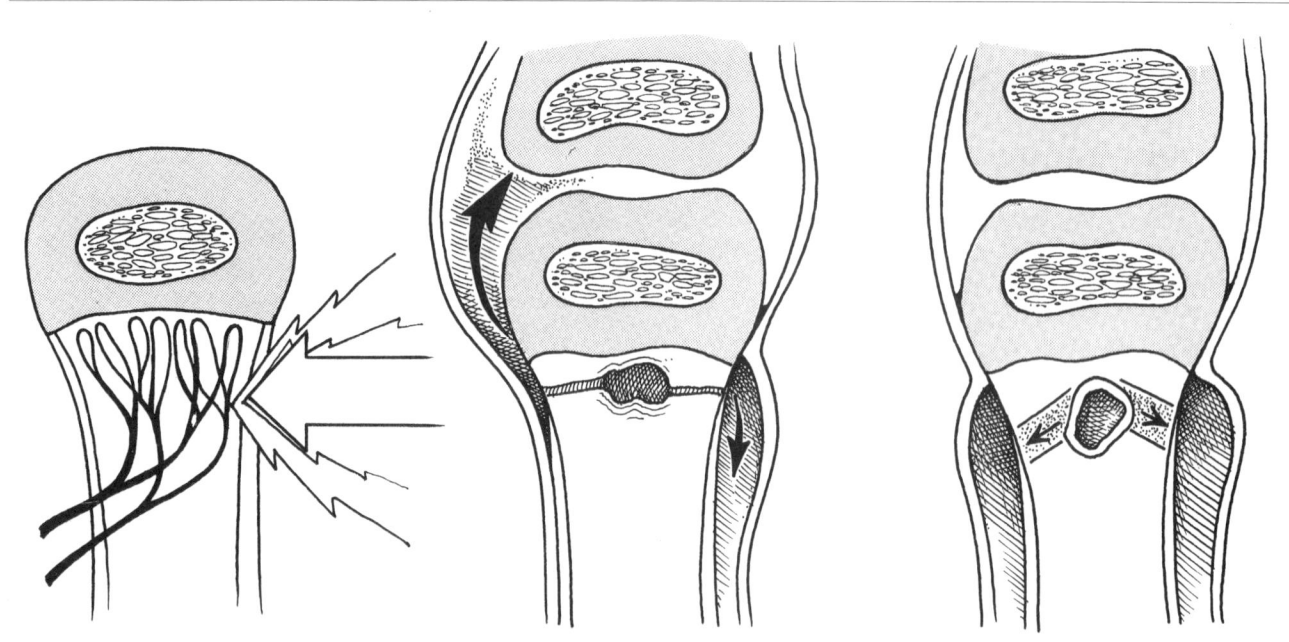

**Fig. 5.1 — Esquerda.** A combinação de bacteremia e trauma favorece o desenvolvimento da infecção nos sinusóides venosos metafisários. **Centro.** A infecção migrará eventualmente para a superfície cortical porosa metafisária e elevará o periósteo envolvido. Se a metáfise é intra-articular, a infecção se instalará na articulação e causará conseqüentemente artrite séptica. **Direita.** O periósteo elevado deposita novo osso inicialmente (invólucro), e o osso morto medular (ou cortical) torna-se um seqüestro. (Reproduzido com permissão de Dormans JP, Drummond DS: Osteomielite hematogênica pediátrica: Nova tendência na apresentação, diagnóstico e tratamento. J Am Acad Orthop Surg 1994; 2:333-341.)

**Tabela 5.1**
**Análise Bacteriana: Osteomielite**

| | |
|---|---|
| Neonatos | *Staphylococcus aureus*, Grupo B *Streptococcus*, coliformes gram-negativos |
| Lactentes e crianças | *S. aureus* |

usada para localizar a área de envolvimento em locais difíceis, tais como a pelve ou a coluna e pode ser também útil em pacientes com múltiplos locais de envolvimento, particularmente nos neonatos. Contudo, devido à cintilografia óssea poder ser falsamente negativa no primeiro mês de vida, ela raramente é utilizada para estabelecer o diagnóstico. A aspiração óssea não afetará o resultado da cintilografia óssea se o estudo for realizado dentro das 48 horas após a aspiração; em consequência disso, a aspiração não deve ser desprezada. A cintilografia óssea utilizando o *gallium* é raramente indicada, pois leva de 24 a 48 horas para concluir e requer uma dose muita alta de irradiação. Além disso, raramente acrescenta informação além da fornecida pela segunda ou terceira fase da cintilografia óssea. A tomografia computadorizada (TC) não tem sido útil para estabelecer o diagnóstico da osteomielite aguda, porém ela é usada para avaliar o abscesso ósseo primário epifisário. Ela também auxilia a diferenciar a osteomielite de outras formas de lesões óbvias, especialmente o condroblastoma e o osteoma osteóide. Finalmente, a TC é útil para identificar coleções purulentas extra-ósseas. A ressonância nuclear magnética (RNM) é muito sensível, porém não específica para osteomielite. Ela pode ser usada para diferenciar entre as formas aguda e crônica da doença. A ultra-sonografia é útil em localizar um abscesso na criança com difuso aumento de sensibilidade e edema de uma extremidade. O ultra-som não pode penetrar no osso denso, mas pode mostrar mudanças precoces nos tecidos moles. Em um recente estudo de 29 crianças com osteomielite aguda hematogênica, 26 mostraram achados característicos no ultra-som. Estes achados incluem: 1) espessamento do periósteo com zonas hipoecogênicas, ambas superficial e profunda, que dão a aparência de um "sanduíche"; 2) elevação do periósteo de mais de 2mm; ou 3) edema da camada muscular ou do hipoderma com alteração da ecogenicidade dos tecidos. Estas mudanças foram detectadas pelo ultra-som com 24 horas de início dos sintomas. Quando o periósteo tinha sido empurrado do osso por 2mm, ou mais, o pus usualmente estava presente.

## Tratamento

Os princípios do tratamento incluem identificação do microrganismo, seleção do antibiótico correto, dose do antibiótico em concentração suficiente, assim como tempo de duração com a finalidade de conter a destruição tissular.

Os antibióticos são iniciados tão logo os resultados das culturas tenham sido obtidos. Quando o pus está ausente, a infecção pode ainda estar nos estágios precoces e somente a antibioticoterapia pode ser adequada. No neonato, dependendo do resultado das culturas, a oxacilina, em combinação com a cefotaximina ou gentamicina, é usada como terapia empírica inicial. A oxacilina é também a droga primária usada em lactentes e crianças. A cefazolina é usada no paciente se o mesmo é alérgico à penicilina; a clindamicina ou vancomicina é recomendada se o paciente é alérgico a ambos: penicilina e cefalosporina.

A duração apropriada de antibióticos intravenosos e o tempo permitido antes da troca para medicação oral permanecem em debate. A resposta clínica do paciente determina a duração da terapia e é julgada pelo monitoramento através da temperatura e da velocidade de hemossedimentação e pelo exame clínico. A queda da velocidade de hemossedimentação seguinte ao tratamento pode ficar atrás da melhora clínica do paciente. A proteína-C-reativa tem se mostrado elevada em 98% dos pacientes com osteomielite e diminui rapidamente após o tratamento, por isso alguns autores acreditam ser mais sensível indicador de efetividade da terapia do que a velocidade de hemossedimentação. Acredita-se que nível de proteína-C-reativa seja um elemento de ajuda para fazer o diagnóstico inicial no neonato, porque alguns lactentes não têm uma elevação da velocidade de hemossedimentação, porém podem ter um aumento da proteína-C-reativa. Contudo, vários autores acreditam que o nível de proteína-C-reativa retorna ao normal tão depressa que pode ser confuso utilizá-la para determinar a duração da terapia.

Se o paciente é incapaz de tomar ou reter medicamentos, o microrganismo não foi identificado, níveis bactericidas de antibióticos orais não foram obtidos ou não se sabe se a infecção foi causada por um microrganismo para o qual não existe efetividade de antibiótico oral, deve-se continuar a administração antibiótica intravenosa. Uma vez que os antibióticos orais sejam iniciados, a escolha usual é a dicloxacilina ou cefalexina.

Um abscesso é drenado, geralmente pela abertura do periósteo e com perfuração da cortical do osso, embora alguns autores questionem a necessidade da perfuração da cortical, e o osso morto ou avascular precisa também ser removido.

## Osteomielite em Neonato

No neonato vários aspectos anatômicos peculiares afetam o curso das infecções do osso e das articulações. Os vasos metafisários comunicam-se com os vasos epifisários na cartilagem precursora do núcleo de ossificação, permitindo, assim, uma rota para migração da infecção. Conforme a criança cresce, a epífise desenvolve um suprimento sangüíneo separado e a comunicação com os vasos metafisários cessa. Devido à comunicação metafisária-epifisária no neonato a artrite séptica e a osteomielite aguda hematogênica muitas vezes ocorrem juntas. As metáfises do quadril, proximal do úmero, proximal do rádio e distal lateral da tíbia, são intra-articulares, assim, o pus da osteomielite pode migrar dentro da articulação. A trombose dos vasos pode causar isquemia da placa de crescimento e a infecção, subseqüentemente, a lise da placa de crescimento. As completas isquemia e lise da placa de crescimento antes da ossificação da cabeça femoral podem resultar em necrose e reabsorção da cabeça femoral e do colo do fêmur. Finalmente, devido ao sistema imunológico do neonato ser imaturo, a resposta inflamatória é comprometida e a infecção pode ser causada por microrganismos que não são comumente vistos nas crianças mais velhas.

O edema dos tecidos moles e pseudoparalisia são marcas registradas da osteomielite aguda hematogênica em neonatos, entretanto, a detecção da infecção é muitas vezes adiada. A criança pode ter somente sintomatologia mínima, tais como mal-estar ou perda no ganho de peso corporal. Pode não haver febre e a contagem dos leucócitos e da velocidade de hemossedimentação pode estar normal. Múltiplos lugares de infecção ocorrem em quase 40% dos casos. É importante aspirar e efetuar cultura de todos os ossos e articulações que aparecerem anormais. Historicamente, *Staphylococcus aureus* tem sido o microrganismo mais prevalecente, porém recentemente o *Streptococcus* do grupo B tem emergido como a mais comum causa desta infecção.

A longo prazo as complicações da osteomielite no neonato incluem osteonecrose da epífise, deslocamento articular e fechamento prematuro da placa de crescimento. O

**Tabela 5.2**
**Comparação da Osteomielite Hematogênica Aguda e Subaguda**

|  | *Subaguda* | *Aguda* |
| --- | --- | --- |
| Dor | Leve | Severa |
| Febre | Poucos pacientes | Maioria dos pacientes |
| Perda da função | Mínima | Marcada |
| Antes do tratamento | Freqüentemente (30% a 40% dos pacientes) | Ocasionalmente antibiótico |
| Elevação dos leucócitos | Pouca | Maioria dos pacientes |
| Elevação do VHS | Maioria dos pacientes | Maioria dos pacientes |
| Cultura de sangue | Poucos positivos | 50% positivos |
| Cultura óssea |  | 60% positivos 85% positivos |
| Radiografias iniciais | Freqüentemente anormal | Muitas vezes normal |
| Lugar | Qualquer localização | Usualmente na metáfise (pode cruzar a fise) |

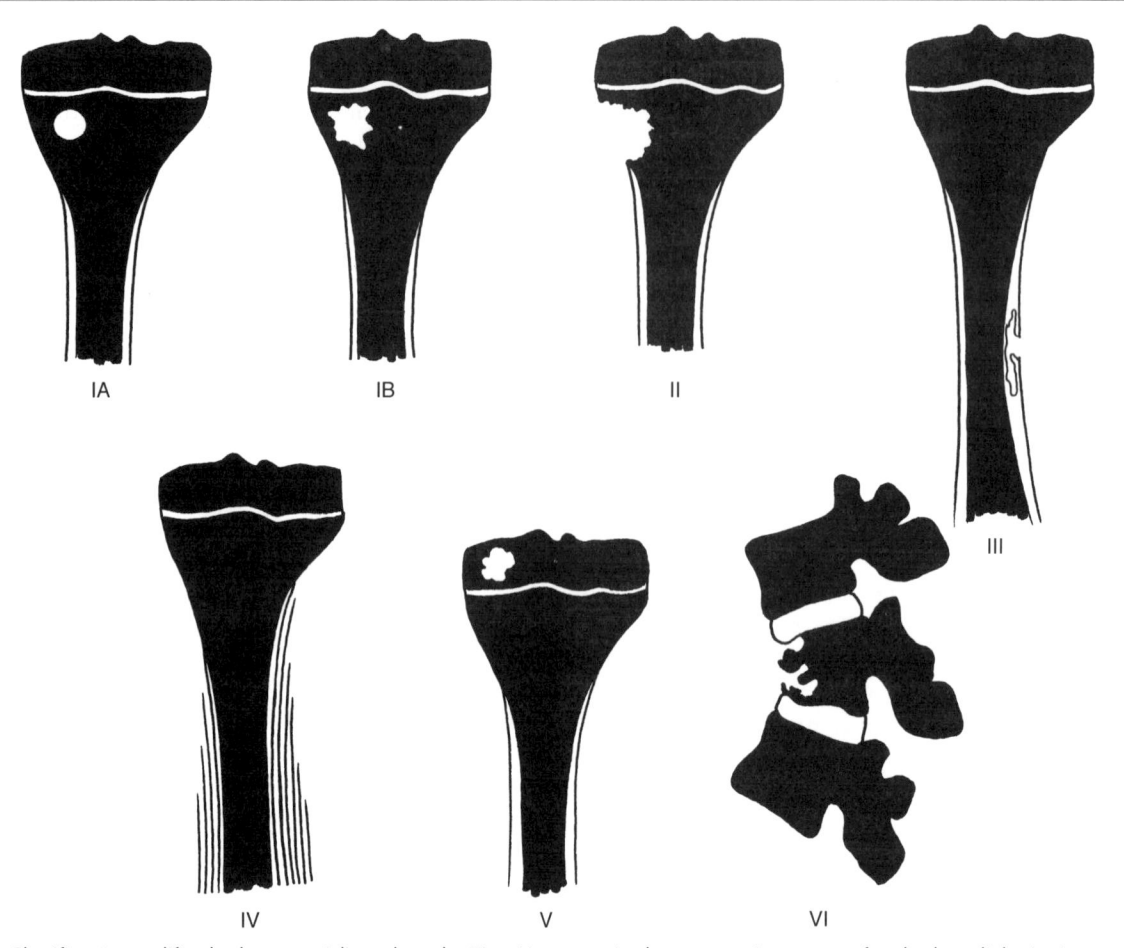

**Fig. 5.2** — Classificação modificada da osteomielite subaguda. Tipo IA caracterizado por uma imagem perfurada de radiolucência sugestiva de granuloma eosinofílico. Tipo IB é similar, porém tem uma margem esclerótica e representa um clássico abscesso de Brodie. Tipo II é uma lesão metafisária associada com perda da cortical do osso. Tipo III é uma lesão diafisária com excessiva reação cortical. Tipo IV é uma lesão associada em camadas do tipo casca de cebola do osso superióstico. Tipo V é uma concêntrica imagem radiolucente epifisária. Tipo VI é uma lesão osteomielítica do corpo vertebral. (Reproduzido com permissão de Dormans JP, Drummond DS. Osteomielite hematogênica pediátrica: Novas tendências na apresentação, diagnóstico e tratamento. J Am Acad Orthop Surg 1994; 2:333-341.)

efeito clínico da infecção na cartilagem de crescimento não é muitas vezes detectado por muitos anos e recomenda-se um longo tempo de seguimento.

## Osteomielite Hematogênica Subaguda

É a causa de quase um terço das infecções primárias do osso. Sua presença difere fortemente da osteomielite aguda e é caracterizada por um período insidioso, sintomas leves, longa duração e laboratório inconclusivo (Tabela 5.2).

Uma classificação modificada de anormalidades radiográficas na osteomielite subaguda é vista na Fig. 5.2. Embora a OHS possa atravessar a placa de crescimento, ela raramente causa lesão permanente.

Os achados para OHS são similares àqueles da osteomielite crônica recorrente multifocal, embora a história natural dessas duas condições seja diferente. A OHS é menos provável de recidiva e apresenta melhor resposta ao tratamento com antibióticos do que a osteomielite crônica recorrente. A OHS pode também ser confundida com neoplasias, tais como o sarcoma de Ewing, neuroblastoma metástico, tumores malignos e osteoma osteóide.

A biópsia é usualmente necessária para descartar tumores e fornecer o diagnóstico definitivo. Culturas são freqüentemente negativas, sendo as espécies de *Staphylococcus* as mais comuns como microrganismo isolado. A maioria dos pacientes responde a um único curso de antibióticos e curetagem, embora um longo curso de terapia intravenosa seja geralmente mais necessário para a OHS do que para a OAH. Uma cultura positiva ou falha na resposta ao antibiótico indica a necessidade de curetagem, drenagem do abscesso e seqüestrectomia.

### Osteomielite Crônica Multifocal

É uma condição rara, de etiologia desconhecida. O início é insidioso, os pacientes podem apresentar um vago sintoma constitucional e dor óssea localizada. Apresenta características que podem variar de lesões ósseas (sozinhas ou em combinação com artrite) até pústulas ou psoríase. As lesões, que podem ocorrer em seqüência, são localizadas simetricamente, com predominância nas metáfises dos ossos longos e as radiografias em geral revelam aspectos sugestivos de osteomielite. O diagnóstico pode ser feito somente quando mais de uma lesão está presente. A cintilografia óssea estabelece o diagnóstico e pode ser útil na identificação de lesões que não apresentam manifestações clínicas. A contagem dos leucócitos é usualmente normal, contudo a velocidade de hemossedimentação é elevada na maioria dos pacientes. Os resultados das culturas são negativos na maioria das vezes e a biópsia é feita geralmente para excluir outros diagnósticos, tais como: tumores ou histiocitose. Uma terapia inicial de antibióticos é comumente prescrita, porém a efetividade de tal abordagem é controversa e agentes não esteróides antiinflamatórios são usados para fornecer melhora da sintomatologia e da dor. Os corticosteróides têm sido usados, porém são, geralmente, evitados devido a efeitos colaterais danosos. Os sintomas da osteomielite crônica multifocal podem durar até cinco anos e o prognóstico geralmente é bom.

### Osteomielite Crônica

Apesar da drenagem adequada do pus e da terapia intensiva de antibióticos algumas crianças com osteomielite aguda, particularmente aquelas que apresentam-se tardiamente, desenvolvem osteomielite crônica com cavidades e seqüestros. O *S. aureus* está mais comumente associado com este resultado. A TC deve ser usada para identificar o número e a extensão das cavidades infectadas e a localização do seqüestro. Assim como no adulto, a intervenção cirúrgica é necessária para remover o seqüestro e para abrir largamente as cavidades. O procedimento de Papineau, de utilização de enxerto ósseo, foi empregado no passado; contudo, métodos que permitem fechamento da ferida são preferíveis em crianças, e um desses métodos inclui transferência muscular para dentro da cavidade.

## Artrite Séptica

### Resumo

A artrite séptica (AS) necessita tratamento de urgência. A duração dos sintomas antes do tratamento é o fator mais importante de prognóstico para o resultado e prevenção de anomalias do crescimento; em consequência disso, é essencial o reconhecimento desta condição e o início rápido do tratamento apropriado.

O diagnóstico diferencial inclui sinovite transitória, febre reumática, hemartrose, artrite juvenil, celulite, osteomielite, hemofilia, condrólise, púrpura de Henoch-Schönlein, doença de Lyme e crise da doença da anemia falciforme. Se a queixa é em relação ao quadril, devemos lembrar da doença de Legg-Calvé-Perthes e de epifisiolistese proximal femoral, sendo pélvica, a osteomielite sacroilíaca e a osteomielite vertebral têm que ser levadas em consideração.

### Diagnóstico

A artrite séptica é mais comum em meninos do que em meninas e ocorre mais comumente em crianças abaixo de dois anos de idade. Os pacientes geralmente apresentam uma temperatura entre 38ºC e 40ºC e os sinais físicos incluem restrição da mobilidade articular, endurecimento focal, efusão e aumento da temperatura da articulação. No lactente, contudo, os sinais físicos podem estar restritos a uma limitação da mobilidade espontânea e a uma postura assimétrica da extremidade. Os joelhos, quadris, tornozelos e cotovelos, em ordem decrescente, somariam 90% das articulações afetadas.

A contagem dos leucócitos está elevada em 30% a 60% dos casos. Observa-se também um desvio para a esquerda em 60% daqueles com uma contagem elevada. A velocidade de hemossedimentação é o teste mais sensível e está freqüentemente mais elevada em pacientes com artrite séptica do que naqueles com osteomielite; contudo, ela não está presente no neonato, na criança com anemia falciforme e em pacientes que fazem uso de corticosteróides. O retorno da velocidade de hemossedimentação para valores normais é muito menor do que a melhora clínica do paciente e, conseqüentemente, é de uso limitado em relação ao monitoramento da infecção. A proteína C reativa pode ser mais útil, particularmente em crianças identificadas com osteomielite aguda hematogênica que têm simultaneamente artrite séptica. As culturas sangüíneas são positivas em 40% a 50% dos pacientes com artrite séptica.

As radiografias são com freqüência normais, as mudanças são sutis e podem incluir aumento do espaço articular (usualmente encontrado em criança jovem), a obliteração dos planos gordurosos, edema dos tecidos moles e, depois de sete a 14 dias, destruição óssea. O alargamento do espaço articular é uma indicação do aumento do líquido e da pressão articular que pode levar a uma subluxação, deslocamento ou necrose isquêmica da epífise.

O teste definitivo para a artrite séptica é a aspiração por agulha, o qual não deve ser adiado se esta for suspeitada. Se nenhum fluido é encontrado durante a aspiração de uma lesão no quadril, uma artrografia deve ser efetuada para confirmar se a agulha encontra-se dentro da articulação. Se a infecção está presente, o líquido articular é

**Tabela 5.3**
**Análise Bacteriana da Artrite Séptica**

| | |
|---|---|
| Neonatos | Grupo B espécie *Streptococcus*, *Staphylococcus aureus*, coliformes gram-negativos |
| Lactentes e crianças até 4 anos de idade | *Staphylococcus aureus*, pneumococcus Grupo A *Streptococcus*, *Haemophilus influenzae* B |
| Crianças acima de 4 anos de idade | *Staphylococcus aureus* |
| Adolescentes | Considerar gonococos |

usualmente esbranquiçado, a contagem dos leucócitos está normalmente ao redor de 50.000 ou mais (exceto em neonatos e lactentes nos quais pode ser mais baixo) e existe predominância de polimorfonucleares. A aspiração das articulações infectadas apresenta culturas positivas de 54% para 68% das vezes.

Estudos adicionais podem ser benéficos; contudo, a cintilografia óssea por tecnécio é menos efetiva no diagnóstico da artrite séptica do que da osteomielite aguda hematogênica. Isto é particularmente verdadeiro no neonato, no qual a resposta inflamatória é limitada; a cintilografia óssea também pode falhar em pacientes com artrite séptica e osteomielite. Alguns relatórios de achados da cintilografia óssea não se correlacionam especificamente com a presença ou a ausência de sepse articular e não são úteis para distinguir artropatia infecciosa da não infecciosa.

A cintilografia óssea pode ser um exame de ajuda na pelve, no quadril, na coluna, na omoplata, no ombro, no pé e tornozelo porque quando se encontram edemaciados, a determinação da localização exata da infecção pode ser difícil. Ela pode também identificar vários lugares de infecção no neonato.

O papel do ultra-som permanece controverso; embora seja um exame de imagem de maior sensibilidade do que a radiografia no diagnóstico de uma efusão, ela não é específica. O fator mais importante é que não está disponível na maioria das instituições hospitalares. Pode haver prolongamento dos achados clínicos e isto pode retardar o diagnóstico e o tratamento, portanto, uma aspiração rápida deve ter prioridade.

A bactéria do tipo *Haemophilus influenzae* B tem sido relatada como o germe patogênico mais comumente associado à artrite séptica em criança jovem (Tabela 5.3). Um grande número de estudos epidemiológicos tem documentada uma diminuição na doença sistêmica causada pelo *H. influenzae* B na criança desde o desenvolvimento da vacina específica para o vírus. O uso da vacina pode, eventualmente, levar a uma diminuição na incidência de *H. influenzae* B como um fator de contribuição na artrite séptica, contudo nenhuma diminuição da incidência tem sido ainda publicada.

## Tratamento

O tratamento da artrite séptica não deve começar até que todas as culturas de materiais necessários tenham sido obtidas, porque as provas positivas de culturas sangüíneas e as aspirações estão diminuídas na presença de antibióticos. A incisão cirúrgica e a drenagem da articulação são necessárias para remover os microrganismos, hospedeiros e enzimas bacterianas e, particularmente, *debris* em aproximadamente todos os pacientes com artrite séptica. O desbridamento é necessário quando o quadril é envolvido em pacientes com artrite gonocócica, entretanto, quando existe envolvimento em outras articulações, a artrocentese é melhor do que a cirurgia, sendo suficiente. O papel da artroscopia permanece obscuro.

O tratamento antibiótico deve começar logo que as culturas de sangue, do líquido sinovial e outras apropriadas tenham sido obtidas e os resultados do líquido sinovial pelo método de coloração de Gram oferecem o melhor guia para a seleção do antibiótico inicial apropriado. Se o método de Gram não identificar microrganismos, o antibiótico deverá ser escolhido tomando-se por base a idade da criança, a imunocompetência, a articulação envolvida e a epidemiologia local. As crianças jovens também podem ter meningite (particularmente com *H. influenzae* B), conseqüentemente, o exame do liquor deve ser considerado antes do início do antibiótico, porque um antibiótico que cruza a barreira sangue-cérebro pode ser necessário. Nesta situação, a consulta a um especialista em doença pediátrica infecciosa pode ser útil. A terapia antibiótica no neonato consiste na combinação da oxacilina com a gentamicina ou cefotaxamina como uma forma inicial de terapia empírica, dependente dos resultados da cultura. Na criança menor de quatro anos de idade, a oxacilina e a cefotaxamina ou a cefuroxamina são usadas. Na criança maior de quatro anos de idade, a oxacilina sozinha é usualmente adequada. A oxacilina e a ceftriaxona podem ser necessárias no paciente imunodeprimido ou em casos nos quais os microrganismos tradicionalmente gram-positivos (*S. aureus*, *pneumococcus*, grupo A *Streptococcus*), assim como outros, são suspeitados.

## Seqüelas

A maioria dos pacientes com artrite séptica geralmente terá um resultado normal seguindo um tratamento apropriado. Vários fatores contribuem para um prognóstico pobre, incluindo a demora no tratamento, paciente com idade menor do que seis meses, prematuridade (particularmente se a criança necessitou de cateter umbilical ou desenvolveu uma síndrome respiratória), infecção da espécie *Staphylococcus* ou osteomielite concomitante.

Há várias razões para uma demora no tratamento ser a causa mais comum de um resultado pobre. Primeiro, a demora permite que as toxinas produzidas pelas bactérias destruam a cartilagem hialina. Segundo, um prolongado aumento na pressão intracapsular pode causar oclusão e trombose dos vasos retinaculares que suprem a cabeça femoral, levando a uma isquemia da epífise. Por outro lado, o aumento da pressão intracapsular pode distender a articulação e levar a uma subluxação ou deslocamento, o qual pode causar mais tarde um bloqueio vascular.

Os pacientes com osteomielite concomitantemente também têm um prognóstico pobre. Em lactentes e crianças, a metáfise do quadril, proximal do úmero, proximal do rádio e a parte distal lateral da tíbia são intracapsulares; assim o pus da osteomielite pode descomprimir para dentro da articulação. Aproximadamente 15% das crianças com artrite séptica têm osteomielite associada, tendo apresentado problemas significativos em mais da metade dos casos. Em geral as crianças que apresentam artrite séptica e osteomielite são jovens e mais sintomáticas por um longo período antes da admissão hospitalar do que aquelas que somente tenham artrite séptica.

Uma classificação radiográfica foi desenvolvida para descrever deformidades no quadril encontradas em estudos de seguimento por um longo prazo. Esta classificação pode ajudar a predizer os resultados funcionais e a necessidade para uma intervenção cirúrgica. A deformidade do tipo I inclui aquelas causadas por uma isquemia transitória que foi sanada; em alguns destes quadris desenvolveu-se uma coxa magna leve. As deformidades do tipo II incluem deformidades da epífise, fise e metáfise. Estes quadris são considerados um risco para uma subluxação. A deformidade do tipo III envolve um mau alinhamento do colo femoral e a deformidade do tipo IV inclui uma destruição do colo e da cabeça femorais.

## Infecções Específicas e Condições

### Discite

A discite é uma inflamação do disco intervertebral com uma etiologia desconhecida. Ela é usualmente uma desordem de uma criança cujo início é, em geral, gradual. Tipicamente os pais revelam que a criança tem progredido de um período de irritabilidade para mancar e para recusar a sentar ou ficar em pé. Esta progressão é notada por um período de duas a quatro semanas e menos da metade destes pacientes tem febre.

A idade da criança freqüentemente correlaciona-se com a apresentação dos sintomas e sinais, e relatos referem que na criança menor do que três anos de idade, os achados mais comuns foram: quadril irritável em extensão (teste positivo do rolamento) e relutância para andar. Metade destas crianças tinha sensibilidade acima da coluna lombar e 30% queixavam-se de dor abdominal. Nas crianças entre as idades de três a nove anos a queixa mais freqüente foi dor abdominal; somente 30% queixaram-se de dor nas costas. Setenta e cinco por cento relutavam para andar e 50% tinham sensibilidade na região da coluna. As crianças com mais de nove anos de idade queixaram-se de dor nas costas, enquanto somente 10% queixaram-se de sintomas associados, por exemplo, dor abdominal ou relutância para andar. Os achados físicos variaram e incluíram diminuição da lordose lombar, aumento positivo do teste do estiramento da perna e espasmo muscular paravertebral.

Os achados de laboratório não são específicos, a contagem dos leucócitos é usualmente normal ou levemente elevada e a velocidade de hemossedimentação está quase sempre elevada. As culturas de sangue são geralmente negativas, exceto em pacientes com uma forma aguda da doença.

As radiografias podem ser realizadas no curso da doença. Da segunda à sexta semana um estreitamento do espaço discal intervertebral pode ser acompanhado pela diminuição da altura do corpo vertebral e desmineralização. Quatro a oito semanas depois do início da discite, pode haver erosão irregular dos discos vertebrais adjacentes. O disco algumas vezes "inflama" para o interior das placas. Depois de três meses, ocorre um reparo gradual e uma esclerose residual da placa de crescimento que, algumas vezes, é evidente. A altura do espaço discal pode ser parcialmente restaurada, porém raramente retorna ao normal. Estudos prévios têm indicado que a cintilografia óssea é muito sensitiva para a discite, entretanto, uma revisão recente revelou sensibilidade somente para 72% dos casos.

A biópsia e a aspiração são positivas ao redor de 60% dos pacientes. Contudo, devido a culturas positivas que quase sempre revelam *S. aureus*, a biópsia ou a aspiração devem ser reservadas para pacientes com doença recorrente. O teste de pele para tuberculose é essencial.

A conduta para a discite não está estabelecida, porém a maioria das crianças melhora com repouso e tração, ou somente tração; muitos autores acreditam que os antibióticos não são necessários. Numa revisão recente da literatura, que inclui um caso de discite que progrediu para formar um abscesso necessitando drenagem, foi necessária a terapia antibiótica. Os autores revelaram que 60% da média de culturas positivas em crianças com discite são comparáveis com 70% da média de culturas positivas em adultos com osteomielite vertebral. Os autores sugerem que um erro de amostra, técnica de cultura e tratamento antibiótico prévio pode explicar uma pequena diferença entre os dois grupos. Por não se poder predizer qual infecção irá progredir, há um perigo potencial em abolir o tratamento antibiótico em pacientes com discite.

## Hemofilia

Embora a artrite séptica seja rara em pacientes com hemofilia, tem sido recentemente divulgada em indivíduos que são positivos para o vírus da imunodeficiência humana (HIV). Uma publicação de quatro indivíduos HIV positivos com hemofilia e AS revelou que o joelho estava envolvido em três casos, e o cotovelo, em um caso. As bactérias responsáveis foram *S. pneumoniae* e *S. aureus* (um paciente cada) e a espécie *Salmonella* (dois pacientes). Dois pacientes desenvolveram síndrome da imunodeficiência adquirida (Aids) após o diagnóstico de AS. Um edema doloroso articular semelhante à hemartrose atualmente pode ser AS. Esta condição deve ser suspeitada se o fator de substituição falhar para aliviar sintomas e persistência de febre.

Nesta situação, a aspiração articular e a cultura são mandatórias. Os procedimentos comumente utilizados na conduta para a sepse articular são apropriados para esses pacientes. A artrite séptica pode servir como um marcador clínico para um paciente imunodeprimido com hemofilia.

## Vírus da Imunodeficiência Humana (HIV)

Em dezembro de 1995 mais do que 500.000 pessoas nos EUA foram diagnosticadas com Aids e acima de 60% morreram. Comparado com adultos, o número de casos de Aids entre crianças e adolescentes é pequeno e a fonte de infecção difere. A média masculino para feminino de casos novos de Aids entre adolescentes é de 2:1, comparado com a média de 3:1 em adultos. O diagnóstico de infecção por HIV encontra-se na proporção de 1:1 entre adolescentes do sexo masculino e feminino, comparado com a média de adulto de 7:1. Quarenta e três por cento de casos novos de Aids em meninos adolescentes que foram reportados ao centro de controle para doença de junho de 1993 até julho de 1995 ocorreram em homens jovens com distúrbios de coagulação; 33% ocorreram em homens homossexuais. Somente 6% ocorreram em usuários de drogas intravenosas e 5% ocorreram em homens que foram usuários de drogas intravenosas e homossexuais. Em meninas adolescentes 16% dos casos ocorreram em usuárias de drogas intravenosas e 53% em heterossexuais. Em mulheres de idade de 20 a 24 anos, 33% dos casos ocorreram em usuárias de drogas intravenosas e 50% ocorreram em heterossexuais. Quase todos os casos de Aids em crianças resultam da transmissão do HIV em útero. Assim, esforços para reduzir a incidência de Aids em crianças têm sido reivindicados para desencorajar usuários de drogas intravenosas e a atividade sexual de alto risco em mulheres com idade para maternidade. Ironicamente, os casos de Aids em crianças caíram em 1995, embora a doença tenha se desenvolvido mais na mulher durante este período. Este cenário pode ser o resultado do aumento do uso do medicamento azidotimidina por mulheres grávidas para prevenir a transmissão da doença.

A artrite séptica em usuários de drogas intravenosas infectados por HIV não é incomum. O *S. aureus* é o microrganismo mais comumente isolado. Perfis clínicos e achados laboratoriais no início, tais como: presença de febre, contagem de leucócitos sangüíneos periféricos e VHS e tipo de microrganismo infectante são os mesmos em pacientes HIV positivo e HIV negativo.

## Doença de Lyme

A doença de Lyme é um complexo multissistêmico, causado por uma espiroqueta *Borrelia burgdorferi*. A enfermidade que se assemelha proximamente a várias outras doenças reumáticas usualmente ocorre em estágios, cada qual caracterizado por manifestações clínicas diferentes e por períodos de remissões e exacerbações. O diagnóstico correto é importante porque a condição é usualmente curável com antibioticoterapia apropriada. A doença de Lyme tem sido reconhecida em 47 estados nos EUA e em 18 outros países nos quatro continentes. A distribuição correlaciona-se primariamente com mudanças geográficas. Ela é prevalente nos estados da Nova Inglaterra, Nova Iorque, Nova Jérsei e áreas dos estados do Meio Atlântico e Centro-oeste.

A doença de Lyme consiste em três estágios e o primeiro é caracterizado por uma infecção precoce localizada. Uma marca vermelha pode se formar no local, como de uma mordida. A erupção, o eritema migratório, pode então se espalhar pelo dorso e pela perna do paciente. A erupção tem sido reportada em 18% a 72% dos infectados e muitas vezes desaparece dentro de poucos dias. Ela provavelmente não é notada ou é esquecida em muitos casos. Sintomas semelhante à gripe, tais como fadiga e náusea, estão muitas vezes presentes. O segundo estágio é uma infecção precoce disseminada. Uma erupção pode aparecer e o músculo cardíaco pode tornar-se inflamado, levando a possíveis arritmias, podendo ocorrer a paralisia de Bell. O terceiro estágio é uma infecção persistente. A artrite pode se desenvolver até 16 semanas após a infecção, e as articulações mais comumente infectadas incluem o joelho, ombro, cotovelo, tornozelo e o punho, nesta ordem. A articulação temporomandibular também pode estar infectada. Esta doença é particularmente difícil de diagnosticar porque os indivíduos podem evoluir de um estágio precoce para uma fase persistente sem sintomas.

Numa revisão de 44 crianças com artrite de Lyme encontrou-se uma marcada variabilidade clínica e sorológica. Somente 43% dos pacientes apresentaram uma forma "clássica" denominada artrite de Lyme, sinovite episódica de uma para quatro articulações por períodos de vários dias separados por intervalos assintomáticos de duas semanas. Na artrite aguda poliarticular, por exemplo, observa-se o envolvimento contínuo de uma para quatro articulações por menos de quatro semanas, ocorrida em 33% dos pacientes. Treze por cento tinham a forma crônica e persistente de artrite poliarticular, com semelhança de sintomatologia da forma "artrite reumatóide juvenil (ARJ)", de uma para quatro articulações por mais de quatro semanas. O envolvimento migratório de três ou mais articulações em um padrão seqüencial (no qual uma articulação "quente" predominou em qualquer período), ocorreu em 4% dos pacientes, e 4% tinham envolvimento de cinco ou mais articulações.

Com exceção da artrite intermitente clássica os padrões remanescentes da artrite de Lyme parecem com aqueles de outras doenças pediátricas reumáticas. Pacientes com a forma aguda da artrite de Lyme podem ser suspeitos de apresentarem artrite séptica ou sinovite tóxica. As crianças com a forma crônica da doença têm sintomas similares àqueles pacientes com artrite reumatóide juvenil pauciarticular. Um teste positivo para anticorpo antinuclear (ANA), que usualmente pensou-se ser um teste confirmatório para a ARJ, ocorre em 30% dos pacientes com doença de Lyme.

Em áreas endêmicas, a doença de Lyme é uma causa comum de artrite aguda em crianças. Ela produz um teste positivo de enzima-ligação imunoabsorvente (ELISA), porém outras formas de artrite crônica e/ou espondiloartropatias podem produzir um resultado falso-positivo do teste de ELISA. Um diagnóstico clínico pode estar apoiado pela presença de manifestações extra-articulares, contudo estes são incomuns. O eritema migratório tem sido detectado em pouco mais de 18% dos pacientes. A paralisia de Bell e a meningite asséptica são muito raras.

Embora 10% dos pacientes adultos com artrite de Lyme desenvolvam eventualmente uma sinovite crônica ou recorrente, apesar da terapia antibiótica, o prognóstico para crianças é muito melhor. A média da artrite crônica em crianças parece variar de 0% a 2%.

Assim, a doença de Lyme deve ser considerada em qualquer criança de uma área endêmica que se apresente com artrite, apesar do padrão articular.

### Ferida Puntiforme do Pé

Uma ferida puntiforme do pé, muitas vezes causada por um pisão na unha, é um problema comum em crianças. Seu pico de incidência ocorre entre maio e outubro. A maioria dos pacientes que sustenta estas lesões evolui bem com o tratamento mínimo e não desenvolve complicações infecciosas. O tratamento inicial da punção da ferida da unha deve incluir a profilaxia para o tétano e a excisão de pedaços de pele desvascularizados e irrigação do trato puntiforme. A cobertura antibiótica para organismos gram-positivos geralmente é dada somente se há evidência de celulite ou infecção de tecidos moles.

As complicações infecciosas incluem: celulite, abscesso de tecidos moles, osteomielite-osteocondrite e pioartrose. Embora a celulite seja a mais freqüente complicação, a osteomielite-osteocondrite por *Pseudomonas aeruginosa* é a complicação de maior preocupação para o cirurgião ortopédico, com uma incidência estimada de 0,6% para 1,8% das crianças que apresentam feridas puntiformes plantares. A *P. aeruginosa* acomete 93% de todos os casos de osteomielite por ferida puntiforme. A verdadeira incidência de complicações de feridas puntiformes não é conhecida porque muitas crianças que apresentam essas lesões não procuram cuidados médicos.

A unha é o mais comum objeto associado à penetração com osteomielite causada pela espécie *Pseudomonas*, e a maioria das crianças afetadas é usuária de tênis na época da lesão. As espécies *Pseudomonas* residem nas espumas contaminadas das solas dos tênis. A unha, que perfura a sola do tênis contaminado, pode introduzir pedaços de material contendo espécies de *Pseudomonas* no interior profundo da ferida. Se este material não for removido durante os cuidados iniciais do tratamento da ferida ele pode servir como um nidus de infecção que pode eventualmente levar à osteomielite.

Uma criança com osteomielite com uma ferida puntiforme típica apresenta-se com dor ao redor do local puntiforme, inchação e diminuição da habilidade para suportar peso no pé afetado. O aspecto dorsal do pé pode estar inchado. O paciente pode estar afebril e não tóxico. A drenagem purulenta é rara. A contagem dos leucócitos pode estar normal, porém o VHS é tipicamente parcial para moderadamente elevado. As mudanças nas radiografias geralmente não aparecem de 10 a 14 dias; contudo, a cintilografia óssea é muito sensível e pode mostrar mudanças precocemente. A RNM mostra anormalidades em ambas imagens em T1 e T2.

As espécies *Pseudomonas* parecem ter a propriedade de invadir as estruturas cartilaginosas do pé, assim, as fises e as superfícies articulares cartilaginosas são de particular risco. A artrite séptica adjacente ao abscesso intra-ósseo ocorre freqüentemente e a recorrência de sinais e sintomas da infecção tem sido atribuída as artrite sépticas não diagnosticadas, conseqüentemente, todas as articulações suspeitas deverão ser aspiradas. A cirurgia deverá incluir exploração cuidadosa para corpos estranhos, desbridamento do tecido morto e lavagem extensiva. O pé anterior deve ser abordado através do acesso dorsal. Após um desbridamento cirúrgico rigoroso, sete dias de antibióticos por via parenteral são usualmente suficientes, porém tratamento prolongado é sugerido se a osteoartrite causada pelo organismo *Pseudomonas* está presente.

## Piomiosite

A piomiosite é uma infecção bacteriana do músculo causada pelo *S. aureus*, sendo encontrada, mais comumente, em pessoas que vivem em regiões tropicais. Os pacientes se apresentam tipicamente com um aspecto de doença geral, dor muscular, febre, diminuição da mobilidade e alteração da sensibilidade na área envolvida. O VHS está geralmente elevado. A RNM é a ferramenta diagnóstica preferida. A maioria dos pacientes requer desbridamento cirúrgico, seguido por antibióticos. Se o paciente não responde rapidamente, uma avaliação cuidadosa para um abscesso secundário deve ser feita. A possibilidade de múltiplos abscessos deve ser sempre considerada antes do desbridamento.

## Doença da Anemia Falciforme

Embora a osteomielite seja incomum em pacientes com a doença da anemia falciforme, ela é ainda mais prevalente nestes indivíduos do que na população em geral. A diferenciação entre infarto ósseo agudo e osteomielite aguda é difícil; febre, dor óssea localizada ou generalizada, eritema localizado, alteração da sensibilidade e inchação são características de ambas as condições, assim como uma elevação do VHS e da contagem dos leucócitos. Em geral, estudos através da utilização de radioisótopos são úteis, contudo, alguns autores sentem que um resultado "frio" na cintilografia óssea indica infarto, enquanto uma normal ou aumentada tomada na captação indica infecção. Uma cultura sangüínea positiva é consistente com osteomielite, e a aspiração de material purulento do osso confirma o diagnóstico. A maioria dos estudos relata que a espécie *Salmonella* é o mais comum microrganismo causador da doença, porém recentes estudos encontraram que a espécie *S. aureus* era dominante. A *Salmonella* provavelmente penetra na circulação através do trato gastrointestinal.

Uma conduta agressiva é recomendada para todos os pacientes com doença da anemia falciforme nos quais a osteomielite é suspeitada. A conduta deverá incluir: I) cuidadosa preparação pré-operatória, a qual inclui transfusões sangüíneas para aumentar o nível de hemoglobina A para 60% e hidratação intravenosa vigorosa para evitar estase vascular secundária ao aumento da viscosidade do sangue; II) pronta descompressão de todos os abscessos; III) evitar o uso de torniquetes para prevenir estase vascular e diminuição da oxigenação; IV) cuidadosa coleção de materiais para cultura antes do início do uso de antibióticos; V) os antibióticos devem ser administrados por via parenteral por seis a oito semanas. Um prolongado curso de antibióticos é necessário, porque há uma fraqueza do sistema imunitário e um comprometimento da vascularidade do osso afetado. Os antibióticos de escolha incluem a oxacilina em conjunto com a ampicilina e cloranfenicol ou cefotaxamina.

## Sífilis

A incidência da sífilis causada pela espiroqueta *Treponema pallidum* tem ressurgido, com grande aumento. Em 1990, a incidência de casos primários e secundários relatados nos EUA subiu para 23/100.000 casos, sendo o mais alto nível desde 1949. Em 1992, contudo, a incidência caiu para 13,7/100.000. O aumento dos casos relatados ocorreu primariamente em adolescentes e adultos heterossexuais. Além disso, o aumento nos casos de sífilis congênita é ligado à Aids, abuso do uso de drogas, gravidez na adolescência, acesso limitado aos cuidados de saúde e cuidados pobres no período pré-natal.

Os sinais e sintomas de sífilis congênita ativa incluem instabilidade na temperatura, lesões mucocutâneas, rinorréia, hepatomegalia, esplenomegalia, adenopatia, anemia, feto prematuro, icterícia patológica e pseudoparalisia. No período lactente, o achado radiográfico usual característico é de metafisite sifilítica (bandas lucentes metafisárias, erosões ou uma larga zona de calcificação provisional), o qual tem sido relatado em mais de 90% dos lactentes com sífilis congênita sintomática. A incidência destes achados em recém-nascidos assintomáticos em epidemia presente é desconhecida.

Uma sorologia positiva é freqüentemente encontrada em recém-nascidos assintomáticos. No momento, não há maneira para diferenciar se isto representa uma doença oculta ou uma transferência passiva de anticorpos maternos. Conseqüentemente, um diagnóstico de probabilidade de sífilis congênita ativa em assintomáticos recém-nascidos depende de demonstrações anormais em filmes para osso longo, fluido espinhal ou outros testes de laboratório, tais como uma mudança de um resultado negativo para um resultado positivo do teste reagente plasma rápido (RPR). Um estudo recente demonstrou a presença de radiografias anormais de ossos longos, consistindo em linhas radiolucentes e radiopacas na metáfise, destruição metafisária, osteíte e/ou periostite, em aproximadamente 20% dos recém-nascidos seropositivos assintomáticos. Isto indica doença oculta que precisa ser tratada. Um simples filme anteroposterior das extremidades dos membros inferiores deve ser obtido para rotular a doença oculta em todos recém-nascidos com sorologia perinatal positiva. Além disso, todas estas crianças devem ser monitorizadas quando crescem porque mesmo aquelas tratadas permanecem com risco para desenvolver mais tarde seqüela de sífilis congênita.

## Tuberculose

Os médicos precisam manter um alto índice de suspeita para o diagnóstico de tuberculose e da tuberculose esquelética porque o aumento da ocorrência destas infecções tem acontecido na última década. Os achados radiográficos da tuberculose incluem efusão articular, osteopenia periarticular, estreitamento do espaço articular, irregularidade cortical, radiolucências, formação periostica de novo osso e maturidade epifisária avançada. Quando o quadril está envolvido, uma subluxação é comum devido à distensão articular.

A deformidade da coluna resultante da tuberculose é um desafio de conduta. Tem sido reportado que a artrodese anterior (seguindo a ressecção da infecção) numa idade precoce causaria uma deformidade progressiva da cifose durante o crescimento subseqüente. Por esta razão, a fusão posterior da coluna tem sido indicada. Em recentes estudos, contudo, concluiu-se que a fusão da coluna posterior profilática na criança pode não ser necessária porque a cifose progressiva não foi observada.

## Bibliografia Comentada

### Osteomielite

Carr AJ, Cole WG, Roberton DM, et al. Chronic multifocal osteomyelitis. J Bone Joint Surg, 75B:582-591, 1993.

Este artigo descreve 22 pacientes com osteomielite multifocal crônica entre as idades de quatro e 14 anos. Ele revê os sintomas presentes, história natural, achados radiográficos e laboratoriais e tratamento.

Cole WG. The management of chronic osteomyelitis. Clin Orthop, 264:84-89, 1991.

Este artigo classifica a osteomielite crônica em dois grupos: não específica e específica. O grupo específico inclui crianças com osteomielite crônica devido à micobactéria ou micoses. O grupo não específico inclui crianças com osteomielite crônica com uma seqüela para osteomielite aguda, mais indivíduos com osteomielite crônica unifocal e multifocal. A história natural e os tratamentos para cada grupo são discutidos.

Correa AG, Edwards MS, Baker CJ. Vertebral osteomyelitis in children. Pediatr Infect Dis J, 12:228-233, 1993.

Craigen MA, Watters J, Hackett JS. The changing epidemiology of osteomyelitis in children. J Bone Joint Surg, 74B:541-545, 1992.

Neste artigo, os autores observam que a osteomielite está se tornando uma doença rara, com uma diminuição de 50% de sua prevalência. A proporção de casos envolvendo ossos longos tem diminuído de 84% para 57%, e aqueles envolvendo infecção por *Staphylococcus aureus* têm caído de 55% para 31%.

Daoud A, Saighi-Bouaouina A, Descamps L, et al. Hematogenous osteomyelitis of the femoral neck in children. J Pediatr Orthop Part B; 2:83-295, 1993.

Dormans JP, Drummond DS. Pediatric hematogenous osteomyelitis: New trends in presentation, diagnosis, and treatment. J Am Acad Orthop Surg, 2:333-341, 1994.

Ezra E, Khermosh O, Assia A, et al. Primary subacut osteomyelitis of the axial and appendicular skeleton. J Pediatr Orthop Part B; 1:148-152, 1993.

Este artigo é uma revisão retrospectiva de 28 casos, enfatizando as dificuldades no diagnóstico desta condição devido à escassez de sinais e sintomas e à perda de testes laboratoriais não-invasivos.

Hoffman EB, de Beer JD, Keys G, et al. Diaphyseal primary subacute osteomyelitis in children. J Pediatr Orthop, 10:250-254, 1990.

Seis casos em que a imagem radiográfica de tumor de células redondas foi indistinguível foram discutidos. Os diagnósticos requerem exploração cirúrgica e biópsia.

Jacobs NM. Pneumococcal osteomyelitis and arthrits in children: A hospital series and literature review. Am J Dis Child, 145:70-74, 1991.

Mustafa MM, Saez-Llorens X, McCracken GH Jr., et al. Acute hematogenous pelvic osteomyelitis in infants and children. Pediatr Infect Dis J, 9:416-421, 1990.

Nelson JD. Acute osteomyelitis in children. Infect Dis Clin North Am, 4:513-522, 1990.

Este artigo é uma revisão de 398 casos que foram tratados por mais de 30 anos. Quatorze crianças (3,5%) desenvolveram infecção crônica; recaída ou cronicidade ocorreram menos do que 5%. Fraturas patológicas ocorreram em quatro pacientes.

Nelson, JD. Skeletal infections in children. Adv Pediatr Infect Dis, 6:59-78, 1991.

Peters W, Irving J, Letts M. Long-term effects of neonatal bone and joint infection on adjacent growth plates. J Pediatr Orthop, 12:806-810, 1992.

Crianças com osteomielite neonatal têm que ser acompanhadas até a maturidade esquelética para observar a fise adjacente que, mais tarde, poderá ter um afinamento. As anormalidades de crescimento e barras fisárias podem não ser clinicamente evidentes por vários anos após a infecção inicial ter sido tratada.

Petty RE. Septic arthrits and osteomyelitis in children. Curr Opin Rheumatol, 2:616-621, 1990.

Roy DR, Greene WB, Gamble JG. Osteomyelitis of the patella in children. J Pediatr Orthop, 11:364-366, 1991.

Scott RJ, Christofersen MR, Robertson WW Jr., et al. Acute osteomyelitis in children: A review of 116 cases. J Pediatr Orthop, 10:649-652, 1990.

Muitos pacientes têm uma contagem normal dos leucócitos sem elevação da temperatura, tornando o osso imaturo, e uma elevada VHS de importância predominante para se fazer um diagnóstico.

Tudisco C, Farsetti P, Gatti S, et al. Influence of chronic osteomyelitis on skeletal growth: Analysis at maturity of 26 cases affected during childhood. J Pediatr Orthop, 11:358-363, 1991.

Os autores apresentam os resultados a longo prazo de 26 casos, quatro dos quais mostraram encurtamento e deformidade angular do membro afetado. Lesão irreversível da placa de crescimento devida à virulência do órgão patogênico ou tratamento cirúrgico não apropriado foram responsáveis pelas deformidades.

Wang EH, Simpson S, Bennet GC. Osteomyelitis of the calcaneum. J Bone Joint Surg, 74B:906-909, 1992.

## Artrite Séptica

Abernethy LJ, Lee YC, Cole WG. Ultrasound localization of subperiosteal abscesses in children with late-acute osteomyelitis. J Pediatr Orthop, 13:766-768, 1993.

Asmar BI. Osteomyelitis in the neonate. Infect Dis Clin North Am 1992; 6:117-132.

Bennet OM, Namnyak SS. Acute septic arthritis of the hip joint in infancy and childhood. Clin Orthop, 281:123-132, 1992.

Os autores deste artigo enfatizam a necessidade de um diagnóstico rápido e da conduta cirúrgica apropriada. Observou-se que quase todas as crianças tratadas com quatro dias de sintomas tinham resultados satisfatórios. Os autores reiteram que a osteomielite concomitante do fêmur proximal produz um pior prognóstico do que se a infecção estiver confinada na articulação do quadril.

Betz RR, Cooperman DR, Wopperer JM, et al. Late sequelae of septic arthritis of the hip in infancy and childhood. J Pediatr Orthop, 10:365-372, 1990.

Bohay DR, Gray JM. Sacroiliac joint pyarthrosis. Orthop Rev, 22:817-823, 1993.

Numa revisão de seis casos com esta rara infecção, o sintoma mais comum foi febre e os achados físicos mais comuns foram temperatura elevada e limitação da mobilidade do quadril ipsilateral. O método de imagem mais específico foi o da cintilografia óssea utilizando-se o tecnécio.

Choi IH, Pizzutillo PD, Bowen JR, et al. Sequelae and reconstruction after septic arthritis of the hip in infants. J Bone Joint Surg, 72A:1150-1165, 1990.

Neste artigo, a deformidade residual e o tratamento tardio de 34 quadris em 31 crianças que tinham artrite séptica com menos de um ano de idade foram revisados. Os quadris foram classificados em quatro grupos baseando-se nas mudanças radiográficas.

Connor E, McSherry G. Treatment of HIV infection in infancy (review). Clin Perinatol, 21:163-177, 1994.

Dagan R. Management of acute hematogenous osteomyelitis and septic arthritis in the pediatric patient. Pediatr Infect Dis J, 12:88-92, 1993.

Frederiksen B, Christiansen P, Knudsen FU. Acute osteomyelitis and septic arthritis in the neonate: Risk factors and outcome. Eur J Pediatr, 152:577-580, 1993.

Numa revisão de 22 neonatos com osteomielite aguda ou artrite séptica, a febre foi rara e a contagem dos leucócitos era geralmente normal. As radiografias foram mais eficientes do que a cintilografia óssea. Os fatores de risco incluem prematuridade, disfunção respiratória e cateterização da artéria umbilical.

Howard CB, Einhorn M, Dagan R, et al. Fine-needle bone biopsy to diagnose osteomyelitis. J Bone Joint Surg, 76B:311-314, 1994.

Howard CB, Einhorn M, Dagan R, et al. Ultrasound in diagnosis and management of acute haematogenous osteomyelitis in children. J Bone Joint Surg, 75B:79-82, 1993.

Os autores demonstraram a pouca utilidade do ultra-som para distinguir entre os casos precoces de osteomielite, os quais merecem um julgamento de conduta conservadora, e os casos mais avançados, os quais requerem drenagem cirúrgica imediata.

Jackson MA, Burry VF, Olson LC. Pyogenic arthritis associated with adjacent osteomyelitis: Identification of the sequela-prone child. Pediatr Infect Dis J, 11:9-13, 1992.

Nesta série 16% das crianças que apresentaram-se com infecção articular piogênica tinham também lesão óssea. Significante seqüela ocorreu em 57% daqueles casos. Crianças com osteomielite adjacente tendem a ser mais jovens; estas eram sintomáticas há mais de sete dias e tinham recebido antibióticos previamente.

Jacobs RF, Darville T, Parks JA, et al. Safety profile and efficacy of cefotaxime for the treatment of hospitalized children. Clin Infect Dis, 14:56-65, 1992.

Knudsen CJ, Hoffman EB. Neonatal osteomyelitis. J Bone Joint Surg, 72B:846-851, 1990.

Os autores revisaram 34 neonatos com osteomielite. O quadril foi o lugar envolvido mais comumente; inchação e pseudoparalisia foram os sinais locais mais significantes.

Nelson JD, Norden C, Mader JT, et al. Evaluation of new anti-infective drugs for the treatment of acute hematogenous osteomyelitis in children: Infectious Diseases Society of American and the Food and Drug Administration. Clin Infect Dis 1992; 15(suppl 1):S162-S166.

Prober CG. Current antibiotic therapy of community-acquired bacterial infections in hospitalized children: Bone and joint infections. Pediatr Infect Dis J, 11:156-159, 1992.

Tuson CE, Hoffman EB, Mann MD. Isotope bone scanning for acute osteomyelitis and septic arthritis in children. J Bone Joint Surg, 76B:306-310, 1994.

Os autores discutem a exatidão da cintigrafia óssea.

Wopperer JM, White JJ, Gillespie R, et al. Long-term follow-up of infantile hip sepsis. J Pediatr Orthop, 8:322-325, 1988.

Nove quadris em oito pacientes foram revisados neste artigo com a sugestão de esforços reconstrutivos, seguindo a sepse da articulação do quadril, que podem não produzir resultados comparáveis ao tratamento não cirúrgico.

## Infecções Específicas e Condições

Brion LP, Manuli M, Rai B, et al. Long-bone radiographic abnormalities as a sign of active congenital syphilis in asymptomatic newborns. Pediatrics, 88:1037-1040, 1991.

Este estudo observou que aproximadamente 20% de recém-nascidos assintomáticos com sorologia perinatal para *Treponema* positivo tinham radiografias anormais para ossos longos. Como é difícil determinar se a sorologia positiva para *Treponema* representa doença oculta ou transferência passiva de anticorpos maternos, um diagnóstico de probabilidade de sífilis congênita ativa pode ser a base de filmes para ossos longos. Com o aumento da incidência de sífilis congênita, estudos radiológicos devem ser efetuados em todos os recém-nascidos com uma sorologia positiva.

Crawford AH, Kucharzyk DW, Ruda R, et al. Diskitis in children. Clin Orthop, 266:70-79, 1991.

Os autores apresentam uma completa revisão em 36 pacientes, que sugere que os antibióticos são apropriados se a criança falhar para responder à imobilização.

Epps CH Jr., Bryant DO III, Coles MJ, et al. Osteomyelitis in patients who have sickle-cell disease: Diagnosis and management. J Bone Joint Surg, 73A:1281-1292, 1991.

O diagnóstico precoce da osteomielite em pacientes que apresentam anemia falciforme necessita de um alto índice de suspeita, um exame físico cuidadoso e interpretação exata dos estudos laboratoriais e radiográficos. O *Staphylococcus aureus* foi o agente causador mais freqüentemente do que a *Salmonella*.

Frey C. Marine injuries: Prevention and treatment. Orthop Rev, 23:645-649, 1994.

Este é um artigo de revisão de ferimentos penetrantes, ferrões e inoculação de veneno, que são as lesões marinhas mais comuns para andadores distraídos durante os tempos de verão. Um artigo para qualquer pessoa que gosta de praia.

Gardiner JS, Zauk AM, Minnefor AB, et al. Pyomyositis in an HIV-positive premature infant: Case report and review of the literature. J Pediatr Orthop, 10:791-793, 1990.

Gregg-Smith SJ, Pattison RM, Dodd CA, et al. Septic arthritis in haemophilia. J Bone Joint Surg, 75B:368-370, 1993.

Embora a artrite séptica seja uma complicação rara em pacientes com hemofilia, o diagnóstico deve ser considerado quando um episódio de hemartrose não responde à terapia de coagulação e à imobilização articular. Os autores deste artigo descrevem seis casos, nos quais quatro foram soropositivos para HIV.

Jacobs JC, Li SC, Ruzal-Shapiro C, et al. Tuberculous arthritis in children: Diagnosis by needle biopsy of the synovium. Clin Pediatr, 33:344-348, 1994.

Com o aumento da freqüência da tuberculose nos EUA, a necessidade de um maior alerta para o risco de artrite tuberculosa na infância é enfatizada neste artigo. Ele também demonstra um caso de sinovite tuberculosa durante semanas de infecção precoce quando o teste de pele para tuberculina pode ser negativo e sugere a biópsia da sinovial por agulha em todas crianças com artrite monoarticular e teste PPD positivo.

Jacobs RF, McCarthy RE, Elser JM. Pseudomonas osteochondritis complicating puncture wounds of the foot in children: A 10-year evaluation. J Infect Dis, 160:657-661, 1989.

Setenta e sete casos de osteocondrite e artrite séptica provados microbiologicamente por *Pseudomonas,* seguidos por ferida puntiforme na unha do pé foram revisados. A maioria das crianças tinha usado tênis. Todos os casos foram tratados com desbridamento cirúrgico e antibiótico. A falha no tratamento foi atribuída aos casos previamente não detectados de artrite séptica.

Jarvis JG, Skipper J. Pseudomonas osteochondritis complicating puncture wounds in children. J Pediatr Orthop, 14:755-759, 1994.

Os autores revisaram 15 casos de osteocondrite por *Pseudomonas* em crianças com feridas puntiformes para acessar a corrente atual para o diagnóstico de tratamento. Esta complicação incomum pode levar a uma seqüela significante e permanente na criança em crescimento. Um alto índice de suspeita, combinado com o tratamento médico cirúrgico agressivo, é necessário para um resultado satisfatório.

Merchan EC, Magallon M, Manso F, et al. Septic arthritis in HIV-positive Haemophiliacs: Four cases and a literature review. Int Orthop, 16:302-306, 1992.

A artrite séptica raramente tem sido reportada em hemofílicos. Os autores deste artigo apresentam quatro pacientes que tinham articulações dolorosas, inchadas, que falharam para responder rapidamente ao fator de substituição, sugerindo que a artrite séptica pode servir como um marcador clínico para imunossupressão em hemofílicos.

Piehl FC, Davis RJ, Prugh SI. Osteomyelitis in sickle cell disease. J Pediatr Orthop, 13:225-227, 1993.

Neste artigo de 16 casos de osteomielite em 15 pacientes, 13 foram devidos à espécie *Salmonella* e aspectos precoces sustentam que a espécie *Salmonella* é o mais comum microrganismo na anemia falciforme.

Renwick SE, Ritterbusch JF. Pyomyositis in children. J Pediatr Orthop, 13:769-772, 1993.

Os autores enfatizam que a piomiosite deverá ser considerada no diagnóstico diferencial em crianças que apresentam sepse e naquelas que se queixam de dores articulares ou musculares. A RNM é mais confiável na ajuda do diagnóstico. A possibilidade de múltiplos abscessos precisa ser apontada.

Ring D, Johnston CE II, Wenger DR. Pyogenic infectious spondylitis in children: The convergence off discitis and vertebral osteomyelitis. J Pediatr Orthop, 15:652-660, 1995.

Quarenta e sete pacientes com infecção espondilítica piogênica (discite) foram revistos para determinar o espectro da doença. As RNMs foram obtidas em nove pacientes e foram idênticas nos achados em osteomielite vertebral de pacientes adultos. Isto fornece uma forte evidência para um processo infeccioso na discite. A investigação confirmou o curso benigno das infecções em crianças usualmente, mas também enfatiza o potencial para uma seqüela séria. Os sintomas foram resolvidos mais rapidamente com antibióticos por via intravenosa do que com antibióticos por via oral ou sem antibióticos.

Ring D, Wenger DR. Magnetic resonanse-imaging scans in discitis: Sequential studies in a child who needed operative drainage. A case report. J Bone Joint Surg, 76A:596-601, 1994.

Neste artigo os autores discutem os problemas e riscos associados ao manuseio no tratamento antibiótico da discite.

Rose CD, Fawcett PT, Eppes SC, et al. Pediatric Lyme arthritis: Clinical spectrum and outcome. J Pediatr Orthop, 14:238-241, 1994.

Os autores descrevem os aspectos reumatológicos, os achados sorológicos e os resultados articulares em crianças tratadas por artrite de Lyme. Eles demonstraram que a doença de Lyme deverá ser considerada em qualquer criança de uma área endêmica que apresenta artrite, apesar do padrão articular.

Upadhyay SS, Saji MJ, Sell P, et al. Spinal deformity after childhood surgery for tuberculosis of the spine: A comparison of radical surgery and debridement. J Bone Joint Surg, 76B:91-98, 1994.

A cirurgia radical e o enxerto produziram uma redução na cifose e deformidade; contudo, o desbridamento cirúrgico teve um aumento na deformidade. Não houve evidência para sugerir que o crescimento da coluna posterior fosse desproporcional e que contribuísse para a progressão da deformidade após a fusão anterior da coluna em crianças.

US Department of Health and Human Services: HIV/AIDS Surveillance Report, 7:03-30, 1995.

# 6

# Manejo da Dor Aguda

O manejo da dor na criança é um problema complexo e inadequadamente estudado. A cognição limitada e as habilidades de linguagem na criança pequena freqüentemente levam a uma subestimação da intensidade da dor e, conseqüentemente, ao subtratamento. É conhecido que a dor induz respostas neuroendócrinas que podem afetar o resultado pós-operatório. No paciente cirúrgico, o controle pós-operatório inadequado da dor é associado à interrupção da alimentação, dos ciclos de sono, recuperação mais lenta e resultados pobres após a cirurgia. Assim, a qualidade da analgesia pode influenciar na duração da hospitalização e na incidência de complicações, afetando os custos hospitalares e o uso adequado dos recursos da saúde.

A dificuldade inerente de avaliar a dor nas crianças, a preocupação com relação à depressão respiratória opióide induzida e o potencial para dependência são os responsáveis, em parte, pelo subtratamento da dor. Este capítulo discute a abordagem da dor usando medidas psicológicas, de auto-relato e comportamentais, e o manejo da dor usando analgesia sistêmica, analgesia regional e intervenções não farmacológicas.

## Manejo da Dor

O manejo adequado da dor depende da sua avaliação precisa. Isto pode ser feito usando medidas fisiológicas, observação de comportamentos e auto-relato.

## Medidas Fisiológicas

Freqüentemente, as alterações nos ritmos respiratório e cardíaco e na pressão sangüínea são usadas para detectar a presença de dor. Muitos dos estudos das medidas fisiológicas envolveram crianças e estabeleceram a validade das modificações na freqüência cardíaca, $PO_2$ transcutânea, sudorese e EEG para detectar a dor. Estes indicadores também são alterados pelos eventos estressantes ambientais e complicações da doença e, portanto, devem ser usados em conjunto com outras avaliações da dor.

## Observações Comportamentais

A observação comportamental é a primeira abordagem para a avaliação da dor nas crianças com habilidade verbais e cognitivas limitadas. Comportamentos específicos como vocalização (choro ou gemido), expressão facial, tensão do corpo, rigidez e incapacidade para ser consolada são usados pelos clínicos e pais para estimar a intensidade da dor da criança. Várias escalas baseadas nestes comportamentos foram concebidas para uso clínico. Estas ferramentas oferecem um guia valioso para a observação e avaliação da dor pós-operatória. A Escala de Dor do Hospital Infantil do Leste de Ontário (CHEOPS) consiste em seis categorias de comportamento. A Escala de Dor Objetiva (OPS) incorpora quatro categorias comportamentais com a pressão sangüínea. Estas escalas são difíceis de memorizar e usar em um ambiente clínico ocupado. A escala FPACC (Tabela 6.1) inclui cinco categorias de compor-

## Tabela 6.1
### Avaliação da Intensidade da Dor: Escala FPACC

| Tipo de Comportamento | 0 | 1 | 2 |
|---|---|---|---|
| **F**ace | Sem expressão em particular, ou sorriso | Careta ou carranca ocasional, retração | Boca cerrada, queixo tiritante |
| **P**ernas | Posição normal ou relaxada | Apreensivo, inquieto, tenso | Chutando ou pernas para o alto |
| **A**tividade | Repousando, posição normal, mexe-se à vontade | Contorce, inclina-se para frente e trás, tenso | Arqueado, rígido ou estremecendo |
| **C**horo | Sem choro acordado ou dormindo | Gemido ou lamúria, queixa ocasional | Choro constante, gritos ou soluços, queixas freqüentes |
| **C**onsolo | Contente, relaxado | Tranqüilizado com agrado, abraçando, resmungando, distraível | Difícil de consolar ou confortar |

**ESCALA DE GRADUAÇÃO DE FACES WONG/BAKER**

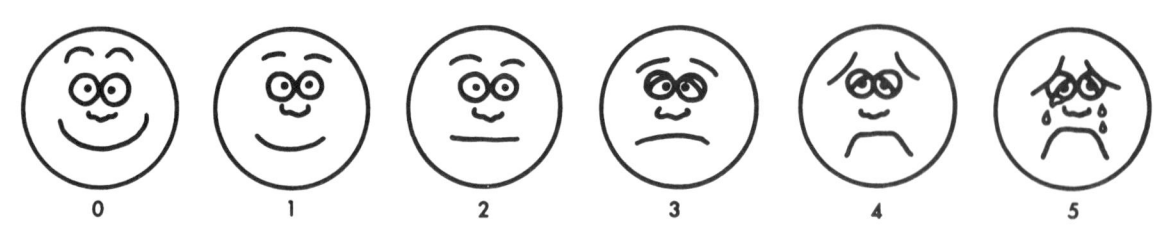

**Fig. 6.1** — Escala de Faces de Dor. A criança escolhe qual face representa o grau de intensidade de dor que tem. (Reproduzido com permissão de Won DL: Whalwy & Wong's Nursing Care of Infants and Children, 5ª ed. St. Louis, MO, Mosby-Year Book, 1995.)

**Escala de graduação palavra-gráfico**

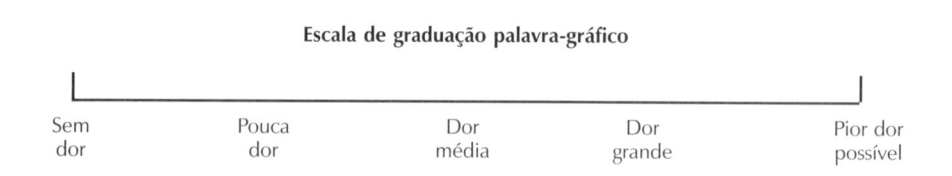

Sem dor — Pouca dor — Dor média — Dor grande — Pior dor possível

**Fig. 6.2** — A Escala de Graduação Palavra-Gráfico usa uma linha horizontal reta com pontos extremos identificados como "sem dor" ou a "pior dor possível". A criança é instruída para traçar uma linha reta vertical em qualquer lugar longo ao da linha horizontal que demonstra a intensidade da dor. (Reproduzido com permissão de Savedra MC, Tesler MD, Holzemer WL, et al. Adolescent Pediatric Pain Tool (APPT) Preliminary User's Manual. San Francisco, CA, University of California, 1989.)

tamento (face, pernas, atividade, choro e consolo). O acrônimo FPACC facilita a memorização das categorias. Estudos preliminares estabeleceram sua validade, concordância entre observadores e uso fácil em um ambiente clínico. A confiança e a validade das ferramentas de avaliação comportamental são mais altas com dor moderada ou grave e com as dores agudas associadas com procedimentos. As crianças choram e recuam não somente em resposta à dor, mas também em resposta a outros tipos de desconforto, como fome e ansiedade. O uso das observações comportamentais para guiar a administração de analgésicos requer consideração do contexto do comportamento da criança.

## Auto-relato

Como nos adultos, auto-relato proporciona a indicação mais confiável da localização e intensidade da dor nas crianças. Métodos simples de auto-resposta podem ser usados em crianças de quatro anos ou mais de idade e que podem verbalizar. O vocabulário de dor disponível aos cinco anos é limitado a simples palavras tais como ruim, doendo ou ai. Este vocabulário aumenta para em torno de 26 palavras pelos 12 anos de idade. Uma criança pequena pode apontar uma área de dor mas a precisão da indicação da localização aumenta com a idade da criança.

Escalas de avaliação como as de ai (*oucher*), indiferença (*poker*), amôo (*chip*) e a escala de faces podem ser usadas pela criança pequena para expressar a intensidade da sua dor. O preparo antecipado facilita muito o uso destas escalas pelas crianças. Estudos indicam que crianças jovens podem usar a Escala de Faces (Fig. 6.1). A Escala de Números e a Escala de Palavras-Gráfico (Fig. 6.2) podem ser usadas por crianças que entendem os conceitos de números e ordem. A maioria das crianças acima de sete anos de idade é capaz de usar a escala de números.

A avaliação de rotina e a documentação são críticas para o manejo efetivo da dor. Dormir e comportamento de escape podem ser mal interpretados como ausência de dor, enquanto que, de fato, a criança pode estar tentando controlar a dor limitando a interação e a atividade. Uma criança dormindo calmamente que acorda com movimentos bruscos e incapazes de ceder pode estar tendo espasmos musculares. Dor na extremidade após lesão ou cirurgia que não é aliviada pelo aumento de 50% da dose de opióides e aumenta significativamente com o movimento da extremidade ou dedos pode indicar o início de uma síndrome de compartimento. A graduação da dose de opióide pode não ser efetiva ou indicada em quaisquer destas situações. A agitação e a disforia podem ocorrer como efeitos colaterais dos opióides; por exemplo, a meperidina pode causar irritabilidade e provocar distúrbios do sono e tremores musculares.

Embora a avaliação objetiva da dor nas crianças possa ser um desafio, a utilização de mais de uma medida ajuda o médico a entender a fonte da dor e proporcionar o tratamento efetivo.

A dor após cirurgia ortopédica pode ser intensa, qualquer que seja a idade do paciente. Felizmente, avanços recentes nas técnica de manejo da dor forneceram fundamentos científicos para o tratamento racional nas crianças. Sistemas tradicionais de injeções intramusculares de opiáceos mostraram ser ineficientes em 50% dos casos de pacientes operados e estão se tornando obsoletos. Estes tratamentos provocam atraso na administração de medicação contra a dor e causam níveis plasmáticos medicamentosos flutuantes devidos a uma reabsorção muscular imprevista, levando à sedação excessiva ou à dor incontrolável. Esta técnica é particularmente inadequada em crianças por causa do medo de injeções freqüentes. Esta seção discutirá a farmacologia clínica e as opções de tratamento relevantes para o manejo da dor após uma cirurgia ortopédica.

## Analgesia Sistêmica

**Acetaminofen.** O acetaminofen é o analgésico não opióide mais freqüentemente usado em crianças. Seu efeito analgésico resulta da inibição da síntese central de prostaglandinas. A prostaglandina sensibiliza os receptores da dor para o estímulo mecânico e para mediadores químicos como a bradicinina e a histamina. Pode ser administrado oralmente na dose de 15 a 18mg/kg, por via retal, na dose de 25 a 30mg/kg a cada quatro horas, isoladamente para dores menores ou junto com opióides para dores mais fortes. Em um estudo, uma dose retal menor de acetaminofen (20mg/kg) foi ineficiente em crianças submetidas à amigdalectomia.

**Drogas Antiinflamatórias Não Esteróides.** O advento de uma droga antiinflamatória não esteróide injetável (AINE), o *ketorolac*, provocou um interesse renovado no uso de AINE em crianças, após cirurgia. O efeito terapêutico do AINE é proveniente da sua capacidade de inibir a síntese de prostaglandinas. Os AINE diminuem os níveis de mediadores químicos inflamatórios, tais como bradicinina, substância P, tromboxane e prostaglandinas, no local da lesão tecidual. Os AINE podem ser usados isoladamente para o tratamento da dor leve ou moderada. Para a dor intensa, os AINE, usados em associação com opióides, têm o efeito de diminuir a dose de opióides. Além disto, o uso associado de opióides e AINE produz uma analgesia efetiva maior do que qualquer uma das drogas isoladamente. Os efeitos colaterais da drogas AINE incluem alterações gastrointestinais, ulceração da mucosa, alteração da função renal e interferência da função plaquetária, que prolonga o tempo de sangramento. O risco de sangramento torna o uso destas drogas inadequado no período pós-operatório imediato de algumas cirurgias, embora estas preocupações não tenham sido devidamente consideradas em estudos clínicos.

Tometramina de *ketorolac* (Toradol) foi tão efetivo quanto a morfina ou meperidina no manejo rápido da dor pós-operatória moderada ou intensa. Em um grande estudo de pacientes adultos *ketorolac* intramuscular (30mg e 90mg) foi tão efetivo quanto 12mg de morfina intramuscular, no alívio de dor pós-operatória, e o *kerotolac* apresentou uma duração significativamente mais longa do que a morfina. Este estudo incluiu procedimentos ginecológicos, abdominais e ortopédicos. O *ketorolac* pode, também, ser administrado oralmente na dose de 10mg a cada seis horas. Ele está disponível somente em comprimidos de 10mg, dose de adultos. Se uma criança tolera medicação via oral, o ibuprofeno oferece maior flexibilidade na dosagem, bem como na economia de custo. O *ketorolac* pode ser administrado intramuscularmente ou endovenosamente na dose de 0,5mg a cada seis horas. Ele não apresenta os efeitos de depressão respiratória dos opióides, mas apresenta os efeitos colaterais potenciais dos AINE. Sabe-se que ele causa efeitos adversos nos sistema nervoso, incluindo sonolência, tontura e cefaléia. É relatado que a administração de *ketorolac* por longos períodos causa alteração da função renal em aproximadamente 3% dos pacientes e, portanto, ele dever ser usado com cautela, sobretudo em pacientes com doença renal. Sabe-se que ele inibe a adesão plaquetária e prolonga o tempo de sangramento por aproximadamente três minutos além dos valores basais. Diferentemente da aspirina, este efeito do *ketorolac* é transitório e a agregação plaquetária retorna ao normal dentro de 24 a 48 horas após a interrupção do tratamento. Estudos em adultos mostraram que o *ketorolac* não provoca sangramento peroperatório excessivo e que o prolongamento do tempo de sangramento parece ter pouca importância clínica, na maioria dos pacientes. A ausência de efeitos depressivos sobre a respiração torna o *ketorolac* uma droga valiosa usada isoladamente ou em associação com opiáceos no tratamento da dor pós-operatória. De acordo com as sugestões da *Food and Drug Administration*, a administração parenteral de *ketorolac* não deve ser feita por mais de cinco dias.

**Benzodiazepinas.** Estas drogas são freqüentemente prescritas como adjuvantes no manejo da dor. Elas são mais úteis para sedação, como ansiolíticos, e para induzir amnésia em procedimentos dolorosos. Elas não provocam analgesia mas seu uso por curtos períodos pode estar indicado quando os espasmos musculares são a principal fonte de dor. Os benzodiazepínicos devem ser usados com extrema cautela quando associados com opiáceos, porque eles potencializam os efeitos depressores da respiração dos opióides.

**Opióides.** Os opióides exercem seus efeitos pela interação com receptores de opióides no cérebro, medula espinhal e sistema nervoso periférico. Além de quatro receptores principais (mi, delta, kapa e sigma), foi identificado um número de subgrupos menos importante. Tanto substâncias endógenas (endorfinas), como exógenas (drogas opióides) interagem com esses receptores. Algumas drogas opióides são agonistas puras (morfina), algumas são antagonistas (naloxana) e algumas têm os dois efeitos (nalbufina). Os receptores mi e delta relacionam-se com analgesia, depressão respiratória, euforia, sedação e dependência física. O receptor kapa está localizado na medula espinhal e está relacionado primariamente com analgesia espinhal e sedação. O receptor sigma é responsável pelo efeito psicotomimético dos opióides, tal como alucinações e disforia. A interação de opióides com receptores no cérebro resulta na ativação de vias descendentes que inibem a sensação de dor.

Os opióides são administrados por várias vias e as diferenças farmacocinéticas são responsáveis pelas principais diferenças no efeito. A administração intravenosa atinge, de maneira confiável, níveis sangüíneos desejáveis; entretanto, o mesmo nível sangüíneo pode exercer efeitos diversos em diferentes pacientes. Com outras vias de administração, fatores adicionais como absorção e metabolismo afetarão os níveis sangüíneos. Com base em dados de adultos, a biodisponibilidade de morfina e meperidina orais é de 30% e a da codeína é de 40% a 70% da dose administrada. A administração intramuscular de opióides leva à absorção altamente variável e esta via não é mais a preferida no manejo da dor. Opióides epidurais estão conquistando popularidade crescente para adultos e crianças. Quando a morfina é administrada no espaço epidural, ela cruza a dura e liga-se a receptores de opiáceos na substância gelatinosa da medula espinhal. Pequenas doses de morfina produzem analgesia adequada porque seus efeitos são mais relacionados com os níveis no líquido cerebrospinal do que sangüíneo. Ainda, uma outra via de administração de opióides é com o fentanil transdérmico, que é usado primariamente em adultos com dor crônica. Um único *patch* libera fentanil a 25 microgramas/hora. A absorção é lenta mas, uma vez atingidos níveis terapêuticos, cerca de 12 horas após a aplicação, os níveis sangüíneos permanecem razoavelmente constantes. Após a remoção do *patch*, um reservatório do opióide persiste na pele por várias horas. Na criança, seu uso tem sido reservado primariamente para dor crônica nos casos com acesso venoso difícil, tais como pacientes com doenças malignas. Citrato de fentanil transmucoso oral (pirulito de fentanil) recentemente foi aprovado pelo *Food and Drug Administration*, mas seu uso é restrito a condições monitorizadas por pessoal treinado no uso de anestésicos, manuseio de vias aéreas e ressuscitação cardiorrespiratória.

Os efeitos colaterais comuns dos opióides são náusea, vômito e prurido. Além disto, os opióides podem causar depressão respiratória com risco de vida em uma relação dose-dependente. Inicialmente, há uma resposta depressora ao $CO_2$ aumentado, seguido por um aumento no $CO_2$ residual devido à diminuição da ventilação-minuto. Os opióides também deprimem o esforço ventilatório da hipóxia, diminuem a taxa ventilatória e levam a uma diminuição do volume oscilante. Alguns opióides podem causar hipotensão com ou sem bradicardia. Outros efeitos colaterais incluem retenção urinária, constipação e ações no sistema nervoso central (SNC), tais como sonolência, sedação, euforia e disforia. A meperidina em altas doses ou seu uso prolongado podem causar excitação do SNC pelo acúmulo de piridina. Isto resulta em tremores, fasciculações e convulsões. Os opióides são conhecidos por provocar tolerância com uso por períodos maiores do que sete dias e recomenda-se que a dose de opióide seja escalonada para prevenir sintomas na interrupção do uso. Este grupo de drogas deve ser usado com cautela em crianças menores do que três meses de idade porque o *clearance* e a ligação a proteínas estão diminuídos. A imaturidade da barreira hematoencefálica na criança pode contribuir para aumentar a passagem de opióide para o SNC.

**Analgesia Controlada pelo Paciente.** A analgesia controlada pelo paciente (ACP) proporciona analgesia segura e efetiva em crianças tão pequenas quanto as de cinco anos de idade. Ela permite que o paciente se auto-administre pequenas doses pré-programadas de opióides via uma bomba controlada por microprocessador que é conectada ao equipo endovenoso. Isto permite que o paciente adapte níveis sangüíneos de opióide em resposta à variação da intensidade da dor. A segurança da ACP repousa no fato de que, no caso de supersedação, o paciente adormece e é incapaz de se administrar novas doses. Está bem documentado que a maioria dos pacientes escolhe um regime de dose que atinge um equilíbrio entre um conforto adequado e os efeitos colaterais como sedação, náusea, vômito e prurido. Outras vantagens da ACP são: evita atraso na administração de analgésicos, dá segurança, aceitabilidade, satisfação do paciente e redução nos cuidados de enfermagem. O uso da ACP não dispensa a necessidade de avaliações freqüentes do controle da dor e outros efeitos colaterais. Em crianças muito jovens para o ACP, a analgesia controlada pela enfermagem tem sido usada com sucesso. Esta técnica dá flexibilidade ao pessoal de enfermagem para administrar pequenos incrementos de medicações analgésicas com base na sua avaliação da dor ou na antecipação de procedimentos dolorosos como fisioterapia ou troca de roupas.

A maioria dos aparelhos de ACP pode liberar uma infusão contínua de analgésico, além de adicionar bólus. As infusões contínuas mantêm níveis plasmáticos terapêuticos de opióides durante o sono, para impedir interrupção, melhoram os escores de dor e a satisfação do paciente, bem como evitam os efeitos colaterais do uso excessivo de opióides. Quando uma técnica de infusão contínua é usada em associação com a ACP, ela condiciona o paciente a receber uma quantidade fixa de opióides independentemente do nível de sedação. Isto, em alguns casos, pode reduzir a segurança inerente da ACP, e ser necessária uma fiscalização próxima para evitar sedação excessiva dos pacientes em infusão contínua de opióides. O sulfato de morfina em ampolas com 1mg/ml é o mais adequado para a ACP em crianças, embora a meperidina e a hidromorfona tenham sido muito usadas. Os guias gerais para o início da ACP usando morfina são apresentados na Tabela 6.2, com base na literatura e na experiência do autor.

**Anestesia Regional.** As técnicas de anestesia regional proporcionam analgesia profunda com a diminuição da necessidade de opióides, recuperação rápida e sem dor e deambulação precoce. A anestesia regional proporciona, também, maior aceitação do paciente para a mobilização passiva contínua. Com uma seleção cuidadosa do paciente, a analgesia regional proporciona alívio seguro e efetivo na criança.

**Analgesia Epidural.** O bloqueio caudal é uma maneira eficiente de proporcionar analgesia para operações abaixo do diafragma. Este bloqueio é tecnicamente simples de ser realizado em crianças menores de oito anos de idade porque as referências anatômicas são facilmente identificáveis. Geralmente ele está indicado para procedimentos nos membros inferiores, tais como correção de pé torto congênito, cirurgia abdominal ou urológica. Analgesia efetiva é proporcionada pela bupivacaína em concentrações de 0,125% a 0,25% com epinefrina a 200.000. A duração do bloqueio sensitivo e a qualidade da analgesia são semelhantes em ambas as concentrações, mas a concentração menor proporciona bloqueio motor significantemente menor. O sulfato de morfina na dose de 50 a 75mg/kg proporciona analgesia de 12 a 24 horas, mas há necessidade de monitorização respiratória rigorosa até 24 horas após a injeção.

Na criança com peso maior do que 20kg, está indicada a analgesia epidural porque um menor volume de anestésico local por quilo de peso é necessário para se alcançar o dermátomo desejado. Analgesia pós-operatória efetiva pode ser conseguida com anestésicos locais, opióides, ou uma combinação destas duas classes de drogas. Anestésicos locais epidurais proporcionam uma intensa analgesia dose-relacionada, previnem o espasmo muscular e permitem mobilização e fisioterapia, enquanto evitam os efeitos depressivos dos opióides sobre a respiração. As desvantagens dos anestésicos locais epidurais relacionam-se como o bloqueio motor e autônomo e o potencial para mascarar complicações perioperatórias, tais como síndrome de compartimento ou úlceras de pressão. O uso de soluções diluídas de anestésicos locais (bupivacaína 0,125%) e a vigilância da enfermagem podem minimizar estes riscos. Os opióides epidurais têm a vantagem de proporcionar analgesia sem bloqueio simpático, sensório ou motor, mas trazem o risco de efeitos adversos como depressão respiratória, náusea, vômito e prurido. Os opióides sistêmicos e drogas sedativas tais como as benzodiazepinas não devem ser usados em associação com opióides epidurais por causa do risco de depressão respiratória. A combinação de opióides epidurais e anestésicos locais (por exemplo, fentanil e bupivacaína) bloqueia as vias nociceptivas em diferentes níveis, permitindo o uso de doses menores de cada agente, com menores efeitos colaterais. As dosagens de drogas administradas pela via epidural estão apresentadas na Tabela 6.3.

O uso de opióides epidurais na cirurgia da coluna está ganhando popularidade crescente. Uma única dose de morfina injetada intratecalmente pelo cirurgião antes de fechar a incisão proporciona analgesia efetiva por 12 a 24 horas. Alternadamente, um cateter epidural é colocado pelo cirurgião na extremidade superior da incisão e tunelizado lateralmente à incisão antes do fechamento da ferida. Os cateteres são mantidos por 72 horas e pequenas doses de opióides são infundidas para prover analgesia efetiva. Esta técnica requer monitoração, incluindo oximetria contínua de pulso e documentação horária da freqüência respiratória até 24 horas depois da infusão ter sido interrompida.

**Tabela 6.2**
**Guia para o Início de PCA Usando Morfina em Crianças**

| Método PCA | Dose Progressiva (mg/kg) | Intervalo de Bloqueio (min) | Taxa de Infusão (mg/kg/h) | Limite em 4 Horas (mg/kg) |
|---|---|---|---|---|
| Só dose em bólus | 0,02 a 0,03 | 8 a 15 | 0 | 0,25 a 0,3 |
| Infusão e dose em bólus | 0,02 a 0,03 | 8 a 15 | 0,01 a 0,02 | 0,25 a 0,3 |

**Tabela 6.3**
**Guia para Analgesia Epidural em Crianças e Adolescentes**

| Droga | Início/duração | Dose |
|---|---|---|
| Duramorph (injeção única) | Início 45min Duração 6 a 24 (22) horas | 0,03 a 0,05mg/kg |
| Infusão de Duramorph | Início 45min | 3 a 4mcg/kg/h |
| Infusão de Fentanil* | Início 5 a 15min | 0,5 a 2,0mcg/kg/h |
| Infusão de Bupivacaína* | Início 10min | 0,0625% ou 0,100% 0,1 a 0,4cc/kg/h |

*Usado freqüentemente em combinação.

**Bloqueio de Nervos Periféricos.** O bloqueio de nervo periférico com anestésico local permite a interrupção da transmissão sensória ao longo de nervos específicos ou de grupos de nervos. Os bloqueios periféricos pertinentes à cirurgia ortopédica incluem bloqueio de plexo braquial para cirurgia da extremidade superior, bloqueio intercostal e cateteres intrapleurais para cirurgia torácica e bloqueios do nervo femoral, ciático ou plexo lombar (bloqueio 3 em 1) para cirurgia da extremidade inferior. Como em qualquer técnica de anestesia regional, é necessária a avaliação cuidadosa da colocação da agulha, bem como estimativa prudente de quantidades seguras de anestésicos.

A anestesia regional é absolutamente contra-indicada se uma infecção está presente no lugar da punção da agulha, na presença de sepse e em pacientes com anticoagulantes. As complicações de anestésicos regionais incluem injeção intravascular ou subaracnóidea inadvertida, toxicidade anestésica local, erros de medicação e pneumotórax ou hemotórax provenientes de bloqueio de plexo braquial ou intercostal.

**Analgesia Preemptiva.** A literatura atual sugere que os sinais sensórios gerados pelo tecido lesado durante a cirurgia podem desencadear um estado prolongado de excitabilidade aumentada no sistema nervoso central que pode contribuir para a hiperalgesia pós-operatória. As bases teóricas para a analgesia preemptiva é que ela previne o desenvolvimento desta hiperexcitabilidade pela diminuição da barragem de impulsos nociceptivos durante a cirurgia. O princípio básico é que a intervenção terapêutica é feita antes da dor mais do que uma reação a ela. Estudos em pacientes adultos mostraram uma diminuição dramática na incidência de dor do membro fantasma quando bloqueio epidural é feito antes da amputação. O tratamento preemptivo poderia ser dirigido à periferia em impulsos ao longo de axônios sensórios ou nos neurônios centrais pelo uso de antiinflamatórios não esteróides, anestésicos locais ou opióides, isoladamente ou em combinação.

**Intervenções não Farmacológicas.** As intervenções não farmacológicas são classificadas como abordagens comportamentais — cognitivas e medidas físicas. Abordagens comportamentais cognitivas incluem educação, relaxamento, música, hipnose e retroalimentação biológica. As intervenções físicas que inibem a transmissão de impulsos gerados por estímulos nocivos incluem aplicação de calor e frio, massagem, exercício e imobilização. Técnicas de contra-estimulação como estímulo elétrico transcutâneo do nervo (TENS) são efetivas na redução da dor e no uso de analgésico após cirurgia abdominal, torácica e ortopédica. O TENS é um método de aplicar estímulos elétricos controlados de baixa voltagem às fibras nervosas periféricas mielinizadas por meio de eletrodos transcutâneos, com o propósito de modulação da transmissão do estímulo e alívio da dor.

## Resumo

A dor na criança contribui para o sofrimento emocional e físico, períodos mais longos de recuperação, maior gasto dos escassos recursos da saúde e pode comprometer o desempenho do paciente. Uma abordagem multidisciplinar, incluindo todos os membros da equipe de saúde, com o envolvimento do paciente e sua família, é essencial para o manuseio efetivo da dor.

## Bibliografia Comentada

### Avaliação da Dor

Merkel S, Voepel-Lewis T, Shayevitz J, et al. FPACC pain assessment tool: Reliability and validation with existing tools. Anesthesiology, 81:A1359, 1994.

Foi demonstrada a confiabilidade e reprodutibilidade da avaliação FPACC neste estudo prospectivo de 30 crianças no período pós-operatório. Além disso, ficou estabelecida sua validade em relação a outras ferramentas (isto é, avaliação global de enfermeiras e escala de dor objetiva).

US Agency for Health Care Policy and Research. Acute Pain Management: Operative or Medical Procedures and Trauma. Rockville, MD, US Department of Health and

Human Services. (AHCPR Publication No. 92- 0032), 1992.

Este guia clínico foi desenvolvido por um conjunto interdisciplinar de especialistas no manejo da dor. Ele delineia as bases fisiológicas da dor aguda, discute as técnicas de avaliação da dor e revê a literatura que trata do manejo efetivo da dor com melhores resultados nos pacientes. Ele também descreve práticas e princípios terapêuticos e tecnologias emergentes que podem minimizar ou eliminar a dor aguda.

## Manejo da Dor: Analgesia Sistêmica

Berde CB, Lehn BM, Yee JD, et al. Patient-controlled analgesia in children and adolescents: A randomized, prospective comparison with intramuscular administration of morphine for postoperative analgesia. J Pediatr, 18:460-466, 1991.

Este estudo prospectivo avalia a eficácia, os riscos e os benefícios da morfina intramuscular em relação ao PCA, com e sem infusão contínua, em 82 crianças submetidas à cirurgia ortopédica. Ambas as técnicas PCA forneceram menores escores de dor e foram mais bem aceitas do que as injeções intramusculares e sem aumento da morbidade. O grupo PCA com infusão contínua apresentou menores escores de dor do que o grupo PCA sozinho; entretanto, não houve diferença estatística entre estes grupos. De maneira geral, houve uma satisfação maior do paciente com a PCA do que com a morfina intramuscular.

Goodarzi M, Shier NH, Ogden JÁ: Epidural versus patient-controlled analgesia with morphine for postoperative pain after orthopedic procedures in children. J Pediatr Orthop, 13:663-667, 1993.

Neste estudo prospectivo e casual, a adequação da analgesia e a incidência e gravidade de efeitos colaterais relacionados com o uso de morfina epidural *versus* PCA foram comparadas em 40 crianças submetidas à cirurgia ortopédica. Os escores de dor não foram estatisticamente diferentes nos dois grupos, mas a necessidade de morfina foi significativamente maior no grupo PCA. Houve uma incidência maior de sonolência no grupo PCA, enquanto o grupo epidural apresentou efeitos colaterais não respiratórios tais como náusea, vômito, prurido e retenção urinária. Ambas as técnicas analgésicas produziram analgesia satisfatória, sem complicações respiratórias.

Litvak KM, McEvoy GK. Ketorolac, na injectable nonnarcotic analgesic. Clin Pharm, 9:921-935, 1990.

Os autores apresentam uma revisão extensa de estudos clínicos do *ketorolac* injetável. Além disso, são descritas a química, a farmacologia, as interações medicamentosas e os efeitos colaterais do *ketorolac*. Este artigo proporciona informação útil com relação à eficiência, potência e efeitos colaterais do *ketorolac* em comparação com outros antiinflamatórios não esteróides, bem como com os opióides.

O'Hara DA, Fragen RJ, Kinzer M, et al. Ketorolac tromethamine as compared with morphine sulfate for treatment of postoperative pain. Clin Pharmacol Ther 41:556-561, 1987.

Nesse estudo prospectivo e duplo-cego, 155 pacientes foram distribuídos casualmente a receber 10, 30 ou 90mg de *ketorolac* ou 6 ou 12mg de morfina intramuscularmente para o alívio de dor após cirurgia abdominal ou ortopédica. Trinta e 90mg de *ketorolac* proporcionaram escores menores de dor do que 6mg de morfina e escores similares de dor com aqueles de 12mg de morfina. O *ketorolac* apresentou uma duração mais longa do que qualquer dose de morfina. Não houve efeitos colaterais sérios em qualquer grupo.

Polaner DM, Berde CB. Postoperative pain management, in Cote CJ, Ryan JF, Todres ID, et al (eds). A Practice of Anesthesia for Infants and Children, ed 2. Philadelphia, PA, WB Saunders, pp 451-470, 1993.

Este capítulo detalhado sobre os princípios da dor pós-operatória em crianças refere-se às técnicas de avaliação da dor, preparação pré-operatória, intervenções anestésicas intra-operatórias que capacitam um doente a acordar livre de dor, bem como estratégias no manejo da dor tais como analgesia controlada pelo paciente e bloqueio regional. Está incluído um apêndice do manejo apropriado da dor em diferentes situações clínicas.

Tyler DC. Pharmacology of pain management. Pediatr Clin North Am, 41:59-71, 1994.

É apresentada uma revisão detalhada do mecanismo de ação, farmacocinética e efeitos colaterais dos opióides e analgésicos não opióides. É discutido o uso clínico de opióides, drogas não esteróides e depressores tricíclicos, bem os riscos e benefícios esperados são substanciados por uma referência extensa.

Woolf CJ, Chong MS. Preemptive analgesia: Treating postoperative pain by preventing the establishment of central sensitization. Anesth Analg, 77:362-379, 1993.

Nesta revisão extensa, é introduzido o conceito de analgesia preemptiva e são discutidos os mecanismos da sensibilização central. São amplamente revistos os estudos clínicos de analgesia preemptiva usando intervenções analgésicas.

## Manejo da Dor: Analgesia Regional

Rice LJ. Regional anesthesia in the pediatric patient. International Anesthesic Research Society Rewiew Course Lectures. Cleveland, OH, International Anesthesic Research Society, pp 32-36, 1994.

Esta é uma revisão atual e concisa do uso de bloqueios de nervos periféricos e centrais na criança. A farmacologia e a farmacocinese dos anestésicos locais na criança são discutidas e sugeridos guias de doses apropriadas.

Wedel DJ. The pediatric patient: Regional anesthesia, in Wedel DJ (ed): Orthopedic Anesthesia. New York, NY, Churchill Livingstone, pp. 129-149, 1993.

Este capítulo revê as indicações, vantagens e desvantagens das técnicas anestésicas regionais aplicadas à cirurgia ortopédica. São incluídas sugestões práticas de bloqueios, anestésicos locais e medidas de segurança com bloqueios individuais.

# 7
# Tumores Musculoesqueléticos

## Avaliação Inicial

A avaliação da criança com suspeita de tumor começa com uma história cuidadosa e um exame físico antes de estudos radiográficos detalhados. Freqüentemente, detalhes clínicos, no que se refere à apresentação, podem indicar ou sugerir etiologias não neoplásicas e o médico deve considerar uma ampla gama de possibilidades quando avalia a criança com suspeita de neoplasia.

## História

Dor na extremidade é um aspecto comum de tumores e outras malignidades. Tumores benignos podem ser assintomáticos e ser encontrados acidentalmente, mas isso raras vezes acontece com os processos malignos. A dor pode resultar da invasão do tumor propriamente dita, ou pode ser a conseqüência de um enfraquecimento da estrutura. Uma história de dor que é exacerbada pelo apoio do peso na extremidade pode sugerir uma fratura patológica ou uma fratura iminente. Dor noturna, especialmente que acorda o paciente ou que o impede de dormir, pode sugerir uma etiologia neoplásica. Dor aliviada por aspirina é mais freqüentemente associada com os osteomas osteóides, mas pode ser observada em outros tipos de tumores. Crianças mais jovens podem ser incapazes de relatar a dor propriamente dita e os pais podem notar um apoio preferencial do peso na extremidade normal e uma falta de uso da extremidade acometida. A duração da dor e o aumento ou diminuição da intensidade, assim como os fatores que causam o aparecimento da dor, podem fornecer informações adicionais; dor relacionada aos tumores malignos raramente diminui sem tratamento.

Duração do edema ou da massa, ou qualquer aumento devem ser identificados. Lesões de crescimento rápido sugerem malignidade, muito embora alguns tumores benignos possam apresentar altas taxas de crescimento. Lesões que variam em tamanho, tornando-se maiores e menores com o passar do tempo, são lesões mais provavelmente císticas ou hemangiomas. Eritema e calor são indicadores freqüentemente inespecíficos do aumento de fluxo sangüíneo na área, mas também podem sugerir infecção ou malignidade.

O médico deve procurar cuidadosamente por uma história de sintomas sistêmicos. Osteomielite está freqüentemente entre os diagnósticos diferenciais dos tumores pediátricos e muitas vezes associada com a história de febre, tremores e anorexia. Uma história recente de uso de antibiótico com melhora dos sintomas pode indicar a possibilidade de uma infecção parcialmente tratada. O sarcoma de Ewing pode estar associado com sintomas semelhantes ao de um processo gripal, mesmo quando aparentemente localizado. Pacientes com doença metastática podem ter doença consideravelmente sistêmica ou ser relativamente assintomáticos. Histiocitose disseminada pode estar presente com sintomas constitucionais.

## Exame Físico

O médico deve realizar um exame físico cuidadoso da criança, observando ambos os sintomas, locais e gerais. A inspeção vai identificar massas óbvias ou edemas, assim como alterações da cor da pele, vistas em hemangiomas em indivíduos de pele clara. O membro acometido deve ser palpado cuidadosamente para detectar-se áreas dolorosas e para localizar as áreas de maior dor. Tamanho e profundidade de qualquer massa presente devem ser evidenciados, assim como qualquer envolvimento de estruturas adjacentes ou subjacentes. Embora a maioria das malignidades ortopédicas em crianças seja disseminada hematogenicamente, o exame dos linfonodos pode identificar um paciente com infecção. Arco de movimento com dor nas articulações afetadas pode sugerir o comprometimento articular ou uma possível fratura patológica.

## Análise Radiográfica

Radiografias da área acometida devem ser obtidas em dois planos e cuidadosamente avaliadas. A localização no osso (diafisária, metafisária, epifisária ou a combinação dessas) deve ser anotada. Da mesma forma, a localização central ou excêntrica deve ser observada e anotada. As margens da lesão devem ser avaliadas; as lesões benignas em crianças apresentam tipicamente margens bem delimitadas e são freqüentemente não mineralizadas. Lesões que suge-

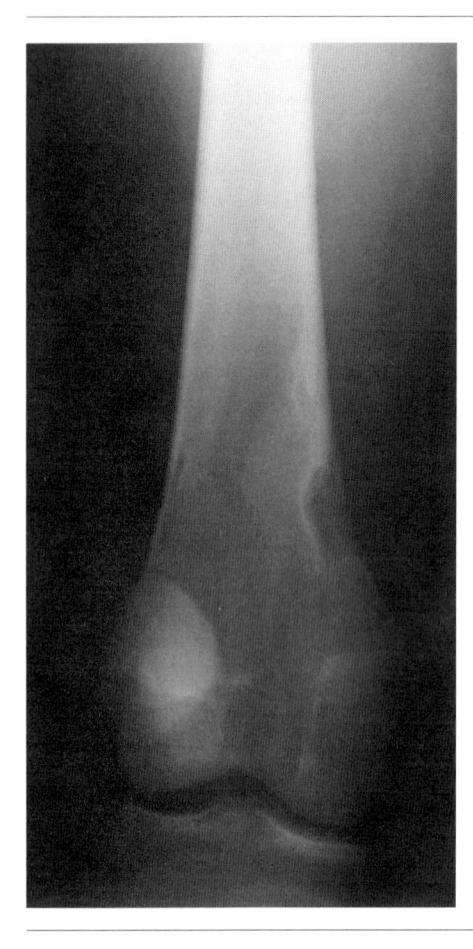

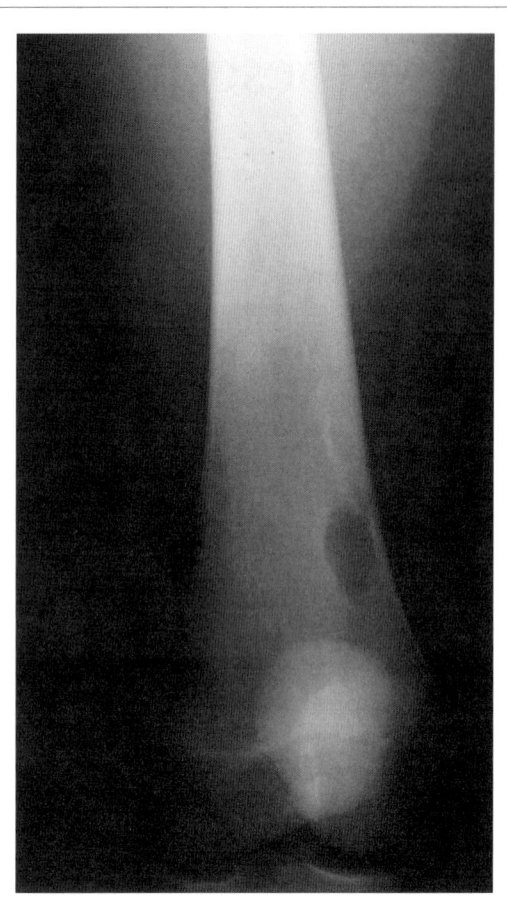

**Fig. 7.1 — Esquerda.** Um clássico fibroma não ossificante é visto nesta radiografia simples anteroposterior da extremidade distal do fêmur de uma criança com 15 anos previamente assintomática que sofreu um entorse do joelho. A lesão é bem definida, excêntrica e com uma erosão na metáfise femoral. **Direita.** Vista levemente oblíqua do mesmo paciente demonstra que o fibroma não ossificante visto nesta incidência pode aparentar ser uma lesão osteolítica no osso.

rem malignidade devem prontamente ser encaminhadas para centros especializados em seu tratamento, antes de se obter estudos adicionais por biópsia.

## Estadiamento

Correlacionando a história, o exame físico e o achado das radiografias, o médico freqüentemente pode formular um diagnóstico diferencial que contém relativamente poucos itens. Ocasionalmente, estudos adicionais podem ser necessários. O mapeamento do esqueleto pode detectar lesões ósseas adicionais, com alto grau de sensibilidade e podem identificar a atividade e a extensão da lesão. A tomografia axial computadorizada (TAC) fornece informações sobre o grau de envolvimento do osso e a presença de mineralização intralesional, a qual pode sugerir uma etiologia osteoblástica ou condroblástica do tumor. A ressonância nuclear magnética (RNM) é o estudo de escolha para acessar o envolvimento dos tecidos moles e da medula óssea. Devido ao fato de a imagem dos tumores musculoesqueléticos poder empregar técnicas diferentes daquelas freqüentemente utilizadas, cada esforço deve ser feito para se obter estudos adicionais nos serviços onde a criança será tratada.

Pacientes apresentando-se com lesões ósseas com aparência clássica de benignas, tumores inativos, tais como um fibroma não ossificante ou um defeito cortical fibroso, podem ser seguidos com radiografias seriadas. Lesões com alta possibilidade de malignidade devem ser avaliadas com TAC, RNM ou ambas, um mapeamento do esqueleto para detecção de lesões distantes e avaliação da extensão de atividade local, assim como uma radiografia do tórax e uma tomografia computadorizada do tórax para avaliação da possibilidade de doença metastática a distância.

Pacientes apresentando-se com massas neoplásicas grandes (maiores do que 5cm) e profundas são de risco quanto a um diagnóstico de malignidade e devem ser prontamente referidos para um oncologista do sistema musculoesquelético. Massas subcutâneas bem definidas podem não requerer estudos adicionais de imagem; entretanto, grandes lesões profundas são mais bem vistas com a RNM. O estadiamento pré-operatório de grandes massas profundas também inclui as radiografias do tórax e a tomografia computadorizada, com a finalidade de se determinar se há evidências de doença metastática pulmonar e o mapeamento do esqueleto pode detectar o envolvimento do osso subjacente ou a presença de doença metastática remota.

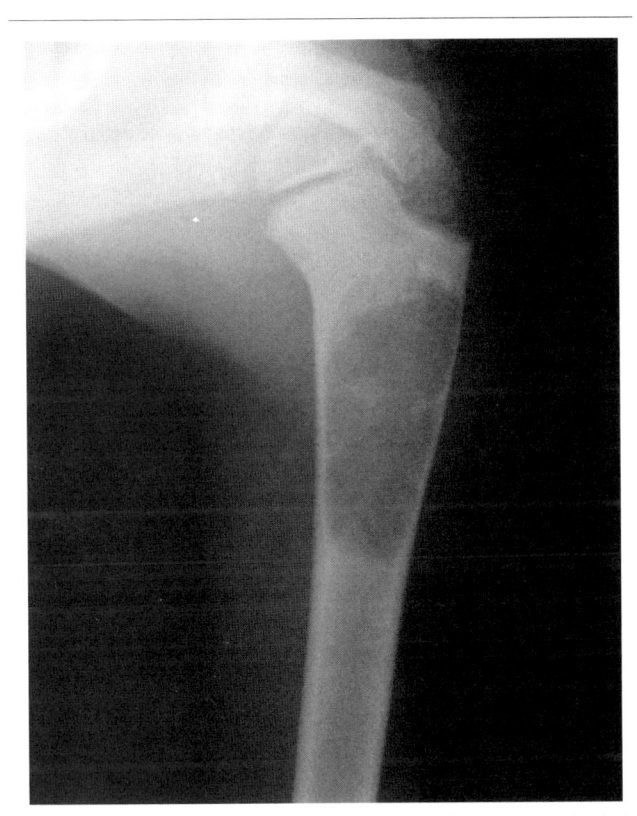

**Fig. 7.2** — Cisto ósseo unicameral em um menino de cinco anos de idade mostra a localização típica proximal no úmero, com uma expansão leve do osso; a extensão da lesão não ultrapassa da barreira da fise adjacente.

## Biópsia

A biópsia de lesões malignas possíveis ou suspeitas deve ser realizada em centros equipados para realizar o tratamento definitivo. A biópsia antes do encaminhamento tem demonstrado que pode evitar não raras freqüentes amputações desnecessárias ou outros efeitos adversos em pacientes com lesões malignas. Existem controvérsias sobre a melhor técnica de biópsia: aberta ou fechada. Nos membros, as incisões freqüentemente devem ser longitudinalmente dirigidas e devem evitar as estruturas neurovasculares. As recomendações ao redor das cinturas podem ser diferentes.

## Tumores Ósseos Benignos

### Fibroma não Ossificante/Defeito Fibroso Cortical

Estas lesões são freqüentemente assintomáticas e podem ser encontradas em qualquer idade na infância. Elas são mais freqüentemente encontradas quando a criança é radiografada, em seguida de um trauma, com o objetivo de se afastar a presença de uma fratura. Na maior parte das vezes metafisárias, elas podem ser levemente expansíveis. Uniformemente apresentam uma borda bem precisa e esclerótica e são com freqüência localizadas excentricamente no osso. Múltiplas lesões adjacentes podem estar presentes, ou podem parecer multiloculares. Nenhuma investigação adicional é necessária para lesões com este aspecto clássico; no entanto, devem ser observadas em radiografias seriadas na criança em crescimento (Fig. 7.1). Por causa do risco de fratura patológica, curetagem e preenchimento com enxerto podem ser recomendados em lesões que ocupem mais do que 50% do córtex de um osso longo.

### Cisto Ósseo Solitário (Unicameral)

Estas lesões podem ocorrer em qualquer idade na população pediátrica. A maioria desses tumores é assintomática; eles exigem mais freqüentemente a atenção médica quando ocorre uma fratura patológica. Existe, normalmente, uma história anterior de trauma, que pode ser relativamente de pequena intensidade, seguido pelo estabelecimento agudo de dor e recusa de movimentação do membro. Os locais mais comuns são a metáfise proximal do úmero e metáfise proximal do fêmur (Fig. 7.2). As lesões apresentam-se geralmente líticas e expansíveis, mas não excedem a largura da fise adjacente. A cortical do osso não está alargada, a menos que haja a presença de fratura. As lesões são uniloculares ou, ocasionalmente, multiloculares. As lesões de crescimento ativo são encontradas perto da fise; as lesões latentes parecem crescer longe da fise e estão separadas da fise por uma zona de osso aparentemente normal. A etiologia da formação do cisto é controversa, mas o encontro recente de fatores de reabsorção no fluido do cisto é tipicamente claro. O tratamento é freqüentemente a aspiração, seguida de injeção de metilpredinisolona. As fraturas ocorrem mais comumente em lesões maiores e a cura é ocasionalmente notada após uma fratura. Grandes lesões que são refratárias às injeções repetidas podem ser tratadas com curetagem e preenchimento com enxerto ósseo ou um substituto ósseo.

### Cisto Ósseo Aneurismático

O cisto ósseo aneurismático (COA) pode ocorrer em qualquer idade na infância. As lesões envolvem mais comumente os elementos posteriores da coluna e os longos ossos das extremidades, mas podem ocorrer em qualquer osso. O osso comprometido apresenta uma aparência expandida. A lesão pode apresentar-se contida por uma fina camada de osso ou pode estender-se além dos limites do osso alterado e a aparência pode ser um pouco mais agressiva. Segue controvérsia ainda não resolvida quanto à etiologia do COA. Pode ser encontrado em associação com outras lesões, e alguns o consideram uma lesão óssea reati-

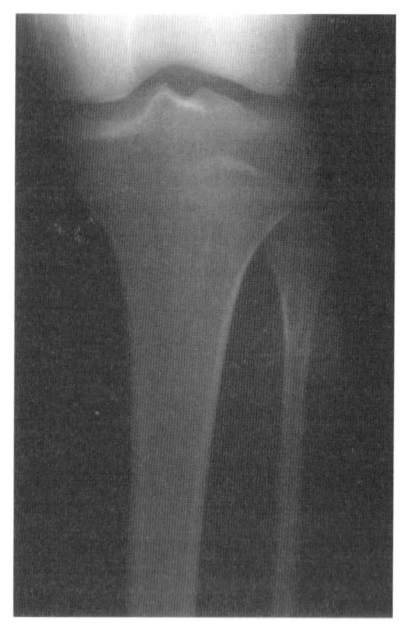

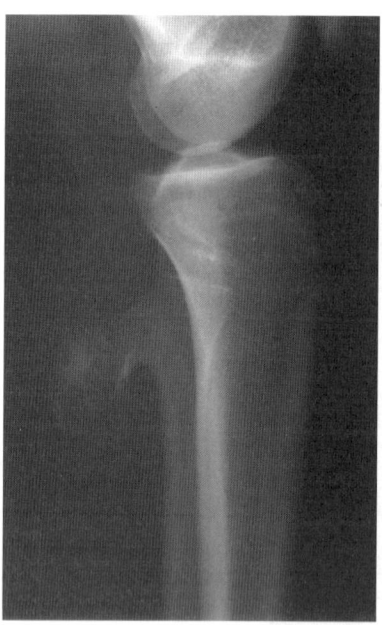

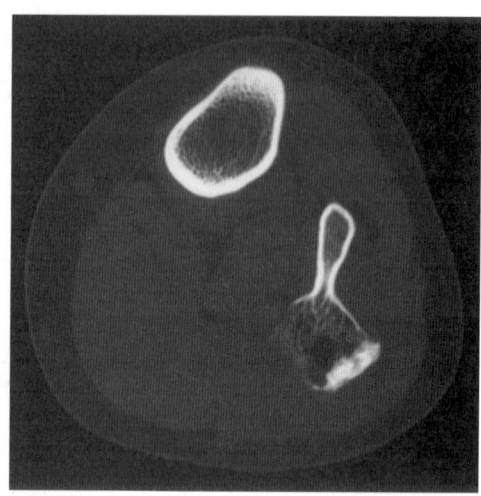

**Fig. 7.3** — Radiografia simples do terço proximal da fíbula de uma menina de 15 anos que apresenta-se com uma massa indolor firme na face lateral da perna. **Esquerda.** Vista anteroposterior mostra uma lesão óssea bem marginada abaulando o terço proximal da fíbula, mas na vista lateral (ao **centro**) mostrando continuidade da cavidade medular do osso longo com o centro da lesão. **Direita.** Tomografia computadorizada mostra o espaço medular em continuidade com a lesão e uma capa de cartilagem pequena, ambas características de uma exostose.

va e não uma neoplasia verdadeira. O tratamento consiste em curetagem e no preenchimento com enxerto ósseo, ou na ressecção do osso dispensável envolvido tal como a fíbula ou a costela. A taxa de recorrência local é dependente da localização da lesão e da modalidade de tratamento, mas em grande série recente foi de 21%. O cisto ósseo aneurismático tem sido relatado como mais freqüentemente recidivante em crianças menores.

## Osteocondroma (Exostose)

Pacientes pediátricos com osteocondromas freqüentemente apresentam-se com uma longa história de massa que pode ter apresentado crescimento gradual. Embora os osteocondromas não sejam intrinsecamente dolorosos, a dor pode ser o resultado de pressão e irritação das estruturas adjacentes ou, menos freqüentemente, de uma fratura através da lesão. Eles aparecem como massas exofíticas, freqüentemente se estendendo da metáfise de um osso longo (Fig. 7.3). Um achado radiográfico de rotina é a continuidade da medula óssea acometida com o centro da lesão. Osteocondromas apresentam uma capa de cartilagem, que pode ser bastante larga em crianças. A transformação maligna é rara, se alguma vez vista em crianças, embora em adultos possa raramente se transformar em um condrossarcoma de baixo grau. O tratamento consiste na ressecção simples dos osteocondromas sintomáticos; a vasta maioria pode ser manejada com observação. Um pequeno número de pacientes pode ter a forma hereditária múltipla da doença (exostose hereditária múltipla), na qual têm envolvimento da maioria dos ossos longos. O envolvimento pode ser moderado ou severo. Embora haja relatos iniciais de haver um alto risco por toda a vida de conversão para condrossarcoma nesses pacientes, um relato recente sugere que o risco é relativamente baixo (1%). Deformidades associadas incluem uma baixa estatura e discrepância dos membros. O antebraço e o joelho são mais comumente afetados com grande severidade.

## Granuloma Eosinófilo

Granuloma eosinófilo apresenta-se como uma lesão lítica no osso de crianças de praticamente todas as idades. O crânio é o osso mais comumente acometido, mas qualquer osso pode ser envolvido. As lesões são, em geral, assintomáticas e pode haver edema dos tecidos adjacentes. Embora a lesão possa se apresentar como uma lesão óssea isolada, o envolvimento sistêmico não é raro e a severidade é freqüentemente maior na criança jovem. As lesões em geral se apresentam líticas, mas a aparência é muito variável e, devido a isso, o granuloma eosinófilo com freqüência deve ser considerado no diagnóstico diferencial de lesões ósseas em crianças. O envolvimento sistêmico e visceral pode incluir uma variada gama de manifestações e crianças com uma lesão óssea documentada devem ser encaminhadas para se afastar outro envolvimento visceral.

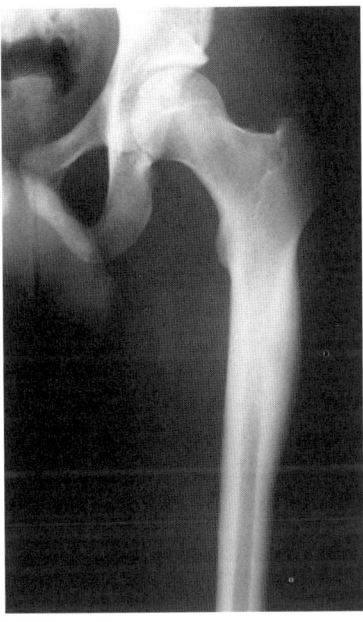

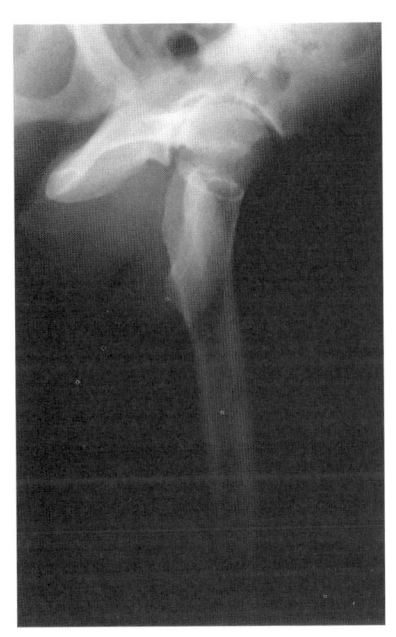

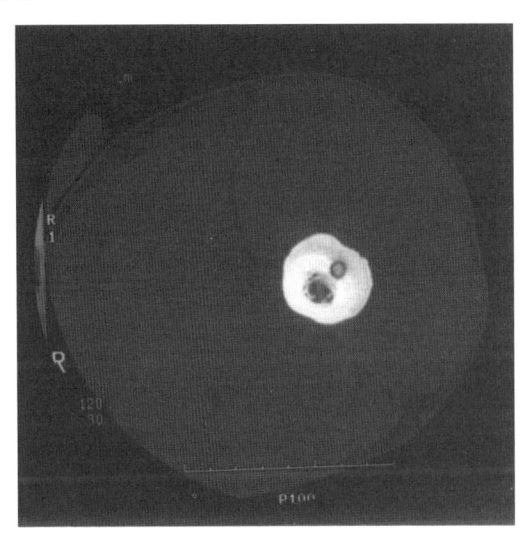

**Fig. 7.4** — **Esquerda** e **Centro**. Radiografias do terço proximal do fêmur mostram um osteoma osteóide. Dentro do córtex esclerótico e denso da extremidade lateral do fêmur há a presença de uma pequena área radiolúcida. **Direita**. Tomografia computadorizada mostra que a radiotransparência intracortical contém um pequeno nicho de mineralização.

O tratamento envolvia uma larga variedade de modalidades no passado incluindo a curetagem, a colocação de enxerto ósseo e a injeção de esteróides.

Um trabalho recente indicou que, como a maioria das lesões ósseas se curava espontaneamente, as intervenções deveriam ser limitadas às lesões sintomáticas ou àquelas facilmente acessíveis.

## Displasia Fibrosa

As lesões da displasia fibrosa são freqüentemente assintomáticas e podem ser encontradas em qualquer idade na população pediátrica. Os locais comuns incluem crânio, costelas e ossos longos.

As lesões têm a aparência característica de "vidro fosco" nas radiografias devido ao emaranhado de formação óssea que é visto histologicamente.

As lesões são freqüentemente rodeadas por uma espessa margem esclerótica e são comumente metafisárias ou diafisárias. Embora na maioria dos casos possa ser observada a deformidade ou a dor (particularmente envolvendo a porção superior do fêmur).

Pode ser que sejam necessários curetagem e colocação de enxerto, estabilização cirúrgica ou ressecção.

A degeneração para malignidade é extremamente rara e quando isto ocorre é freqüentemente associado com tratamento radioterápico prévio da lesão.

## Condroblastoma

Condroblastoma é um tumor raro que mais freqüentemente apresenta-se como uma lesão dolorosa na epífise ou apófise de um paciente esqueleticamente imaturo. A calcificação dentro da matriz da lesão é ocasionalmente visível em radiografias. Quando possível, a curetagem e o enxerto ósseo podem ser realizados, embora a proximidade a uma articulação ou fratura patológica possa, algumas vezes, ocasionar um procedimento mais trabalhoso.

## Encondroma

Encondromas são, geralmente, lesões intramedulares assintomáticas que podem ocorrer na metáfise ou diáfise de um osso longo e são freqüentemente vistas nos ossos da mão.

Os adultos, usualmente, apresentam calcificações ponteadas, mas as crianças têm calcificação que pode não ser evidente e o encondroma pode ter uma aparência de um cisto ósseo unicameral.

A maior parte dos encondromas pode ser tratada com observação. Lesões multifocais (doença de Olier) freqüentemente conduzem a uma alteração do comprimento das pernas. Lesões grandes ou sintomáticas predispõem à fratura e podem ser tratadas com curetagem e enxerto ósseo após a cura da fratura, quando presente.

## Fibroma Condromixóide

Crianças com fibroma condromixóide com freqüência apresentam-se com dor e possível inchaço ao redor da área afetada. As radiografias mostram uma lesão bem margeada, muitas vezes localizada excentricamente, cuja localização mais freqüente é nos ossos longos, mais amiúde na tíbia proximal. A lesão mais comumente confundida com o fibroma condromixóide é o fibroma não ossificante. O tumor responde à curetagem e à colocação de enxerto, somados à ressecção em bloco, o que pode ser considerado por causa da recorrência potencial local.

## Osteoma Osteóide

O osteoma osteóide apresenta-se como uma lesão óssea dolorosa, freqüentemente com um edema dos tecidos moles adjacentes, em crianças de qualquer idade. A lesão pode ocorrer em praticamente todos os ossos, mais comumente na metáfise ou diáfise de um osso longo (Fig. 7.4). Classicamente a dor é pior à noite e melhora com aspirina, mas a história pode não ser sugestiva. As características radiográficas são de um córtex esclerótico, dentro do qual está localizada uma pequena área transparente ou nichos. A tomografia pode ser necessária para o mostrar o nicho central.

Até há pouco tempo, o tratamento efetivo consistia na ressecção em bloco do tumor. Recentemente, alguns investigadores têm sugerido sucesso com o tratamento médico do tumor com medicamentos antiinflamatórios; um alto nível de prostaglandinas tem sido encontrado na porção central do osteoma osteóide e isto pode ser responsável pelo sucesso do tratamento clínico. A localização e a remoção do nicho central na cirurgia são obrigatórias para se obter o alívio dos sintomas e várias técnicas têm sido descritas usando a tomografia computadorizada ou o mapeamento do esqueleto para facilitar esta localização. Como uma alternativa para uma ressecção em bloco, a técnica da trefina pode ser usada para reduzir o risco e a morbidade operatória. Pacientes muito jovens com osteoma osteóide podem ter seu diagnóstico confundido por causa de radiografias iniciais inconclusivas.

## Osteoblastoma

Pacientes com osteoblastomas geralmente apresentam-se com dor freqüente nos elementos posteriores da coluna. O aspecto radiográfico varia e pode ser similar ao de um osteoma osteóide ou lítico. O tratamento freqüentemente consiste na curetagem e preenchimento por enxerto ósseo ou na ressecção em blocos. Nas localizações na coluna vertebral podem ser necessários o enxerto e outras técnicas para estabilização.

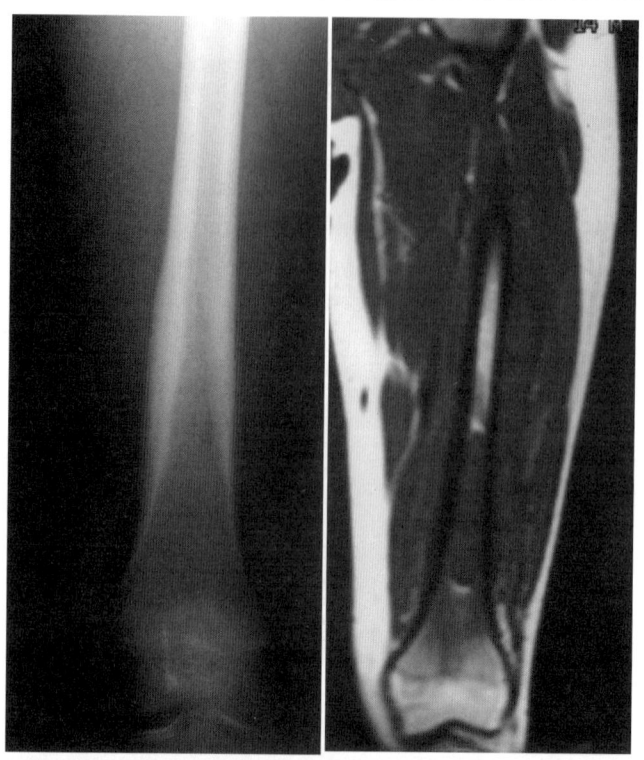

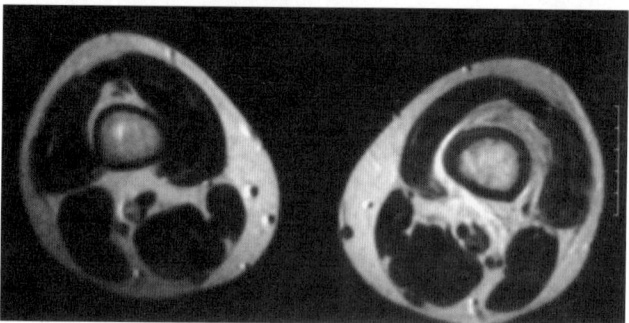

**Fig. 7.5** — Um menino de 15 anos de idade apresentou-se com dor no fêmur de seis meses de duração. **No alto à esquerda:** Radiografia simples anteroposterior mostra a clássica reação periosteal em casca de cebola na porção distal da diáfise do fêmur. **No alto à direita:** A imagem da ressonância magnética da coxa ponderada em T1 delineia claramente a extensão da anormalidade da medula óssea. **Em baixo:** Uma imagem da ressonância magnética ponderada em T2 mostra uma massa de tecidos moles e edema adjacentes ao osso. Biópsia confirmou um sarcoma de Ewing.

# Tumores Ósseos Malignos

## Sarcoma de Ewing

O sarcoma de Ewing geralmente apresenta-se em crianças com dor na região das diáfise e metáfise de ossos longos, assim como em ossos chatos, tais como na pelve ou na escápula. Pacientes com sarcoma de Ewing têm tipicamente um aumento da dor na região óssea afetada e podem ter um edema dos tecidos moles. Sintomas sistêmicos de perda de peso, febre ou mal-estar podem estar presentes mesmo na ausência de doença metastática detectável. As radiografias mostram uma lesão de padrão agressivo e permeativo que pode ser confundida com infecção. Pode haver também uma grande massa de tecidos moles vista adjacente ao osso (Fig. 7.5).

Enquanto o sarcoma de Ewing anteriormente era revestido de um prognóstico desfavorável, a quimioterapia contemporânea tem efetivamente melhorado a taxa de sobrevida, em particular em pacientes sem doença metastática na apresentação. Regimes de quimioterapia para o tumor de Ewing incluem agora múltiplos agentes. Fatores de crescimento hematopoéticos e dos leucócitos, assim como os antieméticos, têm permitido o aumento progressivo das doses e uma menor toxicidade dos quimioterápicos quando comparados aos esquemas de tratamento do passado.

Com o aumento da sobrevida de pacientes com tumor de Ewing o capítulo do controle local tem se tornado muito importante. Itens de importância têm sido estudados no que diz respeito ao uso da irradiação, com um aumento do número de malignidade secundária identificado em sobreviventes de pacientes com tumor de Ewing. Embora um estudo randomizado, prospectivo de irradiação *versus* cirurgia ainda não tenha sido feito, vários artigos recentes têm identificado uma melhora leve do controle local com a cirurgia e esta agora é indicada para lesões acessíveis, particularmente em ossos chamados dispensáveis.

## Osteossarcoma

O osteossarcoma classicamente ocorre em metáfises de ossos longos, em particular ao redor do joelho e no úmero proximal. Pacientes apresentam-se com freqüência com um aumento gradual da dor e ocasionalmente com fraturas patológicas. Do ponto de vista radiográfico, essas lesões mal delimitadas demonstram áreas osteoblásticas, embora elas possam, em algumas ocasiões, se apresentar totalmente líticas. A taxa de sobrevida para pacientes com osteossarcoma convencional, que receberam o tratamento clássico, é de aproximadamente 70%. O tratamento envolve uma combinação de quimioterapia e cirurgia. A melhora da terapia adjuvante foi seguida por um maior número de cirurgias de preservação do membro e a maioria dos pacientes recebe quimioterapia neo-adjuvante ou pré-operatória, seguida de cirurgia de preservação do membro. Em um estudo retrospectivo multiinstitucional recente, não houve diferença na taxa de sobrevida em pacientes que sofreram cirurgia de preservação do membro *versus* amputação, para os pacientes com osteossarcoma na extremidade distal do fêmur, embora pacientes que tenham sofrido cirurgia de preservação de membro tivessem apresentado uma maior taxa de reoperações.

A alta taxa de necrose tumoral que segue a quimioterapia pré-operatória tem sido associada com um melhor prognóstico e novas modalidades de imagens, tais como a ressonância nuclear magnética e o mapeamento com thallium têm sido exploradas por sua precisão em predizer a resposta histológica do tumor.

Osteossarcomas paraostais são uma rara variante de baixo grau do osteossarcoma que ocorre com mais freqüência na parte distal e posterior do fêmur. Por causa do aspecto radiográfico ser freqüentemente diagnóstico, a biópsia dessa lesão é raras vezes indicada e pode comprometer a cirurgia de preservação futura do membro. Quimioterapia não é indicada e o prognóstico é mais favorável do que para o osteossarcoma convencional.

## Leucemia

Leucemia pode apresentar-se como uma lesão óssea dolorosa em crianças e o aspecto radiográfico é bastante variável. O diagnóstico freqüentemente pode ser feito nos esfregaços do sangue periférico e a cirurgia é raramente indicada. As lesões ósseas em geral respondem à terapia sistêmica. Por causa da larga variedade de apresentações, um alto índice de suspeita para esse diagnóstico deve ser mantido quando avaliam-se crianças com lesões ósseas.

## Cirurgia de Salvação em Esqueleto Imaturo

Avanços importantes nos tratamentos médicos de tumores malignos em crianças têm permitido a realização de cirurgia de preservação do membro com uma freqüência cada vez maior. A reconstrução nos pacientes com esqueleto imaturo apresenta dificuldades adicionais, incluindo a necessidade de considerar o futuro crescimento e o pequeno tamanho do paciente.

Uma avaliação funcional estandartizada tem sido largamente utilizada para permitir comparações entre diferentes tipos de cirurgias de preservação. Em geral, as opções para cirurgias de preservação incluem endopróteses, grandes segmentos de osso de banco, auto-enxerto e a plástica de rotação (cirurgia de Van Ness). As próteses expansivas, que podem acomodar o crescimento, são disponíveis em quantidades essencialmente limitadas e devem ser não convencionais, isto é, adaptadas e medidas para cada paciente. Entretanto, elas têm sido relatadas como apresentando um alto risco de falhas na expansão e uma alta taxa de revisão. Os *allografts* (enxerto de banco) podem proporcionar melhores opções para a aderência dos tecidos moles, mas as complicações relacionadas ao homoenxerto de banco incluem infecção, pseudo-artrose e fraturas. A plástica de rotação de Van Ness oferece a opção de converter uma amputação acima do joelho em um coto de amputação mais funcional, mais complicações incluem fraturas, problemas de cicatrização e oclusão vascular. O ajuste psicossocial tem sido relatado como bom, mas pacientes e famílias devem escolher outras alternativas por causa da aparência do coto.

## Tumores Benignos de Partes Moles

Hemangiomas intramusculares podem estar presentes como massas de tecidos moles, com uma mínima anormalidade da pele. Algumas controvérsias existem, tais como se estas lesões são realmente provenientes de tumores benignos ou uma resposta ao trauma. Radiografias simples são freqüentemente normais, mas podem mostrar flebólitos e massas no tecido mole. Arteriografia, particularmente em conjunto com a tomografia computadorizada, pode ser útil em determinar o diagnóstico, e a ressonância nuclear magnética pode mostrar a extensão da lesão. A remoção simples deve ser levada a cabo para lesões acessíveis. A erradicação de lesões difusas pode ser muito difícil. Opções de tratamento incluem a terapia esclerosante e a ressecção cirúrgica; a radiação tem sido sugerida por alguns investigadores.

## Tumores Malignos dos Tecidos Moles

### Rabdomiossarcoma

Rabdomiossarcoma é o tipo mais comum de tumor maligno na criança. A apresentação é geralmente a de uma massa, embora os sintomas possam variar de acordo com a localização da lesão. Enquanto rabdomiossarcomas da cabeça e do pescoço e do trato geniturinário tendem a ocorrer em crianças pequenas, os das extremidades são mais comuns em adolescentes. O tratamento desses tumores envolve uma abordagem multimodal, com cirurgia, quimioterapia e radioterapia.

### Sarcoma Sinovial

O sarcoma sinovial apresenta-se freqüentemente como uma massa de tecidos moles de crescimento lento. Massas ao redor da extremidade inferior podem inicialmente ser confundidas com processos benignos. Aproximadamente um terço dos sarcomas sinoviais vai mostrar o clássico aspecto de calcificação nos tecidos moles dentro da massa. O diagnóstico pode ser feito seja por agulha ou por biópsia aberta. O tratamento dessas lesões pode envolver uma combinação de quimioterapia, cirurgia e irradiação. Mesmo lesões que são relativamente pequenas ao diagnóstico apresentam um significante risco de doenças metastáticas.

## Bibliografia Comentada

### Estadiamento

Simon MA, Finn HA. Diagnostic strategy for bone and soft tissue tumors. J Bone Joint Surgery, 75A: 622-631, 1993.

A importância de uma avaliação sistemática de ambos, osso e tecidos moles, é descrita e são dados os conceitos gerais. Ênfase é dada à avaliação inicial com radiografias simples e a apresentação do paciente como um guia para a posterior estratégia de propedêutica.

### Biópsia

Simon MA, Biermann JS. Biopsy of bone and soft-tissue lesions. J Bone Joint Surg, 75A: 616-621, 1993.

Considerações gerais no que se relaciona à biópsia dos tumores musculoesqueléticos são revisadas. A importância da avaliação pré-biópsia e do estágio, assim como o encaminhamento apropriado antes da biópsia é enfatizado. A localização da incisão da biópsia e considerações no que se refere a biópsias abertas *versus* biópsias percutâneas e técnicas de biópsias são comentadas.

### Tumores Ósseos Benignos

Ahn JI, Park JS. Pathologic fractures secondary to unicameral bone cysts. Int Orthop, 18:20-22, 1994.

Setenta e cinco crianças que tiveram cisto ósseo unicameral e que apresentaram 52 fraturas patológicas foram revisadas retrospectivamente em todos os casos de fraturas; a porcentagem de osso ocupada pelo cisto foi de mais de 85% na radiografia em anteroposterior e lateral. Na maior parte dos casos os cistos recorreram depois da fratura.

Burgess RC, Cates H. Deformities of the forearm in patients who have multiple cartilaginous exostosis. J Bone Joint Surg, 75A: 13-18, 1993.

Radiografias em AP e perfil de 35 crianças com lesões cartilaginosas múltiplas foram avaliadas. Os autores encontraram encurtamento proporcional do rádio e ulna, contradizendo a previamente difundida teoria que se referia ao encurvamento da ulna como etiologia da deformidade do punho. Entretanto, grandes variações negativas da ulna foram causadoras de subseqüente luxação da cabeça radial.

Campanacci M, Capanna R, Picci P. Unicameral and aneurysmal bone cyst. Clin Orthop, 204: 25-36, 1986.

Cento e setenta e oito casos de cisto ósseo unicameral tratados com curetagem e enxerto ósseo foram comparados a 141 casos tratados com injeção de cortisona e encontraram resultados finais comparáveis. O seguimento foi disponível em 166 casos de cisto ósseo aneurismático; 91 foram tratados com curetagem e preenchimento com enxerto como tratamento de escolha, com taxa de recorrência local de 21%. A radioterapia foi usada em 23 pacientes com 22% de recorrência.

Freiberg AA, Loder RT, Heidelberger KP et al. Aneurysmal bone cysts in young children. J Pediatr Orthop, 14:86-91, 1994.

Sete pacientes, todos abaixo de 11 anos, com cisto ósseo aneurismático foram revisados. A recorrência local ocorreu seguindo a curetagem e o preenchimento com enxerto em cinco das sete crianças (71%) e uma média de oito meses depois do primeiro procedimento.

Inoue O, Ibaraki K, Shimabukuro H, et al. Packing with high porosity hydroxyapatite cubes alone for the treatment of simple bone cyst. Clin Orthop, 293:287-292, 1993.

Vinte e três pacientes com cistos ósseos solitários foram tratados com curetagem, seguida pelo preenchimento com cubos de hidroxiapatita altamente porosos. Cura completa sem recorrência do cisto ocorreu em 18 casos (78%); dois casos mostraram cura incompleta sem recorrência.

Kaweblum M, Lehman WB, Bash J, et al. Osteoid osteoma under the age of five years: The difficulty of diagnosis. Clin Orthop, 296:218-224, 1993.

Sete pacientes abaixo de cinco anos com osteoma osteóide foram revisados, a maior parte foi erro de diagnóstico por causa de outros sinais concomitantes e sintomas que atraíram a atenção e conduziram a procedimentos invasivos desnecessários. Dor e distúrbios de marcha foram as apresentações mais freqüentes. Em sete casos a radiografia inicial não foi conclusiva. O mapeamento ósseo e a tomografia computadorizada são estudos adicionais importantes.

Kneisl JS, Simon MA. Medical management compared with operative treatment for osteoid-osteoma. J Bone Joint Surg, 74A: 179-185, 1992.

Vinte e quatro pacientes com osteoma osteóide foram avaliados. Doze foram tratados inicialmente com uma operação e tiveram o alívio completo da dor. Doze foram submetidos a tratamento médico que consistiu em antiinflamatórios não hormonais; desses, nove foram tratados com sucesso clinicamente e três subseqüentemente necessitaram intervenção cirúrgica, a qual lhes deu completo alívio dos sintomas.

Komiya S, Minamitani K, Sasaguri Y, et al. Simple bone cyst: Treatment by trepanation and studies on bone resorptive factors in cyst fluid with a theory of its pathogenesis. Clin Orthop, 287:204-211, 1993.

Onze pacientes com cisto ósseo simples foram tratados com perfusão salina através de técnica de dupla trefina por trepanação e todos tiveram bons ou excelentes resultados. Fatores de reabsorção óssea foram encontrados no fluido do cisto.

Lee DH, Malawer MM. Staging and treatment of primary and persistent (recurrent) osteoid osteoma: Evaluation of intraoperative nuclear scanning, tetracycline fluorescence, and tomography. Clin Orthop 281:229-238, 1992.

Quatorze pacientes foram tratados cirurgicamente de osteoma osteóide usando a técnica do IONS (mapeamento nuclear intra-operatório), com 13 curas com um único procedimento cirúrgico.

Ruggieri P, Sim FH, Bond JR, et al. Malignancies in fibrous dysplasia. Cancer, 73:1411-1424, 1994.

Oito casos de sarcomas foram encontrados entre 1.122 casos de displasia fibrosa em um estudo retrospectivo da *Mayo Clinic*. Treze (46%) haviam recebido radioterapia antes do desenvolvimento do sarcoma. Embora a malignidade na displasia fibrosa seja rara, o prognóstico é pobre.

Schmale GA, Conrad EU III, Raskind WH. The natural history of hereditary multiple exostosis. J Bone Joint Surg, 76A:986-992, 1994.

Uma revisão retrospectiva de membros de famílias de um banco de dados de exostose múltipla hereditária no estado de Washington foi realizada, incluindo 113 indivíduos comprometidos. A penetração do gene autossômico dominante foi notada em 96% dos pacientes. Trinta e nove por cento dos indivíduos apresentavam deformidades no antebraço, 10% apresentavam discrepâncias de membros e 8% apresentavam deformidades no joelho. A transformação maligna para condrossarcoma foi detectada em um (0,9%) paciente.

Sessa S, Sommelet D, Lascombes P, et al. Treatment of Langerhans-cell histiocytosis in children: Experience at the Children's Hospital of Nancy. J Bone Joint Surg, 76A: 1513-1525, 1994.

Este é um estudo retrospectivo de 40 crianças com histiocitose de células de Langerhans. A despeito das várias metodologias de tratamento, bons resultados foram obtidos ultimamente em todas as 30 crianças com a doença localizada nos ossos. Nove de 30 apresentaram uma recidiva da doença no espaço de quatro anos após o tratamento inicial, e foram tratadas com sucesso. Dois de 10 pacientes com doença multifocal morreram. Em função do fato de as lesões ósseas, com freqüência, se curarem espontaneamente, a cirurgia deveria estar indicada somente nas sintomáticas ou de fácil acesso.

Ward WG, Eckardt JJ, Shayestehfar S, et al. Osteoid osteoma diagnosis and management with low morbidity. Clin Orthop, 291:229-235, 1993.

Quinze pacientes com osteoma osteóide foram tratados com uma técnica de curetagem com broca mecânica nos quais uma localização pré-operatória com tomografia computadorizada foi cuidadosamente realizada, permitindo a remoção da lesão com uma fresa de alta velocidade em vez da mais tradicional ressecção em bloco. Quando comparada com a ressecção em bloco, a ressecção através de broca de alta rotação foi associada com uma imobilização pós-operatória menor, com a liberação da carga de peso mais precoce e um mais rápido retorno às atividades.

## Tumores Ósseos Malignos

Bechler JR, Robertson WW Jr, Meadows AT, et al. Osteosarcoma as a second malignant neoplasm in children. J Bone Joint Surg, 74A:1079-1083, 1992.

Nove pacientes foram tratados por osteossarcomas desenvolvidos em um local previamente irradiado. Houve somente uma sobrevida de longo tempo. Planos para a terapia do tumor devem ser cuidadosamente analisados em relação aos riscos de desenvolvimento de sarcomas pós-radioterapia que freqüentemente são fatais.

Frassica FJ, Frassica, DA, Pritchard DJ, et al. Ewing sarcoma of the pelvis: Clinicopathological features and treatment. J Bone Joint Surg, 75A: 1457-1465, 1993.

Foram revisados 25 pacientes com tumor de Ewing da pelve, tratados por um período de 16 anos. Não houve sobreviventes de longo tempo entre seis pacientes que apresentaram-se com doença metastática. Para pacientes com doença localizada na apresentação, a sobrevida de cinco anos foi de 45%; muito embora os grupos não tivessem sido randomizados, houve uma menor taxa controle local para os pacientes submetidos à radioterapia em relação aos tratados com cirurgia.

Glasser DB, Lane JM, Huvos, AG, et al. Survival, prognosis, and therapeutic response in osteogenic sarcoma: The Memorial Hospital experience. Cancer, 69:698-708, 1992.

Duzentos e setenta e nove pacientes com sarcoma osteogênico do esqueleto apendicular estádio II foram estudados retrospectivamente. A sobrevida livre de doença em cinco e dez anos foi de 70% e 69%, respectivamente. A resposta histológica à quimioterapia foi o mais importante fator prognóstico de sobrevida. O controle local pode ser mais difícil de ser conseguido em algumas localizações, particularmente no fêmur proximal.

Marina NM, Pratt CB, Rao BN, et al. Improved prognosis of children with osteosarcoma metastatic to the lung(s) at the time of diagnosis. Cancer, 70:2722-2727, 1992.

Trinta e um pacientes que apresentaram osteossarcoma metastático para os pulmões ao diagnóstico no *St. Jude Children's Research Hospital* foram identificados em um período de 29 anos. Enquanto não havia sobreviventes entre os pacientes tratados antes de 1982, houve 30-40% de sobreviventes entre os pacientes tratados subseqüentemente.

Maygarden SJ, Askin FB, Siegal GP, et al. Ewing sarcoma of bone in infants and toddlers: A clinicopathologic report from the Intergroup Ewing's Study. Cancer, 71:2109-2118, 1993.

Dezenove pacientes portadores de sarcoma de Ewing, menores do que três anos de idade ao tempo do diagnóstico inicial, foram identificados. Embora tenha havido uma incomum preponderância entre as pacientes do sexo feminino nesse grupo, a taxa de sobrevida global foi comparável à de crianças de maior idade.

Menendez LR, Fideler BM, Mirra J. Thallium-201 scanning for the evaluation of osteosarcoma and soft tissue sarcoma: A study of the evaluation and predictability of the histological response to chemotherapy. J Bone Joint Surg, 75A:526-531, 1993.

Dezesseis pacientes foram submetidos a mapeamentos seqüenciais com tálio, prévio à quimioterapia, e os resultados foram comparados ao grau de necrose na ressecção do tumor. Nove entre os dez pacientes com menor captação de tálio depois da quimioterapia apresentaram necrose de pelo menos 95% e seis pacientes com mapeamentos com tálio inalterado apresentaram necrose menor do que 95%. Os autores propõem que a cintilografia com tálio seja útil em predizer a resposta histológica de osteosarcomas de alto grau e dos sarcomas dos tecidos moles à quimioterapia pré-operatória.

Okada K, Frassica FJ, Sim FH, et al. Paraosteal osteosarcoma. A clinicopathological study. J Bone Joint Surg, 76A: 366-378, 1994.

Prontuários de 226 pacientes com osteosarcoma paraosteal foram revisados. O seguimento clínico foi disponível para 67 pacientes tratados na *Mayo Clinic*, e os dados de 159 pacientes identificados por consultas foram incluídos. Cinco e 10 anos de sobrevida foram encontrados em 91% e 80%, respectivamente. Dos tumores, 16% sofreram desdiferenciação e 46% apresentaram invasão dos tecidos moles. Ressecção incompleta esteve associada com um risco maior de recorrência local e a desdiferenciação efetivamente aumentou o risco de metástases.

Rogalsky RJ, Black GB, Reed MH. Orthopaedic manifestations of leukemia in children. J Bone Joint Surg, 68A: 494-501, 1986.

Entre 107 pacientes abaixo dos 18 anos que apresentaram leucemia, 44% apresentavam anormalidades no exame radiográfico, que incluíam osteopenia, lesões líticas, bandas metafisárias, neoformação óssea periosteal e lesões escleróticas. Por ser a dor um sintoma comum presente e as anormalidades radiográficas variáveis, uma alta incidência de suspeita diagnóstica de leucemia deve ser mantida quando se avaliam lesões ósseas em crianças.

Rougraff BT, Simon MA, Kneisl JS, et al. Limb salvage compared with amputation for osteosarcoma of the distal end of femur: A long term oncological, functional, and quality-of-life study. J Bone Joint Surg, 76A: 649-656, 1994.

Foram revisados os resultados do tratamento de 227 pacientes, de 27 instituições, portadores de osteossarcoma de alto grau no fêmur distal. Os autores não encontraram diferenças entre a qualidade de vida e sobrevida entre pacientes tratados com amputação e cirurgia de preservação dos membros. Os pacientes tratados com *limb salvage* tiveram uma taxa de reoperação mais alta, mas um melhor prognóstico.

Ruggieri P, De Cristofaro R, Picci P, et al. Complications and surgical indications in 144 cases of non metastatic osteosarcoma of the extremities treated with neo-adjuvant chemotherapy. Clin Orthop,295-226-238, 1994.

Cento e quarenta e quatro pacientes com osteossarcoma das extremidades foram tratados com cirurgia e quimioterapia neo-adjuvante, com uma taxa de sobrevida de cinco anos de 79%, para os bons respondedores, e de 72%, para os não respondedores. As taxas de complicações foram freqüentes, mas controláveis, e mais comuns no grupo com preservação dos membros.

Smith LM, Cox RS, Donaldson SS. Second cancers in long-time survivors of Ewing's sarcoma. Clin Orthop, 274:275-281, 1992.

Dois de 25 pacientes sobreviventes de tumor de Ewing tratados com quimioterapia e irradiação desenvolveram malignidades secundárias (um osteossarcoma e uma leucemia mielóide aguda) em um período médio de tempo de 7,6 anos.

Toni A, Neff JR, Sudanese A, et al. The role of surgical therapy in patients with nonmetastatic Ewing's sarcoma of the limbs. Clin Orthop, 186:22-240, 1993.

Este é um estudo retrospectivo de 131 pacientes não randomizados com sarcoma de Ewing primário, com localização em extremidades, tratados com quimioterapia, assim como com cirurgia, irradiação ou ambos. Embora os protocolos de quimioterapia e radioterapia tenham mudado no período de tempo no qual os pacientes foram avaliados, os tratados com cirurgia mais freqüentemente apresentaram-se com sobrevida livre de doença do que aqueles tratados apenas com radioterapia.

Yasko AW, Lane JM. Chemotherapy for bone and soft tissue sarcomas of the extremities. J Bone Joint Surg, 73A:1263-1271, 1991.

A efetividade da quimioterapia adjuvante e neo-adjuvante em osteossarcoma, sarcoma de Ewing na infância e rabdomiossarcoma na infância está bem estabelecida e tem permitido um importante aumento na sobrevida para essas doenças.

## Cirurgia de Preservação em Pacientes com Esqueleto Imaturo

Buck BE, Malinin TI. Human bone and tissue allografts: Preparation and safety. Clin Orthop, 303:8-17, 1994.

O desejo de salvaguardar contra a disseminação de uma doença difundida com homoenxertos tem conduzido a freqüentes melhorias na técnica de armazenamento de ossos de banco, o que inclui um cuidadoso rastreamento dos doadores com exames, utilização de testes sensíveis para HIV e hepatite e uma alta taxa de ossos colhidos de doadores e, posteriormente, descartados por alguma suspeita.

Eckardt JJ, Safran MR, Eilber FR, et al. Expandable endoprosthetic reconstruction of the skletally immature after malignant bone tumor resection. Clin Orthop, 297:188-202, 1993.

Doze pacientes com esqueleto imaturo e tumores primários da extremidade foram submetidos à reconstrução com prótese expansível cimentada. Sete pacientes sofreram um total de 11 expansões e dois pacientes necessitaram revisão. A despeito da alta taxa de falha do mecanismo de expansão, a prótese expansível segue sendo um método alternativo para a amputação e para a plástica de rotação do membro.

Enneking WF, Dunham W, Gebhardt MC, et al. A system for the functional evaluation of reconstructive procedures after surgical treatment of tumors of the musculoskeletal system. Clin Orthop, 286:241-246, 1993.

Um teste prático de avaliação funcional para pacientes que sofreram cirurgia para o tratamento de tumores musculoesqueléticos é apresentado com a finalidade de padronizar os relatos dos diferentes investigadores. Vários indicadores são pontuados em escalas de cinco e a ênfase é dada à dor, à função e à aceitação emocional. Os parâmetros de avaliação para o membro inferior incluem a capacidade para deambular, enquanto na extremidade superior as considerações são relacionadas à posição da mão e às atividades de vida diária.

Gottsauner-Wolf F, Kotz R, Knahr K, et al. Rotation plasty for limb salvage in the treatment of malignant tumors at the knee: A follow-up study of seventy patients. J Bone Joint Surg, 73A:1365-1375, 1991.

Setenta pacientes que sofreram a cirurgia de plástica de rotação para tumores malignos ao redor do joelho foram revisados e os 48 sobreviventes foram examinados. As complicações incluíram a oclusão vascular em 10%, problemas de cicatrização em 11% e paralisia temporária ou definitiva do membro. As complicações tardias incluíram (11%) de infecção e retardo de consolidação. Mais de metade dos pacientes não apresentou complicações relacionadas à cirurgia. A aceitação dos pacientes e o ajuste psicossocial em relação à cirurgia foram bons.

Thompson RC Jr, Pickvance EA, Garry D. Fractures in large-segments allografts. J Bone Joint Surg, 75A:1663-1673, 1993.

Dezesseis de 35 homoenxertos de grandes fragmentos implantados, seguindo a ressecção de tumores, fraturaram em uma média de 26 meses depois da cirurgia. A análise multivariada mostrou um aumento do risco de fratura para os pacientes com fixação com enxertos através de parafusos que penetravam o córtex ou que sofreram quimioterapia.

## Tumores Malignos dos Tecidos Moles

Hays DM. Rhabdomyosarcoma. Clin Orthop 289:36-49, 1993.

Este artigo de revisão salienta os grandes avanços nas taxas de sobrevida com os protocolos de quimioterapia contemporânea para rabdomiossarcoma, que é o tumor maligno mais comum na infância.

# 8
# Mielomeningocele

Espinha bífida é um termo geral utilizado para descrever um grupo de defeitos que ocorrem durante a formação do tubo neural. Outros termos freqüentemente usados são: mielodisplasia e disrafismo. A espinha bífida oculta, um defeito localizado da formação do arco vertebral, está presente em 10% das colunas vertebrais de adultos normais. É igualmente assintomática, sem anomalias nas meninges ou na medula espinhal. A espinha bífida cística envolve defeitos nas meninges e na medula espinhal. A mielocele, a meningocele, a mielomeningocele e as raquisquises são quatro defeitos que se enquadram neste grupo. Eles representam 55% dos defeitos do tubo neural. Anencefalia representa 35% a 45% dos defeitos, e as encefaloceles, 7%. Como raramente as crianças com anencefalia sobrevivem após o nascimento, a maioria das crianças que será vista pelo ortopedista terá uma das formas de espinha bífida cística ou de encefalocele. Noventa por cento destas crianças têm mielomeningocele (MMC). Será neste grupo de crianças que o restante desta revisão irá se concentrar. Atualmente acredita-se que a maioria dos defeitos seja resultante de uma falha primária do fechamento do tubo neural, em vez de uma reabertura do tubo após o seu fechamento. Acredita-se que o fechamento do tubo neural se inicia em quatro centros diferentes, com cada centro sendo controlado por um gene diferente. Os defeitos do tubo neural parecem ter origem multifatorial, com fatores ambientais interagindo com predisposição poligênica. Hipertermia materna, administração de ácido valpróico, diabete materno insulinodependente e deficiência fólica são exemplos de fatores ambientais que foram associados à mielodisplasia. Cada um destes está relacionado com um tipo diferente de defeito do tubo neural. A incidência de defeitos do tubo neural nos EUA foi estimada em um a cada 1.000 nascidos vivos, porém este número tem diminuído nas últimas décadas. Os programas de diagnóstico usando alfafetoproteína materna, ultra-som e amniocentese para dosagem de alfafetoproteína aminiótica e colinesterase podem detectar praticamente todos os fetos com espinha bífida aberta até as 18 semanas de gestação. A administração de ácido fólico próximo ao nascimento mostrou ser efetiva na redução da incidência de defeitos do tubo neural em vários estudos.

## História Natural

### Expectativa de vida e Função

As crianças que nascem com MMC e que não recebem tratamento têm menos de 10% de chance de sobreviver até a idade escolar. O tratamento seletivo das crianças, como sugerido por Lorber, em 1972, deu lugar ao fechamento não seletivo e derivação na maioria das sociedades ocidentais. Com o fechamento não seletivo da bolsa e derivação da hidrocefalia o índice de sobrevivência até os 25 anos é de 52%. As mortes precoces ocorrem geralmente devido à infecção do sistema nervoso central (SNC) ou problemas cardiorrespiratórios. A causa principal de morte tardia tem sido hidrocefalia, infecção do SNC e falha renal. Melhores métodos de tratamento destas complicações, nos últimos 15 anos, devem melhorar a taxa de sobrevida a longo prazo.

Adultos com MMC podem levar vidas plenas. Muitos se casam, têm filhos e têm condições de ter empregos produtivos. Uma pesquisa com adultos portadores de espinha bífida mostrou que 213 destes se retrataram como independentes, porém somente 25% possuíam empregos. Trinta e nove por cento eram casados ou viviam sozinhos. Sessenta e um por cento viviam com amigos, família ou possuíam algum tipo de auxílio. A recente ênfase no desenvolvimento intelectual e auxílio educacional pode alterar estas estatísticas funcionais e ocupacionais através do tempo. Os estudos sobre adultos com condições paralíticas adquiridas ou congênitas têm mostrado que a capacidade de comunicação, de auto-ajuda e mobilidade são fatores importantes na obtenção de independência. A deambulação é pouco importante na obtenção de uma vida independente.

### Marcha

Não existe um estudo verdadeiro da história natural da função deambulatória das crianças com MMC. Todas as séries publicadas com acompanhamentos longos envolvem crianças que sofreram intervenções múltiplas para se obter habilidade para andar. Apesar disto, existem vários achados consistentes entre estes trabalhos. Uma alta porcentagem de crianças com diferentes níveis de disfunções terá capacidade de obter função ambulatória aos cinco anos de idade com uso de órteses. O nível de disfunção neurológica é o melhor indicador de capacidade deambulatória a longo prazo. Poucas crianças com nível torácico ou lombar alto serão deambuladores comunitários quando adultos. Crianças que não conseguem atingir deambulação até os cinco ou seis anos de idade pouco provavelmente serão deambuladores após esta idade. A deambulação nas crianças com nível de comprometimento lombar médio ou sacral diminui com a idade. Setenta e cinco por cento das crianças com envolvimento L3-L4 serão deambuladores comunitários entre 15 e 20 anos de idade, porém pouco mais de 20% manter-se-ão deambuladores aos 25 anos. Dos pacientes com lesão sacral, 90% a 100% serão deambuladores comunitários aos 15 anos, mas 30% terão perdido esta habilidade aos 30 anos. A conclusão é que a MMC não é uma doença estática, e sim uma doença que se deteriora de maneira lenta e constante com o passar do tempo. São estes efeitos que o ortopedista deve considerar ao pensar nas suas opções de tratamento.

## Considerações não Ortopédicas antes do Tratamento

Existem vários fatores físicos e sociais que podem influenciar no tratamento cirúrgico dos pacientes com espinha bífida. Estes fatores tornam bastante difícil a indicação do tratamento cirúrgico pelo ortopedista. Nenhum estudo prospectivo de procedimento cirúrgico para MMC jamais foi feito. Isto torna o tratamento dos pacientes com MMC muito personalizado. O cirurgião deve, portanto, considerar vários fatores antes de executar uma cirurgia. O treinamento ortopédico não é geralmente suficiente para acessar muitas destas variantes, impondo-se a razão para a existência de grupos multidisciplinares em vários centros para o tratamento de pacientes com MMC.

## Sistema Nervoso Central e Cognição

Dos pacientes com MMC, 70% a 85% terão hidrocefalia e necessitarão de uma derivação do líquido cérebro-espinhal (LCE). Destes, 70% a 80% terão QI acima de 80 e 20% a 30% terão retardo mental com QI abaixo de 80. A habilidade da fala destas crianças pode ser muito boa, mas a capacidade perspectiva ruim, resultando numa criança com verbalização social, mas com uma fraca função cognitiva e uma limitada habilidade em participar dos programas de reabilitação. As crianças que não necessitam de derivação terão inteligência normal. A tecnologia da derivação do LCE tem evoluído muito nos últimos anos, mas ainda existe um alto índice de falhas. A maioria dos sistemas de derivação funciona por um sistema de fluxo gravitacional. Nas crianças menores e nos pacientes em pós-operatório, o defeito da derivação pode ocorrer secundário à posição de decúbito do paciente. O defeito agudo do sistema de derivação nas crianças mais novas geralmente se manifestará com sinais de aumento da pressão intracraniana, mas na criança mais velha podem estar presentes sinais mais sutis como aumento da irritabilidade, diminuição da atenção, dores de cabeça, piora da função motora ou escoliose progressiva.

Três outros problemas importantes do SNC podem se desenvolver na criança com MMC. O primeiro é a hidromielia (seringomielia) da medula espinhal. As cavidades hidromiélicas foram achadas em até 54% das medulas espinhais dos pacientes com MMC. O mecanismo provável é a entrada de líquido no canal central através do quarto ventrículo devido a um aumento da hidrocefalia. O líquido causa pressão e dilatação com expansão gradativa do canal. Nas crianças com uma derivação funcional, o mecanismo provável é um bloqueio secundário do aqueduto. A criança pode apresentar um aumento da espasticidade, fraqueza dos membros superiores, dor lombar e dorsal, ou piora da deformidade da coluna. O tratamento varia nos diferentes centros, incluindo: a colocação ou revisão da derivação ventrículo peritoneal, a descompressão da fossa posterior, com ou sem ligadura do óbex, e uma derivação direta da cavidade.

O segundo problema que preocupa no SNC é a malformação de Arnold-Chiari. Esta se caracteriza por má posição da região posterior do cerebelo no forame magno. Existem três tipos conhecidos. No tipo 1 o cérebro está mal colocado, mas o tronco não está envolvido. Dores de cabeça, espasticidade dos membros inferiores e dor nos membros superiores podem ser os sintomas presentes na adolescência. No tipo II, existe má colocação do tronco e a hidrocefalia é comum. Episódios de apnéia, dificuldade de alimentação e insuficiência respiratória progressiva podem ocorrer na infância. Foi estimado que até 90% das crianças com MMC terão esta malformação. O tipo III envolve uma encefalocele na junção craniocervical. O tratamento das malformações de Chiari é controverso.

## A Descompressão Occipital Tem Sido Indicada, mas a Melhora na Função Neurológica não é Previsível

O terceiro achado de importância no SNC do paciente com MMC é a "medula presa". O defeito do tubo neural comunica-se com a ectoderme adjacente no nascimento, resultando numa aderência que evita a migração normal da medula espinhal no canal medular durante o desenvolvimento. Portanto, todas as crianças com MMC têm a medula presa ao nascimento. Com o fechamento do defeito no período perinatal, a medula espinhal pode novamente habitar o canal medular, mas rapidamente se adere aos tecidos adjacentes. Praticamente toda criança com MMC apresenta "medula presa" na ressonância magnética, mas as alterações ou sintomas dela derivados ocorrem somente em 15% a 20% dos pacientes. Escoliose progressiva, aumento da espasticidade, fraqueza progressiva, dores nas costas, dor nos quadris, piora da deformidade dos pés e alterações nas funções gastrointestinais e urinárias têm sido associadas à presença da "medula presa". O mecanismo exato que leva aos sintomas ainda é desconhecido. Estudos em animais mostraram que a tração na medula espinhal do gato leva a um aumento da suscetibilidade a hipóxia e compressão extensiva, sugerindo que movimentos repetitivos numa medula espinhal aderida levam a uma redução na circulação e uma deterioração neurológica. Infelizmente, a deterioração é freqüentemente insidiosa e o retorno da função após a liberação da medula é imprevisível. Alterações potenciais somatossensoriais provocadas seriadas (PSPS) têm sido relacionadas com alterações neurológicas e têm sido utilizadas como meios para se detectar mudanças precocemente e prevenir perdas importantes de função motora. Este método pode ter alguma importância em estudos futuros.

## Alergia ao Látex, Considerações Anestésicas

Muita atenção é focada recentemente nas reações ao látex nos pacientes com MMC. A gama de reações relatadas vai desde urticária e broncoespasmo até choque anafilático e morte. Esta hipersensibilidade é mediada pelo IgE. Tanto o teste cutâneo quanto o uso do teste de radioalergosorvente (RAST) têm sido usados para selecionar os pacientes.

No grupo-controle de adultos, a incidência de sensibilidade ao látex é de 1%; no grupo de profissionais de saúde do centro cirúrgico é de 7,5%. Usando o teste RAST, a incidência de alergia ao látex nas crianças com MMC é de 18% a 40%. Um estudo mostrou que 89% dos pacientes que já possuíam história prévia de hipersensibilidade tinham alergia ao látex, porém não foi visto um único paciente que teve anafilaxia peroperatória. Em outra série que usou teste cutâneo, 65% dos pacientes eram positivos. Mais importante, metade dos pacientes com reação positiva nunca havia sido exposta a produtos à base de látex. Os defensores do teste cutâneo afirmam que o teste RAST é menos sensível do que o cutâneo para casos de alergia com risco de vida. Mais recentemente, tem sido testado um ensaio de IgE que usa fluxo citométrico e quantifica o nível de IgE no látex. Este método tem se mostrado bastante sensível e específico. Os fatores que levam a um aumento na sensibilidade ao látex são desconhecidos, exposições repetidas na infância por numerosos procedimentos cirúrgicos e cateteres de látex têm sido responsabilizados como um fator importante no desenvolvimento da alergia ao látex. Os fatores de risco que irão desencadear uma resposta anafilática sistêmica numa criança sabidamente sensível são desconhecidos. Atualmente recomenda-se que os pacientes com MMC, que irão ser submetidos a procedimentos cirúrgicos, sejam pesquisados para alergia ao látex. Para os pacientes positivos, a precaução mais importante é providenciar um ambiente livre de látex para a cirurgia. Existem opiniões divergentes quanto à necessidade de medicações antes da cirurgia. Alguns autores recomendam a administração de agentes bloqueadores de histamina e esteróides antes da cirurgia, mas não há evidências de que isto seja benéfico.

Hipertermia maligna tem sido relatada em pacientes com MMC. O número reduzido de estudos sugere uma fraca associação das duas afecções. O tratamento deve ser o mesmo que o utilizado para outras hipertermias malignas.

## Considerações Urológicas

A disfunção urológica é comum nas crianças com MMC. O esvaziamento vesical devido à espasticidade ou flacidez da bexiga predispõe estas crianças a infecções do trato urinário de repetição. O refluxo vesicoureteral é comum, levando à hidronefrose e à deterioração renal progressiva. O uso de derivação urinária, cateterização intermitente e a antibioticoterapia têm diminuído a porcentagem de pacientes com disfunção renal de 75% para 30%.

## Riscos de Infecção

Tem sido dito que a disfunção da bexiga espástica e paralítica resultando em infecções urinárias de repetição leva a um maior índice de infecções pós-operatórias nas crianças com MMC. As bactérias sangüíneas teoricamente se reproduzem nas feridas cirúrgicas e em implantes, mas até hoje não existe comprovação da existência de organismos comuns na urina, sangue, infecção cirúrgica. Um estudo de fusões vertebrais notou a diminuição da taxa de infecções com uso de antibiótico profilático, baseado nas culturas urinárias. As taxas de infecção têm sido relatadas como de 3% a 25% após fusões medulares. Um trabalho com osteotomias de tíbias associadas à artrodese subtalar extra-articular mostrava uma taxa de infecção de 20%. Outros fatores, como alterações na pele na área de fechamento da bolsa, pele sem sensibilidade e nutrição, não têm sido estudados, mas são considerados fatores de risco para infecções.

## Fraturas

As fraturas patológicas dos ossos longos são comuns nos pacientes com MMC. Edema local, eritema e elevações pequenas na temperatura e no nível de células brancas são comuns e podem confundir-se com uma infecção. A etiologia das fraturas na MMC é obscura, 70% a 90% das fraturas são associadas ao uso de imobilização com gesso após cirurgias. Até 85% das fraturas ocorrem nos primeiros oito a nove anos de vida, quando a maioria das cirurgias nos membros é efetuada. A incidência geral tem sido de 10% a 30% em todos os pacientes, com relação direta da freqüência com o nível de envolvimento. Num estudo publicado em 1989, notou-se que 41% dos pacientes com nível torácico, 36% dos lombares altos, 10% dos lombares baixos e somente 3% dos pacientes com nível sacral teriam fratura. Estudos recentes começam a estudar a ligação entre disfunção renal, alterações na homeostase do cálcio e magnésio e fraturas patológicas nos pacientes com MMC.

Metade das fraturas ocorre no nível do joelho, e 10% envolvem a placa de crescimento. As fraturas diafisárias e metafisárias consolidam rapidamente, porém as tensões fisárias têm sido associadas a complicações para a consolidação. Fraturas secundárias à imobilização da lesão inicial têm sido relatadas. Por causa do potencial favorável da consolidação destas lesões, a maioria dos autores é contra a estabilização cirúrgica, porém a imobilização prolongada no gesso também é prejudicial devido ao aumento no risco de fraturas posteriores. Lesões associadas à imobilização por curto tempo, seguidas de retorno precoce à deambulação, também têm sido relatadas.

### Função do Membro Superior

O treino de marcha precoce em várias crianças com MMC envolve o uso de andadores, muletas ou outros aparelhos de auxílio. Anomalias nos membros superiores têm sido descritas em 60% a 70% dos pacientes com MMC. Os fatores de risco para uma função anormal incluem o envolvimento da coluna lombar ou torácica, espasticidade no membro superior e a necessidade de três ou mais revisões da derivação.

## Tratamento Ortopédico

O objetivo primário do tratamento da MMC é melhorar as funções do paciente. A presença de luxação de quadris assimétricos, obliqüidade pélvica, escoliose grave ou deformidade extrema dos membros inferiores pode ser cosmeticamente discutível para o cirurgião e a família, mas o déficit funcional da criança deve ser examinado cuidadosamente antes de se indicar um tratamento. A aplicação de regras derivadas de tratamentos utilizados em outros pacientes pode ser prejudicial às crianças com MMC.

## Deformidade dos Pés

A incidência de deformidade nos pés das crianças com MMC é de 60% a 90%. Pé torto ocorre em 20% a 50% e deformidade em eqüino em 9% a 30% dos pacientes dos estudos publicados. Estudos iniciais determinavam que as deformidades nos pés da MMC, como na paralisia cerebral, eram secundárias a um desequilíbrio muscular paralítico. Porém, estudos mais recentes mostram que somente o desequilíbrio muscular não explica a maioria das deformidades dos pés vistas nestes pacientes. A espasticidade muscular tem sido associada a 50% das deformidades do calcanhar e 17% do eqüino. Normalmente associadas à postura dos pés, à posição intra-uterina e à espasticidade subclínica, todas as etiologias propostas para as deformidades dos pés têm sido especulativas.

O objetivo da intervenção cirúrgica é o de prover um pé que possa receber um sapato ou uma órtese e que vá aceitar uma transferência de peso sem risco de escara. Geralmente se presume que um pé plantígrado é desejado, porém estudos recentes têm mostrado que um pé plantígrado rígido pode levar a lesões da pele quando comparado a um pé não plantígrado e flexível. Escaras recidivantes e amputações são responsáveis pela perda da função ambulatória nos pacientes com nível baixo da MMC.

### Pé Torto

Se o pé torto ocorre, está geralmente presente ao nascimento. Esta deformidade é bastante rígida nas crianças com MMC quando comparada à forma idiopática do pé torto. O sucesso do tratamento conservador só foi relatado num estudo, porém com seguimento curto dos pacientes. O tratamento cirúrgico tem resultados melhores do que o conservador em todas as séries para se obter um pé plantígrado. Smith e Duckworth têm, porém, um alto índice de resultados ruins num seguimento a longo prazo dos pacientes tratados com uma liberação do tipo Turco, descrita em 1976. Resultados semelhantes foram descritos por Dias, em 1982. A correção incompleta, a recidiva da deformidade e os problemas na cicatrização levaram à revisão de 20% a 30% dos pacientes. Não existem estudos recentes das correções cirúrgicas desta deformidade na população com MMC. Uma pequena quantidade de pacientes com deformidades resistentes ou recidivantes tem sido tratada com talectomia, osteotomia da tíbia supramaleolar, ou descancelização do cubóide ou do tálus, com bons resultados clínicos. Estudos da pressão plantar nos pés submetidos à talectomia indicam que raramente o peso se distribui sobre a superfície plantar. A concentração exagerada do peso numa área, achada em até 80% dos pés, pode levar estes pacientes à formação de escara.

## Deformidade em Valgo

A deformidade em valgo do pé pode estar presente como uma deformidade isolada na criança mais nova ou pode estar associada a uma torção tibial externa e tornozelo em valgo na criança mais velha. Em ambas as situações pode haver lesão de pele sobre a cabeça do tálus proeminente. A correção de partes moles e a artrodese subtalar têm sido geralmente recomendadas para o tratamento da deformidade do pé, se não há valgo do tornozelo. Recentemente resultados promissores relatam o alongamento do colo do tálus como alternativa à artrodese. Vários métodos têm sido tentados para a correção da torção tibial e do tornozelo valgo. Osteotomia supramaleolar, fechamento da fise medial da tíbia e tenodese fibular e do aquiles são relatados como métodos de sucesso no tratamento do tornozelo valgo. O mecanismo pelo qual a tenodese fíbulo-aquiliana pode melhorar o ângulo do tornozelo é desconhecido. Melhorias no valgo são geralmente discretas com uma grande variação relatada por Stevens. As anomalias na rotação tibial não são corrigidas neste procedimento. Um estudo da artrodese subtalar extra-articular associada à osteotomia tibial mostrou uma taxa de recidiva de 25%, necessitando de reoperação e 10% de retardo de consolidação de tíbia.

## Deformidade do Calcâneo

Esta deformidade se expressa pela falta de oposição ao tibial anterior. Tem sido encontrada com maior freqüência nas crianças com envolvimento lombar baixo (L4). Vários estudos recentes descreveram melhora na ulceração do calcanhar, posição radiológica do calcâneo e posição do pé após transferência posterior do tibial anterior através da membrana interróssea para dentro do calcâneo. O seguimento foi de seis a oito anos, com uma idade média na época da cirurgia de quatro a sete anos. Os melhores resultados foram vistos nos estudos que necessitavam de uma força grau IV do tibial anterior antes da transferência, em vez dos estudos que não mediam a força muscular antes da cirurgia. Não foram notadas alterações no nível de órtese ou de deambulação. Problemas com deformidade em valgo que necessitavam de cirurgia foram vistos com o seguimento.

A deformidade em eqüíno após a transferência de um músculo espástico também tem sido relatada. A idade ideal para o procedimento cirúrgico ainda é desconhecida. Vários estudos mostram que a idade ideal é acima de quatro anos, por ser mais fácil avaliar a força muscular das crianças mais velhas.

## Problemas no Joelho

As contraturas em flexão dos joelhos são comuns nos pacientes com MMC. Não parece que o desequilíbrio muscular ou a espasticidade podem explicar o desenvolvimento da deformidade. Num estudo da história natural dos pacientes que foram submetidos à cirurgia do joelho, descobriu-se que todas as crianças com MMC têm uma contratura em flexão do joelho de 10º ao nascimento. Esta flexão diminui em uma média de cinco a nove meses. A deformidade progressiva em flexão se desenvolve em pacientes com envolvimento L3 ou mais alto. A contratura média em flexão foi de 30º nos pacientes com nível torácico, 20º nos níveis L1-L3, 5º a 10º nos pacientes com nível L4 - L5 e 0º nos pacientes sacrais. O desvio-padrão foi bem grande nos pacientes com níveis altos e bem pequeno nos níveis sacrais. A quantidade de terapia, o uso de órteses longas e a presença de espasticidade dos flexores do joelho não parecem influenciar o grau de contratura a longo tempo. Os pacientes não deambuladores apresentavam maiores deformidades em flexão do joelho, mas não foi possível determinar o que ocorreu primeiro. Os pacientes com nível torácico que foram mantidos em programas deambulatórios tardiamente tiveram uma média de deformidade em flexão dos joelhos de 8º quando adultos, mas, ainda assim, não conseguiram deambular devido ao grau de comprometimento.

Preocupações sobre problemas nos joelhos a longo prazo na MMC são relatadas recentemente. Um seguimento de 20 a 40 anos nos pacientes deambuladores comunitários mostrou que 22% possuíam dor no joelho ou dor associada às atividades. Todos tinham nível de acometimento lombar baixo ou sacral, a maioria tinha uma contratura de adutores, rotação interna do fêmur na fise de apoio e rotação externa da tíbia. Alterações degenerativas do compartimento lateral foram vistas nas radiografias de alguns pacientes. A contratura em flexão sozinha não mostrou se relacionar com dor ou instabilidade no joelho. Nenhuma menção foi feita quanto ao *status* das derivações ou da medula espinhal destes pacientes e a possibilidade de uma causa do SNC para a dor destes pacientes não pode ser excluída. Foi sugerida que a posição do joelho durante a carga leva a um valgo excessivo, contribuindo para o desconforto.

A correção das deformidades em flexão e rotação dos joelhos, para se conseguir o uso de órteses, pode ser difícil. As contraturas capsulares são freqüentes e geralmente necessitam ser liberadas. Liberação dos isquiotibiais ou seu alongamento podem enfraquecer a criança a ponto de inibir sua deambulação. O uso de osteotomias tem sido recomendado para se evitar isto, mas não existem estudos comprovando melhoria em um procedimento ou outro.

## Deformidades nos Quadris

A instabilidade dos quadris com MMC é um assunto controverso desde que Sharrard, em 1964, recomendou a transferência posterior do tendão do iliopsoas para melhor equilibrar as forças musculares em torno do quadril e, com isto, prevenir a luxação. Um estudo recente achou que a incidência da luxação do quadril era de 28% nos pacientes com envolvimento torácico, 30% nas crianças com nível L1-L2, 36% nos L3, 22% nos L4, 7% nos L5 e somente 1% para o envolvimento do nível sacral. As crianças com nível de lesão L3 ou mais baixa desenvolviam a luxação até os três e quatro anos de idade, com poucos ocorrendo após esta idade. Por outro lado, nas crianças com envolvimento torácico a luxação ocorria após os 10 anos de idade. Estas crianças também apresentam maior contratura em flexão do que os pacientes com lesão lombar média. Estes achados de piora progressiva das deformidades nas crianças sem desequilíbrio muscular evidente levaram os autores a concluir que o desequilíbrio muscular não era fator para o desenvolvimento da instabilidade dos quadris. Em outros estudos, encontrou-se que a instabilidade dos quadris (subluxação ou luxação) estava presente em 86% dos pacientes com envolvimento do nível L3 e 45% daqueles com lesão em nível de L4; apenas um quadril que estava estável com um ano de idade acabou por luxar num segmento de 10 anos.

Existem, atualmente, vários estudos publicados demonstrando que a luxação dos quadris não afeta a deambulação, necessidade de órteses, possibilidade de sentar, aumento da escoliose ou levam à dor nos pacientes com MMC. Dois trabalhos recentes vieram adicionar a este grupo. Custos altos, um grande índice de recidiva, dificuldade para sentar devido à rigidez iatrogênica dos quadris, perda da função deambulatória devido a complicações cirúrgicas e pequenos benefícios mensuráveis foram notados por estes autores para os pacientes que sofreram intervenção cirúrgica por alterações dos quadris.

## Deformidades da Coluna Vertebral

### Prevalência

As deformidades da coluna vertebral são comuns na criança com MMC. A escoliose congênita, a escoliose sem anomalias vertebrais e as deformidades cifóticas serão vistas nesta população. A incidência de escoliose congênita é estimada entre 1% e 15% dos pacientes. As deformidades cifóticas vistas em 5% a 20% dos pacientes são praticamente limitadas aos com envolvimento torácico. Estimativas para desenvolvimento de deformidades cifóticas significativas nesse grupo de pacientes vão até 60%.

A prevalência de deformidades escolióticas, mais tipicamente neuromusculares, tem sido diretamente relacionada ao nível do envolvimento. Um estudo recente mostrou que 69% de todos os pacientes com MMC têm uma curvatura vertebral de mais de 10°, 94% com o nível torácico têm mais de 10 graus de escoliose comparado a 20% dos com nível sacral. Somente 39% dos pacientes demonstraram ter curvas maiores do que 30°. A maioria destes pacientes possuía um envolvimento de um nível torácico ou lombar alto. Achados similares foram relatados por Shurfleff e cols. em 1976. Neste estudo, 80% a 90% dos pacientes com envolvimento de L2, ou mais alto, deveriam desenvolver uma curvatura vertebral excedendo 30°, enquanto somente 9% dos níveis sacrais, 23% dos níveis L3 a L5 desenvolveriam uma deformidade desta magnitude.

### Escoliose

**História Natural.** Há pouca dúvida de que as deformidades escolióticas do MMC podem se tornar bastante graves. Estudos de casos tratados cirurgicamente incluíram vários pacientes com deformidades radiográficas maiores do que 100°. Vários destes estudos mostraram que a progressão da curva ocorre nessas crianças, mas a extensão da progressão esperada e os fatores que levarão a uma progressão significativa não estão bem documentados. A magnitude da curva, o sinal de Risser, o *status* da menarca e a idade óssea não são associados à possibilidade da progressão da curva nesta população como tem sido na escoliose idiopática. A etiologia para a deformidade vertebral progressiva nas crianças com MMC permanece especulativa. A piora na hidrocefalia, a medula presa e a hidromielia têm sido implicadas e encontradas nos pacientes com piora da deformidade. A correção destas deformidades é associada à parada temporária da progressão da curva nos pacientes, mas a verdadeira relação causa-efeito ainda não foi provada.

O nível da paralisia parece ser o fator mais importante para progressão. Dois trabalhos relataram que um quarto a um terço dos pacientes desenvolvem curvas maiores do que 60°. Para pacientes com envolvimento lombar médio ou lombossacral a possibilidade de progressão para deformidades maiores parece ser muito menor.

A morbidade de deformidades vertebrais graves nos pacientes com MMC tem sido muito fracamente documentada. O desequilíbrio do tronco, requerendo o uso dos braços para suporte, problemas para sentar, decúbito isquiático secundário à obliqüidade pélvica, dificuldade para deambulação, comprometimento pulmonar, incapacidade funcional de órgãos internos, deformidade progressiva e problemas nos cuidados dos aparelhos de contenção urinária são citados com indicativos para intervenção cirúrgica. Apesar destas limitações, existe um consenso que problemas funcionais podem ser associados às deformidades vertebrais e que a correção da deformidade pode levar à melhora do paciente. Uma questão mais controversa é

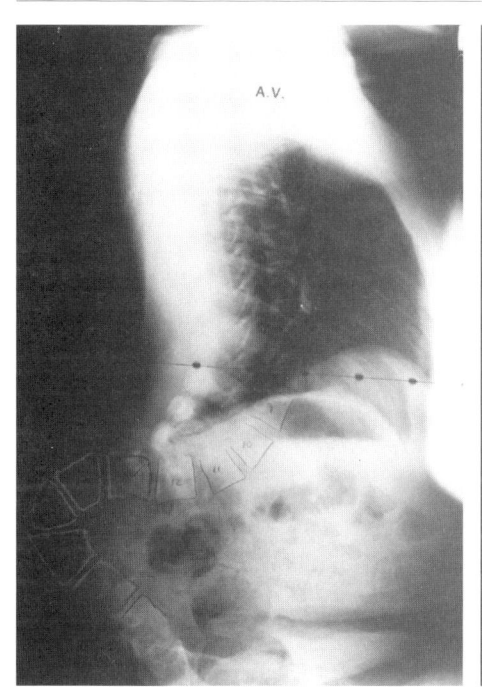

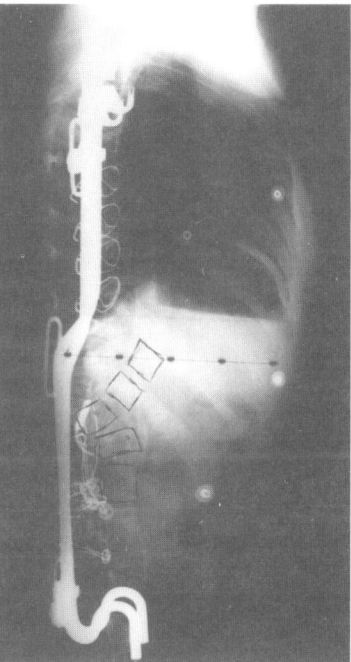

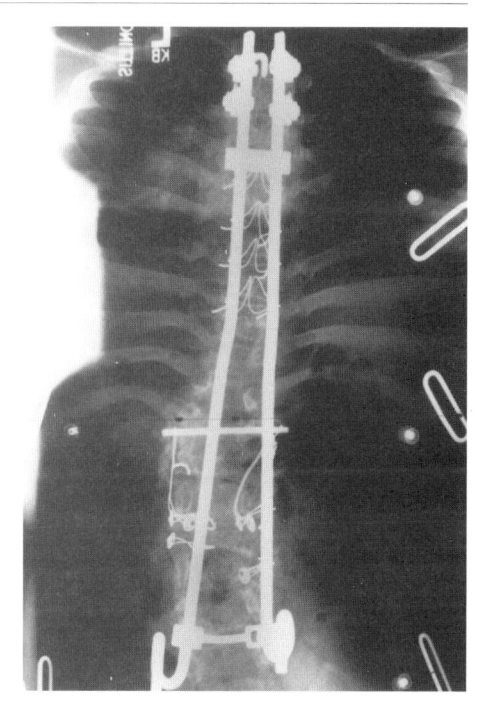

**Fig. 8.1** — Uma adolescente feminina com espinha bífida e grave cifose lombar progressiva. **Esquerda:** deformidade cifótica. **Centro:** ressecção do centro da cifose e fixação com hastes de Dunn-McCarthy. As hastes são apoiadas anteriormente no sacro. **Direita:** radiografia pós-operatória anteroposterior demonstrando excelente alinhamento no plano frontal.

se a deformidade vertebral progressiva nos pacientes com MMC leva a um comprometimento pulmonar.

Estudos sobre a deterioração do volume pulmonar com aumento da curva nos pacientes com escoliose idiopática sempre são citados. Nenhum estudo semelhante foi feito em pacientes com MMC. Pacientes com deformidades vertebrais graves são geralmente aqueles com um nível alto de paralisia, e a história natural das alterações da função pulmonar na ausência de deformidade vertebral nestes pacientes não é conhecida.

Estudos de sobrevivência a longo prazo não citam o comprometimento pulmonar como causa comum de morte. Um estudo recente determinou que a capacidade vital e o volume expiratório forçado melhoraram em aproximadamente 50% dos pacientes que se submetiam à estabilização vertebral.

O ganho médio para a série completa foi pequeno e os pacientes mostraram a deterioração da função pulmonar no pós-operatório. Portanto, atualmente pode ser concluído que existem poucas evidências para se usar o comprometimento pulmonar como uma indicação do tratamento cirúrgico através da estabilização da deformidade vertebral na maioria destes pacientes.

**Tratamento com Órtese.** Como existem poucos estudos da progressão da curva nos pacientes com MMC é muito difícil se acessar o efeito do uso de órteses. A maioria dos autores sugere que o uso do órteses é no máximo uma medida para contenção temporária da curvatura, porém não estabilizando as mesmas. O colete de órtese toracolombossacro, os suspensórios de Milwaukee modificados para o uso com cadeiras de rodas têm sido usados para as deformidades flexíveis em crianças com MMC. A orientação para o tempo de uso da órtese tem sido variável e vai de uso diário na cadeira de rodas até 23 horas por dia.

Problemas com escaras de pressão e piora da condição pulmonar secundária à constrição pela órtese têm sido relatados.

**Tratamento Cirúrgico.** Historicamente os níveis de pseudo-artrose e infecção após o tratamento cirúrgico das deformidades escolióticas nos pacientes com MMC são bastante altos. As taxas de pseudo-artrose de 40% a 75% e as taxas de infecção de 20% a 40% têm sido relatadas usando o instrumental de Harrington e a fusão isolada anterior ou posterior. A adição de procedimento em dois estágios, combinando fusão anterior e posterior com alguma forma de instrumentação diminuiu as taxas de pseudo-artrose para menos de 20%. O uso rotineiro de antibioticoterapia profilática diminuiu as taxas de infecção de 0% a 8%. As mortes perioperatórias são incomuns nos últimos trabalhos publicados. Relatos de cirurgias

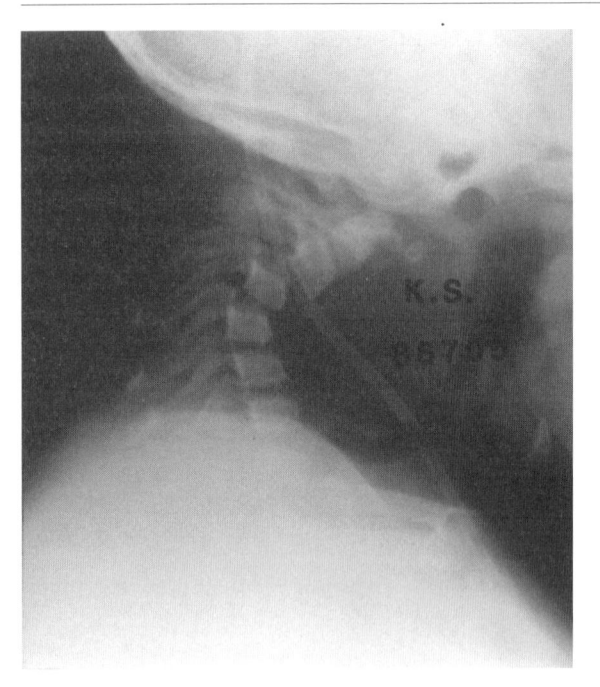

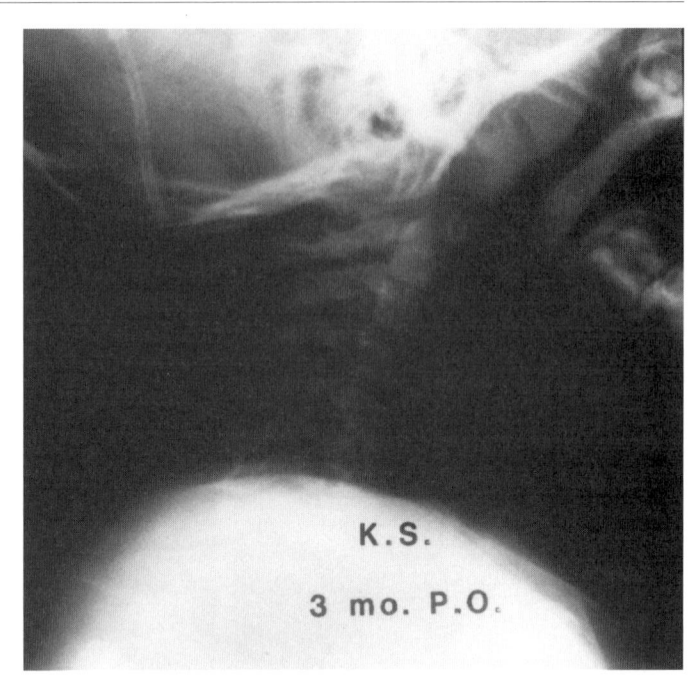

**Fig. 8.2 — Esquerda:** cifose cervical após descompressão occipital. **Direita:** pós-artrodese posterior.

suspensas por hipotensão estão presentes em vários trabalhos e podem representar reação de sensibilidade ao látex.

Até 57% dos pacientes deambuladores com MMC perderão parte de sua capacidade ambulatória após uma artrodese vertebral com a pelve. A fusão com a pelve requerendo uma restrição das atividades deambuladoras de três a seis meses pode contribuir para a perda da função. O aumento da contratura de flexão do quadril tem sido visto em até 50% dos pacientes pós-operatoriamente. Também nota-se que vários pacientes sofrem cirurgias numa idade que a própria história natural já prevê uma perda da função ambulatorial independente do tratamento da deformidade vertebral.

## Cifose

**História Natural.** As crianças com MMC podem gerar uma deformidade vertebral cifótica congênita ou do desenvolvimento. A maioria desta crianças terá um nível de envolvimento lombar alto ou torácico. Destas crianças, 10% terão uma deformidade cifótica maior do que 65% ao nascimento, mas esse número aumenta para um terço na adolescência. A localização desta deformidade é tipicamente toracolombar ou lombar. Crianças com deformidades maiores do que 80° ao nascimento terão aumento inevitavelmente. A maioria irá exceder 120° no terceiro ano de vida e progressões maiores do que 170° têm sido observadas. Uma lordose torácica compensatória não está presente normalmente ao nascimento, mas se desenvolve rapidamente quando é assumida uma posição de sentadora. A história natural de deformidades menores não é bem conhecida. Acredita-se que haverá progressão na deformidade, porém dados da velocidade e quantidade desta progressão não foram publicados.

Como nas deformidades escolióticas, a morbidade a longo prazo das deformidades cifóticas não é bem relatada. Ulcerações da pele recorrentes sobre a gibosidade, uma dificuldade de equilíbrio para sentar, problemas com as alterações urinárias, estéticas das costas e respiratória causada por pressão do conteúdo abdominal, são citadas como indicações de intervenção cirúrgica. A incidência desses problemas entre todos os pacientes com deformidade cifótica não é conhecida. Até o momento não existe evidência de que ocorra o comprometimento pulmonar como resultado dessa deformidade. A melhora nos problemas da ulceração de pele pela ressecção da gibosidade tem sido documentada.

**Tratamento.** O uso de órteses na deformidade cifótica nas crianças com MMC não se mostrou efetivo para controlar a progressão. Várias autores relataram resultados para tratamento cirúrgico dessa deformidade. Um trabalho recente narrando uma média de 11 anos de pós-operatório de ressecção na gibosidade e artrodese encontrou que a perda de correção com o tempo era menor do que 50% da melhora original. A cerclagem em "oito" foi utilizada para fixação nesse trabalho. Varios pacientes possuíam uma deformidade pior no segmento, do que pré-operatoriamente. Outros trabalhos usando a fixação segmentar que se estendia ao sacro mostraram, num segmento de curto tempo, uma correção de cifose que variava entre 100 a 130 até 7º a 45º com pequena perda da correção. Dois novos métodos de fixação com a pelve incluíram a passagem de uma haste de Luke pelo forame de S1 até o lado anterior do sacro e a haste de Tunn-McCarthy que era pré-curvada e também se localizava na região anterior do sacro. Estes métodos têm se provado particularmente úteis no manuseio das deformidades cifóticas.

As taxas de pseudo-artrose após a ressecção da gibosidade são relatadas como entre 25% e 40% nas séries mais antigas. Estudos recentes relatam esse problema em apenas de 0% a 10% dos casos em que a fixação segmentar foi utilizada. Da mesma maneira taxas de infecção de 20% a 25% diminuíram para 8% a 10%. Mortes peroperatórias têm sido relatadas em 0% a 10% dos pacientes. Morte intra-operatória tem sido associada com a ligação da medula espinhal levando ao aumento da pressão intracraniana.

## Deformidades Vertebrais Diversas

Como mencionado antes, várias crianças com MMC têm malformações do tipo Chiari II. A descompressão occipital tem sido usada por vários centros para tratar essa anormalidade quando ocorre o edema ou problemas respiratórios. A função da descompressão occipital pode ser controversa, mas estudos recentes encontraram que 95% das crianças que se submeteram a este procedimento e tiveram uma laminectomia cervical suboccipital que se estendia até abaixo de C2, desenvolveram instabilidade na coluna cervical. O prognóstico a longo prazo destas crianças não foi detalhado e os autores não recomendaram a artrodese profilática da coluna no momento da descompressão. Isso se deu parcialmente devido à instabilidade clínica de vários destes pacientes que se submetiam à descompressão. Se a instabilidade progressiva se desenvolvia, a recomendação era de se fazer uma fusão anterior intervertebral. Não existem dados que apóiem a recomendação sobre uma fusão posterior.

## Órteses e Deambulações

Como já citado o nível da lesão neurológica tem sido o melhor fator para rever a deambulação a longo prazo nas crianças com MMC. Infelizmente, o padrão neurossegmentar clássico descrito por Sharrard em 1964 é raramente visto durante a avaliação da força muscular nos pacientes com MMC. Variações no padrão de força muscular ocorrem com freqüência. Diferenças no padrão deambulatório têm sido notadas nos pacientes com a mesma lesão neurossegmentar. Relatos anteriores enfatizam a importância do quadríceps, adutores do quadril e flexores do joelho para a deambulação. Uma revisão recente dos testes de força muscular, da capacidade ambulatória nos pacientes com MMC, sugere que padrões específicos da força da extremidade inferior são mais eficientes na previsão da capacidade deambulatória do que nos testes isolados de grupos musculares. Neste estudo, pacientes com força muscular do iliopsoas com grau 3 ou maior acabavam em cadeira de rodas para a maior parte da sua mobilidade. Pacientes com grau 4 ou 5 de iliopsoas e função de quadríceps e força glútea antigravitacional alcançavam deambulação comunitária sem uso de cadeiras de rodas. A presença de uma força glútea 4 a 5 e dorsiflexão do tornozelo grau 4 a 5 determinava uma deambulação independente sem uso do aparelhos ou órteses. O uso de testes musculares não era confiável em crianças menores de três anos de idade.

A aplicação de órteses e de programas de treinamento de marcha é feita em pacientes com envolvimento de nível lombar médio, lombar baixo e sacral. Mais controverso é o uso de sistemas ortóticos em crianças com lesões de nível torácico e lombar alto. O alto nível de paralisia necessita de controle do tronco e membros e da relação entre eles para se alcançar a deambulação. Isto resultou em várias sistemas ortóticos que combinam órteses para pé, tornozelo e joelho com o componente pélvico. Estes sistemas são pesados e caros. O custo de uma órtese com marcha recíproca tem sido estimado entre U$3,500 a U$5,000 com uma manutenção anual de U$400 a U$500. Estudos da história natural sugerem que a deambulação a longo prazo não é muito provável nestes pacientes. A explicação para isso se encontra nos altos gastos energéticos para deambulação nos pacientes paraplégicos. Um estudo com 151 pacientes com paraplegia traumática comparou o gasto energético de uma deambulação normal com deambulação com uso de órteses para joelho, tornozelo e pé bilateralmente, uma marcha recíproca assistida por muletas e o uso da mesma órtese e o uso de uma cadeira de rodas. Pacientes que se utilizavam da órtese e andavam com padrão oscilatório tinham uma velocidade um terço menor do que a do paciente normal, um consumo de oxigênio 38% maior, um custo de oxigênio para dar a mesma distância cinco vezes maior e uma velocidade 113 vezes menor do que uma deambulação normal.

Pacientes que se utilizaram da associação com as muletas tiveram resultados um pouco melhores, mas ainda com o consumo de oxigênio 20% maior do que o normal. Estudos melhores com pacientes paraplégicos devido à MMC reportaram resultados semelhantes. Adultos normais andam com uma taxa de consumo de oxigênio que é de 30% da capacidade aeróbica máxima e podem fazer isso indefinidamente. Quando a taxa de uso de oxigênio excede 50% da capacidade aeróbica começa o metabolismo anaeróbico e o tempo de duração diminui rapidamente enquanto aumenta a intensidade do trabalho. A não ser que um paciente paraplégico mantenha condições físicas excelentes, uma marcha oscilatória leva rapidamente a uma taxa anaeróbia acima de 50%, fazendo uma deambulação prolongada muito custosa para ser continuada.

O benefício do uso de órteses e deambulações de pequenas distâncias nestes pacientes é incerto. Um estudo comparativo entre dois programas altamente confiáveis com filosofias diferentes foi feito. Os pacientes se igualavam em idade, sexo, nível de envolvimento e inteligência e foram envolvidos num programa de deambulação num instituto, e prescrita utilização de cadeiras de rodas numa idade precoce em outro centro. Nenhuma diferença significativa foi vista nesses pacientes com relação às atividades diárias de vida, a função das mãos ou o desenvolvimento da obesidade A deterioração da capacidade de andar em relação ao tempo foi vista nos pacientes em que se utilizou o programa deambulatório. Pacientes que andaram precocemente desenvolveram fraturas numa média de 12 a 20 anos, enquanto os pacientes em cadeiras de rodas desenvolviam uma média de duas fraturas. Encontraram menos escaras de pressão nos pacientes deambuladores. Pacientes que andaram precocemente desenvolveram maior independência e mais facilidade para transferência do que os pacientes que foram para cadeiras de rodas precocemente. Os pacientes deambuladores passaram uma média de 15 dias no hospital devido a procedimento ortopédico comparada com uma média de sete dias para os pacientes nas cadeiras nas rodas.

## Bibliografia Comentada

### Artigos Gerais

Beaty JH, Canale ST. Orthopaedic aspects of myelomenigocele. J Bone Joint Surg, 72A:626-630, 1990.

Este é um estudo feito por nove eminentes ortopedistas experimentados no manuseio de pacientes com MMC. Ele demonstra muito do conhecimento atual no tratamento das crianças com MMC e é bastante referido.

Czeizel AE, Dudas I. Prevention of the first occurence of neural-tube defects by periconceptional vitamin supplementation. N Engl J Med, 327:1832-1835, 1992.

Nesta tiragem randomizada e controlada, mulheres que planejavam engravidar receberam uma dose única de suplemento vitamínico contendo ácido fólico ou um suplemento por um mês após a concepção até pelo menos a data do segundo período menstrual perdido. Havia aproximadamente 2.100 mulheres em cada grupo. Havia seis casos de defeitos do tubo neural no grupo com suplemento e nenhum no grupo do ácido fólico. A diferença foi estatisticamente significativa.

Van Allen MI, Kalousek DK, Evidence for multi-site closure of the neural tube in humans. Am J Med Genet. 47:723-743, 1993.

Esta é uma revisão compreensiva de estudos experimentais e clínicos investigando a etiologia dos defeitos do tubo neural. Os autores concluem que o fechamento do tubo neural tem vários pontos de iniciação e que isto ajuda a explicar o amplo espectro de disrafismos espinhais vistos clinicamente. O significado clínico disto é que o risco para crianças subseqüentes com anomalias difere dependendo do local do defeito e que a resposta destas anomalias ao tratamento pré-natal (como o ácido fólico) irá variar.

### História Natural

Brinker MR, Rosenfeld SR, Feiwell E, et al. Myelomeningocele at the sacral level: Long-term outcomes in adults. J Bone Joint Surgery, 76A:1293-1300, 1994.

Este estudo de longo seguimento de pacientes com o nível sacral seguidos numa instituição com grande experiência mostra que, num seguimento médio de 29 anos, até um terço dos pacientes perdeu a capacidade deambulatória. Uma média de 10 procedimentos foi feita por paciente. Os autores especulam que a deterioração do SNC devido à medula presa, à hidromielia e à malformação de Arnold-Chiari levou a uma piora na maioria dos pacientes.

Dunne KB, Gingher N, Olsen LM, et al. A survey of the medical and functional status of members of the adult University of Washington. Thesis, 1986.

Este estudo de 263 pacientes entre 20 e 39 anos com espinha bífida avaliou a idade, nível motor, função da derivação, capacidade de deambulação, independência, educação, emprego, continência, fertilidade, saúde mental, tempo de decúbito e função renal. Trinta e nove por cento eram casados ou viviam sós. Sessenta e um por cento viviam com amigos, família, ou tinham serviços para auxiliá-los. Vinte e cinco por cento estavam desempregados. Sessenta e sete por cento estavam recebendo auxílio desemprego ou seguro por incapacidade.

Hunt GM, Poulton A. Open spina bifida: A complete cohort reviewed 25 years after closure. Dev Med Child Neurol, 37:19-29, 1995.

Esta é uma revisão de 117 crianças com espinha bífida, tratados com o fechamento precoce e derivação do SNC com um seguimento de 25 anos. Todos os pacientes foram incluídos. A taxa de mortalidade foi de 44% com a maioria das mortes ocorrendo nos cinco primeiros anos de vida e causadas por falha renal, infecção no SNC e insuficiência respiratória. A disfunção neurológica inicial era determinante da disfunção final. Aqueles com um nível sensitivo L3 ou L4 mostraram uma deterioração gradativa da função com o tempo. Nenhum paciente com nível sensitivo acima de L3 manteve capacidade de deambular. O tratamento não teve influência significativa na disfunção final.

## Considerações Não Ortopédicas

Anderson TE, Drummond DS, Breed AL, et al. Malignant hyperthermia in myelomeningocele: A previously unreported association. J Pediatr Orthop, 1:401-403, 1981.

Este é um relato de três pacientes com hipertermia maligna e MMC num total de 200 crianças com MMC. Nenhum dos pacientes tinha parentesco. A relação entre o número de casos nesta população leva os autores a concluir que pode haver uma associação.

Boor R, Schwartz M, Reitter B, et al. Tethered cord after spina bifida aperta: A longitudinal study of somatosensory evoked potentials. Childs Nerv Syst, 9:328-330, 1993.

Este pequeno estudo analisa dados de ENMG em 25 pacientes deambuladores com MMC. Todos possuíam achados na RM de medula presa. Diminuição no ENMG no nervo tibial posterior foi encontrada em 15 pacientes, e 14 não tinham sinais clínicos de medula presa. Outras RM mostraram hidromielia em seis pacientes. A ENMG melhorou em oito dos dez pacientes que foram submetidos à liberação da medula. Cinco dos oito melhoraram clinicamente, dois permaneceram estáveis e um piorou.

Breningstall GN, Marker SM, Tubman DE. Hydrosyringomelia and diastematomyelia detected by MRI in melomenigocele. Pediatr Neurol, 8: 267-271, 1992.

Estudos de RM foram feitos em 45 pacientes com MMC. Vinte e quatro (54%) tinham hidromielia e dois diastematomielia. Todos os pacientes eram assintomáticos antes da RM.

Emans JB. Allergy to latex in patients who have myelodysplasia: Relevance for the orthopaedic surgeon. J Bone Joint Surg, 74A:1103-1109, 1992.

Este é um estudo compreensivo dos conhecimentos de alergia ao látex nos pacientes com MMC. Os métodos de testes, de prevenção e observação da população em risco são discutidos e referidos.

Lock TR, Aronson DD. Fractures in patients who have myelomeningocele. J Bone Joint Surg, 71A:1153-1157, 1989.

Esta é a revisão da literatura existente e da experiência própria dos autores sobre fraturas patológicas nos seus 186 pacientes com MMC. A freqüência de fraturas aumentava com níveis de envolvimento mais altos. No geral, 20% dos seus pacientes tinham fraturas. A maioria ocorreu após imobilização pós-operatória. Os descolamentos epifisários evoluíam para pseudo-artrose e parada do crescimento. As fraturas diafisárias e metafisárias consolidavam normalmente.

Tosi LL, Slater JE, Shaer C, et al. Latex allergy in spina bifida patients: Prevalence and surgical implications. J Pediatr Orthop, 13:709-712, 1993.

Noventa e três pacientes do *Children's Hospital* de Washington D.C. foram testados para alergia ao látex pelo teste de RAST. Trinta e cinco pacientes (38%) testaram positivo. Somente nove pacientes tinham história clínica de reação. Somente um destes pacientes não foi detectado pelo teste de RAST, mas era o único paciente que teve uma reação anafilática ao látex.

Yassin MS, Sanyurah S, Lierl MB, et al. Evaluation of latex allergy in patients with meningomyelocele. Ann Allergy, 69:207-211, 1992.

Esta é uma revisão prospectiva de 76 pacientes com MMC que foram testados para alergia ao látex, 65% eram positivos. Destes, metade não tinha história clínica de reação. Nenhum dos pacientes com teste cutâneo negativo tinha história de reação ao látex.

## Deformidades dos Pés

Broughton NS, Graham G, Menelaus MB. The high incidence of foot deformity in patients with high-level spina bifida. J Bone Joint Surg, 76B:548-550, 1994.

Esta revisão de 124 crianças consecutivas com MMC com nível acima de L3 encontrou deformidade em 89% de todos os pés. Cinqüenta e um por cento possuíam deformidade em eqüino, 19% tinham pé torto e 28% tinham uma deformidade em calcâneo. A espasticidade muscular do tibial anterior, fibular longo ou extensor dos dedos estava associada à deformidade em calcâneo em 50% dos casos. A espasticidade do gastrocnêmio foi encontrada em 17% das deformidades em eqüino. Os autores concluíram que o desequilíbrio muscular não é a etiologia para as deformidades dos pés em várias crianças com MMC.

Fernandez-Feliberti R, Fernadez AS, Colon C, et al. Transfer of the tibials anterior for calcaneus deformity in myelodysplasia. J Bone Joint Surg, 74A:1038-1041, 1992.

Quinze pacientes (22 pés) tiveram a transferência do tendão do tibial anterior para o calcâneo. Todos tinham MMC nível L4 ou L5. Sete outros pacientes não tiveram seguimento. Apenas o desenvolvimento de pé calcâneo serviu como critério de avaliação. Pacientes com menos de cinco anos na época da cirurgia tiveram menor possibilidade de necessitar outras cirurgias e melhor correção da deformidade.

Georgiadis GM, Aronson DD. Posterior transfer of the anterior tibial tendon in children who have a myelomeningocele. J Bone Joint Surg, 72A:392-398, 1990.

Vinte de 26 crianças que foram submetidas à transferência do tendão do tibial anterior para o calcâneo foram revistas com uma média de seis anos pós-cirurgia. De 39 pés, 37 eram plantígrados. Força muscular grau 4 era um pré-requisito para a cirurgia. Em 14 pés, a transferência não era funcional na revisão, mas 12 dos 14 tinham um resultado clínico bom. A necessidade de órtese e a habilidade de deambular não foram alteradas significativamente. A deformidade em valgo ocorreu em 25% dos pés operados.

Maynard MJ, Weiner LS, Burke SW. Neuropathic foot ulceration in patients with myelodysplasia. J Pediatr Orthop, 12:786-788, 1992.

Os autores revisaram 36 pacientes com um seguimento médio de 14 anos. Todos eram deambuladores. A incidência de formação de escaras em pés plantígrados flexíveis foi 0%, nos pés flexíveis não plantígrados 25%, nos pés plantígrados rígidos 36% e nos pés rígidos não plantígrados 100%. Vários dos pés rígidos evoluíram para artrodese. A artrodese numa posição não plantígrada pode aumentar o risco de formação de escaras.

Mosca VS. Calcaneal lengthening for valgus deformity of the hindfoot: Results in children who had severe, symptomatic flatfoot and skewfoot. J Bone Joint Surg, 77A:500-512, 1995.

Esta revisão de 20 pacientes com deformidade do retropé em valgo tratados por alongamento do colo do tálus com interposição de enxerto ósseo tricortical mostrou boa correção da deformidade com melhora dos sintomas. A plicatura da articulação talonavicular, o alongamento do tendão-de-aquiles e osteotomias cuneiformes ou distais da tíbia foram adicionadas em vários pacientes. Nove pacientes tinham MMC. O procedimento foi combinado com osteotomia corretiva da tíbia em oito dos 20 pacientes com MMC. A mobilidade subtalar foi preservada.

Sherk HH, Marchinski LJ, Clancy M, et al. Ground reaction forces on the plantar surface of the foot after talectomy in the myelomeningocele. J Pediatr Orthop, 9:269-275, 1989.

Dezenove pacientes com MMC e deformidades graves nos pés foram submetidos à talectomia e foram vistos com um tempo médio de seguimento de 12 anos. Placas de força e lâminas fotoelásticas foram usadas para examinar o padrão da distribuição das forças no aspecto plantar dos pés. Somente 20% dos pés tinham uma distribuição normal das forças. Nos pés restantes, houve locais de hiperpressão. Quatro pacientes desenvolveram locais de escaras subseqüentemente nas áreas de hiperpressão.

Stevens PM, Toomey E. Fibular-achilles tenodesis for paralytic ankle valgus. J Pediatr Orthop, 8:169-175, 1988.

Os autores revisaram 26 extremidades em 18 pacientes que tiveram tenodese fíbulo-aquiliano por tornozelo valgo. Quatro também foram submetidos ao procedimento Grice. Melhoria no movimento talar foi relatado em 80% dos pacientes. Melhoria no comprimento fibular foi vista em 17 dos 26 tornozelos.

## Problemas no Joelho

Williams JJ, Graham GP, Dunne KB, et al. Late knee problems in myelomeningocele. J Pediatr Orthop, 13:701-703, 1993.

Uma revisão de longo prazo de 72 deambuladores comunitários foi feita. Dezesseis pacientes (24%) tinham dor relacionada à atividade dor no joelho, com instabilidade, ou somente instabilidade. Treze destes pacientes tinham uma marcha característica, em que havia insuficiência glútea com rotação interna do fêmur na fase de apoio e rotação externa da tíbia. Alterações degenerativas foram vistas em alguns, mas não em todos os joelhos. Problemas na medula espinhal não foram excluídos. Pacientes somente com contratura em flexão não se mostravam sintomáticos.

Wright JG, Menelaus MB, Broughton NS, et al. Natural history of knee contractures in myelomeningocele. J Pediatr Orthop, 11:725-730, 1991.

Dados de arquivo de 850 pacientes com espinha bífida foram usados para avaliar a evolução dos joelhos com deformidade em flexão não operados. Com um ano de idade, 257 pacientes estavam disponíveis. Com 15 anos, somente 70. Graus maiores de contratura em flexão dos joelhos foram vistos nos pacientes com nível L3 ou mais alto, com pouca deformidade nos níveis sacrais. Os pacientes não deambuladores apresentavam deformidades piores, mas as contraturas não podiam ser apontadas com causa da não deambulação. O uso de fisioterapia, órteses e a presença de espasmo dos flexores do joelho não estavam associados ao grau de contratura em flexão.

## Deformidades nos Quadris

Broughton NS, Menelaus MB, Cole WG, et al. The natural history of hip deformity in myelomeningocele. J Bone Joint Surg, 75B:760-763, 1993.

Os autores analisaram o desenvolvimento da deformidade dos quadris nas crianças com MMC e encontraram que o maior índice de luxação do quadril e contratura em flexão acontecia nas com níveis torácicos. O desequilíbrio muscular não estava presente nestas crianças. Crianças com níveis L3 ou mais baixos tinham uma tendência a desenvolver luxações dos quadris com três e quatro anos. As crianças com o envolvimento torácico continuavam a desenvolver luxação até após os 10 anos de idade.

Fraser RK, Hoffman EB, Sparks LT, et al. The unstable hip and mid-lumbar myelomeningocele. J Bone Joint Surg, 74B:143-146, 1992.

Cinqüenta e cinco pacientes com MMC níveis L3 ou L4 foram revisados quanto à habilidade ambulatória e à instabilidade dos quadris. Vinte e quatro pacientes tinham dados sobre os quadris desde o nascimento até a luxação. A instabilidade ocorreu em 86% dos quadris em crianças com nível L3 e 45% em nível L4. Somente um paciente com o quadril estável com um ano de idade desenvolveu luxação posteriormente. A instabilidade dos quadris não influía na habilidade deambulatória. Somente 32% dos quadris que foram tratados cirurgicamente pela instabilidade desenvolveram estabilidade.

## Deformidades na Coluna Vertebral

Aronson DD, Kahn RH, Canady A, et al. Instability of the cervical spine after decompression in patients who have Arnold-Chiari malformation. J Bone Joint Surg, 73A:898-906, 1991.

Esta revisão de 40 pacientes com MMC mostrou que 19 dos 20 que tiveram uma descompressão occipital posterior para a malformação de Arnold-Chiari tipo II e laminectomia cervical desenvolveram instabilidade nas radiografias em perfil com flexão e extensão. Dos 20 pacientes que não foram operados nenhum teve instabilidade. A fusão profilática na hora da descompressão não foi indicada nos pacientes que se apresentaram clinicamente instáveis.

Carstens C, Paul K, Niethard FU, et al. Effect of scoliosis surgery on pulmonary function in patients with myelomeningocele. J Bone Joint Surg, 73A:459-464, 1991.

Nesta pequena série de 13 pacientes com MMC que tiveram esta correção vertebral, oito pacientes conseguiram melhora na capacidade vital e seis no volume expiratório forçado após cirurgia. Pacientes com curvas maiores pré-operatórias e com níveis altos de paralisia apresentavam as maiores melhoras.

Lintner AS, Lindseth RE. Kyphotic deformity in patients who have a myelomeningocele: Operative treatment and long-term follow-up. J Bone Joint Surg, 76A:1301-1307, 1994.

Com um seguimento médio de 11 anos, 39 pacientes foram revisados após tratamento cirúrgico das deformidades cifóticas. A técnica de fixação foi a cerclagem em oito ao redor dos pedículos remanescentes. Foi feito uso de órteses pós-operatoriamente por até um ano. Houve perda da correção com o tempo. Ao final conseguiu-se uma correção de menos de 50%. Vários pacientes tinham deformidades piores no seguimento do que antes da cirurgia. O índice de pseudo-artrose e infecção era baixo. Uma morte peroperatória ocorreu.

Muller EB, Nordwall A. Prevalence of scoliosis in children with myelomeningocele in western Sweden. Spine, 17:1097-1102, 1992.

Esta revisão de 131 pacientes com MMC encontrou que 69% tinham uma deformidade escoliótica maior do que 10°, 39% tinham uma curva maior do que 30°. A prevalência da escoliose era fortemente relacionada no nível do envolvimento, com deformidade em 94% dos pacientes com nível torácico e somente 20% nos pacientes com nível sacral. A prevalência não aumentou após a idade de nove anos.

Muller EB, Nordwall A, von Wendt L. Influence of surgical treatment of scoliosis in children with spina bifida on ambulation and motoric skills. Acta Paediatr, 81:173-176, 1992.

Quatorze crianças com MMC que sofreram artrodese vertebral à pelve foram avaliados quanto à habilidade de deambular após a cirurgia. Cinqüenta e sete por cento perderam parte da sua capacidade deambulatória. Nenhum efeito foi visto na habilidade do paciente em realizar atividades diárias.

Ward WT, Wenger DR, Roach JW. Surgical correction of myelomeningocele scoliosis: A critical appraisal of various spinal instrumentation systems. J Pediatr Orthop, 9:262-268, 1989.

Trinta e oito pacientes com MMC sofreram tratamento cirúrgico por diversas técnicas durante um período de 18 anos. Pacientes que tiveram um procedimento único anterior ou posterior, com ou sem instrumentação, alcançaram uma taxa de pseudo-artrose de 50%. Pacientes que sofreram uma variedade de procedimentos em dois estágios usando instrumentação tiveram uma taxa de pseudo-artrose de 0% a 17%. A falha do material de síntese era comum; complicações com infecção eram raras. A necrose do ferimento foi vista, porém, em 25% dos pacientes.

Warner WC, Fackler CD. Comparison of two instrumentation techniques in treatment of lumbar kyphosis in myelodysplasia. J Pediatr Orthop, 13:704-708, 1993.

Esta revisão de 33 pacientes compara 21 que tiveram instrumentação compressiva de Harrington, com 12 que tiveram fixação e instrumentação de Luque com a pelve usando uma técnica de Dunn modificada com colocação da haste pelo forame de S1. Dos pacientes com instrumentação de Harrington, 38% tiveram pseudo-artrose contra nenhum do grupo com Luque. A taxa de infecção no grupo de Harrington foi de 24% contra 8% no grupo de Luque.

## Órteses e Deambulação

Duffy CM, Hill AE, Cosgrove AP, et al. Three dimensional gait analysis in spina bifida. J Pediatr Orthop, in press.

Os autores deste estudo avaliaram a deambulação de 30 crianças com espinha bífida lombar baixa ou sacral. A análise foi feita usando um sistema Vicon. Obliqüidade pélvica e rotação, abdução do quadril no apoio e flexão do joelho persistente no apoio foram as alterações mais significativas notadas. Os padrões característicos das alterações foram identificados dependendo do nível do envolvimento. Transferência de tendões no quadril (Sharrard) ou tornozelo não parecem alterar o padrão de marcha dos pacientes operados.

Guidera KJ, Smith S, Raney E, et al. Use of the reciprocating gait orthosis in myelodysplasia. J Pediatr Orthop, 13:341-348, 1993.

Esta é uma revisão de experiência do Hospital Shriners com a órtese de marcha recíproca (OMR) com um seguimento médio de cinco anos. O preço médio do OMR era de US$ 5,000. Onze dos 21 pacientes não estavam mais usando a órtese no seguimento. Somente quatro eram deambuladores comunitários com o OMR. O tempo médio de uso da órtese foi de 25 meses. Todos os pacientes relataram problemas com o uso do aparelho. Doze famílias tinham a impressão negativa da órtese após o uso. Uma média de três reparos por ano foi necessária para manutenção. A motivação dos pais e da criança, boa força dos membros superiores, ausência de obesidade e de escoliose grave foram os fatores mais importantes para um uso prolongado da órtese.

Mazur JM, Shurtleff D, Menelaus M, et al. Orthopaedic management of high-level spina bifida: Early walking compared with early use of a wheelchair. J Bone Joint Surg, 71A:56-61, 1989.

Este estudo compara grupos similares de pacientes com níveis altos de MMC de duas instituições. Os pacientes de Melborne foram colocados em programas deambulatórios enquanto que os de Seattle foram colocados em cadeiras de roda. O seguimento foi dos 12 aos 20 anos de idade. A deterioração da habilidade deambulatória foi vista no grupo da marcha. Não foram vistas diferenças na habilidade de realizar atividades diárias, funções manuais ou obesidade. Os pacientes que deambulavam tiveram uma média de uma fratura a cada 12 a 20 anos contra duas fraturas no grupo com cadeiras de rodas. Escaras eram mais comuns no grupo com cadeiras de rodas. Os pacientes deambuladores tiveram uma média de 15 dias em hospitais contra sete no grupo com cadeiras de rodas. Os pacientes deambuladores se mostravam mais independentes e melhores para transferência do que o grupo nas cadeiras de rodas.

Waters RL, Lunsford BR. Energy cost of paraplegic locomotion. J Bone Joint Surg, 67A:1245-1250, 1985.

Uma análise do custo energético foi feita em 151 pacientes com paraplegia traumática. Cento e vinte e quatro foram avaliados nas suas cadeiras de rodas. Sessenta e sete foram analisados enquanto deambulavam. Nos pacientes que usavam KAFO, bilateralmente, uma marcha com *swing* foi preferida. A velocidade foi 66% mais lenta, a taxa de consumo de oxigênio foi 40% maior e o custo de oxigênio por metro andado cinco vezes maior do que a marcha normal. Em contraste, o uso da cadeira de rodas resultou numa velocidade similar e num consumo de oxigênio e custo de oxigênio por metro iguais ao da marcha normal.

# 9

# Artrogripose

O termo artrogripose é comumente relacionado a contraturas múltiplas congênitas. É derivado do grego, e quer dizer "articulações tortas ou encurvadas".

Esta síndrome complexa caracteriza-se por múltiplas contraturas musculares, articulações com desenvolvimento incompleto, deformidades nos membros superiores e inferiores, músculos contraturados e sensibilidade normal. Em 1923, Stern usou pela primeira vez o termo artrogripose múltipla congênita. Este termo, entretanto, não se refere a um diagnóstico específico, porque existem cerca de 150 condições clínicas que podem levar a contraturas múltiplas congênitas (Tabela 9.1). É difícil a avaliação do tratamento, porque a etiologia é múltipla, heterogênea e leva à considerável confusão.

O termo artrogripose é freqüentemente usado para um número variável de patologias que acometem o sistema musculoesquelético, e que se caracterizam por contraturas musculares múltiplas, p. ex.: mielomeningocele, distrofia muscular congênita, síndrome de Larsen, síndrome de Möebius e displasias ósseas.

Sabe-se, no entanto, que estas patologias têm diferentes etiologias, prognóstico e tratamento.

## Etiologia

A etiologia da maioria das formas de artrogripose é desconhecida. O fator comum a todas estas condições e que leva a contraturas múltiplas congênitas é a falta ou a limitação de movimentos intra-uterinos.

A falta persistente de movimentação intra-uterina, causada por neuropatias, miopatias, alterações do tecido conectivo e distúrbios dos processos mecânicos, leva ao aparecimento de contraturas articulares e desenvolvimento subseqüente anormal das articulações. Neuropatias resultantes de anormalidades do sistema nervoso central ou periférico são responsáveis por 90% de todos os casos de artrogripose.

Miopatias, tais como distrofias musculares, são alterações associadas a patologias do tecido conectivo e podem levar, também, a uma diminuição do movimento articular e a contraturas. Fatores mecânicos como oligodrâmnio, bandas amnióticas e alterações estruturais do útero também podem levar à redução dos movimentos fetais.

A maneira como os processos patológicos, teratológicos, infecciosos intra-uterinos e outros determinam o aparecimento da artrogripose é desconhecida. Estima-se que esta síndrome ocorra em uma de cada 3.000 crianças nascidas vivas.

## Patologia

O tecido muscular, na maioria das formas de artrogripose, apresenta alterações atróficas grosseiras, é levemente pigmentado e, em alguns casos, é completamente substituído por tecido fibrocartilaginoso. O exame histológico do tecido muscular varia com a etiologia. Nos processos neurogênicos mais comuns, encontram-se alterações na proporção e predominância do tipo de fibras musculares, amioplasia, hipoplasia e atrofia por desnervação. A ressonância nuclear magnética mostra, com freqüência, uma redução consistente no número de células do corno anterior da medula. A eletromiografia pode revelar alterações neuropáticas ou miopáticas dependendo da etiologia do processo. Estudos cromossômicos e das enzimas séricas devem ser feitos, embora os resultados sejam normais na maioria dos casos.

A avaliação inicial de crianças com artrogripose requer uma equipe multidisciplinar. Elas devem ser vistas e avaliadas pelo pediatra, neurologista, geneticista, fisioterapeuta, terapeuta ocupacional, assistente social e, naturalmente, por um ortopedista. É importante a avaliação genética porque diversas formas de artrogripose são hereditárias.

Embora o termo artrogripose se refira a um grande grupo de alterações heterogêneas, o ortopedista de um modo geral se depara com um grupo especial de artrogripose, a amioplasia, e sua etiologia não é ainda entendida, porém é tida como a forma clássica de artrogripose. A amioplasia, como as outras formas de artrogripose, é caracterizada por múltiplas contraturas simétricas dos membros (Fig. 9.1).

Cerca de 40% dos pacientes com artrogripose são especificamente casos diagnosticados como amioplasia. A maioria destes pacientes tem reconhecidamente contraturas simétricas dos membros e inteligência e sensibilidade

**Tabela 9.1**
**Tipos Característicos de Artrogripose**

*Comprometimento primário dos membros*

| | | |
|---|---|---|
| Ausência de pregas cutâneas | Mielomeningocele | Síndrome de Nievergelt-Pearlman |
| Ausência das pregas interfalagianas distais | Síndrome de Mietens-Weber | Síndrome de polana |
| Bandas amnióticas | Coalizões (tarsais ou do carpo) | Sinostose radioulnar |
| Amioplasia | Contraturas musculares funcionais | Sinfalangismo |
| Membrana cutânea cotovelo | Artrogriposes distais | Sinfalangismo/braquiodactilia |
| Camptodactilia | Sinostose umerorradial | Camptodactilia Tel Hashomer |
| Polegar palmar congênito | Bloqueio da pronação ou supinação do antebraço (familiar) | Pseudocamptodactilia |
| | Síndrome de Liedenberg | |

*Comprometimento dos membros e outras áreas do corpo*

| | | |
|---|---|---|
| Displasia camptomélica | Disostose metafisária | Síndrome de pseudotalidomida (síndrome de Robert) |
| Condrodisplasia punctata — Conradi-Hünermann | Displasia metatrófica | |
| Aracnodactilia com contraturas | Síndrome de Möebius | Síndrome de puértica |
| Distrofia craniocarpotarsal (face de assobio. Freeman-Sheldon) | Síndrome de pterígeos múltiplos | Agenesia sacral |
| | Onicocondrodisplasia hereditária — síndrome patela unha | Síndrome de Schwartz-Jampel |
| Displasia diastrófica | | Displasia espondiloepifisária congênita |
| Displasia femoral focal | Miopatia nemalínica | Síndrome Sturge-Weber |
| Surdez sensioneural com perda da musculatura da mão | Neurofibromatose | Esclerose tuberosa |
| | Displasia dígito-oculodentária | Defeitos vertebrais, ânus imperfurado, fístula traqueoesofágica e displasia radial e renal (Vater) |
| Síndrome de Holt-Oram | Displasia oftalmicomandibulomélica | |
| Síndrome de Kniest | Síndrome orocraniodigital | |
| Síndrome de Kuskokwim | Osteogênese imperfeita (tipo I) | Síndrome de Weaver |
| Displasia de Larsen | Síndrome otopalatodigital | Síndrome de Winchester |
| Megalocórnea com anomalias esqueléticas múltiplas | Síndrome de Pfeiffer | Traperoideocefalia X, hipoplasia facial e anormalidades da cartilagem |
| | Pterígio poplíteo | |
| Leprecaunismo | Prader-Wili, osteoporose, contraturas nas mãos | |

*Comprometimento dos membros mais do SNC*

| | | |
|---|---|---|
| Polegar aduto | Síndrome de Miller-Dieker | 46 xxy/48 xxxy |
| Síndrome cérebro-oculofáscio-esquelética. | Pterígios múltiplos — letal | 49 xxxxx e 49 xxxxy |
| Córneas opacas, deformidades diafragmáticas e deformidades distais dos membros e anormalidades | Distrofia miotônica, grave, congênita | Trissomia 4 p |
| | Síndrome de New Luxova | Trissomia 8/Trissomia 8 mosaico |
| | Doença neuromuscular da laringe | Trissomia 9 |
| Craniofaciais e do cérebro e retardo do desenvolvimento intra-uterino | Síndrome de Nezelof | Trissomia 9 q |
| | Osteogênese imperfeita (tipo II) | Trissomia 10 a |
| Criptorquidia, contraturas e deformidade do tórax | Fenótipo pena-*shokeir* (anquilose, anomalia facial, hipoplasia pulmonar) | Trissomia 10 p |
| | | Trissomia 11 q |
| Síndrome fasciocardiomélica | Pterígio poplíteo com fendas faciais | Trissomia 13 |
| Síndrome alcoólica fetal | Síndrome de Potter | Trissomia parcial 14 p |
| Síndrome F.G. | Pseudotrissomia 18 | Trissomia 15 |
| Síndrome de Marden-Walker | Síndrome de Zellweger (cérebro-hepatorrenal) | Trissomia 18 |

normais. As contraturas nos membros superiores são em adução e rotação interna dos ombros, em extensão dos cotovelos, volar com desvio ulnar dos punhos. O polegar está em situação palmar e observa-se contratura em flexão dos dedos com articulações interfalângicos relativamente rígidas. As contraturas nos membros inferiores são em flexão ou extensão dos joelhos, e os pés são eqüino, varo supinados rígidos e graves. É comum encontrar-se luxação dos quadris.

Contraturas em flexão do cotovelo, pronação do antebraço, depressões na pele, perda das pregas cutâneas de flexão, hipoplasia digital e escoliose, são deformidades associadas que podem ocasionalmente ocorrer. Hemangioma capilar na testa, micrognatia e perda característica das impressões digitais, são alterações observadas fora do sistema musculoesquelético.

Em geral a pele é tensa e brilhante, mas pode ser oleosa com pouco tecido subcutâneo. Pregas cutâneas no cotovelo e joelho podem estar presentes. As deformidades distais são mais graves e a assimetria no acometimento freqüentemente é observada.

Os testes laboratoriais na amioplasia são de valor limitado e a eletromiografia é inconclusiva para o diagnóstico. A condução nervosa, as enzimas séricas e os estudos cromossômicos são normais.

Os pais de crianças com artrogripose freqüentemente perguntam sobre o risco de novo caso da doença em gravidez futura. Dependendo do diagnóstico etiológico, o risco pode variar de 0% a 50%, e por causa deste risco variável, o aconselhamento genético é essencial. Estima-se que quando não se tem o diagnóstico etiológico o índice de aparecimento de novo caso é de 5%.

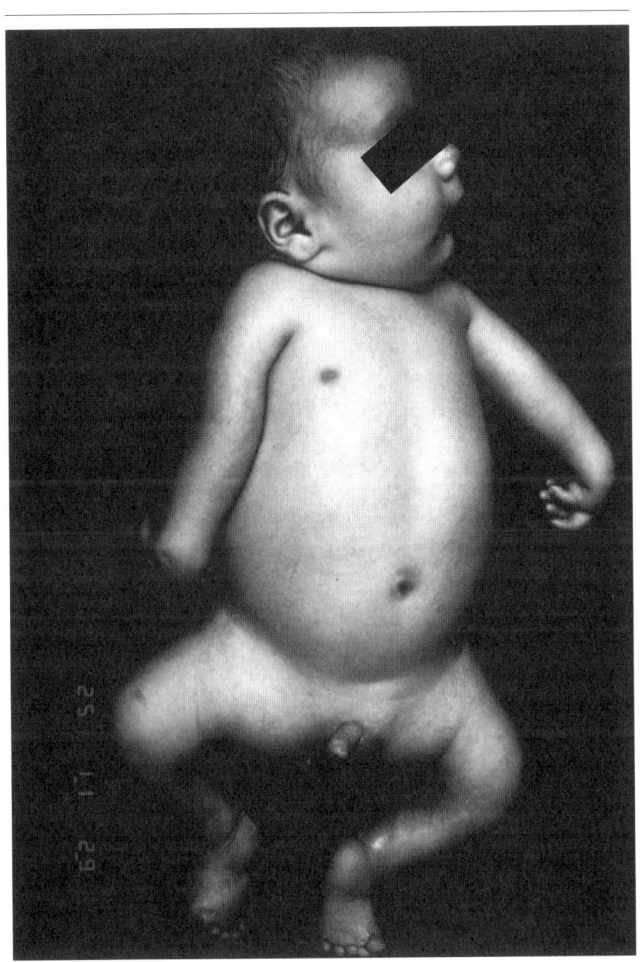

**Fig. 9.1** — Fotografia de uma criança com artrogripose. As contraturas sugerem o diagnóstico de amioplasia

## Prognóstico

A maioria das crianças com artrogripose e aquelas com diagnóstico etiológico de amioplasia têm um prognóstico relativamente razoável e, como tal, devem ser tratadas. É, entretanto, quase impossível esperar que elas possam andar, ter uma função normal e ser completamente independentes. A criança com artrogripose, retardo mental importante e com alterações cromossômicas identificadas tem pior prognóstico, tanto em expectativa de vida como em função. A insuficiência respiratória pode comprometer a sobrevivência no primeiro ano de vida

## Tratamento

O tratamento começa logo após o nascimento. É importante que seja multidisciplinar, porque é complexo demais para somente um ou dois profissionais. Estudos neuromusculares e genéticos devem ser iniciados também logo após o nascimento e 25% das crianças com contraturas múltiplas congênitas têm fraturas ao nascimento, e o ortopedista tem que agir precocemente.

O objetivo principal do tratamento ortopédico em crianças com artrogripose é conseguir alcançar a longo prazo o máximo de função, e esta jamais deve ser sacrificada em relação ao aspecto cosmético das deformidades. Não existe um tratamento comum para todos os pacientes, porque é muito grande o número de doenças que levam à artrogripose. O que deve ser comum no tratamento é a aplicação dos princípios básicos gerais e deve ser abordado com realidade.

Independentemente de o paciente conseguir a deambulação, a mobilidade articular, o cuidado pessoal e uma eventual possibilidade futura de trabalho são objetivos razoáveis a considerar. O tratamento de fisioterapia e a terapia ocupacional precedem qualquer tipo de intervenção cirúrgica e são úteis para melhorar e manter a função articular. O uso de órteses é às vezes necessário para manter uma correção. A recidiva de deformidades acontece, porém o risco é inversamente proporcional à idade.

Poucas cirurgias devem ser feitas antes de um ano de idade, em particular as osteotomias dos ossos longos, porque elas propiciam uma correção temporária e, com o crescimento, as deformidades podem recidivar antes da maturidade esquelética.

## Tratamento das Deformidades do Pé e Tornozelo

O pé torto eqüino varo supinado rígido (pé torto teratológico) talvez seja a deformidade mais comum na artrogripose. Ao contrário do pé torto congênito propriamente dito, o tratamento conservador raras vezes é bem-sucedido. Esta é uma deformidade estática e não progressiva. Manipulações e gessos seriados corretivos levam a alguma correção, mas raramente evitam a necessidade do tratamento cirúrgico. A cirurgia deve ser retardada até próximo de um ano de idade por causa do grande risco de recidiva. A técnica cirúrgica utilizada usualmente é uma extensa liberação póstero-medial ou a talectomia. A recidiva é freqüente, em torno de 46% dos casos, mesmo após uma liberação póstero-medial extensa. As causas desta alta incidência são a rigidez excessiva e a fibrose.

Talectomia ou o esvaziamento parcial do tálus são técnicas cirúrgicas que podem ser consideradas em casos de recidiva ou em casos nos quais a liberação póstero-medial não tenha conseguido uma correção completa das deformidades. Alguns estudos mostraram melhores resultados com a talectomia primária no pé torto artrogripótico. Embora a talectomia primária possa parecer agressiva, neste estudo foram levadas em consideração a diminuição do índice de recidiva e do número de cirurgias realizadas por pé e o melhor *status* ambulatorial das crianças submetidas à talectomia, comparadas com aquelas submetidas à liberação póstero-medial. Em qualquer técnica cirúrgica utilizada, o uso de órtese para manter a correção é necessário.

Nos casos de rigidez acentuada das partes moles, têm sido usados, associadamente, expansores de tecido nas regiões próximas ao tornozelo. Esta técnica é útil como têm sugerido diversos casos relatados. Somente um único estudo, entretanto, relata dois casos de bons resultados numa casuística de sete crianças. O autores do estudo concluíram que os expansores de tecido têm utilidade limitada nos pés tortos artrogripóticos.

A artrodese tríplice permanece sendo uma opção viável para crianças acima de 10 anos de idade, com pés tortos e deformidades rígidas.

## Tratamento das Deformidades dos Joelhos

A maioria dos pacientes com artrogripose tem contraturas em flexão dos joelhos e, algumas vezes, elas são superiores a 90°. As contraturas em extensão são menos comuns.

Outras deformidades como achatamento dos côndilos femorais, alongamento da patela e incongruência articular podem ocorrer. O tratamento inicial deve ser de fisioterapia agressiva com exercícios passivos para ganho de movimento e, de modo geral, não leva a aumento de movimentos porque existe uma importante fraqueza associada dos isquiotibiais e quadríceps. Entretanto, a marcha é possível mesmo com uma contratura residual em flexão de 15° a 20°.

O tratamento cirúrgico pode ser necessário nos casos de contraturas em flexão maiores do que 20° a 30°. Nestes casos pode ser realizado alongamento dos isquiotibiais, capsulotomia posterior do joelho e encurtamento femoral. A osteotomia femoral de extensão, realizada na porção distal do fêmur, também pode ser feita para corrigir a deformidade em flexão do joelho.

A fixação interna das osteotomias é necessária para evitar deslocamento dos fragmentos e conseqüente lesão de estruturas neurovasculares da região poplítea. A recidiva da contratura em flexão pode ocorrer, principalmente se a osteotomia femoral for feita antes da adolescência.

As contraturas em extensão dos joelhos são menos comuns, facilitam inicialmente a deambulação, mas tornam-se problemáticas, no final da primeira década de vida, principalmente para sentar e amarrar os sapatos.

Não tratadas, as contraturas em extensão estão associadas à alta incidência de processos degenerativos tardios. O tratamento é cirúrgico, por zetaplastia anterior do quadríceps, seguido de fisioterapia intensiva para recuperação do arco de movimento.

As imobilizações pós-operatórias devem ser evitadas porque levam à rigidez.

O objetivo de toda cirurgia no membro inferior na artrogripose é permitir a deambulação. É importante, portanto, obter um apoio plantígrado, com joelho e quadril em extensão, antes dos dois anos de idade.

## Tratamento do Quadril

As deformidades características da artrogripose no quadril são flexão, abdução e rotação externa.

São comuns as luxações uni ou bilaterais. Luxações bilaterais com movimentos satisfatórios não impedem a marcha funcional e vão evoluir de forma melhor se não tratadas. As contraturas causam mais problemas funcionais do que as luxações porque nestas a dor é um seqüela incomum.

O tratamento inicial deve ser feito por alongamentos passivos, para melhorar e manter o movimento.

As contraturas do quadril devem ser corrigidas por procedimentos cirúrgicos sobre as partes moles, por osteotomias quando a criança se aproxima da maturidade esquelética, ou pela associação destes dois procedimentos.

A luxação unilateral deve ser tratada por causa da alta incidência de associação com a obliqüidade pélvica, discrepância de membros inferiores e escoliose.

O tratamento conservador quase nunca dá resultados satisfatórios e a necessidade de longos períodos de imobilização leva à rigidez articular.

A redução aberta da luxação associada à liberação de partes moles e encurtamento femoral é hoje usualmente aceita. Ela deve ser realizada entre os seis e 12 meses de idade.

Recentemente, a redução aberta por acesso medial realizada entre três e seis meses de idade tem se mostrado efetiva.

## Tratamento das Deformidades da Coluna

Na artrogripose a incidência de escoliose varia de 20% a 35%, sendo as deformidades usualmente progressivas e não associadas a malformações vertebrais.

As curvas toracolombar e lombar são as mais comuns.

As escolioses entre 20° e 40° devem ser tratadas por método conservador, com o uso de órteses, e as de 40° e 50° devem ser tratadas por correção cirúrgica. A artrodese, associada à instrumentação, deve ser realizada e a fusão da coluna à pelve é recomendada no caso da obliqüidade lombossacra passar de 15°. Alguns destes pacientes com obliqüidade pélvica usam a coluna lombossacra para mobilidade e este fato tem que ser levado em consideração na indicação da fusão e esta somente deve ser feita naqueles segmentos necessários para obter-se uma coluna equilibrada.

## Tratamento dos Membros Superiores

Em crianças com artrogripose, o tratamento dos membros superiores é direcionado para a função da mão. Os objetivos importantes são alimentação, higiene pessoal e ajuda na locomoção. O tratamento inicial, como nos membros inferiores, é um programa de alongamentos passivos e o tratamento cirúrgico deve ser considerado para a correção das deformidades. As osteotomias proximais do úmero são usadas para corrigir contraturas em rotação interna dos ombros.

Contraturas em extensão dos cotovelos podem ser tratadas por capsulotomia posterior e alongamento do tríceps. Os pacientes com excursão de movimentos de 90° podem, na maioria das vezes, conseguir a flexão ativa do cotovelo. O restabelecimento da flexão ativa tem sido descrito por transferência muscular dos peitorais e transferência anterior do tríceps. Estas cirurgias do ombro e cotovelo devem ser realizadas somente naqueles pacientes que tenham a função da mão.

Quando a mão é rígida e os dedos sem função, a deformidade comum em flexão e o desvio ulnar do punho devem ser aceitos.

Procedimentos cirúrgicos, tais como liberação das partes moles da região volar, devem ser realizados nos pacientes que tenham alguma flexão dos dedos. Transferências tendinosas dos flexores do punho para a região dorsal, carpectomia proximal ou combinação destes procedimentos também podem ser realizadas.

A falha em se conseguir um equilíbrio adequado entre os flexores e extensores do punho leva à recidiva das deformidades.

O objetivo do tratamento das deformidades dos dedos é manter a mobilidade e cirurgias usualmente não dão bom resultado.

O polegar palmar deve ser tratado de forma convencional, por liberação do músculo adutor do polegar e por zetaplastia da primeira prega cutânea.

Todo tratamento de crianças com artrogripose deve ser direcionado no sentido de se melhorar ou manter a função. Inicialmente as deformidades podem parecer severas demais, mas, apesar disto, estas crianças nos surpreendem de forma positiva com o tratamento. A recuperação da função e a habilidade em compensar funcionalmente as deformidades fazem com que as cirurgias se tornem freqüentemente desnecessárias.

## Bibliografia Comentada

### Patologia

Banker BQ. Arthrogryposis multiplex congenita: Spectrum of pathologic changes. Hum Pathol, 17:656-672, 1986.

Este clássico artigo descreve as características patológicas da musculatura e da medula encontradas em 96 crianças com artrogripose. As alterações musculares encontradas foram: miopáticas primárias, desproporção e alteração na predominância de fibras musculares, hipoplasia, aplasia e atrofia por desnervação. A conclusão do autor é que a característica comum a todas estas condições parece ser uma fraqueza muscular que acontece na vida intra-uterina e leva à perda do movimento articular em fases diversas do desenvolvimento.

Fedrizzi E, Botteon G, Inverno M, e outros. Neurogenic arthrogryposis multiplex congenita: Clinical and MRI findings. Pediatr Neurol, 9:343-348, 1993.

Onze crianças com artrogripose neurogênica foram estudadas do ponto de vista clínico, eletromiográfico e por biópsia muscular. Em todos os casos, foram observadas alterações das células do corno anterior da medula. Cinqüenta por cento dos pacientes também mostraram comprometimento da função cerebral. A RNM mostrou atrofia da medula em 50% dos casos estudados. Entretanto, a etiologia permanece desconhecida.

Sarwark JF, MacEwen GD, Scott CI Jr. Current concepts review: Amyoplasia (A common form of arthrogryposis). J Bone Joint Surg, 72 A:465-469, 1990.

Este artigo de revisão descreve em detalhes as características da etiologia, quando conhecida, e o tratamento da amioplasia (a forma mais comum de artrogripose). A amioplasia talvez seja a melhor forma de se referir à clássica artrogripose, comum nas clínicas de ortopedia. Este é o primeiro artigo na literatura ortopédica que descreve a amioplasia. Estão incluídas neste artigo 23 referências bibliográficas.

### Prognóstico

Hall JG. Arthrogryposis. Am Fam Physician, 39:113-119, 1989.

Este artigo de revisão é bem escrito e é um sumário do ponto de vista genético. Ele dá ênfase à etiologia, ao diagnóstico diferencial, ao risco de novos casos e ao prognóstico geralmente favorável.

### Tratamento

Bassett GS, Mazur KU, Sloan GM. Soft-tissue expander failure in severe equinovarus foot deformity. J Pediatr Orthop, 13:744-748, 1993.

Este estudo retrospectivo de sete pés eqüino varos graves mostra que apenas dois pés apresentaram bons resultados. Isquemia, infecção, septicemia foram complicações de cinco dos sete pés tratados. Os autores concluíram que o uso desta técnica tem utilidade limitada nas deformidades do pé. Na literatura encontram-se casos isolados que falam a favor desta técnica.

Guidera KJ, Kortright L, Barber V, et al. Radiographic changes in arthrogrypotic knees. Skeletal Radiol, 20:193-195, 1991.

Os autores fizeram a revisão retrospectiva de radiografias de 62 pacientes com artrogripose. Pouco mais de 50% apresentaram deformidades clínicas. Foi observado alongamento e mau posicionamento da patela, achatamento dos côndilos femorais, incongruência articular, irregularidades do platô tibial, fraturas da tíbia e fíbula, deformidade em valgo, redução de partes moles e luxação. Baseados nesta revisão os autores recomendam o tratamento cirúrgico precoce dos joelhos artropóticos a fim de prevenir alterações crônicas.

Mennen U. Early corrective surgery of the wrist and elbow in arthrogryposis multiplex congenita. J Hand Surg, 18 B:304-307, 1993.

Os autores descrevem o tratamento dos membros superiores em 47 crianças tratadas entre três e seis meses de idade. O tratamento precoce em um só tempo cirúrgico constou de carpectomia da primeira fila, transferência tendinosa e do tríceps para o rádio a fim de conseguir-se a flexão do cotovelo. Movimentos ativos de 49°, 27° e 65° foram observados depois de dois anos, no cotovelo, punho e articulações metacarpofalangianas, respectivamente. Este fato ocorreu na ausência de tratamento fisioterápico. Infelizmente a necessidade da intervenção cirúrgica precoce não permitiu um estudo adequado pré-operatório da função e do potencial de reabilitação.

Segal LS, Mann DC, Feiwell E, et al. Equinovarus deformity in arthrogryposis and myelomeningocele: Evaluation of primary talectomy. Foot Ankle, 10:12-16, 1989.

Este estudo retrospectivo de 16 crianças com artrogripose (30 pés) e 16 crianças com mielodisplasia compara a talectomia primária com a liberação póstero-medial. Os autores concluíram que a talectomia mostrou melhores resultados, diminuindo o índice de recidiva, menor número de procedimentos por pé e melhor manutenção do *status* ambulatorial. Estes dados foram comparados com crianças submetidas à liberação póstero-medial extensa.

Shapiro F, Specht L. The diagnosis and orthopaedic treatment of childhood spinal muscular atrophy, peripheral neuropathy, Friedreich Ataxia, and arthrogryposis. J Bone Joint Surg, 75 A:1699-1714, 1993.

Este é o mais recente artigo de revisão da literatura que trata de artrogripose e outras neuropatias. Este artigo salienta a confusão criada por ortopedistas, geneticistas e neurologistas, cada um dos quais procurando se concentrar nos diferentes aspectos da síndrome artrogripótica. Existem 92 referências bibliográficas neste artigo.

Sodegard J, Ryoppy S. The knee in arthrogryposis multiplex congenita. J Pediatr Orthop, 10:177-182, 1990.

Este estudo retrospectivo de 30 pacientes com deformidades do joelho causadas por artrogripose sugere que as contraturas em extensão tratadas dão melhores resultados do que as contraturas em flexão. Apesar disto, as contraturas em flexão devem ser tratadas principalmente em pacientes que andam. Encurtamento femoral foi freqüentemente necessário. Dos 17 pacientes tratados de contraturas em extensão, 11 tiveram bons resultados com tratamento primário comparados a somente três bons resultados no grupo com contratura em flexão. O risco de artrite degenerativa foi 27% maior. Este risco foi significantemente maior entre os pacientes com contratura em extensão.

Solund K, Sonne-Holm S, Kjolbye JE. Talectomy for equinovarus deformity in arthrogryposis: A 13 (2-20) year review of 17 feet. Acta Orthop Scand, 62:372-374, 1991.

Este é um estudo retrospectivo de 17 pés artrogripóticos com deformidade grave em eqüino varo, tratados por talectomia. Quatorze dos 17 pés pareceram satisfatórios no *follow-up*. Cinco pés exigiram nova intervenção cirúrgica. Os autores recomendam a talectomia como tratamento primário e como solução na recidiva da deformidade em eqüino varo.

Staheli LT, Chew DE, Elliott JS, et al. Management of hip dislocations in children with arthrogryposis. J Pediatr Orthop, 7:681-685, 1987.

Estes autores fizeram uma revisão de 18 quadris luxados em 14 crianças com artrogripose. O arco de movimentos foi muito melhor quando foi realizado o acesso medial em vez do acesso anterolateral ao quadril. O arco de movimentos foi também melhor nos casos em que o acesso medial foi realizado nas crianças com luxação bilateral comparados com aquelas em que foi feita redução fechada da luxação. Não houve recidiva da luxação e em somente uma criança foi observada osteonecrose. Em função de seus bons resultados, estes autores recomendam a redução aberta precoce por acesso medial nos quadris luxados da artrogripose, sejam eles uni ou bilaterais.

Szöke G, Staheli LT, Jaffe K, et al. Medial-approach open reduction of hip dislocation in amyoplasia-type arthrogryposis. J Pediatr Orthop, 16:127-130, 1996.

Este estudo é uma seqüência do artigo da Staheli que mostra o alto índice de bons resultados nos casos de redução aberta de luxação do quadril usando-se o acesso medial. Oitenta por cento alcançaram bons resultados e 12% maus resultados. Somente um de 25 quadris recidivou e quatro quadris tiveram suspeita de necrose avascular.

Thompson GH, Bilenker RM. Comprehensive management of arthrogryposis multiplex congenita. Clin Orthop,194:6-14, 1985.

Esta é uma clássica revisão e que discute o tratamento prático da artrogripose. Recomenda o tratamento multidisciplinar, apresenta os princípios básicos deste tratamento e dá ênfase à comunicação com os pais da criança. Este talvez seja o mais importante artigo entre os 15 publicados neste volume na *Clin Orthop* que abordam a artrogripose.

# 10
# Osteogênese Imperfeita

## Introdução

A osteogênese imperfeita (OI) caracteriza-se por um grupo de doenças hereditárias causadas por alterações do tecido conjuntivo. As manifestações da síndrome são de grande variabilidade e incluem osteoporose generalizada, alterações dentárias, perda da acuidade auditiva, escleróticas azuladas, baixa estatura, fraturas repetitivas, sudorese excessiva, frouxidão ligamentar e anomalias cardiopulmonares. A osteoporose, em todos os pacientes com OI, é responsável pela característica principal dessa doença, a ocorrência de fraturas causadas por um trauma de baixa energia.

O primeiro caso descrito de OI foi de um príncipe dinamarquês, Ivan BenlÆs, que era carregado nas batalhas em um escudo por possuir seus ossos frágeis. Eckman, em sua tese de doutorado em 1788, descreveu uma família com fragilidade óssea hereditária. Em 1849, Vrolik usou pela primeira vez o termo osteogênese imperfeita para descrever um recém-nascido com fraturas múltiplas. Outros termos históricos para esta doença incluem: osteopsatirose idiopática, doença de Lobstein, raquitismo fetal e osteodisplasia fibrosa idopática.

Não há nenhuma distribuição preferencial de OI por gênero, raça ou origem étnica. A incidência de OI, diagnosticada ao nascimento, varia de um por 20.000 a 50.000 nascimentos. Formas menos graves de OI, que podem não ser diagnosticadas no nascimento, têm uma incidência relatada de quatro a cinco casos por 100.000 nascimentos. Com base nestas estatísticas de OI, em todas as suas várias formas, é provável que afete aproximadamente um indivíduo por 10.000.

## Classificação

Em 1906, Looser propôs uma classificação de OI com base na ordem cronológica das fraturas. Os pacientes com fraturas numerosas no nascimento apresentam a forma congênita da doença, enquanto aqueles nos quais as fraturas ocorreram após o período pré-natal são portadores da forma tardia da doença. Em 1949, Seedorff subclassificou em forma tardia, grave e leve, baseando-se na ocorrência de fraturas antes ou depois do primeiro ano de vida.

Em 1979, Sillence propôs uma classificação clínica, radiográfica e genética que dividia OI em quatro tipos principais (Tabela 10.1). Embora esta permaneça universalmente aceita entre as classificações em uso, muitos pacientes com OI não se inserem em nenhum dos tipos definidos por Sillence. A classificação final será baseada presumivelmente na posição e na natureza de várias anormalidades moleculares responsáveis pelo espectro clínico presente nesta doença. A forma mais grave de OI na classificação de Sillence é a do tipo II. A mortalidade pré-natal é uma regra, embora algumas crianças possam sobreviver de alguns meses até cinco anos, com um adequado cuidado neonatal. Essas crianças ficam extremamente vulneráveis durante o parto normal, que com muita freqüência causam hemorragia intracraniana ou fraturas múltiplas. Aqueles que sobrevivem ao parto eventualmente morrerão de pneumonia ou de insuficiência respiratória secundária, devido à diminuição do tamanho da caixa torácica. Descrita originalmente como uma condição recessiva, dados recentes sugerem que a maioria dos casos tipo II representa novas mutações dominantes.

A categoria do tipo III de Sillence representa uma forma recessiva autossômica rara da doença. Estes pacientes são caracterizados pela grave fragilidade óssea e geralmente sofrem fraturas intra-uterinas. A deformidade óssea é progressiva e deformidades angulares, estatura extremamente baixa e face triangular são características deste grupo de pacientes (Fig. 10.1). Há alguma sobreposição fenotípica nos pacientes tipo II menos graves e nos do tipo III. É esse grupo de pacientes do tipo III que vai freqüentemente requerer procedimentos ortopédicos múltiplos, tais como haste intramedular, com o intuito de diminuir a incidência de fraturas, prevenir deformidades e melhorar a reabilitação.

Os pacientes tipo I e IV de Sillence representam uma forma não grave de OI, sendo o tipo I a menos grave. Ambos apresentam um padrão dominante autossômico e são divididos nos subtipos A e B, baseados na ausência ou na presença de dentinogênese imperfeita. Há geralmente vários membros da família afetados. Os pacientes do tipo I exibirão escleróticas azuis e cerca de 30% a 60% apresentarão perda de audição, que pode ser a mais significan-

**Tabela 10.1**
**Classificação de Sillence da Osteogênese Imperfeita**

| Tipo | Hereditariedade | Descrição |
|---|---|---|
| I | Autossômico dominante | Forma média de OI<br>Fragilidade óssea: média a moderada, sem deformidades<br>Associação com escleróticas azuladas<br>Perda precoce da acuidade auditiva<br>Baixa estatura<br>Tipo IA: dentinogênese imperfeita ausente<br>Tipo IB: dentinogênese imperfeita presente |
| II | Autossômico dominante ou recessivo | Letalidade perinatal<br>Extrema fragilidade do tecido conjuntivo<br>Fraturas intra-útero, retardo no crescimento intra-uterino<br>Crânio irregular e aumentado<br>Micromelia, deformidades angulares nos ossos longos<br>Nódulos nas costelas |
| III | Autossômico recessivo | Deformidade progressiva<br>Fragilidade óssea severa<br>Fraturas intra-uterinas freqüentes<br>Osteoporose grave<br>Macrocefalia, com face de formato triangular<br>Deformidades angulares pós-consolidação de fratura<br>Escleróticas brancas, nanismo acentuado, escoliose |
| IV | Autossômico dominante | Fragilidade óssea e osteoporose mais acentuada do que o do tipo I<br>Deformidades angulares, escleróticas normais, frouxidão articular e estatura moderada<br>Tipo IV: A dentinogênese imperfeita: ausente<br>Tipo IV: B dentinogênese imperfeita: presente |

(Reproduzido com permissão de Marin JC: Osteogenesis Imperfecta: Comprehensive management. Adv Pediatr 1988;35:391-426.)

te deficiência a longo prazo nesse grupo de pacientes. As fraturas geralmente estão associadas com o trauma moderado e ocorrem após o início da marcha. Os pacientes do tipo IV têm escleróticas normais e anormalidades ósseas mais graves. A deformidade óssea está sempre presente mesmo nos pacientes com fraturas infreqüentes. A incidência de fraturas neste grupo diminui por volta da puberdade. Os pacientes do tipo IV não têm perda de audição mas apresentam freqüentemente uma baixa estatura.

## Patogênese

As análises histológicas e bioquímicas dos vários tipos de OI têm mostrado que os defeitos quantitativos e qualitativos na formação do colágeno do tipo I são os responsáveis pela doença e suas manifestações. O colágeno do tipo I é a principal proteína encontrada no osso, dentina, escleróticas e ligamentos. Conseqüentemente estes são os principais tecidos afetados nos pacientes com OI.

A síntese do colágeno é extraordinariamente complexa. Cada molécula de colágeno do tipo I consiste em duas cadeias polipetídicas $\alpha 1(I)$ e $\alpha 2(I)$. Cada cadeia tem seu próprio gene situado em cromossomos diferentes. A transcrição do gene produz uma cópia exata do RNA mensageiro (pré-mRNA) do qual o mRNA é produzido. A tradução do mRNA produz as cadeias $\alpha$ pré-pró que são processadas às cadeias $\alpha 1(I)$ e pró $\alpha 2(I)$, que então formam moléculas do pró-colágeno do tipo I. Repetindo seqüências triplas de glicina-X-Y na parte central principal de cada cadeia, possibilita que as três cadeias $\alpha$ enrolem-se em uma hélice tripla, essencial para a estrutura e a função normal do colágeno. As modificações enzimáticas resultam na molécula final do pró-colágeno, que é secretado pela célula. As extensões terminais amino e carboxi são removidas enzimaticamente para se obter a molécula de colágeno, que então fazem um *cross-linked* (ligação cruzada) com outras moléculas de colágeno para formar a disposição quaternária característica.

Os avanços recentes na pesquisa sobre OI possibilitaram a localização e a caracterização das mutações responsáveis pelas várias formas da doença. As deficiências do colágeno do tipo I e tipo I mutante foram encontradas (Tabela 10.2). Espera-se que uma classificação bioquímica da OI seja o resultado dos esforços dessa pesquisa, que culminarão nas estratégias para controlar a expressividade tecidual dos genes do colágeno do tipo I.

## Diagnóstico Diferencial

Com exceção das elevações suaves dos níveis séricos de fosfatase alcalina, não há qualquer anormalidade específica laboratorial nos pacientes com OI. Conseqüentemen-

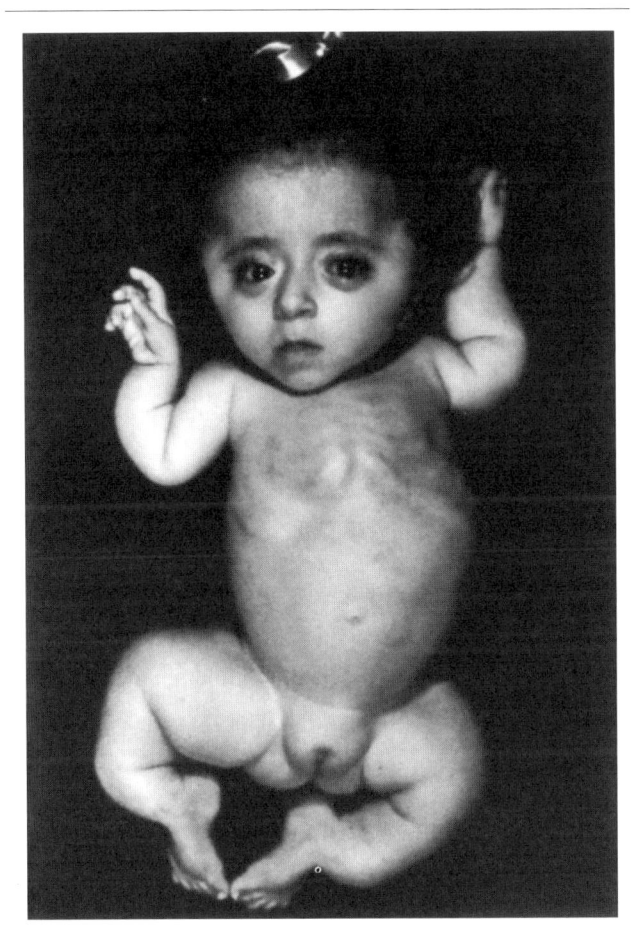

**Fig. 10.1** — Aparência de um paciente com osteogênese imperfeita do tipo III. Fácies triangular, deformidade torácica, observe a curvatura significante dos ossos longos. (Reproduzido com a permissão de Gertner JM, Root L: Osteogenesis imperfecta. Orthop Clin North Am 1990; 21:151-162.)

**Tabela 10.2**
**Classificação Bioquímica da Osteogênese Imperfeita**

| Colágeno | Tipo Clínico de OI |
|---|---|
| Deficiência do colágeno tipo I | |
| 50% | OI-IA e OI-IB (moderado) |
| 20% | OI-II (letalidade perinatal) |
| 0% | Letalidade intra-uterina |
| Deficiência do colágeno associada à mutação do colágeno tipo I | OI-II (letalidade perinatal) OI-IV (severidade moderada) |

(Reproduzido com a permissão de Cole WG: Etiology and pathogenesis of heritable connective tissue diseases. J Pediatr Orthop 1993; 13:392-403.)

tc, o diagnóstico geralmente é feito com base nas características clínicas e radiográficas.

As características clínicas foram esboçadas na Tabela 10.1. Radiograficamente, existem vários achados que refletem a gravidade do envolvimento ósseo. Nos pacientes com formas menos graves da doença, evidenciam-se a osteoporose generalizada e corticais finas. O alargamento das regiões metafisárias é indicativo da alteração da modelagem óssea. As fraturas nos vários estágios de consolidação, assim como o encurvamento dos ossos longos, podem estar presentes. A escoliose e a cifose com vértebra bicôncava podem também ser encontradas.

Os achados radiográficos em recém-nascidos, nas formas graves, são marcantes. Os ossos são curtos e largos, com corticais finas. As várias fraturas em todos os estágios de consolidação estarão presentes, assim como as deformidades angulares (Fig. 10.2). Calcificações nas regiões metafisárias e epifisárias foram descritas. As radiografias do crânio apresentam calcificação do osso wormiano, que é uma característica da OI.

O exame radiológico da coluna revela osteoporose acentuada, vértebras bicôncavas e, eventualmente, escoliose e cifose.

O diagnóstico diferencial de acordo com a idade encontra-se resumido na Tabela 10.3. Na maioria dos casos, a combinação de uma história familiar detalhada, das características clínicas e de uma avaliação radiológica permitirá ao médico fazer o diagnóstico correto. Diversos trabalhos recentes mostraram a dificuldade em se diferenciar uma criança com OI de um caso de trauma não acidental. Nos casos raros em que os critérios de diagnósticos rotineiros são inconclusivos, uma biópsia de pele deve ser realizada. A síntese e a estrutura do colágeno do tipo I, obtidas na cultura de fibroblastos, a partir da biópsia, podem ser analisadas. Este método demanda cerca de três a quatro semanas.

O diagnóstico pré-natal não-invasivo da OI recebeu muita atenção na literatura. Uma revisão recente documentou a eficácia da ultra-sonografia nos fetos com o tipo II e tipo III grave. O diagnóstico pode ser feito com ultra-som por volta de 17 a 20 semanas de gestação. Os métodos mais invasivos, tais como a amostragem de vilosidade coriônica, podem ser usados para planejamento familiar ou para antecipar o método de nascimento do feto.

## Tratamento do Paciente

### Tratamento Sistêmico

Várias modalidades do tratamento sistêmico têm sido preconizadas nos pacientes com OI, na tentativa de aumentar a força e a estabilidade esquelética. Infelizmente, nenhuma substância conhecida provou ser eficiente. Os medicamentos tentados incluíam vitamina C, cálcio, vitamina D, fluoreto, calcitonina, difosfonados, hormônios gonadais, óxidos do magnésio e APD ([3-amino-1-hidroxipropilideno]-1, 1-bifosfonado). Pesquisas nesta área continuam sendo feitas; entretanto, nenhum agente

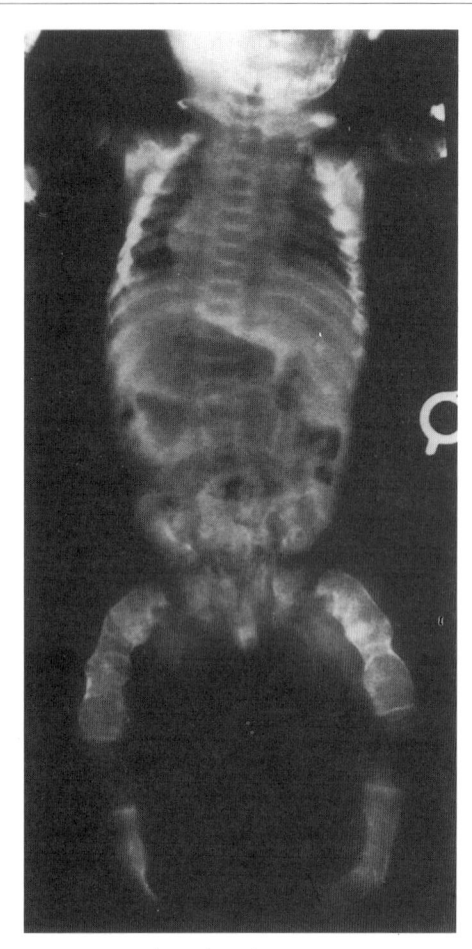

**Fig. 10.2** — Aspecto radiográfico de um paciente com osteogênese imperfeita do tipo II. Evidenciam-se múltiplas fraturas. O fêmur é curto, largo com corticais finas. (Reproduzido com a permissão de Zaleske DJ, Doppelt SF, Mankin HJ: Metabolic and endocrine abnormalities of the immature skeleton, in Morarissy RT(ed): Lovell and Winter's Pediatric Orthopaedics, ed 3. Philadelphia, PA, JB Lippincott, 1990, pp 203-262.)

**Tabela 10.3**
**Diagnóstico Diferencial de OI de acordo com a Idade**

| Idade | Possibilidades Diagnósticas |
| --- | --- |
| Ao nascimento | Hipofosfatasia |
|  | Acondrogênese |
|  | Nanismo tanatofórico |
|  | Distrofia torácica asfixiante |
|  | Acondroplasia |
|  | Displasia condroectodérmica |
| Infância | Síndrome da criança espancada |
|  | Escorbuto |
|  | Sífilis congênita |
|  | Hiperostose cortical infantil (D. de Caffey) |
|  | Osteoporose pós-imobilização (espinha bífida) |
|  | Picnodisostose |
|  | Osteopetrose |
| Adolescência | Osteoporose idiopática juvenil |
|  | Displasia fibrosa |
|  | Sarcoma (calo hiperplásico) |
| Adulto | Osteoporose pós-menopausa |

(Reproduzido com a permissão de Smith R, Francis MJO, Houghton GR(eds): The Brittle Bone Syndrome: Osteogenesis Imperfeita. London, England, Butterworth-Heineman, 1983.)

atualmente conhecido pode modificar a estrutura e a composição das fibras da colágeno do tipo I.

## Tratamento Ortopédico

O cirurgião ortopedista tem um papel primordial no tratamento de pacientes com OI. O tratamento ortopédico consiste na fisioterapia, órteses e na estabilização cirúrgica dos ossos longos e das deformidades vertebrais.

A participação ativa de um fisioterapeuta, a fim de melhorar as atividades e as habilidades da criança, é um fator importante de um plano bem-sucedido de tratamento. Começando no período neonatal, o posicionamento apropriado e o modo de manipular devem ser ensinados aos pais e aos responsáveis. A hidroterapia é uma forma relativamente segura de exercício e permite o movimento ativo de todos os membros. Também ajuda no desenvolvimento do controle da cabeça, do tronco e fortalece a musculatura de todas as extremidades. A melhora da força muscular aumentará o estresse ósseo que, por sua vez, fortalecerá o osso. Com o auxílio de uma equipe de fisioterapia, o fortalecimento dos músculos e dos ossos são metas desejáveis e atingíveis para muitos pacientes com OI. Órtese é outro importante recurso para o tratamento desses pacientes. Usam-se aparelhos com assento modelado para alinhar a cabeça, coluna, pelve e membros inferiores em pacientes jovens. Aqueles com potencial para deambular devem usar órteses nos membros inferiores para impedir as deformidades angulares nos ossos longos. Os pacientes com deformidades significantes nos membros inferiores necessitam de realinhamento cirúrgico antes do uso das órteses, que devem ser leves e articuladas. A extensão das órteses dependerá do grau do envolvimento ósseo e elas não substituem a necessidade do fortalecimento muscular e dos movimentos articulares. O uso de uma órtese a vácuo para prevenir fraturas recorrentes foi relatado em um estudo limitado (quatro pacientes). Uma diminuição do número das fraturas, assim como um aumento na densidade óssea, foi documentada em um paciente que foi estudado seqüencialmente. Estas órteses a vácuo podem também ser usadas mas podem irritar a pele, causar sudorese e compressão arterial quando infladas em demasia.

As fraturas agudas podem ser tratadas com a redução incruenta e imobilização com gesso, e esse tratamento também pode oferecer uma oportunidade de realinhar um osso previamente deformado. A imobilização deve ser limitada a três a quatro semanas para fraturas da extremidade superior e até seis semanas para as extremidades inferiores. As órteses articuladas podem ser usadas se um período maior para a consolidação da fratura for necessário. Pseudo-artrose ocorre com maior freqüência nestes pacientes. Em um estudo de 12 pseudo-artroses, nove foram submetidos à cirurgia, oito consolidaram após síntese intramedular e enxertia óssea. As causas de pseudo-artrose eram imobilização inadequada da fratura com uma área de encurvamento progressivo. O ciclo vicioso de imobilização prolongada, osteoporose por desuso e fraturas repetitivas pode impedir significativamente o processo de reabilitação e frustrar o ortopedista.

Sofield e Millar foram os pioneiros no método cirúrgico mais popular e mais bem-sucedido para tratar as deformidades do osso longo nos pacientes com OI. Sua técnica consiste em osteotomias múltiplas com realinhamento dos fragmentos e fixação intramedular com haste. Bailey e Dubow refinaram este procedimento com o uso de uma haste intramedular que era fixada dentro das epífises, nas extremidades proximal e distal do osso envolvido. Com esta técnica a haste alonga-se e permite que todo o osso permaneça estabilizado e alinhado. Com as hastes intramedulares estáticas o crescimento pode resultar na perda da estabilização e eventual deformidade ou fratura distal ou proximal.

Diversos trabalhos recentes discutiram os méritos da estabilização intramedular simples e compararam com o sistema de telescopagem. Um estudo de 20 pacientes com OI que se submeteram à estabilização dos ossos longos relatou a taxa total de complicações de 72% com haste de Bailey-Dubow (B-D), comparado com 50% no método convencional. Os índices de reoperação foram semelhantes nos dois grupos. O intervalo médio para uma nova cirurgia foi de três anos para a haste de B-D e dois anos para as hastes estáticas. Em um outro trabalho com 29 pacientes que se submeteram a 108 sínteses intramedulares, o grupo de B-D teve outra vez uma taxa mais elevada de complicações, entretanto uma taxa mais baixa de reoperação e recolocação. Houve 34% de complicações com a haste B-D em sua parte em T. Os autores recomendam os seguintes passos para evitar estas complicações: 1) conferir a montagem da parte T após sua inserção para impedir a desconexão; 2) inserir a parte T abaixo do osso subcondral não muito profundo, deste modo evita-se sua migração para o interior do canal medular; 3) após a inserção, girar a parte T 90° para prevenir recuo. Em um estudo sobre estabilização intramedular, usando uma técnica fechada ou semifechada combinada com osteoclasia manual, muitos pacientes foram operados com menos de dois anos de idade. Com esta técnica fechada evita-se a grande exposição cirúrgica, sendo possível estabilizar todos os ossos longos dos membros inferiores em um só tempo operatório. Nesses pacientes gravemente envolvidos, o número de fraturas diminuiu e as crianças foram manipuladas com mais facilidade.

A estabilização cirúrgica dos ossos deformados, mesmo em pacientes tipo III grave, resulta em melhor alinhamento, menor incidência de fratura, facilidade de manipulação e numa melhor reabilitação. A escolha das hastes telescopadas *versus* as estáticas, assim como a escolha entre a técnica de osteotomia aberta tradicional *versus* a técnica fechada percutânea, é baseada na preferência e na experiência dos cirurgiões. No paciente muito jovem com grande deformidade nos membros inferiores, a técnica fechada com haste intramedular tem a vantagem de minimizar o tempo cirúrgico e a perda sangüínea. Nos pacientes acima de cinco anos, uma correção mais durável pode geralmente ser conseguida usando as hastes telescopadas. Isso requer freqüentemente procedimentos bilaterais para minimizar a perda de sangue. Nestes casos existe a dificuldade da técnica cirúrgica e uma taxa elevada de complicação. Os objetivos e as expectativas realísticos por parte da família, do cirurgião e da equipe da reabilitação são cruciais.

A cifose e a escoliose são um achado relativamente comum nos pacientes com OI. A incidência varia de 40% a 80%, dependendo do estudo. Os fatores que estão associados com o desenvolvimento das deformidades vertebrais são: a gravidade da doença, idade do paciente, história de fraturas dos ossos longos e capacidade de deambular.

A etiologia é multifatorial, porém o osso fraco combinado com a frouxidão ligamentar são considerados fatores preliminares. Os estudos da história natural indicam que a incidência e a gravidade da escoliose estão relacionadas com a idade. Aproximadamente 25% dos pacientes entre um e cinco anos têm escoliose e em pacientes mais velhos a incidência aumenta para 75%. Quando as curvas ocorrem tendem a ser progressivas mesmo após a maturidade esquelética.

O tratamento das deformidades vertebrais nesta população pode ser dividido em observação, uso de colete e cirurgia. Na observação, os pacientes com OI devem ser acompanhados de perto a partir de uma idade precoce devido ao desenvolvimento e à progressão da escoliose e quando adultos necessitam de uma monitorização. O papel do colete no tratamento das deformidades vertebrais nesta população tem sido questionado. A combinação de deformidades preexistentes na caixa torácica, as costelas frágeis e os corpos vertebrais deformados geralmente prejudica a função do colete em transmitir as forças corretivas para a coluna. A pressão exercida por uma órtese na coluna pode resultar no agravamento das deformidades da caixa torácica e das costelas nesses pacientes. Em muitos casos o uso do colete é instituído tarde demais ou é interrompido devido às complicações relacionadas ao tratamento. Em resumo, o uso do colete é geralmente malsucedido no controle da progressão curva e piora as deformidades da caixa torácica e das costelas presentes nas crianças com OI. Se existe alguma indicação para o uso do colete nos pacientes com doença mais leve e com curvas de menor magnitude, esta ainda está para ser determinada.

As indicações cirúrgicas nas crianças com OI são variadas e devem ser analisadas individualmente. As crianças com OI menos grave podem ser tratadas com artrodese posterior e instrumentação, lembrando que a instrumentação segmentar pode ser necessária e que a soltura do gancho pode ocorrer. As crianças com OI grave são difíceis de instrumentar, geralmente sofrem perda excessiva de sangue e são claramente propensas aos riscos crescentes da operação, freqüentemente sem benefício. Em uma série recente de crianças com OI e deformidade vertebral, somente aquelas com manutenção de contorno vertebral tiveram a progressão da curva bloqueada pela artrodese. As crianças mais gravemente envolvidas tiveram resultados variados com a cirurgia.

Uma área menos comum de envolvimento vertebral está na junção craniocervical. Em um trabalho sobre as complicações neurológicas da OI, uma incidência significativa de invaginação basilar foi encontrada nos pacientes com as formas graves desta doença. Três de seus oito pacientes apresentaram sinais neurológicos devido à compressão do cérebro. Nestes pacientes com sinais neurológicos e invaginação basilar documentada, a descompressão e a estabilização vertebral são recomendadas.

A formação hipertrófica de calo em decorrência de fratura ou uma intervenção cirúrgica é uma ocorrência bem descrita em pacientes com OI. Embora não seja considerada uma reação ao trauma, sua patofisiologia exata não é clara e as características clínicas incluem o edema maciço, veias superficiais dilatadas e pele tensa. Essa condição ocorre geralmente no fêmur e é acompanhada freqüentemente por febre, perda do peso, mal-estar e anorexia. Estudos laboratoriais revelam leucocitose e elevação na velocidade de hemossedimentação (VHS) e do nível de fosfatase alcalina. A insuficiência cardíaca de alto débito foi descrita em associação nestes casos e as radiografias revelam a formação maciça de calo. O reconhecimento dessa condição e sua diferenciação do sarcoma osteogênico são de grande importância e podem requerer biópsia. O tratamento é sintomático na maioria dos casos e consiste no uso de tala e limitação do movimento. Apesar dos riscos a longo prazo nesta faixa etária, a terapia com baixas doses de radiação tem sido usada com algum sucesso nestas condições especiais.

## Tratamento Não Ortopédico

Do ponto de vista da anestesia, os pacientes com OI são considerados de alto risco por uma série de razões: a mobilidade restrita da garganta e do maxilar, as anormalidades das funções pulmonares devido à distorção da caixa torácica, a dentinogênese imperfeita e também a doença valvular do coração, que está presente em muitos destes pacientes. Além disso, hipertermia induzida por anestesia pode ser observada. Embora os achados: febre, taquicardia, hipóxia, acidose e CPK elevada que ocorrem durante a anestesia em alguns pacientes sejam semelhantes à hipertermia maligna, acredita-se que os pacientes com OI não desenvolvem hipertermia maligna verdadeira (HM). Muito pelo contrário, os pacientes com OI estão propensos a um estado hipermetabólico que imita HM. Embora o uso rotineiro de dantrolene profilático não seja justificado, determinadas drogas devem ser evitadas. Isso inclui a succinilcolina, que pode causar as fraturas devido às fasciculações musculares, e os anticolinérgicos, que podem exacerbar a hipertermia.

A perda de audição está presente em muitos pacientes com OI. Em pacientes do tipo I, isso pode representar sua deficiência mais significativa e de acordo com relatos ocorre entre 25% e 60%, nesse grupo de pacientes. Alterações detectadas na audiometria antecedem a perda clínica da audição, que ocorre na terceira década da vida. Esta perda pode resultar de anormalidades na condução ou, mais raramente, de déficits neurossensoriais. Duas lesões são responsáveis pela perda da audição condutora: a descontinuidade ossicular funcional e alargamento, fragmentação e anquilose no nível da base do estribo. O tratamento cirúrgico, que consiste na estapedectomia, pode trazer resultados satisfatórios a longo prazo nos pacientes cuja perda grave da audição não reponde ao tratamento com aparelho auditivo.

A dentinogênese imperfeita, devida a uma deficiência de dentina, está presente nos pacientes com tipo IB, tipo IVB e em alguns casos do tipo III. O esmalte não é afetado. A dentição decidual é geralmente mais comprometida do que a permanente. Os dentes parecem cinzentos, azulados ou marrons e opalescentes. Quebram facilmente e são propensos à cárie. Estas crianças devem visitar seu dentista a cada três a seis meses. Os implantes artificiais para substituir a coroa dentária objetivando a preservação da sua estrutura, assim como os novos materiais restauradores dentais para os casos menos graves são as opções disponíveis de tratamento.

## Bibliografia Comentada

### Patogênese

Cole W G. Etiology and pathogesesis of heritable connective tissue diseases. J Pediatr Orthop, 13: 392-403, 1993.

Este trabalho faz uma revisão dos conceitos atuais sobre as mutações na OI, síndrome de Ehlers-Danlos e displasia espondiloepifisária. Discute as tendências futuras na pesquisa sobre OI.

### Diagnóstico Diferencial

Cohn D H, Byers PH. Clinical screening for collagen defects in connective tissue diseases. Clin Perinatol, 17:793-809, 1990.

Os autores fazem uma revisão das desordens bioquímicas encontradas na OI e em outros distúrbios do colágeno. Discutem os métodos de diagnóstico pré-natal na OI, tais como o ultra-som, amniocentese e biópsia de vilosidades coriônicas.

Smith R, Francis MJO, Houghton GR (eds). The Brittle Bone Syndrome: Osteogenesis Imperfecta. London, England, Butterworth-Heineman, 1983.

Este livro dedica-se à OI. Destacamos o capítulo sobre o diagnóstico diferencial (do qual retiramos a Tabela 10.3).

Thompson EM. Non-invasaive prenatal diagnosis of osteogenesis imperfeita. Am J Med Genet, 45:201-206, 1993.

Os autores falam sobre o papel da ultra-sonografia no diagnóstico pré-natal da OI. O artigo inclui os achados que levam ao diagnóstico e discutem quais as formas de OI que são diagnosticadas com precisão e aquelas que podem passar despercebidas neste método de diagnóstico por imagem.

### Tratamento

Binder H, Conway A, Hason S, et al. Comprehensive rehabilitation of the child with osteogenesis imperfecta. Am J Med Genet, 45:265-269, 1993.

Os autores relatam sua experiência usando um protocolo de reabilitação, que consiste no posicionamento, exercícios e órteses para crianças com OI. Eles concluem que o programa de reabilitação é benéfico na maioria dos casos.

Charnas LR, Marini JC. Communicating hydrocephalus, basilar invagination, and other neurologic features in osteogenesis imperfecta. Neurology, 43:2602-2608, 1993.

Setenta e seis pacientes com OI foram avaliados quanto à freqüência e ao grau dos achados neurológicos associados a esta patologia. Dezessete pacientes apresentaram hidrocefalia. Oito tinham invaginação basilar; destes, três apresentavam compressão medular. Fraturas cranianas e convulsão foram evidenciadas. A avaliação neurológica é recomendada nos pacientes com OI.

Gamble JG, Rinsky LA, Strudwick J, et al. Non-union of fractures in children who have osteogenesis imperfeita. J Bone Joint Surg, 70 A :439-443, 1988.

Doze pseudo-artroses em 10 pacientes com OI foram diagnosticadas. Em nove casos, o tratamento cirúrgico foi realizado com excisão do foco de pseudo-artrose, fresagem, haste intramedular e enxerto ósseo. A consolidação ocorreu em oito casos. A ocorrência de pseudo-artrose associava-se a fraturas iterativas em uma área de deformidade progressiva.

Gamble, JG, Strudwick WJ, Rinsky LA, et al. Complications of intramedullaaru rods in osteogenesis imperfecta: Bailey-Dubow rods versus nonelongating rods. J Pediatr Orthop, 8:645-649, 1988.

Uma revisão da experiência dos autores com haste de Bailey-Dubow e hastes estáticas é apresentada. A taxa de complicações foi maior no grupo com B-D, embora o número de reoperações tenha sido menor. Os autores recomendam o uso de B-D e mostram vários meios de evitar as complicações.

Hanscom DA, Winter RB, Lutter L, et al. Osteogenesis imperfecta: Radiographic classification, natural history, and treatment of spinal deformities. J Bone Joint Surg, 74 A :598-616, 1992.

Seis grupos de pacientes com OI foram estabelecidos de acordo com os achados radiográficos dos ossos longos, pelve e corpo vertebral. Os grupos B, C, D e E apresentaram escoliose progressiva. O tratamento com colete não foi um método efetivo. Treze pacientes foram submetidos ao tratamento cirúrgico. Cinco destes, pertencentes ao grupo A, apresentaram bons resultados. Nos oito restantes, com formas graves de escoliose, os resultados foram variados.

Letts M, Monson R, Weber K. The prevention of recurrent fractures of the lower extremities in severe osteogenesis imperfecta using vacuum pants: A preliminary report in four patients. J Pediatr Orthop, 8:454-457, 1988.

Os autores descrevem um sistema de órtese a vácuo, que permite manter estes pacientes com fraturas múltiplas em posição ortostática.

Lubicky JP. The spine in osteogenesis imperfecta, in Weinstein SL(ed): The Pediatric Spine:Principles and Practice. New York, NY, Raven Press, pp 943-958, 1994.

Esta é uma revisão completa e atualizada do tratamento das deformidades vertebrais, craniocervicais e anomalias cervicais, além de considerações anestesiológicas.

McHale KA, Tenutta JJ, Tosi LL, et al. Percutaneous intramedullary fixation of long bone deformity in severe osteogenesis imperfecta. Clin Orthop, 305:242-248, 1994.

Sete pacientes com OI, que apresentam deformidades severas, foram submetidos ao tratamento com haste IM percutânea em 25 ossos longos. A idade dos pacientes variava de oito a 35 meses. A estabilização precoce foi obtida. Os autores descrevem sua técnica cirúrgica.

Porat S, Heller E, Seidman DS, et al. Funcional results of operation in osteogenesis imperfecta: Elongatting and nonelongating rods. J Pediatr Orthop, 11:200-203, 1991.

Vinte pacientes com OI foram submetidos à fixação IM dos ossos longos. Usaram-se 32 B-D e 24 hastes estáticas A haste B-D apresentou uma maior taxa de complicações (72%), quando comparada com a estática (50%). A taxa de reoperações foi similar. O tempo de duração da primeira cirurgia foi ligeiramente superior (três anos *versus* dois anos para a haste B-D). Os autores concluem que o tratamento cirúrgico melhora ou mantém a capacidade de marcha destes pacientes, e que a escolha da haste deve ser baseada na preferência do ortopedista.

Stockley I, Bell MJ, Sharrard WJ. The role of expanding intramedullary rods in osteogenesis imperfecta. J Bone Joint Surg, 71 B :422-427, 1989.

Oitenta e três hastes intramedulares telescopadas foram usadas em 24 crianças com OI. Trinta e quatro reoperações foram necessárias para revisão das hastes ou correção de deformidades. Apesar das complicações, estas hastes melhoram a marcha, reduzem a freqüência de fraturas e previnem as deformidades.

# II
# Coluna

**Editor**
**George S. Bassett**

# 11
# Escoliose Idiopática: Etiologia e Avaliação

## Epidemiologia

A escoliose idiopática, que é o tipo mais freqüente de escoliose, é uma entidade distinta, de etiologia desconhecida, caracterizada por uma curva lateral da coluna vertebral, acompanhada pela rotação das vértebras. A escoliose só pode ser considerada idiopática se outras causas foram excluídas.

A prevalência relatada para a escoliose idiopática na população geral é influenciada pelo método de estudo empregado e, também, pelo valor mínimo do ângulo de Cobb usado para definir a escoliose verdadeira. Alguns dos primeiros estudos de prevalência foram baseados na revisão de radiografias de tórax, realizadas para exames de tuberculose pulmonar. Muitas das informações dos estudos atuais provêm de pacientes identificados através de estudos de detecção escolar, um método que implica incertezas sobre a condição dos indivíduos não selecionados para serem radiografados. Quando um ângulo de Cobb de 10º é considerado como a angulação mínima para definir a escoliose, a prevalência relatada em muitos estudos varia entre 1,9% a 3%. A prevalência cai para 0,3% para curvas de 20º. Existe uma predominância do sexo feminino que aumenta substancialmente para as curvas maiores. Para curvas entre 11º e 20º, a taxa do sexo feminino sobre o masculino é relatada como entre 1,4 para 1. Esta taxa aumenta para mais de 5 para 1 nas curvas maiores do que 20º e para aquelas que necessitam ser tratadas.

Os pacientes portadores de escoliose idiopática geralmente são divididos em três grupos, com base na idade do início do problema. O grupo infantil inclui aqueles cuja curva aparece entre o nascimento e três anos de idade. No grupo considerado como juvenil o início da curva é entre os quatro e 10 anos, embora alguns preconizem limite superior, como o início da adolescência. O tipo mais comum de escoliose é a do adolescente, assim considerado quando o início é após os 10 anos. A forma infantil afeta mais as crianças do sexo masculino do que as do sexo feminino e tem associação com outros achados como a plagiocefalia e a displasia do desenvolvimento do quadril, o que a distingue de outras formas de escoliose idiopática. Esse tipo de escoliose é quase inexistente na América do Norte. Outra característica da escoliose infantil é o seu curso clínico, que usualmente varia entre a regressão espontânea e a progressão. O início da escoliose juvenil geralmente é de difícil distinção com a escoliose do adolescente. Um fator que mascara a diferenciação entre a escoliose juvenil e a do adolescente é a dificuldade em determinar com precisão a idade do início do problema em adolescentes com curvas já definidas na avaliação inicial. Da mesma forma que nos adolescentes, nas escolioses juvenis há predominância do sexo feminino sobre o masculino.

## Etiologia

O papel da genética na escoliose idiopática ainda é controverso. Numerosas publicações relatam a ocorrência de escoliose em gêmeos, apesar disso não foi possível identificar um padrão de herança. Com base em estudos familiares, as heranças ligadas ao sexo, dominante, autossômica dominante e multifatoriais têm sido postuladas. É estabelecido que se um dos pais é portador de escoliose idiopática, há um risco maior para a criança. A magnitude desse risco varia muito, com maior chance para as mulheres do que para os homens. Aproximadamente em 30% das ocorrências, a história familiar é positiva para escoliose, todavia, não é determinante para a amplitude ou risco de progressão da curva. Embora o tipo de transmissão não seja claramente estabelecido, alguma forma autossômica dominante ou multifatorial é a mais defendida na literatura. Uma vez que tanto a escoliose do adolescente como a infantil foram observadas na mesma família, uma conexão entre a genética dessas duas condições tem sido sugerida.

A forma como os hormônios e as alterações do crescimento contribuem para a etiologia da escoliose é questionável. É provável que a função hormonal influencie na escoliose, porém não como um fator etiológico isolado. Alguns trabalhos sobre os níveis séricos de hormônio de crescimento e outros hormônios são conflitantes. Estudos clínicos demonstram que indivíduos portadores de escoliose idiopática são mais altos do que sujeitos pertencentes a grupos controle em amostras pareadas. O crescimento é associado com a progressão de uma deformidade existente, mas o crescimento, que em circunstâncias normais é simétrico, não explica o início da deformidade.

O crescimento em conjunção com uma lordose torácica de segmento curto ou uma hipocifose tem sido proposto como uma explicação biomecânica para o desenvolvimento e a progressão da escoliose idiopática. A premissa para a assertiva, de que o segmento apical é lordótico em todas as escolioses idiopáticas, é questionável. Esse tipo de análise não considera a complexidade anatômica da coluna vertebral ou o papel de forças dinâmicas múltiplas atuando em seus segmentos móveis. Técnicas avançadas de imagem, utilizando a reconstrução tridimensional da deformidade, têm sido ineficazes para prever a progressão da curva. Aceita-se que forças biomecânicas desempenhem um papel na progressão de grandes curvas. A contribuição de forças biomecânicas para a etiologia e a progressão precoce da escoliose idiopática permanece não esclarecida.

Algumas alterações nos tecidos conectivos são observadas quando se comparam as concavidades e as convexidades das curvas. Acredita-se também que as diferenças nos tipos de colágeno e no conteúdo proteoglicano dos discos intervertebrais sejam mais um resultado do que uma causa de escoliose. Uma questão similar é levantada quando se comparam as diferenças das fibras musculares dos lados côncavo e convexo das escolioses. As plaquetas são estudadas pela sua similaridade estrutural e funcional com o músculo. O fato de as plaquetas não estarem ligadas com as deformidades vertebrais torna menos provável que essas alterações estejam associadas com as escolioses. Anormalidades observadas na função plaquetária são significantes porque podem indicar uma alteração geral na função celular. Esse conceito tem particular importância em sua relação com a atividade muscular. Um estudo recente demonstrou níveis elevados de calmodulina plaquetária em pacientes com escoliose idiopática progressiva. A calmodulina, que é um receptor ligado ao cálcio, está relacionada com o controle do sistema contrátil dos músculos e das plaquetas. Foi recomendado um estudo longitudinal para determinar a utilidade clínica da calmodulina para a predição da progressão das curvas.

Muito da investigação a respeito da etiologia da escoliose idiopática é dirigido ao sistema de equilíbrio. Alguns estudos demonstram variações nas funções vestibular, ocular e proprioceptivas. A resposta vibratória, um indicador sensível para a função da coluna posterior da medula, também foi observada como anormal. O papel do tronco cerebral no sistema de equilíbrio é a integração dos diferentes impulsos aferentes. Assimetrias anatômicas do tronco cerebral foram relatadas em escolioses idiopáticas estudadas com imagens de ressonância magnética. As tentativas de relacionar o hemisfério cerebral predominante com a direção da curva nada demonstraram. Apesar dos resultados conflitantes de alguns relatos, a função anormal envolvendo alguns aspectos do sistema de equilíbrio é atualmente a teoria mais apoiada para a etiologia da escoliose idiopática.

Resumindo, os resultados dos esforços em pesquisas para descobrir a etiologia da escoliose idiopática ainda são inconclusivos. A continuidade das pesquisas é justificada, pois as informações provenientes desses estudos podem ser importantes para a condução clínica dessa condição.

Os tratamentos utilizados atualmente dirigem-se principalmente às manifestações da escoliose. Os tratamentos realizados com o entendimento da etiologia poderiam ser dirigidos à causa, proporcionando uma intervenção mais efetiva. Além disso, a tomada de decisão clínica seria facilitada com os conhecimentos adquiridos para a previsão da progressão da curva.

## Avaliação do Paciente

### História e Exame Físico

O diagnóstico de escoliose idiopática é feito excluindo outras condições que sabidamente provocam escoliose. Obter uma história completa é um componente essencial desse processo. É importante registrar a gravidade, a duração e a característica de qualquer dor lombar. Dor radicular, alterações de sensibilidade, fraqueza, incontinência e problemas de equilíbrio e coordenação podem indicar comprometimento neurológico. As informações referentes à maturidade esquelética podem ser importantes para prever o crescimento residual do paciente, fator crucial para determinar a probabilidade de progressão da curva.

Ao examinar o paciente, achados físicos e proporções corporais freqüentemente indicam a existência de condições conhecidamente associadas com a escoliose. A posição do tronco e o contorno sagital devem ser observados. Desvios rotacionais são mais bem examinados com o teste de inclinação anterior. Pede-se que o paciente incline-se para a frente com as palmas das mãos juntas, deixando os membros superiores penderem livremente. O examinador, sentado, observa o dorso tangencialmente em toda a sua extensão com atenção para os desvios rotacionais ou assimetrias paravertebrais. O teste da inclinação anterior também permite avaliar a mobilidade da coluna vertebral. O nivelamento da pelve freqüentemente é considerado para indicar o comprimento relativo dos membros inferiores. Discrepâncias na perimetria dos membros inferiores e deformidades dos pés podem estar associadas com patologias intra-raquidianas, e indicam a necessidade da investigação neurológica. Patologias intra-raquidianas como seringomielia e tumores da medula espinhal podem estar associadas com alterações neurológicas sutis. O reflexo cutâneo-abdominal merece atenção como um indicador precoce de patologias da medula espinhal.

## Mensuração Objetiva da Forma do Tronco

Muitas tentativas têm sido feitas para quantificar as alterações de forma do tronco decorrentes da escoliose idiopática. Um dos objetivos é desenvolver uma técnica que possa ser usada para identificar a escoliose, para acompanhar a progressão da curva e que forneça informações úteis para as decisões de tratamento, sem a utilização de radiografias. Os esforços nesse sentido têm sido limitados, não só pela dificuldade na reprodutibilidade das medidas da superfície corporal, mas, também, pela complexidade das deformidades vertebrais. Em muitos casos, os dados da história natural e as decisões sobre o tratamento são baseados no ângulo de Cobb, obtido em radiografias frontais ortostáticas. Uma vez que o ângulo de Cobb é obtido através de uma simples radiografia, não é possível uma avaliação precisa das alterações tridimensionais da deformidade vertebral. Além disso, o ângulo de Cobb não considera a rotação da vértebra, que é o principal fator para determinar a magnitude das alterações de forma na superfície do tronco.

Vários métodos existem para medir e documentar o contorno do dorso. A simples documentação da deformidade costal é feita com a medida direta da proeminência com um nível e uma régua. Existem outros métodos sofisticados como a Análise Topográfica de Moiré, Estéreo Fotografias de Raster e o Sistema Integrado de Forma e Imagem (ISIS), que utiliza a análise computadorizada de informações topográficas digitais. A correlação entre essas técnicas e as medidas radiográficas do ângulo de Cobb tem sido variável.

O escoliômetro (Scoliometer™) é um inclinômetro, especialmente desenhado, utilizado para medir o ângulo de rotação do tronco. O objetivo deste dispositivo é oferecer um método simples e efetivo de identificar os pacientes que necessitem acompanhamento e tratamento para suas escolioses. Com o paciente inclinado anteriormente, com as mãos juntas, o dispositivo é colocado delicadamente sobre seu dorso, perpendicular ao eixo longitudinal do corpo, e centrado sobre o ápice da deformidade. O ângulo de rotação do tronco é lido diretamente no aparelho. Em casos de deformidades múltiplas, cada uma delas deve ser medida de forma independente. Algumas vezes, para identificar a rotação máxima de cada deformidade pode ser necessário modificar o grau de inclinação anterior do tronco.

O estudo inicial com o escoliômetro (Scoliometer™) relata as informações relativas a 1.065 pacientes, analisados em programas de detecção. A rotação do tronco, medida pelo escoliômetro, esteve relacionada com o ângulo de Cobb determinado radiograficamente. Pacientes com ângulo de Cobb menor do que 20° e rotação do tronco maior ou igual a 5° foram considerados falso-positivos. Falso-negativos foram definidos como aqueles que apresentavam ângulo de Cobb maior ou igual a 20° e rotação de tronco menor ou igual a 5°. O achado mais freqüente foi o falso-positivo, representando 36% do total, enquanto os falsos-negativos representavam apenas 1,2%. A rotação média de tronco para pacientes com ângulo de Cobb de 20° foi de 7°. O ângulo de rotação do tronco está correlacionado com a magnitude da curva medida pelo ângulo de Cobb.

Atualmente os falso-positivos observados nos programas de detecção de escoliose constituem uma das principais preocupações. Em um estudo de acompanhamento realizado pelo mesmo autor foi recomendado que pacientes com rotação de tronco de 7° fossem referidos para avaliação complementar. Sete graus de rotação podem resultar em um índice estimado de encaminhamento de 3% dos indivíduos avaliados. A taxa de falso-negativos, que é de 12% quando o objetivo é identificar curvas com ângulo de Cobb de 20°, cai para 8% para ângulos de Cobb de 25°. O escoliômetro tem recebido larga aceitação, pois é um instrumento barato, não invasivo, que pode ser usado para obter medidas objetivas na detecção de grandes populações.

## Radiografia

As radiografias anteroposteriores ou póstero-anteriores em posição ortostática são definidas como padrão para a mensuração de deformidades vertebrais. A radiografia deve ser feita com um chassi de 36 polegadas (90cm), que permite incluir no mesmo filme todo o segmento torácico e lombar. Nas radiografias ortostáticas, diferenças conhecidas de comprimento entre os membros inferiores devem ser compensadas.

Radiografias laterais são necessárias em casos que os achados físicos indiquem alterações significativas no plano sagital, quando o paciente é sintomático ou quando se suspeita de uma espondilolistese. A realização de uma radiografia lateral de todos os pacientes na avaliação inicial é desnecessária. Incidências complementares podem ser realizadas quando fundamentadas em achados clínicos. As radiografias em incidência lateral verdadeira do segmento escoliótico em geral demonstram a lordose da porção apical.

As radiografias com inclinação lateral mostram a flexibilidade da deformidade e são mais bem realizadas com o paciente em decúbito dorsal. Essas incidências, necessárias no planejamento cirúrgico para definir os níveis de instrumentação, também são utilizadas quando é preciso determinar a flexibilidade da coluna, como acontece com certos tipos de tratamentos com coletes.

A técnica de Cobb é considerada padrão para a medida da escoliose em radiografias. Um estudo recente avaliando o método de Cobb relata a variação interobservador de 7,2° quando as vértebras terminais não são selecionadas. A variação intra-observador é de 4,9° nas mesmas condições. Quando as vértebras terminais são selecionadas a variabilidade diminui, demonstrando a importância da consistência na seleção da vértebra terminal ao avaliar séries de radiografias. Outro estudo relata que uma diferença de 10° na medida entre radiografias realizadas em épocas diferentes é necessária para afirmar com 95% de confiança que uma verdadeira alteração na curva escoliótica tenha ocorrido. Uma variação diurna também foi observada. Em um estudo com 19 pacientes um aumento médio de 5° foi observado nas radiografias realizadas à tarde quando comparadas com as realizadas na manhã do mesmo dia. Esta diferença foi determinada como estatisticamente significante.

A rotação vertebral é medida de acordo com o sistema proposto por Nash e Moe. Este sistema atribui graus de 0 a 4 com base na assimetria dos pedículos observada nas radiografias. Para o grau 0 não há assimetria. No grau 4 o pedículo do lado convexo está rodado de tal forma que ultrapassa a linha mediana para o lado côncavo. A rotação também pode ser medida com o dispositivo torsiômetro de Perdriolle. Em um estudo de laboratório, as medidas com esse dispositivo demonstraram uma correlação satisfatória com graus conhecidos de rotação. Uma variedade de medidas tem sido descrita para documentar uma descompensação vertebral significativa ou uma inclinação do tronco.

A ossificação da apófise do osso ilíaco radiograficamente se inicia lateralmente e progride medialmente, eventualmente fundindo-se ao ilíaco. A graduação de acordo com o sistema proposto por Risser implica a divisão dessa excursão em quatro segmentos. A ossificação do um quarto lateral é definida como Risser 1, metade como Risser 2 e três quartos como Risser 3. A excursão completa sem fusão é Risser 4. Risser 5 implica a fusão completa da apófise ossificada do ilíaco. A excursão completa da ossificação requer aproximadamente um ano. O tempo médio para completar a ossificação até a fusão com o ilíaco é de dois anos.

Relatos publicados indicam que para muitas pacientes Risser 4 significa crescimento completo da coluna vertebral. Um estudo recente questiona essa associação, após realizar uma análise estatística rigorosa da literatura que cita o sinal de Risser como indicativo da idade esquelética. Os autores concluem que a idade cronológica pode ser mais precisa do que o sinal de Risser para determinar a idade esquelética. O sinal de Risser é considerado um indicador menos confiável para o sexo masculino porque o crescimento do tronco é freqüentemente observado após o Risser 4. Como a asa do ilíaco é com freqüência incluída nas radiografias panorâmicas da coluna vertebral, não é necessária uma radiografia adicional da mão para avaliar a maturidade esquelética.

O número de radiografias realizadas para acompanhar uma escoliose até o final do crescimento tem sido objeto de preocupação quanto à exposição à radiação. A maioria dos pacientes acompanhados são adolescentes do sexo feminino e para estas existe a preocupação com os efeitos carcinogênicos da radiação sobre o tecido mamário. Em um estudo retrospectivo de mulheres previamente avaliadas por escoliose idiopática foi observado um índice maior do que o esperado para o câncer da mama. Nesse estudo, 973 sujeitos com informações completas tiveram um acompanhamento médio de 25,6 anos. Houve uma média de 41,5 radiografias por paciente. Onze casos de câncer de mama foram identificados (seis casos eram esperados para essa amostra). Nenhum caso foi detectado 15 anos após o exame inicial. A taxa de casos observados sobre casos esperados foi maior após 30 anos de acompanhamento. Esta taxa também aumenta conforme aumenta a dose estimada de radiação e o número de radiografias realizadas. É importante frisar que esse estudo envolve pacientes tratadas antes do desenvolvimento de técnicas que reduzem a exposição do tecido mamário à radiação. A taxa média de radiação estimada foi de 12,8 rads. O uso de novas técnicas e a redução do número de radiografias realizadas diminuíram drasticamente a irradiação do tecido mamário.

A radiografia em projeção póstero-anterior diminui significativamente a exposição da mama e da tireóide à radiação. O risco associado com a maior exposição de medula óssea na radiografia em PA tem sido debatido. Quando se realiza a incidência em AP, protetores para as mamas devem ser utilizados. Além disso, filmes de alta velocidade, telas intensificadoras, colimadores de raios, modificações na técnica e filtros também são úteis para se diminuir a exposição à radiação. Outras técnicas para reduzir radiação, como a radiografia digital, vêm sendo investigadas.

A diminuição da exposição à radiação pode também ser conseguida com a redução no número de radiografias realizadas. Evitar erros técnicos diminui o número de estudos repetidos por má qualidade ou posicionamento incorreto do paciente. Critérios melhores e mais objetivos para a realização de radiografias na apresentação inicial são necessários. Os principais fatores a considerar são a magnitude das alterações de superfície do tronco, maturidade esquelética e a existência de sintomas. As incidências radiográficas devem ser limitadas àquelas necessárias para

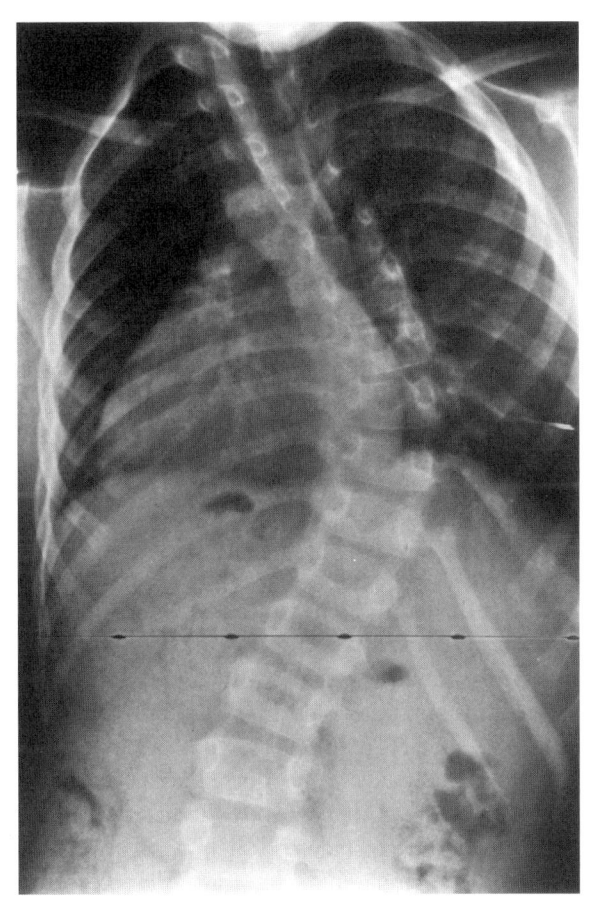

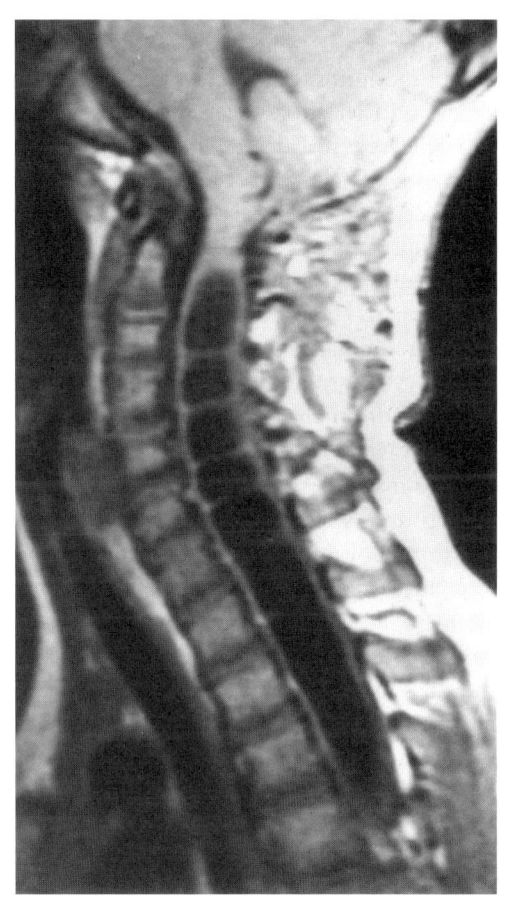

**Fig. 11.1** — **Esquerda**, radiografia da coluna vertebral de um paciente com 10 anos de idade. **Direita**, a RM do mesmo paciente mostrando a hidromielia da medula espinhal. Também se observou uma malformação tipo Chiari I nesse paciente.

consignar informações pertinentes ao cuidado do paciente. A freqüência ótima da avaliação radiológica deve ser determinada pela probabilidade de progressão da curva e pela influência da progressão nas recomendações de tratamento.

## Imagem por Ressonância Magnética

O papel da ressonância magnética (RM) na avaliação do paciente escoliótico está evoluindo. Siringomielia, malformação de Arnold-Chiari, hidromielia, tumores de medula espinhal, medula presa, diastematomielia e lipomas intra-raquidianos têm sido identificados em pacientes com escoliose previamente assumida como idiopática. A identificação dessas condições é importante, porque em algumas instâncias um tratamento efetivo é viável. O tratamento não só se dirige diretamente ao problema identificado como também tem efeito benéfico sobre o curso da escoliose. As malformações de Chiari e a hidromielia são as alterações mais freqüentemente detectadas na RM de pacientes com escoliose (Fig. 11.1). Um estudo prospectivo com 11 pacientes menores do que 16 anos que apresentavam escoliose e malformação de Chiari relata os achados referentes à escoliose após a descompressão da malformação. O acompanhamento variou de 20 a 68 meses, com média de 35 meses. A escoliose melhorou em oito, estabilizou em um e aumentou em dois pacientes. Todos os pacientes menores do que 10 anos apresentaram melhora de suas curvas. Mesmo quando um tratamento efetivo não for possível, a informação obtida com a RM pode ser valiosa para o tratamento do paciente. Curvas com uma etiologia conhecida não devem necessariamente ser consideradas como semelhantes às idiopáticas quanto ao seu comportamento.

Freqüentemente é sugerido que um paciente com escoliose atípica seja referido para uma RM. O problema atualmente é identificar o que é atípico. Em geral se aceita um paciente típico e assintomático, do sexo feminino, neurologicamente normal, adolescente na época da apresentação, com um desvio torácico direito que segue um dos vários padrões típicos de curva. Alterações como o déficit neurológico, as curvas torácicas esquerdas, sexo masculino, início antes da adolescência, progressão rápida e não usual, deformidades nos membros inferiores e a presença de sintomas têm sido propostos como indicações para RM. Em muitos relatos que descrevem as alterações observadas na RM em associação com as condições citadas, os pacientes estudados eram selecionados entre uma grande população de portadores de escoliose, o que torna difícil discernir a incidência real desses problemas associada a essa apresentação atípica. Em um estudo prospectivo, 26 pacientes consecutivos, portadores de escoliose e menores do que 11 anos foram avaliados com a RM. Alterações intra-raquidianas foram observadas em cinco de 26 pacientes. As anormalidades incluem malformação de Chiari I com hidromielia, seringomielia, tumor intramedular e lipoma terminal (Fig. 11.1).

Atualmente a maior desvantagem da RM é o seu custo. Mesmo em grupos selecionados de pacientes a maioria dos exames é normal. Embora o estudo seja não-invasivo, muitas das crianças requerem a sedação para se manter imóveis durante as longas seqüências de varredura. A RM é muito sensível e freqüentemente mostra alterações sutis. Algumas questões são consideradas para o relacionamento dessas alterações com a escoliose. Como resultado surge potencialmente a possibilidade de um tratamento desnecessário. A presença de escoliose pode tecnicamente exigir uma RM. A colaboração próxima com o radiologista, discutindo claramente os objetivos do exame, é essencial. É importante que as imagens mostrem desde o tronco cerebral até o segmento lombar. As seqüências adequadas das imagens e a orientação são necessárias para limitar a ocorrência de estudos tecnicamente inadequados.

A despeito de suas limitações, a RM tem contribuído substancialmente para o tratamento e o entendimento da escoliose. A alta freqüência de anormalidades na RM de pacientes pré-adolescentes aumenta o ceticismo sobre a escoliose idiopática juvenil como um diagnóstico distinto. Embora as indicações precisas para a RM ainda sejam indefinidas, é importante lembrar que, ao avaliar um paciente, a escoliose pode ser a única manifestação de uma anormalidade intra-raquidiana. Os pacientes que apresentam anormalidades neurológicas, mesmo que estáveis, ou aqueles com apresentações inconsistentes com a escoliose idiopática devem, portanto, ser considerados para um estudo mais completo.

## Tomografia Computadorizada/Mielografia

A tomografia computadorizada (TC) não é indicada como rotina. Quando há necessidade de uma a melhor definição da anatomia vertebral, a TC combinada com a reconstrução bi ou tridimensional pode ser útil. A mielografia e a mielo-TC foram substituídas pela RM na maioria das indicações. Existem situações quando a avaliação do canal vertebral está indicada em pós-operatórios de pacientes com instrumentação de aço inoxidável, uma vez que, nessas situações, o material da instrumentação limita a eficácia da RM, a TC combinada com a mielografia é preferida.

## Detecção de Escolioses (Screening)

O objetivo de um programa de detecção é identificar qualquer doença ou defeito não reconhecido. Os testes de detecção não têm a intenção diagnóstica, sendo, portanto, um método de identificar aqueles pacientes que têm maior probabilidade de ser portadores da condição em questão. Os casos identificados como positivos nos programas de detecção devem ser referidos para diagnóstico e, se necessário, tratamento.

A detecção da escoliose em escolas é apoiada pela Academia Americana dos Cirurgiões Ortopedistas (AAOS — *American Academy of Orthopaedic Surgeons*) e pela Sociedade de Pesquisa em Escoliose (SRS — *Scoliosis Research Society*). A AAOS recomenda o programa de detecção em escolas para meninas com idades de 11 e 13 anos e para meninos nas idades de 13 ou 14 anos. Uma publicação de 1989 relata os resultados de uma pesquisa a respeito dos programas escolares para detecção de escoliose na América do Norte. A detecção é requerida por lei em 15 estados e cinco outros estados possuem regulamentos administrativos que requerem a detecção. Alguma forma de detecção é realizada nos 50 estados e no Distrito de Colúmbia. O inclinômetro é o tipo de dispositivo mais utilizado para essa detecção. Vários programas de detecção foram iniciados no Canadá durante a década de 1970, mas na época da realização desta pesquisa apenas duas províncias estavam realizando algum tipo de programa de detecção organizada. A Associação Britânica de Ortopedia (*British Orthopedic Association*) e a Associação Britânica de Escoliose (*British Scoliosis Society*) em 1983 fizeram um alerta contra os programas de detecção de escoliose. Em um relatório publicado em 1983, a Força-tarefa em Serviços Preventivos dos EUA (*U.S. Preventive Services Task Force*) concluiu que as evidências para fazer uma recomendação contra ou a favor dos programas de detecção de escoliose são insuficientes.

A Organização Mundial da Saúde definiu princípios para o sucesso dos programas de detecção ou triagem. É aconselhável utilizar alguns desses parâmetros básicos de detecção como uma moldura para explorar em profundidade a controvérsia relativa a esses programas.

Em primeiro lugar, a condição que está sendo investigada deve ser um problema importante. A prevalência da escoliose é relatada como entre 1,9% e 3%. A prevalência de uma curva maior que 30° é de 0,3%, o que indica que somente uma pequena proporção das curvas progride. Embora a prevalência seja baixa, as complicações relatadas das escolioses idiopáticas têm sido usadas para justificar a necessidade de um programa de detecção escolar. Há controvérsias sobre a incidência de dor nas costas e a incapacidade a isso relacionada nos pacientes adultos com escoliose. Existem também questões sobre os aspectos estéticos e emocionais, porém, estes aspectos são de difícil mensuração. Os problemas cardiopulmonares estão associados apenas com os casos mais severos, que constituem uma pequena fração do número total de indivíduos com escoliose.

Em segundo lugar, a história natural deve ser compreendida. Os estudos que definem a história natural da escoliose em pacientes esqueleticamente imaturos permitem determinar a probabilidade de progressão da curva com base em vários fatores. Não há uma maneira de determinar com precisão o prognóstico de progressão de uma curva para um determinado paciente. A incapacidade de prever a progressão de uma curva pode resultar em dilemas para as indicações de tratamento assim que a escoliose é identificada. O conhecimento incompleto da história natural pode retardar o tratamento não cirúrgico.

Terceiro, os testes de detecção devem ser apropriados e aceitos pela população-alvo. Os testes de detecção de escoliose baseiam-se nas assimetrias do tronco. O teste da inclinação anterior, com ou sem medidas objetivas de rotação, é a base da maioria dos programas de detecção. Este tipo de teste é bem tolerado e facilmente administrado. A sensibilidade e a especificidade são substancialmente influenciadas pelos parâmetros para definir o teste como positivo. A intenção de reduzir a taxa de falso-positivos e, portanto, aumentar a especificidade, leva à recomendação de aumentar o ângulo de inclinação do tronco de 5° para 7°. O valor preditivo de positividade (a probabilidade de existência de escoliose se o teste for positivo) varia nos relatos publicados. Parte dessa inconsistência é atribuída ao ângulo de Cobb mínimo para definir a escoliose verdadeira. O valor preditivo de positividade é menor se um ângulo com valor mínimo mais amplo for adotado. Outro efeito indesejável relacionado aos programas de detecção é a atribuição incorreta do diagnóstico de escoliose. Atribuir o diagnóstico de escoliose, quando de fato não há desvio ou a curva é tão discreta que não terá consequências, pode resultar em efeitos negativos para o paciente na procura por trabalho e até mesmo para a cobertura nos seguros de saúde.

Em quarto, assim que a doença for identificada deve haver um tratamento aceitável disponível. O objetivo de um programa de detecção é permitir uma detecção precoce e um tratamento não cirúrgico. As curvas que requerem tratamento podem ser identificadas precocemente, o que melhora seu prognóstico. Esse faz pressupor que, a menos que o programa de detecção seja implementado, muitos indivíduos assintomáticos não serão identificados até um estágio tardio do curso do problema. A validade desse pressuposto é questionável, uma vez que o número de casos e o estágio da escoliose sem o programa de detecção não foram documentados. O tratamento de 2,75 por mil indivíduos triados foi relatado. Em um estudo sueco de 1981, é descrita a redução no número de indivíduos tratados cirurgicamente devido à detecção precoce e ao alerta sobre o problema. Em publicação da Suécia de 1983, a melhora nos resultados dos tratamentos com coletes (não cirúrgicos) foi notada após a implantação do programa de detecção. Essa melhora foi atribuída à baixa idade esquelética e ao menor grau de desvio na ocasião do diagnóstico, como resultado do programa de detecção. Outro estudo, de Minnesota, publicado em 1982, relata uma diminuição no número de pacientes que necessitaram de cirurgia após o desenvolvimento de um plano abrangente de detecção. As curvas médias tratadas cirurgicamente diminuíram de 60° para 42° durante os oito anos do estudo.

Finalmente, o programa deve ser custo-efetivo. Para estabelecer a efetividade de custos, o custo do diagnóstico tardio e os problemas relacionados devem ser comparados com os custos do programa. Alguns custos do programa são difíceis de ser determinados. É demonstrado que a detecção, por si, pode ser feita com custo reduzido. O estudo de Minnesota descreve o custo da detecção direta como 6,6 centavos de dólar para cada estudante avaliado. Os custos indiretos incluem a referência para outros médicos, visitas de acompanhamento, tratamento e radiografias. Embora os custos com o acompanhamento e tratamento dos casos positivos sejam estimados, esses dados são imprecisos para indicar os resultados dos custos dos programas de detecção.

A taxa informada de referência pelos programas de detecção varia de 3,4% até 30%. Muito dessa variabilidade é um reflexo do método de detecção empregado e dos parâmetros considerados para referência. Comparando essas taxas de referência com a taxa de prevalência da escoliose fica evidente o potencialmente alto custo decorrente dos falso-positivos. Além disso, como a progressão é imprevisível, muitos casos de escoliose foram acompanhados ou tratados desnecessariamente, criando outros custos difíceis de avaliar.

Em resumo, o debate sobre o valor dos programas de detecção de escolioses não está resolvido. A efetividade do tratamento relacionada ao programa de detecção pressupõe que os casos identificados serão tratados. A consistência desse acompanhamento é questionável. Assim que maiores informações a respeito da história natural e a efetividade do tratamento não cirúrgico forem disponibilizadas, será possível fazer uma avaliação mais objetiva desses aspectos.

## Bibliografia Comentada

### Etiologia

Geissele ME, Kransdorf MJ, Geyer CA, et al. Magnetic resonance imaging of the brain stem in adolescent idiopathic scoliosis. Spine, 16:761-763, 1991.

A RM foi utilizada para o estudo do tronco cerebral de 27 pacientes com escoliose idiopática. Foram comparados os exames obtidos com um grupo-controle de pacientes não escolióticos. O grupo-controle incluiu 25 indivíduos do sexo feminino e dois do sexo masculino. A assimetria de tronco cerebral foi observada em sete dos pacientes do grupo de estudo e em apenas um dos 11 controles. Os achados deste estudo reforçam a hipótese de uma contribuição do sistema nervoso central na etiologia da escoliose idiopática.

Kindsfater K, Lowe T, Lawellin D, et al. Levels of platelet calmodulin for the prediction of progression and severity of adolescent idiopathic scoliosis. J Bone Joint Surg, 76A: 1186-1192, 1994.

Níveis plaquetários de calmodulina foram medidos em 17 pacientes portadores de escoliose idiopática e dez controles. A calmodulina é uma proteína receptora que se liga ao cálcio e regula o músculo esquelético e os sistemas contráteis das plaquetas. As curvas progressivas foram definidas como as que aumentaram mais do que 10° nos 12 meses prévios, e as curvas com mais que 30°, com 5° de progressão nos últimos 12 meses. Foram observados níveis significativamente mais altos de calmodulina nas plaquetas dos pacientes com curvas progressivas. Um estudo longitudinal foi recomendado para determinar a utilidade clínica da calmodulina na predição da progressão de curvas escolióticas.

McInnes E, Hill DL, Raso VJ, et al. Vibratory response in adolescents who have idiopathic scoliosis. J Bone Joint Surg, 73A: 1208-1212, 1991.

Foram testados os limiares vibratórios de 14 pacientes portadores de escoliose com o *PVD Bio-Thesiometer* e comparados com 23 controles. O teste inicial em quatro sujeitos mostrou que, dos quatro locais testados, resultados reprodutíveis foram observados somente na articulação do primeiro metatarso com a falange (MTF). Os limiares vibratórios da primeira articulação MTF foram significativamente mais altos no grupo-controle. Não foi observada nenhuma diferença entre os lados direito e esquerdo para qualquer grupo. Os autores concluíram que a ausência de diferença entre esquerda e direita torna improvável que um defeito do cordão posterior da medula seja a causa da escoliose de idiopática.

### Avaliação do Paciente

Beauchamp M, Labelle H, Grimard G, et al. Diurnal variation of Cobb angle measurement in adolescent idiopathic escoliosis. Spine, 18:1581-1583, 1993.

Foram realizadas as medidas das curvas vertebrais de 19 pacientes do sexo feminino com escoliose idiopática para investigar a variação diária na magnitude de curva. Uma radiografia em AP foi feita às 8h e repetida às 16h do mesmo dia. O ângulo de Cobb matutino médio foi de 60°, com uma variação de 42° a 91°. À tarde, a média foi de 65°, com uma variação de 47° a 87°. A comparação das medidas realizadas na manhã e à tarde revelou um aumento estatisticamente significante de 5° à tarde.

Carman DL, Browne RH, Birch JG. Measurement of scoliosis and kyphosis radiographs: Intraobserver and interobserver variation. J Bone Joint Surg, 72A: 328-333, 1990.

Quatro ortopedistas e um fisioterapeuta mediram as radiografias de oito escolioses e de 20 cifoses para avaliar a variabilidade de medida. O valor médio da variabilidade intra-observador foi de 3,8°. Foram usados limites de tolerância para determinar que uma diferença de medida de 10° era necessária para 95% de confiança de que uma verdadeira mudança no escoliose houvesse ocorrido.

Hoffman DA, Lonstein JE, Morin MM, et al. Breast cancer in women with escoliose exposed to multiple diagnostic x-rays. J Nat Cancer Inst, 81:1307-1312, 1989.

O risco de câncer de mama foi determinado retroativamente em 1.030 mulheres que haviam sido vistas por escoliose idiopática. Dessas, 973 possuíam informações confiáveis. A média de seguimento foi de 25,6 anos. Havia 11 casos de câncer de mama identificados, comparados com seis casos esperados da população. O risco aumenta com o número de radiografias da coluna e com a dose estimada de radiação sobre as mamas. O risco foi maior quando o seguimento foi superior a 30 anos.

Kalmar JA, Jones JP, Merritt CR. Low-dose radiography of scoliosis in children: A comparison of methods. Spine, 19:818-823, 1994.

Foi avaliada a qualidade de 1.582 imagens de radiografias de crianças com escoliose utilizando uma dose baixa de radiação com um sistema computadorizado de radiografias. As imagens com qualidade diagnóstica foram feitas com dose de radiação de 5% ou menos do que as convencionais. Uma limitação importante deste sistema de processamento é o seu preço.

Lewonowski K, King JD, Nelson MD. Routine use of magnetic resonance imaging in idiopathic scoliosis patients less than eleven years of age. Spine, 17(suppl 6): S109-S116, 1992.

Vinte e seis pacientes consecutivos com idade inferior a 11 anos, com escoliose idiopática foram submetidos à RM para a avaliação de patologia intra-raquidiana. O exame neurológico era normal nesses pacientes. Foram encontradas anormalidades na medula espinhal em cinco pacientes. As anormalidades incluíram: malformação de Chiari I com hidromielia, siringomielia, tumor intramedular e lipoma terminal. Os autores recomendam a avaliação por RM rotineira para individuais mais jovens do que 11 anos de idade com escoliose de presumidamente idiopática.

Little DG, Sussman MD. The Risser sign: A critical analysis. J Pediatr Orthop, 14:569-575, 1994.

A literatura existente foi utilizada para avaliar o uso do sinal de Risser como uma indicação de idade esquelética. Uma análise estatística crítica foi usada para avaliar a validade das conclusões nos estudos. Os autores concluíram que a literatura não indica o uso do sinal de Risser para prever a idade esquelética ou o final da progressão da curva. O sinal de Risser 4 não foi considerado como um indicador confiável de que o crescimento vertebral tenha sido completado.

Morrissy RT, Goldsmith GS, Hall EC, et al. Measurement of the Cobb angle on radiographs of patients who have escoliose: Evaluation of intrinsic error. J Bone Joint Surg, 72A:320-327, 1990.

Foram avaliadas as variabilidades de medidas interobservadores e intra-observadores pela medida da escoliose em radiografias usando a técnica de Cobb. Cinqüenta radiografias em AP foram medidas por quatro ortopedistas. A variabilidade interobservador foi de 7,2° e diminui para 6,3° quando as vértebras terminais eram pré-selecionadas. A variabilidade intra-observador foi de 4,9° sem a seleção da vértebra terminal. Este método de estudo só avalia a variabilidade intrínseca. O fator extrínseco, como a posição de paciente e a técnica de radiografia, poderia aumentar esta variabilidade.

Muhonen MG, Menezes AH, Sawin PD, et al. Escoliose in pediatric Chiari malformations without myelodysplasia. J Neurosurg, 77:69-77, 1992.

Um estudo prospectivo foi realizado para entender melhor como a manipulação cirúrgica da herniações cerebrais de fossa posterior afetavam a curvatura vertebral. Onze pacientes com idade inferior a 16 anos com a malformação de Chiari e escoliose de pelo menos 15° foram estudados. O ângulo médio de curva no tratamento inicial foi de 29°. Os sinais mais comuns apresentados eram mielopatia e fraqueza. A intervenção cirúrgica consistiu de uma descompressão da fossa posterior em todos os pacientes. A escoliose melhorou em oito pacientes, permaneceu estável em um e progrediu em dois. Em apenas uma criança foi necessária a fusão vertebral pós-operatória com instrumentação por progressão da escoliose.

Schwend RM, Hennrikus W, Hal JE, et al. Childhood scoliosis: Clinical indications for magnetic resonance imaging. J Bone Joint Surg, 77A:46-53, 1995.

Foram revisados os estudos por RM de 95 pacientes portadores de escoliose idiopática. A idade média dos pacientes no momento do estudo de imagem era de 13 anos. A curva média era de 41°. Foram observados 14 pacientes com uma anormalidade intra-espinhal no estudo de imagem: 12 tiveram um siringomielia, um apresentou uma siringomielia e um astrocitoma da medula espinhal e outro portava uma ectasia dural. Cinco dos oito pacientes que eram mais jovens do que 11 anos e que apresentavam uma curva torácica para a esquerda tiveram uma anormalidade de intra-raquidiana revelada pelo estudo de imagem. Quatro dos 14 pacientes com anormalidades intra-raquidiana necessitaram intervenção neurocirúrgica.

## Programas de Detecção de Escoliose

Bunnell WP. An objective criterion for scoliosis screening. J Bone Joint Surg, 66A:1381-1387, 1984.

O ângulo de inclinação de tronco determinado com um inclinômetro foi comparado com o ângulo de Cobb em 1.065 pacientes referidos de programas de detecção. A rotação do tronco média para os pacientes com ângulo de Cobb de 20° foi de 7°. O ângulo de rotação do tronco e o ângulo de Cobb apresentam boa correlação. A detecção com esta técnica apresentou um alto grau de sensibilidade.

Bunnell WP. Outcome of spinal screening. Spine, 18:1572-1580, 1993.

O ângulo de rotação de tronco de 1.000 estudantes do 2º grau fisicamente maduros foi medido com o escoliômetro. Os resultados foram comparados com as informações existentes sobre a história natural e os relatos prévios sobre a correlação entre o ângulo de Cobb relativo e o ângulo de rotação do tronco medido com o escoliômetro. Rotações de tronco de 3° ou mais foram observadas em 80% dos estudantes. A prevalência e a severidade da rotação de tronco eram as mesmas para o sexo masculino e feminino. A utilização do ângulo de 5° de rotação de tronco como o critério de referência resultaria em uma taxa de 12% de indicação. A taxa de referência diminuiria para 3% com um critério de indicação de 7°. Os custos e as tendências atuais para o tratamento foram considerados. O autor recomenda um ângulo de rotação de tronco de 7° ou mais como parâmetro para indicação.

Lonstein JE, Bjorklund S, Wanninger MH, et al. Voluntary school screening for scoliosis in Minnesota. J Bone Joint Surg, 64A:481-488, 1992.

Oito anos do programa escolar de detecção de escoliose em Minnesota foram retrospectivamente revisados. A taxa de referência do programa de detecção foi de 3,4%. A escoliose foi achada em 1,2% dos avaliados. O número de casos cirúrgicos e curva média na ocasião da cirurgia foram reduzidos durante o período estudado. O custo do programa foi baixo. Os autores concluíram que o programa foi eficiente e custo-efetivo.

Montgomery F, Willner S. Screening for idiopathic scoliosis: Comparison of 90 cases shows less surgery by early diagnosis. Acta Orthop Scand 1993;64:456-458.

Em uma revisão de 90 casos da Suécia, o resultado do tratamento com coletes instituído durante um período de tempo anterior aos programas de detecção escolar da escoliose foi comparado com um período posterior a esses programas. Oitenta e nove desses foram tratados com coletes. A demanda para cirurgia diminuiu de 45% para 10% após a instituição do programa de detecção. A diminuição na demanda para cirurgia foi atribuída à mais baixa idade esquelética e à menor curva no diagnóstico, sendo um resultado do programa de detecção.

US Preventive Services Task Force. Review article: Screening for adolescent idiopathic scoliosis. JAMA, 269:2667-2672, 1993.

Um resumo da literatura existente, relativa à detecção da escoliose idiopática do adolescente, é apresentado pela Força-tarefa de Serviços Preventivos norte-americana. Os autores consideram inconclusivos os resultados dos programas de detecção. A força-tarefa não pôde definir uma recomendação a favor ou contra esses programas. É proposto que se realizem mais pesquisas clínicas para demonstrar a efetividade da detecção escolar.

# 12

# Escoliose Idiopática: História Natural e Tratamento Conservador

## História Natural

Informações precisas sobre a história natural da escoliose idiopática são essenciais para se determinar a conduta mais apropriada e para avaliar a eficácia do tratamento conservador. As dificuldades de acesso a um número significativo de pacientes não tratados impedem a conclusão de estudos de longo seguimento sobre a história natural das escolioses. A influência do método utilizado sobre os resultados deve ser considerada na interpretação destes trabalhos. Os estudos retrospectivos sobre a história natural tendem a enfatizar as curvas graves e menosprezar as curvas de médio e pequeno valores angulares, e muitos, realizados há mais tempo, incluem pacientes com escolioses de diferentes etiologias. O valor angular mínimo utilizado para definir escoliose pode influenciar a média de progressão observada naquela série. Além disto, ao rotular-se uma curva como progressiva deve-se levar em conta a variabilidade das medidas da técnica utilizada.

## Escoliose Idiopática antes da Maturidade Esquelética

Para as curvas que se iniciam após a infância, a história natural das deformidades que começam antes da maturidade esquelética difere muito daquela observada após o término do crescimento. Relativamente poucos são os estudos que avaliaram a história natural das curvas antes da maturidade esquelética. A probabilidade da curva progredir é a primeira consideração a ser feita na determinação da indicação do tratamento para este grupo de pacientes. Vários fatores têm sido analisados por suas influências na progressão da curva antes da maturidade óssea.

Sabe-se que a progressão das escolioses está relacionada com o crescimento. O mecanismo exato pelo qual isto ocorre é ainda discutido. Muitos estudos demonstram que as curvas com maior risco de progressão são aquelas que se apresentam em pacientes com idade mais baixa. As curvas que se iniciam mais tardiamente, como aquelas detectadas após o início da puberdade, têm menor probabilidade de progressão. Um estudo demonstrou que pacientes que tiveram suas escolioses diagnosticadas entre os dez e 12 anos de idade tiveram 88% de risco de progressão de pelo menos 5°; para aqueles com idade entre 12 e 15, o risco é de 56%; para aqueles acima dos 15 anos o risco é de 29%. Em outro estudo, a possibilidade de progressão das curvas na idade de dez anos é de 50% e na idade de 13 é de 21%.

A determinação da maturidade esquelética ajuda sempre a prever a possibilidade da progressão da curva. O aparecimento da puberdade está relacionado com o aumento rápido da velocidade de crescimento vertebral. A menarca ocorre após o pico da velocidade de crescimento. No sexo feminino, o período médio entre o início da ossificação do ilíaco até alcançar o sinal de Risser quatro é de um ano. O sinal de Risser quatro é geralmente considerado uma indicação do final do crescimento vertebral nas meninas. Para o sexo masculino, este sinal é uma indicação menos precisa, uma vez que a ossificação do ilíaco ocorre relativamente mais cedo em relação à continuidade do crescimento. Existe uma probabilidade muito maior de progressão das curvas em pacientes Risser 0 ou 1, quando comparados com aqueles com Risser 2 a 5.

Embora a idade óssea possa ser útil na identificação de diferenças entre a idade cronológica e óssea, ela pode não ser precisa na previsão do crescimento vertebral. O período do crescimento dos ossos longos e da coluna vertebral é diferente, inclusive tem sido observado crescimento vertebral em pacientes com maturidade óssea documentada nas radiografias do punho e da mão.

Quanto maior o valor angular da curva por ocasião do diagnóstico clínico, maior sua chance de progressão. Um estudo demonstra que a possibilidade de progressão para curvas de 20° ou mais foi superior a duas vezes o risco de progressão para curvas menores. Outro estudo demonstra que o valor angular médio de curvas não progressivas é de 15°, e o valor médio para curvas progressivas é de 20°. Observa-se também que uma progressão de 5° ou mais ocorre em 78% das curvas entre 40° e 50° comparado com 52% das curvas entre 20° e 30°. Quando considera-se uma progressão de 10° ou mais, nestes dois grupos, observa-se uma ocorrência de 67% e 30%, respectivamente.

Apesar de se reconhecer uma correlação entre padrão de curva e progressão, a comparação entre estudos é difícil devido às diferenças entre os sistemas de classificação utilizados. Em geral, curvas torácicas são mais precoces e tendem a maior progressão do que as curvas lombares. Duplas curvas progridem mais freqüentemente do que curvas únicas. Um estudo demonstra que em duplas curvas (torácica e lombar), que progridem, a chance de progressão é diferente para cada uma, ou seja, a progressão na curva torácica é de 25%, na lombar é de 43% e a progressão em ambas as curvas é de 32%.

Em média a distribuição com relação aos sexos feminino e masculino aumenta nas curvas consideradas graves, mas na literatura são conflitantes as informações quanto à influência do sexo na probabilidade de progressão de uma curva.

No sexo masculino a escoliose pode se desenvolver mais tardiamente e progredir por mais tempo do que nas meninas. O acompanhamento clínico em adolescentes masculinos com escoliose idiopática é recomendado até o sinal de Risser cinco. Um estudo realizado em pacientes identificados num mapeamento escolar mostrou que a progressão foi de pelo menos 5º em 15% das meninas e 4% dos meninos que apresentavam curvas de no mínimo 11º. Por outro lado, outros estudos mostram ou uma maior probabilidade de progressão das escolioses no sexo masculino ou uma progressão semelhante em ambos os sexos. Esta falta de consistência entre os diferentes relatos pode ser pelo número pequeno de pacientes do sexo masculino na maioria dos estudos sobre a história natural das escolioses.

A maioria dos estudos não mostra correlações entre a história familiar e o risco de progressão das escolioses. Um relato sobre a influência da idade dos pais nas escolioses mostra que idade materna de 27 anos ou mais por ocasião do nascimento pode estar eventualmente relacionada com curvas mais graves.

Desta forma, para pacientes jovens, os fatores mais importantes que influenciam a progressão das escolioses são: maturidade esquelética, magnitude e padrão da curva. Nas avaliações clínicas, as combinações desses fatores são úteis para estimar as probabilidades de progressão das deformidades. Como exemplo podemos observar que escolioses com curvas de 20º a 29º que ocorrem em pacientes com sinal de Risser zero ou um têm 68% de chance de progredir 5º ou mais. Para a mesma curva, o risco de progressão em pacientes com sinal de Risser dois ou quatro é apenas de 23%. Geralmente a história familiar, a rotação vertebral e o sexo não auxiliam na avaliação da probabilidade de progressão de curvas escolióticas.

## Escoliose Idiopática após Maturidade Esquelética

Nos adultos com escoliose idiopática, além da progressão da curva, outra preocupação é a probabilidade de comprometimento funcional. Os efeitos da escoliose durante a idade adulta têm um forte impacto sobre a conduta terapêutica desta deformidade na adolescência. O tratamento cirúrgico é muitas vezes indicado em adolescentes que têm probabilidade de desenvolver progressão da curva na idade adulta, com o intuito de diminuir incapacidade futura.

A seguinte informação é útil para o aconselhamento de pacientes jovens quanto à probabilidade de desenvolverem problemas relacionados à sua escoliose.

A progressão das curvas em adultos tende a ser mais lenta do que em adolescentes. Curvas menores do que 30º, na maturidade, têm pouca probabilidade de progressão independentemente do padrão da curva. Entretanto, 68% das curvas maiores do que 50º, na maturidade, serão progressivas. Para as curvas torácicas entre 50º e 75º observa-se uma progressão de aproximadamente 1º por ano. As curvas lombares maiores do que 30º podem progredir e algumas vértebras podem sofrer translação. A quinta vértebra lombar, localizada abaixo das cristas ilíacas, está protegida contra a translação. A progressão observada em curvas lombares à direita é duas vezes maior do que a observada para as curvas lombares à esquerda.

A progressão relacionada à gravidez foi relatada em pacientes com curvas instáveis e em mulheres com múltiplas gestações antes dos 23 anos. Porém, a maioria dos estudos indica que existe pouca ou nenhuma relação entre gravidez e progressão de curva. Foi realizada uma revisão em 355 pacientes adultos com escoliose idiopática para avaliar o efeito da gravidez sobre a progressão das curvas. Os pacientes foram divididos em dois grupos, apoiados no fato de já terem ou não engravidado anteriormente. Em 10% dos pacientes, em ambos os grupos, observou-se uma progressão da escoliose de pelo menos 10º. Não se observou nenhuma correlação significativa entre a idade na ocasião da primeira gestação e a progressão da curva. As complicações da gravidez e do parto, inclusive cesariana, foram relatadas em proporções à média de pacientes sem escolioses. Regra geral, acredita-se que a escoliose idiopática de baixo ou médio valor angular não causa nenhum efeito negativo para gravidez ou parto.

O comprometimento cardiopulmonar é incomum e os sintomas, se aparecerem, são geralmente tardios. A maioria dos adolescentes com escoliose idiopática apresenta os pulmões com capacidade volumétrica normal ou próxima da normalidade. As alterações pulmonares, nas escolioses, são as doenças restritivas da sua capacidade. Durante a infância, mesmo os pacientes com função pulmonar diminuída tendem a ser assintomáticos. A presença de sintomas pulmonares e a capacidade vital diminuída estão diretamente relacionadas com a gravidade da curva torácica.

Uma diminuição importante da função pulmonar em pacientes não fumantes não ocorre até que o valor angular da curva torácica alcance 100°. Não existe correlação entre curvas lombares e toracolombares com déficit pulmonar. Um estudo de 79 adolescentes portadores de escoliose idiopática, e que apresentavam curvas com valor angular médio de 45°, demonstrou uma redução da capacidade de trabalho, não relacionada à natureza ou à extensão da deformidade da coluna. Os autores concluem que as atividades físicas devem ser estimuladas em pacientes com escoliose, para manter e desenvolver a musculatura periférica e o condicionamento cardiovascular. Em um estudo realizado para identificar os fatores de risco para o comprometimento respiratório, observou-se que somente pacientes com capacidade vital inferior a 45% do padrão e ângulo de Cobb superior a 110° estavam em risco para um subseqüente agravamento. Acreditou-se que esta alteração respiratória é resultado da diminuição da função respiratória, relacionada à idade, em pacientes com comprometimento prévio. A diminuição da cifose torácica (lordoescoliose) também contribui para a diminuição das funções respiratórias.

Os primeiros estudos sobre as estimativas de mortalidade associadas à escoliose mostram índices muito mais altos do que os esperados para a população em geral. Eles superestimam a média de mortalidade em pacientes com escoliose idiopática porque incluem pacientes com curvas de outras etiologias. Um estudo mais recente realizado na Suécia mostrou novamente um aumento da mortalidade em um grupo de pacientes com escoliose. Contudo, quando os pacientes com escoliose idiopática do adolescente foram examinados separadamente, observou-se que este grupo não apresentava risco aumentado, quando comparado aos índices de mortalidade esperados para a população em geral. Apesar de existirem algumas exceções, como grupo, os pacientes com escoliose idiopática do adolescente não têm um risco maior de morrer precocemente.

Muitos estudos sobre "dores nas costas" referem uma ocorrência deste sintoma superior a 50% na população em geral. Na maioria dos estudos realizados sobre a incidência de "dores nas costas" associada à escoliose não se observam diferenças significativas com relação à incidência na população em geral. Algumas peculiaridades estão associadas às "dores nas costas" relacionadas à escoliose. Alguns estudos descrevem a dor na convexidade e concavidade da curva, bem como nas regiões paravertebral e interescapular. Pacientes com curvas torácicas têm menor probabilidade de desenvolverem "dores nas costas" do que aqueles que apresentam outros padrões de curvas. Um estudo refere que a incidência de dor está associada com a idade e a gravidade da curva. As alterações degenerativas da coluna não estão relacionadas com a gravidade da curva ou com "dores nas costas". Como grupo, as funções diárias de um adulto com escoliose idiopática são semelhantes às observadas na população em geral.

Apesar de freqüentes, as preocupações com relação ao lado estético de pacientes com escoliose são difíceis de ser avaliadas objetivamente. Os pacientes se dizem mais inibidos durante a adolescência e início da fase adulta, do que quando mais velhos. Um estudo mostrou correlação positiva entre o grau de comprometimento psicológico e a deformidade clínica; este achado tem sido discutido por outros autores. Reações psicológicas graves à escoliose, que cheguem a requerer tratamento, são raras.

## Tratamento Conservador

A maioria dos pacientes com diagnóstico definido de escoliose idiopática do adolescente não necessita tratamento. Nos diferentes relatos publicados, a porcentagem de pacientes tratados varia e é influenciada pelo tipo de amostra do estudo; valor angular mínimo, usado para definir escoliose e o tempo de seguimento. Um estudo realizado com um número significativo de pacientes com escoliose, identificados num mapeamento escolar, demonstrou que 6,8% dos pacientes necessitaram tratamento. Mesmo assim, a observação periódica é necessária para monitorizar a progressão da curva.

Múltiplos fatores devem ser considerados na determinação dos intervalos entre as visitas médicas. A progressão da curva não deve ser a única preocupação do médico assistente; deve-se também ter em conta o significado da progressão em relação ao tratamento. A maturidade esquelética é importante, porque o crescimento tem uma grande influência no risco de progressão da curva. Pode-se necessitar um acompanhamento mais freqüente se a progressão da curva resultar em uma mudança do tratamento. Por exemplo, um paciente imaturo, que necessita tratamento com colete, se ocorrer progressão da deformidade, ele deve ser reavaliado em quatro meses. Por outro lado, um intervalo maior entre as reavaliações é aceitável para um paciente que apresente uma curva pequena, para a qual alguma progressão pode ser aceita sem uma mudança na conduta terapêutica. Para pacientes mais maduros, do ponto de vista esquelético, o intervalo de acompanhamento pode ser maior porque a progressão, nestes casos, se ocorrer, é mais lenta. Uma conduta predeterminada que seja aplicável a todos os casos ainda não foi estabelecida. As decisões quanto ao intervalo entre as consultas devem ser individualizadas considerando-se todos os fatores pertinentes a cada caso.

A necessidade de exames radiográficos influencia o intervalo entre as consultas. A capacidade de monitorizar clinicamente os pacientes, de acordo com as mudanças na sua superfície corporal, fica limitada pela falta de correlação entre estas mudanças e o ângulo de Cobb. As informações sobre a história natural e os princípios dos tratamentos utilizados são baseadas nos valores do ângulo de Cobb. Se a determinação precisa do ângulo de Cobb é importante para se estabelecer a conduta de tratamento, a obtenção de radiografias se torna uma necessidade. O número de exames radiográficos deve ser minimizado. Ocasionalmente pode-se monitorizar as variações clínicas da superfície corporal, em curvas pequenas, através do escoliômetro, solicitando-se uma radiografia apenas quando alguma mudança significativa é observada.

O colete de Milwaukee foi desenvolvido como um método de imobilização pós-operatória, sendo, mais tarde, seu uso estendido para o tratamento conservador das escolioses. Com a evolução das órteses procurou-se produzir novos tipos mais bem tolerados e, em alguns casos, órteses mais baratas. Isto resultou num colete de perfil baixo, construído sem as barras de metal, entre eles os coletes de Boston, Wilmington, Miami e Charleston. O conceito do colete de Boston é o de um desenho pré-fabricado, que pode ser modificado para servir a qualquer paciente individualmente. O colete de Wilmington é construído com material termoplástico modelado em um modelo positivo de gesso obtido de cada paciente. O colete inclinado de Charleston, para uso noturno, é modelado com o paciente na inclinação lateral favorável.

Inicialmente o colete de Milwaukee tinha um suporte mandibular, que por causar problemas dentários, foi então substituído pelo anel cervical. Simulações realizadas em computadores demonstraram que as forças laterais são primariamente responsáveis pela correção, com a tração longitudinal atuando num segundo plano. Parte das correções é atribuída às forças ativas dos músculos. Um estudo usou eletromiografia para avaliar a atividade muscular em pacientes com e sem colete, não encontrando diferenças significativas em ambos os grupos, levando à conclusão de que as forças musculares não constituem um fator importante nas correções das escolioses com coletes. A redução da lordose lombar resultante da colocação do colete também parece contribuir para a correção da curva.

A meta do tratamento conservador com órtese é controlar a progressão da deformidade. Pacientes candidatos ao programa de tratamento da escoliose com colete devem estar dentro dos critérios de risco de progressão da curva, e alguns estudos sobre a história natural e também outras publicações que avaliam o efeito dos coletes nas escolioses esclareceram as indicações para seu uso. Os pacientes candidatos devem ser: imaturos (Risser 0, 1 ou 2); ter uma curva entre 20° e 40°; ter uma deformidade cosmeticamente aceitável e também estar convictos do tratamento proposto. Pacientes classificados como sinal de Risser 3 e 4 não têm mais crescimento suficiente para ser candidatos ao uso de colete.

Mesmo antes da determinação da progressão da curva, pacientes com deformidade entre 30° e 40° devem ser tratados imediatamente com coletes, porém aqueles com curvas entre 20° e 30° podem ser observados antes de iniciar o tratamento com órtese. Caso ocorra uma progressão acima de 5°, neste grupo de pacientes, o tratamento com colete deve ser imediatamente iniciado. A observação, com a determinação da progressão da curva, pode evitar o tratamento desnecessário. Esta decisão de atrasar o tratamento deve ser individualizada, especialmente para curvas entre 25° e 30°. Como os coletes são eficazes para controlar curvas de pequeno valor angular, alguns autores preconizam o início do tratamento com colete para pacientes com curva de 25° ou mais quando o sinal de Risser é 0. Uma indicação relativa para o uso de colete são pacientes que apresentam uma descompensação vertebral significativa, mesmo que a curva escoliótica não seja suficientemente intensa para estar dentro dos critérios para o uso de órteses. A maioria dos estudos concorda que os coletes são ineficazes para controlar curvas graves, especialmente aquelas acima de 45°. O uso de coletes baixos é apropriado para pacientes com curvas cujo ápice esteja localizado em $T_7$ ou abaixo.

O uso de coletes está contra-indicado para pacientes que não preencham os pré-requisitos anteriormente descritos. A presença de lordose torácica ou hipocifose é considerada contra-indicação relativa. Adolescentes que permanecem inflexíveis ao uso do colete, apesar do aconselhamento, provavelmente não farão o uso adequado da órtese.

Após o início do tratamento, uma radiografia com a órtese deve ser realizada e comparada com o exame inicial. Se a correção não for adequada, ela pode ser melhorada através de novos ajustes no colete. Alguns estudos demonstram que curvas que se corrigem com o colete, 50% ou mais, tendem a uma resposta terapêutica mais positiva.

O período do dia, em horas, que o colete deve ser usado é controvertido. No passado, a recomendação padrão era a de uso integral, ou seja, 23 horas ao dia. Entretanto, alguns resultados satisfatórios foram observados quando pacientes cumpriram o programa de forma parcial, e isto foi interpretado como uma indicação de que o uso parcial pode ser tão eficaz quanto o uso em tempo integral. Esta questão permanece não resolvida. Os exercícios, inicialmente considerados integrantes do programa de uso de coletes, mostraram-se ineficazes. Os pacientes que estão fazendo uso de colete devem ser avaliados periodicamente para corrigir possíveis problemas a ele relacionados, e também para ajustes pelo crescimento e mudanças clínicas da deformidade. Geralmente não é necessário radiografar os pacientes a toda visita. Um intervalo de quatro a seis me-

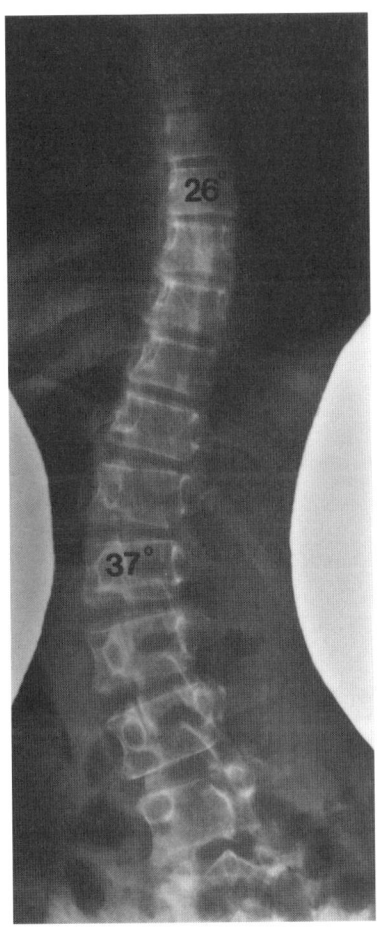

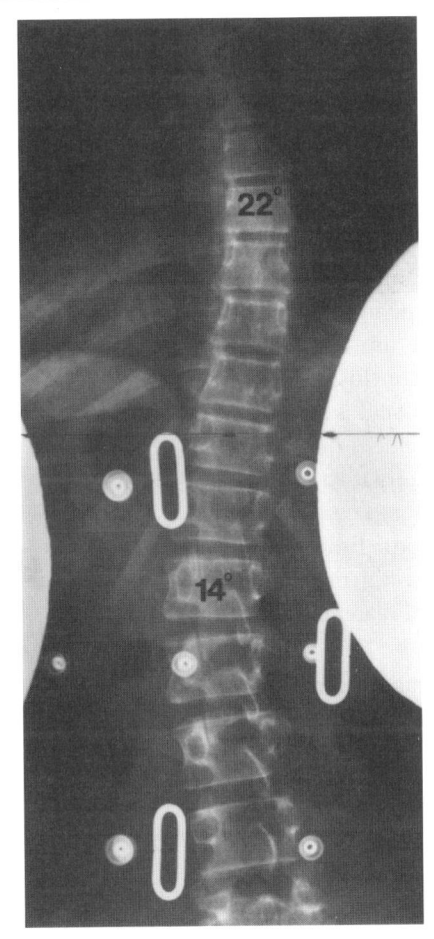

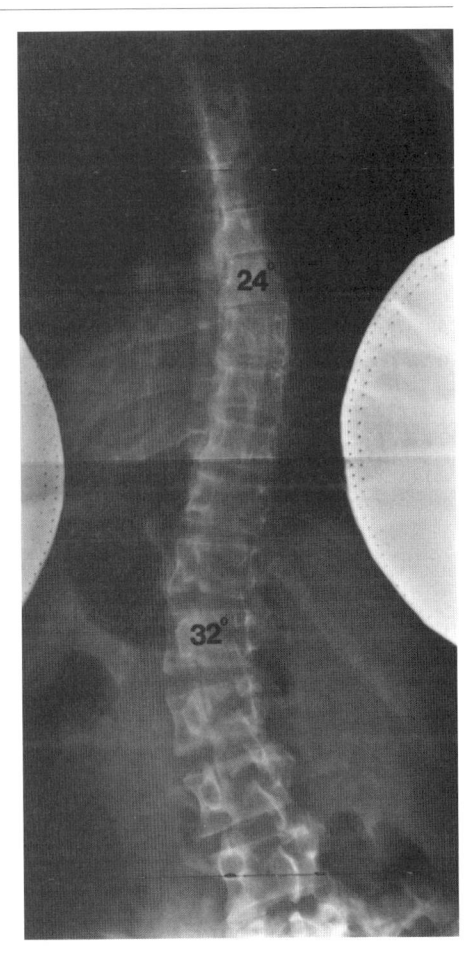

**Fig. 12.1 — Esquerda.** Radiografia de um paciente com escoliose idiopática antes da colocação da órtese. As curvas medem 37 e 26 graus. **Centro.** Radiografia do mesmo paciente com a órtese demonstrando a correção das curvas para 22 e 14 graus. **Direita.** Radiografia do mesmo paciente com cinco anos de seguimento. Existe alguma perda da correção quando comparada com a radiografia inicial com a órtese, porém as curvas permanecem melhores do que na radiografia antes da colocação da órtese.

ses é considerado uma freqüência razoável para as visitas de acompanhamento, mas a decisão quanto à freqüência do seguimento deve ser individualizada. O uso do colete deve continuar até a maturidade esquelética (Risser 4) (Fig. 12.1). A retirada gradual do colete está indicada, mas o seu valor, em vez da interrupção brusca do tratamento, não está bem definido na literatura.

Existem numerosos artigos na literatura que analisam o tratamento das escolioses com coletes. Apesar das evidências que confirmam a eficácia deste tipo de tratamento, o uso dos coletes permanece controverso. Alguns destes estudos são freqüentemente criticados pela falta de grupos-controle, pequeno seguimento e padrão da amostra do estudo. Para ser um tratamento eficaz, o colete deve alterar a história natural da escoliose. Como observado, nem todos os pacientes com escoliose apresentam progressão da curva. A amostra populacional deve ser composta por pacientes verdadeiramente em risco de progressão da curva e o grupo amostra da população deve ser grande o suficiente e composto de pacientes realmente em risco de progressão e deve ser numeroso o bastante para demonstrar que, como um grupo, os pacientes tiveram uma evolução diferente da história natural. Diferenças na composição das amostras, tempo de acompanhamento e agrupamento dos tipos diferentes de curvas estão entre os fatores que tornam os estudos comparativos difíceis.

Um estudo recente em 1.020 pacientes seguidos por longo prazo comparou os achados de pacientes tratados com colete de Milwaukee com a história natural, definida anteriormente, em trabalhos mais antigos desenvolvidos na mesma instituição. Um resultado foi considerado falho quando a progressão foi de 5º ou mais. Para curvas entre 20º a 39º a ocorrência de falha foi menor do que a observada na história natural. O sinal de Risser 0 ou 1 e curvas com valor angular de 30º ou mais no início do tratamento com colete são fatores que aumentam a probabilidade da cirurgia ser necessária. Um sinal de Risser 0 ou 1, e/ou uma curva medindo 30º ou mais, na época de início do tratamento com colete, são fatores que aumentam a probabilidade de cirurgia. Como também foi observada em outras séries, a perda da correção, inicialmente alcançada no colete, ocorreu durante o seguimento clínico.

Numa revisão retrospectiva de 76 pacientes adolescentes com escoliose idiopática realizada em 1990, observou-se que 28% dos pacientes tratados com colete de Wilmington com curvas entre 20° a 30° tiveram uma progressão de 5° ou mais graus no seu seguimento. Isto está de acordo com o que foi publicado a respeito da história natural da escoliose idiopática. Houve um tempo mínimo de cinco anos de seguimento após a conclusão do tratamento com colete para os pacientes não tratados através de cirurgia. Os autores deste estudo concluem que o colete de Wilmington parece ser uma boa alternativa em relação ao colete de Milwaukee para o tratamento conservador de adolescentes com escoliose idiopática. Em um estudo prévio o colete de Wilmington já havia demonstrado ser capaz de melhorar a descompensação lateral do tronco.

Um estudo realizado em 295 pacientes tratados com o colete de Boston concluiu que pacientes com baixa idade e curvas de grande valor angular aumentam a probabilidade de cirurgia. Coletes usados para curvas acima de 40° têm uma grande chance de falhar no seu objetivo. Foi observada correlação muito forte entre a melhora significativa da correção dentro do colete e a manutenção da correção no seguimento. Os resultados sugerem que o colete de Boston é benéfico para o paciente. Em um estudo mais recente, 32 pacientes tratados com o colete de Boston foram comparados com 32 pacientes de outra instituição, com características semelhantes e virgens de tratamento; todos tinham sinal de Risser 0. O seguimento terminou quando os pacientes retiraram o colete. Não foi determinada nenhuma diferença estatística significativa entre os dois grupos. As principais falhas deste estudo foram o pequeno número de pacientes e o seguimento por um curto espaço de tempo.

Um estudo prospectivo importante, promovido pela *Scoliosis Research Society*, foi realizado recentemente e comparou pacientes adolescentes com escoliose idiopática tratados com e sem colete. Entre eles, 129 pacientes foram apenas observados e 111 tratados com colete. Quarenta e seis pacientes foram tratados com estimulação elétrica superficial. O tipo de conduta era determinado de acordo com a preferência dos 10 centros de tratamento envolvidos no trabalho. Em 14% dos pacientes o seguimento foi incompleto. Foi considerada como falha do tratamento uma progressão de 6° ou mais graus, observada em duas radiografias consecutivas. O tratamento com colete foi considerado benéfico, com relação à progressão da curva,

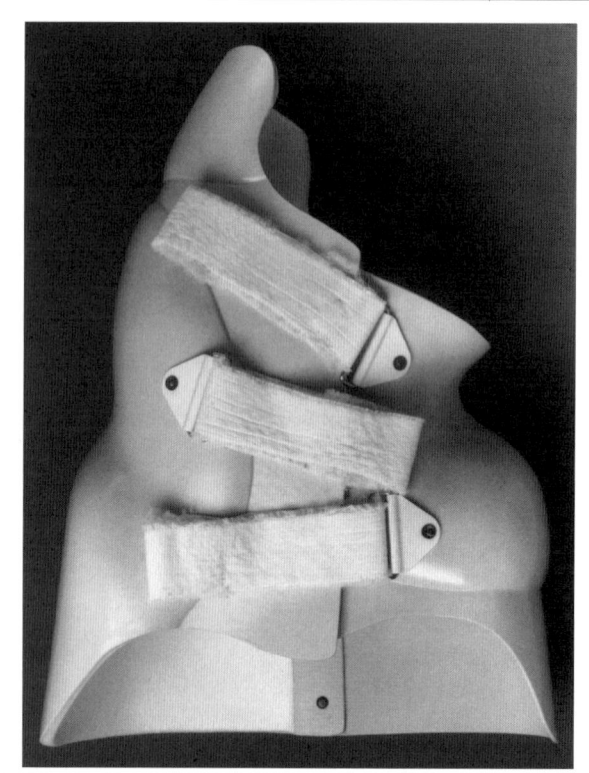

**Fig. 12.1** — Órtese de inclinação tipo Charleston. Esta órtese é geralmente recomendada para uso noturno.

mesmo se todos os pacientes com seguimento incompleto fossem considerados como falha. Como seria de se esperar, não houve diferenças na progressão das curvas entre pacientes que apenas foram observados e aqueles que receberam estimulação elétrica. Este estudo não abordou o efeito do tratamento conservador sobre a probabilidade de cirurgia.

O colete de Charleston inclina o tronco para a convexidade da curva a ser tratada, corrigindo, assim, a deformidade (Fig. 12.2). Ele é destinado ao uso noturno, o que o torna menos incômodo para os pacientes. Os resultados do tratamento com este tipo colete são preliminares. Um estudo mostrou uma progressão da curva menor do que 5° em 83% de 139 pacientes tratados com o colete de Charleston. Os pacientes incluídos neste estudo apresentavam sinal de Risser 0, 1 ou 2 e tinham curvas entre 25° e 49°. As escolioses de dupla curva, sendo ambas estruturais, são um problema para este tipo de tratamento, pois o lado para o qual se inclina a órtese, para corrigir uma das curvas, pode acentuar a outra. Os autores recomendaram aceitar o mínimo de 50% de correção nas curvas estruturais que estão sendo tratadas com a inclinação lateral e também que não sejam aceitos aumentos angulares nas curvas compensatórias quando do uso do colete. Também é aconselhável em duplas curvas que elas sejam acompanhadas de perto e que o colete seja trocado para outro tipo, caso a correção inicial não seja satisfatória.

A aceitação por parte do paciente e o uso correto do colete são difíceis de ser avaliados. Um estudo realizado com este objetivo encontrou que somente 15% dos pacientes usaram o colete pelo menos 90% do tempo recomendado. Para toda a amostra o tempo de uso foi em média 65% do recomendado. Crianças menores aceitaram melhor a órtese do que adolescentes. Um estudo monitorizado demonstrou que o tempo real de uso é menor do que o referido pelo paciente. Um estudo a respeito do colete de Boston mostrou que os resultados dos pacientes tratados com colete, e que dispunham de uma excelente estrutura ao seu redor, ao serem comparados com aqueles pacientes sem um suporte adequado, ao contrário do que se podia esperar, não foram diferentes quanto à aceitação entre os dois grupos.

Uma avaliação comparativa de longo seguimento sobre o impacto funcional e social de pacientes tratados com colete de Milwaukee não mostrou diferenças em relação a um grupo-controle. Uma menor freqüência de lombalgia foi observada naqueles pacientes tratados com o colete. A função respiratória, que se encontrava diminuída em pacientes tratados com órtese toracolombossacra, se normaliza após a retirada da mesma. Quando foi avaliado o padrão respiratório em pacientes usando órtese, observou-se um mudança pelo uso prolongado do colete. Logo após a aplicação do colete tipo Boston, observou-se a diminuição: do índice de filtração glomerular; da circulação efetiva de plasma renal e da excreção de sódio urinário. Estas alterações foram consideradas como consequência da diminuição do diâmetro transverso do corpo causada pelo colete. Entretanto, é pouco provável que exista, a longo prazo, algum significado clínico dessas alterações da função renal. Outras complicações relacionadas ao uso de coletes são: ulcerações de pele; reações de hipersensibilidade e aumento da lordose.

Alterações psicológicas ao uso de órteses são freqüentemente referidas e constituem uma preocupação para o tratamento. Observam-se diferenças psicológicas importantes para pacientes que são capazes de se adaptar ao uso do colete em relação àqueles que não aceitam o seu uso. Não é recomendado o aconselhamento psicológico de rotina para pacientes tratados com colete.

Outra forma de tratamento conservador, introduzida em 1977, é a estimulação elétrica. Este aparelho procura alcançar correção ativa da curva através de estimulação muscular intermitente transcutânea no lado convexo da curva. Esta alternativa ao colete foi desenvolvida para uso noturno. Apesar de os primeiros estudos mostrarem bons resultados nos pacientes tratados com estimulação elétrica lateral superficial, outros estudos, realizados em grande número, mostraram que os resultados se assemelham na história natural da doença. Esta discrepância entre os resultados foi atribuída ao tipo de amostra que incluía pacientes com baixo risco de progressão e com tempo de seguimento curto. A estimulação de superfície não é mais considerada um método eficaz para o tratamento das escolioses.

A estimulação elétrica com implantes também foi tentada. Neste caso também, os primeiros estudos mostraram sucesso do tipo de tratamento. Um estudo subseqüente dos mesmos pacientes, realizado por investigadores não envolvidos no projeto original, não mostrou bons resultados. O tratamento fisioterápico e também por manipulações não se mostrou eficaz para alterar a história natural da escoliose idiopática.

## Bibliografia Comentada

### História Natural

Dhar S, Dangerfield PH, Dorgan JC, et al. Correlation between bone age and Risser's sign in adolescent idiopathic scoliosis. Spine, 18:14-19,1993.

O desenvolvimento do apófise do ilíaco foi comparado com a idade óssea através de radiografias de punho e mão, utilizando os sistemas de Turner e Whitehouse II. A amostra do estudo consistia em 86 meninas com escoliose idiopática de dez a 18 anos de idade. Foi verificada uma significativa correlação entre os dois métodos.

Henderson MH Jr, Riegger MA, Miller F, et al. Influence of parental age on degree of curvature in idiopathic scoliosis. J Bone Joint Surg, 72A:910-913,1990.

Curvas de 177 adolescentes com escoliose idiopática foram medidas para determinar o efeito da idade materna na época do nascimento para a gravidade da curva. O acompanhamento foi feito desde o diagnóstico inicial até a maternidade esquelética (média 27 anos de 18,2 anos). As curvas dos adolescentes cujas mães tinham 27 anos ou mais, na época do nascimento do paciente (curvas médias de 35,2°), foram comparadas com curvas daquelas cujas mães tinham menos de 27 anos nesta época (curvas médias de 30,4°). Comparando os dois grupos foi encontrada uma diferença significativa.

Howell FR, Mahood JK, Dickson RA. Growth beyond skeletal maturity. Spine 1992; 17:437-440,1992.

O crescimento após a maturidade esquelética foi examinado em um grupo de pacientes identificados por assimetria do tronco. No teste de inclinação, a escoliose foi definida como um ângulo de Cobb maior ou igual a 10°. A maturidade do esqueleto foi determinada através de radiografias do punho e mão. As alturas de pé e sentada foram mensuradas utilizando o "estandiômetro" de Harpenden. Foram encontrados aumentos de altura com o paciente sentado após maturidade esquelética tanto em pacientes com escoliose como nos outros, indicando que há crescimento após a maturidade esquelética em ambos os grupos. Os autores concluíram que tais achados podem contribuir para a progressão da escoliose idiopática após a maturidade esquelética.

Karol LA, Johnston CE II, Browne RH, et al. Progession of the curve in boys who have idiopathic scoliosis. J Bone Joint Surg, 75A:1804-1810, 1993.

A progressão da curva foi avaliada revisando retrospectivamente a radiografia inicial e a mais recente em 210 pacientes com escoliose idiopática do sexo masculino. Progressão foi definida como um aumento de 10° ou mais do ângulo de Cobb. Curvas graves na ocasião da primeira visita eram mais propensas à progressão. Quinze por cento dos pacientes Risser 4 apresentaram progressão da curva. Baseado nestes achados, foi recomendado acompanhamento até Risser 5 nos pacientes do sexo masculino com escoliose idiopática.

Kearon C, Vibiani GR, Killian KJ. Factors influencing work capacity in adolescent idiopathic thoracic scoliosis. Am Rev Respir Dis, 148:295-303, 1993.

Um estudo com 79 adolescentes com escoliose idiopática com média angular de 45° foi realizado para determinar a influência da deformidade da coluna no comprometimento pulmonar e na função muscular sobre a capacidade de trabalho. A resposta cardiorrespiratória aos exercícios e teste de esforço progressivo para medir capacidade de trabalho foi comparada. A significativa capacidade de trabalho não relacionada à natureza e à extensão da deformidade da coluna (p > 0,05) foi encontrada no grupo idiopático. Os autores concluem que incapacidade existe em indivíduos com escoliose pequena a moderada e sugerem que a atividade física deva ser estimulada nestes pacientes para manter e melhorar a musculatura periférica e o condicionamento cardiovascular.

Lonstein JE, Carlson JM. The prediction of curve progression in untreated idiopathic scoliosis during growth. J Bone Joint Surg, 66A:1061-1071, 1984.

Foi avaliada a progressão da curva em 727 pacientes com escoliose idiopática. Progressão de 5° ou mais foi observada em 23,2% dos pacientes. O risco de progressão para curvas de 20° a 29° em pacientes Risser 0 a 1 foi de 68%. Os fatores relacionados à progressão foram padrão da curva, magnitude, idade quando da apresentação, sinal de Risser e menarca. Um método de calcular a progressão foi descrito.

Pehrsson K, Bake B, Larsson S, et al. Lung function in adult idiopathic scoliosis: A 20-year follow-up. Thorax, 46:474-478, 1991.

Vinte e quatro dos 45 pacientes com escoliose idiopática estudados previamente em 1968 foram reexaminados em 1988 para se observar as mudanças da função pulmonar e fatores de risco para o comprometimento respiratório. A idade dos pacientes no estudo inicial variava de 15 a 67 anos. O valor angular das curvas variava de 10° a 190°. Nenhum dos pacientes no grupo acompanhado foi tratado com artrodese vertebral. No total, somente foram encontradas mudanças esperadas relacionadas à idade. Comprometimento respiratório ocorrerá somente em pacientes com curvas superiores a 110° e com capacidade vital abaixo de 45% dos valores previstos. Não foi observada progressão de curva nos pacientes com comprometimento pulmonar. Este comprometimento foi entendido como resultado da queda da função conseqüente à idade, associado aos déficits pulmonares preexistentes.

Pehrsson K, Larsson S, Oden A, et al. Long term follow-up of patients with untreated scoliosis: A study of mortality, causes of death, and symptoms. Spine, 17:1091-1096, 1992.

A causa *mortis* para 115 de 130 pacientes consecutivos vistos com escoliose entre 1927 e 1937 foi investigada na Suécia. De maneira geral, a taxa de mortalidade do grupo foi observada como maior do que aquela prevista pela estatística sueca para mortalidade. A taxa de mortalidade para pacientes com escoliose idiopática do adolescente foi a mesma esperada para a população geral. Um aumento estatisticamente significante na incidência de morte foi identificado para aqueles pacientes com escoliose idiopática infantil e juvenil.

Rogala EJ, Drummond DS, Gurr J. Scoliosis: Incidence and natural history. A prospective epidemiological study. J Bone Joint Surg, 60A:173-176, 1978.

A incidência e a história natural da escoliose foram determinadas examinando-se radiografias de indivíduos encaminhados aos programas de mapeamento escolar. A incidência de escoliose idiopática de 6° ou mais nos 26.947 estudantes foi de 4,5%. A proporção masculino/feminino para todo o grupo foi de 1,25 para 1, submetido para 5,4 para 1. Para aqueles com informações de acompanhamento, progressão foi encontrada em 6,8%. Ocorre progressão em 15,4% da mulheres com curva de 10° ou mais na radiografia inicial.

Weinstein SL, Ponseti IV. Curve progression in idiopathic scoliosis. J Bone Joint Surg, 65A:447-455, 1983.

Progressão da curva foi avaliada em 102 pacientes com escoliose idiopática acompanhados em média por 40,5 anos. Progressão após maturidade esquelética foi maior para curvas acima dos 50°, especialmente as torácicas. Curvas abaixo dos 30° na maturidade esquelética tendem a permanecer estáveis. Outros fatores influenciando progressão foram descritos.

## Tratamento Conservador

Bassett GS, Bunnell WP, MacEwen GD. Treatment of idiopathic scoliosis with the Wilmington brace: Results in patients with a twenty to thirty-nine-degree curve. J Bone Joint Surg, 68A:602-605, 1986.

Os resultados do tratamento com colete de Wilmington em 79 pacientes com escoliose idiopática, Risser 0 ou 1, e ângulo de Cobb 20° a 39° foram mostrados neste estudo. Progressão da curva de 5° ou mais foi observada em 28%, uma melhora quando comparada com dados da história natural. Onze por cento dos pacientes foram subseqüentemente tratados com artrodese. Uma perda gradual da correção inicial do colete foi observada. Os autores concluíram que o colete de Wilmington alterou a história natural da escoliose para este grupo de pacientes.

Emans JB, Kaelin A, Bancel P, et al. The Boston bracing system for idiopathic scoliosis: Follow-up results in 295 patients. Spine, 11:792-801, 1986.

O uso do colete de Boston para tratamento da escoliose idiopática em 295 pacientes foi revisto retrospectivamente. As curvas variaram de 20° a 59° e a idade média inicial era de 13,2 anos. Os pacientes foram acompanhados pelo menos por um ano após completar o tratamento. Progressão de 5° ou mais foi observada em 7%. Doze por cento dos pacientes foram tratados cirurgicamente. Houve correspondência importante entre a correlação no colete e a correção observada no acompanhamento. As curvas iniciais mais graves foram mais sucetíveis a tratamento cirúrgico.

Goldberg CJ, Dowling FE, Hall JE, et al. A statistical comparison between natural history of idiopathic scoliosis and brace treatment in skeletally immature adolescent girls. Spine, 18:902-908, 1993.

Este estudo retrospectivo aborda a eficácia do colete em alterar a história natural da escoliose idiopática. Trinta e duas meninas adolescentes tratadas com colete foram comparadas com um grupo-controle de características iguais às de outro centro médico de acordo com tipo de curva, magnitude da curva e idade no diagnóstico. Todos os participantes no estudo foram classificados como Risser 0 no momento de início do tratamento com colete. Não foi encontrada nenhuma diferença estatisticamente significante da progressão das curvas entre os dois grupos. Todas as meninas que tiveram progressão de 10° ou mais estavam em fase pré-menarca. Os autores indicam que, apesar deste estudo não ser definitivo, ele levanta questões sobre a eficácia dos coletes.

Lonstein JE, Winter RB. The Milwaukee brace for the treatment of adolescent idiopathic scoliosis: A review of one thousand and twenty patients. J Bone Joint Surg, 76A:1207-1221, 1994.

A evolução de 1.020 pacientes tratados com colete de Milwaukee para escoliose idiopática foi revista retrospectivamente. A progressão da curva comparada com a história natural da escoliose idiopática foi estudada previamente em um grupo de pacientes com curvas semelhantes da mesma instituição. Os fatores que influenciaram a progressão foram analisados. Os autores concluíram que o colete de Milwaukee alterou a história natural, controlando com eficácia a progressão de curva de 20° a 39° neste grupo de pacientes.

Nachemson AL, Peterson LE. Effectiveness of treatment with a brace in girls who have adolescent idiopathic scoliosis: A prospective, controlled study based on data from the Brace Study of the Scoliosis Research Society. J Bone Joint Surg, 77A:815-822, 1995.

Este estudo prospectivo, envolvendo dez centros comparou pacientes observados e 111 tratados com coletes. Quarenta e seis foram tratados com estimulação elétrica. O método de conduta escolhido foi determinado pela preferência de cada centro. O acompanhamento foi incompleto em 14% dos pacientes. Falha foi definida como 6° ou mais de progressão observada em duas radiografias consecutivas. Foi encontrado um importante efeito dos coletes, mesmo se todos os pacientes com acompanhamento incompleto forem considerados falhos. Não existiu diferença quanto à progressão das curvas entre os grupos de observação e estimulação elétrica.

O'Donnell CS, Bunnell WP, Betz RR. et al. Electrical stimulation in the treatment of idiopathic scoliosis. Clin Orthop, 229:107-113, 1988.

Os resultados da estimulação elétrica de superfície para o tratamento de 62 pacientes com escoliose idiopática foram revistos retrospectivamente. Os pacientes eram Risser 0, 1 ou 2, com curvas entre 20° e 39°. A taxa de falha foi maior do que aquela relatada no estudo de coletes. Após comparar os resultados à história natural, os autores concluem que estimulação elétrica não altera a história natural.

Piazza MR, Bassett GS. Curve progression after treatment with the Wilmington brace for idiopathic scoliosis. J Pediatr Orthop, 10:39-43, 1990.

Os prontuários e as radiografias de 76 pacientes com escoliose idiopática tratados com o colete de Wilmington foram revistos retrospectivamente. O acompanhamento mínimo foi de cinco anos desde a conclusão do tratamento com colete para aqueles pacientes tratados conservadoramente. As curvas iniciais eram de 20° a 39°. Vinte e nove pacientes apresentaram progressão de 5° ou mais, o que foi favorável se comparado aos dados da história natural. Dezesseis pacientes (21%) apresentaram progressão da curva de 5° a 16° após a retirada do colete. Para nove destes 16 pacientes, a progressão refletiu a perda de correção que foi alcançada com o colete. Os autores concluem que o colete de Wilmington parece ser uma alternativa aceitável ao colete de Milwaukee para o tratamento da escoliose idiopática do adolescente.

Price CT, Scot DS, Reed FE Jr, et al. Nightime bracing for adolescent idiopathic scoliosis with the Charleston bending brace: Preliminary report. Spine, 15:1294-1299, 1990.

O estudo preliminar mostra o resultado de 139 pacientes após tratamento de escoliose idiopática do adolescente com o colete inclinado de Charleston. O uso do colete foi recomendado para horário noturno apenas. As curvas variaram de 25° a 49°. Todos os pacientes eram Risser 0, 1 ou 2. O seguimento mínimo foi de um ano a partir do início do tratamento com o colete. Oitenta e três por cento mostraram melhora ou progressão da curva inferior a 5°. Duplas curvas estruturais apresentaram a pior resposta ao colete. Os autores aconselham exame periódico a curto prazo destas curvas estruturais duplas e a troca para outro tipo de colete, caso a correção satisfatória não seja alcançada.

# 13
# Escoliose Idiopática: Abordagem Cirúrgica

## Indicação Cirúrgica

O tratamento cirúrgico da escoliose idiopática tem sofrido inúmeras mudanças nestes últimos 15 anos, com novas técnicas de instrumentação, monitoramento, doação de sangue e recuperação. Quando indicado, o tratamento cirúrgico deve ter como principais objetivos: a correção da deformidade, uma artrodese sólida e obter uma alteração favorável das conseqüências naturais da deformidade.

A indicação do tratamento cirúrgico na escoliose idiopática está baseada nas características da curva e do paciente. A curva é avaliada pela magnitude, rotação, localização, progressão e compensação. A idade dos pacientes, seja esta esquelética, fisiológica (história de menstruação) ou cronológica, é de importância primária. O efeito de cada uma destas características ao longo do tempo tem conseqüências sobre uma escoliose idiopática não tratada (história natural da doença). Enquanto o resultado funcional com relação ao comprometimento pulmonar e a incidência de dor nas costas são conseqüência primária, os resultados estético e social também devem ser avaliados. Essas últimas considerações freqüentemente são as mais identificáveis para o paciente e a família.

As indicações ou técnicas cirúrgicas baseadas exclusivamente em um único parâmetro, tal como a magnitude da curva, são inapropriadas. Por exemplo, uma escoliose idiopática juvenil pode ser acompanhada ou mantida com uma órtese mesmo com um maior valor, por exemplo 50° ou 55° para uma curva torácica, em comparação com uma escoliose do adolescente. Tal órtese é usada para retardar o tratamento cirúrgico até que o padrão Risser 2 seja alcançado, minimizando o risco do fenômeno *Crankshaft* (progressão pelo crescimento vertebral anterior com torção) nas crianças jovens. Por outro lado, o uso prolongado da órtese pode ter efeito prejudicial sobre a dinâmica e provocar deformidade da parede do tórax, bem como alterar o desenvolvimento social do paciente. As indicações para a fusão devem levar em conta múltiplos fatores. Em termos gerais, o paciente com imaturidade esquelética com curvas, além do limite de eficácia do uso da órtese (40°), ou que demonstre progressão apesar do uso correto do colete, é candidato à fusão. Pacientes adultos com curvas torácicas maiores do que 50°, curvas toracolombares ou lombares com mais de 30° com importante rotação apical ou translação, dupla curva maior com mais de 50°, ou nos casos descompensados, podem ser considerados candidatos à cirurgia. Progressão destas curvas, apesar da maturidade esquelética, tem sido documentada em estudos com longo tempo de seguimento.

## Avaliação Pré-operatória

A avaliação pré-operatória é baseada na história do paciente, exame físico e exames radiográficos. Na história deve-se avaliar cuidadosamente todos os sintomas e os sistemas orgânicos. Qualquer queixa de dor, dificuldade funcional ou sintomas neurológicos atípicos devem alertar o examinador para uma causa não idiopática. Uma história de patologia cardíaca congênita ou doença pulmonar pode aumentar o risco. Os tratamentos prévios da deformidade, tais como órteses ou cirurgias, devem ser pesquisados para avaliar seu efeito sobre a deformidade.

A maturidade do paciente pode ser avaliada através das mudanças fisiológicas da pubarca e menarca. Essas marcas apresentam consideráveis variações e sua utilidade é um pouco controversa. Autores têm discutido sobre a utilidade relativa do estadiamento de Tanner, da menarca, do sinal de Risser, e da idade óssea pelos raios X de punho ou cotovelo. Contudo, a maior parte da história natural e o planejamento terapêutico têm sido baseados no sinal de Risser e na menarca. A história familiar da deformidade e o tratamento podem afetar o acesso do médico ao problema e a perspectiva do paciente sobre o resultado.

O exame físico na escoliose idiopática é essencial para o planejamento cirúrgico com relação à deformidade costal, à compensação e ao alinhamento no plano coronal e sagital. A presença de lordose torácica ou uma discrepância significante dos membros inferiores pode resultar em alterações na abordagem cirúrgica. Sinais neurológicos anormais apontam uma causa não idiopática da deformidade e requerem uma avaliação mais profunda.

Enquanto a radiografia simples permanece ainda essencial como ponto de partida, outros estudos radiográficos têm tido importância crescente na avaliação pré-operatória do tratamento cirúrgico da escoliose idiopática. Os raios X panorâmicos com inclinação lateral têm sido mais benéficos e fidedignos do que os raios X ortostáticos. Essas incidências com inclinação lateral são usadas para avaliar a flexibilidade global e segmentar, a compensação e a mobilidade do espaço discal. Todos estes componentes são estudados para determinar quais segmentos requerem fusão e instrumentação. O tronco compensado no pós-operatório exige tal avaliação. Alguns autores têm sugerido os raios X com tração pré-operatória avaliados de modo similar.

A identificação do tipo de curva nos raios X iniciais é freqüentemente baseada nos filmes de inclinação lateral, principalmente para curvas tipo II e V de King. O erro na identificação apropriada destes tipos de curvas freqüentemente pode levar à descompensação do tronco no pós-operatório com potencial para progressão da curva, além de um resultado estético pior. A rotação vertebral é analisada pela classificação de Nash-Moe ou pela mensuração de Pedriolle. A rotação vertebral e a deformidade costal, que freqüentemente representam o mais óbvio aspecto da escoliose para o paciente, algumas vezes não são valorizadas quando do planejamento cirúrgico. Na escoliose juvenil, a diferença do ângulo costovertebral maior do que 10° no ápice da curva é associada com um maior risco de progressão, assim como a hipocifose torácica.

A ressonância nuclear magnética pré-operatória está indicada para pacientes com padrões de curvas atípicas, (ex.: curva torácica esquerda), ou para pacientes com sinais neurológicos e queixas atípicas, tais como a dor incaracterística. Estudos têm demonstrado que uma anormalidade intracanal requer intervenção neurocirúrgica quando identificada nos pacientes que apresentam dor cervical, cefaléia ou achados neurológicos significantes (ataxia, fraqueza muscular ou deformidade de membros). As anormalidades têm sido identificadas com maior freqüência em curvas torácicas esquerdas juvenis. A descoberta de malformações, como Arnold-Chiari, siringomielia, medula presa ou outras anormalidades, pode necessitar de intervenção neurocirúrgica antes da ortopédica. A ressonância nuclear magnética planejada deve visualizar todo o canal espinhal, desde o cerebelo até ao sacro.

Apesar de as provas de função pulmonar pré-operatórias serem solicitadas com freqüência, estas geralmente estão indicadas somente naqueles pacientes que apresentam hipocifose torácica significante aos raios X ou sintomas respiratórios. Da mesma forma, enquanto alguns clínicos sugerem exames laboratoriais de coagulação para todos os pacientes, este perfil pode ser restrito àqueles pacientes com história de sangramento.

Doação de sangue pré-operatória pelo paciente ou a doação casada são freqüentemente indicadas. Doação pré-operatória autóloga de uma a três unidades tem diversas vantagens, incluindo segurança, disponibilidade e retirada de outros produtos do sangue. A doação casada é considerada por muitos um procedimento que representa para o paciente um risco igual ou maior do que aquele associado com doação randomizada generalizada pelo banco de sangue. Contudo, o doador de sangue designado é freqüentemente preferido pelo paciente e seus familiares. O uso de multidoses de eritropoetina tem mostrado produzir aumento do hematócrito no pré-operatório. Entretanto, este efeito ainda não foi analisado para a autotransfusão. A hipotensão anestésica intra-operatória e as técnicas de hemodiluição aguda têm sido utilizadas para reduzir o uso de produtos do sangue autólogos. A recuperação intra e pós-operatória e a transfusão de células vermelhas têm sido utilizadas. A recuperação intra-operatória de células é mais efetiva quando a perda de sangue é estimada em exceder 500 a 1.000ml. A recuperação de células no pós-operatório e sua transfusão requerem cuidados meticulosos e são melhores quando restritos a centros familiarizados com o seu uso. Um estudo com 101 cirurgias da coluna usando esta técnica mostrou que infusão adicional de produtos sangüíneos foi evitada em 90% dos pacientes.

A discussão pré-operatória e o consentimento informado do paciente deveriam incluir aspectos da cirurgia que estão relacionados com os produtos sangüíneos.

## Padrão de Curva

A seleção dos níveis de fusão tem sofrido um rigor mais minucioso e diferentes técnicas e tipos de instrumentação têm sido desenvolvidos. A fusão de poucos níveis vertebrais, a restauração do equilíbrio sagital e a correção da deformidade rotacional têm sido o desafio para a maioria dessas mudanças. Contudo, deve-se preservar a compensação e impedir o potencial para a progressão distal, especialmente nas fusões mais curtas. Os conceitos de vértebra estável e vértebra neutra distal permanecem importantes. A classificação de King continua sendo útil para a descrição de vários padrões de curva torácica (Fig. 13.1).

Na coluna imatura, diversos centros têm relatado a ocorrência do fenômeno *Crankshaft*, que é a progressão da curva e da rotação mesmo após ocorrer uma fusão sólida posterior com a instrumentação. Este fenômeno parece ser secundário ao contínuo crescimento vertebral anterior. Tal progressão não pode ser prevenida por fixação segmentar. Deve-se considerar a artrodese anterior e posterior combinada para pacientes abaixo dos 10 anos ou nos pacientes na pré-menarca e com Risser 0. Além disso, a presença da cartilagem trirradiada aberta tem sido associada com um maior risco de progressão. Embora o fenômeno do *Crankshaft* seja mais bem observado pela mudança na

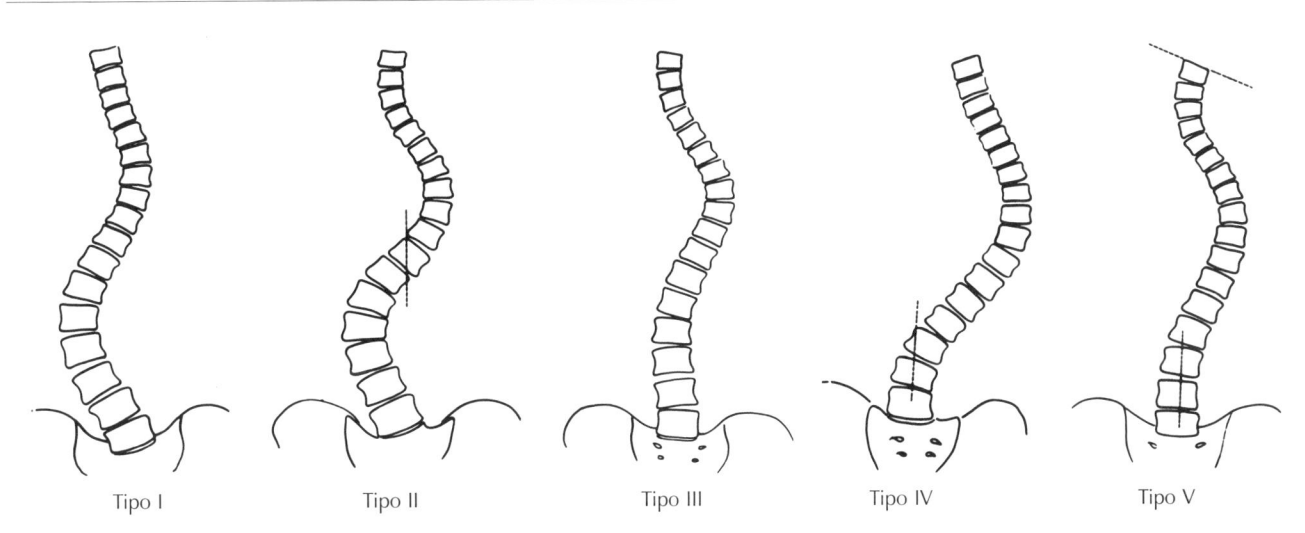

**Fig. 13.1** — Representação do esquema de classificação da escoliose idiopática de King-Moe. (Adaptado com a permissão de King HA, Moe JH, Bradford DS, e cols Seleção dos níveis de artrodese na escoliose idiopática torácica. J Bone Joint Surj, 654:1302-1313 1983.)

aparência clínica, modificação do ângulo costovertebral tem sido relatada por ser a marca radiográfica mais consistente.

## Técnica e Instrumentação

A artrodese anterior da coluna, com ou sem instrumentação, tem sido usada com maior freqüência no tratamento da escoliose idiopática. A instrumentação anterior para as curvas lombares e toracolombares tem muitas vantagens, incluindo maior correção, derrotação e o poder de limitar a extensão da fusão necessária. A deformidade no plano sagital e o potencial para irritação ou perfuração visceral têm sido uma preocupação com as montagens anteriores tradicionais. Montagens mais resistentes, tais como o TSRH (*Texas Scottish Rite Hospital*) anterior ou a instrumentação de Isola, têm resultado em uma melhor correção e manutenção do contorno sagital. Como a importância e o reconhecimento quanto ao equilíbrio sagital têm aumentado, a liberação anterior, com ou sem instrumentação, tem sido usada em casos de hipocifose torácica ou de curvas rígidas na inclinação lateral. Embora não esteja totalmente claro na literatura, esta rigidez pode ser definida como uma curva residual maior do que 45° na inclinação lateral ou correção menor do que 50%. Tais liberações permitem melhor correção com instrumentação anterior ou posterior. O uso da fusão anterior para prevenir o fenômeno do *Crankshaft* tem sido recentemente enfatizado naqueles pacientes com imaturidade esquelética significante, i.e., pacientes com menos de 10 anos de idade ou na pré-menarca e com Risser 0, particularmente na presença da cartilagem trirradiada aberta.

Uma nova abordagem para a coluna anterior tem sido desenvolvida através da videotoracoscopia assistida em inúmeros centros. Instrumentos de toracoscopia utilizam múltiplos portais intercostais. Ressecção do material discal, liberação anterior, incluindo o ligamento longitudinal anterior, osteotomia e colocação de enxerto ósseo têm sido realizados. Um treinamento intensivo é necessário para a realização destes procedimentos e os benefícios a longo prazo ainda não têm sido estabelecidos. Estudos com procedimentos de instrumentação anterior têm avaliado o potencial de risco neurológico com a ligadura das artérias segmentares. Em muitas circunstâncias, a liberação anterior e a fusão podem ser feitas por dissecção sobre o espaço discal, evitando-se a ligadura arterial. Nos casos que requerem ligadura arterial, tal como na colocação de instrumentação anterior, a oclusão temporária das artérias segmentares, enquanto o paciente não é monitorado por um potencial evocado somatossensitivo no intra-operatório, pode servir para evitar o risco de lesão neurológica permanente.

Os sistemas de instrumentação anterior que se desenvolveram com a técnica de Dwyer dispunham de um cabo flexível, que dependia de uma rígida compressão óssea para a estabilização. Esta técnica resultava em uma cifose maior do que normalmente é aceitável. A técnica de Zielke usa uma haste rosqueada, a qual promove uma maior rigidez e corrige a deformidade através de uma combinação de derrotação e compressão através do espaço discal explorado. O posicionamento correto do parafuso de Zielke e a colocação anterior dos blocos de enxerto ósseo irão minimizar a tendência de cifose através dos segmentos instrumentados. Os sólidos sistemas de hastes do TSRH e Isola permitem a moldagem da haste, para que, com a rotação, uma melhor restauração no plano sagital possa ser obtida. A irritação e a perfuração de vísceras e estruturas neurovasculares têm sido relatadas com a instrumentação anterior. Para evitar estes problemas, a cobertura adequada do instrumental proeminente com tecidos moles deve ser realizada com o uso da rotação de retalhos musculares e da pleura, com os quais normalmente se atinge este objetivo. Mas esse requisito, que é de interesse particular para a instrumentação torácica anterior, representa uma significante desvantagem neste tipo de abordagem.

A instrumentação posterior da coluna tem evoluído desde das hastes de Harrington, na tentativa de direcionar melhorias na rotação, translação e contorno sagital. Contudo, a instrumentação de destração de Harrington, com ou sem instrumentação de compressão, tem demonstrado resultados consistentes e satisfatórios, especialmente para a fusão torácica. A correção maior do que 40% da curva coronal pode ser obtida consistentemente com a apropriada compensação da coluna, baixas taxas de pseudo-artrose e lesão neurológica. Entretanto, a destração tem um efeito prejudicial no alinhamento sagital, além de poder produzir uma pequena derrotação apical. Especificamente, a deformidade costal muda muito pouco. Em uma recente revisão da instrumentação de Wisconsin, a qual utiliza fios e botões segmentares nos processos espinhosos, 40% a 50% da correção coronal foram conseguidos, com perda de 10% a 25% da correção após cinco anos. As curvas sagitais foram mantidas e não foi notada a presença de pseudo-artrose. Destes pacientes, 90% ficaram satisfeitos. Estudos digitalizados de radiografias pré e pós-operatórias têm mostrado que a rotação vertebral axial, a translação e a inclinação vertebral são pouco alteradas com a instrumentação de Harrington e a de Wisconsin.

Os sistemas de instrumentação segmentar têm evoluído do sistema de Luque e Harrington. Fios sublaminares de Luque são usados primariamente para o tratamento das escolioses neuromusculares. A instrumentação de Cotrel-Dubousset (CD) e TSRH contam primariamente com a manobra de rotação para conseguir a correção e tem se tornado o padrão no tratamento da escoliose idiopática. A correção coronal de 50% ou mais é descrita, sendo esta correção superior à flexibilidade notada nas radiografias de inclinação. A correção rotacional de 40% das curvas torácicas e 20% das curvas lombares tem sido notada radiograficamente, mas a correção da vértebra apical tem sido pouco significativa. Estudos sugerem que a "rotação" percebida é, na verdade, o produto da translação em diversos planos. Infelizmente, as forças associadas com a manobra de rotação podem também contribuir para uma significante descompensação pós-operatória, e isto deve ser avaliado no planejamento pré-operatório, particularmente nas curvas King tipo II. Sistemas mais recentes, tal como o Isola, usam fios sublaminares e ganchos de um modo translacional. Estes sistemas procuram corrigir a deformidade através de uma série de forças seqüenciais translacionais aplicadas em cada plano. A rigidez e a força das hastes usadas com cada um destes sistemas permitem a correção da deformidade no plano sagital em concordância com a correção no plano coronal.

Relatos preliminares destes sistemas de fixação segmentar indicam uma curva de aprendizado significante e suporte necessitando de um treinamento avançado. Relatos iniciais de um destes sistemas tem identificado uma taxa de 10% de infecção profunda tardia em uma série de 102 pacientes. Isto pode ser devido ao aumento da estrutura dos implantes e ao consequente aumento do espaço morto. Isto tem levado um grupo de investigadores a explorar a possibilidade de um sistema de fixação com haste única e múltiplos ganchos. A maioria destes sistemas tem parafusos auxiliares, os quais atualmente não são aprovados pelo FDA para posicionamento nos pedículos no tratamento da escoliose. A explicação completa deste fato e o consentimento informado ao paciente deveriam ser incluídos na discussão pré-operatória quando o parafuso pediculado estiver planejado naquelas indicações específicas.

A obtenção de uma boa artrodese da coluna requer uma adequada e meticulosa técnica de fusão. A facetectomia introduzida por Moe permanece ainda suprema. Embora estudos iniciais com substitutos do enxerto ósseo e fatores osteogênicos tenham sido um tanto promissores, o enxerto ósseo autólogo permanece como padrão para a fusão vertebral. Enxerto autólogo pode ser obtido das costelas, crista ilíaca e processos espinhosos, dependendo do acesso cirúrgico e da necessidade. A crista ilíaca pode ser abordada através de uma incisão separada oblíqua ou longitudinal, ou ao longo da fáscia dorsolombar. O acesso longitudinal permite um risco menor de lesão do nervo cutâneo.

O critério para a toracoplastia na cirurgia para correção da escoliose permanece controverso. Estudos têm demonstrado a permanência da proeminência costal em pacientes selecionados sem ressecção costal, comparados com aqueles que tiveram tal ressecção, porém isso não tem sido correlacionado com a satisfação do paciente. Adicionalmente, a ressecção da costela serve como enxerto ósseo e pode freqüentemente diminuir a necessidade de enxerto ósseo de crista ilíaca. Durante a cirurgia da coluna torácica anterior com toracotomia, a ressecção interna da costela pode proporcionar as mesmas vantagens, com mínima morbidade adicional.

Na escoliose juvenil que progride além de 50° apesar da órtese, o uso de uma haste subcutânea com a colocação de ganchos proximais e distais e fusão vertebral adjacente aos ganchos tem apresentado sucesso. A haste sofre destração periódica e ocasionalmente é reposicionada. O uso de órtese é mandatório durante todo o tratamento. O método é temporário e vai até a idade apropriada para a fusão definitiva. A haste subcutânea usada em destração aumenta a hipocifose na sua extensão, enquanto permite o aumento da cifose proximal à haste. O procedimento e o seguimento são acompanhados de um aumento do risco de lesão neurológica, perda da fixação, perda de correção e falha de instrumentação, além daqueles riscos inerentes em toda a cirurgia da coluna.

## Tratamento por Tipo de Curva

As curvas tipo I (onde a curva lombar é primária e a torácica secundária) são avaliadas pela flexibilidade de ambas as curvas nas radiografias de inclinação lateral. Nos casos em que a curva torácica direita é suficientemente estruturada ou rígida para afetar o equilíbrio do tronco, o uso de instrumentação posterior e a fusão de ambas as curvas estão indicados. Diversos relatos mostram resultados satisfatórios com a instrumentação de Harrington, mas o seu uso está associado com a perda do contorno sagital, especialmente a lordose lombar. Todavia, os resultados a longo prazo têm sido satisfatórios, com taxas relativamente baixas de dor lombar. O uso de sistemas segmentares tem permitido a restauração do contorno sagital. Freqüentemente, a curva torácica é menos significante, permitindo a instrumentação e a fusão lombar anterior primária. A instrumentação de Zielke tem proporcionado excelente correção coronal (próximo de 70%) e compensação quando a fusão é realizada até ou além da vértebra neutra estável. Entretanto, muitos trabalhos relatam aumento da deformidade no plano sagital e altas taxas de pseudo-artrose em comparação com sistemas de instrumentação posterior. A cifose no segmento instrumentado é aumentada, porém a coluna remanescente compensa o plano sagital. Enquanto o tratamento tradicional requer instrumentação e fusão anterior de todos os níveis dentro da medida da curva, recentes fusões limitadas têm demonstrado sucesso inicial. A instrumentação seletiva de três ou quatro vértebras, centrada na vértebra apical ou interespaço apical, tem permitido correção e equilíbrio com uma fusão limitada. Em relatos preliminares, sistemas de instrumentação com hastes extremamente rígidas, tal como o TSRH, permitem melhores manutenção e correção das deformidades no plano sagital e têm demonstrado excelentes taxas de fusão, com relatos de 100% de fusão em oito meses. Estes sistemas permitem correção rotacional e de translação. O uso de órtese no pós-operatório tem sido indicado, embora alguns centros sugiram que sistemas de hastes largas podem não requerer suporte com órtese.

Curvas tipo II (onde a curva predominante é a torácica, e a lombar secundária) têm apresentado grande dificuldade com relação à análise e ao tratamento. A tendência atual é distinguir curvas do tipo II (dupla maior falsa) da verdadeira dupla curva maior. O índice de flexibilidade (relativa flexibilidade das curvas torácica e lombar) isolado pode não ser suficiente para determinar a eficácia da fusão torácica seletiva. Esta distinção é feita com base em cuidadosa análise da curva lombar pela magnitude, rotação e translação apical (do fio do prumo), com o grau de cada aspecto comparado com aqueles da curva torácica. Para estas curvas, a seleção adequada do nível de fusão é crítica no intuito de evitar a descompensação. A fusão torácica seletiva com sistemas de ganchos segmentares e manobras de rotação tem levado à descompensação lombar em 10% dos casos que se usou os critérios de fusão de King. Entretanto, alta incidência de descompensação tem sido relatada quando estes critérios não foram observados. Tal descompensação tem sido associada à obliqüidade lombossacra persistente no pós-operatório. Diversos autores citam a correção das curvas torácicas, além da flexibilidade obtida nas radiografias de inclinação lateral. Esta hipercorreção conseguida com os atuais instrumentais segmentares faz com que a curva lombar não instrumentada seja incapaz de obter uma compensação apropriada e, portanto, de conseguir o equilíbrio no plano coronal. Diversos autores postulam que esta hipercorreção é secundária à manobra de rotação de 90° da haste usando o instrumental de Cotrel-Dubousset. Nas curvas tipo II submetidas à fusão torácica seletiva, muitos autores indicam agora uma fusão caudal à vértebra estável, com forças de destração aplicadas com instrumental segmentar, embora este método permaneça controverso. A inversão da moldagem da haste (para lordose) e a inversão do posicionamento dos ganchos (com os dois ganchos caudais posicionados em compressão no aspecto côncavo e destração no aspecto convexo) também têm sido indicadas para reduzir a descompensação e manter a lordose lombar. A instrumentação posterior de ambos os componentes na verdadeira dupla curva maior é necessária para evitar a descompensação. Este procedimento tem sido criticado para a fusão de segmentos lombares, embora relatos tenham mostrado resultados satisfatórios a longo prazo.

Curvas King tipo III (onde a curva é somente torácica) não têm um componente lombar estruturado e, portanto, são tratadas somente com artrodese torácica. O ápice varia de T5 a T9, mas usualmente é T7 ou T8 com L1 ou L2 dentro da zona estável. Hipocifose torácica, um componente normal destas curvas, requer atenção especial nas instrumentação e correção. Artrodese posterior da coluna, com instrumentação, permanece o tratamento padrão, com a fusão se estendendo até a vértebra neutra estável.

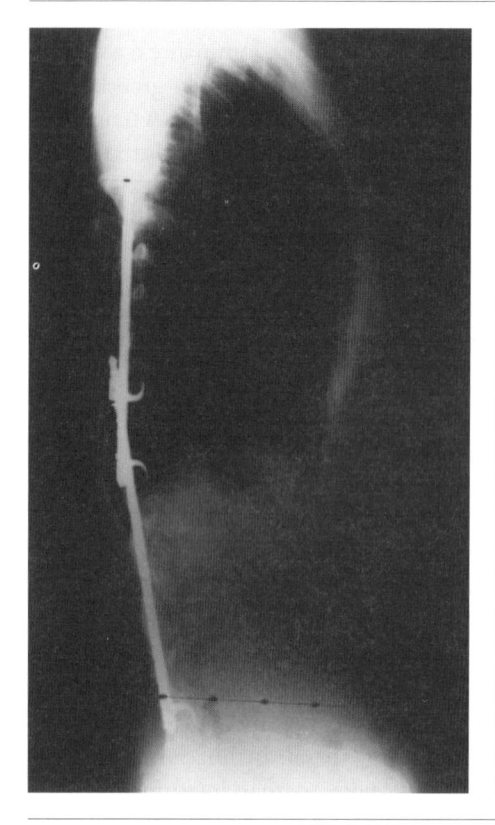

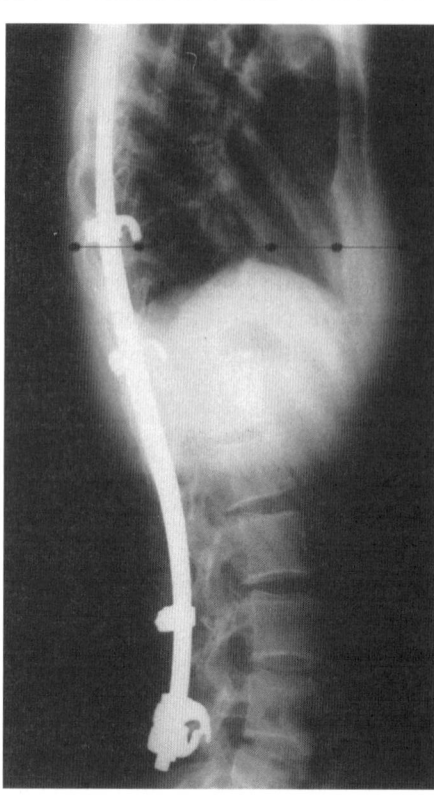

**Fig. 13.2 — Esquerda.** Instrumentação de Harrington até L4, demonstrando a coluna retificada ou a perda da lordose sagital. **Direita.** Instrumentação segmentar com ganchos e haste com a manutenção do contorno sagital.

Os resultados com a instrumentação de Harrington permanecem satisfatórios, apesar da significante falta de correção sagital. No caso da hipocifose ser significante, a manobra de "derrotação", com fixação apical usando a instrumentação de Cotrel-Dubousset, tem melhorado o alinhamento sagital nos estudos de TAC pós-operatória. A correção translacional com fios sublaminares ou ganchos apresenta resultados similares. Distalmente, esta instrumentação deve ser estendida até o nível L1 ou L2, devido à descompensação estar descrita quando a instrumentação pára em T12. Devido à instrumentação estender-se além da junção toracolombar, alguns autores recomendam a inversão da curvatura da haste e o posicionamento de um gancho caudal quando for usado o sistema de instrumentação segmentar. Com hipocifose rígida, toracotomia ou toracoscopia, para liberação anterior do espaço discal apical, pode resultar em melhora da correção sagital. A osteotomia paraespinhal das costelas também tem sido indicada. A instrumentação anterior em curvas do tipo III está sendo realizada em alguns centros.

Curvas King tipo IV (onde a curva é longa e estende-se até L4) são menos comuns e algumas vezes são mal diagnosticadas. Estas curvas têm sido tratadas tradicionalmente com instrumentação de Harrington e fusão de T4 a L4. Embora este tratamento envolva uma significante perda da lordose lombar, ele tem apresentado relativos bons resultados a longo prazo. O uso de sistemas segmentares, tais como CD ou TSRH para curvas tipo IV, tem obtido popularidade, principalmente devido à capacidade destes sistemas em manter a lordose lombar, especialmente naqueles casos em que é notada a perda do contorno sagital pré-operatório. A inversão da moldagem da haste é essencial para conseguir-se lordose. Nos casos que apresentam rotação neutra de L3 e inversão da cunha do espaço discal L3-L4 na radiografia de inclinação lateral, a alternativa de terminar a fusão em L3 tem sido proposta.

Curvas King tipo V (dupla curva torácica) apresentam um dilema tanto para o reconhecimento quanto para o tratamento. A curva inferior torácica direita tipicamente apresenta maior magnitude, rotação apical e comprimento. A presença da curva superior tem sido identificada por diferentes métodos: inclinação de T1 para dentro da curva, elevação da primeira costela esquerda ou ombro esquerdo e rotação da vértebra apical da curva superior. Uma curva torácica superior estruturada deve ser suspeitada mesmo quando a primeira costela esquerda e o ombro esquerdo estão nivelados. A indicação para inclusão da instrumentação na curva torácica superior tem sido controversa. A curva torácica superior deve ser incluída na fusão se for mais rígida do que a curva inferior ou não conseguir-se correção para < 20° na inclinação lateral, ou se o ombro esquerdo está elevado ao exame. Rotação (> ou = grau I de Nash-Moe) ou translação (> ou = 1cm) da vértebra apical da curva torácica superior é uma indicação relativa para inclusão na cirurgia. A inclinação positiva de T1 permanece um indicador controverso, o qual é mais bem correlacionado com outros critérios. Se existe a intenção de incluir a curva torácica alta na fusão com instrumentação, deve-se ter muito cuidado para não hipercorrigir a curva torácica baixa, com respeito à correção coronal ou à manobra de "derrotação", devido à curva torácica inferior ser freqüentemente mais flexível do que a superior. O uso da fixação segmentar permite maior correção da curva torácica baixa, a qual pode necessitar de um limiar mais baixo para a inclusão da curva superior. Se é definida a instrumentação da curva superior, a fusão cefálica até T2 tem sido o tratamento de escolha. A instrumentação de Harrington tem mostrado proporcionar correção efetiva das deformidades no plano coronal, mas análises no plano sagital não têm sido relatadas. O posicionamento dos ganchos usados no CD ou fixação segmentar (se hipercifótico) permanece controverso, mas a compressão através da convexidade e destração na concavidade na curva torácica superior é recomendada.

## Considerações sobre o Peroperatório

Considerações neurológicas e anestésicas permanecem da maior importância no intra-operatório. O potencial evocado somatossensitivo (SSEP), usando monitores na coluna dorsal, pode facilitar a prevenção ou a detecção de muitas lesões neurológicas no intra-operatório. A temperatura, a pressão sangüínea e os agentes anestésicos afetam o potencial evocado, mas estes efeitos podem ser diminuídos com o uso de condutores epidurais. Alguns centros têm usado o potencial evocado motor (MEP), freqüentemente em associação com o potencial sensitivo evocado (SEP). O MEP pode ser obtido com uma bobina magnética ou monitorização percutânea, e tem um menor atraso na alteração e registro de lesões no caminho do neurônio motor. Esta combinação (SEP/MEP) aparenta ser mais sensível à lesão neurológica, mas a especificidade é controversa. O teste intra-operatório de Stagnara permanece como padrão, principalmente se mudanças na monitorização elétrica forem notadas durante a instrumentação. A perda de sangue deve ser minimizada pelo correto posicionamento do paciente, cuidadosa técnica cirúrgica e anestesia hipotensiva.

## Considerações sobre o Pós-operatório

No período pós-operatório imediato, uma rigorosa observação neurológica e hemodinâmica faz-se necessária. Se for notado um déficit neurológico progressivo significante, devem-se fazer importantes considerações sobre a remoção da instrumentação. Quanto aos regimes de padrão para lesões medulares agudas, i.e., esteróides, hipervolemia etc., não há eficácia estatisticamente comprovada.

É esperada uma retenção significante de líquidos devido ao volume de fluido intra-operatório e à síndrome de secreção inapropriada do hormônio antidiurético no período pós-operatório. A diurese espontânea é esperada de 36 a 48 horas após a cirurgia. Íleo paralítico e distensão abdominal são achados comuns, mas quando persistem por mais de quatro dias um suplemento nutricional pode ser necessário, lembrando que estes achados podem ser o primeiro sinal da síndrome da artéria mesentérica superior.

As limitações pós-operatórias diferem para cada tipo de instrumentação e fusão. Para todos, a atividade é reduzida com diminuição significante na elevação e inclinação do tronco por nove meses no mínimo. A maioria das fusões anteriores tem sido complementada com o uso de órtese no pós-operatório. Para a atual geração de sistemas de instrumentação segmentar, a órtese é usada somente nos casos de fixação questionável, descompensação, ou progressão da curva secundária. A limitação a longo prazo das atividades varia com o cirurgião, a instrumentação e o próprio paciente. Essencialmente, todas as atividades podem ser toleradas, mas estudos demonstram que a maioria dos pacientes não exerce atividades manuais pesadas, em tempo integral. O uso da instrumentação de Harrington e fusão para escoliose idiopática do adolescente tem levado à satisfação em 80% a 90% dos pacientes pesquisados. Um aumento do risco de dor lombar ou artrite é uma preocupação, especialmente para aqueles pacientes com instrumentação de Harrington na região lombar baixa (L4 ou L5). Acreditamos que a ênfase atual na fixação segmentar, manutenção da lordose lombar e limitação da extensão distal da fusão irá auxiliar a minimizar o risco de dor lombar baixa e artrite degenerativa a longo prazo.

## Sumário

Nesta última década têm-se visto numerosas tentativas de compreender melhor a deformidade e a história natural da escoliose idiopática. Em resposta a estes estudos, tem se notado a proliferação das instrumentações, que enfatizam a restauração dos parâmetros anatômicos, enquanto permitem uma melhor fixação. O aumento no uso de monitorização neurológica, juntamente com as novas técnicas cirúrgicas e anestésicas, tem feito crescer a segurança dos procedimentos cirúrgicos. Estes e outros objetivos continuam a evoluir.

Quando este capítulo foi escrito, os parafusos colocados nos elementos posteriores vertebrais não tiveram o seu uso autorizado de modo específico pelo FDA (*Food and Drug Administration*). Estes são implantes/instrumentais classe III. Esta categoria inclui parafusos colocados transfacetariamente, dentro dos pedículos, ou nas massas laterais articulares. Alguns parafusos para ser usados dentro do sacro foram aprovados como instrumentais classe II. Algumas companhias têm recebido autorização da classe II para o uso dos parafusos nos pedículos na região lombar especificamente como complemento da artrodese no tratamento dos graus II e VI de espondilolisteses com a ressalva de que tais instrumentais sejam removidos após ter se obtido a artrodese. Parafusos para o corpo vertebral anterior (cervical, torácico e lombar) são instrumentais classe II e podem ser utilizados como rotulados no corpo vertebral. Muitos dos parafusos posteriores têm-se mostrado úteis nos testes clínicos e laboratoriais e podem ser utilizados de várias maneiras se o cirurgião sentir que seja apropriado e importante para o tratamento do paciente. Como em todas as cirurgias o consentimento informado do paciente deveria incluir o procedimento e em particular o porquê da escolha da técnica, bem como os riscos e os benefícios. A questão sobre o consentimento informado do paciente a respeito dos parafusos pediculares deveria incluir a discussão com relação à autorização destes instrumentais pelo FDA está atualmente sendo do avaliada do ponto de vista legal em várias jurisdições. Nos casos que têm sido incluídos nos vários distritos jurídicos do distrito leste da Pensilvânia, este item adicional não tem sido imposto.

## Bibliografia Comentada

### Avaliação Pré-operatória

Oga M, Ikuta H, Sugioka Y. The use of autologous blood in the surgical treatment os spinal disorders. Spine, 17:1381-1385, 1992.

Uma revisão retrospectiva de 101 cirurgias da coluna com doação autóloga, em que 48 dos pacientes eram adolescentes e apresentavam escoliose (38 idiopáticas). Neste grupo, uma média de 2.940ml de sangue criopreservado foi obtida pré-operatoriamente e 867ml de sangue do paciente foram recuperados pelo *cell saver* e transfudidos no intra-operatório. Em 90% dos casos não foi necessário o uso de sangue homólogo, com uma média do hematócrito de 40,1% com duas semanas de pós-operatório. Nenhuma complicação foi observada.

Roye DP Jr, Rothstein P, Rickert JB, et al. The use of preoperative erythropoietin in scoliosis surgery. Spine, 17(suppl 6):S204-S205, 1992.

Um estudo de 10 pacientes tratados pré-operatoriamente com eritropoetina em doses múltiplas. Na média, o hematócrito pré-operatório subiu de 37,9 para 46,7, sem aumento da pressão sangüínea. Nenhuma análise estatística da necessidade de transfusão sangüínea foi realizada.

Tate DE Jr, Friedman RJ. Blood conservation in spinal surgery: Review of current techniques. Spine, 17:1450-1456, 1992.

Uma revisão de técnicas atuais de conservação de sangue. Estudos pertinentes de doação/transfusão de sangue autólogo, intra e pós-operatório, recuperação autóloga e transfusão e técnicas anestésicas para diminuir a perda sangüínea foram revisadas. Apesar disto, ênfase deve ainda ser direcionada às técnicas operatórias.

### Padrões de Curvas

Sanders JO, Herring, Browne RH. Posterior arthrodesis and instrumentation in the immature (Risser-grade-0) spine in idiopathic scoliosis. J Bone Joint Surg, 77 A:39-45, 1995.

Uma revisão retrospectiva de 43 pacientes com escoliose idiopática e Risser grau 0 na época da artrodese posterior e instrumentação da coluna. O fenômeno do *Crankshaft* foi descrito em 11 pacientes. A mudança no ângulo costovertebral foi o sinal mais marcante da progressão. Nos pacientes abaixo dos dez anos de idade ou na pré-menarca e Risser 0 com cartilagem trirradiada aberta, há grande risco de ocorrer o fenômeno do *Crankshaft*.

### Técnicas/instrumentação

Bischoff R, Bennett JT, Struecker R, et al. The use of Texas Scottish-Rite instrumentation in idiopathic scoliosis: A preliminary report. Spine, 18:2452-2456, 1993.

Uma revisão retrospectiva de 23 pacientes adolescentes tratados com instrumentação do TSRH e acompanhados por 18 meses (em média). Não houve nenhuma falha da instrumentação, porém quatro ganchos saíram do lugar. Nenhuma análise da descompensação foi mostrada, mas vários casos são mencionados.

Harvey CJ Jr, Betz RR, Clements DH, et al. Are there indications for partial rib resection in patients with adolescent idiopathic scoliosis treated with Cotrel-Dubousset instrumentation? Spine,18:1593-1598, 1993.

Um estudo retrospectivo da deformidade decorrente de giba costal após a artrodese da coluna com ou sem ressecção de costelas. Por critérios radiográficos, a deformidade costal residual foi avaliada como inadequada em 12 dos 83 pacientes que foram submetidos à instrumentação com CD sem ressecção de costelas. É recomendado que a ressecção das costelas seja efetuada em pacientes com >15º de proeminência na radiografia com inclinação para frente, em curvas > 60º, flexibilidade < 20% e correção de < 50% na radiografia intra-operatória. A correlação com a satisfação dos pacientes não foi determinada.

Herndon WA, Sullivan JA, Gruel CR, et al. A comparison of Wisconsin instrumentation and Cotrel-Dubousset instrumentation. J Pediatr Orthop, 13:615-621, 1993.

Este estudo retrospectivo comparou 36 pacientes tratados com a instrumentação de CD com 26 pacientes tratados com a instrumentação de Wisconsin. Embora a correção coronal da curva tenha sido maior com a instrumentação de CD, nenhum dos sistemas de instrumentação obteve resultado estatisticamente melhor considerando-se a rotação final ou alinhamento sagital quando usado nas curvas no tipo III e tipo II, ou com artrodese seletiva ou completa. Neste estudo, a instrumentação de CD apresentou maior perda sangüínea, tempo cirúrgico e "problemas" na instrumentação (nenhuma estatisticamente significante), além do maior custo.

Jeng CL, Sponseller PD, Tolo VT. Outcome of wisconsin instrumentation in idiopathci scoliosisÇ Minimum 5-year follow-up. Spine, 18:1584-1590, 1993.

Um estudo retrospectivo com o mínimo de cinco anos de seguimento de 35 pacientes que foram submetidos à correção de escoliose idiopática do adolescente com instrumentação de Wisconsin com a idade de 46 (média de 20). Somente cinco utilizaram imobilização pós-operatória. Houve um deslocamento de gancho e duas quebras de fios, além de duas infecções significantes. As curvas torácicas foram corrigidas de 40% para 50% inicialmente com perda de 10% da correção após cinco anos, enquanto as curvas lombares perderam 23% da correção inicial de 53%. A lordose e a cifose foram mantidas, mas não melhoraram significativamente. Todas as curvas consolidaram, não ocorrendo nenhuma pseudo artrose evidente. Mais de 90% dos pacientes ficaram satisfeitos.

Lowe TG, Peters JD. Anterior spinal fusion with Zielke instrumentation for idiopathic scoliosisÇ A frontal and sagittal curve analysis in 36 patients. Spine, 18:423-426, 1993.

Uma revisão retrospectiva de 36 pacientes submetidos à artrodese anterior e à instrumentação das curvas lombar e toracolombar. Todas as vértebras na curva foram instrumentadas (média de 4,5 segmentos). A média de correção coronal foi de 69% da curva, com manutenção ou melhora da compensação no plano frontal. A cifose no segmento instrumentado aumentou em média 8º, mas a cifose torácica total foi diminuída em média 19º. No geral a compensação coronal e sagital foi mantida.

Moskowitz A, Trommanhauser S. Surgical and clinical results of scoliosis surgery using ?Zielke instrumentation. Spine, 18:2444-2451, 1993.

Uma revisão retrospectiva de 32 pacientes (13 adolescentes) tratados com artrodese anterior e instrumentação de Zielke nas curvas toracolombar e lombar. O cuidado no pós-operatório incluiu uma média de seis a sete meses com o uso de órtese. A média de correção coronal foi de 79% e mantida em 71% nos quatro anos de seguimento. As curvas torácicas foram corrigidas em 49%. O alinhamento sagital não apresentou melhora significativa. Todos os pacientes ficaram satisfeitos sob o ponto de vista estético e dos sintomas.

Regan JJ, Mack M, Picetti GD. A technical report on video assisted thoracoscopy in thoracic spinal surgeryÇ Preliminary description. Spine, 20:831-837, 1995.

Um estudo preliminar do uso da toracoscopia na cirurgia da coluna em 12 pacientes, incluindo três deformidades escolióticas. Os métodos e resultados foram considerados. Os benefícios da toracoscopia foram avaliados, embora não diretamente comparados com um grupo de controle. A técnica é especializada e tem uma curva de aprendizagem significante.

Richards BS, Herring JA, Johnston CE, et al. Treatment of adolescent idiopathic scoliosis using ?Texas ?Scottish Rite Hospital instrumentation. Spine, 19:1598-1605, 1994.

Uma avaliação inicial retrospectiva de 103 pacientes com escoliose idiopática tratados com instrumentação do TSRH. O tempo mínimo de seguimento foi de dois anos e todos os tipos de curvas se corrigiram na média de 48% a 65%, com as curvas torácicas demonstrando melhor correção. Hipocifose torácica (< 20%) melhorou 43%, porém o alinhamento sagital não se modificou. Não houve complicação neurológica, mas 10% desenvolveram infecção profunda tardia.

Roye DP Jr, FarcY JP, Rickert JB, et al. Results of spinal instrumentation of adolescent idiopathic scoliosis by King type. Spine, 17(suppl 8):S270-S273, 1992.

Neste estudo retrospectivo de 51 pacientes tratados com uma variedade de abordagens e instrumentações, os resultados foram seguidos quanto à descompensação. A descompensação foi observada primeiramente naqueles pacientes tratados com a instrumentação de CD, observando-se 30% de descompensação nas curvas tipo II. Os autores recomendam artrodese anterior e instrumentação para "curvas lombares longas, rígidas e com muita rotação".

Shufflebarger HL, SmileY K, Roth HJ. Internal thoracoplastyÇ A new procedure. Spine, 19:840-842, 1994.

Este estudo prospectivo de seis pacientes submetidos no mesmo dia à liberação anterior e à instrumentação posterior com artrodese para escoliose idiopática descreve a técnica de ressecção da costela durante a toracotomia e compara com aqueles pacientes sem ressecção da costela. Nenhuma morbidade adicional foi identificada.

Stokes IA, Ronchetti PJ, Aronsson DD. Changes in shape of the adolescent idiopathic scoliosis curve after surgical correction. Spine, 19:1032-1038, 1994.

Um estudo das radiografias digitais pré e pós-operatórias de 36 pacientes, dos quais 21 foram submetidos à artrodese com a instrumentação de Harrington e 16 com a instrumentação de Wisconsin. Ambos os métodos melhoraram a medida de Cobb, cerca de 50%, mas nenhuma mudança na rotação axial da vértebra apical foi observada. A "forma" da curva, definida pela posição, translação e inclinação da vértebra, também apresentou pouca diferença.

Turi M, Johnston CE II, Richards BS. Anterior correction of idiopathic scoliosis using Texas Scottish Rite Hospital instrumentation. Spine, 18:417-422, 1993.

Neste estudo dos primeiros 14 pacientes que foram submetidos a este procedimento usando o TSRH nas curvas lombar e toracolombar, foram instrumentadas de quatro a seis vértebras. A órtese foi usada no pós-operatório em 13 dos 14 pacientes, embora hoje os autores acreditem que a órtese seja desnecessária. A média de correção da curva foi de 75% da curva pré-operatória, representando 131% da correção na inclinação. A fusão em todos espaços discais foi observada radiograficamente após oito meses. A descompensação da coluna foi corrigida para aproximadamente (1mm) da compensação ideal, enquanto que a rotação melhorou em média 49%. O alinhamento sagital não foi modificado (5º) em sete pacientes, com aumento da cifose em seis e da lordose em um. As vantagens de uma construção ajustável, porém rígida, são discutidas para conseguir-se e manter-se a correção enquanto ocorre a fusão.

Willers U, Hedlund R, Aaro S, et al. Longj-term results of Harrington instrumentation in idiopathic scoliosis. Spine, 18:713-717, 1993.

Neste estudo retrospectivo com dez anos de seguimento de 33 pacientes com a instrumentação de Harrington, as radiografias simples e tomografias computadorizadas mostraram uma duradoura correção da deformidade coronal, porém sem melhora da deformidade rotacional ou sagital. Houve pouca modificação na giba costal ou translação.

## Tratamento por Tipo de Curva

Lee CK, Denis F, Winter RB, et al. Analysis of the upper thoracic curve in surgically treate idiopathic scoliosis: A new concept of the double thoracic curve pattern. Spine 1993;18:713-717.

Esta revisão retrospectiva de 246 pacientes com curva torácica superior >20º dividiu os pacientes em grupos que apresentavam uma inclinação positiva de T1 e artrodese de ambas as curvas torácicas (138 pacientes), e aqueles que foram submetidos somente à artrodese da curva torácica inferior ou com inclinação positiva de T1 (43 pacientes) ou inclinação negativa ou neutra de T1 (65 pacientes). A inclinação positiva de T1 não se correlacionou no pré-operatório com elevação do ombro esquerdo, nem com a flexibilidade da curva na inclinação lateral. Aproximadamente 25% das curvas torácicas superiores não artrodesadas se corrigiram espontaneamente, com a correção correspondente à flexibilidade da inclinação, e não para a inclinação de T1. Nenhuma destas curvas progrediu mais do que 5º. Os autores sugerem artrodese da curva torácica superior quando no pré-operatório observa-se a elevação do ombro esquerdo, tomando-se o cuidado para não hipercorrigir a curva torácica inferior se esta estiver compensada ou se observarmos que há elevação do ombro direito. Uma curva torácica superior que é mais rígida do que a inferior deveria ser incluída na área de artrodese.

Lenke LG, Bridwell Kh, Baldus C, et al. Preventing decompensation in King type II curves treated with Cotrel-Dubousset instrumentation: Strict guidelines for selective thoracic fusion. Spine, 17(suppl 8):S274-S281, 1992.

Neste estudo retrospectivo de 50 pacientes com curvas tipo II e tipo III, após terem fusão torácica seletiva, 10% das curvas tipo II ficaram descompensadas no pós-operatório imediato, apesar do índice de flexibilidade ser positivo. Estas curvas tipo II que demonstraram maior valor angular da curva lombar (relativo ao componente torácico) e rotação apical e translação apical (do fio de prumo), deveriam ser consideradas verdadeiras duplas curvas maiores.

Lenke LG, Bridwell KH, Baldus C, et al. Cotrel-Dubousset instrumentation for adolescent idiopathjic scoliosis. J Bone Joint Surg, 74A:1056-1067, 1992.

Neste estudo retrospectivo de 95 pacientes com escoliose idiopática do adolescente, algumas curvas do tipo II ou tipo III apresentaram descompensação no pós-operatório. O critério de seleção da vértebra distal e a mudança das técnicas para evitar a descompensação são mostrados. De um modo geral, a instrumentação com CD propiciou boa correção em todos planos, porém a correção rotacional foi pequena (11%). A função pulmonar também melhorou.

Lenke LG, Bridwell KH, O'Brien MF, et al. Recognition and treatment of the proximal thoracic curve in adolescent idiopathic scoliosis treated with Cotrel-Dubousset instrumentation. Spine, 19:1589-1597, 1994.

Nesta revisão retrospectiva, em que foram comparados os resultados de 27 curvas tipo III e 27 curvas do tipo V para determinar-se um critério apropriado para o tratamento da curva torácica superior, os autores acreditam que vários critérios tais como o valor da curva (>30º), a correção na inclinação lateral (≥ 20º), a rotação apical (≥ grau I) ou a translação de ³1cm indicam a necessidade de incluir-se a curva torácica superior.

McCall RE, Bronson W. Criteria for selective fusion in idiopathic scoliosis using Cotrel-Dubousset instrumentation. J Pediatr Orthop, 12:475-479, 1992.

Nesta revisão retrospectiva de 52 pacientes tratados com a instrumentação de CD, 23 pacientes tinham curvas tipo II, com as curvas torácicas artrodesadas seletivamente ou no nível cefálico à vértebra estável ou naquela vértebra, sendo todas as outras no nível da vértebra neutra ou além daquela. Quatro dos 23 apresentaram descompensação progressiva, com uma média do índice de flexibilidade de 20% (houve aumento da rigidez da curva lombar ou da torácica) e curva lombar > 45° com o oposto a uma média de 40% para o grupo de não progressão.

Puno RM, Grossfeld SL, Johnson Jr., et al. Cotrel-Dubousset instrumentation in idiopathjic scoliosis. Spine, 17(suppl 8):S258-S262, 1992.

Neste estudo retrospectivo de 82 pacientes (a maioria adolescente) tratados com a instrumentação de CD, 35% das curvas tipo II apresentaram > 10mm de descompensação quando realizada artrodese acima da vértebra estável ou na mesma, e 15% quando artrodesada além da vértebra estável. Embora os resultados sugiram que a descompensação pode ser melhorada, fazendo-se a artrodese caudal à vértebra estável ou evitando-se a hipercorreção, não existem diferenças estatisticamente significantes entre a escolha do nível de fusão distal e a quantidade de descompensação.

Richards BS. Lumbar curve response in type II idiopathic scoliosis after posterior instrumentation of the thoracic curve. Spine, 17(suppl 8):S282-S286, 1992.

Neste estudo retrospectivo de 24 pacientes com curvas tipo II, todos pacientes apresentavam curvas lombares > 40° (média de 49°) com média de flexibilidade de 73%. Apesar da flexibilidade e da artrodese torácica seletiva, a correção foi acompanhada por uma persistente deformidade lombar maior do que a curva torácica pós-operatória e uma persistente obliqüidade lombar baixa relativa à pelve. Estes achados foram independentes da rotação lombar pré-operatória do valor da curva e do nível de artrodese selecionada ser acima ou abaixo da vértebra estável. A flexibilidade lombar pré-operatória não alterou o prognóstico da compensação.

Thompson JP, Transfeldt EE, Bradford, DS et al. Decompensation after Cotrel-Dubousset instrumentation of idiopathic scoliosis. Spine, 927-931, 1990.

Neste estudo prospectivo de 30 pacientes submetidos ao tratamento de escoliose com a instrumentação de CD, radiografias pré e pós-operatórias e TAC foram analisadas com relação à instrumentação, especialmente a respeito das mudanças torcionais e descompensação. A descompensação ocorreu com a correção da curva maior, além da flexibilidade pré-operatória, e com a instrumentação do segmento distal móvel. Curvas tipo II foram mais suscetíveis à descompensação, presumivelmente pela derrotação excessiva.

# 14
# Deformidades Congênitas da Coluna

## Introdução

As deformidades congênitas da coluna resultam de diferentes anomalias do desenvolvimento da vértebra. Algumas deformidades têm um pequeno ou nenhum efeito na saúde e no bem-estar do paciente, entretanto outras podem resultar em deformidades graves da coluna, *cor pulmonale*, alterações neurológicas e morte prematura. O ortopedista vai ver alguns desses pacientes com deformidades graves, mas a maioria dos pacientes apresentará deformidades discretas. O ortopedista terá que avaliar o paciente, calcular o risco de progressão e instituir o tratamento no momento correto para que se obtenha o resultado esperado.

Por definição, as deformidades congênitas da coluna vertebral são resultado de um desenvolvimento vertebral embrionário anormal. Devem ser classificadas pela região da coluna afetada, pelo padrão da deformidade e pelo tipo de anomalia vertebral presente. Os padrões de desenvolvimento incluem escoliose, cifose e lordose ou a combinação de padrões como: cifoescoliose e lordoescoliose. Os tipos básicos de alteração do desenvolvimento vertebral incluem: defeitos de formação e de segmentação da vértebra adjacente. Estes dois tipos básicos de alteração podem variar significativamente e é provável que ocorram com mais freqüência em combinação do que isolados. Defeitos de formação que ocorrem antes resultam em cifose, defeitos que ocorrem lateralmente resultam em escoliose. Quando o defeito de segmentação comprometer duas ou mais vértebras resultará numa vértebra sólida ou em bloco. Defeitos de segmentação parcial ocorrem lateral, posterior ou anteriormente.

## Avaliação

A presença de anomalia congênita requer um exame físico completo e cuidadoso da criança. O desenvolvimento da coluna vertebral coincide com o desenvolvimento de vários outros órgãos e sistemas. Não é incomum a presença ou a associação com anomalias congênitas em outros locais. Aproximadamente 60% dos indivíduos com malformação vertebral têm associação com outros tipos de alteração como a do canal vertebral e do tecido neural. O tipo de malformação vertebral que ocorre não está relacionado ao tipo ou à localização das malformações associadas.

Alterações estruturais do trato urinário ocorrem em 17% a 37% dos indivíduos com alterações congênitas da coluna. As malformações mais freqüentemente associadas são: a agenesia renal, duplicação, ectopia e a fusão seguidas de anomalias ureterais e refluxo. A agenesia renal e a ectopia estão também freqüentemente associadas a anomalias da genitália. Todas as alterações do trato urinário ocorrem com maior freqüência em pacientes com escoliose congênita do que na população em geral. A maioria das anomalias do trato urinário é assintomática na infância, mas algumas delas podem ter conseqüências graves. A hidronefrose é resultado do refluxo ou obstrução ureteral que pode silenciosamente levar à insuficiência renal.

A urografia excretora até há pouco tempo era o exame de imagem mais comumente usado para investigar anormalidades do trato urinário. Estudos recentes demonstraram que a ultra-sonografia tem 95% da acurácia de uma urografia excretora e pode ser utilizada com segurança para a investigação de rotina.

Em 1972, o termo Vater foi criado para agrupar várias malformações: vertebrais, anais, fístula traqueoesofágica e displasias radiais do membro. Desde a sua descrição o termo Vater tem sido utilizado para descrever associações múltiplas aleatórias: malformações vertebrais, do trato gastrointestinal baixo, da traquéia e esôfago, do trato urinário, dos pulmões, do coração, do rádio, do ouvido, do lábio e palato. Não existe explicação embriológica para este fenômeno e o padrão de herança não está bem definido. Esta associação confirma a importância de um bom exame físico da criança que tenha malformação congênita de coluna. O examinador não deve esperar encontrar múltiplas anomalias num mesmo paciente, pois o número de possíveis alterações musculoesqueléticas é extenso. Já foi demonstrado em outros estudos que de 2% a 5% dos indivíduos com alteração congênita dos membros superiores também apresentaram alteração congênita da coluna vertebral.

A incidência de alterações congênitas da coluna cervical assintomáticas associadas à escoliose e à cifose congênitas é extremamente elevada. De 1.215 pacientes avaliados

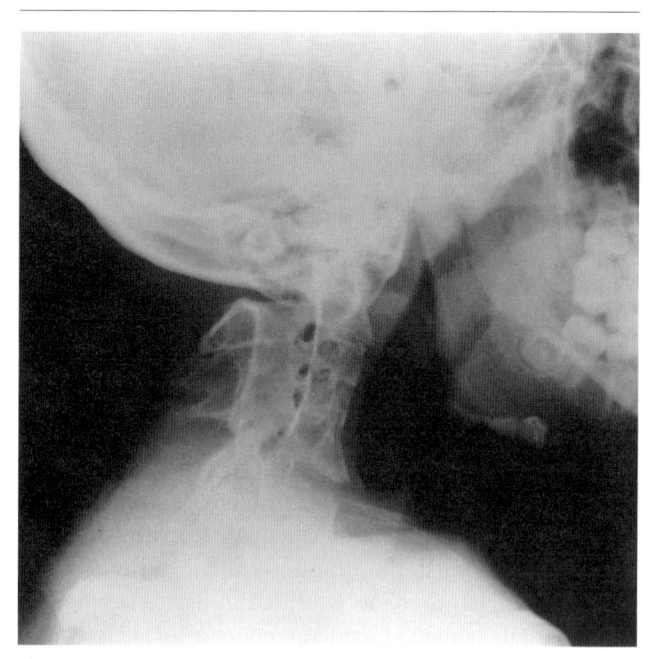

**Fig.14.1** — Múltiplas fusões congênitas da coluna cervical.

298 apresentavam alteração na coluna cervical. Elas podem ser únicas ou múltiplas e não têm relação com o tipo de escoliose. Incorretamente chamadas de síndrome de Klippel-Fiel, algumas malformações da coluna cervical podem potencialmente provocar instabilidade durante o desenvolvimento, devendo se restringir atividade física de risco nestes pacientes (Fig.14.1).

O último grupo de lesões associadas é o do canal medular e da medula. Estas alterações são encontradas em 18% a 38% dos indivíduos com deformidades congênitas da coluna. A diastematomielia é a mais freqüente e está presente em 5% a 16% dos casos. É a que mais causa problemas (Fig. 14.2). Outras alterações são a medula presa, cone medular baixo, diplomielia, siringomielia e lipoma. A prevalência destas alterações está aumentando; na verdade, o seu diagnóstico está sendo realizado com maior acurácia com o uso mais freqüente da ressonância magnética (RM).

Diastematomielia pode ser definida como um septo parcial ou completo, ósseo ou fibrocartilaginoso, que se invagina ou divide o tecido neural. Ao combinar-se os resultados de diversos estudos, observa-se que 9% das diastematomielias ocorrem entre T1 e T6, 27% entre T7 e T12 e 64% na coluna lombar. A relação entre o sexo feminino e o masculino é de oito para um, comparado a 2,5 para um em relação à escoliose congênita. Embora a prevalência da diastematomielia na escoliose congênita seja de 5% a 16%, um autor relatou 46% quando da associação de hemivértebra com barra não segmentada no mesmo nível.

Os achados clínicos associados à diastematomielia são consistentes. Alterações cutâneas (especialmente tufo piloso) encontradas em 55% a 75% das vezes; anisomelia (assimetria da circunferência da panturrilha) em 52% a 58% dos pacientes; deformidades dos pés (pé cavo) em 32% a 52% (quase sempre unilateral). Déficit neurológico, apresentando alteração de reflexo, fraqueza muscular e déficit sensitivo, ocorre em 58% a 88%; escoliose significativa em 60% a 100% dos pacientes. Achados radiográficos consistentes com a diastematomielia são espinha bífida oculta em 76% a 94% dos casos e alargamento interpedicular no mesmo nível em 94% a 100%.

Não é necessário um estudo diagnóstico (RM ou mielografia) do canal medular em todas as crianças com deformidades congênitas da coluna. Estes devem ser solicitados na presença de dor lombar ou no membro inferior, déficit neurológico, deformidade do pé, evidência radiográfica de diastematomielia, alargamento interpedicular ou quando houver associação de barra não segmentada com hemivértebra, ou quando o paciente for candidato a tratamento cirúrgico.

As indicações de ressecção da diastematomielia são: déficit neurológico progressivo e nos pacientes que serão submetidos a tratamento cirúrgico com instrumentação. A maioria dos autores não recomenda a ressecção da diastematomielia na ausência de déficit neurológico ou quando o déficit estiver estável. Um autor recomenda a ressecção quando a criança tiver potencial de crescimento o que poderá aumentar a deformidade requerendo tratamento cirúrgico.

## História Natural

A deformidade da coluna pode ser resultado da alteração da arquitetura óssea, de potencial de crescimento assimétrico ou de curvas compensatórias. A previsão do potencial de crescimento, baseada nos estudos de imagem como radiografia simples, tomografia e ressonância magnética, pode ser difícil de se estabelecer; alguns estudos da história natural têm identificado padrões de comportamento da deformidade. Os resultados de dois estudos, um com 251 e outro com 234 pacientes, todos com escoliose congênita, demonstraram que aproximadamente 75% dos pacientes necessitaram de tratamento antes de atingirem a maturidade. A progressão da deformidade e a sua gravidade dependem do tipo e da localização. Uma hemivértebra encarcerada ou não segmentada tem baixo potencial de progressão. A hemivértebra totalmente segmentada com barra contralateral particularmente na transição toracolombar sempre resulta em progressão. A escoliose na junção cervicotorácica provoca o desnivelamento da altura dos ombros e inclinação da cabeça. A escoliose na transi-

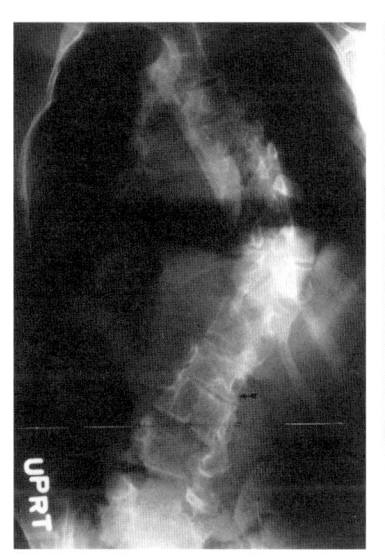

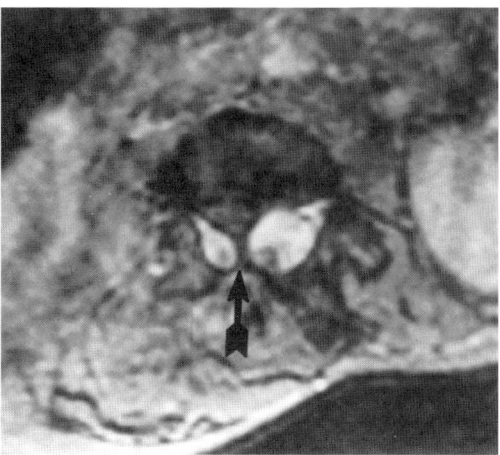

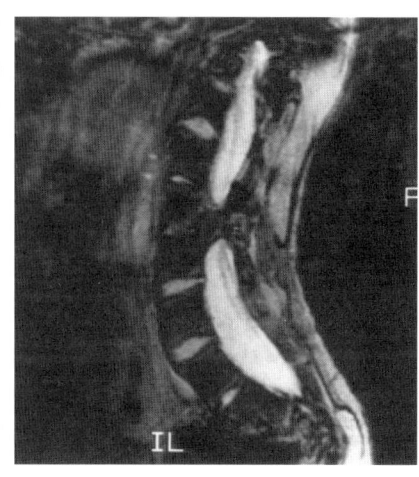

Fig. 14.2 — Mesma adolescente com escoliose congênita. Observa-se diastematomielia nível L2-L3 (esquerda). Ressonância nuclear magnética mostra a divisão dos elementos neurais no plano transverso (centro) e no plano sagital (direito).

ção lombossacra pode resultar em descompensação grave do tronco. Em geral, a progressão é maior do nascimento até os três anos de idade e, novamente, durante a adolescência. As deformidades mais difíceis de prever a progressão são as que envolvem conjuntamente defeito de formação e de segmentação em inúmeras vértebras como a displasia espondilotorácica. Em qualquer deformidade congênita da coluna, as radiografias devem ter boa qualidade e a técnica e a mensuração meticulosa são essenciais para detectar e quantificar a progressão da deformidade.

## Tratamento

O uso de coletes é limitado no tratamento da escoliose congênita. Os coletes que aplicam pressão suave no tórax podem ajudar a controlar curvas pequenas em crianças. Em crianças maiores o colete pode ser útil no controle de curvas longas e flexíveis, curvas com múltiplas malformações e curvas compensatórias. O colete pode diminuir a progressão da deformidade, mas não se deve esperar a parada da progressão relacionada ao crescimento. A causa mais freqüente de falha no tratamento conservador é a demora na colocação do colete, geralmente decorrente da sutil e lenta progressão.

Existem inúmeras opções de tratamento da escoliose congênita. As opções incluem a artrodese via posterior, via anterior, combinada, fusão parcial na convexidade com bloqueio de crescimento ou epifisiodese, ressecção vertebral, instrumentação como parte da artrodese ou como método de retardar a fusão. O cirurgião escolhe o melhor procedimento de acordo com o tipo e o comportamento da deformidade.

A artrodese via posterior é a técnica mais antiga, assim como a mais simples, rápida e segura, e é o padrão de comparação com outras técnicas. A artrodese via posterior deve incluir a facetectomia e o enxerto ósseo em abundância para que resulte em uma artrodese espessa com uma grande massa de fusão que resistirá e impedirá o crescimento anômalo. Quando esta técnica é combinada com o uso de gesso em algumas curvas obtém-se a correção sem o risco de déficit neurológico. A instrumentação produz um percentual maior de correção, uma menor dependência pós-operatória do uso de gesso e colete, mas inclui maior risco de lesão neurológica, especialmente em pacientes com cifose grave do tipo I. A instrumentação nunca deve ser utilizada sem o estudo prévio do canal vertebral e durante o peroperatório a monitorização da medula deve ser realizada, assim como o teste do despertar (*wake-up test*). As indicações de artrodese via posterior da escoliose congênita incluem curvas pequenas e moderadas ou curvas com progressão lenta. O procedimento deve ser realizado em crianças ou adolescentes com potencial de crescimento. A lordoescoliose é uma contra-indicação relativa da artrodese posterior. As indicações de fusão posterior para cifose congênita incluem pacientes que tenham uma barra anterior ou cunha vertebral (deformidade tipo11) e menos de 50° de angulação. A artrodese posterior deve incluir toda a área cifótica e acrescentar um nível acima e outro abaixo quando possível. Com isto deverá resultar em correção espontânea da cifose e melhora da aparência.

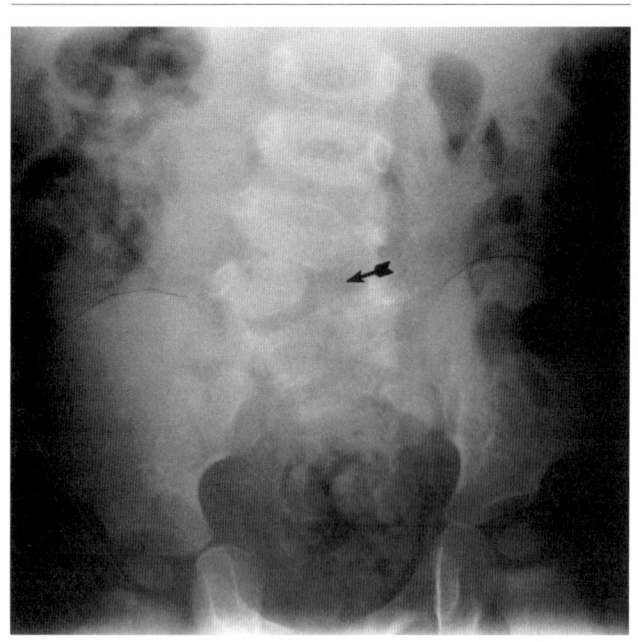

**Fig. 14.3** Observa-se obliqüidade pélvica significativa, ocasionada por uma hemivértebra nível L5 em uma criança de dois anos e meio.

A artrodese via anterior como procedimento único fora da coluna cervical só está indicada na lordose congênita causada por defeito de segmentação posterior. A artrodese anterior é comumente usada em combinação com a artrodese posterior. Ela é tecnicamente mais complexa, mas pode auxiliar na correção da deformidade, reduzir a incidência de pseudo-artrose e prevenir a torção sobre a massa de fusão posterior pelo crescimento remanescente (fenômeno *Crankshaft*). A combinação da artrodese anterior e posterior para escoliose congênita está indicada para crianças com grande potencial de crescimento, deformidades acentuadas com o tronco descompensado, como duas hemivértebras com barra, curvas graves e rígidas, cifose de grande magnitude. As indicações para o procedimento combinado são cifose congênita por defeito de formação anterior (tipo 1) e outras deformidades com cifose grave.

Em pacientes cuidadosamente selecionados, a instrumentação sem artrodese pode adiar o procedimento definitivo. Em pacientes com escoliose congênita sem alteração do canal medular a instrumentação pode ser realizada para controlar curvas de longo raio com vários tipos de malformação ou curva compensatória; entretanto, existem riscos significativos associados a este método como diversos procedimentos para alongar a haste durante o crescimento. As complicações possíveis associadas a esta técnica incluem escape de gancho, fratura da haste, cifose na transição superior da haste e fibrose de partes moles pelos procedimentos repetidos. O alongamento da haste ou reposicionamento são necessários a cada seis ou nove meses e o uso do colete é obrigatório.

A hemiartrodese na convexidade e a hemiepifisiodese são os procedimentos de eleição para prevenir a progressão e permitir a melhora, provocando-se anterior e posteriormente uma barra na convexidade da curva. Obtêm-se melhores resultados com este procedimento quando as curvas são curtas (cinco corpos ou menos), curvas com menos de 70° com pouca ou nenhuma cifose e que apresentem potencial de crescimento na convexidade. Toda a curvatura deve ser incluída e deve se adicionar um nível acima e outro abaixo da curva original. O maior potencial de correção após a cirurgia é obtido em crianças abaixo de cinco anos de idade. A cirurgia consiste de discectomia parcial e enxertia óssea, com artrodese posterior e facetectomia. Alguns autores relatam o bloqueio do crescimento através da enucleação transpedicular.

Um dos procedimentos de maior controvérsia na escoliose congênita é a ressecção da hemivértebra. A ressecção pode ser considerada como equivalente a uma ressecção em cunha no ápice da curva. A melhor indicação para este procedimento é a hemivértebra lombossacra que ocasiona uma saída oblíqua da coluna lombar e descompensação significativa do tronco (Fig. 14.3). Toda a hemivértebra deve ser removida e toda a curvatura deve ser artrodesada para se obter sucesso na cirurgia. A falha na remoção total de hemivértrea aumenta o risco de lesão da raiz nervosa e de pseudo-artrose, o que acarretaria progressão da deformidade. A vertebrectomia ampla é realizada com o intuito de se obter correção através de instabilidade, entretanto a fixação interna estável é essencial. Este procedimento tem o maior risco de lesão neurológica.

Apesar da tração ser raramente utilizada na escoliose congênita, pode ser apropriada algumas vezes. Antes da utilização da tração se faz necessária a avaliação do canal medular. Utilizando-se este método pode-se obter uma melhora lenta e gradual da deformidade com o paciente acordado, monitorizando-se a função neurológica. As indicações para uso de tração são: deformidades severas e complexas com grande descompensação (entre o período da artrodese anterior e posterior) e também após osteotomias em barras unilaterais antes da artrodese definitiva.

O tratamento das crianças com escoliose congênita inicia-se com uma avaliação cuidadosa do paciente que inclui exame físico geral e da coluna. O médico deve estar preparado para oferecer ao paciente grande número de opções de tratamento. Finalmente, as crianças com escoliose congênita devem ser acompanhadas até a maturidade. Com freqüência, os pacientes com deformidades na coluna podem necessitar de dois ou mais procedimentos para que se obtenha o melhor resultado possível na correção da deformidade.

## Bibliografia Comentada

### Avaliação

Beals RK, Robbins Jr., Rolfe B. Anomalies associated with vertebral malformations. Spine,18:1329-1332, 1993.

Este artigo consiste na avaliação de 218 pacientes com malformações vertebrais, identificando-se 65% de anomalias afetando sete sistemas. Não se observou correlação entre as anomalias identificadas e o tipo e localização das malformações vertebrais.

Beals RK, Rolfe B. Vater Association: A unifying concept of multiple anomalies. J Bone Joint Surg, 71A: 948-950, 1989.

Esta é uma revisão extensa da literatura médica que verifica as malformações associadas com maior freqüência a anomalias vertebrais congênitas chamada Associação de Vater.

Bradford DS, Heitholf NB, Cohen M. Intraspinal abnormalities and congenital spine deformities: A radiographic and MRI study. J Pediatr. Orthop, 11:36-41, 1991.

Os resultados dos estudos de imagem dos 42 pacientes com alterações vertebrais congênitas mostram 16 com alterações da medula ou de posição. Os autores enumeram as possíveis indicações para RM da coluna em pacientes com alteração congênita da coluna vertebral.

Day GA, Upadhyay SS, Ho EK, et al. Pulmonary functions in congenital scoliosis. Spine, 19:1027-1031, 1994.

Prova de função pulmonar foi realizada consecutivamente em 28 pacientes com desvio médio de 43º. Estes pacientes apresentaram redução da capacidade vital, particularmente nos casos com alterações vertebrais múltiplas, indicando um padrão restritivo da função pulmonar. Os autores recomendam intervenção cirúrgica precoce antes que ocorra progressão significativa.

Drvaric DM, Ruderman RJ, Conrad RW, et al. Congenital scoliosis and urinary tract abnormalities: Are intravenous pylograms necessary? J Pediatr. Orthop, 7:441-443, 1987.

Neste estudo, 100 pacientes com escoliose congênita são avaliados com urografia excretora (UE) e outros 25 pacientes com UE e ultra-sonografia (US). Os autores identificaram 37% de alterações estruturais do trato urinário e concluíram que o US é um método suficientemente fiel para avaliação do trato urinário e pode substituir a UE na avaliação de alterações do trato urinário.

McMaster MJ. Occult intraspinal anomalies and congenital scoliosis. J Bone Joint Surg, 66A:588-601, 1984.

Trata-se da revisão de 251 pacientes escoceses que já haviam sido avaliados num estudo da história natural da escoliose congênita. Os achados relatados por outros autores são confirmados e estudados em detalhes. O autor acrescenta as indicações ao tratamento da diastematomielia e recomenda a ressecção de todas as diastematomielias em crianças diagnosticadas com escoliose antes dos seis anos de idade, independente do exame neurológico, e em crianças em que se prevê a progressão da deformidade e que necessitarão de tratamento cirúrgico no futuro.

Miller A, Guille JT, Bowen JR. Evaluation and treatment of diastematomyelia. J Bone Joint Surg, 75A:1308-1317, 1993.

É uma revisão cuidadosa de 43 pacientes consecutivamente diagnosticados com diastematomielia num período de 35 anos no *A.I. du Pont Institute*. Os autores dão ênfase à apresentação clínica e fazem a revisão da literatura. Recomendam a ressecção da diastematomielia em qualquer caso que haja deterioração do quadro neurológico devidamente documentado.

Winter RB, Moe JH, Lonstein JE. The incidence of Klippel-Feil syndrome in patients with congenital scoliosis em kyphosis. Spine, 9:363-366, 1984.

É um estudo exaustivo de 1.215 pacientes com malformações vertebrais congênitas, 25% destes pacientes apresentaram alterações em coluna cervical. As anomalias cervicais foram diversas, sem observar uma relação em particular com a forma da alteração vertebral encontrada mais distalmente na coluna.

### História Natural

McMaster MJ, Ohtsuka K. The natural history of congenital scoliosis: A study of two hundred and fifty-one patients. J Bone Join Surg, 64A:1128-1147, 1982.

É um estudo importante sobre a deformidade congênita da coluna. Os autores cuidadosamente avaliaram os pacientes e agruparam de acordo com o tipo de alteração vertebral. A história natural de cada tipo de malformação vertebral é demonstrada e os autores fizeram uma tabela que mostra os riscos de progressão para cada tipo de deformidade relacionada a sua localização na coluna.

### Tratamento

Bradford DS, Boachie-Adjei O. One-stage anterior and posterior hemivertebral resection and arthrodesis for congenital scoliosis. J Bone Joint Surg, 72A:536-540, 1990.

Os autores relatam os resultados da ressecção da hemivértebra combinada com artrodese em sete crianças com hemivértebra na coluna lombar. Os resultados preliminares mostraram deformidade estável com ausência de pseudo-artrose ou déficit neurológico.

Winter RB, Lonstein JE, Denis F, et al. Convex growth arrest for progressive congenital scoliosis due to hemivertebrae. J Pediatr. Orthop, 8:633-638, 1988.

Este estudo relata os efeitos da "hemiepifisiodese-hemiartrodese" no tratamento da escoliose congênita em crianças. Foi demonstrada uma lenta redução da magnitude da curva com esta técnica. Os autores enfatizam os pré-requisitos para este tipo de cirurgia.

Winter RB, Moe JH. The results os spinal arthrodesis for congenital spinal deformity in patients younger than five years old. J Bone Joint Surg, 64A:419-432, 1982.

O objetivo deste estudo foi avaliar os pacientes submetidos precocemente à artrodese de coluna. Os autores avaliaram a eficácia do procedimento em deformidades graves da coluna e o seu efeito no tamanho do corpo vertebral.

Winter RB, Moe JH, Eilers VE. Congenital scoliosis: A study of 234 patients treated and untreated. I: Natural history and II: Treatment. J Bone Joint Surg, 50A: 1-47, 1968.

Este é o primeiro estudo que procura avaliar os pacientes com deformidades congênitas da coluna. Embora alguns aspectos do tratamento cirúrgico tenham mudado com o tempo, principalmente quanto à instrumentação, a história natural da escoliose congênita e os princípios de tratamento estabelecidos neste artigo permanecem válidos.

Winter RB, Moe JH, Lonstein JE. Posterior spinal arthrodesis for congenital scoliosis: An analysis of the cases of two hundred and ninety patients, five to nineteen years old. J Bone Joint Surg, 66A:1188-1197, 1984.

Este estudo é uma complementação do tratamento da escoliose congênita em crianças abaixo de cinco anos realizado no mesmo centro. São avaliados retrospectivamente os pacientes submetidos a tratamento cirúrgico entre cinco e 19 anos de idade. Nenhum destes pacientes foi submetido à artrodese anterior. O fenômeno de torção da massa de fusão ocorreu em 14% dos pacientes e pseudo-artrose foi identificada em 7% dos casos.

# 15
# Cifose de Scheuermann

## Introdução

Existem poucos aspectos físicos em uma criança que preocupam tanto os pais quanto uma progressiva curvatura das costas ou cifose torácica. A maioria dos pais considera-a desagradável e acredita que resulta de uma má postura. Eles procuram a correção durante a infância com receio que venha a tornar-se um estigma durante a vida adulta.

O valor obtido pela medida do ângulo de Cobb pode não descrever uma cifose torácica normal. O normal é definido por valores médios obtidos através de radiografias laterais padrão de um grande número de indivíduos. Estudos sugerem que aproximadamente 95% dos indivíduos normais têm um ângulo entre 20 e 45 de cifose torácica na vida adulta jovem. A cifose lentamente progride como parte do envelhecimento, em particular nas mulheres após a menopausa.

Uma hipercifose torácica postural é uma curvatura flexível com estrutura das vértebras e discos intervertebrais normais. Não há evidências que estas curvaturas predisponham à dor ou à disfunção. Porém um tipo de hipercifose torácica, conhecida como cifose de Scheuermann, inclui anormalidades das vértebras e dos discos e deve ser associada com problemas na vida adulta. A definição de cifose de Scheuermann, suas conseqüências e seu tratamento são controversos.

Em 1921, Holger Scheuermann, um radiologista e ortopedista dinamarquês, descreveu as características radiográficas da deformidade que agora leva o seu nome. Os seus achados incluíam uma cifose torácica em adolescentes, acunhamento dos corpos vertebrais e irregularidade das placas epifisárias do corpo vertebral. Ele supôs que estes achados eram resultado de necrose asséptica. Em 1964, Sorenson propôs o critério pelo qual o termo cifose de Scheuermann poderia ser aplicado: três vértebras adjacentes com um acunhamento de pelo menos cinco graus.

Mais recentemente, muitas outros achados radiográficos anormais foram descritos. Estes incluem acunhamento, irregularidade das epífises dos corpos vertebrais, protrusão do material do disco dentro do corpo vertebral (nódulos de Schmorl), diminuição da altura do disco e desenvolvimento de rigidez da coluna (Fig. 15.1). Embora estes achados sejam geralmente associados com hipercifose, eles são vistos também em curvas sagitais que estão dentro da variação aceita como normal.

Teorias sobre as causas destes achados anormais incluem uma predisposição familiar, anormalidades hormonais, defeitos do colágeno, osteoporose juvenil, excessivo trabalho manual, lesões do esporte e deficiências vitamínicas. Estudos microscópicos de crianças que apresentam estes achados anormais mostram que as epífises do corpo

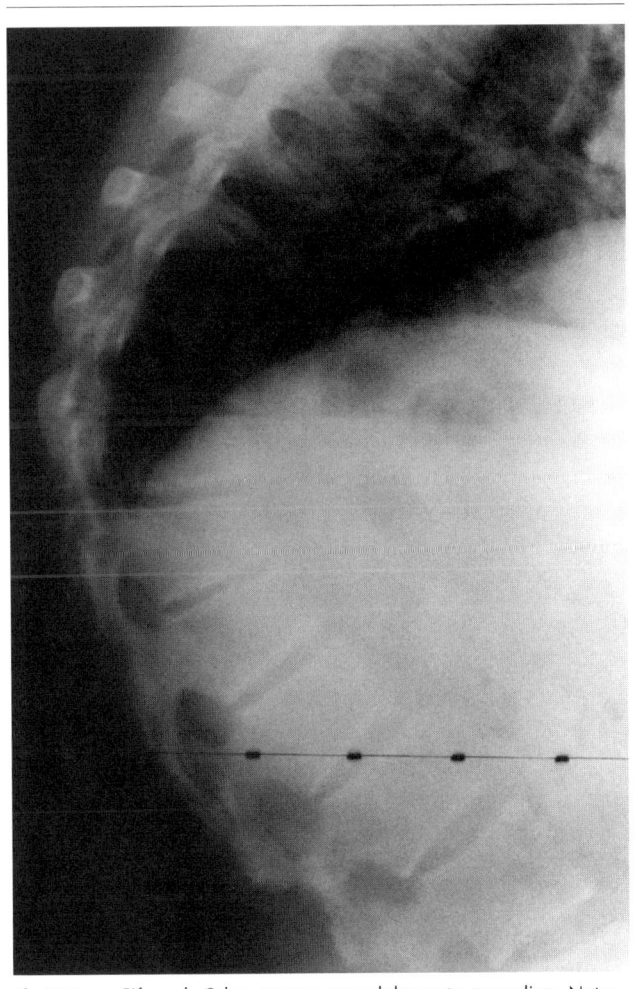

**Fig.15.1** — Cifose de Scheuermann em adolescente masculino. Notar o acunhamento vertebral e o estreitamento do espaço discal.

vertebral e fises são finas ou ausentes. Condrócitos são desorganizados e com tamanho e forma variáveis. Glicoproteínas na área da coluna estão alteradas e existe uma redução em espessura dos filamentos de colágeno. A ossificação é anormal, com crescimento vertebral irregular.

Publicações recentes a respeito da cifose de Scheuermann tornaram-se inconsistente com respeito ao grupo de pacientes e à terminologia. O termo cifose de Scheuermann tem sido utilizado para descrever pacientes de acordo com os critérios de Sorensen em adição àqueles com um único acunhamento vertebral de pelo menos cinco acunhamentos vertebrais menores difusos ou mesmo para hipercifoses rígidas com irregularidades das epífises dos corpos vertebrais sem acunhamentos. Incerteza a respeito da etiologia da cifose de Scheuermann tem permitido o uso de outros termos, como doença, condição ou transtorno. Tem sido difícil aplicar a informação da literatura médica para os problemas de um paciente em particular.

A melhor solução para o problema de inconsistência é usar um único termo, trabalho de Scheuermann, que representaria os aspectos das diferentes apresentações clínicas. Num extremo do *espectrum* estariam os pacientes com deformidade da coluna causada por um acunhamento localizado da vértebra. Do outro lado estariam as pessoas com contorno sagital normal, mas que também apresentam estreitamento discal, irregularidade da epífise do corpo vertebral e nódulos de Schmorl. Um *espectrum* como esse pode ser artificial e incluir condições não relacionadas, mas devido à perda de explicações definitivas, proveria uma razoável estrutura para os pacientes e seus problemas. (*Comentário do tradutor*: o autor optou por usar o termo *disorder* que não tem correspondente específico em português e, por isso, manteremos o termo cifose de Scheuermann neste texto.)

## História Natural

A maioria dos adolescentes com cifose de Scheuermann é avaliada por causa da curvatura excessiva das costas. Quando existe dor ela é associada com crescimento rápido, atividades que enfatizem flexão ou levantamento de peso ou atividades atléticas. Sintomas podem estar presentes por meses ou anos e são geralmente descritos como desconforto, cansaço, irritação e dor não irradiada. A dor geralmente é no ápice da deformidade ou na região lombar. Defeitos neurais não são encontrados nesta faixa etária.

Cifose significativa ou dor em adolescente são citadas como evidência que haverá disfunção na vida adulta e que o tratamento deveria ser iniciado. Estudos recentes sobre a história natural desafiam a sugestão de que disfunção nos adultos com cifose de Scheuermann é comum. Num estudo em Iowa foram comparados dois grupos com respeito à presença de dor, um grupo com cifose de Scheuermann e outro como grupo-controle. Todos os participantes tinham entre 25 e 82 anos de idade. Pacientes com cifose de Scheuermann tinham dor que era mais intensa e em diferente local do que os do grupo-controle. A dor mais intensa ocorreu em pessoas com cifose mais grave, especialmente se o ápice da deformidade estava acima de T8. De maneira geral, o efeito dessa dor não era acentuadamente diferente do que o experimentado pelo grupo-controle. Indivíduos do grupo com cifose de Scheuermann apresentavam menos flexibilidade do tronco e tinham ocupação profissional que exigia menos esforço físico. Por outro lado sua formação educacional, faltas ao trabalho, atividades recreacionais, uso de analgésicos e estima pessoal foram similares aos do grupo-controle. Doenças pulmonares restritivas só foram encontradas em pacientes com cifose acima de 100 com ápice da deformidade acima de T8.

Outros estudos têm se centralizado em pessoas com curvas dentro dos limites normais, mas que apresentam estreitamento discal, irregularidades das epífises vertebrais e nódulos de Schmorl, particularmente em região torácica baixa e lombar alta. Centro de diagnóstico por imagem, onde muitas pessoas com dor nas costas são avaliadas com ressonância magnética e tomografia computadorizada, mostram uma possível relação entre cifose de Scheuermann, achados radiográficos e doenças degenerativas discais em adultos jovens. Muitas das pessoas avaliadas por imagem já foram submetidas a procedimentos cirúrgicos e mostram alterações degenerativas em discos acima da área de fusão em coluna lombar média e baixa.

## Tratamento Conservador

Exercícios de alongamento e fortalecimento muscular e o uso de coletes são os únicos tratamentos conservadores disponíveis para cifose de Scheuermann. Os exercícios podem aliviar as dores, mas não melhoram a deformidade.

O tratamento com colete pode melhorar a cifose. Estudos sugerem que o colete, com ou sem uso de gessos de correção, inicialmente reduz a magnitude da cifose e que a progressão ocorre durante o uso do colete e continua após interrompido o uso. Estudos também indicam que um grande número de adolescentes falha em completar um adequado tratamento com o colete.

Esta análise pode ser excessivamente generalista. Vários fatores devem ser usados para predizer o sucesso ou a falha do tratamento com coletes. Fatores que sugerem sucesso com uso do colete incluem uma deformidade moderada (menos de 70), um ápice mais inferior (T9 ou abaixo), flexibilidade, cifose difusa em lugar de cifose localizada, significativo potencial de crescimento (> dois anos) e um real interesse da criança no tratamento da deformidade. O colete mais efetivo é o de Milwaukee. É necessário um técnico habilidoso para realizar a adaptação do colete nas primeiras seis semanas de uso durante a melhora gradual da deformidade.

## Tratamento Cirúrgico

Atualmente as indicações aceitáveis para artrodese na cifose de Scheuermann incluem uma deformidade acima de 70, deformidade progressiva, dor e real preocupação do paciente com respeito à deformidade. Artrodese pode consistir em uma fusão anterior e posterior combinadas ou apenas de fusão posterior. Muitos estudos mostram que bons resultados podem ser conseguidos em ambas as modalidades. O papel da excisão múltipla dos discos e enxerto ósseo com liberação do ligamento longitudinal anterior permanece controverso. A melhor indicação para este tratamento seria uma curva importante e deformidade rígida, especialmente aquela com uma cifose focal.

No passado, a instrumentação tradicional usada para cifose de Scheuermann era a de hastes de compressão duplas de Harrington. Este tipo de instrumentação não era particularmente forte e complicações como progressão da curva, quebra das hastes e pseudo-artrose eram freqüentemente relatadas. Hoje, hastes fortes duplas, múltiplos ganchos e sistemas de fixação segmentar são usados com relatos de melhor e mais persistente correção e menores índices de pseudo-artroses.

Cifose segmentar aguda imediatamente acima ou abaixo da área de artrodese é uma complicação preocupante da artrodese na cifose de Scheuermann. A falha na inclusão de todas as vértebras do segmento cifótico durante a artrodese é uma causa comum de cifose progressiva acima ou abaixo do nível de fusão. Correção excessiva da deformidade para uma magnitude de 50% da mensuração original parece ser associada com risco aumentado de cifose proximal. Falha para incluir o primeiro espaço discal lordótico e vértebra não acunhada abaixo do segmento cifótico parece estar associada com um aumento do risco de cifose segmentar aguda abaixo da artrodese.

## Bibliografia Comentada

Heithoff KB, Grundry CR, Burton CV, et al. Juvenile discogenic disease. Spine,19:335-340, 1994.

Pacientes neste estudo foram encaminhados para um centro de diagnóstico por imagem para exames de tomografia computadorizada ou ressonância magnética da região toracolombar e lombar. Os autores chamam a atenção para uma correlação entre um início relativamente precoce de doença degenerativa do disco intervertebral lombar e a presença de achados comumente associados com a doença de Scheuermann. Eles consideram que pacientes com tais achados apresentam risco para alterações degenerativas e podem não responder a artrodeses da mesma maneira que os pacientes que não apresentam as alterações tipo doença de Scheuermann.

Ippolito E, Belloci M, Montanaro A, et al. Juvenile kyphosis: An ultrastructural study. J Pediatr Orthop, 5:315-322, 1985.

Epífises do corpo vertebral e discos intervertebrais de sete indivíduos com cifose juvenil severa foram examinadas por métodos histológicos e histoquímicos. Anormalidades da estrutura, dos condrócitos, glicoproteínas e fibras colágenas foram encontradas quando comparadas com indivíduos de idades semelhantes.

Lowe TG, Kasten MD. An analysis of sagittal curves and balance after Cotrel-Dubousset instrumentation for kyphosis secondary to Scheuermann's disease.

Este é um estudo de 32 indivíduos com cifose maior do que 75 que foram tratados com artrodese anterior e posterior combinadas e múltiplos ganchos, hastes duplas e instrumentação segmentária. Cifose na junção proximal ao segmento artrodesado foi associada com correção que excedeu 50% da magnitude da curva original e falha para incluir todas as vértebras da metade superior do segmento cifótico. Cifose na junção distal ao segmento artrodesado foi associada à falha em incluir a vértebra imediatamente abaixo do primeiro disco intervertebral lordótico.

Murray PM, Weinstein SL, Spratt KF. The natural history and long term follow-up of Scheuermann. J Bone Joint Surg, 75-A:236-248, 1993.

Os autores estudaram 67 indivíduos com diagnóstico de cifose de Scheuermann. A idade média dos participantes foi de 52 anos. Métodos incluíram um questionário, exame clínico, radiografia e testes de função pulmonar. Diferenças estatisticamente significativas foram encontradas para alguns fatores em relação a um grupo-controle, especialmente para curvas severas e com ápice acima de T8. Os autores não acreditam que as diferenças eram interferências maiores na vida de seus pacientes e questionaram o valor da cirurgia de artrodese.

Reinhardt P, Basset GS. Short segmental kyphosis following fusion for Scheuermann's disease. J Spinal Disord, 3:162-168, 1990.

Esta é uma revisão de 14 pacientes com cifose de Scheuermann que foram tratados com artrodese. A intenção da artrodese foi incluir todas as vértebras do segmento cifótico medido. Mesmo com a inclusão da vértebra distal acunhada, cifose juncional progressiva desenvolveu-se em três dos 12 pacientes. Os autores afirmam que a porção distal da artrodese deve incluir uma vértebra não acunhada ou retangular para eliminar este problema.

Sachs B, Bradford D, Winter R, et al. Scheuermann kyphosis: Follow-up of Milwaukee-brace treatment. J Bone Joint Surg, 69-A:50-57, 1987.

Este é um estudo importante sobre os efeitos do colete de Milwaukee no tratamento da cifose de Scheuermann, com um seguimento mínimo de cinco anos após o término do tratamento. Foi perdido o seguimento de metade do grupo original de pacientes durante o tratamento com colete. O estudo demonstrou uma resposta consistente do colete de Milwaukee que incluía uma significativa redução da cifose inicial, alguma progressão durante o uso do colete e progressão tardia após o uso ser cessado. Numerosos fatores que afetam os resultados foram estudados. Os fatores preditivos de mau resultado foram uma deformidade acentuada (>70), má adaptação do colete ou uso inadequado ou início tardio do colete na adolescência.

Sturm PF, Dobson JC, Armstrong GW. The surgical management of Scheuermann's disease. Spine, 18:685-691, 1993.

A cifose de Scheuermann foi tratada em 39 pacientes com artrodese posterior com instrumentação de compressão de Harrington e os resultados foram avaliados. A cifose média pré-operatória de 71 foi reduzida para 32 imediatamente e 37 na avaliação final. Os autores discutem problemas dos ganchos e falha das hastes e concluem que a liberação do ligamento longitudinal anterior e artrodese intersomática são raramente necessárias.

# 16
# Espondilólise e Espondilolistese

## Introdução

A espondilólise e espondilolistese, embora relativamente freqüentes na população geral (4% a 6%), são comumente assintomáticas e podem não ser diagnosticadas. Muitas vezes, entretanto, estas entidades clínicas causam problemas como dor, deformidade progressiva ou alteração neurológica, que podem necessitar de tratamento específico. Na década de 1980, métodos de tratamento confiáveis e de sucesso foram descritos para escorregamentos leves a moderados. Para os graus graves de espondilolistese, especialmente em crianças, os cirurgiões especialistas em coluna não definiram claramente os objetivos das várias formas de tratamento. Muitos autores discutiram melhor estes aspectos no início da década de 1990, e à medida que nosso conhecimento e experiência aumentaram, indicações mais precisas de tratamento foram estabelecidas.

## Definições e Classificação

As palavras espondilólise e espondilolistese são derivadas das palavras gregas *spondilo* (coluna), *lysis* (quebra) e *olistranerin* (escorregamento). Embora espondilólise bilateral seja mais comum, a unilateral também ocorre, especialmente em associação com trauma. Nas crianças, o local mais comum para espondilólise é L5 sobre S1, mas escorregamento de L4 sobre L5 pode ocorrer. Espondilolistese na coluna cervical e torácica também tem sido relatada.

Nos casos graves de espondilolistese de L5 sobre S1, o corpo vertebral de L5 angula (escorregamento anterior com rotação sagital) ocorrendo perda da altura do tronco. Quando a parte posterior do corpo de L5 cai fora da borda anterior do sacro, associado a importante rotação sagital e com afundamento vertical, denominamos espondilolistese com espondiloptose.

Espondilolistese é classificada em cinco subtipos: displásica, ístmica, degenerativa, traumática e patológica. Na faixa etária pediátrica, a maioria das deformidades é displásica ou ístmica. O tipo displásica está associado à anomalia congênita da parte superior do sacro ou do arco posterior de L5. No tipo ístmica o defeito ocorre no *pars interarticularis*. Este defeito pode ser lítico (fratura de fa-diga), alongamento (quando o *pars* permanece intacto) ou resultado de uma fratura aguda. A revisão atual, em criança, será limitada aos tipos de espondilólise e espondilolistese displásica e ístmica.

## Prevalência e Etiologia

Espondilólise e espodilolistese são em geral, mas incorretamente, citadas como anomalias congênitas. Raras vezes têm sido demonstrados defeitos do *pars* em crianças abaixo de cinco anos de idade. Mais comumente, são notados após sete a oito anos de idade. A prevalência de espondilólise e espondilolistese gradualmente aumenta na população geral até 20 anos de idade e a partir daí se estabiliza. A prevalência é entre 4% a 6%.

As etiologias genética, traumática e relacionada ao desenvolvimento têm sido publicadas como causa de espondilólise. Prevalências variando de 27% a 69% têm sido observadas nos parentes de primeiro grau, sendo mais comum do tipo displásica (33%) do que ístmica (15%). Alta prevalência de espondilólise (54%) tem sido demonstrada em certas tribos de esquimós. Diferenças raciais também têm sido observadas entre negros americanos (1% no sexo feminino) e brancos (6% no sexo masculino). Finalmente, há uma prevalência aumentada de espinha bífida sacral e falta de desenvolvimento da parte proximal do sacro e das facetas articulares sacrais superiores nos casos de espondilólise. Isto é observado em 94% das displásicas e 32% das ístmicas. Mesmo com estas anomalias anatômicas, o defeito no *pars interarticularis* é raro em crianças mais jovens.

O trauma de repetição é um dos fatores etiológicos causais mais aceitos de espondilólise e tem sido relatado na literatura. A posição ortostática sugere que forças de estresse de repetição agindo na coluna lombar baixa possam produzir defeitos no *pars*. A espondilólise e a espondilolistese são condições conhecidas somente no ser humano e não são encontradas em outras espécies, inclusive primatas semi-eretos. A lordose lombar aumentada, observada na postura de crianças, durante as fases iniciais do desenvolvimento da marcha, pode criar estresses aumentados no *pars* ou nos arcos vertebrais posteriores culmi-

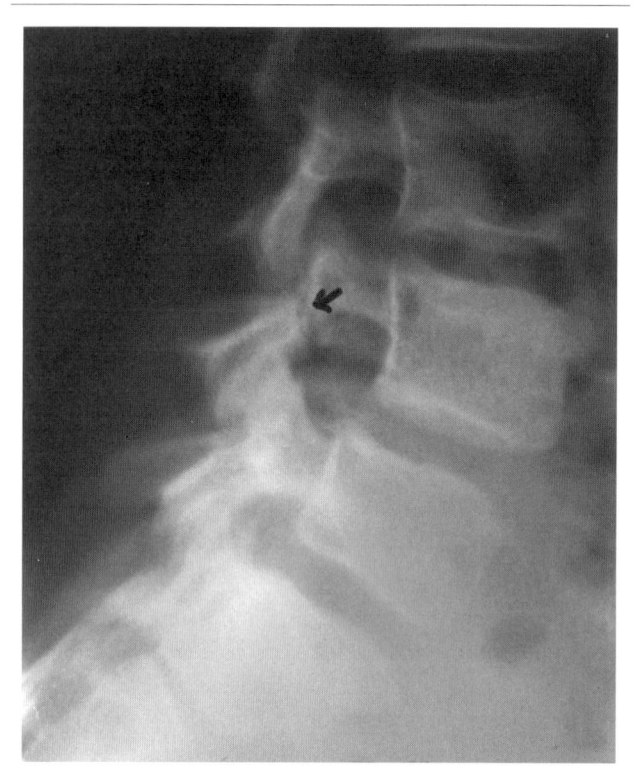

**Fig.16.1** — Radiografia lateral mostrando fratura aguda do *pars* em paciente com dez anos de idade que sofreu trauma enquanto realizava salto em altura.

nando com a fratura do *pars*. A prevalência de 50% de espondilólise tem sido demonstrada em associação com doença de Sheuermann, provavelmente devido à lordose lombar excessiva secundária à cifose torácica ou toracolombar. A etiologia traumática é amplamente aceita e existe uma prevalência de 11% de espondilólise em atletas adolescentes, inclusive ginastas femininas, halterofilistas e jogadores de futebol americano (Fig. 16.1).

Espondilolistese também ocorre em crianças portadoras de doenças neuromusculares. Um trabalho recente avaliou a prevalência de espondilolistese em pacientes com mielodisplasia. Em um grupo de 305 pacientes com mielomeningocele, com ausência congênita dos arcos vertebrais posteriores, a prevalência foi de 6%, a qual é idêntica àquela da população geral, entretanto a freqüência de espondilolistese aumenta à medida que o nível de função seja maior. A prevalência naqueles com função mínima (nível L1-L2) é de 2%, enquanto naqueles com função L5-S1 é de 16%. Aumentos na lordose lombar e no peso corporal também estão associados a uma maior prevalência. Nenhuma das crianças com nível torácico teve espondilolistese. A espondilolistese somente foi identificada em pacientes deambuladores. Crianças diplégicas espásticas também têm uma prevalência aumentada de espondilolistese L5-S1 (14%).

## História Natural

Embora espondilolistese displásica possa ser observada antes da idade de quatro ou cinco anos, a ístmica é incomum neste período. Espondilólise ístmica comumente ocorre entre cinco e oito anos de idade, e é resultado de múltiplas fraturas de fadiga no *pars interarticularis* de L4 ou L5. Estas fraturas de fadiga podem consolidar (levando a um *pars* alongado) ou evoluir para uma pseudo-artrose. Se somente um *pars* for afetado, esclerose do lado oposto ocorrerá devido à concentração de estresses. Se ambos os *pars* forem afetados, espondilolistese poderá ocorrer. Concomitantemente à espondilolistese, pode ocorrer a herniação discal precoce que, apesar de rara, tem sido observada em adolescentes. Por alguma razão desconhecida, meninas são mais predispostas a escorregamentos mais graves. Durante o período do pico de crescimento do adolescente, a possibilidade de piora do escorregamento aumenta (Fig. 16.2). Entretanto, se o escorregamento for leve (menor do que 50%), as chances de progressão são menores. Em um estudo de 47 crianças com pequeno grau de espondilolistese (50% ou menos), somente 4% (dois pacientes) progrediram em um período de sete anos. O disco intervertebral acima da lesão pode estar alterado. Usando discografia e ressonância magnética (RM), têm sido identificadas anormalidades no nível do escorregamento e no disco acima. O significado clínico real destes achados na adolescência continua desconhecido.

Um estudo com grande número de pacientes, e longo seguimento clínico, sugere que a progressão das espondilolisteses graves (maiores do que 50%) é comum, mas não é previsível. No entanto, seguimento periódico a cada seis meses durante o período de crescimento rápido na adolescência é importante em pacientes com espondilolisteses maiores do que 50%. Progressão do escorregamento ou dor persistente são as indicações primárias de artrodese. Artrodese para prevenção de progressão de espondilolisteses leves (25%) ou moderadas (50%) não está indicada.

## Achados Clínicos

Sintomas são incomuns nas crianças, mas quando eles se desenvolvem, ocorrem no início do pico de crescimento da adolescência. Além de desconforto na coluna lombar, as crianças podem apresentar deformidade postural ou marcha anormal devido ao encurtamento dos isquiotibiais. Dor, quando presente, freqüentemente está relacionada às atividades físicas. Sintomas radiculares são incomuns mas, em raras ocasiões, herniação discal pode ocorrer, necessitando de exame físico e neurológico detalhado. A dor lombar pode ser resultado de processo inflamatório localizado no defeito, e pode estar associada à instabilidade do segmento afetado ou secundária à dege-

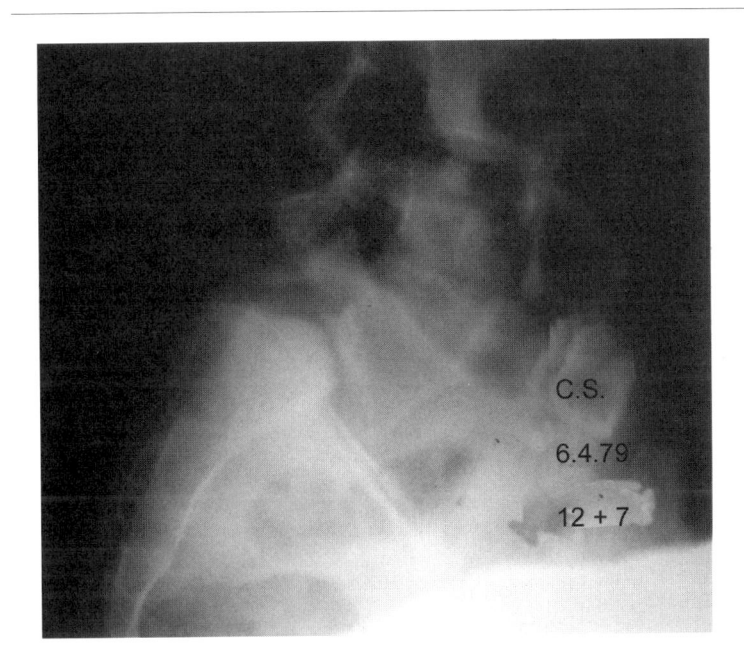

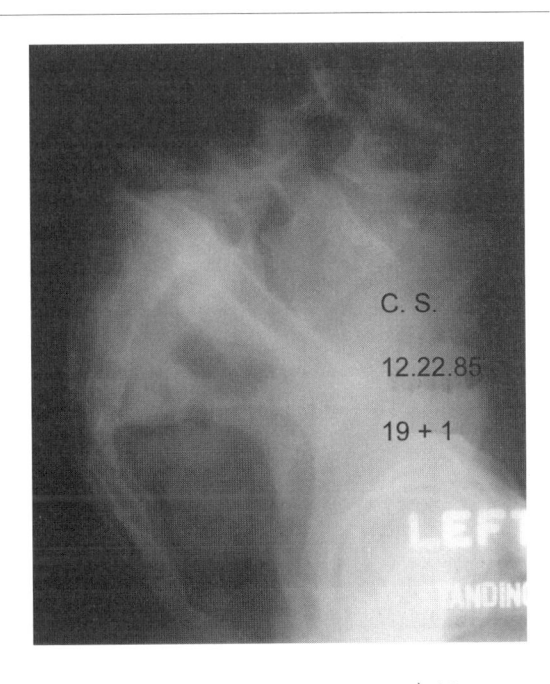

**Fig. 16.2** — **Esquerda**, espondilolistese L5-S1 grau III na idade de 12 anos e sete meses. **Direita**, após seis anos, o escorregamento de L5 aumentou para o grau IV e o colapso vertical ocorreu.

neração do disco no nível do escorregamento. Sintomas radiculares são mais comuns em graus maiores de escorregamento (graus III até V).

Os achados clínicos estão correlacionados com o grau de escorregamento. Em crianças com grau mínimo de escorregamento (I e II) e poucos sintomas, a aparência da coluna e a marcha podem ser normais. À medida que o escorregamento aumenta, um degrau torna-se visível e palpável no nível do escorregamento e pode ser doloroso à palpação. Pode haver limitação dos movimentos da coluna lombar e da elevação da perna estendida, secundária ao encurtamento dos isquiotibiais. Com graus maiores de escorregamento desenvolve-se uma cifose e hiperlordose lombares acima do escorregamento. A parte superior do tronco é desviada posteriormente para compensar a translação anterior da vértebra escorregada. À medida que a cifose lombossacra aumenta, o sacro e a pelve rodam posteriormente, retificando o contorno da nádega (Fig. 16.3). Encurtamento do tronco pode ocorrer à medida que a lordose lombar aumenta ou que a espondiloptose ocorra. Distúrbio significante da marcha pode ocorre e é descrito como "bamboleio pélvico". O exame neurológico pode demonstrar alterações motoras, sensitivas ou nos reflexos. Até um terço dos pacientes com espondilolistese de mais de 50% pode demonstrar estes achados.

Três tipos de escoliose podem ser encontrados em pacientes com espondilolistese — ciática, listética e idiopá-

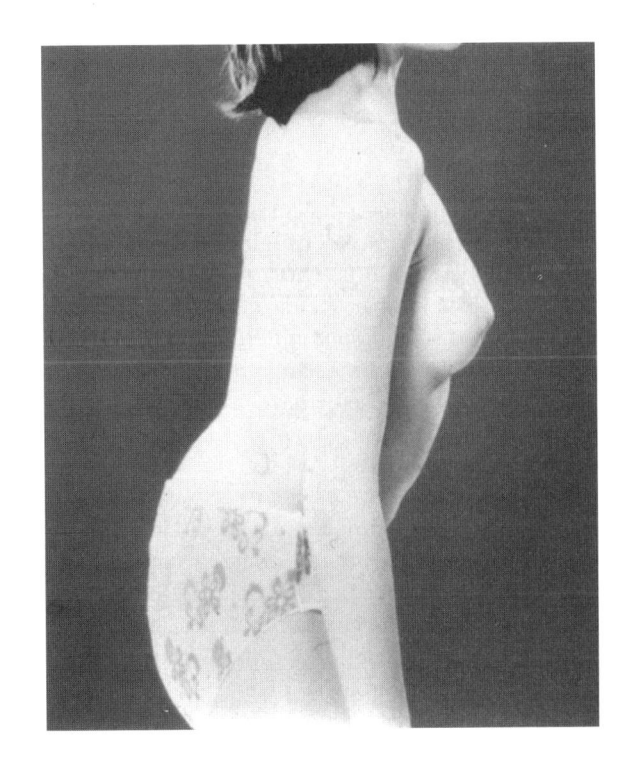

**Fig. 16.3** — Fotografia clínica lateral mostrando uma espondilolistese grau IV L5-S1.

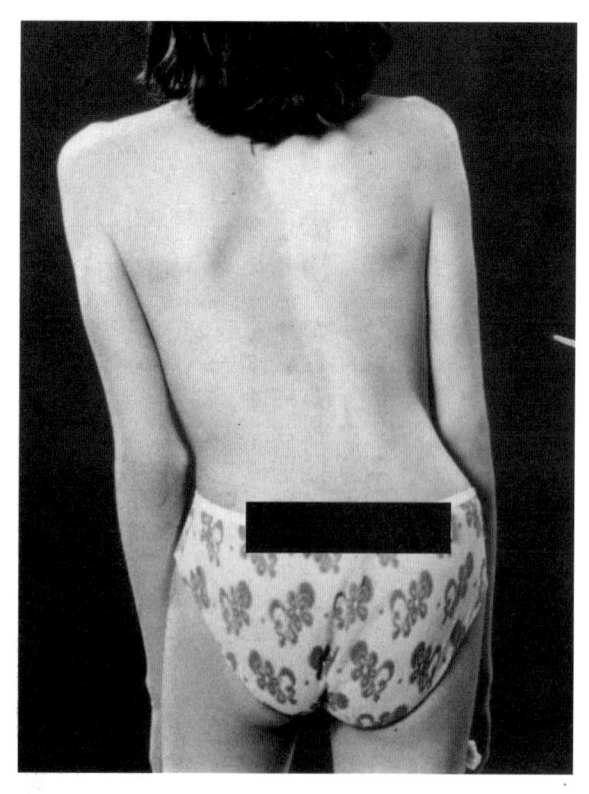

**Fig. 16.4** — Incidência posterior da mesma paciente da Figura 16.3. Observar o desvio da escoliose ciática.

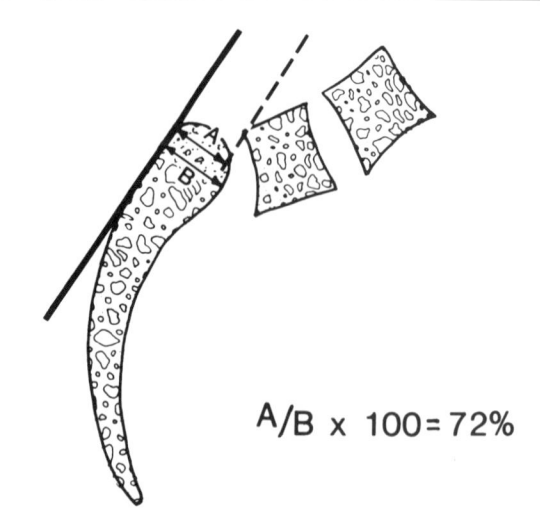

$$A/B \times 100 = 72\%$$

**Fig. 16.5** — Porcentagem do escorregamento (Classificação de Taillard). (Reproduzido com permissão de Bradford DS: Spondilolysis and spondylolisthesis in children and adolescents: Current concepts in management. In: The Pediatric Spine. New York, NY, Thieme, 1985, p.406.)

tica. As duas primeiras estão relacionadas diretamente com a espondilolistese. Escoliose ciática é uma curva não estruturada causada pelo espasmo muscular que se resolve com repouso ou com o alívio da dor (Fig. 16.4). Escoliose listética é uma curva lombar torcional que começa na área espondilolítica. A maioria das curvas ciáticas e listéticas se resolve com a estabilização cirúrgica da espondilolistese. Escoliose idiopática é uma curva estruturada na coluna torácica ou toracolombar, e estas curvas não se corrigem com a estabilização da espondilolistese. Uma radiografia ortostática póstero-anterior panorâmica da coluna dever ser obtida para avaliar esta possível associação.

## Avaliação Radiográfica

Avaliação radiográfica simples inclui as incidências ortostáticas anteroposterior, perfil e oblíquas da coluna lombossacra. Radiografias de perfil da coluna lombossacra em flexão e extensão podem auxiliar na avaliação da instabilidade local. Naqueles pacientes em que não se tem uma nítida delineação da patologia, planigrafia oblíqua ou tomografia computadorizada pode ser usada. TC com mielografia ou ressonância magnética (RM) devem ser indicadas somente se os achados sugerirem compressão radicular por uma herniação discal.

Defeitos unilaterais no *pars* ocorrem em 20% dos pacientes com espondilólise. A planigrafia oblíqua ou TC pode ser necessária para visualizar estas lesões adequadamente. A esclerose reacional do *pars interarticularis* oposto ou lâmina pode ser mais bem identificada na TC. A cintilografia óssea pode demonstrar atividade aumentada no *pars interarticularis* em ambas as condições.

A ressonância magnética em crianças e adolescentes sintomáticos, portadores de espondilolistese, pode demonstrar degeneração discal no nível do escorregamento ou acima dele em um grande número de pacientes. Esta informação pode auxiliar no planejamento terapêutico. Além disso, a imagem do SPECT (TC de emissão simples de fóton) pode ser de utilidade no diagnóstico precoce da espondilolistese. Na fase de pré-ruptura, edema e hemorragia da microfratura do *pars* podem ser detectados.

Existem vários métodos de medição da deformidade associada com a espondilolistese nas radiografias ortostáticas de perfil. Para os desvios de translação ou tangenciais, a classificação de Meyerding é a mais comumente utilizada e se baseia na porcentagem do escorregamento: grau I, 0% a 25%; grau II, 25% a 50%; grau III, 57% a 75% e grau IV maior do que 75%. Taillard também mede a porcentagem do escorregamento, avaliando o desvio anterior do canto posterior de L5 sobre o sacro como um percentual da largura do corpo de L5 (Fig. 16.5). O ângulo do escorregamento, ou o ângulo da cifose lombossacra, é calculado medindo-se o ângulo entre a linha perpendicular à parte posterior de S1 e a segunda linha paralela à placa terminal de L5 (Fig. 16.6). Ocasionalmente, a placa

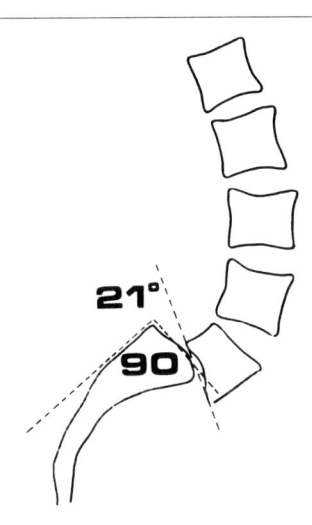

**Fig. 16.6** — Ângulo de escorregamento. (Reproduzido com permissão de Bradford DS: Spondylolysis and spondylolisthesis in children and adolescents: Current concepts in management. In: The Pediatric Spine. New York, NY, Thieme, p. 406, 1985.)

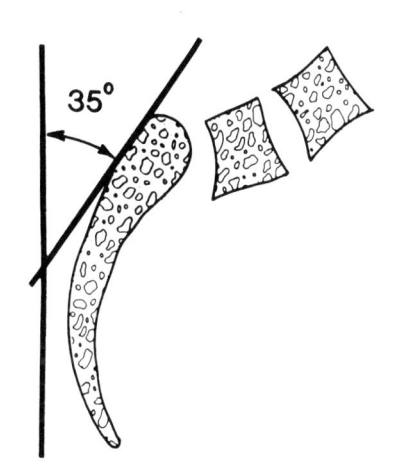

**Fig. 16.7** — Inclinação sacral. (Reproduzido com permissão de Bradford DS: Spondylolysis and spondylolisthesis in children and adolescents: Current concepts in management. In: The Pediatric Spine. New York, NY, Thieme, p. 406, 1985.)

terminal inferior de L5 é muito deformada para uma medição mais precisa. Nestas condições a placa terminal superior de L5 pode ser usada. Inclinação sacral é o ângulo que a linha de referência sacral faz com o solo. Normalmente este deve ser maior do que 30° (Fig. 16.7).

## Tratamento

### Espondilólise

A espondilólise assintomática requer somente observação. Espondilólises sintomáticas são raras na adolescência e, quando presentes, se faz necessário excluir outras causas de dor, como infecção do espaço discal, hérnia de disco, tumor e osteoma osteóide. O tratamento inicial da espondilólise sintomática deve ser conservador e inclui repouso e modificações das atividades, antiinflamatórios não hormonais, tração, órtese e gesso. Todas as crianças com espondilólise bilateral sintomática devem ser seguidas pelo risco de desenvolverem espondilolistese, embora isso seja infreqüente. Se uma fratura aguda do *pars* for documentada após um trauma em hiperextensão, está indicado o uso de uma órtese toracolombossacra (TLSO) ou imobilização gessada, porque a cicatrização do defeito agudo do *pars interarticularis* pode ocorrer.

Uma pequena porcentagem das crianças sintomáticas com defeitos bilaterais, que não respondem ao tratamento conservador, pode necessitar de estabilização cirúrgica. A artrodese L5-S1 póstero-lateral leva ao alívio dos sintomas. Uma alternativa à artrodese póstero-lateral é o reparo direto do defeito espondilolítico. Alguns autores sugerem avaliação com RM pré-operatoriamente para determinar se o disco L5-S1 apresenta degeneração. Se doença discal degenerativa estiver presente no nível do defeito, a artrodese póstero-lateral convencional é recomendada, e não o reparo direto do defeito no *pars*. Várias técnicas de reparo direto do *pars* têm sido preconizadas, incluindo fixação com parafuso, fixação com gancho e parafuso, aramagem com parafuso no pedículo e a técnica de aramagem modificada por Scott. O parafuso pedicular é usado para a ancoragem proximal do arame, eliminando a necessidade de passar os arames ao redor dos processos transversos, evitando-se, assim, a possibilidade de lesão a uma raiz nervosa.

### Espondilolistese Assintomática

Nos pacientes assintomáticos com graus I ou II de escorregamento, apenas a observação é recomendada. Somente 4% dos escorregamentos graus I e II podem progredir. Se a progressão ocorrer, artrodese póstero-lateral *in situ* está indicada. Para escorregamentos mais graves (>50%), a possibilidade de piora progressiva é maior. Devendo ser considerada a possibilidade de estabilização cirúrgica.

### Espondilolistese Sintomática

Naqueles casos com escorregamentos menores, o tratamento conservador apresentado anteriormente provavelmente aliviará a dor. Entretanto, o tratamento não cirúrgico é de pouco sucesso no controle dos sintomas naqueles casos com escorregamentos de graus III ou IV. Outros fatores de risco associados a falhas do tratamento conservador incluem a baixa idade, sexo feminino, sintomatologia persistente, escorregamento do tipo displásico, ângulos de escorregamento maiores, cifose maior do que 40° ou instabilidade à flexoextensão. Para os pacientes sintomáticos com os fatores de risco, artrodese deve ser considerada. Nos casos graus I e II, artrodese pósterolateral *in situ* é recomendada. Se o escorregamento for maior do que 50% (graus III e IV), extensão da artrodese até L4 é necessária. Nestes maiores graus de escorregamento, um calção gessado por três a quatro meses é recomendado no pós-operatório, para aumentar as chances de artrodese sólida, prevenir a deformidade progressiva e melhorar a cifose lombossacra. Resultados excelentes com o uso desta técnica a longo prazo (sem lesão neurológica) têm sido publicados.

O escorregamento progressivo pode ocorrer após a cirurgia, mesmo naqueles casos que foram mantidos em repouso, especialmente se o ângulo de escorregamento for maior do que 55° com mais do que 50% de escorregamento. Progressão tem ocorrido mesmo na presença de uma artrodese aparentemente sólida. Nestas circunstâncias, redução com ou sem artrodese anterior suplementar pode aumentar as chances de consolidação. Vários autores relatam que a presença de cifose L5-S1 é prognóstica para o potencial de sucesso da artrodese póstero-lateral isolada.

Se a cifose for redutível, a artrodese póstero-lateral com o calção gessado está indicada. Para pacientes com espondilolistese Meyerding grau IV ou maior, com o ângulo de escorregamento maior que 45° e uma cifose rígida, o procedimento combinado com liberação anterior e artrodese com técnicas de redução posterior e artrodese tem demonstrado a obtenção de estabilidade em adolescentes mais velhos. Manutenção da redução pode ser obtida com a combinação de gesso e fixação interna.

Na década de 1990, o conceito de redução e fixação interna foi publicado com maior freqüência à medida que novos sistemas de fixação interna se tornaram disponíveis. Vantagens da fixação incluem: correção da deformidade, redução parcial ou completa e manutenção da redução. Fixação pedicular segmentar (L4-S1) tem a vantagem de corrigir tanto a cifose lombossacra como a translação de L5. Entretanto, a meta principal é a redução da cifose e a artrodese sólida, mais do que a correção do desvio de translação. Adolescentes mais velhos, que estão próximos da maturidade esquelética e que apresentam espondilolisteses graves (espondilolistese grau IV e cifose rígida maior do que 45°), podem ser beneficiados por estes novos métodos de redução, instrumentação e artrodese. Entretanto, estas técnicas de salvação estão associadas a uma série de complicações e devem ser realizadas somente por cirurgiões de coluna experientes. As complicações mais comuns são secundárias à colocação do parafuso pedicular, com lesões neurológicas motoras e sensitivas. Lesões neurológicas podem ocorrer também ao realizar reduções agressivas com gesso em hiperextensão ou com instrumentação que estira raízes lombares encurtadas. Além disso, herniação discal pode ocorrer com redução agressiva. Para evitar complicações associadas ao estiramento das raízes encurtadas devido à cifose L5-S1 de longa data, alguns autores têm preconizado vertebrectomia prévia à redução. Não obstante, complicações neurológicas são de alta incidência nestes procedimentos de salvação. Embora muitos dos déficits sejam temporários, danos definitivos têm sido publicados em séries de cirurgiões de coluna experientes.

## Seguimento a Longo Prazo

Ainda existem controvérsias quanto ao melhor tratamento para a espondilolistese, quando o escorregamento é maior do que 50%. A maioria das autoridades concorda que o tratamento cirúrgico está indicado quando o paciente é sintomático. Devido ao risco de progressão na criança imatura ou adolescente, muitos consideram tratamento cirúrgico no paciente assintomático. Enquanto artrodese sem redução do ângulo de escorregamento ou da translação tem sido de sucesso nos graus I e II, progressão após artrodese nos graus III e IV pode ser um problema. Redução com instrumental ou gesso tem sido sugerida, mas complicações importantes estão associadas a ela. O assunto, portanto, gira em torno de se os resultados da redução justificam seus riscos.

Desde 1990, vários autores tentam elucidar nas revisões a longo prazo os benefícios de grande número de pacientes tratados por diversas técnicas. Em uma publicação de 105 pacientes tratados com artrodese *in situ*, 39 com graus III ou IV de escorregamento (mais do que 50%) foram tratados com artrodese anterior e posterior *in situ*. Após oito anos de seguimento a progressão foi rara. Seus dados sugerem que escorregamentos graus III e IV podem ser tratados, com sucesso, sem redução ou instrumentação. Em outras séries, relatando os resultados de artrodese póstero-lateral sem redução em pacientes com escorregamento acima de 50%, a cifose lombossacra aumentou em 45% no seguimento. Outros autores têm comparado os resultados da artrodese *in situ*, com redução, artrodese e imobilização gessada. Nestas publicações os autores chegaram à conclusão que redução e artrodese resultaram em menor grau de progressão da deformidade no pós-operatório (sem danos neurológicos) em comparação com o grupo em que somente artrodese *in situ* foi realizada. No entanto, progressão adicional ocorreu em vários pacientes no grupo da redução e artrodese. Apesar disso, praticamente todos os pacientes estavam sem queixas lombares ou sem limitação das atividades no seguimento a longo prazo. Devido às preocupações quanto à progressão clínica e radiográfica da deformidade que pode ocorrer após a artrodese póstero-lateral e imobilização gessada, vários autores advogam que para escorregamentos sintomáticos graves, com deformidade cifótica significante, redução, artrodese e instrumentação estão indicadas.

A redução da espondilolistese e da cifose lombossacra com tração gradual seguida de artrodese anterior e posterior sem instrumentação tem sido publicada e observam-se 86% de bons resultados. Embora a redução completa da espondilolistese não tenha sido obtida, houve uma melhora significante na cifose lombossacra. A incidência de complicações foi alta e incluiu radiculopatias e pé caído. Outros têm publicado resultados com sucesso em adolescentes com escorregamentos graves após redução, instrumentação e artrodese. Lesões neurológicas menores, a maioria temporária, estão presentes em cada publicação. Escorregamentos grau V e alguns grau IV, com ângulos de escorregamento elevado (maior do que 45°), provavelmente teriam benefício pela utilização da instrumentação para manutenção da redução em associação artrodese anterior e posterior.

Quando formos decidir se reduzimos um escorregamento grau IV ou se realizamos a artrodese *in situ*, é importante avaliar as anormalidades da marcha que ocorrem longo tempo após artrodeses *in situ*. Estudo recente demonstrou que quatro de sete pacientes artrodesados *in situ* durante adolescência para espondilolisteses grau IV tinham uma marcha com tendência de posicionamento anterior do tronco e com aumento da flexão dos quadris. A posição residual de flexo dos joelhos não foi demonstrada. Com relação à estética, três acharam que suas costas tinham a mesma aparência do que seus parentes, mas quatro achavam que suas costas estavam piores. A conclusão dos autores foi de que os pacientes tinham um resultado estético aceitável em relação ao alinhamento do tronco, embora algum encurtamento tenha sido observado.

Concluindo, a avaliação e o tratamento da espondilolistese são um grande desafio, porém gratificante. O planejamento cuidadoso na seleção dos pacientes e na escolha da melhor técnica cirúrgica a ser usada é importante. Infelizmente, a incidência de complicações cirúrgicas, incluindo danos neurológicos definitivos, aumenta dramaticamente quando a redução é realizada nos casos mais graves de escorregamento. Por causa destes fatores, é aconselhável que estes pacientes sejam tratados por cirurgiões experimentados nestas técnicas.

Na época desta redação, os parafusos pediculares usados por via posterior nos elementos vertebrais não tinham sido liberados para uso desta maneira pela *Food and Drug Administration* — FDA. Estes são sistemas da classe III. Esta categoria inclui os parafusos transfacetários, dentro dos pedículos ou nas massas articulares laterais. Alguns dos parafusos para uso dentro do sacro foram aprovados como sistemas da classe II. Algumas companhias receberam permissão para uso dos sistemas classe III, ou seja, uso de parafusos pediculares lombares especificamente para suplementar artrodeses no tratamento das espondilolisteses graus III e IV, com a proposição de que estes sistemas sejam retirados uma vez obtida a consolidação da artrodese. Parafusos para uso anterior no corpo vertebral são sistemas classe II e podem ser usados nos corpos vertebrais. Muitos dos sistemas posteriores, que utilizam parafusos por via posterior, têm demonstrado ser eficazes em laboratório e podem ser usados em uma maneira não convencional se o médico sentir que é apropriado e importante para o tratamento do paciente. Como em toda cirurgia, autorização escrita e assinada deve ser dada pelo paciente, explicando-lhe o procedimento e por que uma técnica em particular foi escolhida, bem como seus riscos e benefícios. A questão autorização escrita e assinada pelo paciente deve constar da discussão sobre a condição de liberação dos sistemas de fixação pedicular pelo FDA e tem sido debatida em várias jurisdições. Nos casos de litígios na parte leste do distrito da Pensilvânia, esta necessidade adicional não tem sido imposta.

## Bibliografia Comentada

### Prevalência e Etiologia

Harada T, Ebara S, Anwar MM, et al. The lumbar spine in spastic diplegia: A radiographic study. J Bone Joint Surg, 75B:534-537, 1993.

Esta é uma amostra ao acaso (84 pacientes) de uma população de diplégicos espásticos. Quarenta e três pacientes tinham 19 anos ou menos e todos eram deambuladores. Seis dos 43 pacientes entre as idades de 10 e 19 anos de idade tinham espondilólise entre L5 e S1, uma prevalência de 14%. Uma correlação direta foi observada entre o aumento da lordose lombar e a espondilólise, sugerindo um microtrauma repetitivo pelas forças compressivas dos elementos posteriores.

Ogilvie JW, Sherman J. Spondylolisis in Scheuermann's disease. Spine, 12:251-253, 1987.

Defeitos espondilolíticos foram identificados em nove radiografias de 18 pacientes com doença de Scheuermann.

Stanitski CL, Stanitski DF, LaMont RL. Spondylolisthesis in myelomeningocele. J Pediatric Orthop, 14:586-591, 1994.

Trezentos e cinco pacientes com mielomeningocele foram reavaliados e encontrada uma incidência de espondilolistese assintomática em 6%. Daqueles com espondilolistese, a translação vertebral foi de 37%. A idade dos pacientes foi em média de 12,2 anos. Lordose lombar, cifose torácica, nível de envolvimento neurológico e a relação entre altura e peso corpóreo foram examinados para determinar se havia correlação com a incidência e o grau da espondilolistese. Correlação positiva foi encontrada para o aumento da lordose lombar e a incidência de espondilolistese, o mesmo com o aumento do peso corpóreo e a gravidade da espondilolistese. Mais importante ainda foi a correlação entre o nível funcional e a incidência de espondilolistese. Um aumento progressivo da prevalência de espondilolistese foi observado com o incremento do nível funcional (2% no nível L1-2, 16% no nível L5-S1). Somente 11% daqueles com escorregamento demonstraram progressão. Nenhum dos pacientes com nível de mielomeningocele torácica tinha espondilolistese.

## História Natural

Frennered AK, Danielson BI, Nachemson AL. Natural history of symptomatic isthmic low-grade spondylolisthesis in children and adolescents: A seven year follow-up study. J Pediatr Orthop,11:209-213, 1991.

Esta é uma análise retrospectiva de 47 pacientes até 16 anos de idade com espondilólise e espondilolistese. Ângulo de escorregamento, índice lombar, altura do disco lombossacro, inclinação sacral e lordose lombar foram medidos. No momento do diagnóstico, 31 dos 47 tinham dor nas costas ou ciática. Os demais eram assintomáticos. Não havia nenhuma alteração neurológica. Quarenta e seis dos 47 pacientes tinham escorregamento Meyerding grau II ou menos e um tinha um grau III. O seguimento foi em média de sete anos. No seguimento somente 4% apresentaram progressão do escorregamento (dois pacientes). Prognóstico favorável é esperado para os escorregamentos leves.

Schlenza D, Poussa M, Seitaslo S, et al. Intervertebral disc changes in adolescents with isthmic spondylolisthesis. J Spinal Disord, 4;344-352, 1991.

Vinte e sete pacientes operados devido à espondilolistese ístmica L5-S1 foram avaliados por radiografias simples (27 pacientes), discografia (23 pacientes) e RM (16 pacientes). A intenção foi tentar selecionar aqueles que eram candidatos preferencialmente ao reparo direto do defeito do *pars* do que à artrodese segmentária. A média do escorregamento de L5 foi de 33% +/-22%. Nas radiografias simples, 59% dos pacientes tinham diminuição do espaço discal L5-S1. Discografia foi realizada em L3, L4 e L5. Quatro dos nove (44%) discogramas em L3, 18 dos 22 (82%) discogramas em L4 e todos 11 (100%) discogramas em L5 foram anormais. Na avaliação pela RM dos 16 pacientes, um disco L3, nove discos L4 e todos os 16 discos L5 eram anormais. Os autores concluíram que estas informações são importantes para a decisão cirúrgica futura. Os autores reconheceram que esta é uma consideração mais teórica do que prática.

## Avaliação Radiológica

Lusins JO, Elting JJ, Cicoria AD et al. SPECT evaluation of lumbar spondylolysis and spondylolisthesis. Spine, 19:608-612, 1994.

Cinqüenta pacientes com dor lombar e espondilolistese foram avaliados usando-se o SPECT. O teste foi positivo nos casos agudos de espondilólise. SPECT também foi positivo quando havia espondilolistese, mas a captação aumentada foi notada na junção corpo-disco, sugerindo microfratura na placa vertebral terminal. À medida que o processo se estabiliza o SPECT se torna negativo.

Yamane T, Yoshida T, Mimatsu K. Early diagnosis of lumbar spondylolysis by MRI. J Bone Joint Surg, 75B:764-768, 1993.

Quando 79 pacientes (menores do que 19 anos de idade) com dor lombar baixa foram avaliados com radiografias simples, TC e RM, 44 tinham espondilólise. Os autores notaram que a área de hipocaptação no *pars interarticularis* estava presente nas imagens pesadas de RM em T1, anteriores à evidência nas radiografias simples ou no TC. Isso pode ser devido ao edema e à hemorragia. Os autores concluíram que a RM pode ser de utilidade no diagnóstico precoce.

## Tratamento e Seguimento a Longo Prazo

Bell DF, Ehrlich MG, Zaleske DJ. Brace treatment for symptomatic spondylolisthesis. Clin Orthop, 236:192-198, 1988.

Vinte e oito pacientes sintomáticos com espondilolistese graus I e II foram tratados com uma órtese antilordótica por um período médio de 25 meses. Tratamento com a órtese aliviou a dor em todos os pacientes e nenhuma progressão foi evidenciada no momento da retirada da órtese. Entretanto, continua sem comprovação se a órtese tem alguma influência na não progressão do escorregamento.

Boss N, Marchesi D, Zuber K et al. Treatment of severe spondylolisthesis by reduction and pedicular fixation: A 4-6 year follow up study. Spine, 18:1655-1661, 1993.

Dez pacientes (oito adolescentes ou adultos jovens) com espondilolistese grave, em média 78%, e um ângulo de escorregamento ao redor de 43° foram submetidos à redução, à fixação pedicular e à artrodese póstero-lateral. Quatro dos dez tinham espondiloptose e também foram submetidos à artrodese intersomática. Cinco dos seis submetidos a tratamento cirúrgico com artrodese póstero-lateral e instrumentação no mesmo ato perderam redução e desenvolveram pseudo-artrose e falha do implante. Todos os quatro pacientes submetidos à artrodese anterior e posterior tinham artrodeses sólidas sem perda da redução. Dois pacientes tiveram pés caídos temporariamente no pós-operatório. Finalmente, todos os pacientes tiveram alívio da dor. Estes dados sugerem que a artrodese anterior deve ser combinada com a posterior e com a instrumentação se a redução de espondilolisteses graves for realizada.

Bradford DS, Boachie-Adjei O. Treatment of severe spondylolisthesis by anterior and posterior reduction and stabilization. A long-term follow up study. J Bone Joint Surg, 72A:1060-1066, 1990.

Dezenove pacientes com espondilolistese grave (maior do que 75%) foram submetidos à artrodese póstero-lateral e ao procedimento de Gill, seguidos de uma redução gradativa por tração halo-esquelética e após artrodese anterior seguida de imobilização gessada. Quatorze dos 19 pacientes tinham 18 anos de idade ou menos. Dos 19 pacientes, seis tinham escorregamento grau IV e 13 grau V (espondiloptose). O ângulo de escorregamento reduziu de 71° no pré-operatório para 28° no seguimento, mas o percentual de escorregamento não se alterou. Pseudo-artrose ocorreu em quatro pacientes, síndrome da cauda eqüina em um e radiculopatia L5 em dois. O alinhamento sagital melhorou em 17 pacientes e a dor foi aliviada em todos, exceto um. O autor recomenda esta técnica somente para os casos graves de escorregamento.

Burkus JK, Lonstein JE, Winter RB, et al. Long-term evaluation of adolescent treated operatively for spondylolisthesis. A comparison of in situ arthrodesis and reduction followed by immobilization in a cast. J Bone Joint Surg, 74A:693-704, 1992.

Estes autores compararam os resultados de 18 adolescentes com artrodese póstero-lareral *in situ*, sem redução, com um outro grupo similar de 24 adolescentes com redução pela técnica gessada de Scaglietti. A redução com o gesso foi realizada cinco a 14 dias após a cirurgia. Todos os escorregamentos (de I a IV) estavam presentes em ambos os grupos. Nenhum problema neurológico ocorreu. O seguimento clínico variou de dois a 27 anos. Independente do grau de escorregamento, adolescentes tratados com redução e gesso tiveram menor evidência de progressão da deformidade do que aqueles tratados com artrodese sem redução. O índice de complicações foi idêntico em ambos os grupos. Na revisão clínica mais recente, 38 dos 42 não tinham nenhuma queixa de dor lombar ou restrição das atividades. Estes autores sugerem artrodese póstero-lateral *in situ* e redução, seguida de imobilização gessada para todos os graus de espondilolisteses no paciente esqueleticamente imaturo.

Frennered AK, Danielson BI, Nachenson AL, et al. Midterm follow-up of young patients fused in situ for spondylolisthesis. Spine, 16:409-416, 1991.

Estes autores seguiram 105 pacientes menores de 25 anos de idade por um período de oito anos e dois meses. Sessenta e seis tinham sido submetidos à artrodese póstero-lateral *in situ* isolada (escorregamentos menores do que 50%) e 39 pacientes tiveram artrodese combinada póstero-lateral e anterior (escorregamentos maiores do que 50%). A idade na época da cirurgia foi em média de 15,5 anos. Os pacientes com artrodese posterior isolada foram imobilizados em um colete tipo Boston: e aqueles com artrodese combinada foram imobilizados em calção gessado por três meses, seguido de um colete tipo Boston por mais três meses. Sessenta e quatro por cento tiveram remoção da lâmina que era solta, o que não teve nenhuma influência no resultado pós-operatório das dores ciáticas. A incidência de pseudo-artrose foi de 6%. Progressão pós-operatória foi rara e houve mínimas complicações. Estes autores relatam bons resultados em todos os graus de escorregamento após artrodese e efetiva imobilização sem a necessidade de instrumentação ou redução.

Hardcastle PH. Repair of spondylolysis in young fast bowlers. J Bone Joint Surg, 75B: 398-402, 1993.

Dez pacientes (média de 21 anos de idade) tinham dor persistente nas costas após tratamento conservador por defeitos do *pars* resultantes de atividades rápidas no jogo do críquete. Todos foram submetidos ao reparo direto do defeito com o uso de parafuso. Esta técnica foi descrita inicialmente por Burk em 1970 com 88% a 93% de sucesso. Todos os dez retornaram ao mesmo nível de esporte pré-cirúrgico sem dores. O seguimento mais longo foi de três anos e 11 meses. Seguimento mais longo é necessário para se saber se a cicatrização realmente ocorreu.

Hefti F, Seeling W, Morscher E. Repair of lumbar spondylolysis with a hook-screw. In Orthop, 16:81-85, 1992.

Trinta e três pacientes foram tratados com reparo direto do *pars interarticularis* espondilolítico por um novo sistema de parafuso-gancho, seguidos por pelo menos dois anos. Dos 16 pacientes menores do que 20 anos de idade, 14 tiveram resultado satisfatório com alívio da dor e 15 evoluíram para a cicatrização do defeito. Os autores recomendam o uso de RM para excluir patologia discal e, se presente, recomendam artrodese segmentar convencional (para o adulto). Os melhores resultados foram em pacientes abaixo dos 20 anos de idade.

Johnson GV, Thompson AG. The Scott wiring technique for direct repair of lumbar spondylolysis. J Bone Joint Surg, 74B:426-430, 1992.

Vinte e dois pacientes (que não tiveram sucesso com o tratamento conservador para espondilólise sintomática) foram submetidos ao reparo direto do defeito no *pars* pela técnica de aramagem de Scott modificada. A idade média na cirurgia foi de 15,5 anos. Todos os 19 pacientes abaixo da idade de 25 anos tiveram resultados excelentes, apesar da consolidação incompleta ou falha de consolidação em três. Devido à proximidade da raiz nervosa da borda inferior do processo transverso, os autores sugerem a passagem do arame por um furo na borda inferior do processo transverso, passando-o na direção cefálica e ao redor do processo espinhoso antes de apertá-lo. Os autores recomendam o uso de RM nos pacientes mais velhos para excluir degeneração discal.

O'Brien JP, Mehdian H, Jaffray D. Reduction of severe lumbosacral spondylolisthesis: A report of 22 cases with ten-year follow-up. Clin Orthop 1994;300:64-69.

Vinte e dois pacientes com espondilolistese grave (50%) foram tratados com descompressão posterior, artrodese póstero-lateral, tração halofemoral em hiperextensão, artrodese anterior com ou sem fixação com parafuso AO e calção gessado em hiperextensão. Dos 22, 18 eram adolescentes na época da cirurgia. Bons resultados foram obtidos em 19 pacientes, que tiveram um estilo de vida normal e um excelente resultado estético. Dois pacientes tiveram lesão neurológica definitiva.

Pizzutillo PD, Hummer CD III. Nonoperative treatment for painful adolescent spondylolysis or spondylolisthesis. J Pediat Orthop, 9:538-540, 1989.

Oitenta e dois pacientes adolescentes portadores de espondilólise ou espondilolistese sintomática foram tratados conservadoramente por um a 55 meses. O tratamento conservador incluiu repouso, tração, exercícios, órtese e gesso. O seguimento variou de um a 14 anos. Dos pacientes com escorregamento graus I ou II, 67% tiveram alívio da dor, mas somente 8% daqueles com escorregamentos graus III ou IV tiveram alívio da mesma. Vinte e cinco dos 82 pacientes, apesar de tudo, necessitaram cirurgia para o tratamento da dor. Embora o tratamento conservador das espondilolisteses menores possa seguramente aliviar a dor, o tratamento cirúrgico é mais adequado para os escorregamentos dolorosos graus III e IV.

Saib RM, Pettine KA. Modified repair of a defect in spondylolysis or minimal spondylolisthesis by pedicle screw, segmental wire fixation, and bone grafting. Spine, 18:440-443, 1993.

Estes autores descrevem uma técnica usando um parafuso para a ancoragem proximal do arame usado para a fixação do enxerto do ilíaco ao redor do defeito do *pars*. Esta técnica evita a passagem do arame ao redor do processo transverso. O paciente foi imobilizado com órtese tipo TLSO e a consolidação ocorreu.

Schwend RM, Waters PM, Hey LA, et al. Treatment of severe spondylolisthesis in children by reduction and L4-S1 posterior segmental hyperextension fixation. J Pediatr Orthop, 12:703-711, 1992.

Vinte crianças (média de idade de 14 anos) com espondilolistese grave, média 76%, tiveram redução e estabilização posterior com a técnica de Luque e haste retangular, com artrodese póstero-lateral. A gravidade do escorregamento diminuiu em 55%. Todos os pacientes com artrodeses sólidas obtiveram melhora em seis meses sem progressão da deformidade no seguimento a 43 meses. Todos tiveram melhora estética. Complicações neurológicas foram sete neuropatias L5 ou S1 temporária e um déficit residual permanente de L5.

Seitsalo S. Operative and conservative treatment of moderate spondylolisthesis in young patients. J Bone Joint Surg, 72B:908-913, 1990.

Este estudo compara os resultados do tratamento cirúrgico e conservador em 149 pacientes jovens com espondilolistese moderada (30% ou menos). Setenta e sete foram tratados com artrodese (posterior ou póstero-lateral) e 72 conservadoramente. O seguimento clínico variou em 13,3 anos. Na avaliação final, não houve diferença significante na progressão do escorregamento entre os dois grupos, embora os resultados clínicos fossem levemente superiores naqueles tratados cirurgicamente. Os autores concluíram que espondilolisteses moderadas em adolescentes normalmente têm um curso benigno. Parece que estabilização espontânea ocorre como resultado da degeneração do disco no nível escorregado.

Seitsalo O, Osterman K, Havarinen H, et al. Severe spondylolisthesis in children and adolescents: A long-term review of fusion in situ. J Bone Joint Surg, 72B:259-265, 1990.

Oitenta e sete crianças e adolescentes com espondilolistese maiores do que 50% (média 76% de escorregamento) foram tratados com artrodese póstero-lateral (30 pacientes), artrodese posterior (54 pacientes) ou artrodese anterior (três pacientes). A média de idade na cirurgia foi de 14,8 anos; o seguimento foi em média de 14 anos. Somente 2% de aumento no escorregamento ocorreu após a cirurgia. Entretanto, 45% dos pacientes tiveram aumento da cifose (aumento do ângulo de rotação sagital) após a cirurgia. No seguimento, 77 dos 82 pacientes estavam subjetivamente melhores. Os autores concordam que a artrodese posterior não consegue prevenir a progressão de espondilolisteses graves e que a redução cirúrgica da cifose de L5 pode ser indicada nestes casos.

Seitsalo S., Osterman K, Hyvarinen H, et al. Progression of spondylolisthesis in children and adolescents: A long-term follow-up of 272 patients. Spine, 16:417-421, 1991.

Duzentos e setenta e duas crianças e adolescentes sintomáticos com espondilolistese foram diagnosticados com uma média de idade de 14,3 anos. Oitenta e duas (33%) foram tratadas sem cirurgia. Cento e noventa (66%) foram tratados com artrodese vertebral para estabilização (posterior *in situ* em 112, póstero-lateral em 65 e anterior em três). Naqueles tratados cirurgicamente não foi tentada nenhuma redução e 34 tiveram laminectomias concomitantes. O seguimento foi em média de 14,8 anos (de cinco a 32 anos). Esta série grande, com seguimento tão longo, mostrou que a tendência para progressão do escorregamento (se eles foram tratados com ou sem cirurgia) aumentou significantemente quando o escorregamento era maior do que 20% no momento do diagnóstico. Mais do que 10% de aumento no escorregamento ocorreu em 62 pacientes (não houve diferença estatística entre o tratamento cirúrgico e conservador). Para aqueles tratados cirurgicamente, esta progressão ocorreu comumente dentro de primeiro ano de pós-operatório. A única variável radiológica com valor preditivo da progressão foi o percentual do escorregamento primário.

Shelokov A, Haideri N, Roach J. Residual gait abnormalities in surgically treated spondylolisthesis. Spine, 18:2201-2205, 1993.

Sete pacientes adolescentes, com espondilolistese grau IV, foram estudados com análise de marcha 10,5 anos após artrodese *in situ*, com sucesso. Quatro tinham uma leve e persistente anteriorização do tronco com aumento da flexão do quadril. Flexão residual dos joelhos não pôde ser demonstrada. Com relação à estética, três pacientes notaram que suas colunas eram semelhantes às de seus parentes, e quatro acharam que suas colunas pareciam pior. Os autores concluíram que os sete pacientes tiveram bons resultados estéticos com relação ao alinhamento do tronco, embora tenham notado algum encurtamento do mesmo.

# 17
# Coluna Cervical Pediátrica

## Introdução

Uma variedade de condições nas crianças está associada com anormalidades significativas da coluna cervical, conduzindo a conseqüências funcionais, neurológicas e cosméticas. Embora utilizando uma ampla classificação das etiologias dessas condições (tais como congênita, do desenvolvimento, inflamatória, ou de causa traumática), uma considerável sobreposição às vezes ocorre. Por exemplo, subluxação rotatória pode resultar de processos traumáticos ou inflamatórios. Instabilidade atlantoaxial secundária à hipoplasia do odontóide em um paciente com displasia óssea é considerada do desenvolvimento, embora as anormalidades condroósseas, com certeza, estejam presentes desde o nascimento. Não considerando essas dificuldades com a classificação, é importante reconhecer a notável diferença entre a coluna cervical pediátrica e a do adulto.

Um entendimento do desenvolvimento anatômico da coluna cervical é essencial para diferenciar acuradamente as variantes normais das anormais e evitar investigações e tratamentos desnecessários. Este conhecimento deve incluir a localização do aparecimento do centro primário e secundário de ossificação, bem como o tempo de fechamento das numerosas sincondroses do atlas, áxis e vértebras cervicais inferiores. As variantes radiográficas normais e fisiológicas da criança também devem ser reconhecidas. Essas incluem ausência da lordose cervical, aparente alargamento anterior na criança secundário à imatura ossificação, pseudo-subluxação de C2 sob C3, o intervalo normal do atlas e o processo odontóide de 4 a 5mm. A ossificação imatura, o aumento da frouxidão ligamentar da criança e a orientação mais horizontal das facetas cervicais superiores (30° a 35°) em comparação com os adultos (75° a 80°) permitem maiores graus de translação na flexão e extensão.

## Síndrome de Klippel-Feil

Síndrome de Klippel-Feil é uma falha congênita da segmentação de duas ou mais vértebras cervicais. A forma clássica inclui um pescoço curto, baixa implantação do couro cabeludo e limitação na movimentação na coluna cervical. Esta tríade é vista em menos da metade dos indivíduos que têm a sinostose cervical. A síndrome de Klippel-Feil está associada com um número de outras doenças ortopédicas ou não ortopédicas, incluindo a deformidade de Sprengel, escoliose, doença cardíaca congênita, anormalidades urogenitais e déficit condutivo ou neural da audição. Na criança com sinostose cervical, estudos apropriados devem ser feitos para diagnosticar anormalidades concomitantes.

A sinostose congênita da região cervical pode levar ao aumento da movimentação e concentrar estresse nos segmentos vertebrais livres adjacentes. Em um estudo de pacientes com a síndrome de Klippel-Feil, nos quais a cinemática da mobilidade da coluna cervical foi avaliada em comparação com um grupo-controle normal, os investigadores encontraram significativo aumento nos movimentos de cada segmento livre da coluna cervical superior. O aumento no movimento por segmento pode levar a uma degeneração do disco, dor no pescoço, instabilidade segmentar e, também, compressão medular aguda ou crônica. A compressão medular e a instabilidade, quando não relatadas diretamente ao trauma agudo, geralmente não se desenvolvem até a maturidade destes pacientes.

Três tipos de sinostose congênita cervical com potencial para comprometimento neurológico foram identificados. O primeiro é a ocipitalização de C1 combinada com a fusão C2-C3. O segundo é a sinostose subaxial de vários níveis combinada com a junção occipitocervical anormal. O terceiro é o segmento livre e móvel entre duas seções longas de fusões das vértebras cervicais. Sintomas e sinais neurológicos podem incluir radiculopatias, mielopatias ou quadriplegia. Pacientes com instabilidade devida à excessiva mobilidade dos segmentos abertos têm indicação para artrodese posterior.

Além dos defeitos segmentares óbvios, vários relatos recentes têm documentado um aumento na incidência de subluxação, espondilólise, hérnia de disco e anormalidades cerebrais ou intra-espinhais nos pacientes com síndrome de Klippel-Feil avaliados com mielotomografia computadorizada (CT) ou ressonância nuclear magnética (RNM). Dos 24 pacientes estudados em uma série, sete apresentavam anormalidades cerebrais e na medula espi-

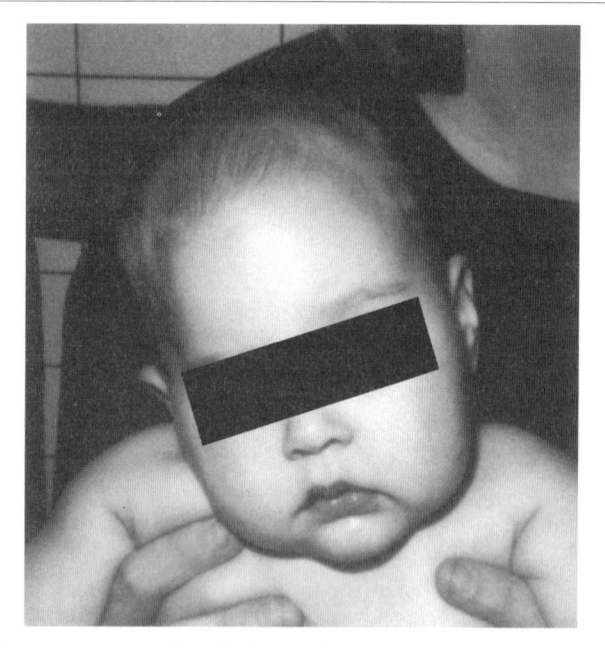

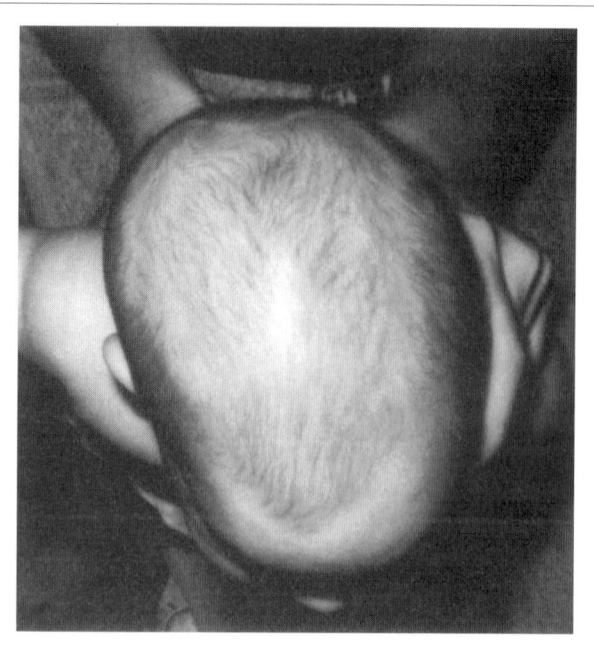

Fig. 17.1 — **Esquerda e direita:** Um lactente com quatro meses de idade com torcicolo e plagiocefalia.

nhal, incluindo displasia da medula cervical, diastematomielia e malformações de Arnold-Chiari tipo I. Espondilólise e hérnia discal cervical foram identificadas em 42%. Em outra série de 20 pacientes pediátricos avaliados por ressonância nuclear magnética, 25% tinham subluxação maior do que 5mm; 25% tinham estenose de 9mm ou menos e 12% tinham anormalidades medulares (diplomielia e hidromielia com malformação de Arnold-Chiari tipo I). Portanto, a etiologia do déficit neurológico nos pacientes com a síndrome de Klippel-Feil é potencialmente multifatorial e não necessariamente ligada a anormalidades na mobilidade segmentar ou degeneração discal. A possibilidade de estenose ou anormalidades intra-espinhais deve ser considerada.

## Displasia Cervical Familiar

Dos 12 membros de uma família de três gerações, nove apresentavam anormalidades do atlas e seis tinham anormalidades do áxis. Quatro pacientes tinham hipermobilidade da articulação atlantoccipital associada. Dois pacientes eram sintomáticos. O modo de transmissão nesta família foi autossômico dominante com penetrância completa e expressividade variável.

## Torcicolo Muscular Congênito

O termo torcicolo é usado para definir aquelas deformidades da cabeça e pescoço que consistem numa combinação de inclinação da cabeça e rotação anormal. Se considerarmos todos os grupos pediátricos na apresentação inicial, o diagnóstico diferencial de torcicolo é amplo, incluindo o típico torcicolo muscular congênito e o torcicolo secundário às malformações ósseas, inflamação, oftalmológicos, neurológicos e neoplasias.

O torcicolo muscular congênito é mais comumente descoberto nos primeiros dois meses de vida, é indolor e está associado com uma contratura do músculo esternocleidomastoideo. Uma massa fibrosa (pseudotumor) é freqüentemente palpável na substância do esternocleidomastóideo no lado do torcicolo. Este pseudotumor desaparece com o tempo. Classicamente, a causa do torcicolo é atribuída a uma lesão durante o nascimento com hemorragia intramuscular no músculo esternocleidomastóideo. A hemorragia ou hematoma organiza-se, então, resultando em uma contratura fibrosa do músculo.

Recentemente, outra teoria com relação à etiologia do torcicolo muscular foi proposta. Um grupo de investigadores usou a ressonância nuclear magnética (RNM) para estudar 10 pacientes com torcicolo muscular congênito entre as idades de quatro semanas e cinco anos. Nove dos 10 pacientes tinham quatro a 12 semanas de idade no período da imagem. Todo o músculo envolvido exibia um sinal anormal. Num paciente mais velho (cinco anos de idade), o sinal produzido foi consistente com atrofia e fibrose de todo o músculo. Esses achados foram similares àqueles vistos na síndrome compartimental do antebraço e perna. Estudos com injeções e medidas da pressão foram obtidos no período da liberação bipolar do músculo esternocleidomastoideo em três pacientes. Este músculo e sua bainha representaram verdadeiramente um discreto compartimento. Portanto, esses autores têm postulado que o torcicolo muscular congênito resulta de uma síndrome compartimental intra-uterina.

Se a contratura do esternocleidomastoideo persiste, ocorre uma deformação na face e no crânio nos primeiros anos de vida (Fig. 17.1). Esta plagiocefalia é, provavelmente, o resultado da posição pronada de dormir com o achatamento da face e da cabeça. Vinte por cento das crianças com torcicolo muscular congênito apresentam displasia do quadril. Todas as crianças com torcicolo muscular congênito devem ser cuidadosamente examinadas para afastar anormalidades nos quadris.

Com o tratamento correto, o prognóstico é excelente em crianças com torcicolo muscular congênito, com a maioria se resolvendo até os 12 meses de idade. Durante o primeiro ano de vida, exercícios de alongamento do esternocleidomastoideo combinam rotação do queixo para o mesmo ombro e inclinação da cabeça em direção ao lado contralateral. Para os casos resistentes, geralmente na criança maior do que um ano de idade, o uso de uma órtese feita sob medida segurando a face e a cabeça na posição correta pode ser eficaz. Ocasionalmente, ela é combinada com o uso de um molde especialmente desenhado pelos cirurgiões plásticos na tentativa de remodelar a significativa plagiocefalia. Aquelas crianças que têm uma inclinação persistente da cabeça e uma significativa plagiocefalia aos dois anos de idade tendem a persistir com a deformidade na vida adulta. Então, os 5% a 10% das crianças que não tiveram uma resolução satisfatória de seu torcicolo e plagiocefalia devem ter tratamento cirúrgico do músculo esternocleidomastoideo contraturado antes dos três anos de idade.

O tratamento cirúrgico é feito por meio de uma liberação unipolar do esternocleidomastoideo logo acima da clavícula ou utilizando-se uma liberação bipolar, sendo proximal no processo mastóideo e distal na clavícula. A incisão cirúrgica deve ser transversa e 1cm acima da clavícula, para evitar uma cicatriz indesejável. Uma revisão recente de 55 pacientes foi apresentada, na qual a liberação bipolar do músculo esternocleidomastoideo foi usada para tratar uma deformidade resistente. A taxa de recorrência foi de 2% e 50% apresentaram uma melhora satisfatória da plagiocefalia. Na revisão final, 48 dos 55 pacientes não apresentavam enfraquecimento funcional ou alteração cosmética. Nesta cirurgia são necessários cuidados para evitar lesão do nervo auricular, localizado abaixo do processo mastóideo, do nervo espinhal acessório na porção média do músculo, das veias jugular anterior e externa, da bainha da carótida e dos vasos carotídeos.

Autores enfatizavam a adição do alongamento "em Z" da porção esternal do músculo esternocleidomastoideo, combinado à liberação bipolar. Eles sugeriram que o alongamento em Z mantém a forma "em V" do contorno do pescoço, resultando numa melhor aparência cosmética quando comparado com a simples liberação bipolar.

A contratura do esternoclidomastóideo é associada com anormalidades vertebrais. As radiografias podem ser inicialmente interpretadas como normais na coluna imatura. Numa série recente, abrangendo quatro pacientes com associação de contratura do esternocleidomastoideo e anormalidades vertebrais, houve recidiva do torcicolo após a liberação cirúrgica ter sido considerada um sucesso.

## Torcicolo Paroxístico Benigno da Infância

O torcicolo paroxístico benigno é caracterizado por periódicos episódicos de torcicolo, geralmente alternando o lado afetado. Este quadro é um processo autolimitado, de etiologia desconhecida, que apresenta-se na infância e resolve-se entre os dois anos de idade.

Algumas vezes ele está associado com ataxia, vômitos, irritabilidade ou sonolência. Não há tratamento conhecido para esta patologia.

## Subluxação Rotatória

A subluxação rotatória atlantoaxial é uma causa incomum de torcicolo, ocorre nas crianças após quadros de infecções no pescoço ou na faringe (síndrome de Grisel), cirurgias na faringe ou trauma. Um aumento na elasticidade dos ligamentos alar e transverso, seguindo um processo inflamatório ou um evento traumático, é a etiologia presumida. A rotação normal da articulação atlantoaxial torna-se fixa em posição de rotação e subluxação. As crianças apresentam-se com torcicolo e limitação na amplitude do movimento do pescoço, com ou sem dor.

As radiografias são difíceis de interpretar por causa da inclinação e da rotação da cabeça. A documentação radiográfica é mais bem obtida através da tomografia computadorizada dinâmica com a cabeça rodada ao máximo para um e outro lado. Este estudo demonstrará a perda da rotação normal da primeira e segunda vértebras cervicais, as quais se movem como uma unidade e não independentemente.

O tratamento permanece controverso. Com base num estudo retrospectivo de 23 crianças tratadas para a subluxação rotatória atlantoaxial, as recomendações para o tratamento são dependentes do tempo de duração do torcicolo prévio ao tratamento. Pacientes com menos de uma semana podem ser tratados, com sucesso, através da imobilização do pescoço com um colar cervical macio e repouso

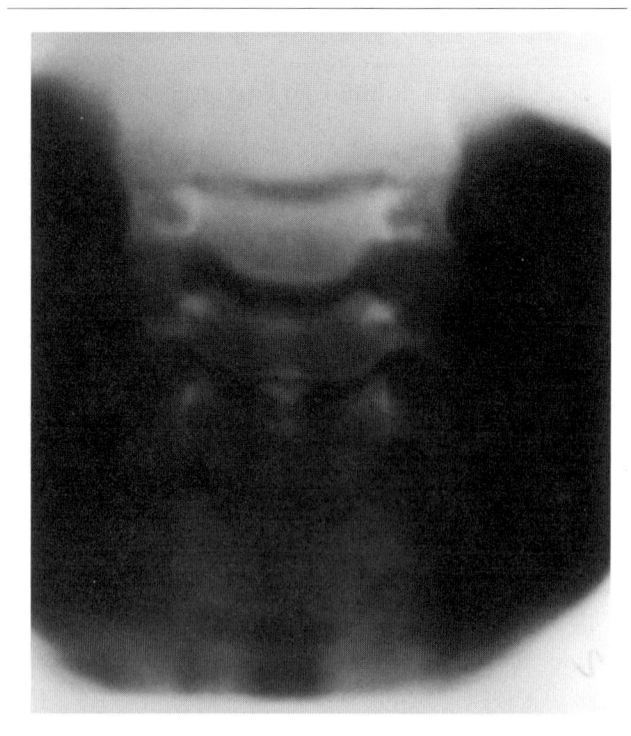

**Fig. 17.2** — Menina com 13 anos de idade com uma calcificação do disco cervical.

por uma semana. Aqueles pacientes em que os sintomas persistem por mais de uma semana e menos de um mês ou aqueles que falham em responder ao regime do colar cervical e repouso no leito requerem hospitalização e tração. A tração pode ser aplicada por meio da presilha da cabeça ou de um halo cervical nos casos resistentes. Caso a redução seja alcançada, alguma forma de imobilização cervical deve ser usada por um período de quatro a seis semanas para prevenir a recorrência. A redução é raramente alcançada se a subluxação rotatória está presente por mais de um mês. Quando não há resolução do torcicolo, artrodese posterior nível C1-C2 pode ser considerada.

## Calcificação do Disco Cervical

A calcificação do disco cervical é uma doença incomum na infância. Ela é caracterizada por uma calcificação do núcleo pulposo de um ou mais discos intervertebrais, afetando mais freqüentemente a coluna cervical do que a coluna torácica (Fig. 17.2). A incidência desta doença não é conhecida, pois muitos pacientes são assintomáticos. Sintomas, quando ocorrem, incluem dor, espasmos musculares, diminuição da amplitude de movimento e febre. Elevação das taxas de hemossedimentação e da contagem de células brancas é observada em alguns pacientes. A protrusão do disco é identificada em mais de um terço dos pacientes, embora os sintomas e sinais neurológicos estejam, em geral, ausentes.

A doença é autolimitada, com eventual reabsorção da calcificação. O tratamento consiste num colar cervical macio e uso de antiinflamatórios. A resolução dos sintomas ocorre em dois terços das crianças em até três semanas, e em 95% no período máximo de seis meses. Ocasionalmente a calcificação do disco herniará, resultando numa mielopatia compressiva. Nessas circunstâncias, estará indicada a descompressão cervical anterior e a artrodese.

## Osteocondrodisplasias

Muitas formas de nanismo estão associadas com anormalidades significativas da coluna cervical. Pacientes com essas osteocondrodisplasias hereditárias freqüentemente apresentam queixas iniciais ou condições não relacionadas ao pescoço. Não obstante, durante o curso de uma avaliação abrangente, são encontradas anormalidades potencialmente graves na coluna cervical. Para as displasias ósseas, é útil classificar esses problemas em três tipos regionais: *forame magnum*, articulação atlantoaxial ou coluna cervical inferior. Por exemplo, pacientes com acondroplasia têm uma alta incidência de estenose do *forame magnum*. A instabilidade atlantoaxial é freqüentemente observada em displasias espondiloepifisárias, pseudo-acondroplasia, condrodisplasia *punctata*, displasia de Kneist, displasia metatrófica, displasia condrometafisária, displasia de Morquio-Brailsford. Finalmente, a cifose cervical grave é encontrada em displasia diastrófica e na síndrome de Larsen.

Crianças com acondroplasia podem desenvolver compressão da medula cervical durante os primeiros dois a três anos de vida, secundária à estenose do *forame magnum*. Acondroplasia é uma alteração da ossificação endocondral e, portanto, o *forame magnum* pode estar estenótico no nascimento porque seu crescimento é também resultado da ossificação endocondral. A estenose do *forame magnum* na coluna cervical superior pode resultar em quadriplegia, hipertonia, hipotonia, atraso no desenvolvimento, apnéia do sono ou comprometimento respiratório. Além de um exame clínico cuidadoso, é recomendado que lactentes com acondroplasia que não estão crescendo e desenvolvendo-se como o esperado para sua condição sejam avaliados com ressonância nuclear magnética do bulbo neural durante os primeiros seis meses de vida. O potencial evocado somatossensorial e o estudo da apnéia do sono são também indicados para muitos pacientes. Para a criança acondroplásica com evidência de compressão medular cervical estará indicada uma descompressão do *forame magnum* e plastia da dura realizada pelo neurocirurgião. Artrodese não é ne-

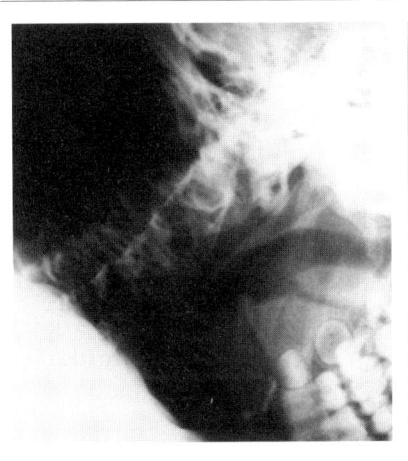

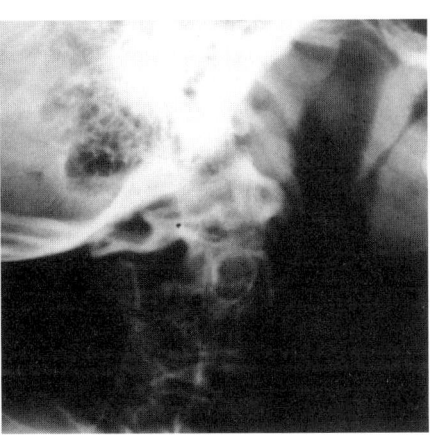

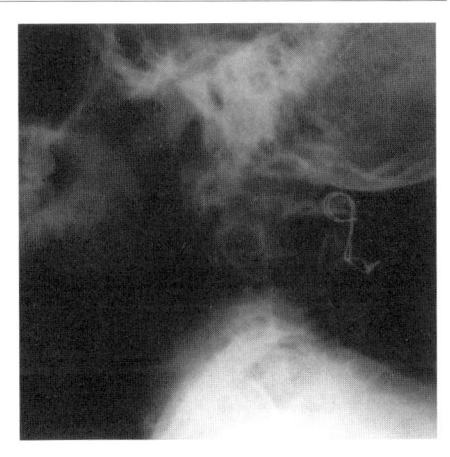

**Fig. 17.3** — Criança com 12 anos de idade com displasia congênita espondiloepifisária e instabilidade em flexão de C1/C2. **Esquerda**, em flexão. **Central**, em extensão. **Direita**, reduzida e artrodesada – em extensão.

cessária. Em uma série de 15 pacientes submetidos a este procedimento, houve melhora nas queixas neurológicas e respiratórias em todos.

Instabilidade atlantoaxial freqüentemente ocorre em muitas condições de nanismo, incluindo displasia espondiloepifisária, pseudo-acondroplasia, condrodisplasia *punctata*, displasia metatrófica, displasia de Kneist, condrodisplasia metafisária, com mais elevada incidência ocorrendo na doença de Morquio-Brailsford. A característica comum para a maioria destas doenças é a anormalidade do desenvolvimento do processo odontóide e vários graus de frouxidão ligamentar. Hipoplasia e aplasia do odontóide e os *odontoideum* também foram descritos. A instabilidade pode ser em flexão, extensão ou em ambas, determinada pela radiografia lateral em flexão e extensão. Embora a avaliação das medidas padrão do intervalo atlas-processo odontóide e o espaço disponível para a medula nas radiografias laterais serem benéficos, a ressonância nuclear magnética obtida em flexão e extensão é o exame mais útil para o diagnóstico.

Pacientes com instabilidade atlantoaxial podem estar assintomáticos ou apresentar sinais e sintomas de uma mielopatia. Apesar de extremamente rara, a insuficiência da artéria vertebral também foi relatada em pacientes com instabilidade grave. Na maioria das alterações, as anormalidades neurológicas são secundárias à própria instabilidade. Entretanto, na doença de Morquio, a gravidade da compressão da medula espinhal é determinada pelo espessamento dos tecidos moles extradurais anteriores. Em um estudo recente, abrangendo 13 pacientes com a doença de Morquio, avaliados por mielotomografia computadorizada, o grau de envolvimento da medula espinhal foi correlacionado com as anormalidades dos tecidos moles e não com a magnitude da instabilidade atlantoaxial. Todos os pacientes apresentavam hipoplasia do odontóide.

O tratamento da instabilidade atlantoaxial é a fusão posterior do atlas e áxis (Fig. 17.3). Se a instabilidade em extensão está presente associada à hipoplasia do odontóide, deve-se cuidar no momento da cirurgia para não hiper-reduzir C1 e C2 com qualquer das técnicas de fios posteriores. A fixação interna não é necessária em crianças e excelentes resultados são alcançados com o uso de uma imobilização tipo halo. Freqüentemente, a sincondrose posterior de C1 estará bastante ampla nesses pacientes com displasia óssea. Esta sincondrose pode requerer extensão da fusão até o osso occipital a fim de alcançar uma artrodese satisfatória.

Na displasia diastrófica relata-se uma cifose cervical grave, secundária a um alargamento anterior do terceiro ou quarto corpo vertebral e a frouxidão ligamentar. Em uma revisão de 101 pacientes na Finlândia, mais de um terço apresentava cifose cervical de vários graus. Deformidade grave foi relatada até em crianças muito novas. Esses pacientes apresentam um alto risco para compressão medular resultando em quadriplegia. Muitos pacientes diastróficos terão alargamento das vértebras cervicais mediais, sem instabilidade nas radiografias laterais em flexão. Quando neurologicamente normais deverão ser observados. Quando instabilidade é diagnosticada, ressonância nuclear magnética em flexoextensão será útil para documentar a presença ou a ausência da compressão medular. A estabilização cirúrgica é indicada para os pacientes com sintomas e sinais de mielopatia ou para aqueles com cifose, instabilidade e evidências de compressão medular na ressonância nuclear magnética, mesmo se assintomáticos na apresentação.

## Síndrome de Down (Trissomia 21)

A instabilidade cervical superior é um problema reconhecido na criança com trissomia 21. Vinte por cento dos indivíduos com trissomia 21 têm uma variação nos graus da instabilidade C1/C2. Esta instabilidade é secundária a uma frouxidão do ligamento transverso do intervalo atlas-processo odontóide. Todavia, num estudo recente de 78 crianças com síndrome de Down as anormalidades ósseas da coluna cervical superior foram identificadas em 48 pacientes, e 39 tinham evidências radiográficas de instabilidade atlantoaxial. Um estudo longitudinal de 141 pacientes neste mesmo centro encontrou somente mudanças menores (1mm a 1,5mm) no intervalo atlas-processo odontóide, com o decorrer do tempo, em 130 pacientes (92%). Onze pacientes (8%) desenvolveram aumento na instabilidade com mudanças documentadas de 2 a 4mm. Crianças com mais de 7mm de instabilidade C1-C2 são consideradas de alto risco para desenvolver instabilidade atlantoaxial sintomática. Além do aumento da incidência da instabilidade atlantoaxial na síndrome de Down, existe um aumento potencial bem conhecido para uma instabilidade atlantooccipital. Num estudo de 64 crianças com síndrome de Down, 43 demonstraram aumento superior a 4mm da subluxação posterior da articulação atlantooccipital. Vinte e um por cento destes pacientes tinham concomitante instabilidade atlantoaxial superior a 5mm.

Há muitos anos, crianças com síndrome de Down estão integradas em programas de olimpíadas especiais. Cada estado tem seus próprios regulamentos para a participação destas crianças nas olimpíadas para excepcionais. Programas tradicionais exigem exames prévios dessas crianças para permitir que elas participem desses eventos esportivos. Tipicamente, radiografias laterais em flexoextensão da coluna cervical são obtidas. A necessidade da rotina de uma série de radiografias foi recentemente questionada por pediatras com base na história segura destes eventos. Do ponto de vista dos cirurgiões ortopédicos, crianças com graus moderados de instabilidade (mais de 7mm) devem ser seguidas de perto para avaliar a progressão da instabilidade utilizando-se exames radiográficos periódicos. Certamente, crianças com sinais de compressão neurológica não devem ser liberadas para participar dos eventos atléticos e fortes considerações devem ser dadas quanto à estabilização cirúrgica.

A criança com instabilidade sintomática entre C1 e C2 deve ser tratada com uma artrodese posterior C1/C2. Embora ainda sujeita a controvérsias, a opinião da maioria das autoridades é que qualquer instabilidade de C1/C2 maior do que 10mm deve ser estabilizada com artrodese posterior C1/C2. Uma subluxação fixa de C1 sob C2 não deve ser reduzida, mas sim artrodesada *in situ*.

Fusão posterior C1/C2 na criança com síndrome de Down está associada com altas taxas de complicações, inclusive infecções, reabsorção do enxerto ósseo e lesão neurológica intra-operatória da medula espinhal. Em uma revisão recente de 10 pacientes com síndrome de Down que necessitaram artrodese posterior da coluna cervical, complicações do procedimento foram identificadas em todos os 10 pacientes. Artrodese posterior C1/C2 na criança com síndrome de Down deve ser abordada com muito cuidado, e os pais devem ser totalmente informados das complicações potenciais antes do procedimento.

## Deformidade após Descompressão

Instabilidade e deformidade da coluna cervical são complicações reconhecidas da descompressão da coluna cervical nas crianças em crescimento, particularmente se a descompressão distal ao áxis é necessária. Excessiva lordose, cifose ou frouxidão têm também sido relatadas na literatura ortopédica. Dos 20 pacientes mielodisplásicos estudados, 19 desenvolveram instabilidade da coluna cervical após a craniotomia suboccipital e uma descompressão cervical de malformação de Arnold-Chiari tipo 2. Translação excessiva (4mm) ocorreu entre a 2ª e a 3ª vértebras cervicais. Uma angulação média de 17° ocorreu entre a 3ª e a 4ª vértebras cervicais.

Deformidade da coluna cervical, seguindo descompressão, foi documentada em 46 dos 89 pacientes (53%) revisados em outra série. Trinta e três desenvolveram uma cifose cervical (média, 30°) e 13 tinham hiperlordose (média, 62°) da coluna cervical, a última foi correlacionada com os pacientes mais jovens (quatro anos) na época da descompressão.

Existe claramente a necessidade de monitorização cuidadosa dessas crianças após a descompressão cervical. Órteses profiláticas e laminotomia osteoplástica com reconstrução do arco posterior são propostas na tentativa de prevenir instabilidade ou deformidade. Até agora os resultados dessas técnicas não foram relatados. Caso a instabilidade e/ou deformidade ocorra, a estabilização cirúrgica, com uma artrodese anterior, é geralmente necessária.

## Trauma

Há várias características da coluna cervical em crianças que a distingue da coluna cervical do adulto. Os tecidos moles nas crianças são muito mais elásticos do que nos adultos, portanto, nos traumas pode haver deslocamento maior da coluna na infância do que é possível nos adultos.

Isto resulta numa maior incidência de lesões da medula espinhal sem anormalidades radiográficas. A orientação das facetas cervicais superiores (C2/C4) muda de uma inclinação horizontal de 30° a 35° na criança para uma inclinação vertical de 75° a 80° nos adolescentes. Maior desvio ou translação é permitido com uma orientação horizontal mais pronunciada. Uma característica adicional das crianças mais jovens de oito anos de idade é que o fulcro para flexão ocorre em C2/C3 como conseqüência do maior tamanho da cabeça em relação ao pescoço. Após a idade de oito anos o fulcro de flexão é similar ao padrão do adulto ao redor de C5/C6. Esses fatores resultam em uma maior incidência de lesões na coluna cervical da criança quando comparada com a do adulto. Um centro recentemente relatou os resultados de uma revisão retrospectiva de 143 crianças e adolescentes com lesão da coluna cervical. Crianças mais jovens do que 11 anos de idade, geralmente vítimas de quedas, tiveram uma alta incidência de lesões na porção cervical superior e uma maior mortalidade secundária às lesões da medula em comparação com as de 11 a 15 anos de idade. Este último grupo tinha uma alta incidência de lesões na coluna cervical inferior e lesões mais freqüentes durante os esportes ou eventos recreativos.

Outro centro relatou os resultados do tratamento conservador das lesões da coluna cervical em 24 crianças. Reduções foram alcançadas por tração tipo Crutchfield ou Gardner-Wells, seguidas pela imobilização externa com uma taxa de sucesso de 95%, embora 14% desenvolvessem uma deformidade cifótica entre 5° e 24°. Quarenta e três por cento desses pacientes com lesões neurológicas recuperaram as funções.

Finalmente o pré-adolescente que sofre uma lesão na medula cervical tem uma alta probabilidade de desenvolver uma escoliose ou cifose anormal que necessitará de tratamento cirúrgico. Após a adolescência a probabilidade de desenvolver uma deformidade espinhal sintomática como resultado de uma lesão da medula espinhal cervical é extremamente rara.

## Técnica Cirúrgica e Resultados

Apesar das altas taxas de complicações relatadas para pacientes com síndrome de Down, os resultados da fusão posterior da coluna cervical em crianças e adolescentes são, em geral, excelentes. Os elementos comuns nas séries apresentadas incluem o uso de uma broca de alta velocidade para decorticação, o uso independente de enxerto ósseo autógeno da crista ilíaca e a imobilização pós-operatória, em geral colete gessado ou halo craniano. Fixação interna é geralmente mínima. Deve-se cuidar durante a cirurgia para expor somente aqueles segmentos pretendidos para a artrodese, por causa da extensão da área de fusão que é relatada em mais de 30% dos pacientes revisados.

Tração com halo é utilizada há tempos para a correção gradual das deformidades graves da coluna. O uso de um halogesso combinado com a técnica de destração de Ilizarov para correção das deformidades graves da coluna cervical foi eficaz em seis pacientes estudados (três dos quais eram crianças).

## Resumo

A coluna cervical nas crianças tem certas características que diferem daquelas dos adultos, inclusive maiores graus de elasticidade dos tecidos moles e diferenças anatômicas com respeito à orientação da faceta articular e do fulcro do movimento. Uma variedade de problemas secundários aos distúrbios do crescimento, desenvolvimento, inflamação e trauma está associada com instabilidade ou deformidade da coluna cervical na criança. Procedimentos neurocirúrgicos para descompressão da medula ou ressecção de tumores da medula espinhal na criança em crescimento estão associados com seqüelas estruturais ao longo do tempo. O reconhecimento precoce das anormalidades ou das condições associadas a problemas potenciais que envolvem a coluna cervical é essencial a fim de evitar ou minimizar as consequências da deformidade ou da instabilidade ao longo do tempo na população pediátrica.

## Bibliografia Comentada

### Síndrome de Klippel-Feil

Hall JE, Simmons ED, Danylchuk K, et al. Instability of the cervical spine and neujrological involvement in Klippel-Feil syndrome: A case report. J Bone Joint Surg, 71A: 460-462, 1990.

Esta é uma revisão de caso sobre um adolescente com síndrome de Klippel-Feil que apresentava sintomas neurológicos intermitentes. Os achados neurológicos em pacientes com compressão medular secundária à sinostose congênita da cervical são apresentados e recomendações para o diagnóstico são discutidas.

Pizzutillo PD, Woods M, Nicholson L, et al. Risk factors in Klippel-Feil syndrome. Spine , 2110-2116, 1994.

Avaliação cinemática de radiografias da coluna cervical foi realizada em 111 pacientes com síndrome de Klippel-Feil. Aumento na mobilidade no segmento móvel foi notado na coluna cervical superior.

Ritterbusch JF, McGinty LD, Spar J, et al. Magnetic resonance imaging for stenosis and subluxation in Klippel-Feil syndrome. Spine, 16 (suppl 10): S539-S541, 1991.

Vinte pacientes com síndrome de Klippel-Feil foram avaliados por ressonância nuclear magnética (RNM) e radiografias laterais em flexoextensão. Subluxação, medindo mais do que 5mm, foi encontrada em 25% e estenose, medindo menos do que 9mm, foi encontrada em 25%. Três pacientes (12%) tinham anormalidades medulares.

Ulmer JL, Elster AD, Ginsberg LE, et al. Klippel-Feil syndrome: CT and MR of acquired and congenital abnormalities of cervical spine and cord. J Comput Assist Tomrgr, 17:215-224, 1993.

Estudos com a RNM e TC foram revistos em 24 pacientes com síndrome de Klippel-Feil. Espondilólise e hérnia discal foram vistas em dez. Defeitos congênitos da medula e do cérebro, inclusive disrafismo, diastematomielia e malformações de Chiari I, foram observados em sete pacientes.

## Displasia Cervical Familiar

Saltzman CL, Hensinger RN, Blane CE, et al. Familial cervical dysplasia. J Bone Joint Surg, 73A:163-171, 1991.

Neste estudo, nove dos 12 membros de uma família de 3ª geração tinham uma forma hereditária de displasia da vértebra cervical. As pessoas afetadas tinham anormalidades da primeira vértebra cervical. Alguns também tinham defeitos do áxis e caudal a ele. O modo de transmissão da desordem é autossômico dominante, com completa penetrância e expressividade variável.

## Torcicolo Muscular Congênito

Brougham DI, Cole WG, Dickens DR, et al. Torticollis due to a combination of sternomastoid contracture and congenital vertebral anomalies. J Bone JointSurg, 71B:404-407, 1989.

Quatro pacientes com contratura do esternocleidomastoideo combinada com torcicolo secundário a anormalidades congênitas vertebrais são revistos. O médico deve estar atento para essas condições e deve também compreender que radiografias da coluna muito imatura não descobrem anormalidades ósseas.

Davis JR, Wenger DR, Mubarak SJ. Congenital muscular torticollis: Sequela of intrauterine or perinatal compartment syndrome. J Pediatr Orthop, 13:141-147, 1993.

Dez pacientes com torcicolo muscular congênito foram estudados por RNM e foram encontradas mudanças envolvendo o músculo todo compatível com a síndrome compartimental prévia. As medidas da pressão obtidas na cirurgia em três pacientes confirmaram o potencial deste músculo e sua bainha a uma verdadeira síndrome compartimental.

Wirth CJ, Hagena FW, Wuelker N, et al. Biterminal tenotomy for the treatment of congenital muscular torticollis. J Bone Joint Surg, 74A:427-434, 1992.

Esses autores recomendaram que a liberação biterminal seja executada nas idades de três a cinco anos em todos os pacientes que não respondem ao tratamento conservador para o torcicolo muscular congênito.

## Torcicolo Paroxístico Benigno da Infância

Bratt HD, Menelaus MB. Benign paroxysmal torticollis of infancy. J Bone Joint Surg, 74B:449-451, 1992.

Torcicolo paroxístico benigno da infância é uma condição autolimitada ocorrendo durante a infância. Ele resolve-se entre os dois a três anos de idade. Episódios periódicos de torcicolo podem alternar aleatoriamente de lado para lado e podem estar associados com outros sintomas. A etiologia não é conhecida e nenhum tratamento é efetivo.

## Subluxação Rotatória

Phillips WA, Hensinger RN. The management of rotatory atlanto-axial subluxation in children. J Bone Joint Surg, 71A:664-668, 1989.

Estes autores apresentam um protocolo de conduta da subluxação atlantoaxial na criança, baseado na duração do torcicolo prévio ao tratamento. Subluxação com duração menor do que uma semana pode ser tratada com imobilização do pescoço com um colar macio e repouso por uma semana. Aqueles com sintomas com duração superior a uma semana ou que falharam em responder ao colar macio e repouso no leito necessitaram hospitalização e tração por até três semanas. Caso a resolução do torcicolo não ocorra e o paciente permaneça sintomático, artrodese posterior C1-C2 deve ser considerada.

## Calcificação do Disco Cervical

Girodias JB, Azouz EM, Marton D. Intervertebral disk space calcification: A report of 51 children with a review of the literature. Pediatr Radiol, 21:541-546, 1991.

Dados de 51 crianças com calcificação do disco intervertebral são apresentados. Regressão das calcificações foi vista em 33 (66%), persistência ou progressão em 21 (39%) e herniação discal em 21 (39%).

Mohanty S, Sutter B, Mokry M, et al. Herniation of calcified cervical intervertebral disk in children. Surg Neurol, 38:407-410, 1992.

Dois pacientes com calcificação do disco cervical tiveram uma rápida deterioração neurológica e necessitaram de uma urgente discectomia anterior e artrodese com subseqüente recuperação.

Wong CC, Pereira B, Pho RW. Cervical disck calcification in children: A long-term revieew. Spine, 17:139-144, 1992.

Quatro pacientes foram apresentados, três dos quais tinham seguimento maior do que 10 anos. Em geral, a regressão da calcificação foi notada, mas o persistente achatamento leve do corpo vertebral adjacente e a perda da lordose foram constatados em dois pacientes.

## Osteocondrodisplasias

Aryanpur J, Hurko O, Francomano C, et al. Craniocervical decompresion for cervicomedullary compression in pediatric patients with achondroplasia. J Neurosurg, 73:375-382, 1990.

Anormalidades ósseas congênitas associadas à acondroplasia incluem a estenose do *forame magnum* e do canal da coluna cervical superior. Em pacientes pediátricos acondroplásicos, a estenose pode levar à compressão cervicomedular com sérias seqüelas, incluindo paresias, hipertonia, atraso motor e comprometimento respiratório. Os autores apresentam os resultados de 15 crianças com acondroplasia tratadas para uma compressão cervicomedular através da descompressão craniocervical e plastia da dura. Nessa série, esse tratamento provou ser seguro e eficaz para os pacientes jovens acondroplásicos com compressão cevicomedular.

Hecht JT, Horton WA, Reid CS, et al. Growth of the foramen magnum in achoondroplasia. Am J Med Genet, 32:528-535, 1991.

Desenvolvimento do *foramem magnum* na acondroplasia é caracterizado pela marcada diminuição do crescimento, resultando não somente do crescimento endocondral anormal, mas também da colocação anormal e fusão prematura das sincondroses.

Krecak J, Starshak RJ. Cervical kyphosis in diastrophic dwarfism: CT and MR findings. Pediatr Radiol, 17:321-322, 1987.

Os autores discutem os resultados de uma criança com três anos de idade com nanismo diastrófico e fraqueza do tronco e da extremidade superior. Compressão medular foi documentada com a RNM.

Nelson FW, Hecht JT, Horton WA, et al. Neurologic basis of respiratory complications in achondroplasia. Ann Neurol, 24:89-93, 1988.

Uma avaliação de 32 indivíduos com acondroplasia revelou que 28% tinham uma história de apnéia e 22% tinham anormalidades respiratórias na polissonografia. O estudo sugeriu que a compressão do bulbo neural foi comum na acondroplasia e esta desordem poderia ocasionar uma função respiratória anormal, inclusive a apnéia obstrutiva, apnéia central e hipoxemia.

Poussa M, Merikanto J, Ryoppy S, et al. The spine in diatrophic dysplasia. Spine, 16:881-887, 1991.

Em um revisão de 101 pacientes com displasia diastrófica, um terço dos pacientes tinha cifose cervical. No caso mais grave, a cifose levou à quadriplegia durante a anestesia.

Reid CS, Pyeritz RE, Kopits SE, et al. Cervicomedullary compression in yuoung patients with achondroplasia: Value of comprehensive neurologic and respiratory evaluation. J Pediatr, 110:522-530, 1987.

Um estudo prospectivo de 26 pacientes com acondroplasia revelou anormalidades respiratórias em 85% dessas crianças. A maioria dos problemas respiratórios foi causada por um problema primário no sistema pulmonar, tais como uma caixa torácica pequena e obstrução das vias aéreas. Em três pacientes, os problemas respiratórios somente poderiam ser explicados pela compressão cervicomedular. Em todos os pacientes, os problemas respiratórios foram aliviados pela cirurgia descompressiva.

Stevens JM, Kendall BE, Crockard HÁ, et al. The odontoid process in Morqui-Brailsford's disease: The effects of occipitocervical fusion. J Bone Joint Surg, 73B:851-858, 1991.

Alta definição das mielografias computadorizadas da coluna cervical foi realizada em flexão e extensão em 13 pacientes. A displasia do odontóide estava presente em todos os casos. A instabilidade atlantoaxial era discreta. Grave compressão medular da coluna, quando presente, foi causada pelo espessamento dos tecidos moles extradurais anteriores. Esta compressão não foi aliviada pela flexão e extensão do pescoço e manifestou-se precocemente na vida. Fusão posterior occipitocervical resultou no desaparecimento do espessamento dos tecidos moles e na normalização do desenvolvimento do processo odontóide.

## Trissomia 21 (Síndrome de Down)

American Academy of Pediatrics Committee on Sports Medicine and Fitness: Atlantoaxial instability in Down syndrome: Subject review. Pediatrics, 96:151-154, 1995.

Davidson RG. Atlantoxial instability in individuals with Down syndrome: A fresh look at the evidence. Pediatrics, 81:857-865, 1988.

Nesta revisão de uma criança com síndrome de Down, houve pouco suporte para a hipótese de que a instabilidade é o fator predisponente para luxação. O estudo sugere que existe a necessidade de um estudo cuidadoso da instabilidade da coluna cervical em crianças com síndrome de Down.

Gabriel KR, Mason DE, Carango P. Occipito-atlantal translation in Down's syndrome. Spine, 15:997-1002, 1990.

Este estudo apresenta uma análise retrospectiva de 102 radiografias laterais em flexão e extensão da coluna cervical de 73 pacientes com a síndrome de Down. A translação normal occipito-C1 não deve ser maior do que 1mm. Somente 29% dos pacientes apresentaram translação anteroposterior menor do que 1mm. Os dados dos autores sugerem que a prevalência e magnitude da instabilidade atlantooccipital na síndrome de Down são maiores do que as previamente estimadas.

Pueschel SM, Scola FH, Tupper TB, et al. Skeletal anomalies of the upper cervical spine in children with Down syndrome. J Pediatr Orthop, 10:607-611, 1991.

Este estudo apresentou uma incidência significativamente maior de anormalidades cervicais em crianças com síndrome de Down comparada a crianças normais com mesma idade e mesmo sexo. Além disso, crianças com síndrome de Down portadoras da instabilidade atlantoaxial tinham um aumento na freqüência de anormalidades da coluna cervical quando comparadas com um grupo de crianças do mesmo sexo e mesma idade com esta alteração cromossômica que não tinham a instabilidade atlantoaxial.

Pueschel SM, Scola FH, Pezzullo JC. A longitudinal study of atlanto-dens relationships in asymptomatic individuals with Down syndrome. Pediatrics, 89:1194-1198, 1991.

Cento e quarenta e um pacientes com síndrome de Down foram estudados em relação à instabilidade atlantoaxial. Cento e trinta pacientes (92%) desenvolveram mudanças menores medindo de 1,0mm a 1,5mm, enquanto 11 pacientes (8%) desenvolveram mudanças nas medidas do atlas-processo odontóide de 2,0mm a 4,0mm ao longo do tempo.

Segal LS, Drummond DS, Zanotti RM, et al. Complications of posterior arthrodesis of the cervical spine in patients who have Down syndrome. J Bone Joint Surg, 73A:1547-1554, 1991.

São apresentados dez pacientes com síndrome de Down que tiveram artrodese posterior da coluna cervical. Complicações relacionadas à operação ocorreram em todos os pacientes. Estas incluem infecções, deiscência de sutura, redução incompleta da articulação atlantoaxial, instabilidade do segmento adjacente móvel, seqüela neurológica, reabsorção do enxerto ósseo autógeno e morte no período pós-operatório. Os autores recomendam tratamento não cirúrgico para os pacientes que têm síndrome de Down e instabilidade atlantoaxial sem sinais e sintomas neurológicos. Se a gravidade dos sintomas necessitar uma artrodese posterior, uma alta taxa de complicações deve ser antecipada.

Tredwell SJ, Newman DE, Lockitch G. Instability of the upper cervical spine in Down syndrome. J Pediatr Orthop, 10:602-606, 1990.

A frouxidão ligamentar generalizada da coluna cervical na síndrome de Down permite uma instabilidade multidirecional. Este estudo demonstra que a instabilidade no nível da atlanto-occipital é comum e deve ser considerada e bem documentada para a instabilidade no nível atlantoaxial. Instabilidade rotatória pode também existir e deve ser examinada. O tratamento para esses pacientes deve depender mais da quantidade de espaço disponível para a medula espinhal do que do valor absoluto do deslocamento.

## Deformidade após Descompressão

Aronson DD, Kahn RH, Canady A, et al. Instability of the cervical spine after dcompression in patients who have Arnold Chiari malformation. J Bone Joint Surg, 73A:898-906, 1991.

Estabilidade da coluna cervical foi estudada em dois grupos de crianças que tinham mielomeningocele. Um grupo foi constituído de 20 crianças com uma malformação tipo II de Arnold-Chiari em quem a craniotomia suboccipital e a lamincetomia cervical foram feitas para descompressão do tubo neural. Dos 20 pacientes, 19 tinham instabilidade no pós-operatório avaliada por radiografias laterais em flexoextensão. A instabilidade foi notada entre C2-C3. O segundo grupo foi constituído por 20 crianças que tinham mielomeningocele, mas não tinham tido cirurgia para descompressão. Este grupo de pacientes não desenvolveu instabilidade da coluna cervical.

Bell DF, Walker JL, O'Connor G, et al. Spinal deformity after multiple-level cervical laminectomy in children. Spine, 19:406-411, 1994.

Oitenta e nove pacientes com uma média de seguimento radiográfico de 5,1 anos foram revisados. Deformidade significativa pós-laminectomia desenvolveu-se em 47 pacientes (53%), dos quais 33 apresentavam uma cifose média de 30° e 13, uma hiperlordose média de 62°. O desenvolvimento da hiperlordose (deformidade em pescoço de cisne) foi fortemente correlacionado com um tempo pós-operatório de quatro anos. A alta freqüência de deformidade após níveis múltiplos de laminectomia cervical demonstra a necessidade de uma cuidadosa monitorização desses pacientes, mesmo quando as facetas articulares são preservadas

## Trauma

Bhatnagar M, Sponseller PD, Carrol C IV, et al. Pediatric atlantoaxial instability presenting as cerebral and cerebellar infarcts. J Pediatr Orthop, 11:103-107, 1991.

Achados neurológicos de instabilidade atlantoaxial em pediatria têm incluído mais comumentemente sinais de compressão na medula com hipertonia ou hipotonia em tetraplégicos. Entretanto, os sintomas dos pacientes foram mais consistentes com infartos no cerebelo e lobos occipitoparietais, correlacionados angiograficamente com estreitamento da artéria vertebral no nível do áxis e subseqüente baixo fluxo para o cerebelo posterior. Após estabilização e fusão da coluna cervical, os pacientes permaneceram com a função neurológica normal e persistiram livres dos sintomas aos dois anos de seguimento.

Birney TJ, Hanley EN Jr. Traumatic cervical spine injuries in childhood and adolescence. Spine, 14:1277-1282, 1989.

Sessenta e uma crianças e adolescentes com lesão da coluna cervical tratadas dentro de um período de 10 anos estavam disponíveis para a revisão. A variação de idade foi do recém-nascido aos 17 anos. Análises dos tipos de lesões revelaram quatro grupos com incidências similares. Subluxação rotatória atlantoaxial, fratura e luxação da coluna cervical, lesão da coluna inferior (baixa) e lesão na medula espinhal sem anormalidades radiográficas. Quarenta e quatro por cento dos pacientes incorreram em lesões neurológicas. Exceto nos pacientes com completo déficit neurológico, o prognóstico dessas lesões é bom.

De Beer JD, Hoffman EB, Kieck CF. Traumatic atlantoaxial subluxation in children. J Pediatr Orthop, 10:397-400, 1990.

Quatro pacientes com subluxação traumática C1-C2 foram relatados, três dos quais foram tratados não cirurgicamente e um cirurgicamente. Todos tinham resultados satisfatórios. Dois apresentavam neurológico temporário.

Evans DL, Bethem D. Cervical spine injuries in children. J Pediatr Orthop, 9:563-568, 1989.

Foram revistos 20 traumas consecutivos de lesão da coluna cervical. Lesões associadas ocorreram em 38% e lesões neurológicas em 29%. Quarenta e três por cento das lesões neurológicas recuperaram. Tratamento conservador obteve sucesso em 95%, entretanto 14% desenvolveram deformidade cifótica tardia. Abordagem anterior é inadequada e ocasionou déficit neurológico em três dos 16 pacientes. Claramente a laminectomia não se mostrou benéfica. Artrodese posterior com amarria interespinhosa e enxerto ósseo autógeno foi um método confiável.

McGrory BJ, Klassen RA, Chao EY, et al. Acute fractures and dislocations of the cervical spine in children and adolescents. J Bone Joint Surg, 75 A: 988-995, 1993.

Cento e quarenta e três crianças com lesão da coluna cervical foram revistas. Crianças menores de 11 anos de idade mais comumente apresentaram lesões decorrentes de trauma, a lesão foi mais localizada em coluna cervical alta e tiveram uma maior incidência de mortalidade decorrentes da lesão da medula espinhal.

## Técnicas Cirúrgicas e Resultados

Graziano GP, Herzenberg JE, Hensiger RN. The Halo-Ilizarov distraction cast for correction of cervical deformity: Report of sis cases. J Bone Joint Surg, 75 A: 996-1003, 1993.

Seis pacientes, três crianças, foram corrigidas gradualmente de uma deformidade cervical grave utilizando um halo conectado a um aparelho gessado com componentes do fixador de Ilizarov.

Letts M, Slutsky D. Occipitocervical arthrodesis in children. J Bone Joint Surg, 72 A: 1166-1170, 1990.

Os autores apresentam uma técnica para artrodese occipto-cervical que utiliza amarrias do processo espinhoso e imobilização com halo no pós-operatório. Foi um método seguro e efetivo em sete pacientes tratados.

McGrory BJ, Klassen RA. Arthrodesis of cervical spine for fractures and dislocations in children and adolescents. J Bone Joint Surg, 76 A: 16061616, 1994.

Quarenta e dois pacientes que foram submetidos a uma artrodese para instabilidade da coluna cervical devido à trauma foram acompanhados clinicamente por um período mínimo de sete anos. A idade dos pacientes na época do trauma foi de um ano e 11 meses a 15 anos e 11 meses. A artrodese de coluna para fraturas e luxações da coluna cervical pode ser acompanhada com segurança, com um resultado clínico aceitável, um baixo índice de complicações e morbidade mínima após um longo período de seguimento. Dor, condição neurológica e função não mudam acentuadamente, mas a morbidade pode descrescer com um seguimento mais longo.

Smith MD, Phillips WA, Hensiger RN. Fusion of the upper cervical spine in children and adolescents: An analysis of 17 patients. Spine, 16: 695-701, 1991.

Foram revisados 17 pacientes imaturos esqueleticamente submetidos a artrodese cervical posterior de C1-C2 ou C1-C3. Etiologias incluídas foram: "os *odontoideum*", subluxação rotatória fixa, subluxação atlantoaxial, pseudo-artrose do odontóide e da fratura do enforcado. Os autores concluíram que, em geral, artrodese posterior da coluna cervical alta foi confiável, segura e previsível, mas cuidado deve ser tomado ao indicar a artrodese posterior para pacientes com compressão medular, luxação fixa e hiperelasticidade constitucional.

# III
# Extremidade Inferior

**Editores**
**W. Timothy Ward**
**Deborah Stanitski**

# 18
# Escorregamento Epifisário da Cabeça Femoral (Epifisiólise)

## Descrição

O Escorregamento Epifisário da Cabeça Femoral (EECF) é uma alteração da normalidade em que a epífise desloca-se posteriormente em relação ao colo femoral. Esta afecção, que ocorre na adolescência, pode levar à osteoartrose na vida adulta ou pode apresentar complicações como a condrólise ou a necrose avascular da cabeça femoral no adolescente. Os princípios importantes que norteiam seu tratamento devem ser compreendidos para minimizar as complicações.

## Epidemiologia

A prevalência do EECF tem grande variação geográfica. A ocorrência de 0,2/100.000 é relatada na região leste do Japão, enquanto as taxas americanas relatadas variam de 2,13/100.000 no sudoeste até 10,08/100.000 em Connecticut, com risco para a população de meninos entre 10 e 17 anos e de meninas entre oito e 15 anos de idade. A razão para esta aparente diferença regional não é conhecida. O EECF é, aproximadamente, duas vezes mais comum no sexo masculino do que no feminino. A média de idade do aparecimento da doença é de 14 anos nos meninos e de 12 anos nas meninas. A população negra é mais comumente afetada do que a branca ou amarela, mas em contraste com achados na literatura antiga, evidências recentes sugerem que os resultados do tratamento sejam comparáveis e que a incidência de complicações não é mais alta em negros do que em brancos. Não há diferenças definitivas no envolvimento em relação ao meio ambiente. A maioria das crianças com EECF é obesa. Metade dos pacientes tem peso maior do que 95% das crianças de seu grupo etário. Excluindo os raros casos de descolamentos agudos desencadeados por trauma intenso, a criança geralmente não reconhece um evento traumático específico. O acometimento bilateral foi recentemente relatado como sendo de 37% para os escorregamentos sintomáticos. No entanto, se escorregamentos assintomáticos (observados incidentalmente no seguimento radiográfico) forem incluídos, a prevalência pode ser bem mais alta. Quase todos os pacientes que desenvolvem o escorregamento contralateral após o diagnóstico inicial, apresentam-no dentro de um intervalo de 18 meses.

## Achados Clínicos

O início dos sintomas pode ser agudo ou insidioso durante muitos meses. A dor aguda no quadril ou tipicamente na região inguinal está associada com escorregamento epifisário grave que ocorre agudamente. Uma duração maior dos sintomas, particularmente a dor irradiada para a porção medial da coxa ou do joelho, pode estar associada com escorregamento epifisário de intensidade variável, de leve à grave. Sistemas clínicos tradicionais de classificação dividem o EECF em agudos (sintomas por menos de três semanas), crônicos (sintomas por mais de três semanas) ou crônicos agudizados (exacerbação recente da dor sobre sintomas crônicos). Uma classificação recentemente introduzida subdivide os EECF, valorizando a diferenciação entre estáveis e instáveis. Um escorregamento estável é aquele no qual movimentos suaves do quadril não resultam em movimentos independentes da cabeça femoral em relação ao colo, quando observados à fluoroscopia. Clinicamente, a criança é capaz de andar e suportar a força peso, embora se utilize de muletas. Os sinais radiográficos de cronicidade (formação de calo na periferia da fise) estarão tipicamente presentes nos quadris estáveis. No escorregamento instável existe movimento independente da cabeça femoral em relação ao colo, visualizado à fluoroscopia (intensificador de imagens), quando o quadril é suavemente movido em rotações, principalmente a interna. Clinicamente, a criança sente dores tão intensas que a deambulação é impossível, mesmo com auxílio de muletas. Os sinais radiográficos de cronicidade estarão ausentes se o processo patológico for de curta duração, mas podem estar presentes nos casos em que ocorre a agudização dolorosa sobre um processo que cronicamente vinha apresentando sinais e sintomas da afecção. Esta mais recente classificação é particularmente útil na determinação do prognóstico, especificamente em relação à osteonecrose, que é a mais destrutiva das complicações.

A dor é localizada na face anterior do quadril, na região inguinal ou na região medial da coxa e joelho. Se o escorregamento é agudo, abrupto e resulta de um deslocamento grave, a criança sentirá dor intensa e será incapaz de deambular. Quando a dor não é intensa, é comum que a família espere várias semanas ou meses até procurar o

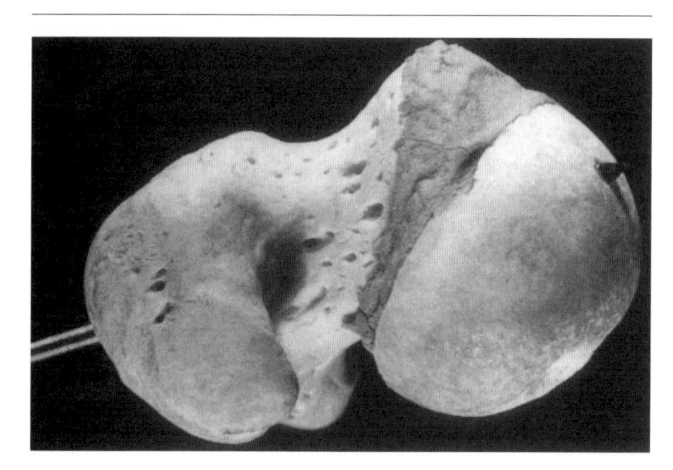

**Fig. 18.1** — Modelo de um escorregamento relativamente grave da epífise proximal do fêmur, visto de uma posição cranial, demonstrando o deslocamento puramente posterior. (Reproduzido com permissão de Nguyen D, Morrissy RT: Slipped capital femoral epiphysis: Rationale for the technique of percutaneous in situ fixation. J Pediatr Orthop, 10:341-346,1990.)

primeiro atendimento médico. O exame físico demonstra tipicamente uma criança obesa que anda com claudicação antálgica moderada e com o membro inferior em rotação externa. Movimentos inesperados em rotação interna do quadril acarretarão aumento das dores. Com freqüência, a gravidade do escorregamento está relacionada com uma rotação externa obrigatória, durante a flexão passiva do quadril.

## Estudos por Imagem

As radiografias nas projeções anteroposterior (AP) e lateral são as mais importantes visualizações para o diagnóstico e tratamento. Na projeção AP, a evidência radiográfica mais precoce (pré-deslizamento) é caracterizada por um pequeno alargamento e borramento irregular da fise. Quando o escorregamento é leve, a altura da porção central da epífise pode estar levemente diminuída, comparando-a com o lado contralateral não afetado. Normalmente, uma linha traçada tangenciando a porção superior do colo femoral (na projeção em AP) deve cortar uma porção lateral da cabeça femoral. Na maioria dos casos, mesmo nos escorregamentos menores, esta linha (linha de Klein) passará mais lateralmente na epífise capital femoral. O sinal de radioluscência metafisária na radiografia em AP é descrito como uma área em forma de "crescente", com densidade aumentada, contornando a metáfise adjacente à placa epifisária. Esta linha representa a borda epifisária escorregada para posterior em relação ao colo. A radiografia na projeção lateral fornece informações mais úteis e é mandatória quando existe a suspeita de EECF, porque mostra a posição posterior da cabeça femoral escorregada.

A verdadeira posição da epífise escorregada, como foi demonstrado, é posterior ao colo femoral e não inferior, como inicialmente se acreditava (Fig. 18.1). A posição aparentemente inferior e em varo da epífise proximal é explicada pelo fenômeno óptico de paralaxe, e radiograficamente é formada por uma posição sobreposta do colo femoral com a epífise capital, localizada posteriormente. Escorregamentos recentes não mostrarão qualquer evidência de formação de calo ou outros sinais de remodelação. Escorregamentos de longa duração, comumente referidos como crônicos, mostrarão formação de calo na junção ínfero-medial da cabeça com o colo; a formação deste calo é mais bem vista na projeção radiográfica lateral. O canto superior proximal da junção cabeça-colo irá também apresentar a formação do calo e uma conformação arredondada nos escorregamentos crônicos.

A gravidade do escorregamento pode ser classificada de acordo com vários métodos, os quais são baseados na quantidade do deslocamento epifisário (absoluta ou percentual) ou na medida angular do EECF com relação tanto ao colo quanto à diáfise (Fig. 18.2).

Estas classificações dividem os escorregamentos nas categorias leves, moderados e graves, dependendo da quantidade escorregada da cabeça. Será tipicamente um escorregamento leve se a epífise estiver deslocada menos do que um terço da largura do colo ou se o ângulo epifísio-diafisário for menor do que 30°; será moderado quando o deslocamento for maior que um terço até metade da largura do colo ou se o ângulo epifísio-diafisário estiver entre 30° e 50°; e será grave se a epífise sofrer deslocamento maior do que a metade da largura do colo ou se o ângulo for maior do que 50°. O sistema de classificação pelo ângulo epifísio-diafisário é o mais comumente empregado. O escorregamento epifisário da cabeça femoral (EECF) pode ser também avaliado usando-se a tomografia computadorizada (TC), que propicia maior acurácia. Não obstante, o uso rotineiro da TC, tanto para o diagnóstico quanto para o tratamento, não é necessário nem recomendado. A tomografia computadorizada (TC), com reconstrução tridimensional, pode fornecer ajuda apreciável no planejamento de osteotomias complexas nas situações de salvamento articular. A cintilografia óssea pode demonstrar um aumento da captação na placa de crescimento, mas não é de maior valor do que um bom exame físico ou radiografias convencionais.

## Fisiopatologia

A epífise capital femoral situa-se posteriormente em relação ao colo. Existe evidência histológica de sinovite articular no quadril, inclusive com infiltração de células

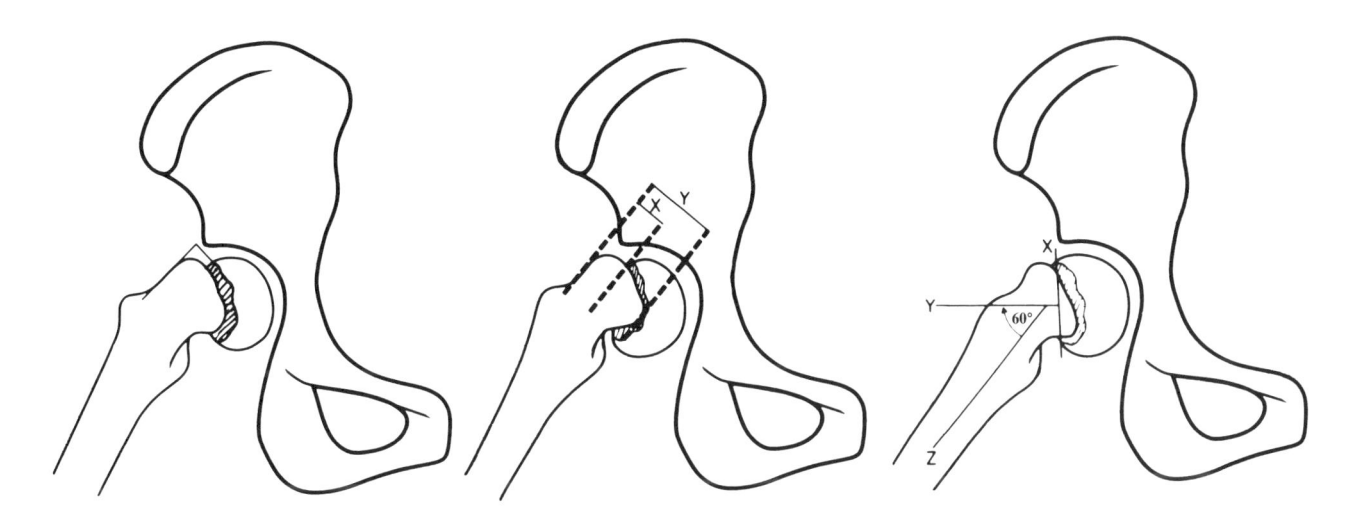

**Fig.18.2** — Representações esquemáticas das mensurações da gravidade do escorregamento na radiografia lateral (posição de rã). **Esquerda**, deslocamento epifisário absoluto. **Centro**, percentual do deslocamento epifisário. **Direita**, ângulo epifísio-diafisário na projeção lateral. (Reproduzido com a permissão de Cohen MS, Gelberman RH, Griffin PP, et al.: Slipped capital femoral epiphysis: Assessment of epiphyseal displacement and angulation. J Pediatr Orthop, 6:259-264 ,1986.)

redondas. O exame microscópico da fise indica que o escorregamento ocorre através da camada hipertrófica da placa de crescimento. A camada hipertrófica acha-se anormalmente alargada e é composta por grandes colunas desorganizadas de condrócitos. A microscopia eletrônica revela extenso desarranjo da normalmente fina camada de fibras colágenas, na zona hipertrófica. A perda longitudinal e transversal dos septos colágenos acarreta um significativo enfraquecimento estrutural. É relatado um aumento da coloração dos proteoglicanos e glicoproteínas na região hipertrófica envolvida. Histologicamente, os condrócitos na zona de repouso da placa de crescimento parecem normais.

## Etiologia

A etiologia do EECF permanece desconhecida. Muitas teorias explicam alguns casos de EECF, mas certamente não todos. Na realidade, muitos dos fatores etiológicos propostos podem, em combinação, levar a esta condição nosológica. A maioria dos casos de EECF não está associada com traumas importantes. De fato, fisiopatologicamente a fratura no nível da placa de crescimento difere, em muito, do escorregamento epifisário. A desorganização histológica e a formação de matriz anormal na placa de crescimento no EECF podem decorrer do defeito na formação do colágeno, assim resultando num enfraquecimento desta área. No entanto, não há comprovação evidente de se estas anormalidades são causas primárias ou produtos secundários devido ao escorregamento.

Apesar de as anormalidades endócrinas, e a mais comum entre elas, o hipotireoidismo, estarem sabidamente associadas com EECF, a maioria das crianças com EECF não tem anormalidade endócrina identificável. O EECF é relatado em indivíduos com hipogonadismo, adenoma da paratireóide, hipopituitarismo, tumor da pituitária, anormalidades do hormônio de crescimento e osteodistrofia renal. Postula-se que o desequilíbrio entre as taxas do hormônio de crescimento e a testosterona pode resultar no enfraquecimento da fise predispondo ao EECF. Em pacientes com EECF bilateral deve ser investigada a insuficiência tireoidiana.

Alterações imunológicas são também encontradas nos pacientes com EECF, mas, novamente, se estes achados são causadores ou meramente conseqüências do escorregamento, ainda não está claro. A elevação sérica e no líquido sinovial dos níveis de imunoglobulina e a elevação das taxas do complemento $C_3$ no líquido sinovial são relatadas. Níveis anormais destes produtos têm sido também referidos como potenciais marcadores nas crianças com risco aumentado de desenvolverem condrólise como conseqüência do EECF.

Fatores mecânicos podem ter papel significante na etiologia do EECF. O grande tamanho de muitas das crianças afetadas dá suporte à teoria de que forças de cisalhamento aplicadas anormalmente sobre uma fise normal podem alterar sua estabilidade intrínseca e levar ao deslizamento epifisário. A retroversão femoral proximal excessiva, comum no EECF, pode contribuir com força

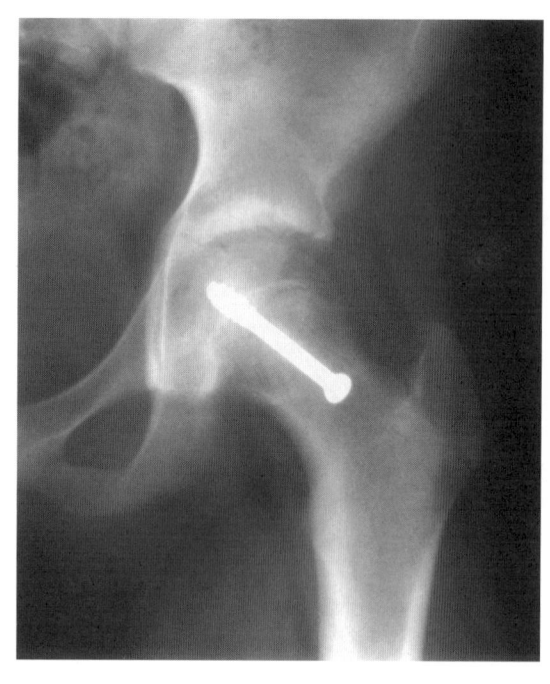

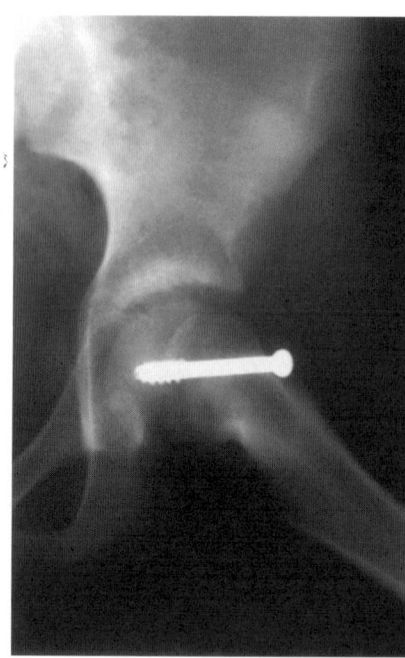

**Fig. 18.3 — Direita e Esquerda**, radiografias em AP (anteroposterior) e dupla abdução lateral (posição de rã), mostrando o ponto de entrada anterior e uma boa localização central de um único parafuso.

de cisalhamento anormal na fise. No entanto, como no caso de outras etiologias propostas, não é claro o quão significante é a explicação biomecânica como causadora do EECF.

## Tratamento

Os objetivos primordiais no tratamento da EECF são a estabilização do processo de deslizamento e a obtenção do fechamento prematuro da placa de crescimento (epifisiodese). O objetivo secundário do tratamento é a reorientação da cabeça femoral, buscando uma posição de carga o mais natural possível. A reorientação da posição da cabeça femoral é factível através de osteotomias, mas são geralmente reservadas para os casos graves e são consideradas, por muitos cirurgiões, como procedimentos de salvamento. São numerosos os métodos de tratamento relatados e incluem imobilização, fixação com um único parafuso, múltiplos parafusos ou pinos de fixação, osteotomia subcapital ou na base do colo e osteotomias inter ou subtrocantérica.

### Métodos de Estabilização

**Imobilização gessada.** Este método é, nos dias de hoje, raramente empregado. Sob imobilização estas crianças necessitam tanto de cuidados domiciliares quanto de transporte especial, além de poderem ocorrer problemas com a pele nas crianças mais obesas. Devido ao fato de a imobilização gessada não ser muito usada, os resultados deste tratamento não são relatados tão freqüentemente quanto outros tipos. A literatura atual mostra que a necrose avascular e a condrólise provavelmente não são mais freqüentes após períodos de imobilização gessada do que com a fixação interna, embora possa ocorrer progressão do escorregamento após a remoção do gesso. Os problemas do tratamento com aparelho gessado são inerentes às implicações de uma fise de crescimento que persiste aberta após a remoção do gesso e, em particular, ao desenvolvimento da técnica de fixação com parafuso, o que tem feito da imobilização gessada uma raridade como tratamento para esta afecção.

**Fixação com Parafuso.** No presente, a aplicação de um único parafuso de fixação sob controle fluoroscópico é o tratamento mais freqüentemente empregado nos pacientes com EECF. O risco de penetração articular não identificada, quando se usam múltiplos pinos, tem sido largamente divulgado desde 1980. Atualmente se sabe que, para evitar esta complicação, a posição mais segura para a colocação do pino metálico ou do parafuso é no centro exato da cabeça femoral, visto tanto na radiografia na projeção em AP, quanto lateral. Depois de 10 anos de experiência com o uso de um único parafuso para o tratamento de EECF estáveis, os resultados relatados têm sido uniformemente bons, indiferentemente da gravidade do escorregamento. As taxas de osteonecrose (necrose avascular) ou condrólise são tipicamente significativas após a inserção de múltiplos pinos, o que tem diminuído consideravelmente, pois a penetração do parafuso dentro da articulação é muito incomum com o uso de um único parafuso. Um parafuso canulado de 6 a 7mm, com rosca parcial ou total, é posicionado no centro da epífise. Uma vez que a epífise capital está desviada puramente para posterior no EECF, não em varo, como numa fratura do colo do fêmur do adulto, a inserção do parafuso deve começar na face anterior do colo femoral, para que o parafuso passe no centro da epífise em ambas as projeções, tanto no AP quanto no perfil (Fig. 18.3).

Quanto mais grave o escorregamento, tanto mais anterior deve ser a entrada do parafuso, como facilmente pode ser observado na projeção lateral sob fluoroscopia. A ponta do parafuso deve terminar a pelo menos 5mm da superfície subcondral. O parafuso canulado pode ser inserido percutaneamente, após o posicionamento apropriado do fio-guia. A experiência clínica mostra que a fixação com um único parafuso de 6 a 7mm é suficiente para evitar o escorregamento subseqüente, estabilizando-o e induzindo o fechamento prematuro da fise proximal femoral. O fechamento radiográfico da fise pode ser observado 12 a 14 meses após a fixação com um único parafuso. Apesar disto, a experiência clínica mostra que os pacientes podem retomar suas atividades normais muito antes, sem o risco de sofrerem novo escorregamento. Muitos cirurgiões recomendam que a criança use muletas por seis semanas no pós-operatório, no entanto este protocolo pode não ser necessário, com base no número de crianças que não obedecem esta recomendação e aparentemente não tem problemas. Não existe ainda experiência suficiente no tratamento de quadris instáveis através da fixação com um único parafuso que possa recomendar uniformemente o seu uso nesta forma clínica.

A fixação com pinos múltiplos foi a forma mais comum de tratamento para o EECF antes de 1980. Mediante o conhecimento mais recente dos problemas associados com a fixação através de pinos múltiplos (penetração não reconhecida do pino na articulação, condrólise, necrose avascular, fratura do colo femoral e degeneração traumática da articulação), o seu emprego tem diminuído substancialmente. A despeito disto, uma dor aguda e a constatação de um EECF instável podem ainda representar uma indicação para o uso de dois parafusos, porque isto aumenta em um terço o poder da fixação interna. O abandono dos pinos múltiplos para a fixação dos EECF estáveis levou a um impacto favorável no número de complicações imediatas associadas a este tratamento (Fig. 18.4).

**Epifisiodese Via Aberta com Cavilha de Enxerto Ósseo.** A epifisiodese aberta com colocação de bloco de en-

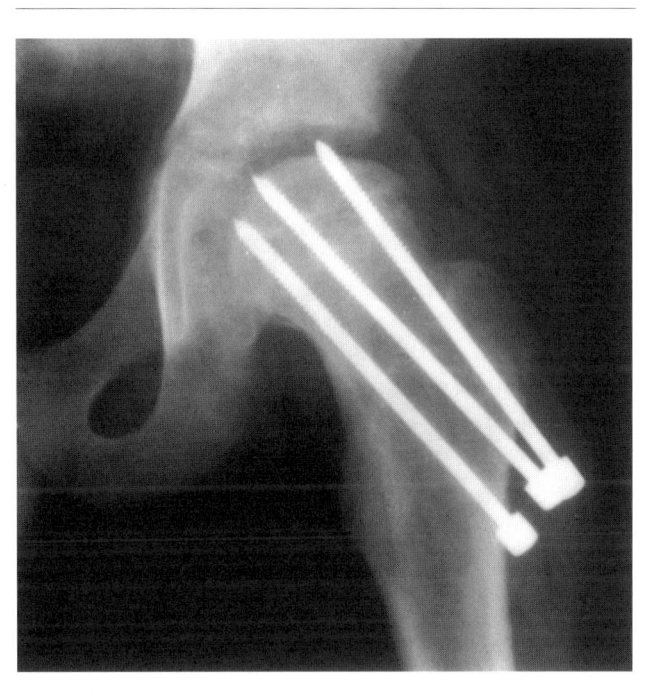

**Fig. 18.4** — Fixação com múltiplos pinos na qual os pinos são muito longos e todos penetram na superfície articular.

xerto ósseo (EAEO) foi inicialmente descrita na literatura americana em 1931. O uso rotineiro desta técnica é raro, apesar dos relatos de excelentes resultados, acompanhados de baixas taxas de necrose ou de condrólise. A objeção primordial à EAEO é que, ao ser comparada com a fixação com um único parafuso percutâneo, ela é uma intervenção cirúrgica muito maior e requer muito mais experiência operatória. Quando comparada com o tratamento com pinos múltiplos, a EAEO oferece nítida vantagem em relação à obtenção do bloqueio do crescimento (dentro de 12 semanas), sem as complicações relacionadas ao outro método. As indicações para a EAEO têm sido menos comuns após o advento da fixação com um único parafuso percutâneo.

## Osteotomia de Realinhamento

**Osteotomia Cuneiforme Subcapital.** A osteotomia cuneiforme subcapital é usada para deslocamentos estáveis, moderados ou graves em que a fise permanece aberta. Este procedimento está contra-indicado quando a fise femoral proximal já está fechada. Até ocorrer o fechamento da fise, a circulação cefálica femoral é proveniente dos vasos retinaculares posteriores que transitam no periósteo do colo e entram na epífise capital femoral no nível da fise. Na época do fechamento fisário, o suprimento sangüíneo retinacular torna-se menos importante e a maior parte do fluxo sangüíneo da cabeça femoral passa a vir através da circulação metafisária. Com técnica cirúrgica apropriada, a osteotomia na região da fise, quando ainda aberta, não deve interferir com o suprimento sangüíneo cefálico, enquanto uma osteotomia através de uma fise fechada irá impedir significantemente a circulação capital femoral. A osteotomia no nível subcapital é atrativa porque pode restaurar o alinhamento normal entre a cabeça e o colo femorais. A restauração do alinhamento deve diminuir a probabilidade de desenvolvimento precoce de uma osteoartrose. Uma deformidade grave pode ser mais bem corrigida na região subcapital do que em outros níveis, quer inter ou subtrocantérico. Quando realizada com sucesso, em pacientes com EECF moderados ou graves, a osteotomia cuneiforme proporciona provavelmente melhor resultado, em longo prazo, do que outras intervenções. No entanto, associados a este procedimento existem relatos de alto risco de necrose óssea, aproximando-se de 35% em algumas séries. Este procedimento não pode ser rotineiramente recomendado para ortopedistas gerais no tratamento do EECF; e deve ser considerado apenas por cirurgiões que conheçam muito bem o suprimento vascular no quadril e que sejam hábeis com as técnicas cirúrgicas no quadril pediátrico.

**Osteotomia na Base do Colo.** Nesta osteotomia, para o tratamento de EECF moderados ou graves, a cunha óssea é removida na junção da base do colo com a região intertrocantérica. Este procedimento pode ser usado para corrigir deformidades acima de 50°, entre a cabeça e o colo femorais. Acredita-se que a osteotomia na base do colo seja mais segura do que a osteotomia cuneiforme subcapital, porque o osso é seccionado distalmente ao suprimento sangüíneo medial da epífise cefálica femoral. A osteonecrose e a condrólise são relatadas muito raramente após este procedimento. As desvantagens são que se produz uma deformidade compensatória e que, obrigatoriamente, se encurta o colo. Este procedimento não é tão comumente utilizado quanto a osteotomia subcapital ou a subtrocantérica.

**Osteotomias Intertrocantéricas ou Subtrocantéricas.** Estas osteotomias foram desenvolvidas para prover a correção biplanar para ambas as direções dos deslocamentos da epífise da cabeça femoral, tanto em varo quanto para posterior. Devido ao conhecimento adquirido mais recentemente de que a maioria dos escorregamentos é puramente na direção posterior, a indicação de uma osteotomia que corrija a deformidade em varo é questionável. No entanto, osteotomias intertrocantéricas ou subtrocantéricas podem prover uma boa reorientação da epífise capital femoral sem o risco da necrose avascular (Fig. 18.5). A fixa-

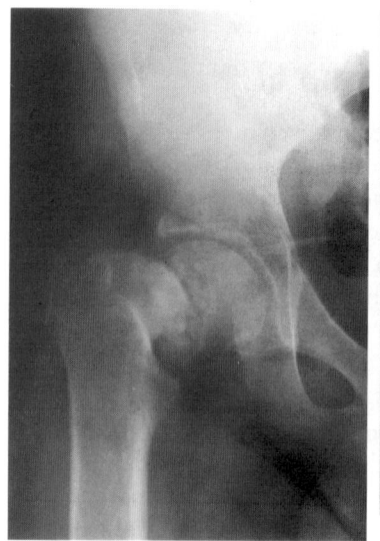

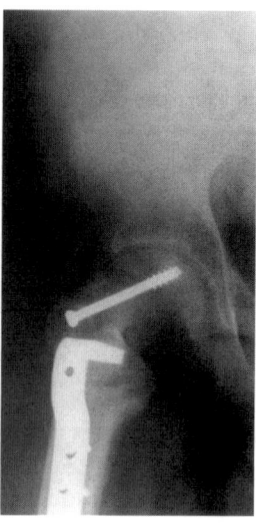

**Fig. 18.5** — **Esquerda**, escorregamento instável grave, pré-operatório. **Direita**, pós-operatório da osteotomia intertrocantérica valgizante e de flexão fixada com uma placa angulada. Observa-se também a fixação suplementar com parafuso através da fise.

ção interna destas osteotomias deve ser suficientemente rígida para a imobilização gessada suplementar. A necessidade de incluir a fixação complementar com um parafuso através da fise aberta, no ato da osteotomia, é questionável. Osteotomias intertrocantéricas ou subtrocantéricas são realizadas na expectativa de restabelecer o ângulo epífisiodiafisário o mais próximo do normal possível, com o objetivo de prevenir o desenvolvimento de osteoartrose na vida adulta. Estas osteotomias podem estar também associadas com o alívio da dor e com mudanças favoráveis no arco de movimento do quadril. Sua desvantagem principal é que a deformidade compensatória produzida no local da osteotomia traz dificuldades subseqüentes para a realização da prótese total de quadril.

**Seguimento a Longo Prazo de EECF Tratados por Método *in situ*.** A história natural do EECF tratado por método *in situ* parece estar relacionada com a gravidade do escorregamento, duração do seguimento e complicações associadas, particularmente com a necrose óssea e a condrólise. A despeito da gravidade do escorregamento, a maioria dos pacientes após o tratamento tem a função satisfatoriamente conservada, sem comprometimento clínico sério ou evidência de osteoartrose significante. Nenhum estudo com seguimento a longo prazo tem registrado quão bem estes indivíduos estão desenvolvendo suas atividades, especificamente as recreativas. No entanto, as taxas de osteoartrose tendem a aumentar quanto mais longo o acompanhamento dos pacientes com escorregamen-

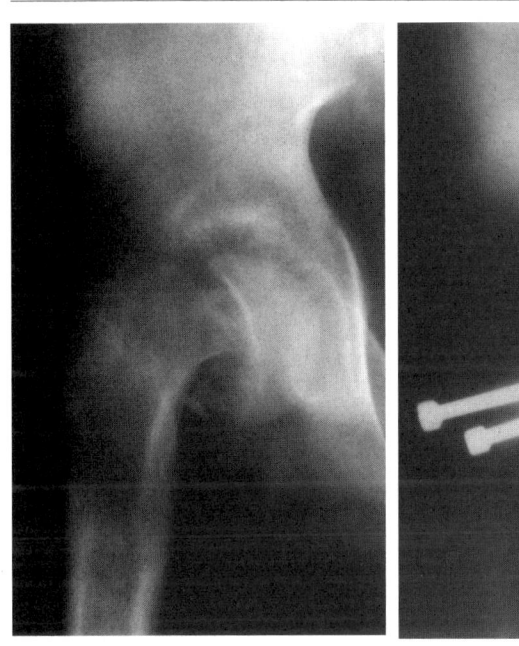

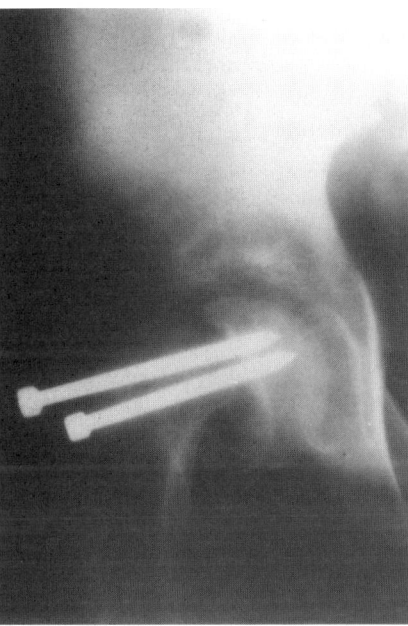

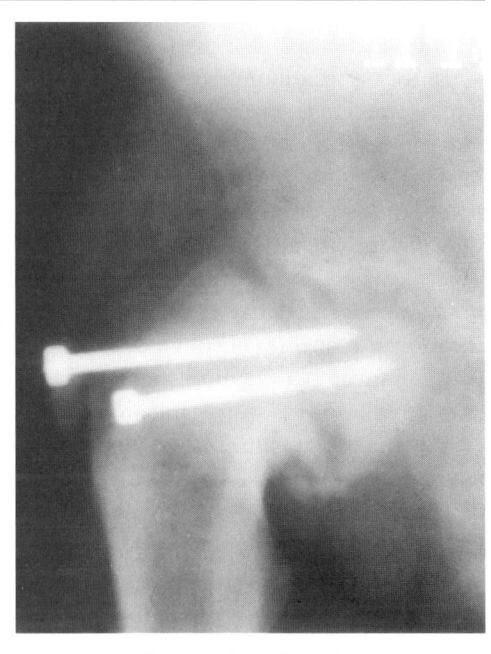

**Fig. 18.6** — Exemplo de osteonecrose grave após a fixação *in situ* de um escorregamento grave e instável. **Esquerda**, radiografia pré-operatória mostrando escorregamento grave. **Centro**, fixação *in situ* com dois pinos. **Direita**, grave necrose da cabeça femoral observada pós-operatoriamente.

tos graves. A presença de osteonecrose e condrólise, relacionada ou não ao tratamento, piora os resultados funcionais e radiográficos em longo prazo. Se estas complicações forem evitadas, a maioria dos pacientes com EECF pode ter função satisfatória, até pelo menos a meia-idade.

O arco de movimento do quadril melhora após quase todos os tratamentos para EECF. A marcha em rotação externa, tão pronunciada no momento do diagnóstico, pode ser melhorada com o tempo se o escorregamento for estabilizado *in situ*. No plano radiográfico, o colo femoral remodela-se e parece melhorar o alinhamento entre a cabeça e o colo. Contudo, a análise mais detalhada pela tomografia computadorizada da anatomia da cabeça e colo depois de uma estabilização *in situ* sugere que alterações na orientação entre a cabeça e o colo são menores do que aparecem no plano radiográfico. Não se opondo à incerteza de uma real remodelação entre a cabeça e o colo, a maioria dos pacientes com escorregamento epifisário tratados com a estabilização *in situ* demonstra um aumento da mobilidade do quadril, melhoria na marcha e da função, assim como menores riscos de osteonecrose e condrólise.

Relatos de uma percentagem significativa de pacientes com osteoartrose primária do quadril (submetidos à prótese total do quadril) na realidade demonstram evidências radiográficas de um EECF prévio não reconhecido, mas isto não é universalmente aceito como válido. Quando a redução de EECF moderado ou grave for realizada com sucesso e a osteonecrose e a condrólise não ocorrerem, a história natural de cada quadril em particular pode ser melhorada. A realização bem-sucedida de qualquer tipo de osteotomia de realinhamento pode também melhorar a história natural de um determinado escorregamento. Infelizmente, manobras forçadas de redução e osteotomias de realinhamento freqüentemente são associadas com complicações. Esta associação torna difícil determinar qual o benefício potencial destas intervenções em relação aos riscos, quando se avaliam os resultados disponíveis em longo prazo. Seguimentos mais extensos de escorregamentos submetidos à redução e osteotomias de realinhamento, utilizando técnicas modernas, serão necessários para determinar se estas intervenções propiciam melhor prognóstico, em longo prazo, do que a fixação *in situ* isoladamente.

## Complicações

A mais séria complicação associada com o EECF é a necrose da cabeça femoral, que pode ocorrer mesmo sem tratamento, mas que é comumente associada com os tratamentos, tais como as manobras intempestivas de redução aplicadas em quadris estáveis, osteotomia subcapital, redução após tração longitudinal em escorregamentos altamente instáveis, e, até mesmo, após a fixação *in situ* de escorregamentos graves e instáveis (Fig. 18.6).

Após a fixação *in situ* de escorregamentos estáveis raramente ocorre a necrose cefálica. No entanto, um estudo recente relata uma taxa de necrose de aproximadamente 47% após a fixação de escorregamentos instáveis sem serem submetidos às manobras formais de redução. A suave redução após tração longitudinal de um escorregamento instável colocado numa mesa de redução de fratura geralmente muda a orientação da cabeça femoral. Nesta situação, o dano ao suprimento sangüíneo cefálico pode ter ocorrido já no momento do escorregamento abrupto, e uma mudança qualquer na posição do escorregamento não irá obrigatoriamente contribuir com prejuízo ao suprimento sangüíneo. No entanto, manipulações intempestivas para a redução de escorregamentos estáveis podem romper a tênue rede de suprimento sangüíneo da epífise capital femoral, e portanto não devem ser realizadas. Quantidades de pinos ou parafusos no segmento anterior ou pósterolateral da cabeça femoral podem causar a necrose óssea.

A condrólise tem incidência relatada entre 3% e 7% na maioria das séries. É ainda uma condição pouco conhecida que freqüentemente é creditada a problemas imunológicos. A condrólise pode estar associada ao pino ou parafuso colocado dentro do espaço articular e que permanece não reconhecido; entretanto, a penetração articular transitória do fio-guia não está relacionada com o problema. Recentes trabalhos mostram que a complicação afeta igualmente pacientes brancos e negros. Após o diagnóstico de condrólise, o tratamento intensivo através de mobilização ativa e passiva é recomendado com a esperança de que a nutrição e a função da cartilagem cefálica melhorem. Contudo, nenhuma intervenção ou tratamento específico tem demonstrado alterar definitivamente o seu curso. Muitos casos de condrólise parecem realmente melhorar com o tempo, no entanto a progressão para anquilose pode ocorrer.

A distância articulação-trocanter (DAT) diminuída é comumente observada nos escorregamentos graves tratados pela fixação *in situ* com parafuso e no seguimento de fixações de EECF leve com parafusos, nos quais a fise é intencional e prematuramente bloqueada. A DAT diminuída pode resultar numa insuficiência do abdutor, apesar de a maioria das crianças não ter queixas relativas a pequenas diminuições na DAT. A discrepância de comprimento dos membros pode também ocorrer, mas não é tipicamente um problema clínico. A fratura patológica pode ser decorrente dos orifícios criados na cortical lateral do fêmur para a inserção dos parafusos ou pinos. Esta complicação pode ser minimizada com o uso de um único parafuso, evitando-se a perfuração desnecessária de orifícios extras na cortical lateral femoral. A inserção inicial de um pequeno fio guia para identificar o ponto correto de aplicação do parafuso pode minimizar a incidência de fratura patológica decorrente de orifícios perfurados que permanecem vazios.

## Bibliografia Comentada

### Descrição: Epidemiologia

Aronson DD, Loder RT. Slipped capital femoral epiphysis in black children. J Pediatr Orthop,12:74-79, 1992.

Trata-se de uma revisão retrospectiva de 74 crianças negras com 97 escorregamentos tratados, tanto com múltiplos parafusos como com um único. O atual tratamento com um único parafuso proporciona 91% de resultados satisfatórios. Apenas 3% de todo o grupo observado desenvolveram condrólise. Os resultados nas crianças negras são equivalentes àqueles relatados com crianças brancas.

Jerre R, Billing, L, Hansson G, et al. The contralateral hip in patients primarily treated for unilateral slipped upper femoral epiphysis: Long-term follow-up of sixty-one hips. J Bone Joint Surg, 76B:563-567, 1994.

Sessenta e um pacientes com EECF foram revisados na maturidade esquelética para se observar a ocorrência de escorregamentos bilaterais. Quatorze (23%) tiveram escorregamentos bilateralmente simultâneos, enquanto outros 11 pacientes (18%) demonstraram escorregamento subseqüente (41% total de bilateralidade). Em apenas dois dos 25 escorregamentos bilaterais o quadril contralateral era sintomático. Os autores não recomendam fixação profilática com pinos do quadril contralateral normal nos pacientes com EECF unilateral.

Kennedy JP, Weiner DS. Results of slipped capital femoral epiphysis in the black population. J Pediatr Orthop, 10:224-227, 1992.

Esta é uma revisão retrospectiva de 44 quadris de crianças negras tratadas por fixação com pinos ou com enxerto ósseo. Resultados excelentes ou bons foram obtidos em 93,2%. Os autores concluem que as crianças negras reagem tão bem quanto as brancas com o tratamento para o EECF.

Loder RT, Aronson DD, Greenfield ML. The epidemiology of bilateral slipped capital femoral epiphysis: A study of children in Michigan. J Bone Joint Surg, 75A:1141-1147, 1992.

Nesta revisão retrospectiva de 224 crianças com EECF sem anormalidades endócrinas ou metabólicas, 37% tiveram escorregamento bilateral, e a metade dos escorregamentos ocorreu simultaneamente e a outra metade seqüencialmente, dentro dos 18 meses após o escorregamento inicial. O estudo recomenda o seguimento radiográfico de ambos os quadris até o fechamento da fise de crescimento.

Spero CR, Masciale JP, Tornetta P III, et al. Slipped capital femoral epiphysis in black children: Incidence of chondrolysis. J Pediatr Orthop, 12:444-448, 1992.

Neste estudo retrospectivo de 27 crianças negras (44 quadris) tratadas mediante a pinagem *in situ* por EECF as taxas de condrólise e osteonecrose foram de 6,8% e 4,5%, respectivamente. O respeito aos detalhes de técnica descritos no artigo foram capazes de reduzir as taxas de complicações, mesmo as ulteriores. Os autores concluem que na raça negra podem ser esperados resultados similares aos da raça branca.

## Descrição: Estudos de Imagens

Kallio PE, Paterson DC, Foster BK, et al. Classification in slipped capital femoral epiphysis: Sonographic assessment of stability and remodeling. Clin Orthop, 294:196-203, 1993.

Este artigo propõe uma classificação ultra-sonográfica para os EECF. Todos os escorregamentos instáveis tratados por redução estiveram associados à presença de efusão articular ultra-sonográfica do quadril. A efusão articular representa instabilidade da epífise ou progressão recente do escorregamento, enquanto que a remodelação foi um sinal ultra-sonográfico de cronicidade.

Kallio PE, Lequesne GW, Paterson DC, et al. Ultrasonography in slipped capital femoral epiphysis: Diagnosis and assessment of severity. J Bone Joint Surg, 73B:884-889, 1991.

Na fase precoce do EECF, o ultra-som relevou uma pequena distância a ser medida no contorno anterior da fise. A distância entre a borda anterior do acetábulo e a metáfise femoral está diminuída, e ainda há efusão articular no quadril. Como a remodelação metafisária avança, a distância fisária diminui. Os autores recomendam o ultra-som para o diagnóstico, estadiamento e seguimento dos EECF.

## Tratamento: Métodos de Estabilização

Aronson DD, Carlson WE. Slipped capital femoral epiphysis: A prospective study of fixation with a single screw. J Bone Joint Surg, 74A:810-819, 1992.

Quarenta e quatro crianças (58 quadris) com EECF foram tratadas com a fixação com um único parafuso. Cinqüenta e quatro (93%) foram classificados como bons e excelentes resultados. Apenas um caso de osteonecrose foi encontrado e nenhuma condrólise. Os resultados confirmam a eficácia da fixação com um único parafuso.

Betz RR, Steel HH, Emper WD, et al. Treatment of slipped capital femoral epiphysis: Spica-cast immobilization. J Bone Joint Surg, 72A:587-600, 1990.

Trata-se de um estudo retrospectivo de 37 quadris com EECF crônicos e crônicos agudizados, tratados com imobilização gessada por oito a 16 semanas. Os gessos foram removidos antes do fechamento da placa de crescimento. Um escorregamento progrediu após a remoção do gesso. A condrólise foi evidenciada em cinco quadris (14%) e nenhuma osteonecrose foi observada. Os autores concluem que o tratamento pela imobilização no gesso é tão efetivo e seguro quanto outras modalidades de tratamento.

Blanco JS, Taylor B, Johnston CE II. Comparison of single pin versus multiple pin fixation in treatment of slipped capital femoral epiphysis. J Pediatr Orthop, 12:384-389, 1992.

Neste estudo retrospectivo comparando 43 fixações tratadas com um único pino com 71 fixações com múltiplos pinos por EECF, não houve diferença significativa no tempo de fechamento da fise. Complicações e taxas de reoperações foram significativamente mais baixas no grupo fixado com um pino isolado, do que o encontrado no grupo fixado com múltiplos pinos.

Kibiloski LJ, Doane RM, Karol LA, et al. Biomechanical analysis of single- versus double-screw fixation in slipped capital femoral epiphysis at physiological load levels. J Pediatr Orthop, 9:627-630, 1989.

EECF instáveis foram produzidos em 12 pares de fêmures bovinos. Um lado foi fixado com um parafuso isolado e o outro com dois parafusos. Os espécimes foram submetidos às cargas e forças fisiológicas de cisalhamento através da epífise. A importância relativa de serem quadrúpedes não teve significância estatisticamente aumentada quando se simulou tanto a marcha lenta quanto a rápida. A fixação com um único parafuso foi recomendada, devido à sua eficiência, e está associada à diminuição de complicações biológicas.

Meier MC, Meyer LC, Ferguson RL. Treatment of slipped capital femoral epiphysis with a spica cast. J Bone Joint Surg, 74A:1522-1529, 1992.

Treze pacientes (17 quadris) com EECF foram tratados no gesso por um período médio de três meses. Escorregamentos ulteriores ao período do gesso foram observados em três quadris e a condrólise documentada em nove quadris, e todos desenvolveram alterações degenerativas articulares. Os autores advertem que se deve abandonar o aparelho gessado como opção de tratamento para o EECF.

Ward WT, Stefko J, Wood KB, et al. Fixation with a single screw for slipped capital femoral epiphysis. J Bone Joint Surg, 74A:799-809, 1992.

Este estudo retrospectivo de 53 quadris tratados com um único parafuso para a fixação do EECF demonstrou a eficácia deste método de tratamento. O longo tempo para a fusão da placa de crescimento (fise) foi correlacionado com o aumento da excentricidade do parafuso (r = 0,44) e inversamente relacionado com o aumento da gravidade do escorregamento (r = –0,536). O fechamento prematuro da fise foi induzido com um único parafuso. As complicações com um único parafuso para a fixação do EECF foram mínimas.

## Tratamento: Osteotomias de Realinhamento

Abraham E, Garst J, Barmada R. Treatment of moderate to severe slipped capital femoral epiphysis with extracapsular base-of-neck osteotomy. J Pediatr Orthop, 13:294-302, 1993.

Esta é uma revisão retrospectiva de 36 quadris com EECF moderados e graves que foram submetidos à osteotomia na base do colo femoral. Noventa por cento dos quadris tiveram bons e excelentes resultados pelos critérios de Southwick modificados. A necrose óssea não ocorreu. Discrepância de comprimento de membros maior do que 1,5cm não ocorreu, mesmo nas grandes correções.

Fish JB. Cuneiform osteotomy of the femoral neck in the treatment of slipped capital femoral epiphysis: A follow-up note. J Bone Joint Surg, 76A:46-59, 1994.

Neste estudo retrospectivo de 61 pacientes (66 quadris) que foram submetidos à osteotomia cuneiforme subcapital, os resultados foram referidos como excelentes em 55 quadris, bons em seis, moderados em dois e ruins em três. Seis pacientes desenvolveram osteoartrose e três mostraram evidências de osteonecrose. O autor conclui que a osteotomia subcapital pode ser realizada com segurança se a técnica operatória for meticulosamente seguida.

## Complicações

Krahn TH, Canale ST, Beaty JH, et al. Long-term follow-up of patients with avascular necrosis after treatment of slipped capital femoral epiphysis. J Pediatr Orthop, 13:154-158, 1993.

Trata-se de um estudo retrospectivo de 264 escorregamentos nos quais se desenvolveram 36 necroses ósseas avasculares. Vinte e quatro quadris foram revisados com uma média de seguimento de 31 anos. Nove quadris tinham sofrido cirurgias reconstrutivas. Os 15 quadris não submetidos aos procedimentos reconstrutivos mostraram, todos, evidências de alterações degenerativas.

Vrettos BC, Hoffman EB: Chondrolysis in slipped upper femoral epiphysis: Long-term study of the aetiology and natural history. J Bone Joint Surg, 75B:956-961, 1993.

Neste estudo retrospectivo de 55 escorregamentos, 14 desenvolveram condrólise: oito no momento do diagnóstico do escorregamento e seis após a penetração persistente e não percebida do pino na articulação. A condrólise não se desenvolveu em quaisquer dos 11 quadris com penetração transitória do pino, no intra-operatório. No seguimento médio de 13 anos nenhum paciente tinha dor, mas cinco quadris estavam rígidos.

Zionts LE, Simonian PT, Harvey JP Jr. Transient penetration of the hip joint during in situ cannulated-screw fixation of slipped capital femoral epiphysis. J Bone Joint Surg, 73A:1054-1060, 1991.

Este é um estudo retrospectivo de 30 escorregamentos nos quais 14 tiveram a intercorrência de penetração intra-operatória transitória na articulação, do fio-guia ou do parafuso, ou ambos. Onze quadris foram seguidos por pelo menos dois anos e nenhum demonstrou evidência radiográfica ou clínica de condrólise. Os autores concluem que a penetração transitória na articulação do quadril não leva à condrólise.

## Seguimentos de Longo Prazo

Carney BT, Weinstein SL, Noble J. Long-term follow-up of slipped capital femoral epiphysis. J Bone Joint Surg, 73A:667-674, 1991.

Este é um estudo retrospectivo de 124 pacientes (155 quadris) com EECF, vistos com uma média de seguimento de 41 anos, após o início dos sintomas. Tratamentos variados foram empregados nestes escorregamentos. Segundo a classificação de Iowa para quadris, osteonecrose, condrólise e doença degenerativa articular, todos foram piorados com a gravidade do escorregamento e quando a redução ou o realinhamento foram efetuados. Os autores estabelecem que a pinagem *in situ* dá os melhores resultados em longo prazo, mesmo a despeito da gravidade do escorregamento.

Siegel DB, Kasser JR, Sponseller P, et al. Slipped capital femoral epiphysis: A quantitative analysis of motion, gait, and femoral remodeling after in situ fixation. J Bone Joint Surg, 73A:659-666, 1991.

Este é um estudo retrospectivo quantificando a mobilidade articular, a marcha e a remodelação de 39 pacientes (57 quadris) tratados com a fixação *in situ* com um único parafuso e seguidos por pelo menos dois anos. A mobilidade articular e a marcha melhoraram significativamente, mas as radiografias e a tomografia computadorizada revelaram não haver alteração no alinhamento epifísio-diafisário femoral, havendo apenas alterações mínimas no ângulo cervicodiafisário. Alongamento das partes moles e reabsorção óssea na região anterolateral do colo femoral são provavelmente os responsáveis pelo aumento da mobilidade observado na evolução.

Wong-Chung J, Strong ML. Physeal remodeling after internal fixation of slipped capital femoral epiphyses. J Pediatr Orthop, 11:2-5, 1992.

Remodelação fisária leva a alterações no ângulo epifísio-diafisário depois da fixação interna em um dos 21 escorregamentos leves, comparada com 11 escorregamentos graves. A média de remodelação foi de 11,7°. Os autores concluem que a remodelação pode realmente ocorrer e advertem que se deve aguardar pelo menos dois anos, antes de se considerar a osteotomia de realinhamento.

## Miscelânea

Cooperman DR, Charles LM, Pathria M, et al. Post-mortem description of slipped capital femoral epiphysis. J Bone Joint Surg, 74B:595-599, 1992.

Nove quadris adultos com EECF não tratados foram identificados numa coleção de esqueletos num museu. Sete dos nove fêmures estavam retrovertidos em relação à posição neutra. Osteoartrose estava presente em oito dos quadris. Este estudo sustenta a associação entre o EECF e a retroversão femoral.

Dietz FR: Traction reduction of acute and acute on chronic slipped capital femoral epiphysis. Clin Orthop, 302:101-110, 1994.

Esta é uma revisão retrospectiva de 30 escorregamentos crônicos ou crônicos agudizados. Treze quadris foram submetidos à tração longitudinal com o objetivo de se obter a redução, que foi conseguida com sucesso em cinco quadris. Não houve diferença significativa nas taxas de osteonecrose entre os quadris em que se conseguiu a redução, com os não redutíveis, ou com os fixados *in situ* sem que fossem submetidos à tração para a redução. Os autores concluem que a tração longitudinal para a redução parece ser uma manobra segura.

Loder RT, Richards BS, Shapiro PS, et al. Acute slipped capital femoral epiphysis: The importance of physeal stability. J Bone Joint Surg, 75A:1134-1140, 1993.

Neste estudo retrospectivo, 30 escorregamentos foram definidos como estáveis (paciente pode suportar a carga, com ou sem muletas) e 25 definidos como instáveis (paciente sente tanta dor para suportar a força peso que não é possível fazê-lo, mesmo com o uso de muletas). A redução ocorreu em 26 dos escorregamentos instáveis e em apenas dois dos escorregamentos estáveis. A osteonecrose se desenvolveu em 47% dos escorregamentos instáveis e em nove dos estáveis. Os autores concluem que a estabilidade do escorregamento tem importante correlação com a osteonecrose, mais do que a tentativa ou não de redução ou a duração dos sintomas.

# 19
# Doença de Legg-Calvé-Perthes

Desde as descrições originais independentes em 1910, a etiologia e o tratamento da doença de Legg-Calvé-Perthes (DLCP) permanecem um enigma. Embora a seqüência da fragmentação ao reparo da cabeça femoral seja largamente aceito como o resultado de uma osteonecrose idiopática, o processo é também considerado por alguns como parte de um distúrbio generalizado da cartilagem epifisária.

Por motivos desconhecidos, a DLCP ocorre em uma "criança suscetível", geralmente entre quatro e oito anos de idade, embora possa acometer crianças mais jovens de até dois anos de idade e mais velhas de até 12 anos. É quatro a cinco vezes mais comum em meninos do que em meninas e em 10% dos casos pode ser bilateral. Não existe evidência de padrão hereditário, no entanto existem algumas relações sociais e também com o meio ambiente. Dentre estas citamos pais mais idosos, apresentação anormal ao nascer, grupo socioeconômico mais baixo e mais comum em áreas urbanas.

## Quadro Clínico

A apresentação típica é a marcha claudicante, comumente com dor na virilha, coxa ou joelho. Atrofia glútea ou em músculos da coxa pode ser notada se a afecção está presente por um longo período de tempo. Embora seja comum a criança apresentar sinovite durante o curso da doença, é incomum (menos de 3%) a criança ser trazida ao ortopedista com sinovite aguda e radiografia normal, a qual, em seguida, evolui para a fragmentação típica da DLCP. A maioria das crianças (90%) tem retardo na idade óssea (em média 21 meses) e baixa estatura. Os dados laboratoriais são normais na DLCP.

## Diagnóstico Diferencial

O diagnóstico diferencial não será difícil, a menos que a criança tenha acometimento bilateral e simétrico na epífise femoral proximal. Transtornos similares à necrose avascular podem ocorrer em afecção renal grave, mas neste caso a aparência clínica é a de uma criança doente. Acometimento simétrico em uma criança com baixa estatura desperta a suspeita para o hipotireoidismo ou para uma das displasias epifisárias generalizadas, como a displasia epifisária múltipla (DEM) ou a displasia espôndilo-epifisária (DEE). Outras epífises, como a do joelho, punho e coluna vertebral, devem ser radiografadas para afastarmos as displasias esqueléticas. Na DLCP bilateral, os quadris não são acometidos simultaneamente. Ao contrário, o outro quadril é acometido posteriormente ou, se ele está comprometido na radiografia inicial, está em um estágio diferente da afecção.

## Outros Diagnósticos

Devido ao prognóstico da DLCP decorrer da idade de início e da extensão de envolvimento, as avaliações radiográficas devem incluir incidências em anteroposterior e perfil do quadril, bem como incidência do punho para determinar a idade óssea. A radiografia da bacia com os quadris abduzidos auxiliará a verificação da contenção da epífise femoral no acetábulo. Esta informação é importante para determinar o tratamento.

Em casos em que o diagnóstico é incerto, a cintigrafia pode ser útil em demonstrar a extensão da isquemia, especialmente se precoce na afecção. Embora a ressonância magnética (RM) possa mostrar o envolvimento, não existe relação direta com os achados radiográficos de colapso. Tais achados podem representar episódios transitórios de isquemia, e não necessariamente prognóstico.

## Etiologia

A parte anterolateral da epífise femoral é a mais comumente envolvida no processo de fragmentação visto na DLCP. Esta área recebe sua vascularização dos vasos cervicais ascendentes laterais ramos da artéria circunflexa femoral medial. A faixa etária de acometimento coincide com a época em que esta vasculização é menos desenvolvida (três a 10 anos), particularmente em meninos. A teoria que defende a hipótese do duplo infarto diz que o infarto primário no sistema circunflexo necessita ser seguido por um segundo infarto para produzir as mudanças histológicas características da DLCP, e que têm sido descritas em humanos. Ainda que a isquemia seja o fator pa-

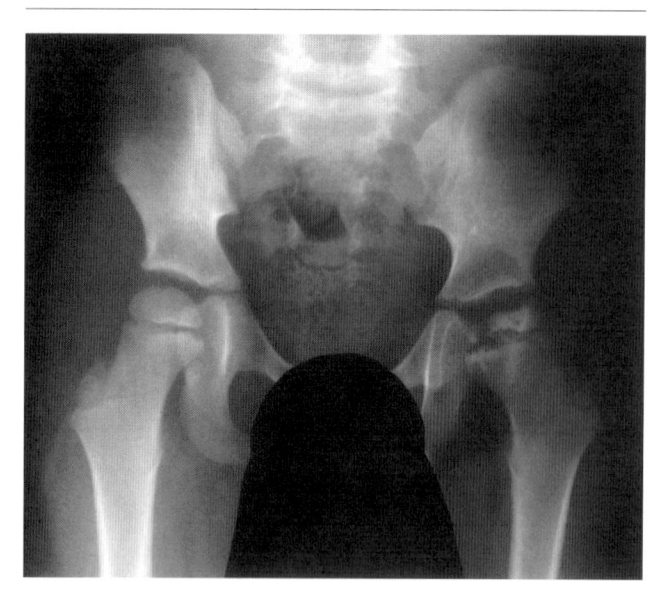

**Fig. 19.1** — Doença de Perthes no quadril esquerdo: classificação grupo A de Herring. Existe uma clara demarcação entre o pilar lateral normal e a área de fragmentação, visto nesta incidência anteroposterior.

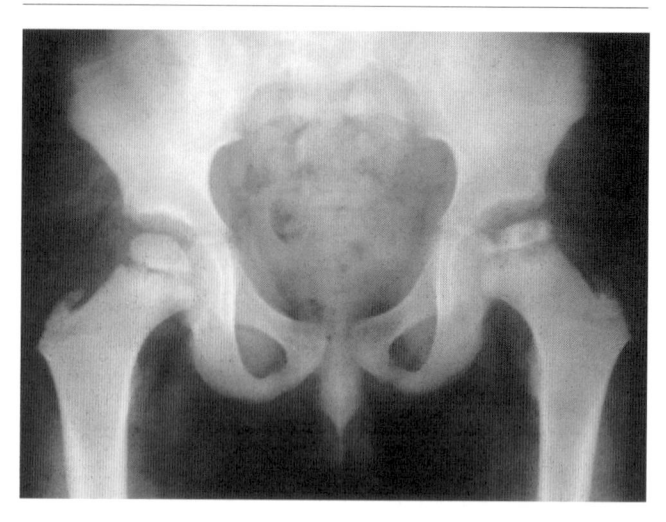

**Fig. 19.2** — Doença de Perthes no quadril esquerdo: classificação grupo B de Herring. O pilar lateral é esclerótico e, portanto, acometido pelo processo avascular. Entretanto a altura permanece maior do que 50% comparando-se com o lado sadio.

tológico primário, a sua causa ainda não é bem conhecida. Entretanto, deve haver uma alteração secundária ocorrendo na cartilagem epifisária ou da placa de crescimento. Esta isquemia representa o acontecimento patológico primário e sua causa ainda não é bem conhecida. Níveis anormais de somatidina têm sido encontrados em alguns pacientes da DLCP. Até o momento, no entanto, não foi identificado um fator etiológico na DLCP.

## Classificação

A extensão do envolvimento epifisário tem sido defendida por muitos como o fator significante de prognóstico e o elemento para definir quais pacientes se beneficiarão mais do tratamento. A classificação radiográfica proposta por Catterall (grupos I a IV) é baseada no grau de envolvimento da epífise femoral. Nos grupos I e II, o envolvimento é ântero-superior, preservando a parte lateral da epífise (pilar). Nos grupos III e IV de Catterall, o pilar lateral está acometido. A parte posterior epifisária está preservada no grupo III, enquanto que toda a epífise está comprometida no grupo IV. Infelizmente, como a classificação de Catterall não é constante entre diferentes observadores e também porque como o processo de fragmentação leva seis a oito meses para ocorrer, o seu valor para o prognóstico pode ser limitado.

Salter e Thompson tentaram simplificar uma classificação para o prognóstico ao enfatizar a fratura subcondral precoce (sinal crescente). O grupo A de Salter e Thompson, no qual o sinal crescente compromete menos da metade da epífise, é caracterizado pelo não envolvimento do pilar lateral. Este corresponde aos grupos I e II de Catterall. O grupo B de Salter e Thompson (Catterall III e IV) é mais extenso e compromete o pilar lateral. Recentemente, Herring e col. propuseram uma classificação mais consistente, a do "Pilar Lateral", a fim de aumentar a concordância entre diferentes observadores e, assim, proporcionar informações mais eficientes para o prognóstico. No grupo A não ocorre o envolvimento do pilar lateral, enquanto nos grupos B e C ocorre o envolvimento deste pilar (Figs. 19.1 a 19.3). No grupo B, 50% da altura epifisária são mantidas em comparação ao grupo C, no qual há menos de 50% da manutenção da altura.

## Fatores para o Prognóstico

Catterall identificou os sinais de "cabeça em risco" que têm sido relacionados com o prognóstico em longo prazo. A maioria dos pacientes com resultado pobre tem, pelo menos, dois sinais. As calcificações laterais e a subluxação podem implicar o desenvolvimento de uma coxa magna e não contida. O sinal de Gage (radiotransparência triangular metáfiso-epifisária lateral) e cistos metafisários estão relacionados com um maior grau de comprometimento epifisário. A horizontalização fisária poderá implicar o seu crescimento lateral anormal e posterior distúrbio de crescimento do colo femoral.

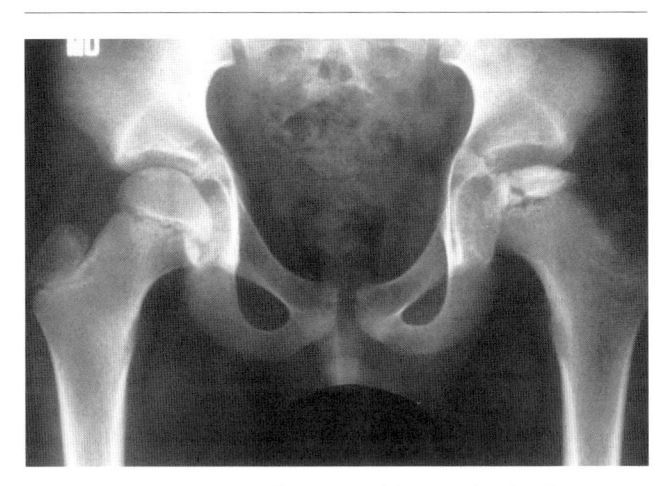

**Fig. 19.3** — Doença de Perthes no quadril esquerdo: classificação grupo C de Herring. A altura do pilar lateral é menor do que a metade da altura da epífise normal do lado oposto.

Em acometimentos após oito anos de idade, os sinais de risco, além da perda de movimentos, estão relacionados a um resultado pobre. Meninas tendem a ter envolvimento do pilar lateral e, por isso, podem ter prognóstico em longo prazo menos favorável.

### Desenvolvimento da Deformidade

Quando ocorre a fragmentação do pilar lateral, comumente acontece uma futura deformidade da cabeça femoral. O processo de reparo (revascularização) está associado ao colapso anterolateral epifisário. A porção cartilaginosa da epífise, recebendo nutrição do líquido sinovial, alarga-se, principalmente, em face da sinovite. Isto associado ao espasmo ou contratura dos adutores leva a uma posição em adução do quadril. A abdução além desta posição pode forçar a já enfraquecida porção lateral epifisária sob o rebordo acetabular, causando a "abdução em dobradiça" e, conseqüentemente, resultando numa deformidade secundária na cabeça femoral (Fig. 19.4 acima e abaixo, à esquerda). Esta deformidade "em sela" (cabeça achatada, ovóide) é vista, freqüentemente, nas crianças maiores. A epífise medialmente menos comprometida permanece contida no acetábulo e, geralmente, mantém sua esfericidade com boa congruência articular, de forma que pode ser aproveitada em procedimentos reconstrutivos, como a osteotomia em valgo (Fig. 19.4, abaixo e à direita).

Além da deformidade causada pela compressão mecânica da cabeça femoral enfraquecida, efeitos secundários na cartilagem de crescimento também conduzem à deformidade. Lesões parciais da fise podem ocorrer em 70% dos casos. Se extensas, o resultado será um colo femoral curto e um sobrecrescimento do grande trocanter.

Uma deformidade tardia menos freqüente é a lesão tipo osteocondrite dissecante (menos de 3%), que pode resultar do fracasso da epífise em recompor-se integralmente. Se sintomática, esta lesão pode ser tratada por perfurações, quando a superfície articular está intacta, ou então removida quando ela tornar-se um corpo livre.

### História Natural

A literatura, no que diz respeito à história natural e ao tratamento da DLCP, é muito difícil de ser interpretada. Autores comumente combinam os vários aspectos da doença em seus artigos. Mais ainda, em decorrência da variabilidade que a classificação de Catterall sofre entre diferentes observadores, os grupos citados na literatura variam de estudo a estudo. Além disto, em muitos estudos relacionam-se pacientes com resultados pobres e um pequeno seguimento pós-operatório. Considerando significantes estes dados, os seguintes fatores ainda são pertinentes ao prognóstico: a idade do paciente no início da doença, a extensão do dano epifisário, a presença de sinais de "cabeça em risco", a idade do paciente quando começa o tratamento, a fase da doença quando o tratamento é proposto e, finalmente, se o quadril está congruente na maturidade esquelética.

O prognóstico é favorável quando a DLCP começa antes dos seis anos de idade e o tratamento começa antes dos oito anos de idade. Em termos de envolvimento epifisário, o resultado pobre (60% a 80%) ocorre com Catterall grupos III e IV (Salter-Thompson B; Herring B e C), principalmente quando dois ou mais sinais de "cabeça em risco" estão presentes. Quadris com perda acima de 2mm na sua esfericidade ou com "congruência não esférica ou incongruência" na maturidade esquelética apresentam grande risco para desenvolver um resultado pobre. Embora a maioria dos adolescentes fique bem clinicamente, apesar de exames radiográficos pobres, estudos em longo prazo (35 anos de evolução) revelam osteoartrose em 70% a 90% dos casos.

### Tratamento

Os objetivos do tratamento são reduzir a dor, melhorar o movimento do quadril e, em longo prazo, minimizar a deformidade da cabeça femoral, diminuindo, conseqüentemente, a incidência de coxartrose. Sintomas de sinovite e diminuição de movimentos merecem tratamento em qualquer idade em pacientes com qualquer grau da DLCP. Formas de tratamento incluem: repouso no leito por pouco tempo, tração cutânea, gesso em dupla abdução, descarga do peso, medicação antiinflamatória e fisioterapia. Ocasionalmente, a tenotomia de adutores seguida de imobilização gessada é útil para restabelecer a abdução e al-

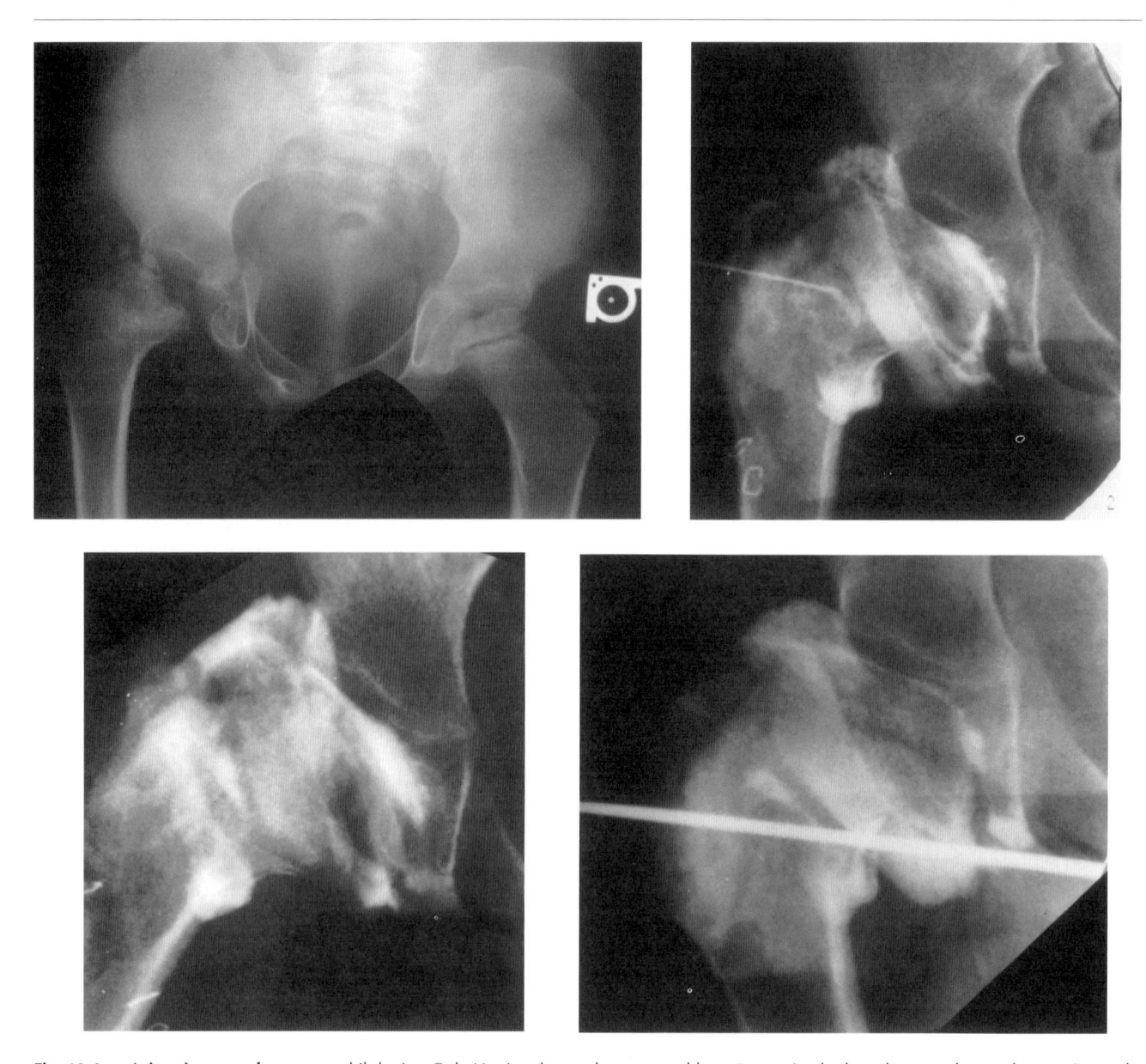

**Fig. 19.4 — Acima à esquerda,** este quadril do tipo C de Herring desenvolveu uma subluxação proximal e lateral apesar do uso de uma órtese de abdução tipo Atlanta. O quadril esquerdo está no estágio de fim da reossificação de uma doença de Perthes. **Acima à direita,** uma artrografia do quadril confirma a presença de uma deformidade lateral "em sela". **Abaixo à esquerda,** a tentativa de abdução deste quadril causa um acúmulo de contraste medial, devido à articulação em dobradiça e a um centro de rotação excêntrico. **Abaixo à direita,** a adução do quadril leva à uma melhor congruência minimizando o acúmulo do contraste. O quadril se beneficia com uma osteotomia valgizante com tetoplastia lateral.

cançar a contenção da cabeça femoral, especialmente nos casos tardios e com maior extensão de acometimento.

O tratamento por contenção não mostrou influenciar os resultados em crianças abaixo dos seis anos de idade no início da doença e 50% a 70% delas terão um resultado bom. Os quadris do grupo A (Herring) têm um resultado bom em todas as faixas de idade e, por isso, não requerem tratamento. Estudos recentes mostram que os quadris grupo B (Herring) em crianças com idade óssea até seis anos ficam bem sem tratamento, enquanto os quadris grupo B em crianças acima dessa idade têm resultados melhores após o tratamento por contenção. Os quadris grupo C também têm um resultado melhor se tratados pela contenção.

Crianças entre seis e nove anos de idade devem ser acompanhadas cuidadosamente durante a fase de fragmentação, e o fracasso em manter a amplitude de movimentos indica a necessidade da contenção. A órtese de abdução de Atlanta geralmente é usada para centrar o quadril durante oito a 12 meses, até que o pilar lateral mostre início da reossificação. No entanto, publicações recentes levantam dúvidas sobre a real eficácia do tratamento por este método. A decisão em operar o quadril para restabelecer a contenção dependerá do ortopedista e da família do paciente. O fracasso em manter o quadril contido é, também, um indicador para a cirurgia.

Realizando-se a osteotomia varizante, o ângulo cervicodiafisário final não deve ser inferior a 110° ou 115° em crianças com idade esquelética acima de seis anos. Dependendo disto, então, a recuperação do varo residual não ocorrerá. Dano fisário secundário à doença pode, também, desencadear o varo permanente do colo femoral. Uma derrotação mínima é indicada mantendo-se, no entanto, uma rotação interna suficiente no quadril. Se isto não for alcançado haverá necessidade de uma rotação interna do fragmento distal.

Tanto a osteotomia femoral quanto a do inominado tem defensores, porém ambas as técnicas necessitam de amplitude de movimentos "quase normal". A tração pré-operatória e a fisioterapia podem ser indicadas para alcançar este objetivo.

O tratamento em crianças acima dos nove anos de idade permanece controverso. A maioria destas crianças tem extenso envolvimento da cabeça femoral e pequena expectativa de recuperação da esfericidade do quadril (remodelação). Embora a cirurgia possa ser a melhor forma de se obter a contenção, os resultados são freqüentemente pobres. Nesta faixa etária e sempre que houver dúvida se o quadril pode ser contido, a artrografia dinâmica estará indicada. O tratamento deve ser sintomático em um quadril que não pode ser contido. Pacientes cujos quadris persistem em funcionar em "dobradiça" podem, posteriormente, ser candidatos à osteotomia valgizante para ganhar abdução (Fig. 19.4). A queilectomia é uma opção menos satisfatória, por ser uma cirurgia intra-articular que pode aumentar a rigidez. Quadris que acabam funcionando em "dobradiça", no plano sagital, podem beneficiar-se do aumento de cobertura acetabular e da melhor distribuição do peso oferecidos por uma intervenção tipo tetoplastia ou a osteotomia de Chiari.

## Seqüelas Tardias

Outras complicações, além da osteoartrose, podem resultar da DLCP. Se ocorrer um fechamento fisário precoce, um encurtamento femoral poderá ocorrer e, então, a escanometria estaria indicada, e a epifisiodese seria uma opção.

## Bibliografia Comentada

### Classificação

Herring JA, Neustadt JB, Williams JJ et al. The lateral pillar classification of Legg-Calvé-Perthes disease. J Pediatr Orthop, 12:143-150, 1992.

Noventa e três quadris com doença de Perthes em 86 pacientes foram classificados durante a fase de fragmentação em três grupos baseados na radiolucência do pilar lateral da cabeça femoral. A classificação em grupos foi um melhor fator de determinação do prognóstico do que o fator idade de início da doença. A variação entre observadores foi melhor na classificação do pilar lateral (0,78) do que na classificação de Catterall (0,42) e do que nos sinais de cabeça em risco (0,35).

Ritterbusch JF, Shantharam SS, Gelinas C. Comparison of lateral pillar classification and Catterall classification of Legg-Calvé-Perthes disease. J Pediatr, 13:200-202, 1993.

Três observadores independentes revisaram 71 quadris com seguimento radiográfico até a maturidade. Na classificação feita no estágio inicial de fragmentação, a classificação de Herring foi significativamente melhor prognóstica do resultado final do que a classificação de Catterall.

### História Natural

Schoenecker PL, Stone JW, Capelli AM. Legg-Perthes disease in children under 6 years old. Orthop Rev, 22:201-208, 1993.

Numa revisão radiográfica de 109 pacientes com DLCP unilateral, todos sintomáticos antes dos seis anos de idade, 24% dos pacientes com Catterall III e IV tiveram um resultado final ruim (seguimento médio de 12 anos). Estes autores relembram que mesmo os pacientes mais jovens podem ter maus resultados e que o grau de envolvimento é mais prognóstico do que a idade.

### Tratamento

Crutcher JP, Staheli LT. Combined ostcotomy as a salvage procedure dor severe Legg-Calvé-Perthes disease. J Pediatr Orthop, 1992;!2:151-156, 1992.

Osteotomia de Salter e osteotomia varizante do fêmur foram realizadas em 14 pacientes com Catterall III (nove pacientes) e Catterall IV (cinco pacientes) com idade média de oito anos e quatro meses. Num seguimento médio de oito anos, 11 tiveram bons resultados clínicos (Ratliff), e sete tiveram congruência esférica. O índice de extrusão foi menor do que 20% em 13 dos

14 quadris. Entretanto, 50% tiveram um índice de Stulberg pobre.

Herring JA. The treatment of Legg-Calvé-Perthes disease: A critical review of the literature. J Bone Joint Surg, 76A:448-458, 1994.

Esta é uma revisão muito crítica, de leitura obrigatória, dos artigos mais citados da literatura a respeito da história natural, órteses e tratamento cirúrgico. O estudo aponta como pontos fracos a falta de confiabilidade da classificação de Catterall, estudos agrupando casos graves com casos leves, variedade de protocolos, grupos pequenos de pacientes e com seguimento curto. Os resultados preliminares e a recomendação de um estudo prospectivo são discutidos.

Hoikka V, Poussa M, Yrjonen T, et al. Intertrocanteric varus osteotomy for Perthes' disease: Radiographic changes after 2-16 year follow-up of 126 hips. Acta Orthop Scand, 62:549-553, 1991.

São analisados os resultados radiográficos de 126 osteotomias intertrocantéricas varizantes em 112 crianças com Catterall II, III e IV. Houve muito poucos bons resultados acima dos nove anos de idade; 50% dos Catterall III e IV tiveram bons resultados. Os grupos de Catterall, os sinais de cabeça em risco, a bicompartimentalização do acetábulo e a subluxação pré-operatória não tiveram correlação com o resultado. O mais forte fator prognóstico foi a contenção da cabeça femoral após a osteotomia.

Kruse RW, Guille JT, Bowen JR. Shelf arthroplasty in patients who have Legg-Calvé-Perthes disease: A study of long-term results. J Bone Joint Surg, 73A:1338-1347, 1991.

Estudo retrospectivo de 20 quadris Catterall III e IV em 19 pacientes com idade média de 11 anos que foram tratados com tração, tenotomia dos adutores para reduzir a subluxação, e então tetoplastia para melhorar a cobertura da cabeça femoral. O tempo médio de seguimento foi de 19 anos (dois a 47 anos). A esfericidade da cabeça melhorou significativamente e o índice de Iowa foi de 91 pontos. A abdução em dobradiça foi eliminada em 11 dos 14 pacientes. Em 18 quadris de 17 pacientes tratados conservadoramente seguidos por 28 anos (sete a 45) os resultados foram inferiores, com índice de Iowa de 81 pontos.

Martinez AG, Weinstein SL, Dietz FR. The weight-bearing abduction brace for the treatment of Legg-Perthes disease. J Bone Surg, 74A:12-21, 1992.

Trinta e um pacientes (34 quadris), sendo cinco Catterall III e 29 Catterall IV, foram tratados com *Atlanta Scottish Rite Orthosis* e acompanhados por uma média de sete anos (três a 12). Pelo critério de Mose nenhum quadril teve bom resultado, 12 (35%) tiveram resultados moderados e 22 (65%) tiveram resultados ruins. Pelo critério de Stulberg houve 14 (41%) classe II, 18 (53%) classe III e IV, e 2 (6%) classe V.

Meecham PL, Angel D, Nelson JM. The Scottish Rite abduction orthosis for the treatment of Legg-Perthes disease: A radiographic analysis. J Bone Joint Surg, 74A:2-12, 1992.

Dos 34 pacientes com mais de seis anos de idade com Catterall III e IV, tratados com aparelho de Atlanta, 88% tiveram resultados Stulberg III e IV. Os pacientes eram mais velhos, diagnosticados aos oito anos, usaram o aparelho por 14 meses em média (quatro a 33) e foram acompanhados em média por seis anos (nove meses a 15 anos). O grupo é pequeno e não foi seguido até a maturidade. Permanecem dúvidas na eficácia desta órtese para o paciente mais velho.

Poussa M, Yrjonen T, Hoikka V, et al. Prognosis after conservative and operative treatment in Perthes' disease. Clin Orthop, 297:82-86, 1993.

Os resultados radiográficos em 112 pacientes (126 quadris) próximos à maturidade esquelética nos quais foram realizadas osteotomias varizantes do fêmur foram bons em 45%, moderados em 21% e pobres em 34% dos quadris. Os resultados de tratamento sem contenção em 96 pacientes (106 quadris) foram, respectivamente, 21%, 18% e 61%. A cirurgia foi realizada na idade de oito anos em média (cinco a 13).

Yrjonen T. Prognosis in Perthes' disease after noncontainment treatment: 106 hips followed for 28-47 years. Acta Orthop Scand, 63:523-526, 1992.

Os resultados em 96 pacientes (106 quadris) com DLCP que tiveram tratamento conservador de não contenção foram estudados, após 35 anos (28 a 47 anos). Na época da maturidade esquelética, o resultado radiográfico foi ruim em 65 quadris (61%) e aos 43 anos 50% deles já tinham artrose. A idade do paciente na época do diagnóstico e a forma da cabeça femoral na maturidade esquelética foram os fatores prognósticos mais fidedignos.

# 20
# Displasia do Desenvolvimento do Quadril

## Introdução

### Terminologia

A displasia do desenvolvimento do quadril (DDQ) é a desordem mais comum afetando o quadril nas crianças. O termo "displasia do desenvolvimento" recentemente foi utilizado para substituir o termo luxação congênita e é o nome aceito para esta condição. Isso reflete as características variáveis desta desordem complexa que não está sempre presente ao nascimento e nem sempre resulta na luxação do quadril. DDQ é uma desordem dinâmica e inclui algumas condições que são claramente identificáveis ao nascimento (pré-natal e luxação teratológica); outra que tem se tornado aparente durante o primeiro ano de vida (instabilidade pós-natal) e ainda outras que são clinicamente silenciosas durante o desenvolvimento da criança, mas tornam-se sintomáticas durante a adolescência ou durante a vida adulta jovem (subluxação e displasia acetabular). As variantes desta desordem são descritas na Tabela 20.1.

### Incidência

A incidência da DDQ varia dependendo de que tipo de definição é usada nesta condição. Casos relatados de instabilidade do quadril variam de 2,7 para 17 por 1.000 nascimentos vivos. A incidência de luxação evidente é muito mais baixa. Aproximadamente um para 1.000 e aqueles de "luxação tardia", subluxação e displasia acetabular são ainda mais baixos (0,4 a 0,6 por 1.000). DDQ não é uma entidade simples, contudo ela pode ser simplificada se pensarmos que é meramente a continuidade de uma patologia que começa pela instabilidade neonatal do quadril e que tem a possibilidade de possíveis alterações (resolução, luxação franca ou displasia). Em lugar disso, parece mais correto considerar DDQ com suas múltiplas manifestações como um espectro de doenças que têm etiologias diferentes, patologia e história natural que afetam o fêmur proximal e o acetábulo.

### Etiologia

A etiologia da DDQ é multifatorial (Tabela 20.2). Fatores fisiológicos, genéticos e mecânicos têm sido apontados. Frouxidão ligamentar, que pode ser influenciada por hormônios estrogênios ou relaxina em mulheres ou familiar (síndrome da hiperfrouxidão ligamentar) em ambos os sexos, é geralmente considerada importante. Fatores mecânicos associados com posição intra-uterina anormal e gravidez gemelar, assim como práticas pós-natais, tais como colocação de fraldas inadequadas, podem afetar adversamente o quadril. Apresentação pélvica, oligodrâmnios, primogenia, luxação congênita e recurvatocongênito

**Tabela 20.1**
**Variantes da Displasia do Desenvolvimento do Quadril**

| Variantes | Características |
|---|---|
| Quadril teratológico | Luxação fixada que ocorreu no período pré-natal e está muitas vezes associada com doenças neuromusculares |
| Quadril instável | Cabeça femoral pode ser reduzida no verdadeiro acetábulo, mas pode ser total ou parcialmente luxada |
| Quadril luxado | A cabeça femoral não articula com qualquer porção do verdadeiro acetábulo e pode ser ou não reduzida |
| Quadril subluxado | A cabeça femoral entra em contato somente com uma porção do verdadeiro acetábulo |
| Displasia acetabular | O acetábulo é raso e a cabeça femoral é subluxada ou normal |

**Tabela 20.2**
**Etiologia da DDQ**

*Fatores fisiológicos*
  Frouxidão ligamentar
    Alteração hormonal (estrogênio e relaxina); nas mulheres
    Hiperfrouxidão familiar

*Fatores mecânicos*
  Pré-natal
    Apresentação pélvica
    Oligodrâmnios
    Primípara
    Recurvato congênito do joelho
    Torcicolo muscular congênito
    Metatarso aduto
  Pós-natal
    Uso de fraldas e cintas inadequadas

*Fatores genéticos*
  Sexo feminino
  Ocorrência em gêmeos

do joelho, torcicolo muscular congênito e metatarso aduto têm por muito tempo sido considerados fatores de risco na DDQ. É de importância da influência genética, confirmada pela história familiar, estudo de irmãos e gêmeos nos quais a incidência da DDQ chega a ser tão alta como 34%.

## Diagnóstico

### Avaliação de Rotina

O valor do diagnóstico precoce e o tratamento imediato na DDQ têm sido reconhecidos. Embora os programas de avaliação neonatal resultassem numa melhora na identificação de quadris instáveis, o objetivo de eliminar completamente os casos tardios de luxação, subluxação e displasia acetabular não foram alcançados. A maioria dos autores, considerando a avaliação dos quadris, indica que nem todos os casos de DDQ podem ser identificados ao nascimento; que casos tardios nem sempre são casos que não foram diagnosticados corretamente e o mais importante: que o programa de avaliação deve ser dinâmico, com exames periódicos até a idade de marcha, com a finalidade de torná-los efetivos.

Os programas de avaliação clínica mostram que podem alterar em curto prazo a história natural da DDQ, particularmente reduzindo o número de crianças após a marcha com luxações não diagnosticadas e isto pode ser benéfico economicamente.

Atualmente a utilização da ultra-sonografia como rotina no exame neonatal não parece ter um valor custo-benefício ou prático e a sua utilidade naquelas crianças com fatores de risco é controvertida. Defensores da ultra-sonografia como avaliação de rotina argumentam que é mais efetiva do que o exame clínico isolado em diagnosticar casos de DDQ nos primeiros meses de vida, quando o tratamento pode ser positivo e ainda detectar casos silenciosos de DDQ, que só seriam evidentes mais tarde. Oponentes da ultra-sonografia feita como rotina argumentam que a mesma é demasiadamente sensível e conduz para diagnóstico e tratamento não necessários e não diminui a incidência de casos tardios comparados com aqueles avaliados clinicamente. Mais recentemente foi demonstrado que em crianças com exame clínico adequado, o diagnóstico pela ultra-sonografia não altera o resultado final.

Considerando a natureza variável da DDQ, pode não ser possível predizer o resultado em todos os casos baseados nos testes do quadril ao nascer. Contudo, avaliação ultra-sonográfica tardia para crianças selecionadas, acima de seis semanas de idade, consideradas como tendo fator de risco, em virtude da história (história familiar positiva) e parâmetros clínicos (apresentação pélvica, deformidade nos pés ou persistente *click*) mostra ser promissora. Esta abordagem parece ser mais racional e potencialmente uma alternativa melhor sob o ponto de vista custo/benefício do que a ultra-sonografia de rotina mais global. Tem sido também sugerido que a imagem radiográfica dos quadris aos quatro meses de idade pode ser de importante valor na avaliação neonatal para crianças com aumento do risco de DDQ. Contudo, isto requer estudos posteriores.

### Exame Físico

Os achados clínicos da DDQ variam com a idade e refletem a anatomia patológica da doença (Tabela 20.3). Por conseguinte, no neonato até aproximadamente dois a três meses de idade, no qual há uma considerável frouxidão ligamentar, o quadril é muitas vezes instável e o diagnóstico de DDQ é baseado nos testes clássicos de Barlow e Ortolani, para instabilidade e luxação, respectivamente. O teste de Barlow realmente consiste em duas manobras. A primeira parte é realizada por adução gentil do quadril fletido, enquanto é aplicada força para baixo no joelho na linha com o áxis longitudinal do fêmur, provocando, com isto, a luxação ou subluxação do quadril. A segunda parte do teste de Barlow é a manobra de redução, que é idêntica àquela do teste de Ortolani. Ambos são realizados abduzindo o fêmur, enquanto gentilmente o quadril é levado para frente e acoplado, e quando positivo tem-se a sensação de quadril reduzido.

Portanto, o teste de Barlow positivo demonstra que o quadril está reduzido mas é luxável e um teste Ortolani positivo que o quadril está deslocado, mas é redutível.

Na criança mais velha (> dois a três meses), os achados clínicos refletem as alterações de uma luxação estabelecida. O quadril pode não ser mais redutível com a manobra de Ortolani. Os músculos pélvico-femorais encurtam-se adaptativamente em resposta à posição alta do quadril e a limitação da abdução do quadril torna-se um achado predominante. A coxa é encurtada e pode existir assimetria das pregas cutâneas. O quadril pode "pistonar" devendo-se isto à instabilidade da articulação coxofemoral; na idade em que a criança anda esses achados se tornam muito mais acentuados, mas o mais importante na posição de pé

**Tabela 20.3**
**Características Clínicas da Displasia do Desenvolvimento do Quadril**

| Achados Clínicos | Neonato | Infante | Deambulador |
|---|---|---|---|
| Instabilidade (Barlow/Ortolani) | ++ | + | - |
| Abdução limitada | + | ++ | ++ |
| Encurtamento (Galeazzi) | + | ++ | ++ |
| Trendelenburg | - | - | ++ |

++ presente usualmente
+ presente algumas vezes
- ausente

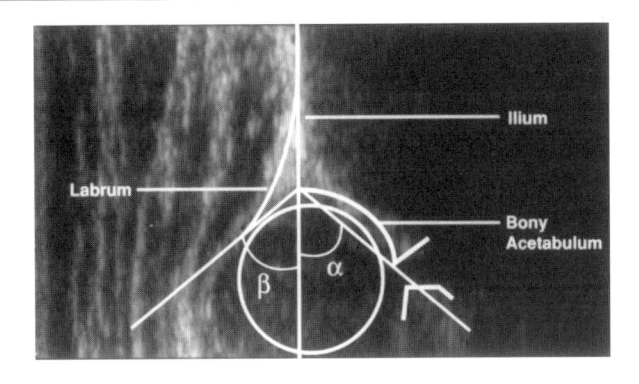

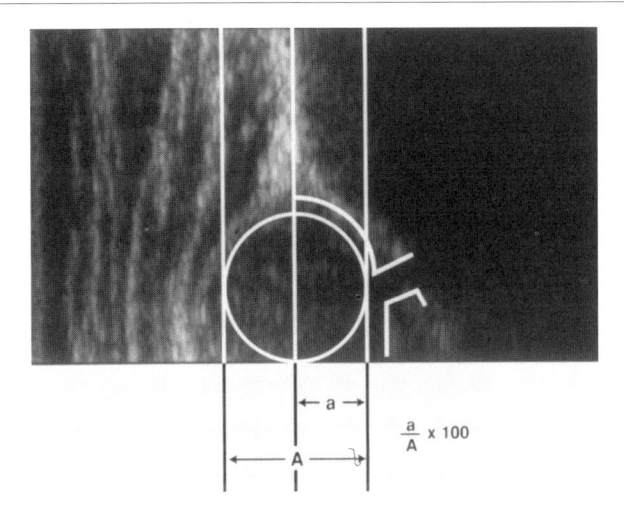

**Fig. 20.1 — Esquerda**, Imagem ultra-sonográfica de um quadril infantil, projeção coronal *standard* com superposição da linha de base, inclinação, e linha do teto acetabular. Angulo alfa (α) corresponde ao teto ósseo do acetábulo e o ângulo beta (ß), ao teto cartilaginoso (crianças normais: a>60°; ß<50°). **Direita**, método de determinar o tamanho da cabeça femoral e o percentual de cobertura. Percentual de cobertura = a/A x 100% (normal>50%). (Reproduzido com a permissão de Cheng JC, Chang YL, Hui PW, na: Morfometria Ultra-sonográfica no quadril das crianças. J. Pediatr Orthop, 14; 24-28, 1994.)

é a excessiva lordose e a obliqüidade pélvica. A marcha aparece com uma combinação da discrepância dos membros inferiores, do quadril em flexão e da insuficiência dos músculos abdutores.

## Estudo por Imagem

A radiografia da pelve é geralmente considerada não confiável no diagnóstico da subluxação ou luxação em recém-natos e em crianças antes do aparecimento do núcleo ósseo de ossificação proximal do fêmur. A epífise femoral cartilaginosa e o acetábulo cartilaginoso obrigam à necessidade de imaginar informações utilizando marcas na tentativa de interpretar as radiografias. Como conseqüência, os parâmetros radiográficos tradicionais, tais como linhas de Shenton, linhas do quadrilátero de Perkins, linha de Hilgenreiner e índice acetabular, apresentam variações consideráveis. E, mais ainda, estrutura de partes moles importantes, tais como lábrum e a cápsula, não podem ser avaliados.

A ultra-sonografia está se tornando mais preferencial no diagnóstico precoce de imagem no DDQ, embora não seja recomendada como uso geral de avaliação porque pode ser excessivamente sensitiva em crianças com achados clínicos normais e sem fatores de riscos para DDQ. Contudo, quando os fatores de risco são presentes e o exame clínico é anormal, a imagem obtida por ultra-som tem demonstrado ser de valor para o diagnóstico e acompanhamento da DDQ quando comparado com as radiografias simples, especialmente antes que os centros secundários de ossificação apareçam. É de maior utilidade nas crianças menores do que seis meses de idade, mas pode ser ainda efetiva até cerca de um ano de idade. Ultra-sonografia é não-invasiva e não expõe a criança à irradiação ionizante. Ela permite a visualização da cartilagem femoral da cabeça e da porção não ossificada do acetábulo; identificação precoce do núcleo de ossificação e oferece a possibilidade de avaliar as partes moles (lábrum e cápsula). Quando o núcleo de ossificação femoral matura-se, a visualização do acetábulo por ultra-sonografia torna-se mais difícil e, neste estágio, as radiografias podem oferecer uma melhor avaliação do quadril.

Métodos ultra-sonográficos que dão ênfase à estabilidade e à morfologia do quadril têm sido descritos, embora estas técnicas sejam mais complementares do que conclusivas. Graf, em 1981, foi o primeiro a relatar a imagem ultra-sônica dos quadris das crianças. Seu método dava ênfase à avaliação da morfologia do quadril baseada nas medidas estáticas do acetábulo no plano coronal. Nesta técnica, as linhas de referência são dirigidas através do osso ilíaco e uma segunda linha é a linha referência que cruza o teto ósseo do acetábulo da parte inferior para o outro lado do teto. O ângulo obtido por eles refere-se como sendo o ângulo alfa e representa o teto ósseo e reflete a profundidade do acetábulo. O segundo ângulo, o ângulo beta, é formado por uma linha dirigida através do lábrum que é uma linha de referência que representa o teto cartilaginoso do acetábulo e indiretamente reflete a posição da cabeça femoral (Fig. 20.1, esquerda). Outros parâmetros morfológicos incluem o tamanho da cabeça femoral e a

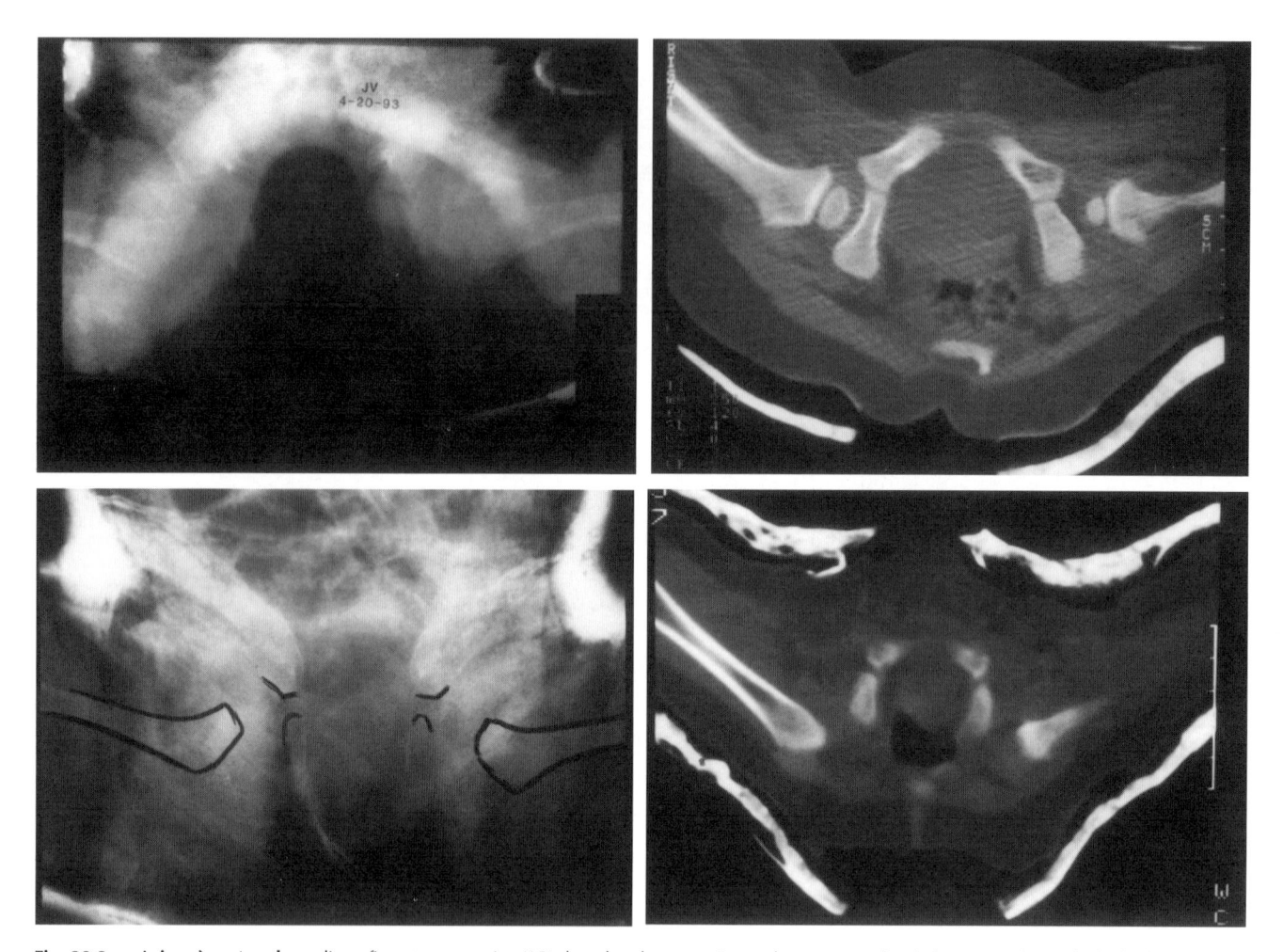

**Fig. 20.2** — **Acima à esquerda**, radiografia anteroposterior (AP) da pelve de uma criança de 15 meses de idade após redução fechada do quadril esquerdo. O aparelho gessado obscurece os detalhes ósseos. **Acima à direita**, tomografia computadorizada (TC) da mesma criança, confirmando a redução. **Embaixo à esquerda**, radiografia anteroposterior da pelve de uma criança de oito meses de idade, após a redução da luxação bilateral dos quadris, falhando para mostrar o deslocamento posterior, que é facilmente evidenciado no TC (**embaixo à direita**).

cobertura (Fig. 20.1, direita). O método dinâmico proposto por Harcke enfatiza a posição do quadril e a estabilidade; com esta técnica, a articulação é avaliada primariamente no plano transverso, enquanto está sendo testada com a modificação da manobra de Barlow e Ortolani. A instabilidade do quadril é medida pelo deslocamento da cabeça femoral do acetábulo.

A artrografia teve sua época de ouro para definir a anatomia patológica da DDQ. A artrografia é invasiva e requer anestesia geral, mas é capaz de mostrar os impedimentos de partes moles para redução e a concentricidade e estabilidade da redução com razoável grau de precisão. Esse procedimento pode ser usado com redução aberta ou fechada do quadril, no sentido de verificar a qualidade da redução e pode também prover informação útil, como guia na decisão cirúrgica em casos mais complicados de DDQ, quando os procedimentos secundários reconstrutivos estão sendo planejados.

A tomografia computadorizada (TC) pode demonstrar as relações da posição do quadril e a morfologia acetabular enquanto a imagem da ressonância magnética (RM) permite a visualização direta da cartilagem da cabeça femoral e do acetábulo. Contudo, a exposição radioativa com a TC é alta e ambos os testes são caros e requerem que a criança seja profundamente sedada. Portanto, nenhuma das duas modalidades tem muita importância no diagnóstico primário da desordem, embora ambas possam ser usadas. Nas crianças que já deambulam, baixas doses de TC (duas ou três projeções axiais) são bastante úteis na verificação da posição do quadril no aparelho gessado, após redução fechada ou cruenta (Fig. 20.2). Além disso, TC e RM podem ser reformatadas com *software* para produzir projeções tridimensionais (3-D) do quadril que podem ajudar na caracterização da anatomia patológica complexa da displasia residual do quadril. Manipulando as imagens em 3-D, os efeitos dos procedimentos reconstrutivos podem ser simulados pré-operatoriamente. Esta simulação pode ser útil nas crianças mais velhas ou adolescentes.

## Tratamento

Embora os métodos de tratamento para as crianças com DDQ tenham evoluído, os princípios permanecem inalterados. O objetivo é obter e manter a redução concêntrica do quadril, permitindo que o desenvolvimento normal possa continuar de uma maneira atraumática sem lesar o suprimento sangüíneo. Há um consenso de que o tratamento deve começar na época do diagnóstico e que o melhor período para tratar é o neonatal. Sob essas circunstâncias os objetivos do tratamento podem ser obtidos pela redução fechada. Muitas vezes, nas crianças mais velhas, particularmente, após a idade de andar, a redução cruenta pode ser necessária, contudo, circunstâncias individuais podem ditar a necessidade para métodos alternativos em qualquer idade.

## Redução Fechada

Em crianças com até seis meses de idade a redução fechada pode usualmente ser obtida com o suspensório de Pavlik. Neste grupo etário o quadril é usualmente luxável, necessitando somente ser estabilizado; ou luxado, mas capaz de ser reduzido. A colocação do quadril em flexão e abdução muitas vezes alcança a redução estável e a imobilização rígida em abdução forçada deve ser evitada. O suspensório de Pavlik, que é um aparelho dinâmico, permite uma amplitude segura de movimentação do quadril, enquanto mantém a posição conveniente em flexão e abdução necessárias para prevenir a reluxação. Além disso, preenche os pré-requisitos de tratamento e é fácil para aplicar, ajustável e relativamente barato. Outros aparelhos estão disponíveis para posicionar o quadril, contudo, nenhum foi universalmente aceito como o suspensório de Pavlik e alguns levam o risco da rígida imobilização da posição de abdução extrema. O suspensório de Pavlik pode também ser usado nos quadris luxados que são não redutíveis (Ortolani negativo) levando a cabeça femoral na direção do acetábulo. Nestas circunstâncias o tratamento não deve continuar além de três semanas, se o quadril permanece irredutível.

O suspensório é aplicado com a correia do tórax colocada ligeiramente abaixo da linha dos mamilos. As correias anteriores são localizadas na linha axilar anterior e controlam a flexão do quadril que, de forma ideal, deve estar

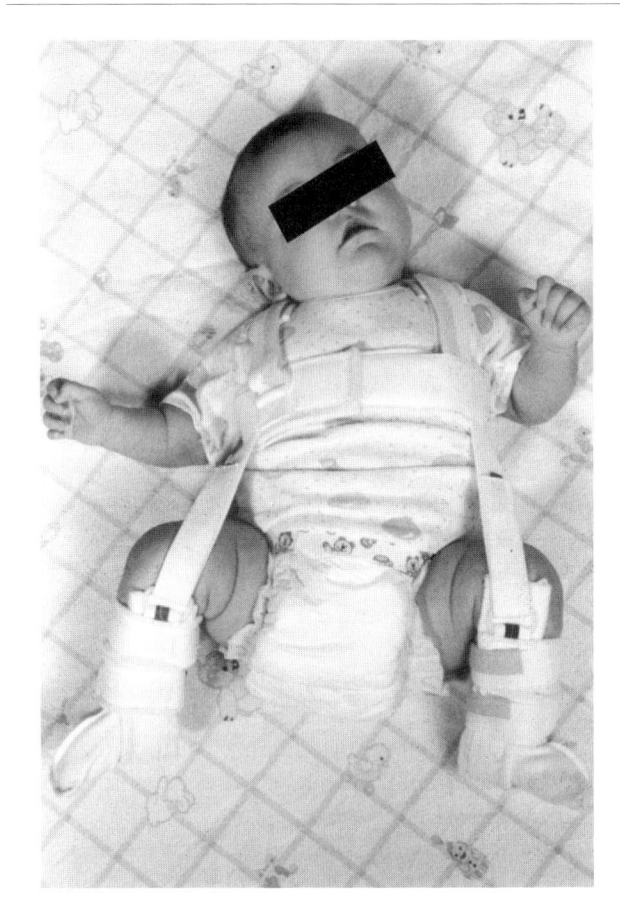

**Fig. 20.3** — Criança usando um suspensório de Pavlik. Os quadris estão mantidos em 100° de flexão pelas cintas anteriores.

entre 100° e 110° (Fig. 20.3). As correias posteriores se unem na ponta da escápula, restringindo a adução do quadril e mantendo a abdução de aproximadamente 50°. Uma vez tenha-se obtido a redução, é necessário determinar o grau de flexão e abdução para o qual o quadril é estável, e verificar se esta posição não está causando excessiva tensão nas partes moles. A atenção para estes princípios de posicionamento é importante porque flexão ou abdução insuficientes podem conduzir à perda da redução. Por outro lado, excessiva flexão pode causar lesão do nervo femoral e excessiva abdução pode causar osteonecrose.

A redução do quadril deve ser confirmada radiograficamente ou ultra-sonograficamente na terceira semana, porque o contínuo uso do suspensório, na presença de redução não concêntrica do quadril, pode potencializar a displasia da porção póstero-lateral do acetábulo e complicar, conseqüentemente, a redução fechada ou aberta. O suspensório deve ser usado continuamente (sobretudo se a redução é difícil) até que o quadril se estabilize e não deverá ser retirado até que o acetábulo se normalize. Acompanhamentos semanais são recomendados quando o Pavlik está sendo usado em tempo integral. O tratamento com o suspensório de Pavlik demonstrou ser efetivo em obter a redução em mais de 90% das vezes. A incidência de osteonecrose é baixa (inferior a 5%), particularmente quando o tratamento é iniciado nos primeiros três meses de vida. O mais importante detalhe do tratamento com o aparelho é a falha em obter a redução, que é muitas vezes agravada pela falha em reconhecer este fato. Fatores de riscos para um resultado final com suspensórios são a impossibilidade de reduzir o quadril (Ortolani negativo) antes da aplicação do aparelho, bilateralidade e a idade (mais velho do que sete semanas) quando o tratamento é iniciado.

Outros métodos são necessários para crianças que não obtêm resultados com o aparelho de abdução e para as crianças acima de seis meses de idade, que são muito grandes para o tratamento com o suspensório de Pavlik. Neste grupo há uma significativa alteração adaptativa com obstáculos à redução que devem ser vencidos para obter um resultado bom. Os típicos obstáculos incluem: constrição da cápsula inferior e a contratura do ileopsoas, que forma um estreitamento (em relógio de ampulheta) reduzindo o istmo do acetábulo; dobra e hipertrofia do lábrum (neolimbo), que obstrui a parte superior do acetábulo; espessamento e migração superior do ligamento transverso do acetábulo, que limita a margem inferior; alongamento do ligamento redondo e proliferação do tecido fibrogorduroso (pulvinar) enchendo a profundidade do acetábulo. Todos esse achados podem estar presentes e usualmente tornam-se mais pronunciados quando a criança se torna mais velha.

A redução fechada é o método preferível de tratamento em crianças até 24 meses de idade, podendo ser conseguidas estabilidade e congruência sem força inadequada. Talvez o ponto mais controverso em relação ao tratamento fechado seja a necessidade de tração prévia. Foi largamente defendido que tração, em virtude do estiramento dos tecidos moles contraturados em torno do quadril, diminui a incidência de alteração vascular da cabeça femoral e aumenta a possibilidade da redução com sucesso. Oponentes argumentam que realizando a tenotomia do adutor e imobilizando o quadril na posição "humana" o resultado é o mesmo daquele com tração. Evitando-se a abdução forçada protege-se o suprimento sangüíneo da cabeça femoral e fletindo o quadril e o joelho relaxa-se a musculatura em torno do quadril, conseqüentemente diminuindo a pressão na cabeça femoral.

A despeito da popularidade entre os ortopedistas pediátricos, nenhum estudo avaliou o efeito da tração quando considerada isoladamente. Alguns defensores da tração não concordam sobre qual é o mais benéfico tipo de tração (cutâneo versus esquelético), direção da tração (ao zênite versus longitudinal; abdução versus em neutro), a quantidade de peso e a duração do tratamento. Por outro lado, diversos estudos recentes mostram que não há diferença na incidência de necrose, no sucesso na redução fechada, comparando grupos de crianças tratadas com e sem tração.

Usando ou não a tração preliminar, a redução fechada deve ser realizada sob anestesia geral e com orientação artrográfica. Esta conduta permite a visualização objetiva e o julgamento tátil do quadril deslocado, que permite determinação da estabilidade da redução, não somente em abdução-adução (zona de segurança), mas também em flexão-extensão e rotação medial-lateral (cone de estabilidade). Se os adutores estão tensos, tenotomia percutânea do adutor longo deve ser realizada para aumentar a zona de segurança. A qualidade da redução pode ser determinada pela artrografia e definida objetivamente pela largura da coluna de contraste entre a cabeça femoral e o acetábulo e pela forma do limbo. Quadris com menos de 5mm de contraste entre a cabeça femoral e o acetábulo são aqueles que mostram que o limbo é não obstrutivo e têm uma possibilidade de obter um bom resultado com tratamento fechado. Após a redução, a criança imobilizada em gesso, com os quadris na posição humana, é documentada por radiografias, ultra-sonografia ou TC. A imobilização gessada é mantida usualmente por aproximadamente três a quatro meses com trocas eventuais do aparelho. Após isto, aparelho noturno de abdução é usado até que o acetábulo se normalize.

### Redução Aberta

A redução aberta está indicada em qualquer idade, quando a redução concêntrica não pode ser obtida com métodos fechados, ou quando a estabilidade não pode ser conseguida sem posicionamento inadequado (a zona de segurança é menor do que a zona de estabilidade). Deverá ser considerado como uma opção primária em crianças mais velhas, nas quais a desvantagem da redução fechada, incluindo a necessidade por uso prolongado de gesso e a alta incidência de subluxação e osteonecrose, sobrepõe-se aos benefícios da conduta não cirúrgica. O propósito da redução aberta é remover os obstáculos que previnem o centramento da cabeça femoral no acetábulo e tornar o quadril estável. Tem sido descrita uma variedade de acessos cirúrgicos (medial, anterior, anterolateral e lateral). O reconhecimento das características da luxação (idade do paciente, obstáculos à redução) e o conhecimento da capacidade e limitação dos diferentes acessos cirúrgicos são a chave para a adequada decisão do tratamento cirúrgico apropriado.

O acesso medial de Ludloff permite alcançar os obstáculos primários da redução do quadril, exceto o lábrum. Existem realmente duas rotas ao quadril pela via de acesso medial; a qual é definida pelo acesso em relação ao adutor *brevis*. No acesso anteromedial, o intervalo é anterior ao adutor *brevis* (curto) e é anterior ou posterior para o pectíneo, enquanto no acesso póstero-medial, o plano de dissecção é mais profundo em relação ao adutor *brevis*. Ambos os acessos têm sido usados mais efetivamente em crianças mais jovens, antes da idade de andar, nos quais a liberação dos obstáculos à redução (adutores e tendão iliopsoas tensos; a constrição da parte inferior da cápsula e/ou o ligamento transverso do acetábulo) é suficiente para permitir a redução do quadril. Imobilização em gesso é usada para estabilizar o quadril até que a cápsula retraia, uma vez que a cabeça femoral tenha sido reduzida. O acesso medial é usado de forma ideal para luxações dos quadris que podem ser reduzidas, mas não são estáveis, e para aquelas em que a cabeça femoral pode ser trazida para o nível do acetábulo, mas não obtendo congruência. Este acesso geralmente não está indicado para luxação em crianças mais velhas, ou naquelas em que a cabeça femoral migrou proximalmente, para as quais o lábrum é um significante obstáculo para redução, e naqueles em que a deformidade esquelética secundária pode indicar a necessidade de osteotomia pélvica ou femoral. Nestas situações o acesso anterior é o mais efetivo.

De modo geral, o acesso anterior é mais versátil e é o método comumente usado de redução cirúrgica de luxação do quadril. Ele é apropriado em qualquer idade e pode ser usado virtualmente em todas as situações. É preferível em crianças mais velhas do que 18 meses e geralmente é indicado em qualquer luxação do quadril em que a cabeça do fêmur não pode ser trazida para o nível do acetábulo. O espaço anatômico nesse acesso é entre o sartório e o tensor do fáscia-lata e a dissecção é maior do que no acesso medial. O procedimento é tecnicamente trabalhoso, mas provém excelente exposição do acetábulo e mostra todos os impedimentos da redução. Capsulorrafia pode ser realizada, determinando a estabilização imediata do quadril. Se necessário, osteotomia pélvica pode ser feita pelo mesmo acesso.

### Encurtamento Femoral

A tendência de abandonar o uso da tração pré-operatória, existe tanto na redução aberta como na fechada. Encurtamento femoral é agora reconhecido para ser um modo efetivo para relaxar as contraturas de partes moles e reduzir a tensão através do quadril. Tem sido demonstrado que é superior à tração no sentido de facilitar a redução do quadril e de ter risco reduzido de osteonecrose, de reluxação e subluxação. O encurtamento femoral agora é usado rotineiramente em criança mais velhas do que dois anos de idade, mas é também um método apropriado para redução aberta, em qualquer época, na qual exista uma excessiva tensão na articulação. Sob o ponto de vista técnico, um acesso lateral (separado da exposição anterior necessária para redução) é feito ao fêmur proximal e uma osteotomia subtrocantérica é usada. Com o quadril reduzido, a quantidade de superposição da extremidade proximal e distal da osteotomia pode ser usada como um guia da quantidade de encurtamento necessário. Correção do varo ou de rotação pode ser realizada se necessário e a osteotomia é fixada internamente, em geral com placas e parafusos.

### Procedimentos Secundários

O desenvolvimento de uma articulação normal seguindo a redução do quadril é esperado, pela possibilidade do acetábulo e do fêmur proximal se remodelarem. A luxação do quadril é muitas vezes acompanhada por aumento de anteversão femoral e deficiência anterolateral do acetábulo. Estas deformidades esqueléticas secundárias são tipicamente mais graves em crianças mais velhas do que dois anos e podem evitar a manutenção da redução do quadril ou retardar o remodelamento biológico da articulação após uma redução satisfatória. Dependendo das alterações patomecânicas, o procedimento cirúrgico secundário (osteotomia femoral, osteotomia pélvica ou ambos) pode ser necessário para facilitar a redução do quadril, para corrigir subluxação ou displasia persistente do fêmur proximal, ou para corrigir displasia acetabular residual.

Nas crianças com mais de três anos, a redução aberta simultânea, com o encurtamento femoral, e osteotomia redirecional do osso inominado pode ser necessária para obter redução concêntrica, evitando osteonecrose e alterações patológicas secundárias do acetábulo, que são muitas vezes acentuadas. Nas crianças entre 18 meses e três anos não há concordância, considerando qual o sítio mais apropriado para escolha do procedimento secundário. Se estes procedimentos secundários (em especial osteotomia pélvica) devem ser feitos juntamente com a redução cruenta, ou em um estágio separado, permanece controvertido. Alguns cirurgiões estão considerando que o risco de osteonecrose pode ser mais alto quando a redução aberta e a osteotomia pélvica são realizadas simultaneamente, embora essa combinação de procedimentos continue a ser largamente usada.

Uma abordagem racional do tratamento dessas deformidades esqueléticas secundárias depende do entendimento do desenvolvimento da articulação do quadril como resposta à redução da cabeça femoral e do conhecimento do potencial de remodelamento do acetábulo e fêmur proximal enquanto a criança cresce. O desenvolvimento de uma articulação normal, seguindo a redução do quadril, ou osteotomia redirecional do fêmur proximal, é previsível pela possibilidade do acetábulo se remodelar. A correção acetabular é indireta. O potencial para melhora depende da quantidade do crescimento acetabular que permanece. Tem sido geralmente reconhecido que o remodelamento do acetábulo é mais dramático entre os primeiros seis a 12 meses após a redução do quadril. O remodelamento é mais previsível em crianças menores do que quatro anos de idade, e pode ocorrer até a idade de oito anos, embora de forma menos intensa, e virtualmente não existe após esta idade.

Quando a anteversão femoral excessiva está presente, a osteotomia femoral está indicada ao mesmo tempo da redução, e é usualmente realizada junto com o encurtamento femoral. A derrotação do fêmur permite ao quadril ficar reduzido, sem ter que posicionar a extremidade em rotação medial extrema para obter estabilidade. Este procedimento está de acordo com o princípio da redução sem tensão. Excessiva correção da anteversão deve ser evitada porque este erro pode conduzir à instabilidade posterior e à luxação do quadril, especialmente se a osteotomia inominada é feita ao mesmo tempo. Em crianças mais jovens que quatro ou cinco anos de idade, com displasia acetabular residual, seguindo redução, a osteotomia femoral proximal pode ser realizada com um procedimento estagiado, com razoável expectativa de redirecionar forças no acetábulo, o que estimulará o remodelamento. Finalmente, osteotomia (varo, derrotação) do fêmur proximal pode ser realizada em qualquer idade, para corrigir persistente subluxação do quadril, desde que a radiografia ou artrografia mostrem que a cabeça femoral reduz em abdução e rotação medial.

A osteotomia da pelve representa a abordagem mais direta para o problema da displasia acetabular e produz o aumento da zona estável durante a redução aberta (discutido anteriormente); a indicação primária para a osteotomia pélvica é uma criança mais jovem do que oito anos de idade com a finalidade de corrigir a displasia acetabular, que falhou no remodelamento após um período de um a dois anos. Em crianças com mais de oito anos de idade, qualquer grau de displasia deverá ser tratada quando diagnosticada, considerando o pequeno potencial de remodelamento do acetábulo nesta idade. Em adolescentes e adultos com subluxação residual e displasia acetabular dolorosa, a racionalização do tratamento é no sentido da correção biomecânica para melhorar a função do quadril, na expectativa de prevenir, retardar ou reverter a deterioração do quadril.

Osteotomias pélvicas são de dois tipos básicos: os procedimentos reconstrutivos, que usam a cartilagem hialina para restaurar a superfície articular e os procedimentos de salvamento, que usam a cápsula da articulação, sustentada por osso, ou enxerto ósseo, como uma superfície de suporte. De modo geral, o objetivo deverá ser cobrir a cabeça femoral com cartilagem articular. O procedimento reconstrutivo é basicamente osteotomia de redirecionamento do osso ilíaco. Ele corrige as deficiências existentes no acetábulo por reorientar a superfície articular e permite o suporte do peso pela cartilagem hialina. No sentido de alcançar este objetivo, as indicações pré-operatórias ou pré-requisitos devem estar presentes. O quadril deve ser concentricamente reduzido e deve ser capaz de ser reduzido ou por uma redução aberta, ou por uma osteotomia femoral, porque uma osteotomia realizada sobre um quadril não reduzido falhará. O quadril deve ter grau de movimento normal ou próximo ao normal. A cabeça femoral deve ser congruente com um acetábulo, na posição da osteotomia simulada na radiografia ou artrografia. Nos adolescentes e adultos uma redução concêntrica perfeita pode não ser possível por causa da presença das alterações esqueléticas adaptativas; contudo, poderá haver preservação do espaço articular.

Todas as osteotomias pélvicas reconstrutivas melhoram a deficiência anterolateral do acetábulo. Elas diferem no formato e na execução e, conseqüentemente, nas suas vantagens e indicações. A discussão da vantagem individual de um procedimento ou outro foge ao objetivo desta revisão. A osteotomia de Salter pode prover cerca de 25° a 30° da cobertura lateral e aproximadamente 10° para 15° da cobertura anterior. Em pacientes mais velhos, que têm mobilidade limitada da sínfise púbica ou necessitam cobertura adicional, a osteotomia tríplice de Steele ou uma da técnicas de osteotomia periacetabular (Wagner, Eppright ou Ganz) pode ser mais efetiva. Os procedimentos de Pemberton e Dega são osteotomias pericapsulares que, na verdade, diminuem o volume do acetábulo e, então, são apropriadas para os acetábulos malformados e displásicos. Quando o quadril não pode ser reduzido e não se encontra critério para uma osteotomia reconstrutiva, a tetoplastia ou operação de Chiari podem ser de utilidade. Estes são procedimentos de salvamento que atuam por aumentar a área de superfície da articulação do quadril onde as forças serão distribuídas.

## Complicações

### Osteonecrose

A osteonecrose é a complicação mais comum no tratamento da DDQ e é encontrada em todas as formas de tratamento, incluindo o suspensório de Pavlik. As causas da osteonecrose são pressão excessiva sobre a cabeça femoral ou compressão extrínseca do suprimento sangüíneo da epífise femoral. Fatores de tratamento têm sido associados com a osteonecrose, incluindo abdução excessiva, falência do tratamento incruento e reoperação para reduções que falharam. Não há diferença na gravidade da osteonecrose, seguindo redução aberta *versus* tratamento fechado.

Salter forneceu os critérios para o diagnóstico dessa condição. Eles incluem a falência no aparecimento ou no desenvolvimento do núcleo de ossificação, por período maior que um ano após a redução, alargamento do colo femoral, por um período similar, aumento da densidade da epífise seguido por fragmentação e deformidade residual da cabeça femoral e colo após a ossificação estar completa. A osteonecrose foi classificada por diversos autores, considerando a característica da lesão vascular. Embora os sistemas de classificação sejam ligeiramente diferentes, são conceitualmente similares, separando a osteonecrose leve, a qual afeta somente a epífise e raramente causa problemas clínicos, das formas mais graves de envolvimento, que afetam a epífise e muitas vezes levam à deformidade grave da cabeça e colo. O tratamento é ditado pela característica do comprometimento. Redirecionamento acetabular deve ser considerado em crianças pequenas nos primeiros sinais de subluxação. Epifisiodese trocantérica (crianças menores do que oito anos de idade) ou transferência distal e lateral do grande trocanter (crianças de oito anos de idade ou mais velhas) podem ser necessárias nos casos de grave coxa *brevis* (elevação do grande trocanter) com insuficiência dos abdutores. A epifisiodese femoral distal é ocasionalmente necessária para corrigir a discrepância dos membros inferiores.

## Perda da Redução

Reluxação após redução fechada não é incomum e usualmente pode ser tratada por repetição dos métodos fechados ou redução aberta. Contudo, luxação após redução aberta é um problema maior. Fatores predisponentes para a falência da redução aberta inicial incluem falha para identificar o verdadeiro acetábulo, uma inadequada liberação da cápsula inferior, uma capsulorrafia inadequada e osteotomias simultâneas femoral e pélvica. Tentativas de reduzir o quadril por métodos fechados são usualmente malsucedidas e repetir a redução aberta é virtualmente necessário. Há um alto índice de osteonecrose e o resultado da cirurgia geralmente é ruim.

## Bibliografia Comentada

### Introdução

Coleman SS. Editorial. Developmental dislocation of the hip: Evolutionary changes in diagnosis and treatment. J Pediatr Orthop, 14:1-2, 1994.

Este editorial faz uma revisão das modificações no diagnóstico e tratamento da DDQ nas últimas três décadas. A argumentação para a troca de nomenclatura de congênita para luxação desenvolvimental ou displasia do quadril é discutida. Artigos clássicos comentando as maiores alterações e avanços no tratamento desta condição são citados.

Hinderaker T, Daltveit AK, Irgens LM, et al. The impact of intra-uterine factors on neonatal hip instability. An analysis of 1,059,479 children in Norway. Acta Orthop Scand, 65:239-242, 1994.

Os autores estudaram prontuários de 1.059.479 crianças norueguesas num período de 18 anos e foram capazes de analisar a interação entre ordem de nascimento, sexo, posição intra-uterina e idade gestacional, com a ocorrência de instabilidade neonatal do quadril. O material sugere a hipótese de que fatores mecânicos intra-uterinos em combinação com fatores hormonais são a causa da instabilidade neonatal do quadril. Prevalência (12%) foi mais alta em meninas primogênitas, nascidas em apresentação pélvica e numa idade gestacional mais velha.

### Diagnóstico

Boeree NR, Clarke NM. Ultrasound imaging and secondary screening for congenital dislocation of the hip. J Bone Joint Surg, 76B:525-533, 1994.

Os autores relatam os resultados preliminares da avaliação tardia (duas semanas de idade) para DDQ usando ultra-sonografia. De 26.952 nascimentos, 1.894 crianças com uma anormalidade no exame clínico ou presença de fatores de risco para DDQ (apresentação pélvica, deformidade do pé, história familiar positiva) foram referenciadas para a segunda avaliação. Com esta abordagem havia uma redução na média do tratamento (4,4/1.000 nascimentos), uma redução na média da apresentação tardia (0,22/1.000), e um decréscimo da necessidade de tratamento cirúrgico (0,37/1.000) comparados com a avaliação clínica isolada.

Castelein RM, Sauter AJ, de Vlieger M, et al. Natural history of ultrasound hip abnormalities in clinically normal newborns. J Pediatr Orthop, 12:423-427, 1992.

Neste estudo, 144 quadris neonatais com ultra-sonografias anormais foram identificados em uma população de 691 quadris clinicamente normais (20,8% de prevalência). Destes, 101 tinham morfologia ultra-sônica de displasia (Graf) e 43 instabilidade ultra-sônica (Harcke). Nenhum foi tratado. Aos seis meses, radiografias mostravam que somente seis do primeiro grupo e nenhum do segundo grupo tinham qualquer evidência de displasia. A gravidade da displasia ultra-sônica ao nascimento não estava relacionada com o desenvolvimento final do quadril. Contudo, cinco dos seis com displasia tinham fatores de risco para DDQ. Os autores concluem que a ultra-sonografia não deverá ser usada como uma avaliação de rotina em nascidos clinicamente normais, mas sugere que crianças com fatores de risco devem ser seguidas.

Garvey M, Donoghue VB, Gorman WA, et al. Radiographic screening at four months of infants at risk for congenital hip dislocation. J Bone Surg, 74B:704-707, 1992.

De uma população de 13.662 nascimentos vivos em um período de dois anos, os autores identificaram 357 crianças com quatro meses de idade com riscos para DDQ baseados no histórico familiar, na apresentação pélvica ou *click* persistente. Deste grupo, 46 tinham radiografias anormais. Doze necessitaram tratamento, que resultou em quadris normais, e 34 tornaram-se normais enquanto estavam sendo observados. Dos 311 com achados radiográficos normais, nenhum que foi examinado após 15 meses tinha qualquer anormalidade.

Harcke HT. Imaging in congenital dislocation and dysplasia of the hip. Clin Orthop, 281:22-28, 1992.

Esta é uma excelente revisão das técnicas de imagem e suas indicações no diagnóstico e tratamento da DDQ.

Hernadez RJ, Cornell RG, Hensinger RN. Ultrasound diagnosis of neonatal congenital dislocation of the hip: A decision analysis assessment. J Bone Joint Surg, 67B:539-543, 1994.

A análise de decisão foi usada para mostrar que a ultra-sonografia não é a avaliação preferida para DDQ em recém-nascidos; seu valor na averiguação de crianças com alto risco é bom para o indivíduo, mas não como uma perspectiva social, e não é útil para seguimento. Suas análises mostram que exame físico é a estratégia preferida no recém-nascido e repetidos exames físicos durante a infância, acompanhados por radiografia de três para quatro meses de idade, fazem a melhor estratégia para pacientes com aumento do risco clínico.

Millis MB, Murphy SB. Use of computed tomographic reconstruction in planning osteotomies of the hip. Clin Orthop, 274:154-159, 1992.

O uso de reconstrução da TC em 3-D na análise da displasia acetabular e planejamento e simulação da osteotomia pélvica e femoral são discutidos.

Rosendahl K, Markestad T, Lie RT, et al. Ultrasound screening for development dysplasia of the hip in the neonate: The effect on treatment rate and prevalence of late cases. Pediatrics, 94:47-52, 1994.

Neste estudo, 11.925 neonatos foram randomizados para receber uma avaliação geral, seletiva com ultra-sonografia ou não, juntamente com o exame clínico. A prevalência de subluxação tardia e luxação foi mais baixa para o grupo de avaliação ultra-sônica genérica do que para os outros dois; contudo, a diferença não foi estatisticamente significante, e ultra-sonografia feita de uma maneira geral, como avaliação, resultava em um alto índice de tratamento e um grande tempo de seguimento.

Stanton RP, Capecci R. Computed tomography for early evaluation of development dysplasia of the hip. J Pediatr Orthop, 12:727-730, 1992.

Os autores reviram 130 TC da pelve após redução fechada e 52 quadris em 42 pacientes com DDQ. Eles acharam o método útil em confirmar a redução do quadril após a aplicação do aparelho gessado, mas não puderam avaliar a possibilidade do desenvolvimento de osteonecrose ou displasia acetabular.

### Tratamento

Camp J, Harring JA, Dworezynski C. Comparison of inpatient and outpatient traction in developmental dislocation of the hip. J Pediatr Orthop, 14:9-12, 1994.

O estudo compara a eficácia de tração tipo Bryant em paciente internado, antes de redução aberta ou fechada feita em 72 pacientes (83 quadris) com DDQ. Não havia diferença entre os dois grupos na média da fechada (66%) e aberta (34%). Havia economia com a tração em casa e o grau de osteonecrose grave foi baixo (2,5%) a despeito de não ter sido dada atenção para que estágio estava o quadril radiograficamente. Esse estudo levanta a questão da relativa importância da tração para pré-redução no tratamento da DDQ comparada com a redução da zona de segurança e técnicas de aparelho gessado.

Chen IH, Kuo Kn, Lubicky JP. Prognosticating factors in acetabular development following reduction of developmental dysplasia of the hip. J Pediatr Orthop, 14:3-8, 1994.

Os fatores indicativos de desenvolvimento acetabular seguindo a redução de 75 quadris com DDQ foram estudados. Os autores descrevem uma nova medida radiográfica chamada discrepância da distância do centro da cabeça que, quando menor do que 6º, indiaria o sucesso dos casos unilaterais. O estudo também confirma que quanto mais jovem a idade na redução, melhor é o desenvolvimento acetabular (mais do que 10º) no primeiro ano após a redução, relacionando com os resultados favoráveis.

Faciszewski T, Coleman SS, Biddulph G. Triple innominate osteotomy for acetabular dysplais. J Pediatr Orthop, 13:426-430, 1993.

Os resultados da osteotomia tríplice em 44 paciente (56 quadris) foram revistos com seguimento de sete anos (variando de dois para 12 anos). Melhora da dor e função foi considerada boa em 53 quadris. Todos, menos dois pacientes (94%), relataram sua satisfação com o procedimento.

Faciazewske T, Kiefer GN, Coleman SS. Pemberton osteotomy for residual acetabular dysplasia in children who have congenital dislocation of the hip. J Bone Joint Surg, 75A:643-649, 1993.

Os resultados foram analisados de 52 quadris em 42 pacientes que sofreram osteotomia tipo Pemberton entre 1968 e 1984 para tratamento da displasia acetabular residual. A média de duração foi de 10 anos. A osteotomia de Pemberton foi segura, sendo um procedimento efetivo para o tratamento da displasia acetabular na DDQ.

Fish DN, Herzenberg JE, Hensinger RN. Current practice in use of the prereduction traction for congenital dislocation of the hip. J Pediatr Orthop, 11:149-153, 1991.

Os autores baseiam-se em 335 membros da Sociedade Americana de Ortopedia para definir o uso da tração preliminar na DDQ. Somente 5% das respostas estabeleceram que eles não usam tração. Setenta e cinco por cento acreditaram que a tração diminui o risco de osteonecrose e torna mais fácil a redução: 15% acreditam que somente beneficiava a diminuição da incidência de osteonecrose, e 5% acreditam que a redução mais fácil é somente a única vantagem. Tração em casa foi defendida por 31% dos consultados. Embora tração seja comumente usada, não há um consenso quanto aos benefícios com este tratamento.

Fleissner Pr Jr, Ciccarelli CJ, Eilert RE, et al. The succes of closed reduction in the treatment of complex developmental dislocation of the hip. J Pediatr Orthop, 14:631-635, 1994.

Os autores analisaram os resultados do tratamento incruento de casos complexos de DDQ em 68 pacientes (79 quadris) com a média de idade de 7,5 meses (variando de zero a 36 meses). Usando artrografia e exames sob anestesia eles identificaram dois fatores, o tipo do limbo (obstrutivo e não obstrutivo) e o limite da estabilidade (estável, instável), que podem ser usados como orientação para selecionar casos que podem ser tratados por redução fechada e aqueles que requerem redução aberta.

Gabuzda GM, Renshaw TS: Reduction of congenital dislocation of the hip. J Bone Joint Surg, 74A:624-631, 1994.

Esta revisão analisa os conceitos atuais do tratamento fechado e aberto da DDQ incluindo o uso do suspensório de Pavlik, a controvérsia da tração antes da redução, dos tratamentos cirúrgicos e a indicação e a época de procedimentos secundários (osteotomia femoral e pélvica), e classificação e tratamento da osteonecrose.

Gulman B, Tuncay IC, Dabak N, et al. Salter's innominate osteotomy in the treatment of congenital hip dislo-cation: A long-term review. J Pediatr Orthop, 14662-666, 1994.

Os resultados da redução cruenta associada à osteotomia inominada (Salter) em 39 pacientes (52 quadris) entre 18 meses e oito anos de idade foram apresentados. O maior seguimento foi de 13 anos. A evidência radiográfica de osteonecrose (Bucholz-Ogden tipos 2,3,4) foi encontrada em 34,6% dos casos. Os resultados clínicos e radiográficos foram melhores quando a operação foi realizada antes dos quatro anos de idade.

Malvitz TA, Weinstein SL. Closed reduction for congenital dysplasia of the hip: Functional and radiographic results after na average of thirty years. J Bone Joint Surg, 76A:1777-1792, 1994.

Este estudo é uma revisão retrospectiva, com seguimento de longo prazo (mais de 30 anos), dos resultados funcionais radiográficos do tratamento fechado de 152 DDQ em 119 crianças cuja média de idade no tempo da redução foi de 21 meses (variando de um a 96 meses). De modo geral, pacientes obtinham uma boa função, apesar do alto grau de distúrbios de crescimento da epífise femoral (61%) e evidência de doença degenerativa do quadril (43%). A subluxação está associada com a pior função. Quanto mais jovem o paciente na época da redução, melhor foi o resultado clínico e radiológico, e menor a incidência de subluxação, de doenças degenerativas e de alteração do crescimento do fêmur proximal.

Mankey MG, Arntz GT, Staheli LT. Open reduction through a medial approach for congenital dislocation of the hip. A critial review of the Ludloff approach in sixty-six hips. J Bone Surg, 75A:1334-1345, 1993.

Os autores relatam os seus resultados com a redução aberta utilizando a via de acesso medial em 66 DDQ (63 crianças). A osteonecrose ocorreu em sete quadris (11%), com um aumento da prevalência quando a redução foi realizada após 24 meses de idade. Um quadril reluxou e dois subluxaram. Os autores concluem que é um método seguro e efetivo de tratar a DDQ em crianças com menos de 24 meses de idade que não obtiveram bom resultado com o tratamento conservador.

Millis MB, Poss R, Murphy SB. Osteotomies of the hip in the prevention and treatment of osteoarthritis, in Eilert RE (ed): Instructional Course Lectures XLI. Park Ridge, IL American Academy of Orthopaedic Surgeons, pp 145-154, 1992.

A osteoartrose do quadril é muitas vezes devida à deformidade residual na DDQ. A osteotomia de salvação como prevenção e tratamento deste problema é discutida.

Quinn RH, Renshaw TS, Deluca PA. Preliminary traction in the treatment of developmental dislocation of the hip. J Pediatr Orthop 1994:14;636-642.

Setenta e dois pacientes (90 quadris luxados) foram tratados com três semanas de tração; a redução fechada foi bem-sucedida em 52 quadris (58%) e redução aberta foi necessária em 38

(42%). Cinco pacientes desenvolveram osteonecrose acentuada (Bucholz-Ogden tipos 2,3,4). Tração preliminar não afetava a média de sucesso com a redução fechada ou a incidência de osteonecrose nesta série comparada com outras em que a tração não foi usada.

Tredwell SJ. Neonatal screening for hip joit instability: Its clinical and economic relevance. Clin Orthop, 281:63-68, 1992.

O trabalho é um resumo dos três estudos separados, datando de 1967, sobre a eficácia da avaliação da rotina neonatal. O estudo retrospectivo concluiu que avaliação clínica é efetiva em identificar a displasia acetabular. O estudo prospectivo estabeleceu a eficácia do tratamento precoce com aparelhos de flexão-abdução para casos que foram detectados na avaliação. Análises econômicas demonstram o custo benefício de U$15.000 canadenses para cada 1.000 crianças avaliadas.

## Complicações

Jones GT, Schoenecker Pl, Dias LS. Developmental hip dysplasia potentiated by inappropriate use of the Pavlik harnes. J Pediatr Orthop, 12:722-726, 1992.

Os autores identificaram 19 pacientes com 28 luxações dos quadris, que foram tratadas sem sucesso com o suspensório de Pavlik por no mínimo oito semanas. Tentativas subseqüentes de redução fechada falharam em 17 pacientes, que acabaram necessitando de tratamento cirúrgico. Os quadris tinham uma deficiência na parede póstero-lateral do acetábulo, presumivelmente devida à prolongada posição do quadril luxado em flexão e abdução. Acredita-se que a dificuldade foi encontrada tanto na redução aberta como na fechada nestes pacientes. Os autores concluem que é obrigatório confirmar a redução do quadril durante o tratamento com aparelho de Pavlik para evitar esta complicação e que o tratamento com Pavlik deverá ser interrompido se a redução não puder ser obtida dentro de quatro semanas.

Kersaw CJ, Ware HE, Pattinson R, et al. Revision of failed open reduction of congenital dislocation of the hip. J Bone Joint Surg, 75B:744-749, 1993.

Trinta e três quadris (32 pacientes) necessitando repetição da redução aberta para DDQ foram estudados. Capsulorrafia inadequada, insuficiente liberação da cápsula inferior e osteotomia simultânea femoral e pélvica foram associadas com a falha no tratamento inicial. Mais da metade tinha osteonecrose durante a revisão. Tentativas para reduzir os quadris pelos métodos fechados ou por osteotomia femoral ou pélvica usualmente não foram bem-sucedidas. Os resultados mostraram que redução aberta repetida não é boa conduta.

# 21
# Deformidade Tibial e Doença de Blount

## Tíbia Curva Congênita

### Encurvamento Anterolateral Congênito

Encurvamento tibial anterolateral congênito é o primeiro sinal físico da pseudartrose congênita da tíbia. A pseudartrose congênita é relativamente rara, ocorrendo um em 190.000 a um em 250.000 nascidos vivos. Sua associação com neurofibromatose varia de 50% a 90%. Outros sinais físicos de neurofibromatose podem estar ausentes ao nascimento, retardando o diagnóstico por algum tempo. Ao contrário, só aproximadamente 10% dos pacientes com neurofibromatose têm pseudartrose congênita da tíbia. Embora raramente vista, a pseudartrose congênita pode estar associada à displasia fibrosa poliostótica.

No nascimento, a perna tem encurvamento anterolateral e variável encurtamento, o pé e o tornozelo podem estar na posição de dorsiflexão. Outras alterações da neurofibromatose, como as manchas café-com-leite, neurofibroma cutâneo, gigantismo localizado ou hemi-hipertrofia, podem estar ou não presentes. A tíbia pode apresentar uma fratura no nascimento.

A pseudartrose fibular congênita isolada é extremamente rara e a maioria está associada com a alteração tibial. Quando presente, com ou sem o componente tibial, pode resultar em encurtamento fibular relativo e desenvolvimento de tornozelo valgo secundário.

Embora existam várias classificações para pseudartrose congênita da tíbia, a classificação de Boyd é a mais utilizada. Seis tipos são descritos.

Tipo I — pseudartrose tem encurvamento anterior e defeito tibial presentes no nascimento. Tipo II — tem associada uma constrição em relógio de areia e uma fratura espontânea que geralmente ocorre por volta dos dois anos de idade. Esta tíbia classicamente tem um canal medular esclerótico e obliterado. Este é o tipo mais comum. Está associado com neurofibromatose e tem uma história natural pobre em relação à consolidação da fratura. A recidiva de fratura é comum se a consolidação ocorrer. Tipo III — tem uma formação cística (Fig. 21.1). O encurvamento pode não estar presente antes da tíbia fraturar-se. A recidiva da fratura é menos comum do que no tipo II e o sucesso na consolidação ocorre mais freqüentemente após uma única cirurgia. Tipo IV — ocorre numa tíbia esclerótica de diâmetro normal (Fig. 21.2). O canal medular está ausente e freqüentemente a fratura é transversa e incompleta, como uma fratura por estresse. Tipo V — tem uma pseudartrose fibular associada ou pode estar presente como uma pseudartrose fibular isolada que naturalmente tem um bom prognóstico. Tipo VI — tem um schwannoma ou neurofibroma associado. Este pode ser um tipo "falso" de pseudartrose congênita. Poucos casos de neurofibroma intra-ósseo têm sido documentados; se existe, este tipo é extremamente raro.

A pseudartrose congênita, que não está associada com neurofibromatose ou displasia fibrosa, freqüentemente desenvolve-se após uma fratura aparentemente inócua que

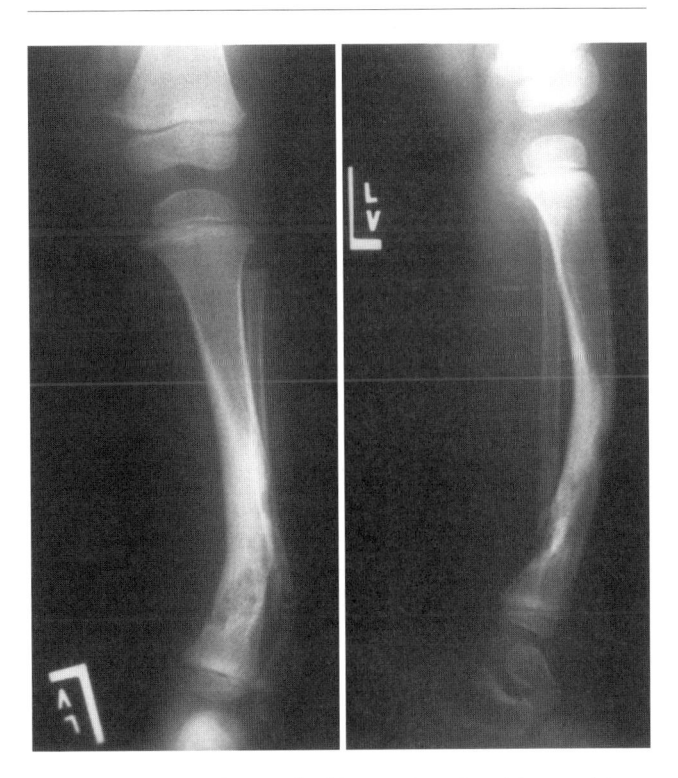

**Fig. 21.1** — Pré-pseudartrose de tíbia com alterações císticas medulares, tipo III de Boyd. Observe a pseudartrose fibular.

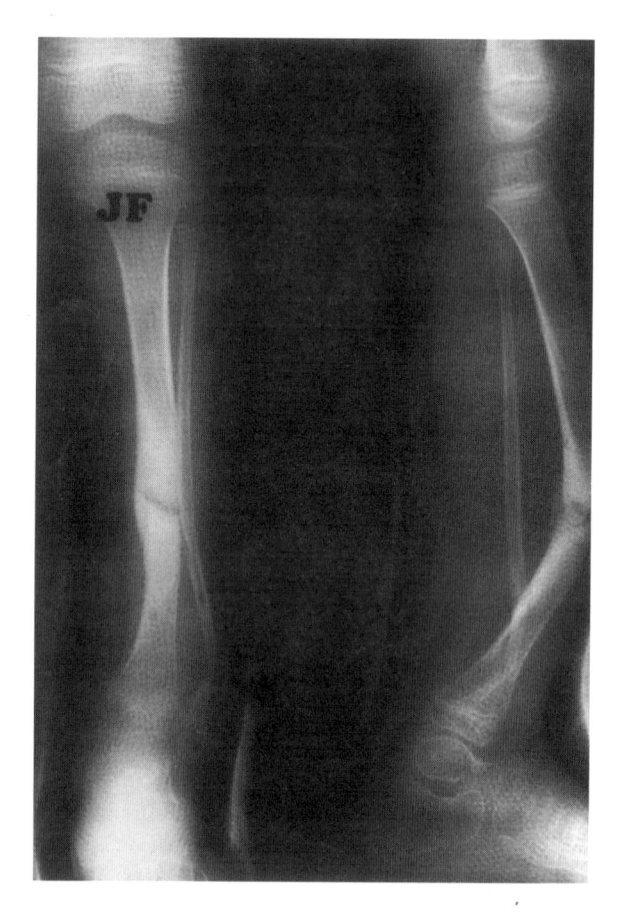

**Fig. 21.2** — Radiografia em anteroposterior e perfil de uma menina de quatro anos de idade com neurofibromatose e uma pseudartrose tibial congênita imobilizada em aparelho gessado após fratura espontânea. Observe a esclerose medular. A não consolidação persistente pode ser tratada pelo transporte ósseo utilizando fixação externa circular.

aparece num osso razoavelmente normal. Isto geralmente ocorre após a idade de cinco anos. Outras alterações radiográficas associadas com esta condição são o retropé talo e a redução da altura da epífise tibial distal lateral com variável encurtamento do membro.

Tratamento da pré-pseudartrose da tíbia anterolateralmente encurvada inicialmente consiste no uso de órteses. Uma órtese tornozelo/pé com um reforço anterior é usada na prevenção de possíveis fraturas. O papel do enxerto ósseo (*onlay*) na infância, numa tentativa de alargar o diâmetro ou reforçar a tíbia pré-pseudoartrósica, permanece obscuro apesar de recentes relatos favoráveis. A osteotomia para correção da deformidade tibial está contra-indicada porque freqüentemente precipita a história natural da pseudartrose.

Uma vez ocorrida a fratura, a imobilização gessada resulta em fracasso e a pseudartrose, uma vez estabelecida, deve ser tratada cirurgicamente. O tratamento convencional com enxerto ósseo e fixação interna tem um índice de falha relatado de aproximadamente 100% em pacientes com neurofibromatose. Bons resultados com fixação intramedular foram recentemente relatados por Anderson utilizando haste de Williams, enxerto ósseo e imobilização gessada.

Novas técnicas de tratamento, como enxerto livre de fíbula e a técnica de Ilizarov, são capazes de alcançar uma união inicial na maioria dos casos. Apesar do índice de refratura continuar a ser alto, ambos os procedimentos são promissores. Weiland relatou consolidação primária em 18 de 19 pacientes com o enxerto livre de fíbula. Infelizmente esta técnica geralmente só pode ser realizada uma vez utilizando-se a fíbula normal contralateral. Como alternativa, um estudo recente relatou sucesso com a transferência da fíbula ipsilateral com seu pedículo vascular. Enfraquecimento dos músculos fibulares e um valgo do tornozelo no membro doador são complicações possíveis após transferência de fíbula. Relatos recentes de resultados utilizando a técnica de Ilizarov apresentam índice de consolidação igual àquele com o enxerto livre de fíbula. As vantagens potenciais desta técnica incluem: deambular com carga completa durante o tratamento, possibilidade de ressecar a lesão óssea e periosteal e transportar osso normal para o defeito, equalização simultânea do comprimento dos membros e eliminação da deformidade óssea.

A amputação tipo Syme, comum no passado naqueles pacientes incapazes de alcançar a consolidação, não é recomendada como tratamento primário exceto talvez em circunstâncias extremas. A marcha com carga no membro sem a prótese naqueles pacientes com pseudartrose persistente após a amputação tipo Syme é um problema. Amputação abaixo do joelho pode ser a solução final para alguns destes pacientes, desde que tenha sido eliminado o risco de sobrecrescimento no coto de amputação.

Após a consolidação por qualquer destas técnicas, é recomendado um contínuo controle do uso da órtese pelo menos até que a maturidade esquelética ocorra. Nenhum estudo a longo prazo esclareceu os resultados do uso das órteses na idade adulta. Sem dúvida, o uso contínuo do enxerto livre de fíbula e/ou técnica de Ilizarov levarão no futuro à conclusão de qual é a técnica mais eficaz.

## Encurtamento Póstero-medial Congênito

A tíbia curva póstero-medial congênita é a mais benigna das duas deformidades congênitas. A etiologia desta patologia é desconhecida e tem sido atribuída a circunstâncias do desenvolvimento, tais como hipertonia uterina e/ou posição fetal intra-uterina.

O quadro clínico no recém-nato geralmente inclui um pé calcâneo valgo com excessiva dorsiflexão do tornozelo. O dorso do pé com freqüência chega a tocar na superfície anterior da perna com limitação da flexão plantar. Além do encurtamento da perna aparente ou real, há uma curva póstero-medial da perna localizada no nível da junção entre o terço médio e terço distal da tíbia. Esta enfermidade quase sempre é unilateral. O quadro radiográfico inclui variados graus (entre 20° e 60°) de angulação posterior e medial da tíbia e fíbula (Fig. 21.3). Os ossos são relativamente normais com algum espessamento da parte côncava da cortical, provavelmente devido à concentração de carga.

A história natural desta alteração demonstra correção espontânea de aproximadamente 50% da deformidade óssea dentro dos primeiros dois anos de vida e lenta melhora após. A correção espontânea da posição do pé ocorre dentro dos primeiros nove a 12 meses de vida. Em geral, a gravidade da deformidade inicial guarda relação com o grau final de encurtamento do membro. A discrepância ao final do crescimento varia de 5% a 27% em relação ao lado contralateral normal.

O tratamento inicial para esta alteração consiste na colocação e troca de aparelhos gessados sucessivos ou manipulações da deformidade do tornozelo com objetivo de eliminar a retração em dorsiflexão. Subseqüentemente, um cuidadoso acompanhamento clínico e radiográfico será necessário para determinar se a parada do crescimento vai requerer tratamento para equalizar o comprimento das pernas. Em geral, a discrepância que raramente excede de 4 a 5cm pode ser corrigida por uma epifisiodese da tíbia normal. Se existir deformidade persistente significativa, a correção da deformidade tibial simultânea com o alongamento poderá ser considerada. A osteotomia precoce com correção da tíbia encurvada parece não ter influência no grau final de bloqueio do crescimento da perna.

## Doença de Blount

A doença de Blount é considerada como uma doença do desenvolvimento, que afeta a fise proximal medial da tíbia, resultando numa deformidade em varo progressiva. A etiologia precisa não é conhecida, embora uma desordem na ossificação endocondral tenha sido identificada. Existem duas ou três formas distintas desta condição dependendo da idade da apresentação. O Blount infantil afeta crianças antes dos três anos de idade. A forma do adolescente afeta crianças acima de oito anos de idade, e alguns autores descrevem um grupo intermediário ou juvenil entre as formas infantil e do adolescente.

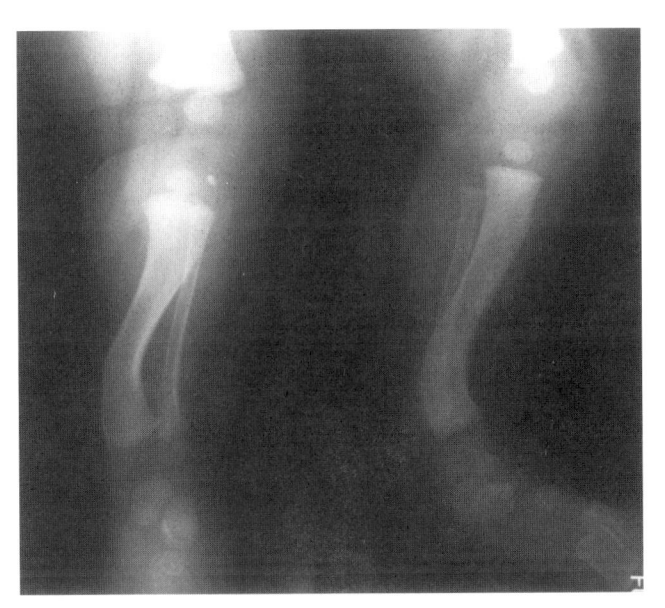

**Fig. 21.3** — Radiografias em anteroposterior e perfil de uma criança com tíbia curva póstero-medial congênita. Observe o espessamento da parte côncava da cortical.

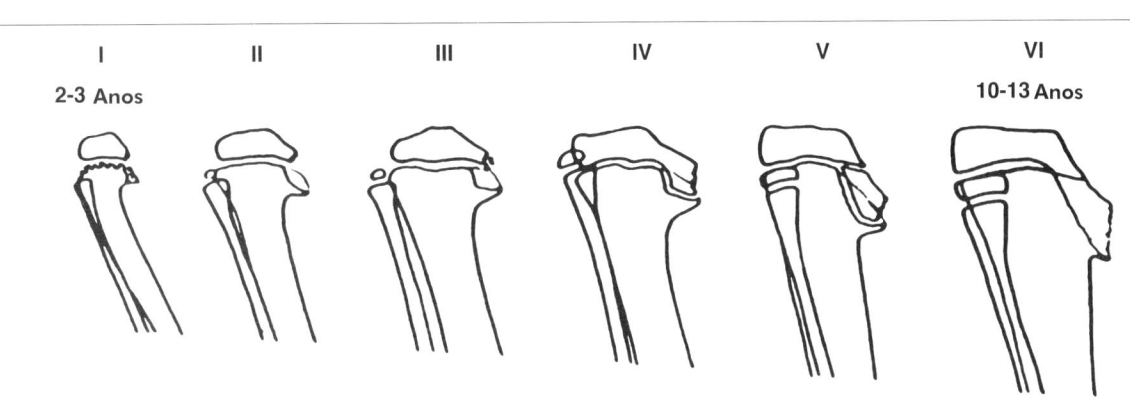

**Fig. 21.4** — Representação esquemática da classificação de Langenskiöld para doença de Blount. (Reproduzido com permissão de Langenskiöld A: Tíbia vara: uma série de 23 casos. Acta Orthop Scand, 103:1, 1952.)

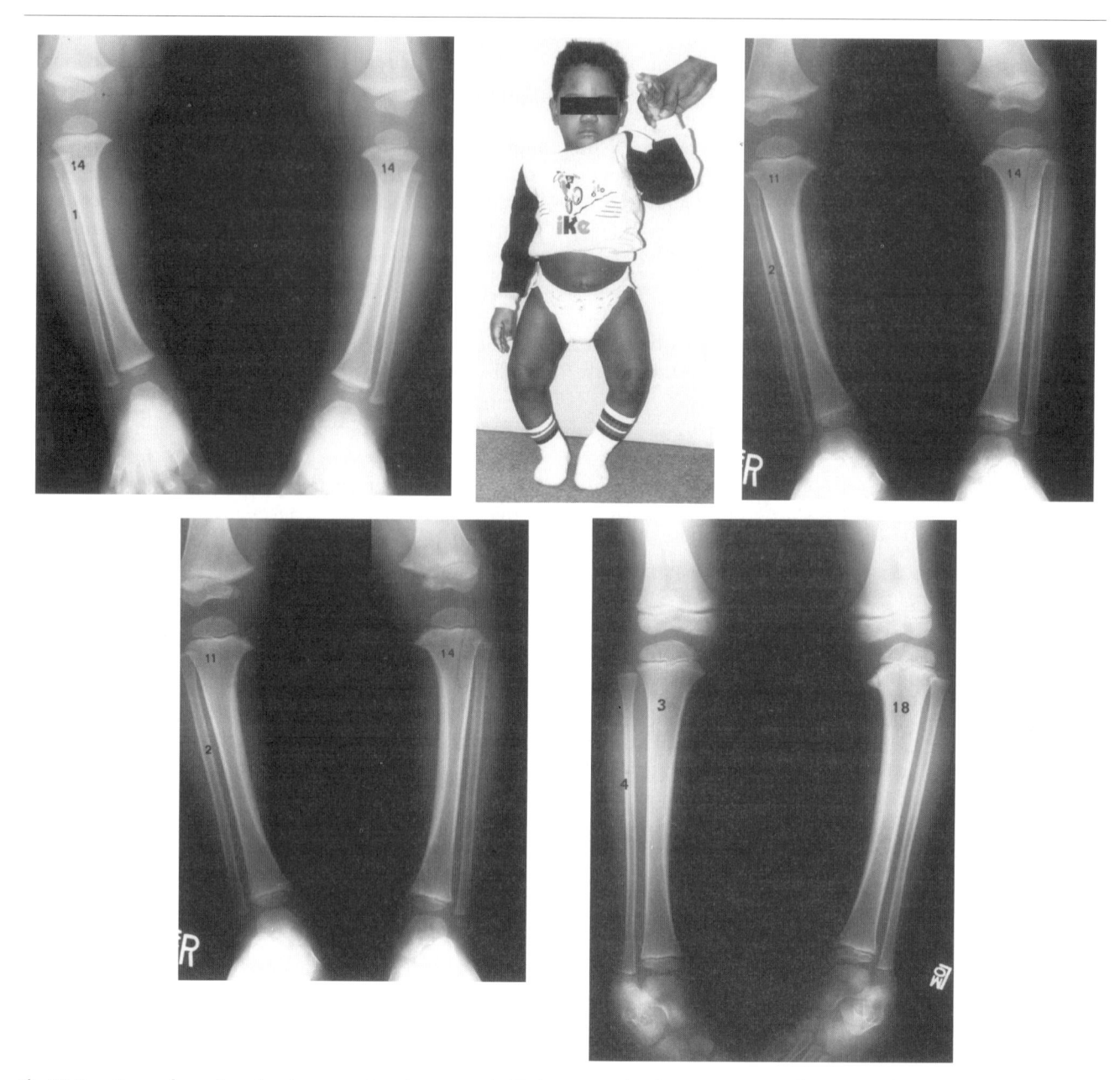

**Fig. 21.5 — Esquerda**, radiografias de um menino de um ano de idade com moderado arqueamento. Observe ângulo metáfiso-diafisário (AMD) bilateral medindo 14°. **Centro superior e direito superior.** Fotografia e radiografia com carga deste paciente com dois anos de idade. Observe deformidade em resolução à direita, mas persistente ângulo metáfiso-diafisário de 14° à esquerda. **Inferior esquerda e inferior direita**, aos três a quatro anos de idade tornou-se claro que o encurvamento fisiológico à direita se resolveu, enquanto que a perna esquerda desenvolveu doença de Blount. (Reproduzido com permissão de Kasser Jr (ed): Orthopaedic Knowledge Update 5. Rosemont, IL, American Academy of Orthopaedic Surgeons, pp. 437-451, 1996.)

A forma infantil freqüentemente é difícil de ser diferenciada do geno varo fisiológico. Isto é particularmente verdadeiro antes do dois anos de idade quando o envolvimento bilateral pode estar presente. Aproximadamente 60% das crianças com a forma infantil da doença de Blount são afetadas bilateralmente. Fatores mecânicos, tais como a marcha precoce e a obesidade, têm sido relacionados com a etiologia desta enfermidade, embora faltem evidências convincentes.

Em geral, a classificação de Langenskiöld da doença de Blount é útil para a forma infantil, embora seja difícil sua aplicação precisa na criança mais jovem. Este sistema tem seis estágios, com grave angulação progressiva da fise medial proximal da tíbia (Fig. 21.4). O estágio VI tem a

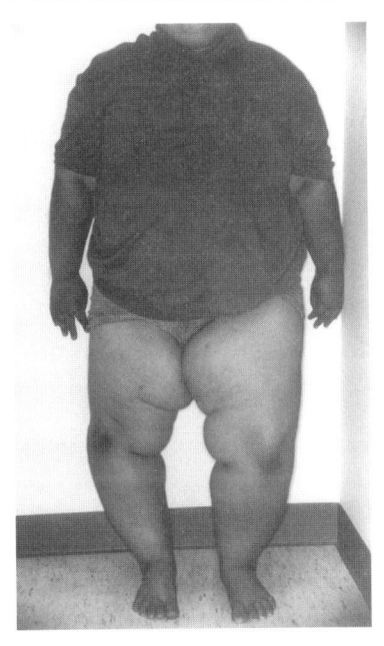

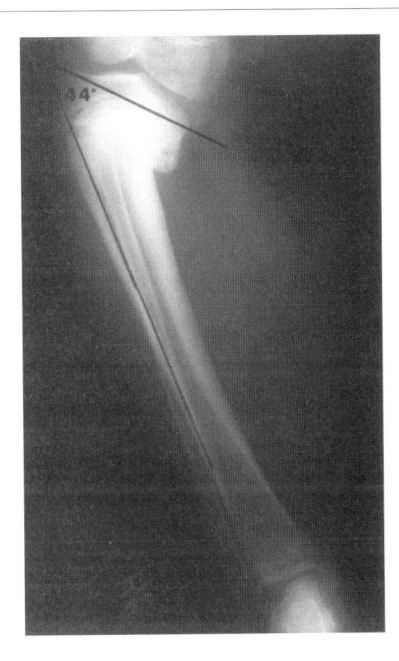

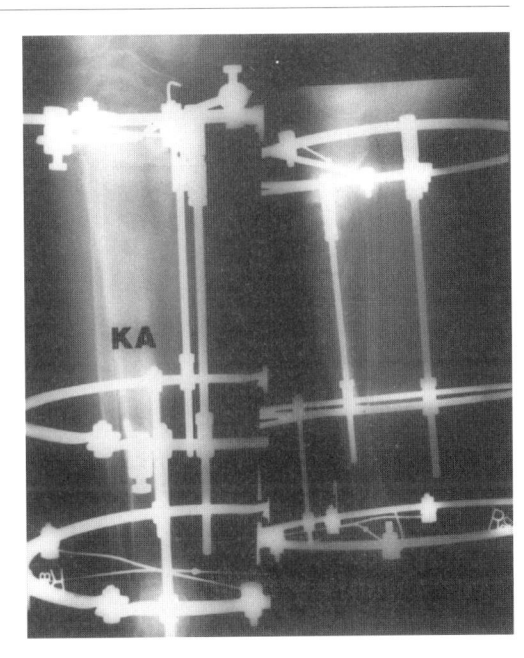

**Fig. 21.6 — Esquerda e centro.** Aspecto clínico e radiografia de um menino obeso de 11 anos de idade com doença de Blount unilateral com grave deformidade tibial e com encurtamento de 3cm. **Direita.** Fixação externa circular alcançou correção gradual da deformidade e restaurou o comprimento do membro.

parte da fise medial verticalizada que evidencia uma parada do crescimento, determinando pobre prognóstico. O Blount infantil tem potencial para agravar-se progressivamente desde o estágio inicial, por isso, deve ser tratado precoce e agressivamente com objetivo de se evitar lesão fisária definitiva com subseqüente parada do crescimento da fise medial.

A diferenciação entre a doença de Blount infantil inicial e o genuvaro fisiológico é freqüentemente baseada no ângulo metáfiso-diafisário radiográfico (Fig. 21.5). Radiografias devem ser obtidas cuidadosamente para assegurar visão longitudinal dos membros, garantindo o alinhamento das patelas para que sejam evitadas alterações rotacionais na mensuração dos ângulos. Nas crianças mais velhas (três a quatro anos de idade) as radiografias devem ser feitas na posição ortostática. Recentes relatos têm demonstrado erro inter e intra-observador inerentes à medida do ângulo metáfiso-diafisário. Este fato tem sugerido que o ângulo previamente reconhecido como limiar de 11° talvez seja mais confiável como prognóstico quando estiver em torno de 16°. Contudo, crianças com um ângulo metáfiso-diafisário maior do que 11° merecem observação criteriosa.

O diagnóstico no adolescente é geralmente mais fácil por estar acompanhado de dados radiográficos mais óbvios do que nas crianças menores. A deformidade em varo na extremidade afetada diferencia-se marcadamente do normal tornando-se clinicamente aparente. Esta forma é mais freqüentemente unilateral do que a forma infantil e geralmente produz deformidades menos graves. Novamente, radiografias panorâmicas da extremidade comprometida devem ser avaliadas procurando identificar a presença em potencial de deformidade femoral coincidente seja em varo ou valgo.

O tratamento da doença de Blount é determinado pela idade da criança e pela gravidade. Na forma infantil, alguns autores têm indicado órteses logo após o diagnóstico, portanto, antes que a deformidade seja significativa. O papel das órteses continua obscuro e na realidade podem ser ineficientes. Se for utilizada, esta órtese deve incluir joelho, tornozelo e pé e deve ser utilizada durante as horas em que haja carga durante o dia. Se for identificada tendência à deformidade progressiva, a osteotomia tibial está indicada. Os melhores resultados (risco menor de recidiva da deformidade) têm ocorrido quando a cirurgia é realizada antes dos quatro anos de idade. Quando a doença progride para estágio V ou VI de Langenskiöld, a recidiva de deformidade e a discrepância de membros são previsíveis.

Nos casos com estágio IV ou maior na classificação de Langenskiöld, a fise tibial medial deve ser criteriosamente avaliada quanto à evidência de formação de uma barra fisária. Isto pode ser mais bem observado por tomografia computadorizada, por ressonância magnética ou por tomografia linear convencional. Nas crianças com fechamento da fise medial, a osteotomia deve ser combinada com a ressecção da barra ou menos freqüentemente com a epifisiodese completa procurando eliminar o risco de recidiva da deformidade com a continuidade do crescimento esquelético.

Para o tratamento da doença de Blount na forma adolescente, várias técnicas de osteotomias são disponíveis. Métodos atuais de fixação externa, com correção imediata ou gradual, permitem alinhamento adequado do membro inferior. Com estas técnicas podem ser evitadas a supercorreção e a subcorreção, as quais podem ocorrer nas osteotomias com fixação interna. A literatura está repleta de relatos de pobres resultados no tratamento da doença de Blount na forma adolescente devido a várias complicações, tais como: neuropraxia, síndrome compartimental, sobrecorreção e subcorreção. Fixação externa, particularmente com as técnicas de correção gradual agora disponíveis, podem prevenir muitas destas complicações potenciais (Fig. 21.6).

Para pacientes adolescentes com potencial de crescimento significativo, deve-se considerar a oportunidade da epifisiodese lateral seletiva. Correção de deformidades leves com esta técnica tem sido relatada; contudo, sua eficiência é imprevisível. A aceitação de que o crescimento fisário tibial medial pode ser previsto de forma precisa e que poderá ocorrer um crescimento com índice normal, talvez seja errônea. Esta técnica deve ser considerada apenas nos adolescentes com deformidades leves.

Se existir escorregamento importante de tíbia proximal medial, uma osteotomia epifisiometafisária ou uma osteotomia intra-articular, com elevação do platô tibial medial, pode ser realizada. Os requisitos para estes procedimentos podem ser identificados por radiografias e/ou artrografias ou ressonância para demonstrar o contorno do platô tibial medial.

## Bibliografia Comentada

### Encurvamento Anterolateral

Anderson DJ, Shoenecker PL, Sheridan JJ, et al. Use of intramedullary rod for the treatment of congenital pseudarthrosis of the tibia. J Bone Joint Surg, 74 A:161-168, 1992.

Nove em dez pacientes tratados com a haste de Williams e enxerto autólogo tiveram suas fraturas consolidadas. O tempo de união foi de seis meses. Cinco tiveram refratura e necessitaram um ou mais procedimentos cirúrgicos adicionais. Este método usado com a pseudartrose estabelecida proporciona uma maneira eficaz de obter uma consolidação confiável na pseudartrose tibial congênita.

Baker JK, Cain TE, Tullos HS. Intramedullary fixation for congenital pseudarthrosis of the tibia. J Bone Joint Surg, 74A:169-178, 1992.

Dezoito pacientes com pseudartrose tibial congênita foram revistos retrospectivamente. Dez apresentavam cirurgias prévias que falharam. A união definitiva foi alcançada em 13 pacientes, 10 dos quais tinham fixação intramedular com enxerto ósseo. Destes 10 pacientes, sete tinham usado um implante adicional de um estimulador ósseo e consolidaram em 12 meses em média. Os três restantes necessitaram de aproximadamente 23 meses para consolidação. Apesar da fixação intramedular, a deformidade foi um problema neste grupo com aproximadamente 12° no plano sagital e 5° no plano coronal.

Boyd HB. Pathology and natural history of congenital pseudarthrosis of the tibia. Clin Orthop, 166:5-13, 1982

Uma descrição completa do sistema de classificação de Boyd é apresentada. O tipo II, que caracteriza-se por uma constrição em ampulheta da tíbia no nascimento, foi o tipo de fratura mais comumente encontrado.

Coleman SS, Coleman DA. Congenital pseudarthrosis of the tibia: Treatment by transfer of the ipsilateral fibula with vascular pedicle. J Pediatr Orthop, 14:156-160, 1994.

Cinco transposições vascularizadas ipsilaterais combinadas com haste intramedular e enxerto ósseo foram realizadas para tratamento de pseudartrose tibial congênita. A vantagem deste procedimento é que evita uma cirurgia na extremidade contralateral normal. A desvantagem é que muitas pseudartroses congênitas acometem a fíbula também, tornando este procedimento viável em apenas alguns casos selecionados.

Paley D, Catagni M, Argnani F, et al. Treatment of congenital pseudarthrosis of the tibia using the Ilisarov technique. Clin Orthop, 280:81-93, 1992.

Este artigo descreve os resultados iniciais usando a técnica de Ilisarov. A habilidade para obter consolidação parece ser igual ou superior à técnica de transferência fibular. O prognóstico em longo prazo não está definido.

Strong ML, Wong-Chung J. Prophylactic bypass grafting of the prepseudarthrotic tibia in neurofibromatosis. J Pediatr Orthop, 11:757-764, 1991.

De nove tíbias com neurofibromatose e encurvamento anterolateral congênito submetidas a enxerto ósseo profilático nas idades de 0,9 a 9,2 anos, seis permaneceram intactas, enquanto três fraturaram e necessitaram tratamento posterior. Todo aloenxerto ósseo foi reabsorvido enquanto o enxerto autólogo consolidou. Esta técnica deve ser considerada na tentativa de "proteger" a pré-pseudartrose da tíbia e/ou o alargar o diâmetro do osso patológico.

Tuncay IC, Johnston CE II, Birch JG. Spontaneous resolution of congenital anterolateral bowing of the tibia. J Pediatr Orthop, 14:599-602, 1994.

Quarenta e três pacientes com encurvamento anterolateral congênito da tíbia foram revistos. Em um prolongado acompanhamento de 58 meses, cinco tiveram resolução espontânea, com exceção da discrepância de crescimento dos membros. Estes pacientes não tinham neurofibromatose. O achado mais importante foi a presença de calo periostal na concavidade da deformação. Este achado é considerado patognomônico da forma benigna do encurvamento anterolateral congênito.

Weiland AJ, Weiss AP, Moore JR, et al. Vascularized fibular grafts in the treatment of congenital pseudarthrosis of the tibia. J Bone Joint Surg, 72 A:654-662, 1990.

A consolidação foi obtida em 18 dos 19 pacientes, e cinco pacientes precisaram de enxertos suplementares. A angulação residual é um problema comum que pode aumentar o risco de refratura.

### Encurvamento Póstero-medial Congênito

Hoffman A, Wenger DR. Posteromedial bowing of the tibia. J Bone Joint Surg, 63 A:384-388, 1981.

Nas 13 crianças acompanhadas neste estudo, a principal discrepância de crescimento dos membros foi de 3,1cm. O grau do encurvamento primário correlaciona-se diretamente com gravidade do encurtamento final.

Pappas AM. Congenital posteromedial bowing of the tibia and fibula. J Pediatr Orthop, 4:525-531, 1984.

O autor estudou o desenvolvimento do crescimento de 33 pacientes com encurvamento póstero-medial acompanhado de um pé calcâneo-valgo. O grau de encurvamento está relacionado com a discrepância de comprimento final.

Yadav SS, Thomas S. Congenital posteromedial bowing of the tibia. Acta Orthop Scand, 51:311-313, 1980.

A posição do pé calcâneo-valgo pode ser corrigida, na maioria dos pacientes, com gessados sucessivos. O tratamento conservador foi recomendado.

### Doença de Blount

Bell DF. Treatment of adolescent Blount's disease using the Ilizarov technique. Oper Tech Orthop, 3:149-155, 1993.

O autor descreveu passo a passo a técnica para correção tibial na doença de Blount usando fixador externo circular. A aplicação correta do fixador e uma correção gradual angular podem levar a bons resultados em período relativamente curto de tratamento. Os pacientes que tiveram necessidade de alongamento foram os de tratamento mais demorado.

Bradway JK, Klassen RA, Peterson HA. Blount disease: A review of the English literature. J Pediatr Orthop, 7:472-480, 1987.

Este excelente artigo faz uma revisão da história, teorias etiológicas, sistemas de classificação e recomendações de tratamento. O autor reitera a necessidade de cirurgia precoce no Blount infantil progressivo, no risco maior de progressão nos estágios V e VI e em crianças mais velhas. É um excelente artigo com excelente bibliografia, embora seja limitado às técnicas cirúrgicas convencionais.

Feldman MD, Shoenecker PL. Use of the metaphyseal-diaphiseal angle in the evaluation of bowed legs. J Bone Joint Surg, 75 A:1602-1609, 1993.

Este estudo avalia a acurácia do ângulo metáfise-diáfise da tíbia para diferenciar a angulação fisiológica e angulação da doença de Blount. Quando a medida de 11° foi usada como ponto de diferenciação, ocorreram 33% de falso-positivos e 9% de falso-negativos. Maior acurácia (5% de erro) foi conseguida quando a medida de 16° foi adotada.

Greene WB. Infantile tibia vara. J Bone Joint Surg, 75A:130-143, 1993.

Este artigo faz uma revisão compreensiva da doença de Blount infantil. É feita a diferenciação entre tíbia vara, angulação fisiológica e outras causas de varo como a riquetsiose hipofosfatêmica. Um claro acesso ao diagnóstico e as possibilidades terapêuticas são apresentados. Uma seção de técnicas cirúrgicas específicas é algo limitada e não discute as potenciais opções da fixação externa.

Henderson RC, Kemp GJ, Hayes PR. Prevalence of late-onset tibia vara. J Pediatr Orthop, 13:255-258, 1993.

Um total de 1.117 adolescentes do sexo masculino foram investigados para determinar a prevalência da início tardio da tíbia vara. Dos garotos estudados, 140 pesavam mais de 100kg e dois dos sete radiografados tinham Blount do adolescente.

Henderson RC, Greene WB. Etiology of late-onset tibia vara: Is varus alignment a prerequisite? J Pediatr Orthop, 14:143-146, 1994.

Os autores apresentam a documentação de dois casos de pacientes adolescentes que tinham pernas alinhadas e depois desenvolveram tíbia vara de início tardio. Isto questiona a teoria de que um varo preexistente leva a uma subseqüente doença de Blount.

Johnston CE II. Infantile tibia vara. Clin Orthop, 255:13-23, 1990.

Pacientes com graus avançados (tipos V e VI de Langenskiöld) de doença de Blount tiveram um índice alto de recorrência da deformidade. A ressecção medial da fise com interposição de gordura pode melhorar a história natural destes pacientes.

Kline SC, Bostrum M, Griffin PP. Femoral varus: An important component in late-onset Blount's disease. J Pediatr Orthop, 12:197-206, 1992.

Este artigo aponta o varo femoral como fator potencialmente responsável pela deformidade final no adolescente, mas não nas crianças com doença de Blount. O eixo anatômico femoral deve ser investigado cuidadosamente, assim como a tíbia dos pacientes com tíbia vara.

Kruse RW, Bowen JR, Heithoff S. Oblique tibial osteotomy in the correction of tibial deformity in children. J Pediatr Orthop, 9:476-482, 1989.

Este artigo apresenta a técnica previamente introduzida por Rab de osteotomia oblíqua proximal que determina correção multiplanar. Quatorze osteotomias para doença de Blount foram realizadas com um acompanhamento médio de dois anos com bons resultados e sem complicações importantes.

Levine AM, Drennan JC. Physiological; bowing and tibia vara: The metaphyseal-diaphyseal angle in the measurement of bowleg deformities. J Bone Joint Surg 1982;64A:1158-1163

Este artigo original descreve o método de avaliação do ângulo metáfise-diáfise. O ângulo é destinado ao uso no Blount infantil e foi originalmente uma tentativa de diferenciar o Blount da angulação fisiológica. O artigo mostra que apenas 20% da deformidade fisiológica são atribuídos à tíbia proximal ao contrário de 60% no Blount infantil.

Loder RT, Schaffer JJ, Barenstein MB. Late-onset tibia vara. J Pediatr Orthop, 11:162-167, 1991.

Quinze crianças (23 tíbias) com doença de Blount de início tardio e com deformidade moderada (ângulo médio de 14º) foram revistas. A obesidade foi fator comum em todos os pacientes. A osteotomia foi efetuada de maneira convencional (em crescente ou cunha valgizante) e houve colocação de gessado longo. Houve 15 bons resultados, dois moderados e seis ruins. Existem dificuldades com as osteotomias convencionais neste tipo de pacientes.

Martin SD, Moram MC, et al. Proximal tibial osteotomy with compression plate fixation for tibia vara. J Pediatr Orthop, 14:619-622, 1994.

Os autores revisaram 13 tíbias em nove pacientes com Blount infantil e do adolescente, os quais foram submetidos à correção da deformidade tibial média de 25º com placas DCP de 3,5mm. Um paciente necessitou de reoperação devido à deformidade recorrente e outro para corrigir a rotação interna. Não houve complicações importantes. A pré-tensão da placa com o auxílio do *template* parece melhorar a eficácia da correção.

Price CT, Scott DS, Greenberg DA. Dynamic axial external fixation in the surgical treatment of tibia vara. J Pediatr Orthop, 15:236-243, 1995.

Trinta e uma tíbias em 23 pacientes com doença de Blount foram submetidas à correção cirúrgica através de osteotomia proximal da tíbia e colocação de fixador externo Orthofix. Seis pacientes necessitaram de ajustes no fixador no período pós-operatório. Aconteceram duas neuropraxias transitórias. Oitenta e um por cento dos pacientes tiveram um bom resultado. Os pacientes restantes tiveram recorrência da deformidade que esteve relacionada com a gravidade da classificação de Langenskiöld e/ou varo residual.

Shoenecker PL, Meade WC, Pierron RL, et al. Blount's disease: A retrospective review and recommendations for treatment. J Pediatr Orthop, 5:181-186, 1985.

Este é um excelente artigo de revisão com atenção à classificação e às recomendações de tratamento. Criança menores que foram tratadas cedo tiveram melhor resultado do que aquelas tratadas depois dos cinco anos de idade. Um sistema para graduar resultados é apresentado e permite a comparação de outros resultados publicados.

Shoenecker PL, Johnston R, Rich MM, et al. Elevation of the medial plateau of the tibia in the treatment of Blount disease. J Bone Joint Surg, 74A:351-358, 1992.

Sete crianças com depressão grave do platô tibial foram tratadas com elevação do platô. Outra associação de tratamento incluiu a osteotomia tibial e femoral. Embora o alinhamento do membro estivesse bom em cinco dos sete pacientes, quatro dos pacientes tinham discrepância de comprimento que necessitou tratamento e um que necessitou de nova osteotomia valgizante.

Stricker SJ, Faustgen JP. Radiographic measurement of bowleg deformity: Variability due to method and limb rotation. J Pediatr Orthop, 14: 147-151, 1994.

Os autores mostram a importância da rotação neutra na medida da deformidade angular da extremidade inferior. O erro intra-observadores foi tipicamente pequeno, entretanto, a rotação afetou mais as medidas angulares verdadeiras.

Thompson GH, Carter JR: Late-onset tibia vara (Blount's disease): Current concepts. Clin Orthop, 255:24-35, 1990.

Os autores comparam as formas juvenil e do adolescente. Exceto pela idade do início e peso do paciente, não houve diferenças importantes entre os dois grupos. A recidiva da deformidade é mais freqüente nos pacientes mais jovens.

Wenger DR, Mickelson M, Maynard JA. The evolution and histopathology of adolescent tibia vara. J Pediatr Orthop, 4:78-88, 1984.

Os autores propõem uma teoria de base mecânica para explicar a tíbia vara de início tardio.

# 22
# Desigualdade de Comprimento entre os Membros Inferiores

A desigualdade de comprimento entre os membros inferiores na criança não é uma condição clínica tão rara. Existem inúmeras causas, tanto congênitas como adquiridas. A necessidade e o tipo de tratamento serão determinados a partir da projeção do valor da desigualdade na maturidade esquelética. O consenso firmado de que diferenças de até 2cm não necessitarão tratamento ainda é válido, ou seja, diferenças deste porte serão tratadas somente com uma compensação no solado do calçado. As desigualdades de maior valor, entretanto, produzem um aumento na movimentação pélvica vertical durante a marcha, acarretando um maior gasto de energia durante o andar. Além disto, a existência de um dos membros inferiores com maior comprimento, e esta diferença não estando compensada, pode acarretar a falta de cobertura da cabeça femoral, na bacia, com a diminuição do ângulo C-E, ocorrendo um potencial risco para displasia do quadril no lado do membro inferior com o maior comprimento. Entretanto, este risco é, provavelmente, mais potencial do que real. O tempo gasto durante o período do duplo apoio dos membros inferiores no ciclo normal da marcha é extremamente pequeno. Ainda mais, seria necessário que o indivíduo permanecesse por um período de tempo considerável, com divisão do apoio da carga corporal entre os membros inferiores, para que estas considerações biomecânicas tivessem repercussão clínica.

A literatura sugere que pode ocorrer um estreito relacionamento entre a desigualdade não compensada dos membros inferiores com a escoliose vertebral compensatória, levando à lombalgia de caráter importante, embora a relação direta com a equalização dos membros permaneça, de certo modo, irrelevante.

## Etiologia

### Causas Congênitas

Entre as causas congênitas mais freqüentes de diferença de comprimento dos membros inferiores estão as deficiências, incluindo tanto anormalidades proximais (fêmur) como distais (tíbia e/ou fíbula). O espectro das anormalidades do fêmur inclui a deficiência femoral focal proximal (DFFP; Fig. 22.1), o fêmur curto congênito e a hipoplasia femoral. Estas três condições possuem elementos comuns que incluem uma displasia variável do quadril e a deformidade do fêmur proximal, com encurtamento, rotação externa (com relativa retroversão do fêmur), valgismo distal, hipoplasia da patela e do côndilo femoral lateral e instabilidade anteroposterior do joelho. O encurtamento congênito do fêmur geralmente está acompanhado por graus variados de hipoplasia ou aplasia da fíbula (Fig. 22.2).

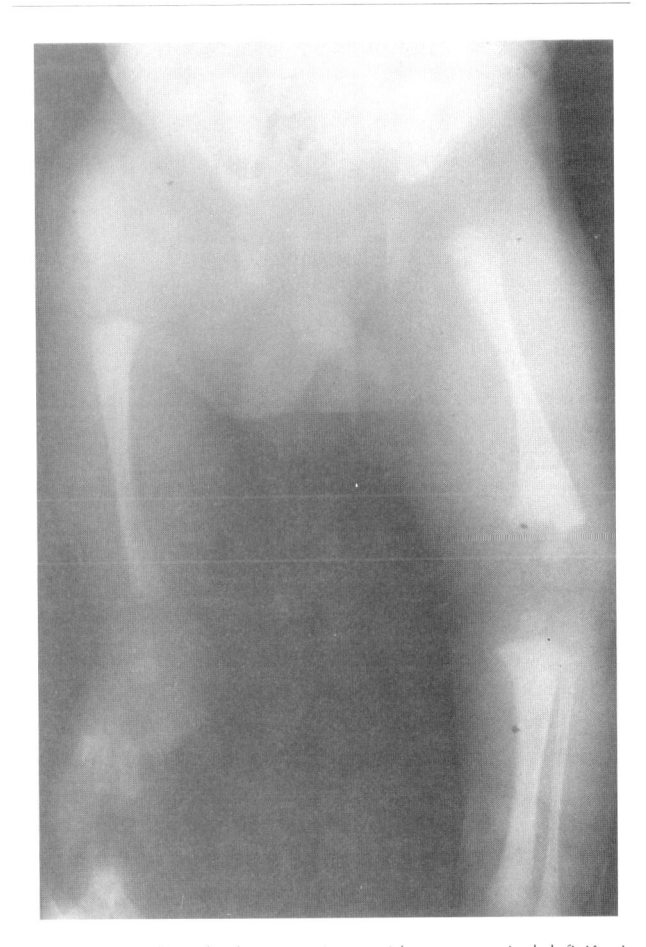

**Fig. 22.1** — Radiografia de um recém-nascido com provável deficiência femoral focal proximal tipo D de Aitken. Notar a ausência subtotal do fêmur com o tornozelo na altura do joelho contralateral.

216  Membro Inferior

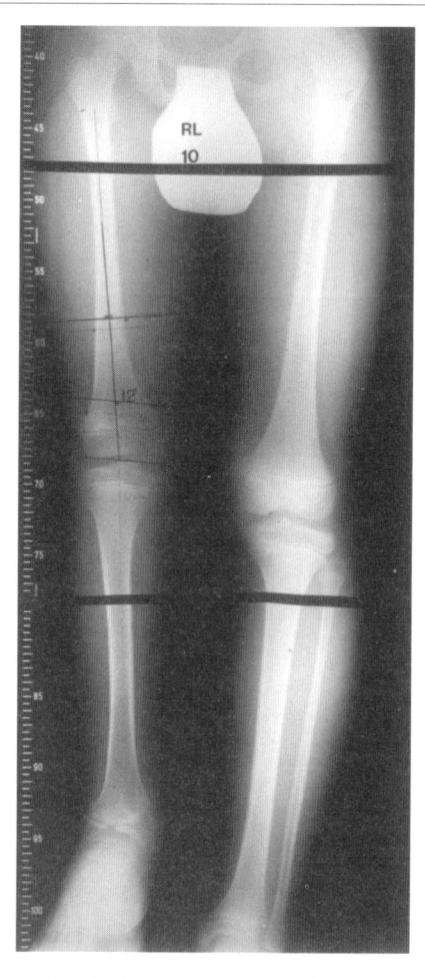

**Fig. 22.2** — Radiografia de um menino com dez anos de idade com hipoplasia do fêmur direito e hemimelia fibular completa. Notar o valgismo femoral distal em relação ao lado contralateral normal.

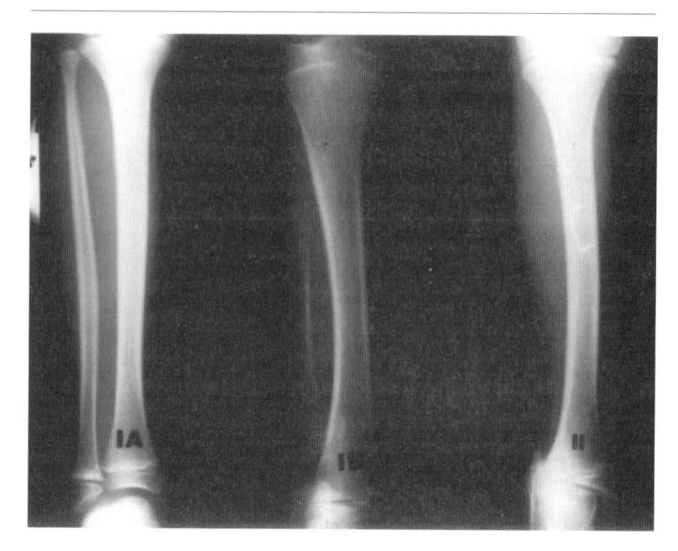

**Fig. 22.3** — Classificação de Kalamchi para a hipoplasia fibular. Da esquerda para a direita, tipo IA que consiste em um encurtamento leve com articulação esférica do tornozelo; tipo IB em que a fíbula é uma "miniatura"; tipo II apresenta ausência completa da fíbula. (Reproduzido com permissão de Kasser JR (ed): Orthopaedic Knowledge Update 5. Rosemont, IL, American Academy of Orthopaedic Surgeons, pp 437-451, 1996.)

O valor do encurtamento da perna completará a discrepância total de comprimento do membro inferior. Vários sistemas de classificação descrevem o encurtamento fibular de acordo com a gravidade, desde um quadro moderado até a ausência total da fíbula (Fig. 22.3). Junto com a hipoplasia fibular, um arqueamento anteromedial leve está normalmente presente, no terço médio ou distal da tíbia. O pé está deslocado lateralmente em relação à tíbia e ocorre deformidade em valgo do tornozelo e do retropé que pode ser moderada, ou, nos casos com ausência fibular completa, grave (Fig. 22.4). O pé pode ter ausência de um ou mais ossos do retropé, coalizão tarsal e ausência dos raios laterais. Pode ocorrer também algum grau de eqüinismo do pé, com movimentação anormal do tornozelo.

A hipoplasia da tíbia, ou aplasia, é muito menos comum. Como ocorre na hemimelia fibular, pode haver encurtamento parcial da tíbia, ou pode ocorrer ausência

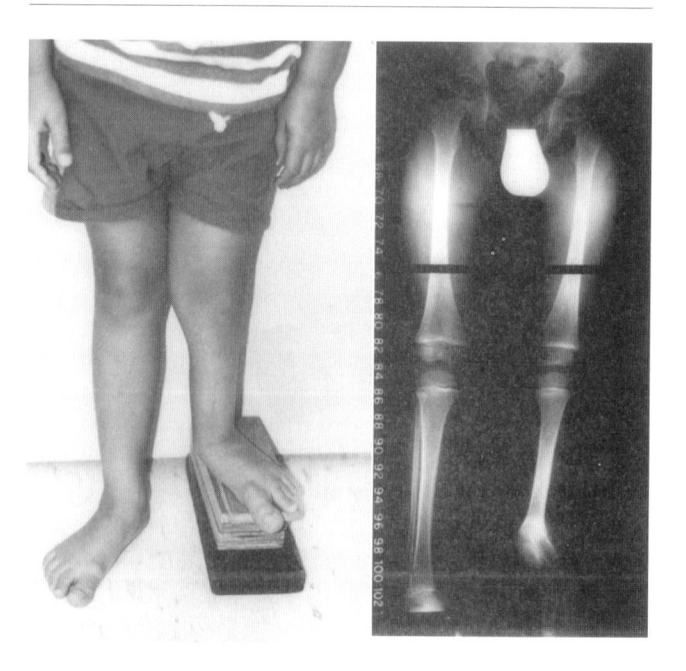

**Fig. 22.4** — Aspecto clínico (**esquerda**) e radiográfico (**direita**) de um paciente com hemimelia fibular completa, pé com deformidade em valgo e com quatro raios e com leve hipoplasia femoral. (Reproduzido com permissão de Kasser JR (ed): Orthopaedic Knowledge Update 5. Rosemont, IL, American Academy of Orthopaedic Surgeons, pp. 437-451, 1996.)

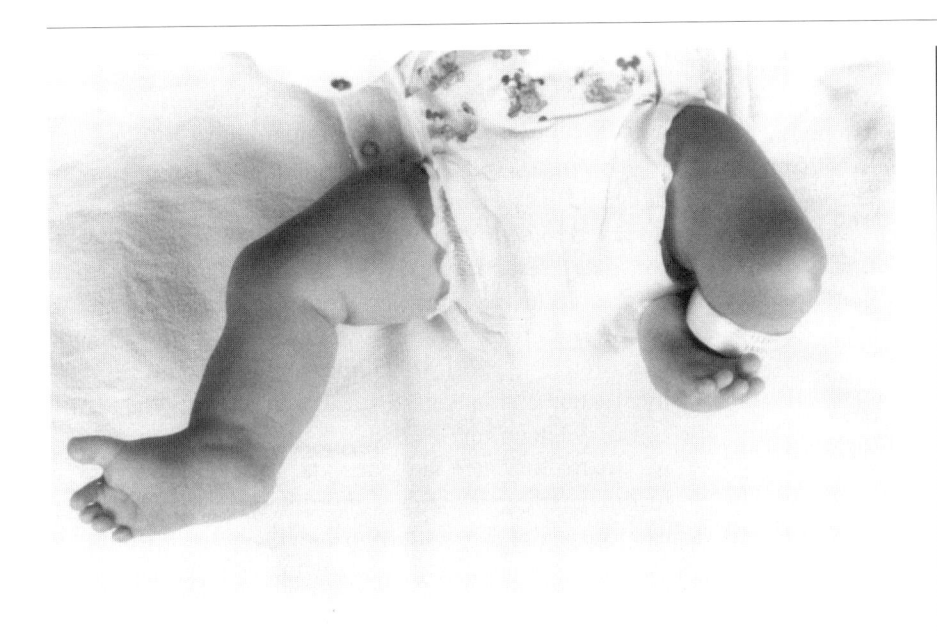

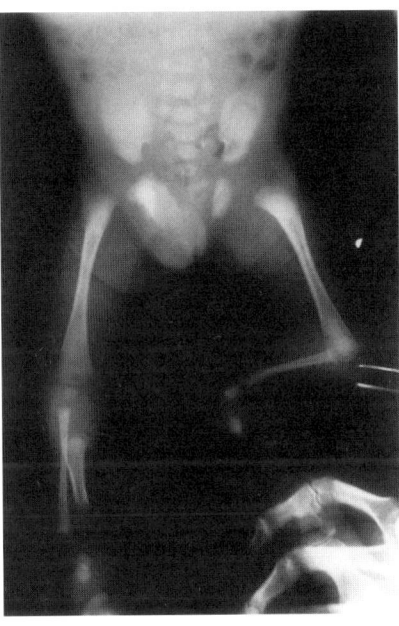

**Fig. 22.5** — Aspecto clínico (**esquerda**) e radiográfico (**direita**) de criança com hemimelia tibial bilateral, completa à esquerda e incompleta à direita. (Reproduzido com permissão de Kasser JR (ed): Orthopaedic Knowledge Update 5. Rosemont, IL, American Academy of Orthopaedic Surgeons, pp 437-451, 1996.)

completa da tíbia, com perda do mecanismo do quadríceps e luxação do joelho (com a fíbula proximal articulada com o côndilo femoral lateral; Fig. 22.5). Um "pé torto aparente" está presente e a gravidade da deformidade em eqüinovaro está relacionada ao grau da deficiência tibial. Esta condição pode ser hereditária quando acompanhada por deformidade da mão em "garra de lagosta" (autossômica recessiva).

Inúmeras condições de hemi-hipertrofia ou de hemiatrofia podem existir, as mais comuns idiopáticas, nas quais não poderá ser determinada alguma causa aparente. Nestes casos, podem estar envolvidos o membro inferior ou o lado inteiro do corpo. Na criança menor ou no jovem, poderá ser difícil determinar qual é o lado anormal se a deformidade for leve. Devido à associação entre tumor de Wilms e hemi-hipertrofia, estas crianças devem ser examinadas anualmente com ultra-sonografia abdominal até os cinco ou seis anos de idade. Outras condições que causam hemi-hipertrofia incluem a síndrome de Klippel-Trénaunay-Weber, a síndrome de Proteus e a neurofibromatose.

Uma variedade de displasias do esqueleto está associada com desigualdade de comprimento entre os membros inferiores. Estas displasias incluem a doença de Ollier, a osteocondromatose (exostose hereditária múltipla), a displasia fibrosa e a condrodisplasia *punctata* (síndrome de Conradi-Hünermann).

## Causas Adquiridas

Assim como as congênitas, inúmeras são as causas adquiridas de desigualdade de comprimento dos membros inferiores e incluem: processo inflamatório, infecção, traumatismos ou paralisias. As causas inflamatórias incluem a artrite reumatóide juvenil e a hemofilia, nas quais a inflamação articular estimula o crescimento do membro. Estes episódios inflamatórios produzirão surtos de crescimento esporádicos que poderão ser imprevisíveis, assimétricos e dependem do controle da doença primária.

A infecção permanece como a causa principal de fechamento precoce da placa de crescimento, comumente como uma seqüela de infecção neonatal ou de outros episódios sépticos sistêmicos na infância. O mais fulminante destes episódios sépticos é representado pela septicemia meningocócica, que geralmente lesa múltiplas placas de crescimento acarretando, com o passar do tempo, graves deformidades ósseas. Bloqueios ocultos do crescimento das placas epifisárias ainda são comuns, particularmente nas crianças prematuras que sobrevivem a um longo período na unidade neonatal de cuidados intensivos.

A causa mais comum de desigualdade de comprimento entre os membros inferiores relacionada com traumatismo é a fratura que envolve a placa epifisária e que conduz a um bloqueio de crescimento. A irradiação e as queimaduras são outras causas possíveis de bloqueio de crescimento traumático. O fechamento da placa epifisária pode ser completo ou incompleto. Os bloqueios incompletos geralmente são mais problemáticos por causa das deformidades angulares que ocorrem, além das discrepâncias de comprimento dos membros.

Qualquer anormalidade assimétrica do sistema nervoso periférico ou central em uma criança em crescimento terá potencial para produzir desigualdade de comprimento de membro. Causas comuns incluem paralisias obstétricas do nascimento da extremidade superior, incompletamente resolvidas, e padrões de hemi ou de monoplegia que são congênitos (paralisia cerebral) ou adquiridos (lesão cerebral traumática, tumores, pólio etc.).

## Avaliação

O método clínico mais simples de avaliar a desigualdade de comprimento dos membros inferiores é com a colocação de blocos de madeira de tamanho conhecido debaixo do membro mais curto até que a pelve fique nivelada. Este método com os blocos é mais preciso do que a utilização de medidas com fita, da espinha ilíaca ântero-superior (EIAS) até o maléolo medial, porque as medidas com a fita mede podem simplesmente ser alteradas pela abdução ou adução do quadril. O examinador deve avaliar o paciente por inteiro, cuidadosamente, para evitar erros causados por obliqüidade pélvica fixa associada, por escoliose, por contraturas do joelho e do quadril. Além disso, a altura do pé deverá ser avaliada porque poderá ser menor na discrepância de causa congênita, particularmente na coalizão tarsal.

Avaliações radiográficas seqüenciais por períodos maiores de tempo são importantes para prognosticar a discrepância final de comprimento dos membros e para escolher o plano de tratamento correto. Os dois métodos comumente usados para medir a desigualdade entre os membros inferiores são a escanometria e a ortorradiografia. Ambos envolvem o uso de uma régua radiopaca debaixo do membro inferior. A escanometria utiliza um tubo de radiografias, com diafragma, em movimento linear. Qualquer movimento do paciente será detectado com a movimentação do filme. O exame inclui todas as estruturas ósseas do membro inferior, de forma que qualquer deformidade angular poderá ser descoberta. A ortorradiografia é uma exposição múltipla idealizada para obter a projeção direta de cada articulação, porém, não mostra a extremidade inteira.

Tanto a escanometria quanto a ortorradiografia devem ser realizadas com a patela apontando diretamente para a frente, para evitar qualquer alteração rotacional ou de alinhamento do membro inferior. A escanometria pela tomografia computadorizada (TC) atualmente é a técnica mais precisa, envolve menor exposição à irradiação e pode ser feita na projeção lateral para eliminar qualquer erro induzido por retração ou contratura articular. Entretanto, é a técnica mais cara, podendo requerer uma programação especial de exame, prejudicando a utilização rotineira e diária tanto no hospital como no ambulatório.

Os dois métodos amplamente usados para predizer a desigualdade de comprimento entre os membros inferiores são: o método de determinação do potencial remanescente de crescimento de Green-Anderson e o método gráfico retilíneo de Moseley. Com esta última técnica, todos os dados referentes ao paciente são registrados em uma única folha de papel, não importando se algum procedimento tenha sido, ou não, executado. Em geral, é útil começar a acumular os dados do paciente já nos primeiros quatro ou cinco anos de vida. Visitas anuais com as medidas radiográficas do comprimento dos membros e da idade óssea são suficientes na criança menor. Alguns pontos devem ser lembrados. A medida da idade óssea baseada no atlas de Greulich e Pyle pode ter um erro inerente de 12 a 18 meses. Além disso, nem o método de Moseley nem o de Green-Anderson consideram a altura do pé e esta medida deverá ser somada para a discrepância projetada para chegarmos a um prognóstico bem acurado. Finalmente, todas as medidas de comprimento dos membros devem ser feitas pelo mesmo método e pelo mesmo indivíduo para reduzir a probabilidade de erro.

## Tratamento

Várias opções de tratamento, usadas isoladamente ou em combinação, estão disponíveis para a equalização de comprimento dos membros inferiores. Estas incluem os métodos conservadores (compensação no solado do calçado, palmilhas, órteses e próteses) e os métodos cirúrgicos (epifisiodese, encurtamentos e alongamentos ósseos e ressecções das barras fisárias).

Para as discrepâncias atuais, ou projetadas, com pequeno valor (menos do que 2cm), nenhum tratamento será necessário ou, se o paciente desejar e for mais confortável, uma compensação com palmilha de 1cm no calçado pode ser usada. Para as discrepâncias maiores, uma elevação no solado deverá ser adicionada ao calçado, que deverá ser completa até os dedos, para permitir uma melhor condição de apoio na marcha. As grandes compensações, excedendo 8 a 10cm, não são cosméticas e podem ser instáveis, requerendo a adição de uma órtese de apoio (órtese tipo "tornozelo-pé") para evitar a "queda do paciente" da compensação empregada. As próteses completas para o membro inferior ainda são usadas para os pacientes com graves discrepâncias de comprimento, nos quais o alongamento ósseo ou a amputação do pé foram rejeitados. A prótese completa força o pé da criança em eqüinismo para ocorrer o ajuste em um dispositivo fabricado, que tem o pé protético fixo distalmente. Estas próteses deveriam ser desencorajadas para qualquer um que provavelmente venha a ser submetido a tentativas de alongamento ósseo do membro, porque, com o passar do tempo, o tornozelo torna-se fixo em flexão plantar e alterações estruturais de adaptação ocorrem na articulação. Isto tornará extremamente difícil a recuperação da posição plantígrada do pé com uma articulação do tornozelo móvel.

Teoricamente, a epifisiodese é a opção apropriada para crianças em que a desigualdade de comprimento dos membros prevista for menor do que 5cm, o alinhamento axial do membro for normal e os valores dos dados foram adequadamente obtidos para diminuir o erro inerente ao método. As contra-indicações para este procedimento incluem dados do crescimento insuficientes ou inconsistentes, um período de tempo de crescimento remanescente inadequado para permitir a equalização do comprimento entre os membros inferiores e, talvez, uma estatura muito pequena do paciente. Se há uma deformidade angular significante no membro mais curto, a epifisiodese pode não ser a melhor opção porque um segundo procedimento será exigido para corrigir a deformidade angular.

O local selecionado para a epifisiodese não deverá resultar em diferença de altura significante entre os joelhos. Atualmente, a técnica percutânea, que usa pequenas incisões (1,5cm) mediais e laterais, é a preferida. Um protetor para as partes moles pode ser usado. A placa fisária é perfurada e curetada, as incisões são irrigadas para eliminar qualquer partícula óssea ou cartilaginosa. Um enfaixamento compressivo é usado e o apoio do membro inferior será permitido assim que o paciente tolerar. A prática de esportes será autorizada assim que houver evidência radiográfica comprovando o fechamento da placa fisária. A técnica mais antiga de epifisiodese descrita por Phemister ainda é usada, com cuidado, para evitar grandes cicatrizes esteticamente inaceitáveis. O grampeamento epifisário atualmente não tem muito valor por causa da necessidade da remoção dos grampos intra-articulares e também pelo potencial de complicações que envolve o uso dos grampos.

Em geral, a cirurgia de encurtamento só deveria ser executada no fêmur, por causa das possibilidades de comprometimento neurovascular, de síndrome compartimental ou de edema grave que podem acontecer com o encurtamento tibial. As indicações para o encurtamento femoral são essencialmente iguais às das epifisiodese naqueles pacientes esqueleticamente maduros ou nos quais os dados existentes em relação aos parâmetros de crescimento são inexatos ou confusos. O encurtamento femoral só deverá ser executado próximo, ou por ocasião da maturidade do esqueleto para assegurar a equalização do comprimento entre os membros inferiores.

As duas técnicas básicas para o encurtamento femoral são a osteotomia subtrocanteriana a céu aberto e fixada com placa angulada, e o encurtamento intramedular a foco fechado, como preconizado por Winquist e Hansen. A primeira tem a vantagem da localização metafisária e de causar menor efeito deletério ao mecanismo do quadríceps. A última requer o uso de uma serra intramedular especial e, também, de fixação com haste intramedular bloqueada, tanto proximal como distal, para evitar desvios rotacionais. Todos os encurtamentos agudos são acompanhados por perda temporária da força muscular da coxa, que deverá ser recuperada posteriormente para assegurar a função normal do membro inferior.

As indicações para o alongamento ósseo do membro inferior incluem a desigualdade de comprimento superior a 5cm e, potencialmente, a desigualdade menor do que 5cm em um paciente com baixa estatura ou com uma deformidade coexistente no membro inferior. Os métodos atuais usam as técnicas com distratores graduais para evitar a necessidade de utilização de enxertia óssea e fixação com placa metálica. Em geral, a preferência recai na utilização das técnicas percutâneas para a osteotomia, com mínimo descolamento periosteal, com a melhor localização — metafisária — para a área do alongamento. Estes procedimentos permitem tanto a formação de osso, como a consolidação mais rápida da área de alongamento. O alongamento ósseo diafisário também poderá ser realizado por estas técnicas, se uma deformidade associada estiver presente nesta área.

As duas técnicas atuais mais populares para alongamento ósseo incluem a utilização de um fixador externo unilateral ou da fixação externa circular. O fixador unilateral requer uma fixação óssea com pinos tipo Schanz. O fixador externo unilateral mais comumente usado na América do Norte é o tipo Orthofix (Fig. 22.6). Pelo menos três pinos de Shanz devem ser colocados na região proximal e dois ou três distalmente ao local do alongamento. Isto evita a possibilidade de angulação. As vantagens da fixação unilateral são: a relativa facilidade de aplicação, poucas incisões cutâneas para os pinos, o menor tamanho do fixador em comparação à fixação circular e um menor bloqueio muscular pela fixação mais limitada. As desvantagens são que é impossível a correção gradual de deformidades e uma correção rotacional deverá ser realizada em procedimento extra. Os fixadores com mecanismos tipo juntas universais não devem ser usados para os alongamentos dos membros porque são instáveis às forças encontradas durante um alongamento ósseo.

A técnica de fixação externa circular mais comumente aplicada na América do Norte é a técnica de Ilizarov. Esta técnica usa os fios finos de fixação transóssea sob tensão e fixados a anéis para alcançar a estabilidade óssea suficiente (Fig. 22.7). As vantagens deste sistema incluem a habilidade simultânea para corrigir eventuais deformidades multiplanares, o controle das articulações adjacentes para evitar a subluxação ou a luxação, e, também, não existe nenhuma limitação em relação ao "tamanho do osso" ou "do paciente" para a sua utilização, e a habilidade para corrigir qualquer deformidade que eventualmente ocorra durante o processo de alongamento sem a necessidade de anestesia. As desvantagens deste sistema incluem tamanho do fixador externo, a ocorrência de uma curva de aprendizagem mais íngreme, a maior transfixação de partes moles e a maior quantidade de incisões cutâneas dos pinos.

Uma discussão sobre a equalização de comprimento dos membros não estará completa sem mencionar a possibilidade de ressecção de barras fisárias. As indicações para a ressecção são as pontes fisárias parciais (menores do que 50% da área da placa fisária) em paciente com significativo potencial de crescimento do membro inferior. A placa fisária deverá ser avaliada por TC usando tanto a projeção anteroposterior como a lateral (usando cortes de 2mm). A ressonância magnética (RM) poderá ser usada, mas é muito sensível e freqüentemente apresentará uma zona maior de placa anormal do que a realidade.

As barras fisárias periféricas podem ser abordadas diretamente, mas tendem a ter uma taxa de recorrência mais alta, provavelmente devido a um dano periosteal. A ressecção da barra central é mais difícil e é realizada por uma janela óssea na metáfise. Um espelho de dentista poderá ser usado para a visão circunferencial da barra central. A interposição de gordura é usada para evitar a recidiva da barra e um marcador metálico é útil para monitorar o crescimento subseqüente. Em geral, a ressecção das barras fisárias não é útil em pacientes com menos de dois ou três anos de crescimento remanescente. Além disto, poderá falhar em reassumir um crescimento longitudinal normal subseqüente.

## Controvérsias nos Alongamentos Ósseos

### Desigualdades Congênitas

Os piores graus de DFFP, como os tipos Aitken C ou D, ainda são difíceis, se não impossíveis, de administrar com a tecnologia atual para alongamento dos membros. Em primeiro lugar, é necessário realizar a estabilização femoropélvica para alcançar um alongamento significativo. Certamente, os tipos Aitken A e B poderão ser salvos mas implicarão osteotomias pélvica ou femoral antes do procedimento de alongamento do membro inferior. A extensão da fixação circular para a pelve poderá ser útil para proteger a articulação do quadril durante o alongamento. Alongamentos ósseos seriados serão requeridos para diminuir as complicações associadas com o procedimento.

Com hemimelia fibular e hipoplasia femoral, as grandes discrepâncias poderão ser tratadas se o pé for útil e tiver o potencial de ser tornado plantígrado. As discrepâncias de mais de 18 a 20cm serão corrigidas por dois ou três procedimentos de alongamento ósseo com ou sem epifisiodese contralateral. Os alongamentos deverão ser realizados com intervalos de pelo menos três ou cinco anos e deixando uma margem de tempo suficiente para a eventual epifisiodese contralateral, para corrigir qualquer diferença restante.

A maioria dos pacientes com hemimelia tibial, particularmente com o movimento de extensão ausente no joelho, ainda é mais bem tratada pela amputação precoce no nível do joelho (desarticulação). Se a tíbia proximal está presente e há uma boa extensão ativa do joelho, o alongamento isolado da tíbia poderá ser considerado como um esforço para atingir o comprimento da fíbula. A artrodese do tornozelo pode estabilizar a relação anatômica entre o pé e a perna, distalmente.

### Alongamento Ósseo para Estatura

O alongamento ósseo para baixa estatura permanece controverso na América do Norte. Ao contrário da convicção popular, porém, o assunto não é simplesmente de melhora estética. As atividades da vida diária, algumas simples, como o uso do transporte público, das instalações de banheiro e de beber água em bebedouros, estão bem comprometidas para os indivíduos com significante baixa estatura. Provavelmente os melhores candidatos para este tipo de alongamento são os pacientes com articulações normais e um encurtamento desproporcional dos membros (acondroplasia, hipocondroplasia ou displasia mesomélica). Pacientes com baixa estatura familiar também podem ser beneficiados com o alongamento dos membros, desde que se evite um alongamento excessivo (resultando em uma desproporção significante). Nestes pacientes o alongamento tibial bilateral pode prover um aumento adequado em altura, podendo evitar a necessidade do alongamento femoral.

Um cuidado particular deverá ser tomado com os pacientes que têm na avaliação pré-operatória uma função essencialmente normal nos membros e não apresentam nenhuma desigualdade de comprimento entre estes. O alongamento para estatura deve ser evitado nos pacientes com história natural de doença articular degenerativa precoce e com marcada instabilidade articular, como ocorre na displasia distrófica, na pseudo-acondroplasia, e, provavelmente, nas displasias epifisárias.

Desigualdade de Comprimento entre os Membros Inferiores 221

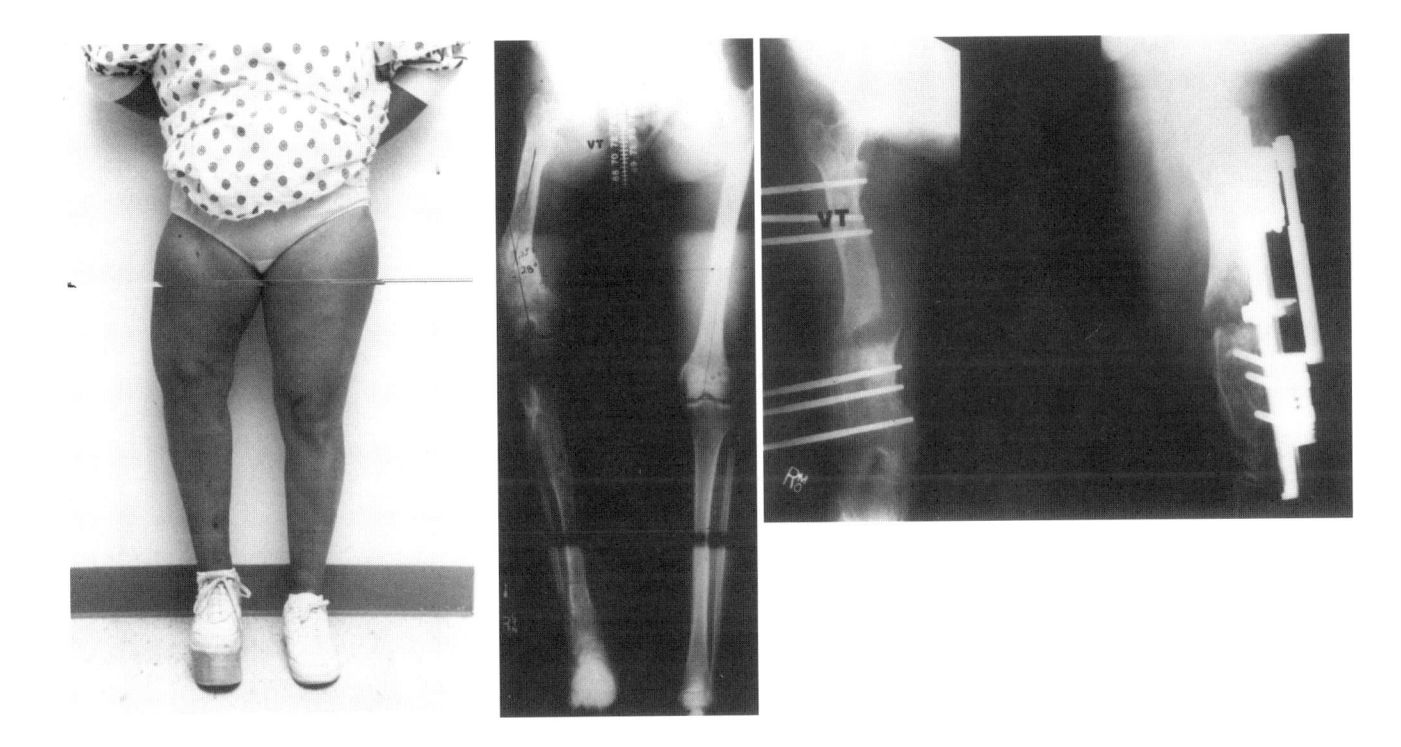

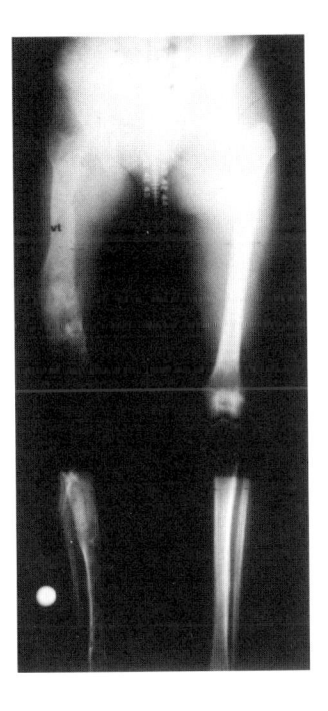

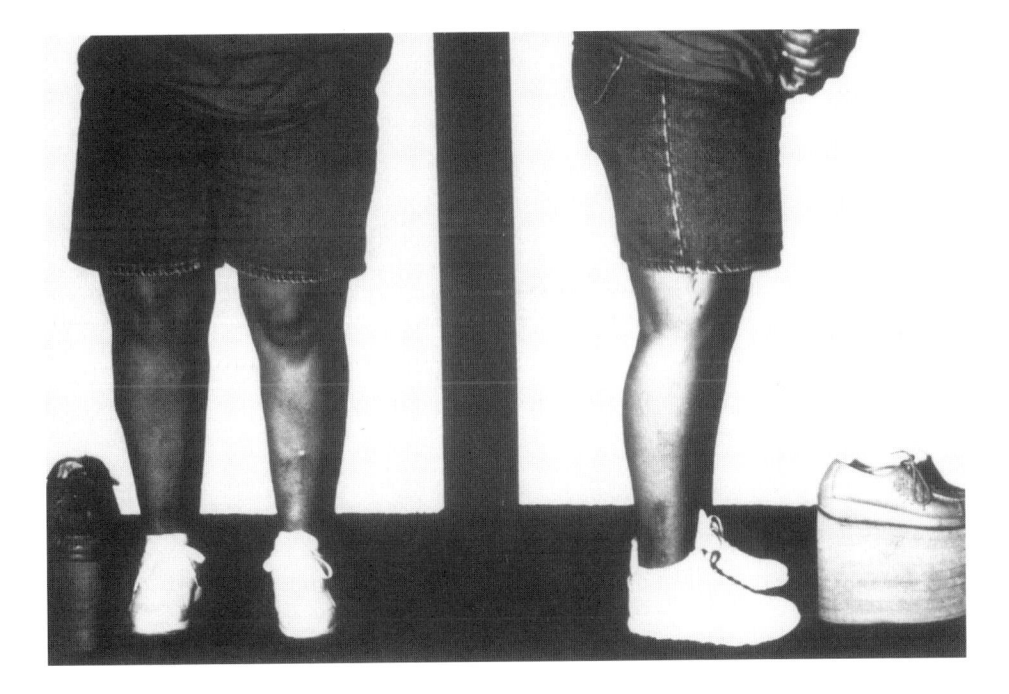

**Fig. 22.6** — Aspecto clínico pré-operatório (**acima, esquerda**) e radiográfico (**acima, centro**) de um paciente com doença de Ollier com 13cm de desigualdade de comprimento entre os membros inferiores após um alongamento tibial e antes de um alongamento femoral. Acima, à **direita**, radiografia do fêmur durante o alongamento com fixador tipo Orthofix unilateral. Embaixo, à **esquerda** e à **direita**, radiografia e imagem clínica ao final do tratamento.

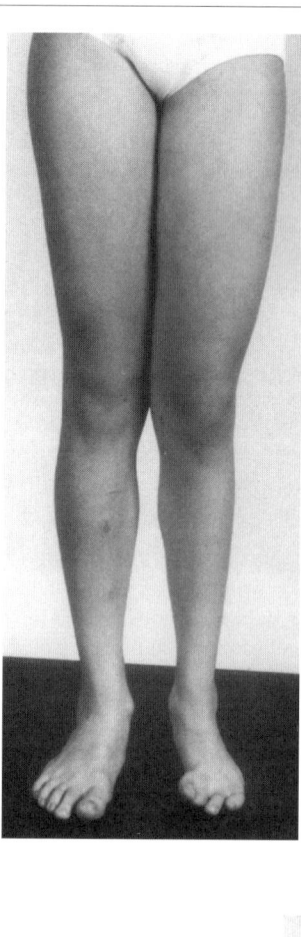

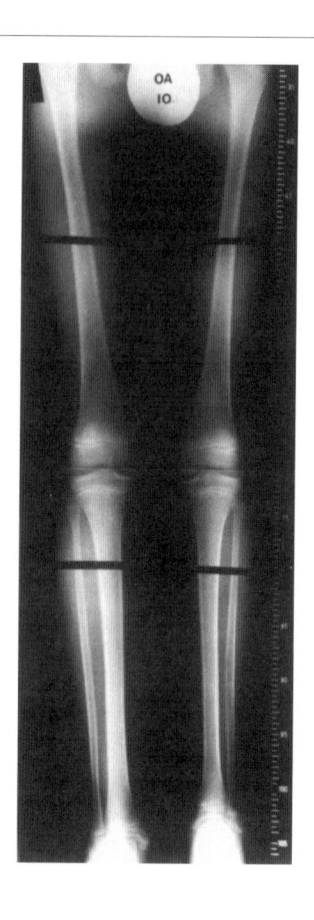

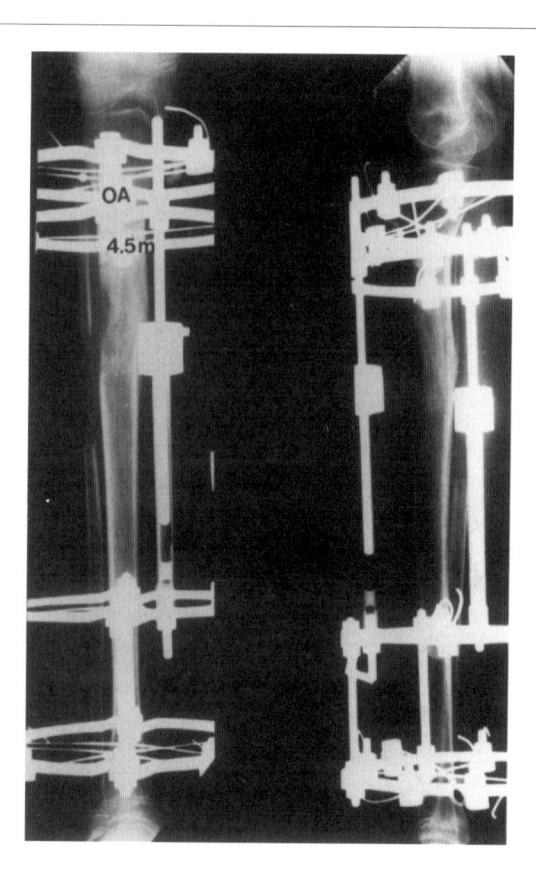

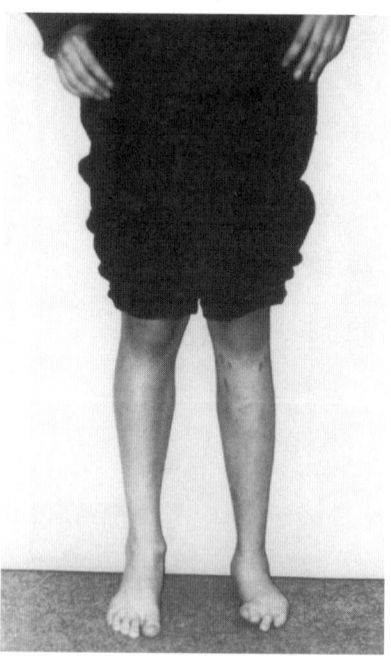

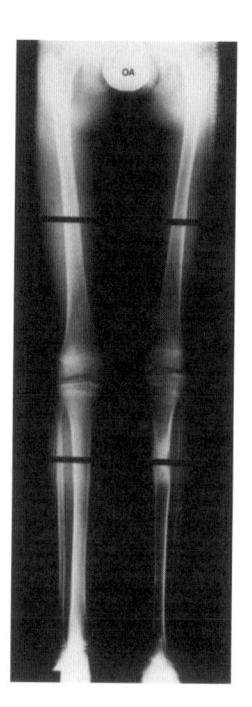

**Fig. 22.7** — Acima, à **esquerda** e **acima**, **centro**. Fotografia pré-operatória e radiografia de um menino com tipo IA de hemimelia fibular e desigualdade projetada de 9cm para os membros inferiores. Acima, à **direita**, radiografias em projeção anteroposterior e lateral da tíbia durante a fase de consolidação do alongamento. Embaixo, à **esquerda** e à **direita**, imagem clínica e radiografia ao final do tratamento. (Acima, **centro,** acima **direita** e embaixo **direita**). Reproduzido com permissão de Kasser JR (ed): Orthopaedic Knowledge Update 5. Rosemont, IL, American Academy of Orthopaedic Surgeons, pp. 437-451, 1996.)

## Bibliografia Comentada

### Etiologia

Achterman C, Kalamchi A. Congenital deficiency of the fibula. J. Bone Joint Surg, 61B:133-137, 1979.

Os autores apresentam uma boa revisão do espectro da hipoplasia fibular à aplasia juntamente com as anomalias associadas, apresentando uma simples e facilmente aplicável classificação

Pirani S, Beauchamp RD, Li D, et al. Soft tissue anatomy of proximal femoral focal deficiency. J Pediatr Orthop, 11:563-570, 1991.

Um padrão consistente da anatomia das partes moles da DPFF é elucidado usando a RM biplanar. Todos os músculos são apresentados, embora em orientação anormal devido à rotação externa e atitude em abdução dos membros inferiores; estes músculos podem ter um papel na estabilidade do quadril da DPFF.

Schoenecker PL, Capelli AM, Millar EA, et al. Congenital longitudinal deficiency of tibia. J Bone Joint Surg, 71A:278-287, 1989.

Esta é uma extensa revisão de todos os tipos da deficiência tibial longitudinal com recomendações de tratamento baseado no tipo. As mais freqüentes operações foram desarticulação do joelho e amputação de Syme.

Shapiro F. Developmental patterns in lower extremity length discrepancies. J Bone Joint Surg, 64A:639-651, 1982.

O autor descreve cinco padrões de inibição do crescimento do membro e aponta a potencial limitação da discrepância de comprimentos dos membros.

### Avaliação

Moseley CF. Assesment and prediction in leg-length discrepancy, in Barr JS (ed): Instructional Course Lectures XXXVIII.Park Ridge,IL, American Academy of Orthopaedic Surgeons, pp 325-330, 1989.

O autor descreve em detalhes os três principais métodos usados para prognosticar a discrepância de comprimento dos membros. Um artigo claro mostrando como fazê-lo.

### Tratamento

Choi IH, Kumar SJ, Bowen JR, et al. Amputations or limb-lengthening for partial or total absence of the fibula. J Bone Joint Surg, 72A:1391-1399, 1990.

Trinta e dois pacientes com hemimelia fibular são apresentados e os resultados dos alongamentos de comprimento tipo Wagner são comparados com a amputação precoce com órtese imediata. As limitações funcionais do estudo são a inclusão de pacientes com importantes deficiências proximais e o uso de destração rápida no alongamento do membro.

Gabriel KR, Crawford AH, Roy DR, et al. Percutaneous epiphyseodesis. J Pediatr Orthop, 14:358-362, 1994.

Cinqüenta e seis bloqueios da fise por técnica percutânea não mostraram complicações tipo infecção ou deformidade angular. Este procedimento produz resultados confiáveis com baixa morbidade e excelente resultado cosmético.

Hope PG, Crawfurd EJ, Catterall A. Bone growth following lengthening for congenital shortening of the lower limb, 14:339-342, 1994.

Doze pacientes submetidos a alongamento femoral ou tibial para deformidades congênitas foram revistos. Nenhum dos pacientes teve estimulação ou redução importante da velocidade de crescimento quando alongamento foi realizado após a idade de nove anos.

Loder RT, Herring JA. Fibular transfer for congenital absence of the tibia: A reassessment. J. Pediatr Orthop, 7:8-13, 1987.

São apresentados os resultados da operação de Brown em seis crianças. Apesar de um mecanismo extensor adequado, em três crianças houve, em longo prazo, uma evolução para instabilidade importante e restrição da mobilidade articular. A desarticulação é o procedimento de escolha inicial.

Miller LS, Bell DF. Management of congenital fibular deficiency by Ilizarov technique. J Pediatr Orthop, 12:651-657, 1992.

Este artigo faz uma revisão dos resultados obtidos pelos atuais métodos de alongamento dos membros inferiores em pacientes com hemimelia fibular. Os resultados sugerem que muitos pacientes que previamente teriam requerido a amputação e órtese podem ser candidatos adequados para procedimentos de salvação do membro.

Paley D. Current techniques of limb lengthening. J Pediatr Orthop, 8:73-92, 1988.

Este artigo promove uma exaustiva revisão das técnicas atuais de alongamento e possui uma extensa bibliografia.

Sasso RC, Urquhart BA, Cain TE. Closed femoral shortening. J Pediatr Orthop, 13:51-56, 1993.

Foram revistos 18 encurtamentos femorais de média de 4,4cm (variando de 3 a 5cm). As complicações incluem um caso de SARA (Síndrome de Angústia Respiratória Aguda) e três perdas de fixação. Os autores discutem detalhes da técnica e reiteram que os bloqueios proximal e distal devem ser realizados para evitar rotação.

Snyder M, Harcke HT, Bowen JR, et al. Evaluation of physeal behavior in response to epiphyseodesis with the use of serial magnetic resonance imaging. J Bone Surg, 76A:224-229, 1994.

Foram realizadas avaliações seqüenciais na primeira semana, quarto mês, oitavo mês e décimo segundo mês, de ressonância magnética de pacientes após epifisiodese distal do fêmur e proximal da tíbia. Uma ponte óssea madura foi evidente no oitavo mês após a cirurgia. Este método é sensível e útil na avaliação da placa fisária.

Stanitski DF, Bullard M, Armstrong P, et al. Results of femoral lengthening using the Ilisarov technique. J Pediatr Orthop, 15:224-231, 1995.

Este artigo descreve os resultados de 30 alongamentos de fêmur em 30 pacientes. A maioria tinha um encurtamento de etiologia congênita. A média de alongamento foi de 8,3cm. Embora a taxa de complicações tenha sido significante (consolidação prematura em quatro pacientes; subluxação do joelho em dois; consolidação viciosa em dois) esta técnica é de grande importância nos métodos de alongamento de rápida destração.

Steel HH, Lin PS, Betz RR, et al. Iliofemoral fusion for proximal femoral focal deficiency. J Bone Joint Surgery, 69A:837-843, 1987.

Este artigo descreve a técnica de fusão ileofemoral para pacientes com DPFF. O joelho existente funciona como se fosse o quadril. Técnicas de rotação e amputação de Syme são discutidas, com preferência recaindo sobre esta última.

Suzuki S, Kasahara Y, Seto Y, et al. Dislocation and subluxation during femoral lengthening. J Pediatr Orthop, 14: 343-346, 1994.

Foram revistos 26 alongamentos femorais por destração de calo. Em 12 pacientes com ângulo CE pré-operatório medindo 20° ou menos, houve uma luxação e quatro diminuições do ângulo. De 14 quadris de ângulo pré-operatório maior do que 20°, nenhum mostrou luxação, subluxação ou deterioração do ângulo após o alongamento femoral. No quadril displásico, a cobertura deve ser obtida antes do alongamento femoral.

Timperlake RW, Bowen JR, Guille JT, et al. Prospective evaluation of fifty-three consecutive percutaneous epiphysiodesis of the distal femur and proximal tibia and fibula. J Pediatr Orthop, 11:350-357, 1991.

Os autores descrevem a técnica e os resultados, os quais são excelentes com pequeno índice de complicações.

Winquist RA. Closed intramedullary osteotomies of the femur. Clin Orthop, 212:155-164, 1986.

Os autores fazem uma revisão dos resultados de encurtamento femoral em 154 pacientes com discrepância entre 2 e 12cm. A técnica e as complicações são discutidas.

# 23
# Enfermidades do Joelho

## Considerações Básicas

O joelho alcança sua forma adulta ao final do período embrionário (oito semanas). A movimentação ativa inicia-se e o complexo fêmur-quadríceps-patela está bem desenvolvido. A epífise femoral distal está presente, radiograficamente, no recém-nato a termo. A patela ossifica-se dos três aos cinco anos.

Uma multiplicidade de anormalidades congênitas pode ocorrer incluindo algumas condições como luxação congênita do joelho ou patela, menisco discóide, variações da morfologia patelar, ausência do ligamento cruzado anterior, isoladas (raro) ou associadas com anormalidades femorais, tibiais ou fibulares. Várias síndromes envolvem o joelho (primariamente a patela), como, por exemplo, a síndrome patela-unha, síndrome de Down, displasia epifisária múltipla e artrogripose.

## Luxação Congênita do Joelho

A luxação congênita do joelho apresenta-se como genorecurvato e é evidente no nascimento. Pode ser uma entidade isolada ou ocorrer com problemas associados como luxação dos quadris, pé torto, mielodisplasia, síndrome de Larsen ou artrogripose. Um espectro de envolvimento é visto, desde deformidades leves (tipo I) até graves (tipo II). Radiografias laterais de rotina identificam a relação femorotibial (Fig. 23.1). Uma ultra-sonografia ou ressonância magnética (RM) define a magnitude da incongruência articular e problemas associados, tais como a fibrose quadricipital. A maioria do tipo I (joelhos hiperestendidos) e tipo II (subluxação do joelho) responde rapidamente aos programas de troca de gesso seriados. Uma órtese do tipo Pavlik pode ser usada para promover estabilidade adicional uma vez que 90° de flexão são conseguidos. Em pacientes que não respondem ao tratamento incruento e na maioria dos casos tipo II (luxação do joelho), a redução aberta precoce associada à quadricepsplastia é recomendada. A luxação do joelho deve ser resolvida previamente à instabilidade do quadril concomitante.

## Luxação Congênita da Patela

A luxação congênita da patela é irredutível no nascimento. A hipoplasia da patela, o côndilo femoral lateral e o mecanismo do quadríceps são vistos juntamente com desvio lateral e fixação da patela. A contratura em flexão, genuvalgo e rotação tibial externa também estão presentes. A correção cirúrgica é necessária na infância e inclui: uma liberação lateral completa do mecanismo quadricipital e da bandeleta iliotibial, uma estabilização medial do mecanismo quadricipital (avanço do vasto medial e possível transferência de alguns músculos isquiotibiais mediais) e centralização do tendão patelar.

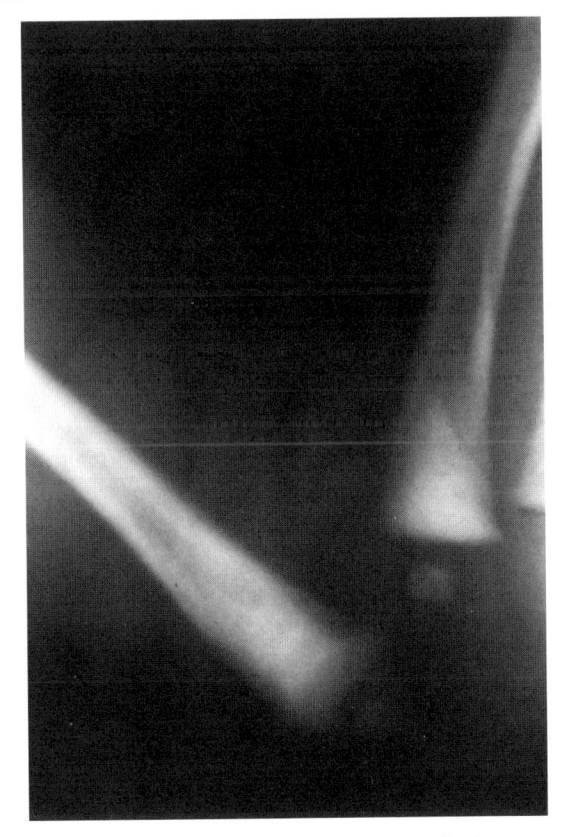

**Fig. 23.1** — Luxação congênita do joelho tipo I — joelho hiperestendido que responde rapidamente aos programas de trocas seriadas de gesso.

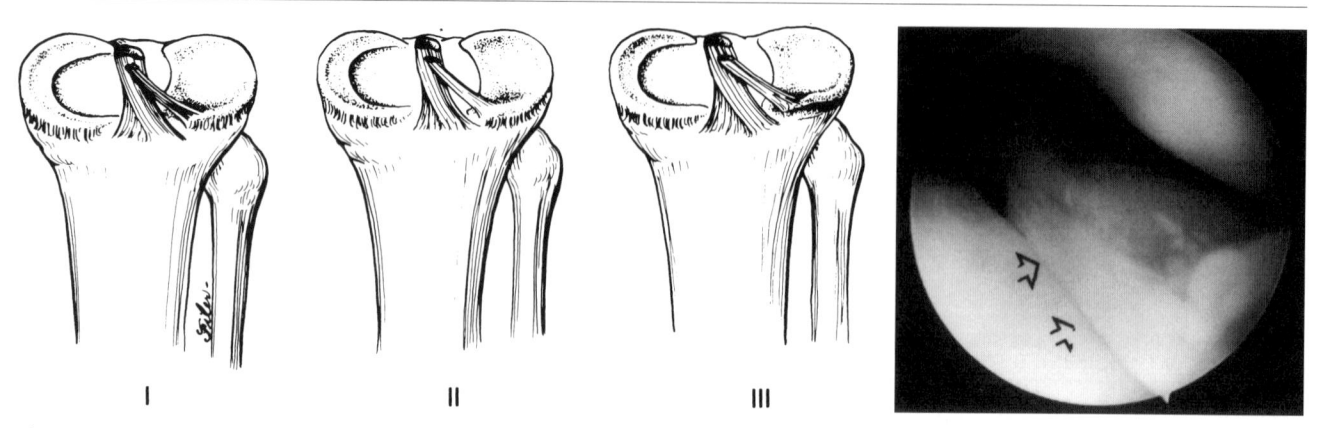

**Fig. 23.2** — **Esquerda**, Classificação de Watanabe de menisco discóide. Tipo I: estável, completo; Tipo II: estável, incompleto; Tipo III: Instável devido à perda de continuidade do ligamento menisco-tibial. (Reproduzido com permissão de Stanitski CL, DeLee AB, Drez CD (eds): Pediatric and Adolescent Sports Medicine. Philadelphia, PA, WB Saunders, p 383,1994.) **Direita**, vista artroscópica do menisco lateral discóide notado anteriormente a uma reconstrução do ligamento cruzado. O paciente estava assintomático com relação ao menisco.

## Menisco Discóide

Um menisco lateral discóide é visto em 1% a 3% dos pacientes, com alta freqüência em populações asiáticas. O menisco medial discóide é extremamente raro. Não há formato discóide no desenvolvimento do joelho normal, portanto, isto não é resultado de uma parada no desenvolvimento. A classificação apresenta três tipos: tipos I e II que são estáveis, grossos e com variados graus de configuração discóide, isto é, completo ou incompleto. O tipo III é instável e normalmente de forma crescente, exceto pelo engrossamento do corno posterior. Sua instabilidade é devida à ausência congênita do ligamento menisco-tibial (Fig. 23.2).

Sintomas de estalidos e cliques geralmente ocorrem entre as idades de seis a 12 anos. Os pacientes com o menisco discóide tipo III podem apresentar queixa de instabilidade. No exame físico nos tipo I e II encontramos um estalido nos últimos 60° de flexão. Nos meniscos tipo III, os sintomas são reproduzidos na flexão total ou em extensão. As radiografias de rotina podem mostrar um alargamento do espaço articular e achatamento da eminência tibial. A ressonância magnética confirma o diagnóstico. O tratamento é indicado apenas em pacientes sintomáticos, isto é, secundários à instabilidade ou rupturas. O tratamento depende do tipo do menisco. Esculpir o formato do menisco normal pode ser tentado nos tipos I e II. Se uma ruptura instável está presente, o menisco é esculpido e a reparação da lesão é tentada. O menisco tipo III deve ser estabilizado usando-se uma sutura capsular. A maioria das cirurgias para o menisco discóide é realizada por técnicas artroscópicas. A menicectomia completa deve ser evitada.

## Patela Multipartida

A patela multipartida com freqüência é uma curiosidade radiográfica assintomática e diagnosticada acidentalmente. A prevalência relatada é de 1% a 6% da população geral. A bilateralidade é comum. Os meninos são mais freqüentemente envolvidos do que as meninas (8:1).

A etiologia é desconhecida. A classificação de Saupe é baseada na localização do fragmento: tipo I, inferior (5%); tipo II, borda lateral (20%); tipo III, canto súpero-lateral (75%) (Fig. 23.3).

Os sintomas podem ocorrer na junção patela-fragmento devido a trauma agudo ou microtraumas repetitivos causando separação. No trauma agudo, uma fratura é excluída pela dor local para a fratura e evidência radiográfica de irregularidade do fragmento marginal. Em uma patela bipartida sintomática crônica, o paciente queixa-se de dor localizada na junção e apresenta edema neste local. A patela é maior do que o normal. As radiografias refletem o tipo e a junção morfológica. O tipo I pode ser confundido com fratura do pólo inferior ou doença de Sinding-Larsen-Johansson. As lesões agudas são tratadas por imobilização se os fragmentos não estão desviados. Os pacientes com queixas crônicas são tratados por modificação da atividade, se o esforço repetitivo é um fator, ou por breves períodos de imobilização. Se os sintomas persistem, a excisão do fragmento produz excelentes resultados.

## Dor Anterior no Joelho do Adolescente

Durante a adolescência, o joelho é um freqüente local de queixas resultantes de traumas agudos e/ou traumas menores repetitivos. A dor no joelho em pacientes esque-

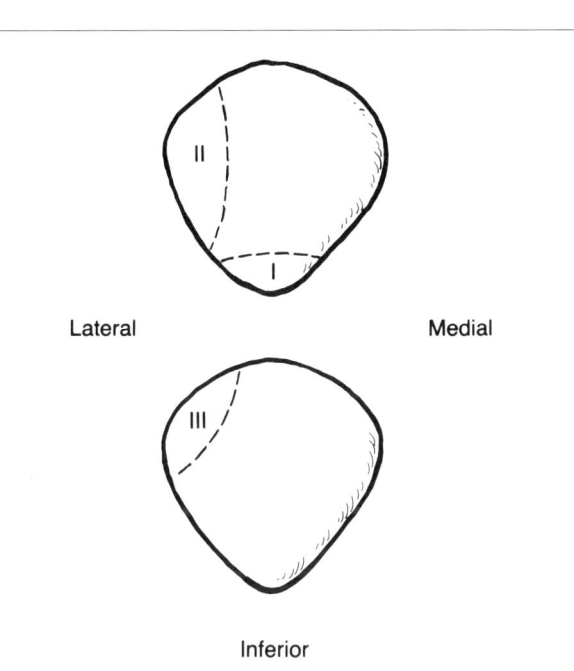

**Fig. 23.3** — Classificação de Saupe para a patela bipartida. (Reproduzida com permissão de Stanitski CL, DeLee AB, Drez CD (eds): Pediatric and Adolescent Sport Medicine. Philadelphia, PA, WB Saunders, p. 312, 1994.)

leticamente imaturos deve ser considerada referida à dor no quadril até que se prove o contrário, e um exame do quadril deve fazer parte da avaliação das queixas do joelho.

O termo condromalacia da patela evoluiu de grosseiras alterações patológicas da superfície articular da patela (notado na necropsia ou na cirurgia) para uma não claramente definida e inespecífica entidade clínica. As teorias para as causas de dor anterior no joelho incluem alterações retinaculares neuronais e anormalidades menores do percurso da patela que causam aumento da pressão lateral. Existem poucos estudos em longo prazo sobre a história natural da dor anterior do joelho do adolescente. Há pouca evidência de que a dor anterior do joelho esteja associada com idade prematura da articulação patelofemoral.

O termo inespecífico, condromalacia, deve ser evitado e esforços devem ser concentrados em identificar causas mais precisas de dor. As origens identificáveis de dor anterior no joelho incluem: instabilidade patelar, plica patológica, osteocondrite dissecante, encarceramento do nervo safeno, tendinite patelar, doença de Sinding-Larsen-Johansson ou distrofia simpático-reflexa. O diagnóstico usualmente pode ser feito pela história e exame físico.

Os pacientes com sintomas inespecíficos na região anterior do joelho queixam-se de dor mal localizada, a qual pode ou não, ser relacionada com atividade física. Quando pedido para apontar o ponto da dor, o paciente com freqüência segura toda a região anterior do joelho ("sinal da apreensão") em vez de indicar uma área específica. A dor pode ser agravada ao sentar e subir escadas e ser associada a pseudobloqueio. Em atletas, os fatores de esforços repetitivos associados com treinamento devem ser considerados. Por causa do psiquismo volátil durante os anos de adolescência, deve-se ter cuidado com pacientes adolescentes cujos pais queixam-se mais sobre a condição da criança do que a criança o faz.

O exame físico deve incluir avaliação de marcha; alinhamento da extremidade inferior; amplitude dos movimentos dos quadris, joelhos, tornozelos e pés; estabilidade do joelho; percurso patelar. O deslizamento patelar e a inclinação são freqüentemente discutidos, mas não há valores padrão para crianças e adolescentes. A flexibilidade e força do quadríceps e isquiotibiais devem ser avaliadas. A patela alta, com freqüência, é vista durante o estirão do crescimento do adolescente, quando o ajuste de partes moles não segue o ritmo da taxa de crescimento ósseo. Isto também é visto com pacientes com comprometimento neurológico como aqueles com paralisia cerebral ou mielodisplasia que têm marcha em posição agachada. A dor sobre a patela, tendão patelar e linha articular pode estar presente. Dor sobre interlinha articular anterior é mais comum com queixas patelares do que com problemas nos meniscos nos quais o desconforto é localizado na metade posterior da interlinha.

As quatro incidências de imagem radiográfica (AP, lateral, túnel, axial de patela) são usualmente normais. Estas imagens estáticas de um processo dinâmico com freqüência não são úteis, a menos que uma instabilidade ou malformação grosseiras estejam presentes. Existe uma variedade de medidas radiográficas da relação patelofemoral, mas estas são freqüentemente baseadas em posições estáticas e de não suporte de peso. Áreas não ossificadas do tubérculo tibial e da patela inviabilizam a mensuração radiográfica na criança. A tomografia computadorizada é útil na avaliação da inclinação patelar, translação ou ambas nos casos de instabilidade. As radiografias podem ser feitas com o quadríceps relaxado e depois contraído a partir de 25° de flexão até a extensão total. Uma cintigrafia pode ser útil quando a distrofia simpático-reflexa é suspeitada, mais isto depende do estágio da doença. A ressonância magnética é útil para avaliar a osteocondrite dissecante da patela.

Uma vez que outras causas de dor anterior do joelho sejam afastadas, perto de 80% dos pacientes com esta condição idiopática respondem bem ao tratamento conservador e freqüentemente inespecífico, que se constitui em programas de tratamento que enfatizam a normalização da flexibilidade do quadríceps, flexibilidade dos isquiotibiais e fortalecimento proporcional quadríceps/isquiotibiais.

Desalinhamentos menores da extremidade inferior podem requerer correção com calçados ortopédicos. Uma variedade de órteses estabilizadoras da patela tem aparecido, mas nenhuma tem resultados objetivos controlados e documentados que comprovem sua eficácia. O efeito placebo e o possível *feedback* proprioceptivo desses aparelhos podem justificar a eficácia relatada. Se a dor persiste, a despeito da colaboração do paciente que realiza um bom programa de reabilitação monitorado, deve-se levantar a questão para o correto diagnóstico e procurar por outras causas de dor, incluindo as não ortopédicas e psicológicas. Tranqüilizar os pais e o paciente é a principal parte do programa de tratamento para aliviar a preocupação sobre um problema que percebam ser sério. A artroscopia deve ser evitada para a dor do joelho inespecífica. A cirurgia da articulação patelofemoral tem a mais alta taxa de complicação das artroscopias.

## Lesões por Esforços Repetitivos

A articulação patelofemoral é um local de numerosas interfaces incluindo a junção do retináculo quadricipital com a patela, a junção patela-tendão patelar e a junção tendão patelar-tubérculo tibial. Sintomas de lesão por esforços repetitivos ocorrem quando demanda anormal é realizada sobre tecido normal sem adequado tempo de reparação. O microtrauma repetido leva à resposta inflamatória secundária nestas áreas antes descritas. Empenho deve ser feito para identificar fatores causais, tais como: mau alinhamento anatômico, problemas ambientais (superfícies de treinamento, equipamento) e programas de treinamento exagerados ou a combinação de qualquer destes fatores. Os fatores causais são freqüentemente identificados pela história e exame físico. Um protocolo de tratamento inclui: identificação e modificação do fator, controle de dor (depois do diagnóstico), reabilitação progressiva e manutenção do programa para prevenção da recidiva.

## Doença de Osgood-Schlatter

A doença de Osgood-Schlatter atinge o tubérculo tibial, sendo vista em meninos adolescentes e menos freqüentemente em meninas, que apresentam crescimento rápido. Está ficando mais comum em meninas devido ao crescimento de participantes em atividades atléticas. Em torno de 20% dos pacientes afetados apresentam sintomas bilaterais, mas não é infreqüente vermos alargamento do tubérculo tibial bilateral com somente um lado sintomático. Indivíduos sedentários raramente têm sintomas. A lesão da doença de Osgood-Schlatter é considerada secundária a uma não resolvida microfratura-avulsão da junção ligamento patelar-tubérculo tibial. A apresentação clássica de um pré-adolescente com edema da região anterior do joelho e intermitentes sintomas relacionados com atividade física fazem o diagnóstico ser firmado. O paciente e os pais freqüentemente preocupam-se com o aumento de tamanho do tubérculo tibial. O exame físico mostra vários graus de proeminência do tubérculo tibial e dor localizados. As radiografias são usadas para descartar outras condições raras, como tumores ou infecções. Os sintomas gradualmente se resolvem com a maturidade esquelética. Sintomas raramente persistem no adulto, a despeito da proeminência do tubérculo tibial. A formação de ossículos no ligamento patelar ocorre em cerca de 40% dos pacientes. O tratamento é geralmente sintomático e consiste na aplicação de gelo, medicação antiinflamatória, exercícios de alongamento de quadríceps e isquiotibiais e uso de órteses para o joelho. O paciente e a família devem entender o padrão de sintomas e que o desconforto pode persistir por 18 a 24 meses. Atividades que envolvem o agachar-se e ajoelhar-se devem ser evitadas. Imobilizar o joelho em órtese ou gesso por períodos curtos, geralmente não é necessário, mas pode ser usado quando a dor interfere nas atividades diárias rotineiras. A excisão do ossículo é exigida somente se os sintomas persistem no local. Não é necessária a maturidade esquelética para o ossículo ser enucleado. Aplanamento do tubérculo tibial pode ser feito no tempo da excisão do ossículo em pacientes que são esqueleticamente maduros.

## Doença de Sinding-Larsen-Johansson

A doença de Sinding-Larsen-Johansson é o equivalente proximal da doença de Osgood-Schlatter; isto é, ocorre na junção do ligamento patelar superior com o pólo inferior da patela e representa uma seqüela das forças crônicas de tensão neste local. A doença é mais comum em meninos de nove a 11 anos e os sintomas são relacionados com exercícios. A dor está presente no pólo inferior da patela. No adolescente, sinais e sintomas ocorrem no ligamento patelar proximal, o tão conhecido "joelho do saltador". Na doença de Sinding-Larsen-Johansson, radiografias laterais mostram várias alterações na ossificação do pólo distal da patela. O diagnóstico diferencial inclui a patela bipartida do Saupe tipo I (fragmento inferior) e fratura do pólo inferior da patela. O tratamento consiste em gelo local, medicação antiinflamatória e uso de órteses para joelho, bem como esclarecimentos a respeito dos seis a 18 meses exigidos para resolução fisiológica espontânea.

## Plica Sinovial

Plicas são dobras sinoviais normais. Alterações patológicas dentro da plica podem ocorrer por trauma direto ou indireto, com subseqüente hemorragia, hialinização e fibrose. Os pacientes queixam-se de estalidos na flexão e têm dor localizada sobre a plica, usualmente medial. O tratamento começa com identificação dos fatores causais e modificação dos mesmos, se a etiologia for por esforços repetitivos. Nos casos resistentes, a ressecção artroscópica pode ser necessária. A ressecção indiscriminada deve ser evitada. A história apropriada e os achados no exame físico devem ser correlacionados com uma plica fibrótica hipertrofiada e a erosão articular concomitante será vista na artroscopia.

## Distrofia Simpático-reflexa

A distrofia simpático-reflexa (DSR) está sendo vista com aumento de freqüência em crianças. A DSR é freqüentemente esquecida no diagnóstico diferencial de dor do joelho da criança, levando a longos atrasos para fazer o diagnóstico correto. Os efeitos negativos secundários do desuso (atrofia, perda da movimentação, perda da força) podem estar avançados. A marca registrada para o diagnóstico de DSR é a dor desproporcional. O menor toque na pele leva a queixas extremas de dor. Disfunção autonômica, como alteração da cor da pele e umidade (ausente no período precoce), pode ocorrer com a continuidade do problema. É essencial descartar problemas psicossociais e familiares (divórcio, perda de pais ou irmão, doença na família e dificuldades escolares) que levam a este tipo de conversão. As radiografias de rotina são geralmente normais mas os efeitos do desuso, tais como, osteoporose, se tornam aparentes com o progresso da doença. A cintigrafia óssea mostrará os vários estágios da doença. O tratamento consiste em medicação antiinflamatória não hormonal, um programa de reabilitação ativa e apoio psicológico quando necessário. Se estes aspectos do tratamento não forem satisfatórios, o bloqueio nervo simpático pode ser necessário. Em geral, o prognóstico da DSR é melhor em crianças do que em adultos.

Queixas de dor anterior no joelho do adolescente são extremamente comuns como seqüela de trauma agudo e situação de esforço repetitivo. O diagnóstico correto deve ser feito com objetivo de prescrever o tratamento específico. A maioria dos problemas dolorosos crônicos do joelho é tratada conservadoramente e mais apropriadamente diagnosticada pela história e exame físico do que pela ressonância magnética ou artroscopia. A modificação, mas não eliminação, da atividade é geralmente possível com incentivo para participação continuada.

## Instabilidade Patelar

A patela normalmente segue um caminho liso nos movimentos de flexão, extensão, rotação e translação em três eixos através do sulco femoral. Este movimento normal é resultado da complexa interação de estabilizadores estáticos e dinâmicos produzidos em equilíbrio de quatro quadrantes e nos três planos. O termo instabilidade patelar cobre um largo espectro de padrão que vai desde leves anormalidades de curso até a subluxação e luxação total. Infelizmente, a definição de instabilidade tem sido encoberta pelo uso equivocado de termos como mau alinhamento, mau percurso e instabilidade. Mau alinhamento é uma anormalidade estática do relacionamento da patela e fêmur, que pode ser o resultado de causa congênita, de desenvolvimento ou traumática. O mau percurso está relacionado com aberrações dinâmicas do leito normal da patela e pode variar do leve ao acentuado, podendo ou não ser sintomático. Mau percurso pode estar relacionado com o mau alinhamento. Subluxação e luxação são instabilidades clássicas com perda de continuidade articular durante a fase de excursão patelar, geralmente de 0º a 25º de flexão. Instabilidade pode ser produzida pelo contato direto, ou mais comumente, por mecanismos de não contato (desaceleração, rotação). Em instabilidade recidivante, a freqüência e a magnitude dos eventos precipitantes e qualquer tratamento prévio necessitam ser avaliados. O exame físico deve incluir avaliação das extremidades inferiores, movimentação articular, patela alta, flacidez ligamentar, força muscular e a competência do retináculo do quadríceps. O complexo quadríceps-patela-fêmur deve ser pensado como uma unidade. A incongruência do sulco patelofemoral, se presente, pode ser resultado de um mau desenvolvimento anatômico. Qualquer coisa que limite o movimento (particularmente a flexão) pode causar instabilidade patelar, como, por exemplo, a fibrose do quadríceps por injeções múltiplas. Uma etiologia multifatorial está geralmente presente.

Quando obtivermos a história, é importante avaliar o mecanismo de lesão, intensidade, tratamento prévio e estado do joelho oposto. Além destes fatores mencionados, no exame físico também avaliamos o alinhamento da extremidade inferior, incluindo o ângulo Q; a presença de derrame articular ou hemartrose (principalmente aqueles com a presença de gotículas de gordura); dor; sulcos ou falhas no retináculo do quadríceps (na imediata zona peripatelar ou na junção quadríceps-adutor). A integridade do ligamento cruzado anterior (LCA) deve ser investigada porque rotação e desaceleração que causam instabilidade patelar podem causar lesão do LCA. As radiografias em quatro incidências devem ser obtidas. As radiografias oblíquas são ocasionalmente úteis para identificar fratura osteocondral oculta. Avulsões marginais da patela são geralmente vistas na borda medial em casos agudos e também em casos recidivantes de longo prazo. Em séries relatadas, 20% a 40% de lesões condrais e osteocondrais não são visualizadas em radiografias simples. Em pacientes com instabilidade patelar crônica, a tomografia computadorizada é útil para avaliar a relação patelofemoral em termos de inclinação, translação ou ambas.

O tratamento é individualizado e está baseado no alinhamento da extremidade inferior, mobilidade articular, frouxidão ligamentar, força muscular e competência do quadríceps. O objetivo do tratamento é prevenir a recidiva. Na ausência de lesão intra-articular, o tratamento conservador consiste em imobilização da extremidade, por sete a 10 dias, e num programa de reabilitação para restaurar movimento, alongar isquiotibiais e quadríceps. Várias técnicas (mais de 100) de reconstruções cirúrgicas têm sido propostas para o tratamento da instabilidade patelar. Estes procedimentos incluem uma das três técnicas básicas ou alguma combinação delas: liberação do retináculo lateral, aumento do vetor medial e alinhamento do ligamento patelar. Comumente o tratamento cirúrgico inclui a avaliação artroscópica da superfície articular lesada, com remoção ou recolocação dos fragmentos osteocondrais, liberação retinacular lateral para pacientes com tomografia computadorizada com evidência de inclinação e reparação direta do retináculo medial nas luxações agudas. A transferência do quadríceps, particularmente do vasto medial oblíquo, é usada para restaurar o balanço do vetor medial. A transferência do isquiotibial medial (técnica de Galeazzi) pode ser exigida para prover o efeito tenodese em alguns casos problemáticos. O realinhamento distal usando a transposição do tubérculo medial é feito em pacientes esqueleticamente maduros. A transferência com fixação distal e posterior do tubérculo, com criação de patela baixa, deve ser evitada. O procedimento de Hauser tem sido associado com recidiva significativa, dor femoropatelar (pela patela baixa) e síndrome compartimental. O realinhamento rotacional do tubérculo tibial, descrito por Elmslie-Trillat, tem provado ser satisfatório sem alterar drasticamente o realinhamento patelar. Uma combinação de transferência do tubérculo tibial, liberação proximal lateral, capsulorrafia medial e transferência do tendão pode ser exigida para estabilizar o alinhamento apropriado. A instabilidade patelar associada com frouxidão ligamentar anormal, como na síndrome de Down e síndrome de Ehlers-Danlos, apresenta-se como desafio significativo. Estes pacientes devem ser avisados da natureza anormal de sua biologia do colágeno e devem reconhecer que a reconstrução cirúrgica pode não superar esta predisposição genética para a instabilidade. Em geral os pacientes com síndrome de Down evoluem bem funcionalmente apesar do desvio patelar crônico devido à combinação de frouxidão ligamentar aumentada, genuvalgo e hipotonia.

## Osteocondrite Dissecante

Osteocondrite dissecante (OCD) é uma lesão do osso subcondral e da cartilagem articular que pode resultar em instabilidade do osso subcondral, cartilagem articular ou ambos. A etiologia é desconhecida. Como conseqüência de trauma agudo, uma fratura osteocondral aguda deve ser considerada se a lesão é vista na radiografia. A condição é mais comum em homens adolescentes (a proporção homem-mulher é de 4:1). A incidência de bilateralidade é de 20% a 30%. Relatos prévios combinam dados de OCD juvenil e de adultos. Isto leva a alguma confusão nos resultados esperados e exigências de tratamento em adolescentes pela diferença marcante da história natural de cada tipo. Os sintomas dos pacientes podem estar presentes somente com atividade física e podem estar associados com derrames repetidos. O bloqueio articular é raro. O exame físico, geralmente, não é específico, apresentando dor e derrame generalizados. A dor local pode estar presente, sob pressão direta da lesão, se instável. Exames radiográficos padronizados, particularmente em incidência do túnel, demonstram a lesão. A localização clássica da patologia (70% de todos os casos) é na região póstero-lateral do côndilo femoral medial, região esta que não suporta carga. O côndilo femoral lateral é acometido em 20% dos casos e a patela em 10%. A ressonância magnética é usada para avaliar a continuidade da cartilagem articular, o tamanho e a viabilidade do osso subcondral. Uma cintigrafia dinâmica e computadorizada pode avaliar a circulação entre o fragmento e seu leito. Se houver fluxo aumentado, o prognóstico para a consolidação é bom. Nenhuma destas técnicas avalia a estabilidade do complexo osso subcondral-articulação. As lesões são classificadas baseadas na integridade da cartilagem articular (fechada ou aberta), na estabilidade do osso subcondral e seu leito (estável ou instável). Um corpo livre é um exemplo de lesão aberta e instável (Fig. 23.4).

A história natural é diretamente dependente da idade. No tipo juvenil (pacientes com a fise femoral distal completamente aberta) o prognóstico é excelente, se a lesão é fechada e estável. Nos adolescentes, com fechamento fisário parcial, o prognóstico é desconhecido porque a lesão pode atuar tanto como o tipo juvenil ou como o adulto. O tipo adulto (fise fechada) tem o pior prognóstico de todas as lesões, pelo limitado potencial de cura. Séries prévias relatam excelentes resultados usando tratamento prolongado com gesso e imobilização, isto leva à confusão dos princípios de tratamento porque eles incluem pacientes com variações da ossificação normal, com resolução espontânea. As recomendações do tratamento são baseadas na idade do paciente e no estado do fragmento. Se as lesões são fechadas e estáveis, o potencial de consolidação é alto. Contrariamente, instabilidade e/ou perda da continuidade da superfície articular comprometem a consolidação. O tratamento conservador está recomendado para os casos de lesões estáveis e fechadas. A mudança da atividade pode ser exigida e a imobilização, ocasionalmente necessária, para episódios de desconforto ou derrame articular. Em pacientes esqueleticamente maduros nos quais

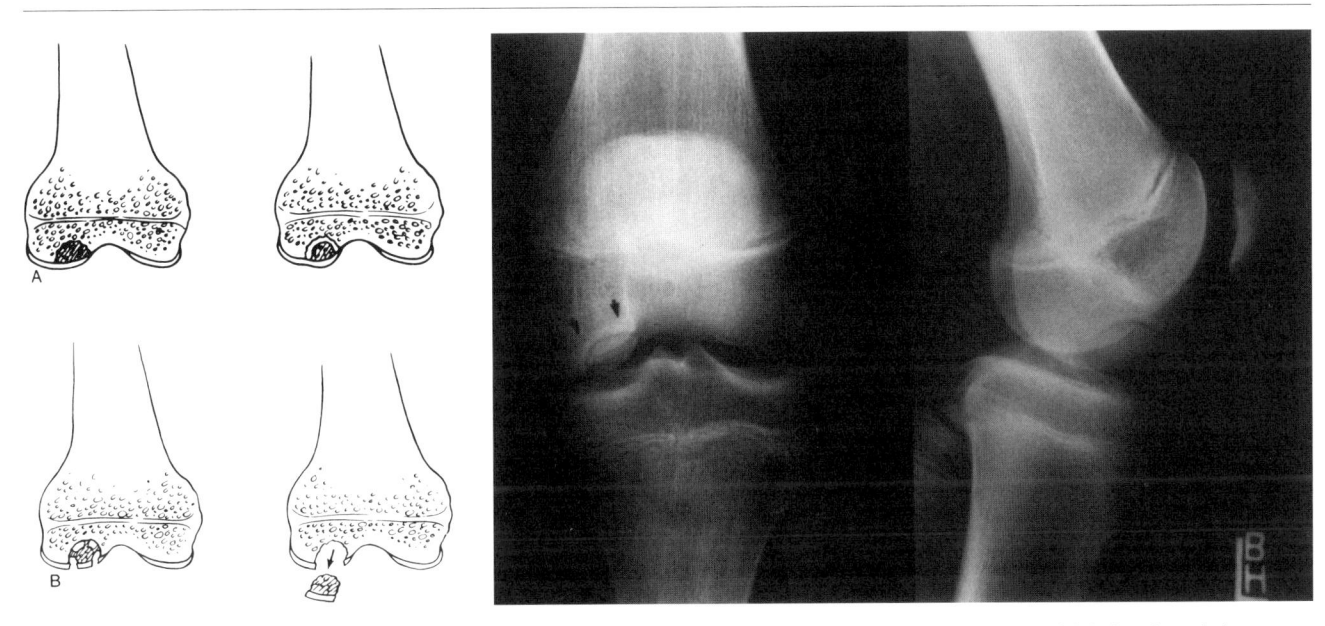

**Fig.23.4** — **Esquerda**, classificação da osteocondrite dissecante baseada na continuidade da cartilagem articular e estabilidade subcondral. (Reproduzido com permissão de Stanitski CL, DeLee AB, Drez CD (eds): Pediatric and Adolescent Sport Medicine. Philadelphia, PA,WB Saunders, p 396, 1994.) **Direita**, osteocondrite dissecante sintomática em menino de 15 anos. Notem a localização clássica, na porção lateral do côndilo femoral medial.

a junção subcondral é instável, a conduta cirúrgica é sugerida para as lesões fechadas. A fixação do fragmento proporciona a união subcondral e previne a conversão para uma lesão aberta e instável. Em lesões que são abertas e estáveis, a curetagem e o enxerto do leito subcondral com a fixação dos fragmentos são úteis. Em uma lesão aberta e instável (corpo livre), se o fragmento é capaz de ser reposicionando anatomicamente, possui quantidade satisfatória de base subcondral e tem uma superfície articular congruente após a implantação, é recomendada a restituição. Se o osso subcondral, presente no fragmento, é mínimo ou não existe, ou se a adaptação é incongruente, então aconselha-se a ressecção do fragmento. O enxerto osteocondral deve ser considerado para lesões irreparáveis na área de carga, com freqüência, no côndilo lateral femoral. As lesões meniscais e/ou articulares tibiais associadas devem ser avaliadas. A reparação meniscal ou menicectomia parcial pode ser necessária. A osteocondrite dissecante patelar é rara e representa um mecanismo de dor no joelho durante a adolescência. As lesões ocorrem na metade distal da patela e em 20% a 30% acometem as duas patelas. O diagnóstico diferencial deve incluir defeito patelar dorsal, infecção ou tumor. O prognóstico para a osteocondrite patelar é sempre menos claro do que para a osteocondrite femoral. A esclerose do leito subcondral denota um prognóstico pior, similar às lesões femorais. Os princípios de tratamento são similares aos da osteocondrite femoral.

## Bibliografia Comentada

### Luxação Congênita do Joelho

Parsh K. Schulz R: Ultrasonography in congenital dislocation of the knee. J Pediatr Orthop, 3:76-81, 1994.

Dez joelhos congenitamente hiperestendidos, em sete pacientes, tiveram avaliações ultra-sonográficas logo após o parto e durante o primeiro ano de vida. Dois joelhos tinham hiperextensão (tipo I), cinco tinham subluxação (tipo II) e três tinham luxação (tipo III). O ultra-som evita o uso de radiação ionizante (radiografias, artrografias) e não necessita de sedação/anestesia (RM). Acesso poplíteo com o ultra-som é necessário para o tipo III. A verificação ultra-sonográfica do progresso permite a continuidade do tratamento não cirúrgico com documentação objetiva.

Roy DR, Crawford AH. Percutaneous quadriceps recession: A technique for management of congenital hyperextension deformities of the knee in the neonate. J Pediatr Orthop, 9:717-719, 1989.

Seis crianças com deformidade do joelho em hiperextensão, devido à mielodisplasia (três), artrogripose (uma) e síndrome de Larsen (duas) foram tratadas no período neonatal. Três crianças foram submetidas à quadricepsplastia aberta e três submetidas à liberação percutânea do mecanismo do quadríceps. Todas ganharam e mantiveram a flexão do joelho e restauraram a extensão normal. O manejo agressivo destas desordens complexas permite o tratamento precoce de problemas coexistentes das extremidades inferiores (displasia congênita do desenvolvimento, pé torto). Se a técnica percutânea for inadequada, a quadricepsplastia aberta pode ser feita. O papel dos procedimentos no manejo da luxação congênita do joelho tipos II ou III isolada (não sindrômica) tem ainda que ser definido.

## Luxação Congênita da Patela

Gao GX, Lee EH, Bose K. Surgical management of congenital and habitual dislocation of the patella. J Pediatr Orthop, 10:25-260, 1990.

Doze pacientes com luxação congênita da patela foram avaliados com uma média de cinco anos depois da cirurgia. A média de idade no diagnóstico foi cinco anos. Dez patelas permaneceram centralizadas e flexão total do joelho foi obtida em 88%. A intervenção cirúrgica precoce foi recomendada. O movimento extensor levou de três a seis meses para recuperar-se. O desenvolvimento do mecanismo patelar e quadricipital pareceu normal na maioria dos pacientes no seguimento final.

## Menisco Discóide

Fujikawa K, Iskei F, Mikura. Partial resection of the discoid meniscus in the child's knee. J Bone Joint Surg, 63B:391-395, 1981.

Os autores revisaram 32 pacientes de três a 15 anos de idade que tinham tido menisco discóide. Sete pacientes tiveram artroscopicamente esculpidos meniscos discóides tipos I ou II de Watanabe. Excelentes resultados foram relatados no seguimento após um a dois anos. Os autores recomendam a cirurgia para esculpir o menisco em vez da excisão, se o menisco sintomático não é excessivamente grosso, sem degeneração e quando o menisco não é hipermóvel.

## Patela Multipartida

Bourne MH, Bianco AJ Jr. Bipartite patella in the adolescent: Results of surgical excision. J Pediatr Orthop, 10:69-73, 1990.

Dezesseis pacientes adolescentes foram avaliados no seguimento de sete anos após ressecção de fragmento sintomático de patela bipartida. Todos eram portadores de lesões do tipo III de Saupe. Nenhum tinha melhorado com tratamento não cirúrgico. Quinze pacientes dos 16 estavam completamente assintomáticos no seguimento final.

## Dor Anterior no Joelho do Adolescente

Fulkerson JP, Shea KP. Disorders of patellofemoral alignment. J Bone Joint Surg, 72 A:1424-1429, 1990.

Este artigo de revisão enfatiza a correlação do alinhamento patelar entre o exame clínico e os estudos por imagens. As radiografias tangenciais da patela de 15° a 30° de flexão (rotina e/ou CT) são usadas para avaliar a inclinação patelar e translação, ou uma combinação de ambas. Se o tratamento não cirúrgico falha, a liberação lateral é útil em pacientes com inclinação patelar. Os pacientes com translação (subluxação/luxação) isolada ou translação com inclinação requerem reconstrução do mecanismo extensor individualizada.

Guzzanti V, Gigante A, DiLazzaro A, et al. Patellofemoral malalignment in adolescent: Computorized tomographic assessment with or without contraction. Am J Sports Med, 22:55-60, 1994.

Os autores revisaram os resultados da tomografia computadorizada de 27 adolescentes com dor no joelho com ou sem instabilidade patelar menor. Medidas objetivas de várias relações patelofemorais foram feitas com o joelho em 15° de flexão e com o quadríceps relaxado ou contraído. Alterações no tipo e severidade do mau alinhamento patelofemoral foram vistas em 52% dos casos com contração do quadríceps (mais evidente inclinação e lateralização). O uso deste componente dinâmico é uma útil ajuda nas circunstâncias de diagnóstico difícil e um auxílio no critério de decisão dos procedimentos cirúrgicos.

Sandow MJ, Goodfellow JW. The natural history of anterior knee pain in adolescents, J Bone Joint Surg, 67B:36-38, 1985.

Cinqüenta e quatro garotas adolescentes foram revisadas por um questionário num período de dois a 12 anos após o diagnóstico de dor anterior idiopática no joelho. O tratamento foi, principalmente, assegurar a natureza benigna da condição, ocasionalmente fisioterapia e, raramente, um período curto de imobilização. No seguimento, todas tinham dor esporádica, não incapacitante e 15% tinham suficiente desconforto para suspender os esportes. Os autores enfatizaram que os sintomas melhoraram com o tempo e raramente causaram séria incapacidade. As indicações para cirurgia parecem ficar limitadas.

Stanitski CL. Anterior knee pain syndromes in the adolescent, in Schafer M (ed): Instructional Course Lectures 43.Rosemont, IL, American Academy of Orthopedic Surgeons, pp 211-220, 1994.

Este artigo revisa as causas potenciais de dor anterior no joelho, incluindo a doença de Osgood-Schlatter, doença de Sinding-Larsen-Johansen, patela multipartida, plica patológica e distrofia simpática reflexa. Ênfase deve ser dada à necessidade do diagnóstico na dor anterior do joelho idiopática. Instabilidade patelar, condições de esforços repetitivos e lesões patelares devem ser descartadas. O termo condromalacia aplicado a esta condição é um nome errado e seu uso deve ser eliminado.

## Plica Sinovial

Broom MJ, Fulkerson JP. The plica syndrome: A new perspective. Orthop Clin North Am, 17:279-281, 1986.

Os autores revisaram 28 pacientes (incluindo adolescentes) com plica patológica clínica e artroscopicamente documentada. Eles notaram que um alto número (76%) de pacientes estava envolvido com equipes atléticas. Cinqüenta e cinco por cento tinham um diagnóstico pré-operatório de lesão do menisco medial. Trauma direto, lesões por esforços repetitivos e mau alinhamento do mecanismo extensor podem causar alterações patológicas numa plica sinovial normal. A excisão da plica resolveu os sintomas em 25% a 28% dos casos. Os autores enfatizaram que o diagnóstico de plica patológica é específico e pregas sinoviais normais (não fibróticas, não inflamadas) não devem ser excisadas.

## Distrofia Simpático-Reflexa

Dietz FR, Matthews KD, Montgomery WJ. Reflex sympatic dystrophy in children. Clin Orthop, 258:225-231, 1990.

Os autores relataram cinco novos casos e revisaram 80 casos de distrofia simpático-reflexa em crianças de três a 17 anos de idade. Eles enfatizaram este aumento do reconhecimento em crianças e adolescentes. O diagnóstico é baseado em prolongada dor fora de proporções para a lesão/cirurgia e hipersensibilidade ao toque. Em contraste com adultos, existe o predomínio das extremidades inferiores. O tratamento não invasivo e funcional geralmente resulta em resolução dos sintomas sem recidiva.

Wilder RT, Berde CB, Wolohan M, et al. Reflex sympathetic dystrophy in children: Clinical characteristics and follow-up of seventy patients. J Bone Surg, 74A:910-919, 1992.

Os autores relataram uma série de 70 pacientes com distrofia simpático-reflexa nos quais a média de atraso no diagnóstico no tempo da lesão foi de um ano. Um algoritmo de conduta é apresentado, o qual inclui um tratamento clínico funcional com técnicas de controle da dor. Os resultados em crianças são mais favoráveis do que em adultos.

## Osteocondrite Dissecante

Crawfurd EJ, Enery RJ, Aichroth PM. Stable osteochondritis dissecans: Does the lesion unite? J Bone Joint Surg, 72B:320, 1990.

Os autores revisaram 31 joelhos (28 pacientes) com osteocondrite dissecante documentados radiográfica e artroscopicamente para avaliar se lesões estáveis uniriam-se espontaneamente. Eles relataram que 21 de 31 lesões eram estáveis; 13 de 21 tinham consolidado, mas somente três de dez na clássica posição (porção lateral do côndilo femoral medial) haviam consolidado. A consolidação foi independente do tamanho da lesão, idade do aparecimento ou gênero.

Desai SS, Patel MR, Michelli LJ, et al. Osteochondritis dissecans of the patella. J Bone Joint Surg, 69B:320-325, 1987.

Onze atletas foram revisados em um estudo multicêntrico. Sete estavam entre 10 e 15 anos de idade. Dois pacientes tratados não cirurgicamente com diminuição da atividade tiveram excelentes resultados em dois dos três anos. Esclerose marginal ou evidência clínica ou radiográfica de corpo livre foram indicações de cirurgia. Em 11 de 14 joelhos tratados cirurgicamente (excisão do fragmento ou curetagem e perfurações), seis tiveram resultados excelentes; quatro bons e um regular. Os pacientes com lesões de 5 a 10mm evoluíram bem.

Linden B. Osteochondritis dissecans of the femoral condyles: A long-term follow-up study. J Bone Joint Surg, 59A:769-776, 1977.

Os autores analisam 28 pacientes que desenvolveram osteocondrite dissecante juvenil antes da idade de 13 anos. Eles relataram os resultados depois de uma média de seguimento de 33 anos e média de idade de 45,5 anos. Nestes pacientes não tratados, não encontraram complicações associadas com a osteocondrite dissecante, ao contrário do grupo em que a doença se iniciou na idade adulta, o qual tem mostrado progressão significativa para a degeneração articular precoce. A maturidade esquelética e a estabilidade da lesão no grupo juvenil não foram discutidas.

Litchman HM, McCullough RW, Gandsman EJ, et al. Computerized blood flow analysis for decision making in the treatment of osteochondritis dissecans. J Pediatr Orthop, 8:208-212, 1988.

Os autores relataram 13 pacientes (seis entre 11 e 18 anos de idade) com evidência radiográfica de osteocondrite dissecante. A cintigrafia óssea foi usada para avaliar seu valor na previsão da cura da lesão. Os pacientes com ausência ou fluxo sangüíneo diminuído persistentemente apresentaram zonas subcondrais não viáveis na cirurgia. Em pacientes com fluxo aumentado, a lesão consolidou.

# 24

# Pé Torto Congênito

## Introdução

O objetivo do tratamento do pé torto congênito (*talipes equinovarus*) é obter um pé plantígrado funcional, indolor e estável através do tempo. A padronização inicial dos tratamentos do pé eqüinovaro era feita por meio de manipulações seguidas de imobilização gessada. O maior defensor do tratamento conservador, Hiram Kite, M.D., declarou que "com manipulação e gesso prolongado, o pé torto congênito era corrigido com somente 12% de recidiva". Embora muitos cirurgiões tivessem tratado conservadoramente o pé torto congênito, poucos puderam alcançar o nível de sucesso de Kite ou alcançar os resultados excelentes dos tratamentos cirúrgicos atuais.

A incidência de pé torto congênito é de aproximadamente 1:1.000 nascimentos vivos, e 65% dos casos são do sexo masculino. A incidência é mais elevada em natimortos. A ocorrência de bilateralidade é de 30% a 40%. A etiologia é multifatorial, embora muitos destes fatores sejam especulativos. Alguns destes fatores são: força intra-uterina anormal; parada do desenvolvimento fetal; inserções anormais de músculos e tendões, com provável desequilíbrio entre contração rápida e lenta dos grupos de fibra musculares; rotação anormal do tálus na pinça maleolar; defeito na germinação. Algumas das condições patológicas associadas ao pé torto congênito incluem: deficiência femoral proximal focal, bifurcação congênita do fêmur, síndrome de Pierre Robin, síndrome de Larsen, síndrome da banda amniótica, patologias neuromusculares como mielodisplasia, artrogripose múltipla congênita e dwarfismo diastrófico.

Os aspectos morfológicos dos membros inferiores em pacientes com um pé torto congênito geralmente são: uma depressão na face anterolateral do tálus, adução do antepé, varo do retropé e eqüinismo do tornozelo. Uma controvérsia permanece sobre se há rotação interna ou externa do tálus dentro da pinça maleolar. Uma análise tridimensional por computador de um pé torto congênito revelou o tálus rodado externamente. Há controvérsia semelhante quanto à rotação interna da tíbia. A extremidade inferior com um pé torto congênito é normalmente um pouco menor do que o normal, a panturrilha é invariavelmente atrofiada e o pé é menor e mais curto.

## Avaliação Radiográfica

A alteração radiográfica mais comum de um pé torto congênito é um ângulo de Kite anormal. O ângulo de Kite é formado por uma interseção das linhas formadas pelo eixo do tálus e do calcâneo em uma radiografia anteroposterior (AP) do pé. O ângulo normal é geralmente de 20° a 40°. Um ângulo menor do que 20° implica varo. Um pé torto congênito verdadeiro sempre apresenta diminuição do ângulo de Kite (varo), com paralelismo relativo entre o tálus e o calcâneo. Embora saibamos que o navicular esteja subluxado medialmente em relação ao tálus no pé torto congênito, ele não ossifica antes de cinco ou seis anos de idade e, portanto, não é útil na avaliação radiográfica inicial. A articulação calcaneocubóide é medial ao espaço interósseo tibiofibular na incidência de AP do pé e tornozelo. Uma das incidências radiográficas mais úteis é a de perfil com dorsiflexão máxima. No pé normal, uma incidência lateral forçada mostra que o calcâneo tende a inclinar dorsalmente e o tálus retém sua posição relativa na pinça maleolar. Como resultado da angulação dorsal do calcâneo, há convergência da articulação subtalar anterior na visão lateral. Esta convergência completa não acontece no pé torto congênito, e o calcâneo e o tálus permanecem paralelos na radiografia em dorsiflexão forçada, isto é, o calcâneo tende a estar em eqüino e geralmente paralelo ao eixo lateral do tálus. Quando há superposição do calcâneo e do tálus diz-se que o ângulo está fechado levando à incongruência articular.

## Tratamento

Há três classes de pé torto: *pé torto congênito postural*, que provavelmente surge do posicionamento intra-uterino e responde bem ao tratamento conservador. *Pé torto congênito* acontece tipicamente em crianças normais e com graus variados de rigidez e responde rapidamente ao tratamento conservador com encurtamento do primeiro raio; pregas de pele profundas na face medial e cavo acentuado quase sempre requerem cirurgia. *Pé torto congênito sindrômico* é associado com, mas não necessariamente, artrogripose, mielomeningocele, dwarfismo diastrófico e síndrome de Larsen. A grande maioria dos pés tortos é classificada como pé torto congênito, e o restante deste capítulo discute só esta entidade. A incidência do tratamento cirúrgico de pé torto congênito parece estar aumentando segundo novos estudos e trabalhos publicados. Além disso, a cirurgia está sendo indicada em pacientes mais jovens, talvez por causa dos resultados favoráveis apresentados. O pé torto congênito com retropé rígido e atrófico e prega medial profunda tende a ter resultados piores, quando comparado com o pé torto menos rígido.

Nos últimos 20 anos, a ampla liberação cirúrgica foi bastante difundida. Uma revisão do *Cumulative Index Medicus* e *Annual Bibliography of Orthopaedic Surgery* de 1971 a 1989 encontrou 215 artigos sobre o tratamento de pé torto congênito. Entre estes artigos, 108 (50%) se referiam à cirurgia e 12 (6%) ao tratamento conservador. A tendência atual para cirurgia agressiva começou em 1971, quando Turco introduziu a liberação póstero-medial com fixação interna. Os resultados bons e excelentes subseqüentes deram aos anos de 1980 um marco decisivo ao tratamento do pé torto congênito. As liberações cirúrgicas ficaram mais radicais, com a adoção das posteriores, mediais e laterais com completa liberação subtalar. Entretanto, problemas antigos como a rigidez pós-operatória, cicatrização e hipocorreção foram substituídos por hipercorreção e valgo.

## Tratamento Conservador

O tratamento de pé torto congênito deveria começar logo após o nascimento, com manipulação suave e correção com gesso. Um esforço deve ser realizado para corrigir a maioria das deformidades durante os primeiros três meses de vida. Embora ainda defendida em alguns centros, a manipulação diária agressiva com aplicação de gesso corretivo não é um procedimento prático, é difícil para as famílias, caro e não mostrou nenhum benefício quando comparada ao uso de gessos seriados com trocas semanais. A manipulação com alongamento das estruturas contraturadas e imobilização pode ser um procedimento alternativo para o recém-nato hospitalizado. Deve ser prestada atenção cuidadosa à pele para prevenir lesões.

Manipulações e trocas de gessos semanais são executadas durante as primeiras seis a 12 semanas de vida. A correção de todas as deformidades simultaneamente ou a correção inicial da adução do antepé seguida da correção do varismo do retropé e, finalmente, o eqüinismo do retropé são assuntos controversos. O mesmo ocorre quanto ao comprimento do gesso: acima ou abaixo do joelho. Embora os gessos abaixo dos joelho sejam mais fáceis de manipular por parte dos familiares, eles são propensos a cair. Os gessos acima dos joelhos são mais difíceis de se lidar, mas têm a vantagem teórica de se poder controlar melhor a rotação do que os gessos curtos. Os gessos apenas mantêm a correção conseguida pela manipulação imediatamente anterior à sua aplicação. A posição do pé nos primeiros gessos mantém algum grau de eqüinismo até a deformidade ser parcialmente corrigida e permitir colocar o pé em uma posição plantígrada (Fig. 24.1).

Uma avaliação deve ser feita quanto à resposta do pé durante o tratamento conservador inicial e, se necessário, uma decisão de abandonar esse tratamento em favor do tratamento cirúrgico. Radiografia em perfil, em dorsiflexão forçada, e AP simulando carga são bastante úteis para ajudar a determinar se o tratamento conservador está sendo eficaz. Uma convergência do ângulo do talocalcaneano na visão lateral e um retropé em posição plantígrada em ambas as incidências confirmam o sucesso do tratamento conservador. Os gessos podem ser retirados e outros dispositivos podem ser usados, os quais incluem sapatos invertidos, gessos bivalvados e órteses de polipropileno. Estes dispositivos podem ser usados até a criança ter uma marcha bem equilibrada. Um pé em "mata-borrão" iatrogênico deve ser evitado a todo custo. Se o paciente desenvolve esta condição, o tratamento conservador deve ser abandonado em favor da cirurgia.

Liberações percutâneas de partes moles (alongamento do tendão-de-aquiles com ou sem fasciotomia plantar) são algumas vezes realizadas aos três meses de idade em paciente com um pé torto congênito muito grave, como parte do tratamento conservador. O critério para a liberação percutânea é a persistência radiográfica do eqüinismo em dorsiflexão máxima lateral aos três meses de idade ou após três meses de manipulação e gesso. Depois da liberação percutânea, as manipulações e gessos são mantidas por mais dois meses. Quando as manipulações e gessos, com ou sem liberação percutânea, não conseguem corrigir as deformidades, está indicada a cirurgia definitiva.

## Tratamento Cirúrgico

A cirurgia deve ser vista como um componente integral no sucesso da abordagem da deformidade. A necessidade da cirurgia não deve ser interpretada como um fracasso de tratamento conservador. A maioria dos autores recomenda que a cirurgia deve ser executada quando a criança está entre seis e 12 de meses de idade, embora alguma controvérsia exista sobre o momento correto da sua execução. A cirurgia deve corrigir todos os componentes das deformidades em um só tempo, em vez de se submeter o paciente a vários procedimentos cirúrgicos em vários anos. Com os procedimentos cirúrgicos atuais do pé torto congênito, a necessidade de nova cirurgia é incomum.

Existem controvérsias sobre o tipo e a extensão da liberação, fixação interna, duração de imobilização no pós-operatório e tipo de incisão adotada. A liberação em um estágio (liberação póstero-medial) que foi inicialmente

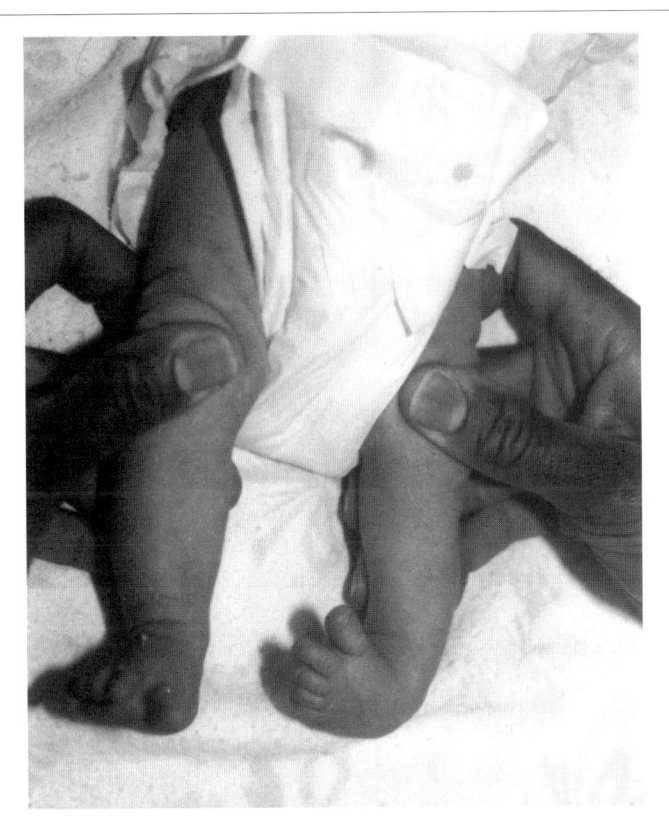

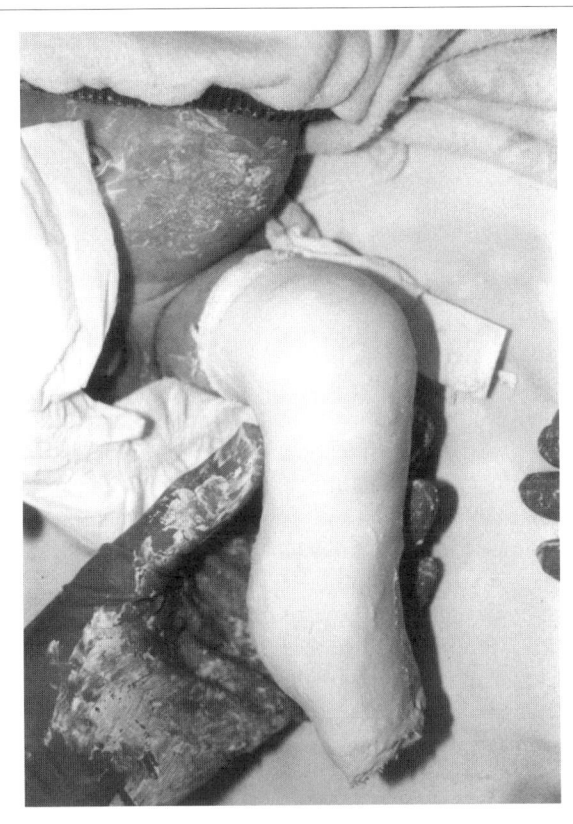

**Fig. 24.1 — Esquerda**, uma criança de cinco dias de vida com o pé esquerdo numa acentuada posição em eqüinovaro. Observar que o pé esquerdo é menor do que o direito. **Direita**, posição do pé dentro do gesso após a manipulação. Nenhuma tentativa foi feita para corrigir o eqüino na manipulação inicial. (Reproduzido com permissão de Crawford AH, Jaglan SS, McDougall P: Cincinnati surgical approach to idiopathic clubfoot. J Pediatr Orthop, em impressão.)

descrita por Turco foi ampliada e modificada nos últimos 15 anos. McKay estendeu a liberação póstero-medial para incluir a porção lateral com o intuito de eliminar as contraturas dos ligamentos talofibular posterior e calcaneofibular que acreditava ser a causa da inversão e do varismo do retropé. Simons propôs a completa liberação subtalar com freqüente secção do ligamento interrósseo talocalcaneano para corrigir as forças de tração do complexo lateral, inclusive a liberação da articulação calcaneocubóidea nas deformidades mais severas. A liberação do ligamento interrósseo talocalcaneano ainda é controversa. Além de sua contribuição vascular, o ligamento interósseo talocalcaneano age como uma corda e restringe a hipercorreção em valgo e a possível translocação da articulação talocalcaneana. Até hoje, nenhum estudo conclusivo mostrou hipercorreção ou problemas vasculares como conseqüência da completa liberação do ligamento de interósseo. A completa liberação capsular talocalcaneana permite correção da subluxação subtalar e o realinhamento do retropé. Goldner e outros evitam liberar a articulação de subtalar, contudo ainda obtêm correção do varismo do retropé pela secção do ligamento deltóide. Estes vários procedimentos cirúrgicos refletem a complexidade e a dificuldade na interpretação da anatomia patológica das deformidades congênitas nas três dimensões. Pesquisas futuras devem melhorar nosso conhecimento da anatomia patológica do pé torto congênito e suas abordagens cirúrgicas.

Se o cirurgião optar pela fixação interna, deve determinar quantos pinos serão necessários e quais articulações necessitam de fixação. Os pinos são lisos e fixam as articulações talonavicular, subtalar, calcaneocubóide, ou qualquer combinação destas articulações. O uso de radiografias intra-operatórias para documentar adequada correção permanece controverso. A duração do uso de aparelhos gessados articulados ou fixos no pós-operatório também é bastante variada.

A incisão proposta por Turco era póstero-medial e, por isso, difícil de abordar o complexo póstero-lateral. Este problema pode ser solucionado usando-se a incisão transversal de Cincinnati ou a dupla incisão de Carroll. Proponentes da incisão de Cincinnati, que se estende ao redor do tornozelo ao maléolo lateral ou até mesmo à articulação calcaneocubóide, observam que esta permite uma

**Tabela 24.1**
**Resultados de Tratamento do Pé Torto**

| Autores |  | Cirurgia | Resultados Satisfatórios |
|---|---|---|---|
| Main e col. | 1977 | LPM* | 74% |
| Turco, | 1979 | LPM | 84% |
| McKay, | 1983 | LPML+ | 70% |
| Simons, | 1985 | LPML | 72% |
| Derosa, | 1986 | LPML | 95% |
| Yamamoto, | 1988 | LPML | 70% |
| Franke, | 1988 | LPML | 94% |

*Liberação póstero-medial
+Liberação póstero-medial-lateral

ampla exposição para a apropriada liberação dos tecidos moles. Nenhuma porção da anatomia cirúrgica é excluída. Os vasos, nervos, tendões e superfícies articulares imaturas são vistos e facilmente protegidos. Visão direta do alinhamento dos ossos do pé em todos os planos é alcançada, especialmente para colocação dos fios. O fechamento da pele é obtido com tensão mínima da linha de sutura. Alguns cirurgiões permitem que a ferida permaneça parcialmente aberta e cicatrize por segunda intenção sem qualquer tensão, com resultados cosméticos excelentes. A incisão de Cincinnati respeita as linhas de força da pele e permite uma cicatrização sem problemas. O tendão-de-aquiles pode ser alongado sem dificuldade pela incisão de Cincinnati. Finalmente, a exposição alcançada por esta incisão facilita o ensino, permitindo ao estudante visão irrestrita da patologia e anatomia do pé.

Os críticos da incisão de Cincinnati relatam a necrose de pele como uma preocupação principal. Além disso, eles acreditam que a cicatriz posterior pode limitar o arco de movimento, contribuindo para a recidiva da deformidade. A dupla incisão de Carroll evita a necrose e, devido a uma exposição mais limitada, reduz a cicatriz pós-operatória e a subseqüente recidiva da deformidade.

## Resultados de Tratamento

O tratamento do pé torto congênito não resultará em um pé completamente normal. Avaliação cuidadosa mostrará atrofia da panturrilha, assimetria do tamanho do pé, limitação da mobilidade da articulação subtalar, pé plano, metatarso aduto ou marcha em rotação interna. A meta da cirurgia é obter um pé anatomicamente próximo ao normal, com apoio plantígrado indolor e com mobilidade razoável, ajustados a um sapato normal e mantendo correção duradoura. Uma aparência cosmética agradável é também um importante objetivo desejado pelo cirurgião e pela família.

A dificuldade inerente quando comparamos os resultados do tratamento do pé torto congênito é que não existem dois pés iguais antes do tratamento e a dificuldade de se aceitar um sistema de avaliação universal dificulta a comparação de técnicas cirúrgicas e conservadoras. Resultados da maioria dos estudos são avaliados com base em critérios clínicos, radiográficos, ou funcionais, ou uma combinação destes critérios. Desde 1966, apareceram 46 artigos que avaliam o tratamento cirúrgico do pé torto congênito na literatura inglesa, cada um adotando seu próprio sistema para a avaliação dos resultados pós-operatórios.

Não há nenhum método satisfatório para documentar a gravidade da deformidade do pé torto congênito antes da cirurgia e os resultados podem ser considerados bons ou ruins por inclusão de casos moderados ou graves, respectivamente. Os vários parâmetros de avaliação sofrem erros por interpretação interobservadores e intra-observadores. A descrição altamente subjetiva do aspecto clínico de um pé torto congênito tratado, além da dificuldade de se medir arcos de movimento em crianças pequenas, leva a uma dificuldade em se interpretar um sistema de avaliação. Os estudos radiográficos são mais objetivos, mas também sofrem de inexatidões, devido ao pequeno tamanho do pé e à dificuldade de seu posicionamento em um dispositivo padronizado. Estas limitações podem ser verificadas na Tabela 24.1, na qual os resultados do tratamento de pé torto congênito de vários autores são apresentados.

Recentemente, foram estudados os resultados de três abordagens diferentes para tratamento de pé torto congênito, por Turco, McKay e Carroll, e os achados foram clinicamente semelhantes. Então, pode não ser necessário discutir a superioridade de uma técnica sobre outra clinicamente.

Outro recente estudo comparou o aspecto radiográfico, em lugar de clínico, dos resultados de pés tortos congênitos tratados por meio de três diferentes abordagens. Trinta e um pacientes (43 pés) submetidos à liberação póstero-medial, como descreveu Turco, ou a duas incisões, póstero-medial e lateral, ou liberação subtalar completa pela incisão de Cincinnati. Um navicular cuneiforme e avascular foi observado em 37% dos pacientes submetidos à dupla incisão e em 6% dos pacientes submetidos à liberação póstero-medial; nenhum caso foi observado no grupo operado pela via subtalar completa (Cincinnati). Não houve diferença estatística significativa entre os grupos com respeito à esclerose do navicular. Achatamento da cabeça do tálus foi mais constante no grupo submetido à dupla incisão enquanto que o achatamento superior do tálus e o encurtamento do colo do tálus foram comuns aos três grupos. Irregularidade e estreitamento da articulação talonavicular ocorreram mais freqüentemente no grupo submetido à dupla incisão, mas não foi observada no grupo submetido à liberação subtalar completa. Subluxação dorsal do navicular ocorreu em aproximadamente 40% dos pacientes em cada grupo. O grupo submetido à liberação subtalar completa desenvolveu menos osteonecrose, menores alterações no navicular e menor incidência de cavo e adução. A taxa mais alta de anormalidades detectadas radiograficamente ocorreu no grupo de dupla incisão. Estas anormalidades podem ter ocorrido porque é uma técnica de liberação com menor visão das estruturas contraturadas.

A deformidade residual mais freqüente é a adução dos metatarsos, que acontece em 21% dos pés tortos congênitos. A adução dos metatarsos normalmente não é um problema funcional e em alguns pés pode corrigir-se espontaneamente. Seu aspecto clínico pode não ser aceito pelos pacientes e familiares. Realmente, a adução residual do antepé foi a principal indicação para nova cirurgia em uma série de 159 pés que sofreram 210 reoperações. A falha para se reconhecer adução residual do antepé na avaliação radiográfica intra-operatória foi identificada como a causa do problema. A maioria dos casos não foi submetida à liberação da articulação calcaneocubóide durante a primeira cirurgia. Se a radiografia em AP for usada para avaliar adução do antepé, é extremamente importante que o pé seja posicionado corretamente no chassi para se prevenir uma interpretação inexata. A liberação dorsal e medial da articulação calcaneocubóide durante a primeira cirurgia pode impedir que a adução residual ocorra.

A análise radiográfica, como descrita, apresenta mais objetividade para qualquer estudo do tratamento de pé torto congênito. As incidências em AP e em perfil do ângulo de talocalcaneano, ângulos de tibiocalcaneano, subluxação do antepé, adução dos metatarsos, e as deformidades do tálus podem ser avaliadas radiograficamente. O aperfeiçoamento das medidas angulares clínicas pode ser corroborado radiograficamente. A deformidade radiográfica residual mais comum é a adução dos metatarsos, com até 33% dos pés que têm ângulo talo-primeiro metatarso positivo na incidência em AP.

Um tálus com achatamento superior no pós-operatório pode estar presente em quase 20% pós-cirurgia e será visto na radiografia em perfil. A questão sobre o relativo ou absoluto achatamento da superfície talar baseada na incidência transmaleolar verdadeira sempre existe. Uma verdadeira incidência lateral do tornozelo mostrará a superposição da fíbula sobre a tíbia e não localizada atrás dela. A presença do achatamento superior no tálus poderia limitar o arco de movimento do tornozelo e, conseqüentemente, a função do pé.

A subluxação dorsal do antepé pode ocorrer após a correção cirúrgica e denota um componente de cavo com persistente encurtamento da coluna medial. É muito importante evitar má redução dorsal do navicular em relação ao talo durante cirurgia. Deslocamento lateral excessivo do navicular e do antepé também deve ser evitado, para prevenir hipercorreção.

Foram relatados casos de hipercorreção e maus resultados funcionais em pacientes submetidos à cirurgia antes dos seis meses de idade. Embora alguns cirurgiões tenham recomendado a liberação cirúrgica nos primeiros dias ou semanas de vida, os resultados não são superiores e o procedimento é tecnicamente difícil. Por causa da dificuldade de manipulação com os ossos pequenos e estruturas cartilaginosas nestes pacientes, ocorreram hipercorreção e recidivas, o que significa que esta abordagem precoce pode não ser aconselhável. Foi recomendado que a cirurgia seja realizada pelo menos após os seis meses de idade e, em alguns casos, com nove até 12 meses de idade. Embora a idade ótima para intervenção cirúrgica permaneça discutível, existe consenso de que o tratamento esteja completo até que a criança esteja pronta para caminhar.

Deformidades residuais pós-operatórias do pé torto congênito podem ser corrigidas por liberação de partes moles ou técnicas ósseas. A deformidade em adução/supinação é tratada freqüentemente por transferência do tendão tibial anterior, mais para a porção medial do pé ou dividindo-se o tendão tibial anterior e colocando-se uma porção na face lateral do pé. A capsulotomia tarsometatársica de Heyman-Herndon-Strong também pode ser usada para corrigir a adução do antepé; porém, o procedimento foi criticado recentemente por causa de complicações tardias associadas. Outros procedimentos para corrigir deformidades residuais incluem a osteotomia de Dwyer para o varo do retropé; osteotomias dos metatarsos para adução residual do antepé; ressecção da porção distal do calcâneo ou ressecção do cubóide para encurtar a coluna lateral; alongamento do cuneiforme com enxerto ósseo do cubóide e o procedimento de Dilwyn-Evans que inclui uma fusão da articulação calcaneocubóide, além da liberação posterior e medial. Uma tríplice artrodese pode ser indicada mais tarde para casos resistentes, rígidos e graves.

## Bibliografia Comentada

Crawford AH, Jaglan SS, Mc Dougall P. Cincinnati surgical approach to idiopathic clubfoot. J Pediatr Orthop, in press.

Deformidades resistentes em 79 pés tortos congênitos (58 crianças) foram tratadas com liberação póstero-medial e lateral através da via de Cincinnati e investigadas retrospectivamente. Liberações percutâneas de partes moles precoces foram realizadas aos três ou quatro meses de vida em 31 pés. A liberação em apenas um estágio foi realizada em 48 pés. A deformidade residual mais freqüente foi o metatarso aduto assintomático, seguido por um tálus com achatamento superior sem manifestações clínicas, subluxação dorsal do antepé e retropé valgo ou varo. Um índice de satisfação de 95% foi relatado por pais e pelos médicos, uma vez apenas quatro pés (5%) necessitaram cirurgia posterior.

Del Bello. Abstract. A radiographic analysis of the congenital clubfoot. A comparative study of three reconstructive procedures. J Pediatr Orthop, 13:806, 1993.

O autor reviu retrospectivamente tabelas e radiografias de 31 pacientes (43 pés) que foram submetidos à liberação póstero-medial e lateral (Turco), ou à liberação por dupla incisão póstero-medial e lateral, ou à completa liberação subtalar pela via de Cincinnati. Uma deformidade em cunha do navicular e osteonecrose foram notadas em 37% dos pacientes do segundo grupo, em 6% do primeiro grupo, mas não foi observada no grupo da completa liberação subtalar. Pacientes com duas incisões tiveram o índice mais alto de anormalidades radiográficas.

DeRosa GP, Stepro D. Results of posteromedial release for the resistant clubfoot. J Pediatr Orthop, 6:590-595, 1986.

Downey DJ, Drennan JC, Garcia JF. Magnetic resonance image findings in congenital talipes equinovarus. J Pediatr Orthop, 12:224-228, 1992.

Os autores usaram a ressonância magnética para avaliar os pés tortos congênitos de 10 crianças. Foi possível identificar a cartilagem articular de todos os ossos usando a seqüência de imagens de T2 por causa da alta intensidade de sinal das superfícies articulares. As principais observações dos autores foram a angulação medial do colo do tálus e a rotação do calcâneo com a porção anterior tornando-se medial e a porção posterior tornando-se lateral. Eles concluíram que o principal problema do pé torto é a deformidade do colo e da cabeça do tálus com a parte anterior do calcâneo seguindo a parte deformada anterior do tálus e formando um eixo em torno do ligamento interósseo, sendo o calcâneo forçado lateralmente.

Franke J, Hein G. Our experiences with the early operative treatment of congenital clubfoot. J Pediatr Orthop, 8:26-36, 1988.

Howard CB, Benson MK. Clubfoot: Its pathological anatomy. J Pediatr Orthop, 13:654-659, 1993.

Os autores discutem a dissecção de três pés tortos, incluindo a forma, orientação e alinhamento dos ossos. Atenção especial é dedicada à retração medial e ao seu papel etiológico. A anormalidade óssea do tálus é identificada. Os autores destacam a retração medial das partes moles que é identificada como um denso e fibroso nó na parte ínfero-medial do pé. Eles também afirmam que a entrada cirúrgica na articulação subtalar em um osso imaturo pode ser difícil, em parte devido ao nó fibroso na faceta medial. A orientação das articulações é outro problema: a supinação do calcâneo leva à orientação articular mais sagital do que coronal. É importante não excisar inadvertidamente a faceta do calcâneo; danos à faceta podem comprometer o resultado da cirurgia.

Ikeda K. Conservative treatment of idiopathic clubfoot. J Pediatr Orthop, 12:217-223, 1992.

Os autores trataram 25 pacientes (36 pés) e os acompanharam por período que variou de quatro a 16 anos. Em 95% dos pacientes o resultado foi excelente ou bom. O tratamento foi iniciado entre o segundo e sexagésimo quarto dia de vida, exceto em dois pacientes que se acreditava serem portadores de pés posturais. Além do tratamento inicial com talas, alguns pacientes posteriormente receberam gessados sucessivos. O tratamento foi complementado com calçados corretivos. O autor opina que todas as deformidades do pé torto poderiam ser tratadas desta maneira. Apenas uma criança foi operada nesta série, pela técnica de Morita. O autor não acredita que a cirurgia fosse indicada para aqueles pacientes que tinham uma má posição sem rigidez, que caminhavam na borda lateral com calcâneo em varo ou valgo não rígido e aqueles que caminhavam com adução que era passivamente corrigível. Em todos os casos ele afirmava que todos os pés tortos poderiam ser controlados esperando um desenvolvimento natural com melhor balanço muscular ou por gessados sucessivos tardiamente.

Magone JB, Torch MA, Clark RN, et al. Comparative review of surgical treatment of the idiopathic clubfoot three different procedures at Columbus Children's Hospital. J Pediatr Orthop, 9:49-58, 1989.

Um novo sistema que enfatiza os resultados funcionais dinâmico foi usado para comparar os resultados de 99 pés em 54 crianças que foram avaliadas clínica e radiologicamente depois de um dos três procedimentos de liberação de partes moles usados no pé torto. As complicações radiológicas incluíram a hipo e hipercorreção na articulação talonavicular; necrose avascular do tálus, navicular e calcâneo e achatamento da cúpula do tálus. As recomendações relacionadas com aspectos do acesso cirúrgico incluem maior orientação fisiológica do eixo bimaleolar, alinhamento anatômico da articulação talonavicular e uso de uma bota gessada articulada para melhorar a mobilidade final da articulação do tornozelo.

Main BJ, Crider RJ, Polk, et al. The results of early operation in talipes equinovarus: A preliminary report. J Bone Joint Surg, 59B:337-341, 1977.

McKay DW. New concept of and approach to clubfoot treatment: Section III. Evaluation and results. J. Pediatr Orthop, 3:141-148, 1983.

Ponseti IV. Treatment of congenital club foot. J Bone Joint Surg, 74A:448-454, 1992.

Os autores apresentam sua ótica do tratamento conservador das deformidades do pé torto. Este tratamento levou a uma ótima aparência clínica e excelente resultado funcional. O autor defende firmemente o tratamento conservador porque as radiografias podem não mostrar alinhamento radiológico. O processo consiste em correção manual da adução do antepé, cavo do mediopé e varo do retropé. Ele acha que o pé pode ser mantido em rotação externa apenas se o tálus, o tornozelo e a perna estiverem estabilizados por gesso cruropodálico, com o joelho fletido em ângulo reto. Uma bota gessada não pode imobilizar o pé em rotação externa. Se o eqüinismo se torna um problema, uma tenotomia percutânea do aquiles é realizada, além da continuação da manipulação e de gessados. O autor advoga remanipulação e gessado por quatro a oito semanas a qualquer tempo que a deformidade esteja parecendo recidivar. Quando a criança está caminhando e o pé parece estar supinado ou em adução, uma transferência do tibial anterior é indicada. A correção cirúrgica é indicada quando a deformidade não pode ser tratada com sucesso através de manipulação e gessados. Mesmo sabendo que a cirurgia extensa possibilita melhor correção anatômica e radiológica, a pinagem e a imobilização necessária levam a um pé mais rígido. O autor acredita que as deformidades osteoarticulares são sempre ou quase sempre corrigíveis completamente. Algum deslocamento persistente medial do navicular ou alteração do índice talocalcaneano são compatíveis com um pé plantígrado, funcional e sem dor.

Simons GW. Complete subtalar release in club feet: Part II. Comparison with less extensive procedures. J Bone Joint Surg, 67A:1056-1065, 1985.

Spero CR, Simons GS, Tornetta P III. Clubfeet and tarsal coalition. J Pediatr Orthop, 14:372-376, 1994.

Os autores chamam a atenção para a presença de 18 casos de coalizão tarsal nas deformidades dos pés eqüinovaros rígidos. Dos 14 pacientes da série, seis tinham condições patológicas tidas como teratológicas associadas, enquanto oito que não tinham foram considerados como pé torto congênito. Quatro pacientes tinham coalizão bilateral. Radiografias pré-operatórias mostraram a coalizão em apenas um caso, enquanto uma ressonância pré-operatória mostrou a coalizão claramente em outro caso. Os autores estabeleceram que uma associação entre a coalizão tarsal e o pé plano peroneiro espástico é bem documentada e bem reconhecida; entretanto, menos comumente, relataram a ocorrência da coalizão tarsal no pé torto. Havia 17 coalizões talonaviculares e uma calcaneonavicular nesta série. Os autores estabeleceram que devido à distorção da anatomia do pé torto, as articulações envolvidas podem ser anormais. Durante a cirurgia pode ser difícil estabelecer a diferença entre a coalizão e uma articulação malformada. A coalizão altera o grau da dificuldade do tratamento do pé torto.

Stanitski CL, Ward WT, Grossman W. Noninvasive vascular studies in clubfoot. J Pediatr Orthop, 12:514-517, 1992.

Os autores fizeram um estudo em duas fases para investigar a vascularização do pé torto idiopático submetido à cirurgia de liberação de partes moles através de uma via de acesso de Cincinnati. A saturação de oxigênio do hálus foi medida por oximetria e pelo Doppler. As medidas foram realizadas com o pé em três posições: pé em repouso; em correção passiva máxima e imediatamente após a cirurgia. Em três pacientes (cinco pés) a correção passiva imediatamente antes da cirurgia diminui a saturação de oxigênio para menos de 94%. Os valores de saturação imediatamente após a cirurgia ficaram entre 97% e 100%, mantendo os mesmos níveis nas trocas de gesso efetuadas três semanas depois. Na troca de gesso pós-operatória todos os 32 pés demonstraram níveis de oxigenação entre 97% e 100%. Os estudos por Doppler foram realizados nos pulsos tibial posterior, pediosa e fibular. A pediosa estava presente em 37 dos 38 pés, enquanto o pulso fibular em 20 de 30 pés (67%). O controle entre a artéria radial e a tibial posterior foi igual em todos os espécimes estudados. O estudo mostra ao leitor um método não invasivo de avaliação vascular e perfusão.

Tarraf YN, Carrol NC. Analysis of the components of residual deformity in clubfeet presenting for re-operation. J Pediatr Orthop, 12:207-216, 1992.

Os autores revisaram os prontuários e as radiografias de 125 crianças com 159 pés tortos reoperados para correção de deformidades residuais. Eles concluíram que as deformidades residuais mais freqüentes são a adução e a supinação (95%) e que estas são resultado de hipocorreção na cirurgia primária. Os autores defendem a avaliação radiográfica transoperatória para se conseguir o alinhamento adequado. Eles acreditam que a sorte do pé torto é determinada por três fatores: o alinhamento da articulação calcaneocubóide, a retração do fáscia plantar e a falha do cirurgião em reconhecer a adução residual na radiografia transoperatória.

Thometz JG, Simons GW. Deformity of the calcaneocuboid joint in patients who have talipes equinovarus. J Bone Joint Surg, 75A:190-195, 1993.

Os autores fizeram um estudo retrospectivo de prontuários e radiografias de 100 pés tortos consecutivos tratados cirurgicamente e descreveram um método para avaliação do alinhamento calcaneocubóide. Quando esta articulação tem um alinhamento normal, o ponto central do núcleo de ossificação fica no mesmo eixo médio-longitudinal do calcâneo. Quando existe uma deformidade grau I, o ponto médio do núcleo fica situado lateralmente à tangente medial do calcâneo, porém, medialmente, ao eixo longitudinal. Quando existe uma deformidade grau II, o ponto central do núcleo fica na linha ou fica medial à linha tangencial medial do calcâneo. O grau I não requer correção. A deformidade grau II estava presente em 26% dos pés. Depois da liberação de partes moles (especificamente talo navicular e subtalar), o navicular, o cubóide e o calcâneo se moviam em bloco.

Se a articulação calcaneocubóide tem um deslocamento importante, o navicular vai pressionar o cubóide lateralmente quando reduzido, em vez de pressionar a parte anterior do calcâneo em direção lateral, levando a um desalinhamento da articulação calcaneocubóide na radiografia em AP. Apenas quando a anormalidade da articulação calcaneocubóide, bem como a adução do antepé, é corrigida, o lado lateral do pé está corretamente reto. Os autores estabelecem que, na sua experiência, 25% dos pés tortos que necessitam tratamento cirúrgico, precisam também de correção da calcaneocubóide.

Turco VJ. Resistant congenital club foot: One stage posteromedial release with internal fixation. A follow-up report of a fifteen-year experience J Bone Joint Surg, 61A:805-814, 1979.

Yamamoto II, Furaya K. One-stage posteromedial release of congenital clubfoot. J Pediatr Orthop, 8:590, 1988.

# 25
# Pé Plano Flexível e Coalizão Tarsal

O pé plano flexível é uma variação do formato do pé normal e raramente causa incapacidades, mas, ainda assim, tem gerado muita controvérsia e especulação. As indicações do tratamento do pé plano flexível não são claramente definidas e vários métodos de tratamento que têm sido propostos são desnecessários, não comprovados e potencialmente inseguros. Existem várias razões pelas quais as indicações do tratamento cirúrgico não têm sido bem definidas. Primeiramente, pés planos, diferentes do tipo flexível, em geral causam dor e incapacidade. Segundo, não têm sido realizados estudos prospectivos de longo seguimento a respeito da história natural dos pés planos flexíveis não tratados. Terceiro, não existem estudos prospectivos que documentem que a dor em longo prazo ou a incapacidade podem ser evitadas pelo tratamento profilático cirúrgico ou não cirúrgico.

O problema básico no nosso entendimento do pé plano flexível é a falta de aceitação universal de sua definição clínica e radiográfica. A nomenclatura é confusa e inconsistente na literatura. Pé plano é o termo aplicado ao formato do pé que resulta de um número de relações alteradas entre vários ossos do pé; não é uma simples deformidade de uma única articulação. Uma descrição razoável que caracteriza o pé plano na ortostase deve incluir: flexão plantar do tálus e calcâneo; eversão excessiva do complexo subtalar; valgo; rotação externa e dorsiflexão do calcâneo em relação ao tálus; abdução e dorsiflexão do navicular na cabeça do tálus que está em flexão plantar; conseqüente quebra do mediopé com diminuição do arco longitudinal; encurtamento da coluna lateral; supinação do antepé sobre o retropé (Fig. 25.1). É importante se reconhecer que uma deformidade em valgo do retropé ou uma excessiva eversão da articulação subtalar não é sinônimo de pé plano, mas ambos podem ser um componente da deformidade. Se excessiva eversão do complexo subtalar está combinada com a luxação da articulação talonavicular, a deformidade é conhecida como pé talo vertical. Quando a mesma deformidade do retropé está associada com adução e flexão plantar do antepé sobre o mediopé, é chamada de pé em serpentina.

A altura do arco longitudinal, como todas as quantificações fisiológicas, tem um valor médio e uma variação

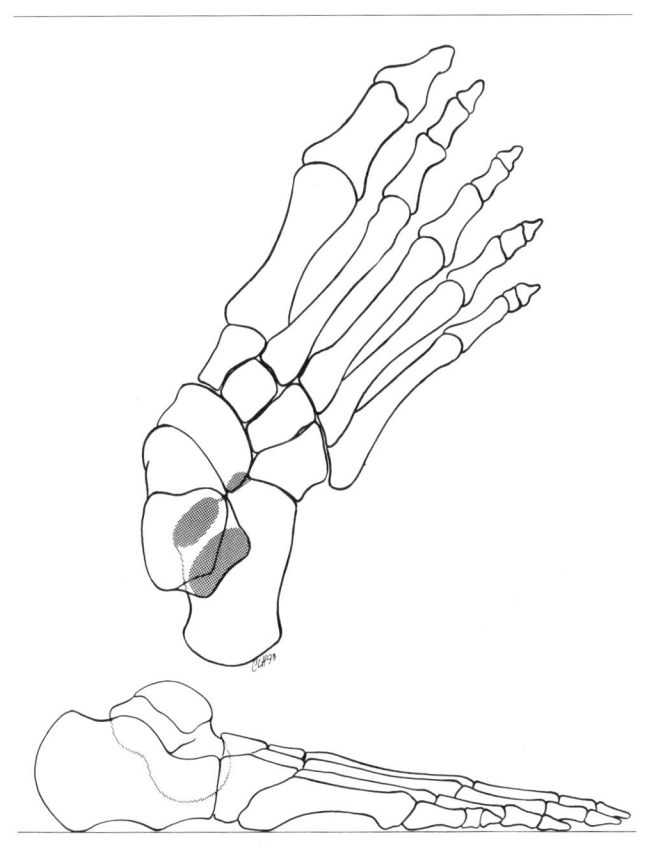

**Fig. 25.1** — Pé plano. **Acima**, o pé plano é caracterizado por excessiva eversão do complexo subtalar, que inclui rotação externa do calcâneo em relação ao tálus e abdução do navicular sobre a cabeça do tálus. A coluna lateral do pé é curta em relação à coluna medial. **Abaixo**, embora o calcâneo esteja em dorsiflexão em relação ao tálus (ângulo talocalcaneano aumentado), o calcâneo e o tálus estão ambos em flexão plantar em relação à tíbia. O navicular está dorsifletido sobre a cabeça do tálus, criando uma quebra na articulação talonavicular com diminuição do arco longitudinal. O retropé está em valgo e todas as cabeças dos metatarsianos ainda tocam o chão. O antepé, no entanto, deve estar em supinação em relação ao retropé. (Reproduzido com a permissão de Mosca VS: Calcaneal lengthening for valgus deformity of the hindfoot: Results in children who had severe, symptomatic flatfoot and skewfoot. J. Bone Joint Surg. 77A:500-512, 1995.)

dos valores normais. O formato da impressão do pé tem sido usado como uma maneira clínica de avaliar a altura do arco longitudinal, mas não é fidedigno e largamente aceito como parâmetro que indique quando um arco nor-

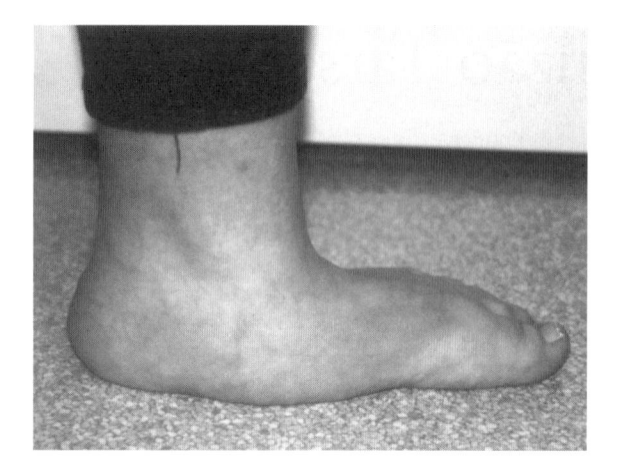

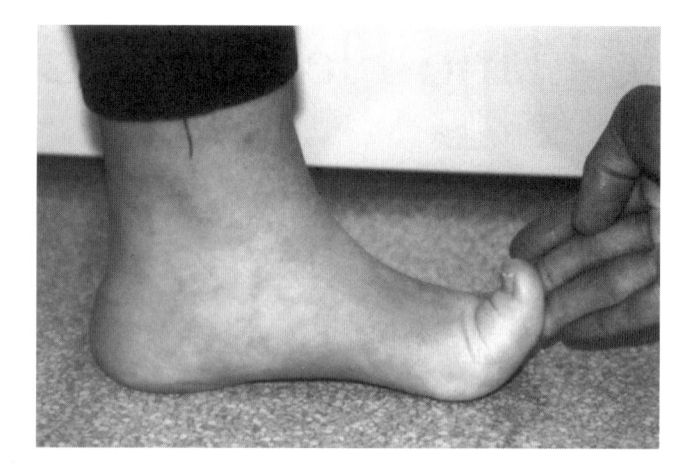

**Fig. 25.2** — O teste de Jack de elevação do hálux para flexibilidade do pé plano. **Esquerda**, vista medial do pé plano enquanto em ortostase. **Direita**, o hálus é dorsifletido e o arco longitudinal é elevado pelo efeito de alavanca da fáscia plantar. O complexo subtalar deve ser móvel (ou flexível) para que essa elevação ocorra. (Reproduzido com a permissão de Mosca VS: Flexible flatfoot and skewfoot, in Drennan JC (ed): The Child's Foot and Ankle, New York, NY, Raven Press, pp 355-376, 1992.)

mal baixo começa a ser um pé plano. Também não existem estudos realizados que correlacionem a aparência da impressão plantar com medidas radiográficas. Somente um estudo radiográfico feito em adultos e um em crianças reportam os valores médios e as variações normais de várias medidas angulares do pé. Em ambos os estudos, os autores declaram claramente que os valores radiográficos não devem determinar o tratamento clínico mesmo que estejam além da variação normal.

Apesar da falta de critério de consenso, para a definição do pé plano, não existe dúvida que alguns pés têm achatamento excessivo do arco longitudinal. Em 1947, foi publicada uma incidência de pés planos de 22,5% na população adulta; quase dois terços dos pés planos eram flexíveis. Os autores definiram o pé plano flexível como sendo o pé com depressão do arco longitudinal que ocorre em ortostase, com boa mobilidade do complexo subtalar e comprimento normal do tendão-de-aquiles. A mobilidade do complexo subtalar é determinada mediante teste manual e é confirmada com a criação do arco longitudinal com a elevação do hálus ou com o teste de dorsiflexão do hálus descrito por Jack (Fig. 25.2). O tendão-de-aquiles é considerado como tendo comprimento normal quando permite um mínimo de 10° de dorsiflexão do tornozelo, testado com a articulação subtalar fixa em posição normal e com o joelho em extensão completa. Os pés planos estão presentes desde o nascimento e são acompanhados de função muscular normal e boa mobilidade articular. A forma do arco longitudinal é determinada pela elasticidade dos ligamentos e pelo formato dos ossos. Músculos são necessários para a função e o equilíbrio, mas não para o alinhamento estrutural do pé. Harris e Beath assinalam que o achatamento do arco, quando na posição de carga, é menos importante como a causa da incapacidade do que a mobilidade das articulações e tendões. Pés planos flexíveis raramente são a causa da incapacidade. Dois outros tipos comuns de pés planos, pés planos flexíveis com tendão calcâneo encurtado e pés planos rígidos, tais como vistos nas coalizões tarsais, causam dor e incapacidade mais comumente.

Foi claramente estabelecido com estudos clínicos e radiográficos que a média da altura do arco é menor na criança do que no adulto, que a altura do arco longitudinal aumenta espontaneamente durante a primeira década da vida na maioria das crianças e que existe uma grande variação de arcos normais em todas as idades, particularmente nas crianças pequenas (Fig. 25.3). De fato, nas crianças pequenas, a maioria das alturas dos arcos normais é considerada como sendo achatada (Fig. 25.4).

Autores de muitos estudos não controlados têm publicado que o arco longitudinal pode ser criado nos pés das crianças mediante o uso de certos sapatos e palmilhas. Esta informação deve ser considerada duvidosa devido à conhecida história natural do desenvolvimento do arco nas crianças. Dois estudos prospectivos, bem controlados, publicados recentemente, não foram capazes de mostrar qualquer benefício com modificações nos sapatos ou palmilhas sobre a melhora espontânea no desenvolvimento do arco longitudinal nas crianças com pés normais que foram seguidas por três a cinco anos.

Algumas crianças com pés planos flexíveis têm dores na perna ou no pé relacionadas com atividade que é aliviada com o uso de palmilhas. As palmilhas também podem aumentar a vida útil dos sapatos, que de outro modo po-

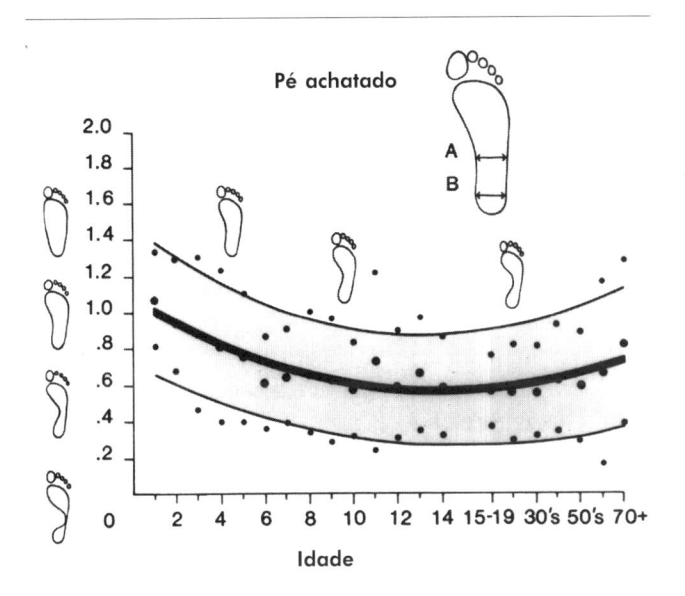

**Fig. 25.3** — A altura do arco longitudinal determinada mediante a avaliação das impressões plantares. O coeficiente largura do mediopé/calcanhar (A/B) está mostrado em diferentes idades em indivíduos não tratados. A média e os dois desvios-padrão mudam espontaneamente com a idade. O coeficiente alto, que está em cima, no gráfico, representa um pé achatado. (Reproduzido com permissão de Staheli LT, Chew DE, Corbett M: The longitudinal arch: A survey of eight hundred and eight-two feet in normal children and adults. J. Bone Joint Surg. 69A: 426-428, 1987.)

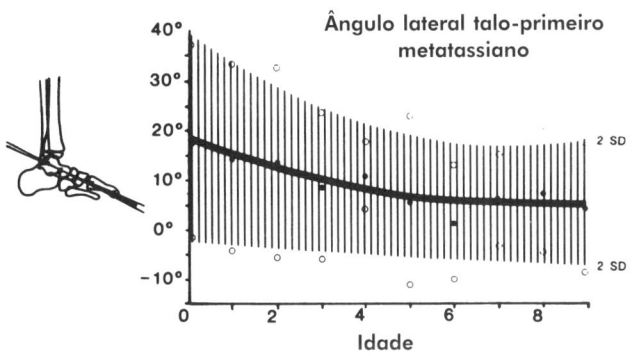

**Fig. 25.4** — O ângulo lateral talo-primeiro metatarsiano está mostrado em diferentes idades em indivíduos não tratados. Um ângulo maior significa uma maior quebra no mediopé e um maior achatamento do arco longitudinal. (Reproduzido com permissão de Vanderwilde R, Staheli LT, Chew DE, et al. Measurements on radiographs of the foot in normal infants and children. J. Bone Joint Surg. 70A: 407-415,1988.)

deriam ser usados diferentemente por crianças portadoras de pés planos graves. Suportes do arco tipo macio, consistente e firmemente moldado, que são fabricados com espuma, couro, cortiça, material tipo plástico, feltro prensado e plástico têm sido muito úteis para se alcançar estes efeitos benéficos. No entanto, melhora permanente simultânea na altura do arco longitudinal não deve ser esperada com o uso de palmilhas.

Algumas crianças com pés planos flexíveis desenvolvem dor com a carga e/ou a presença de calosidades sob a cabeça do tálus que está em flexão plantar. Contratura do tendão-de-aquiles está freqüentemente presente nestes pés planos sintomáticos; um achado que os define como pés planos com tendão-de-aquiles curto. Um tendão calcâneo contraturado impede a dorsiflexão normal do tornozelo durante a fase de apoio médio do ciclo da marcha. O estresse da dorsiflexão é transferido para a articulação talo-navicular, onde as partes moles abaixo da cabeça do tálus em flexão plantar experimentam uma carga axial direta excessiva e estresse de cisalhamento. Estas pressões podem ser aumentadas pelo uso de suportes do arco rígidos e resultam na formação de calosidades dolorosas. Um programa intensivo de alongamento do tendão calcâneo pode aliviar estes sintomas.

Cirurgia é raramente, ou nunca, indicada para o pé plano flexível com tendão calcâneo de comprimento normal. Mais comumente, é o pé plano flexível com tendão-de-aquiles curto que requer intervenção cirúrgica porque o tratamento conservador falha na tentativa de aliviar a dor e a formação de calosidades sob a cabeça do tálus que está em flexão plantar. Numerosos procedimentos cirúrgicos têm sido propostos durante o último século para corrigir o pé plano. Incluem-se ressecções ósseas, osteotomias, artrodeses de uma ou mais articulações e interposição de osso ou rolhas de *silastic* no seio do tarso. A maioria dos procedimentos tem sido abandonada porque falham em aliviar os sintomas ou em corrigir ou manter a correção da deformidade. Publicações com longo tempo de seguimento reviram artrodeses das articulações mediotársicas, tais como as realizadas nas modificações da operação de Hoke, e mostram artrose degenerativa das articulações adjacentes não artrodesadas. A técnica da interposição de uma rolha de *silastic* no seio do tarso não foi adotada pela maioria dos ortopedistas, que têm como experiências comuns remover o implante por infecção ou dor. A osteotomia posterior de deslizamento do calcâneo pode melhorar a aparência clínica do valgo do retropé, mas não corrige a deformidade do complexo subtalar. A osteotomia de alongamento do calcâneo (Fig. 25.5), originalmente descrita por Evans, tem mostrado corrigir todos os componentes da deformidade do complexo subtalar, no valgo do retropé, restaurar a função do complexo subtalar, aliviar os sintomas e teoricamente proteger o tornozelo e as articulações mediotársicas de degeneração artrósica precoce por evitar artrodeses. As indicações para a osteotomia de alongamento do calcâneo, ou para qualquer procedimento cirúrgico nos pés planos, devem ser limitadas aos pacientes

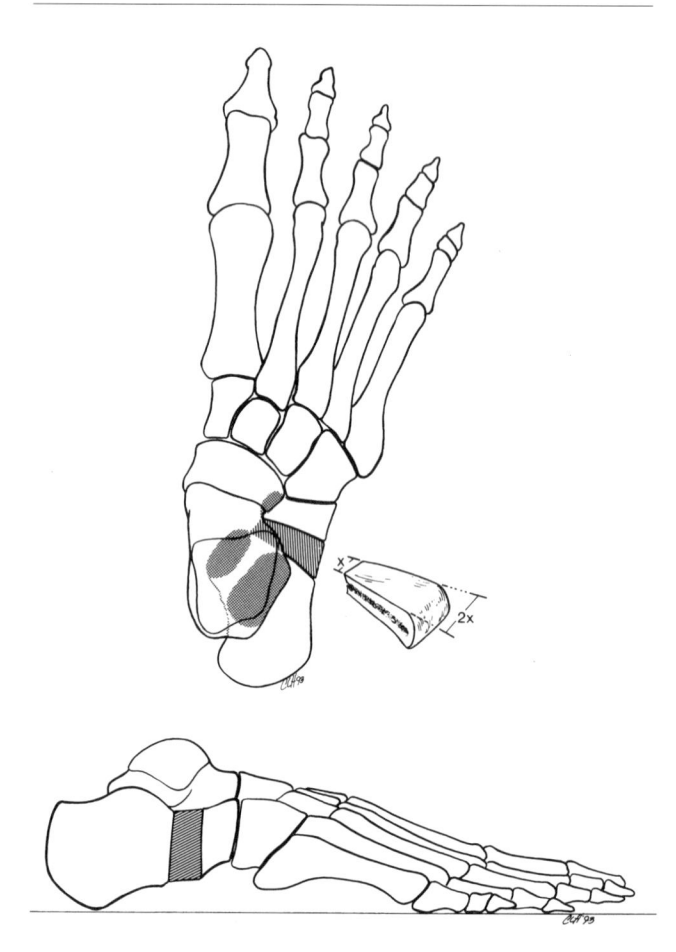

**Fig. 25.5** — Osteotomia de alongamento do calcâneo. Todos os componentes da deformidade do complexo subtalar têm sido corrigidos pela colocação de um enxerto de formato trapezoidal, tricortical, retirado da crista ilíaca, no foco da osteotomia que é realizada entre as facetas anterior e medial do calcâneo. (Reproduzido com permissão de Mosca VS: Calcaneal lengthening for valgus deformity of the hindfoot: Results in children who had severe, symptomatic flatfoot and skewfoot. J. Bone Joint Surg. 77A: 500-512,1995.)

que não obtiveram melhora com tratamento conservador e aos que apresentam dor, calosidades e/ou ulcerações sob o tálus que está fixo em flexão plantar. Estes pacientes sempre apresentam contratura do tendão calcâneo, os quais devem se alongados simultaneamente. O antepé com deformidade em supinação fixa, se presente, deve ser reconhecido e tratado como uma segunda deformidade. Uma osteotomia da coluna medial é freqüentemente o tratamento efetivo nestes casos.

## Coalizão Tarsal

Coalizão tarsal é uma conexão fibrosa, cartilaginosa ou óssea entre dois ou mais ossos tarsais que resulta de uma falha congênita na diferenciação e segmentação do mesênquima primitivo. Algumas coalizões tarsais são associadas a outras alterações congênitas, tais como a hemimelia fibular, síndrome de Apert, ou síndrome de Nievergelt-Pearlman. O objetivo desta revisão é a variedade autossômica dominante (com penetração quase total) que afeta menos de 1% da população geral e causa pé plano rígido progressivo.

Coalizões tarsais foram primeiramente reconhecidas em 1750. Embora a primeira descrição clínica detalhada do pé peroneiro espástico tenha sido apresentada por Jones em 1897, somente em 1921 Slomann associou o pé peroneiro espástico com a coalizão calcaneonavicular, e em 1948 Harris e Beath associaram o pé peroneiro espástico com a coalizão talocalcaneana. Desde 1965, a coalizão tarsal tem sido associada com a ocorrência infreqüente do pé varo com tibial espástico.

Os tipos mais comuns das coalizões tarsais são as calcaneonavicular e talocalcaneana. Com base em revisão da literatura, as barras calcaneonavicular e talocalcaneana ocorrem em igual freqüência e, juntas, formam aproximadamente 90% do total das coalizões. A incidência real relativa das diferentes coalizões, tanto quanto a real incidência das coalizões tarsais em geral, é desconhecida porque muitos indivíduos assintomáticos nunca foram avaliados. A incidência de bilateralidade também é desconhecida, mas provavelmente é maior do que 50% e talvez chegue a 80%.

Aproximadamente só 25% dos indivíduos com coalizões tarsais tornam-se sintomáticos. O início dos sintomas geralmente coincide com a metaplasia da coalizão que passa de cartilagem para osso. Isto geralmente ocorre entre os oito e 12 anos de idade nas crianças com coalizões calcaneonaviculares, e entre 12 a 16 anos de idade nas com coalizões talonaviculares. A ossificação da coalizão também coincide com o aparecimento de deformidade em valgo progressiva do retropé, achatamento do arco longitudinal e restrição da mobilidade da subtalar. Todos esses achados são mais graves nos pés com coalizões talocalcaneanas.

O início do sintoma doloroso é geralmente insidioso, mas pode ser precipitado por atividade não habitual ou trauma. A dor é freqüentemente agravada pela atividade física e aliviada pelo repouso. A dor, de leve a moderada, é referida na área do seio do tarso, particularmente em casos de coalizão calcaneonavicular. A dor na coalizão talocalcaneana pode estar localizada na mesma área, mas pode também estar na face anterior ou lateral do tornozelo e tem sido descrita como "entorses do tornozelo". Dor com a carga na região da cabeça do tálus em posição de flexão plantar, tal como a que ocorre no pé plano flexível com tendão calcâneo curto, é também referida nos pés com deformidades mais graves em valgo.

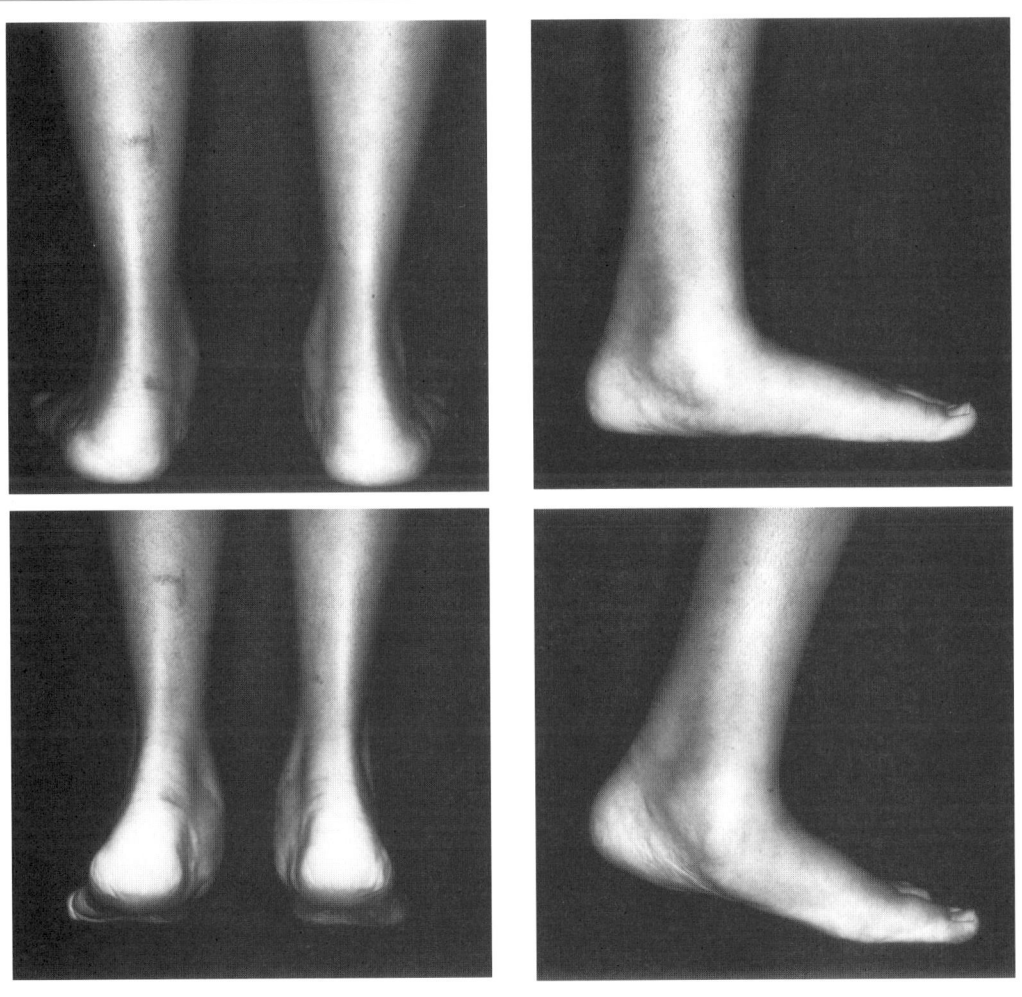

**Fig. 25.6** — Pé plano rígido. Não há mobilidade (ou flexibilidade) do complexo subtalar. Acima **esquerda**, vista posterior dos pés planos com carga total. Acima **direita**, vista medial dos pés planos com carga total. Abaixo **esquerda** e **direita**, não há mudança na aparência do retropé ou do arco longitudinal quando apoiado nos artelhos porque o complexo subtalar está imobilizado pela coalizão tarsal.

O complexo subtalar normal é o amortecedor do pé, tem mobilidade rotatória e de deslizamento durante a marcha. Quando estes movimentos estão restritos, estresse excessivo é aplicado a outras articulações do pé. A ponta ou bico do tálus, a qual geralmente se forma na superfície dorsal da cabeça do tálus nos pés com coalizão tarsal, representa mais freqüentemente um esporão por tração sobre o ligamento talonavicular dorsal. A ponta do tálus não significa degeneração artrósica precoce da articulação talonavicular, embora este bico do tálus possa se apresentar ocasionalmente quando a real degeneração da superfície articular ocorre. Achatamento e alargamento do processo lateral do tálus, que podem ser vistos na incidência radiográfica lateral, são outras indicações de estresse anormal criado pela restrição da mobilidade subtalar e resultam do impacto do tálus contra a face lateral do sulco do calcâneo.

O que parece ser espasmo dos músculos fibulares é freqüentemente presente nos pés com coalizões tarsais. O conceito do espasmo dos fibulares, no entanto, tem sido questionado. Certamente parece ser um encurtamento adaptativo dos tendões fibulares associado com as coalizões tarsais, mas a maioria dos autores questiona se estes músculos estão realmente em espasmo.

A patomecânica descrita correlaciona-se claramente com os sintomas, mas a exata etiologia da dor é desconhecida. A dor tem sido atribuída ao estiramento ligamentar, ao espasmo dos músculos fibulares, à irritação no seio do tarso e na subtalar e, posteriormente, à artrose degenerativa. A gravidade da dor parece estar relacionada com a gravidade da deformidade em valgo do retropé.

O diagnóstico da coalizão tarsal deve ser considerado quando a criança está entre oito e 16 anos de idade e apresenta-se com dor difusa, relacionada com atividade física

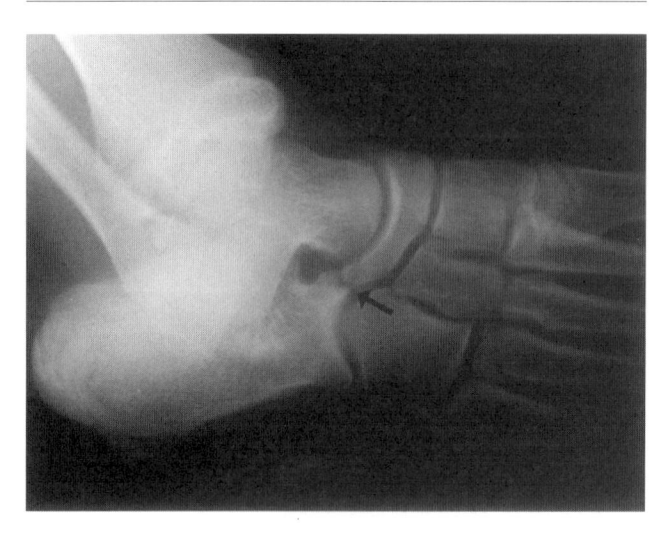

**Fig. 25.7** — Radiografia em incidência oblíqua de um pé com coalizão cartilaginosa calcaneonavicular (seta).

na região do seio do tarso, e achatamento progressivo do pé. O formato do pé se encaixa na descrição clínica do pé plano apresentado na Fig. 25.1. No entanto, rigidez do complexo subtalar diferencia a coalizão tarsal do pé plano flexível. O arco longitudinal não aparece com a dorsiflexão do hálus (Fig. 25.6) ou com o teste de Jack de elevação do hálus, particularmente no pé com coalizão talocalcaneana. Pode-se ter dor sobre a coalizão calcaneonavicular ou talocalcaneana.

Avaliação radiográfica adequada inclui incidências em anteroposterior, lateral, oblíqua e axial (Harris). A coalizão calcaneonavicular pode ser mais bem vista na incidência oblíqua (Fig. 25.7).

A coalizão talocalcaneana pode ser vista na incidência axial, embora o alinhamento correto da ampola dos raios X para produzir um diagnóstico de imagem certo seja geralmente mais uma questão de sorte do que de perícia. Tomografia axial computadorizada com imagens no plano coronal, isto é, perpendicular à face plantar do pé, demonstra com exatidão a coalizão talocalcaneana (Fig. 25.8). Ocasionalmente a coalizão pode tornar-se sintomática enquanto ainda está na fase cartilaginosa. Nesta situação, a cintilografia óssea ou a ressonância magnética (RM) podem ser úteis para confirmar o diagnóstico.

O tratamento é indicado somente nas coalizões sintomáticas. O primeiro objetivo do tratamento é tentar converter uma coalizão sintomática em uma coalizão assintomática, que é a que ocorre em três entre quatro pessoas com esta variação anatômica. Alívio duradouro da dor tem sido reportado em 30% a 68% dos pacientes com coalizão talocalcaneana e em 58% dos pacientes com coalizão calcaneonavicular que foram tratados com métodos não operatórios, tais como palmilhas e com a colocação de uma, ou, às vezes, duas botas gessadas de marcha por quatro a seis semanas cada.

O tratamento cirúrgico está indicado para coalizões tarsais sintomáticas que tiveram indiscutível falha no tratamento conservador. As opções cirúrgicas incluem ressecção da coalizão, osteotomia e tríplice artrodese. Ressecção das coalizões calcaneonavicular foram primeiramente descritas em 1967 e a interposição do músculo extensor curto do dedos foi agregada ao procedimento e publicada em 1970. A adição da interposição do músculo

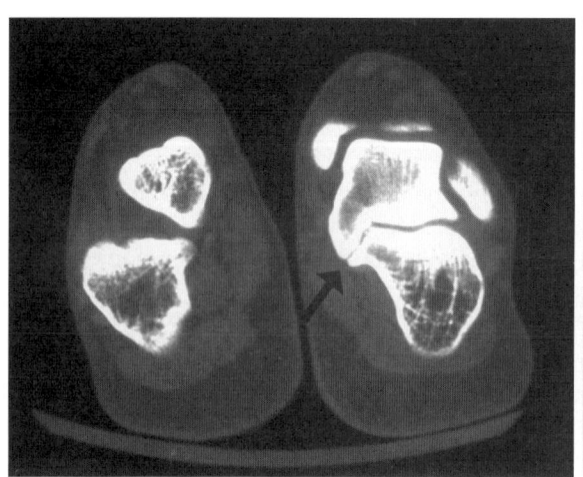

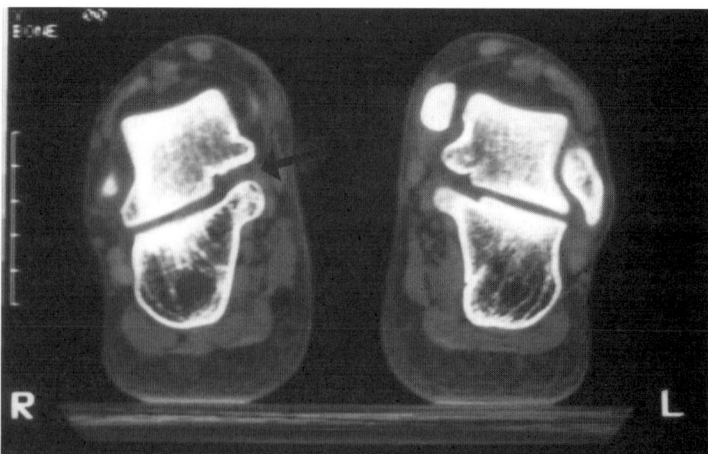

**Fig. 25.8** — **Esquerda**, imagem da tomografia computadorizada de um pé com coalizão talocalcaneana da faceta medial da articulação subtalar (seta). A faceta articular está estreitada, irregular e com inclinação inferior. **Direita**, a aparência de uma faceta medial normal da articulação subtalar como é vista pela tomografia computadorizada.

extensor curto dos dedos diminuiu a incidência de recidiva da coalizão e aumentou a incidência de alívio da dor prolongado para 77% dos pacientes. Atualmente, a ressecção da coalizão calcaneonavicular com interposição muscular está indicada em pacientes com idade menor que 16 anos, os quais têm uma barra cartilaginosa, não apresentam outra coalizão, não têm artrose degenerativa e não obtiveram sucesso no tratamento não operatório. A presença do bico do tálus não é indicativa de artrose degenerativa e não é, por si só, uma contra-indicação para a ressecção.

O papel da ressecção cirúrgica da coalizão talocalcaneana permanece menos claro que o da calcaneonavicular. A coalizão talocalcaneana está localizada na face de tensão da deformidade do pé e o progressivo achatamento do arco pode acontecer após a ressecção. O pé com coalizão talocalcaneana também tende à maior rigidez e ao achatamento que o pé com a coalizão calcaneonavicular. Contudo, mais e mais estudos clínicos sobre a ressecção da coalizão talocalcaneana têm aparecido na literatura, com 80% dos pés com bons e excelentes resultados a curto prazo. As indicações cirúrgicas são iguais para os casos de coalizão calcaneonavicular. Uma freqüente citação encontrada na literatura, mas não comprovada, é que a coalizão talocalcaneana não deve ser ressecada se ocupar mais da metade da largura da superfície articular da articulação talocalcaneana. Wilde e col. reportaram resultados insatisfatórios da ressecção em pés nos quais a proporção entre a superfície da coalizão e a área da faceta posterior era maior do que 50%, isto determinado por tomografia computadorizada que mapeia a articulação inteira. Todos os pés nas séries nas quais a proporção era maior do que 50% também apresentavam calcanhar com excessivo valgo e muitos tinham estreitamento da articulação talocalcaneana posterior e impacto do processo talar lateral no calcâneo. Portanto, a influência do tamanho da coalizão ainda permanece desconhecida.

Artrose degenerativa comprovada, particularmente em adultos, ou dor persistente após a ressecção da coalizão representam indicações razoáveis para a tríplice artrodese.

Existem duas outras técnicas cirúrgicas adicionais que têm mostrado aliviar os sintomas dos pés com coalizões tarsais. Estas técnicas são osteotomia com cunha de fechamento da porção posterior do calcâneo, a qual melhora clinicamente o alinhamento do retropé, e a osteotomia de alongamento do calcâneo descrita por Evans, que corrige a deformidade em valgo do complexo subtalar. Os respectivos papéis destes procedimentos no tratamento das coalizões tarsais ainda permanecem incertos. Estes dois procedimentos podem ser considerados para o plano rígido com deformidade em valgo grave, mínima artrose degenerativa e completa ou quase completa ossificação da coalizão.

## Bibliografia Comentada

### Pé Plano Flexível

Gould N, Moreland M, Alvarez R, et al. Development of the child's arch. Foot Ankle, 9:241-245, 1989.

Este foi um estudo controlado prospectivo, clínico e radiográfico da influência de aparelhos externos (sapatos e órteses) no desenvolvimento do arco longitudinal nas crianças. As crianças, idades entre 11 meses a 14 meses no momento do cadastramento, foram divididas em três grupos de estudo e num grupo controle. Ao final de quatro anos de estudo, arcos neutros tinham se desenvolvido a despeito do tipo de calçado utilizado, mas o desenvolvimento foi mais acelerado durante os dois primeiros anos com um tipo de suporte do arco. Daí por diante, o desenvolvimento aconteceu aproximadamente de maneira igual, independentemente do tipo de calçado.

Mosca VS. Calcaneal lengthening for valgus deformity of the hindfoot: Results in children who had severe, symptomatic flatfoot and skewfoot. J Bone Joint Surg, 77A:500-512, 1995.

Uma modificação da osteotomia de alongamento do calcâneo descrita por Evans corrigiu 31 pés sintomáticos com deformidades graves do retropé em valgo em 20 crianças com diversas etiologias, sendo a maioria de origem neuromuscular. Somente um pé era pé plano flexível com tendão-de-aquiles curto; no entanto, o procedimento mostrou ser eficaz na correção de graves e sintomáticas deformidades em valgo do retropé, eliminando os sinais e sintomas associados a deformidade enquanto evitava a artrodese.

Rao UB, Joseph B. The influence of footwear on the prevalence of flat foot. A survey of 2300 children. J. Bone Joint Surg, 74B:525-527, 1992.

Uma investigação em seis escolas na Índia em um dia em 1992 com o objetivo de obter impressões plantares de 2.300 crianças normais, de idades desde quatro a 13 anos. Neste estudo, foi determinado que se a medida da diferença entre a largura do antepé e da largura do mediopé na sua parte mais larga fosse menor do que 1cm (medido desde a linha medial da impressão plantar), o pé seria considerado como plano. Aproximadamente 30% das crianças nunca usaram sapatos. Em todos os grupos etários, pés planos foram mais comuns nas crianças que usavam sapatos do que nas que não usavam ($p < 0,001$).

Staheli LT, Chew DE, Corbett M. The longitudinal arch: A survey of eight hundred and eight-two feet in normal children and adults. J Bone Joint Surg, 69A:426-428, 1987.

Impressões plantares de 441 indivíduos normais assintomáticos desde um até 80 anos de idade foram estudadas. A largura da impressão plantar junto ao arco foi dividida pela largura no nível do calcanhar para determinar o índice do arco. Os valores foram confrontados com a idade dos pacientes em um gráfico. Foi relatada uma ampla variação de normalidade das alturas dos arcos em todas as idades. Arcos baixos são freqüentes nos bebês, comuns nas crianças e dentro da variação normal nos adultos. Na história natural do desenvolvimento do arco, a espontânea elevação ocorre durante a primeira década da vida.

Theologis TN, Gordon C, Benson MK. Heel seats and shoe wear. J Pediatr Orthop, 14:760-762, 1994.

Palmilhas de Helfet foram utilizadas em crianças que apresentavam valgo excessivo do calcanhar, por 18 a 36 meses, com idades variando de três a 12 anos. O desgaste nos sapatos diminuiu em 44 das 52 crianças. Seis em nove pacientes com história de dor melhoraram dos sintomas. Melhora na altura do arco não foi testada neste estudo. Os autores reconhecem que estudos prévios têm mostrado claramente que palmilhas não influenciam a história natural do desenvolvimento do arco.

Vanderwilde R, Staheli LT, Chew DE, et al. Measurements on radiographs of the foot in normal infants and children. J Bone Joint Surg, 70A: 407-415, 1988.

Radiografias com carga em 74 indivíduos normais assintomáticos com idades variando entre seis e 127 meses foram estudadas. Médias e desvios-padrão de 11 ângulos foram determinados. O intervalo de variação normal foi amplo em todos os ângulos, em todas as idades. Os ângulos refletem um aumento na altura do arco longitudinal com a idade.

Volpon JB. Footprint analysis during the growth period. J Pediatr Orthop, 14: 83-85, 1994.

O comprimento da impressão plantar e do arco longitudinal medial foi avaliado em impressões plantares estáticas em 672 indivíduos brancos, com idades variando desde recém-nascidos até 15 anos de idade. O autor encontrou que os pés crescem mais rapidamente até os três anos de idade e, posteriormente, seu crescimento mantém-se constante, em ambos os sexos, até os 12 anos de idade. Aos 12 anos, os pés das meninas param de crescer, mas os dos meninos continuam. O autor também encontrou que pés planos são comuns nos bebês. O arco desenvolve-se espontaneamente entre dois e seis anos de idade na maioria das crianças.

Wenger DR, Mauldin D, Speck G, et al. Corrective shoes and inserts as treatment for flexible flatfoot in infants and children. J Bone Joint Surg, 71A:800-810, 1989.

Um estudo prospectivo com controles clínicos e radiográficos da influência de aparatos externos (sapatos e órteses) no desenvolvimento do arco longitudinal nas crianças. As crianças com idades entre um e seis anos foram divididas em três grupos de estudo e um grupo controle. No final de três anos de estudo houve uma melhora significativa na altura dos arcos em todos os grupos, incluindo o controle, e não houve diferença marcante entre os grupos tratados e o grupo controle.

## Coalizão Tarsal

Gonzalez P, Kumar SJ. Calcaneonavicular coalition treated by resection and interposition of the extensor digitorum brevis muscle. J Bone Joint Surg, 72 A:71-77, 1990.

Após seguimento intermediário deste procedimento em 58 dos 75 pés (77%) obtiveram bons e excelentes resultados. Três dos resultados regulares melhoraram para bons com o passar do tempo. O significado do bico talar não estava claro, tanto que sete dos 12 pés com este sinal radiográfico tiveram resultados bons e excelentes após a ressecção. Os melhores resultados deste procedimento foram nos pacientes com coalizões cartilaginosas, os quais foram submetidos à cirurgia antes dos 16 anos de idade.

Gorgan DP, Holt GR, Ogden JA. Talocalcaneal coalition in patients who have fibular hemimelia or proximal femoral focal deficiency: A comparison of the radiographic and pathological findings. J Bone Joint Surg, 76A:1363-1370, 1994.

Espécimes com amputações tipo Syme de 26 pacientes que apresentavam hemimelia fibular, deficiência focal femoral proximal, ou ambas as condições foram analisados anatomicamente. Coalizões tarsais foram encontradas em 14 pacientes (54%) — um em nove pacientes somente com deficiência focal femoral proximal, seis em oito pacientes somente com hemimelia fibular e sete em nove pacientes com ambas, deficiência focal femoral proximal e hemimelia fibular. Somente quatro coalizões talocalcaneanas (15%) foram identificadas nas radiografias pré-operatórias nestes pacientes. A avaliação radiográfica dos 52 pés em 42 pacientes que tinham hemimelia fibular, deficiência focal femoral proximal, ou ambas as condições revelaram nove coalizões talocalcaneanas (17%), uma notável semelhança na prevalência radiográfica encontrada no grupo de estudo anatômico. Estes 52 pés não foram disponíveis para estudo anatômico. A prevalência das coalizões nestes pacientes é subestimada pelas radiografias, especialmente nas crianças pequenas.

Mosier KM, Asher M. Tarsal coalitions and peroneal spastic flat foot: A review. J. Bone Joint Surg, 66A:976-984, 1984.

Esta é uma excelente revisão de todos os aspectos da matéria, particularmente da patomecânica. Tratamento conservador deve ser usado para todos os tipos de coalizões antes de dirigir-se para métodos cirúrgicos.

Moyes ST, Crawfurd EJ, Aichroth PM. The interposition of extensor digitorum brevis in the resection of calcaneonavicular bars. J Pediatr Orthop, 14:387-388, 1994.

Nove em dez pés sintomáticos submetidos à ressecção de coalizões calcaneonaviculares com interposição do músculo extensor curto dos dedos tornaram-se assintomáticos e móveis e não mostraram evidências de recidiva com seguimento médio de 3,4 anos. Três dos sete pés nos quais a ressecção não foi seguida da interposição desenvolveram recidiva da coalizão acompanhada de dor e rigidez.

Munk PL, Vellet AD, Levin MF, et al. Current status of magnetic resonance imaging of the ankle and the hindfoot. Can Assoc Radiol J, 43:19-30, 1992.

Coalizões tarsais tipo talocalcaneana são difíceis de ser demonstradas nas radiografias simples. Tomografias convencionais, artrografias e cintigrafia óssea são outras modalidades de imagem que podem ser usadas para confirmar o diagnóstico. A tomografia computadorizada tem mostrado ser superior às outras modalidades por identificar claramente as coalizões talocalcaneanas. RM também tem a capacidade de demonstrar estas coalizões em três dimensões, não é invasiva, não tem radiação ionizante e pode diferenciar as coalizões fibrosas das cartilaginosas.

Stuecker RD, Bennett JT. Tarsal coalition presenting as a pes cavo-varus deformity: Report of three cases and review of the literature. Foot Ankle, 14:540-544, 1993.

Três pacientes com coalizões tarsais e pés cavovaros dolorosos são descritos. Um dos pacientes tinha coalizão calcaneonavicular. Dois dos pacientes tinham coalizões subtalares bilaterais, dos quais somente um estava sintomático. Esta é a primeira descrição conhecida da associação entre coalizão subtalar e pés cavovaros dolorosos. A coalizão calcaneonavicular e uma das duas coalizões subtalares sintomáticas foram tratadas com ressecção e interposição muscular. A outra coalizão subtalar sintomática foi tratada com tríplice artrodese. A coalizão tarsal deve ser considerada no diagnóstico diferencial de pés cavovaros progressivos junto com as etiologias neurológicas.

Swiontkowski MF, Scraton PE, Hanse S. Tarsal coalitions: Long-term results of surgical treatment. J Pediatr Orthop, 3:287-292, 1983.

Treze coalisões talocalcaneanas e 44 calcaneonaviculares foram tratadas com ressecções, artrodeses limitadas ou tríplices artrodeses. O bico do tálus foi cuidadosamente avaliado e acredita-se que representa um esporão pela tração do ligamento talonavicular relacionado ao aumento de estresse na articulação talonavicular, o qual não era necessariamente associado à degeneração articular. Maus resultados foram relacionados à verdadeira degeneração da articulação talonavicular.

Takakura Y, Sugimoto K, Tanaka Y, et al. Symptomatic talocalcaneal coalition: Its clinical significance and treatment. Clin. Orthop. 269:249-256, 1991.

Uma eminência óssea foi notada ao longo da borda medial do pé na região do sustentáculo do tálus em todos os 67 pés de 42 pacientes com coalizões talocalcaneanas. Sinal de Tinel positivo sobre a eminência foi encontrado em 34% dos pés. Um distúrbio sensitivo na região plantar consistente com a síndrome do túnel tarsal foi visto em 25% dos pés. Tratamento conservador em 31 pés resultou em 68% de bons e excelentes resultados quando avaliado com cinco anos de seguimento. A simples excisão da coalizão em crianças e adolescentes teve bons e excelentes resultados em 31 dos 33 pés (94%) com 5,3 anos de seguimento médio.

Wilde PH, Torode IP, Dickens DR, et al. Resection for symptomatic talocalcaneal coalition. J Bone Joint Surg, 76B: 797-801, 1994.

Vinte pés com coalizões talocalcaneanas sintomáticas foram tratados com ressecção da coalizão. Com seguimento curto, resultados bons e excelentes foram obtidos em 10 pés nos quais a tomografia computadorizada pré-operatória mostrou que a área da coalizão media 50% ou menos da área da faceta posterior do calcâneo. Estes pés também demonstraram calcanhar em valgo menor do que 16º e sem sinais de artrose na articulação talocalcaneana posterior. O bico do tálus estava presente em sete pés, mas não modificou os resultados clínicos. Todos os 10 pés que obtiveram resultados regulares e maus tinham uma área de coalizão maior do que 50% e calcanhar em valgo maior do que 16º na tomografia.

# 26
# Patologias do Pé

O joanete é uma massa, alargamento ou deformidade da articulação metatarsofalangiana do hálus. *Hallux valgus* é a deformidade desta articulação quando o valgismo é superior a 20°. Uma angulação em varo da articulação primeiro metatarsocuneiforme usualmente está presente. Podem coexistir deformidades associadas como o hálus rígido quando existe uma limitação da dorsiflexão da articulação primeiro metatarsofalangiana; pé plano valgo freqüentemente é associado ao tendão-de-aquiles curto; metatarso primovaro; pronação do hálus; subluxação metatarsofalangiana do hálus e *hallux valgus* interfalangeano.

A etiologia do joanete é multifatorial. Aproximadamente há 40 anos, o sapato impróprio era tido como um fator predisponente para o desenvolvimento do *hallux valgus*. Outros fatores tidos como causadores são: o padrão hereditário, frouxidão ligamentar, pé plano, pronação do hálus e espasticidade da paralisia cerebral. A forma, o alinhamento das articulações metarsofalangeana do hálus e metatarso cuneiforme podem predispor o desenvolvimento do joanete e complicar o tratamento cirúrgico.

A incidência do joanete em adolescentes é desconhecida, em parte porque a gravidade é variável e também pela ausência de sintomas nas formas mais leves. Quando ocorre o joanete, ele aparece no princípio da adolescência. O início coincide com o uso de sapatos estreitos que seguem a moda. A progressão da deformidade através da adolescência, assim como a recorrência pós-operatória, podem estar relacionadas com a frouxidão ligamentar e o contínuo crescimento angular do pé da criança. As alterações degenerativas raramente estão presentes na adolescência. Embora não esteja documentada uma predominância do sexo feminino, as mulheres submetem-se mais às correções cirúrgicas do que os homens. As deformidades em adultos, iniciadas no período da adolescência, são mais difíceis de ser corrigidas, bem como têm um maior índice de recidiva.

As queixas dos pacientes devem ser avaliadas cuidadosamente. O paciente pode não encontrar um sapato confortável, pode estar insatisfeito com a aparência do pé, preferir usar um sapato estreito ou de largura normal ou se queixar de dor. A dor na região do antepé precisa estar localizada no joanete, na articulação metatarsofalangiana do hálus ou na cabeça do metatarso. Precisam ser afastadas outras causas de dor, tais como fascite plantar, dedo em martelo, unha encravada, navicular acessório, fratura por estresse do primeiro metatarso ou sesamoidite. O sapato apropriado pode ser avaliado, demonstrando ao paciente o desenho do seu pé descalço comparando-o com o contorno do sapato.

A avaliação clínica correta inclui a análise não só do pé mas também do alinhamento regular e rotacional, arco de movimento articular e sensibilidade de toda a extremidade inferior.

Uma avaliação radiográfica adequada requer uma incidência anteroposterior e um perfil com carga de ambos os pés. O ângulo entre o primeiro e o segundo metatarso (que varia de 6° a 10°), o primeiro metatarsofalangiano (que varia de 10° a 20°) e o ângulo cuneiforme-primeiro metatarso necessitam ser medidos. A forma, a congruência e a orientação destas articulações precisam ser avaliadas. O joanete do adolescente está presente se o ângulo intermetatarsal é maior do que 10° associado com o *hallux valgus* maior do que 20°.

O tratamento do joanete do adolescente pode ser difícil. As tentativas de realinhamento dos eixos não vão corrigir a hiperfrouxidão ligamentar nem a tendência do antepé se espraiar. O médico, o paciente e os pais devem ter um bom entendimento das opções de tratamento e das limitações da correção cirúrgica. A cirurgia não vai transformar um pé largo e flexível num pé capaz de usar um sapato atraente mais estreito. Um pé largo, porém indolor, pode se transformar num pé doloroso e rígido. A operação deve ser reservada para aqueles em que a dor interfere nas atividades normais regulares e que não têm alívio com modificação dos calçados.

Existem várias modificações de sapato que podem melhorar o conforto e permitir o retorno às atividades normais, inclusive as esportivas. Estas modificações incluem sapatos mais largos, colocar o calçado na forma, barras metatarsais e cobertura mais macia. Existem relatos de que a tala noturna melhora o alinhamento em 50% dos pacientes testados. Contudo, um estudo recente não demonstrou benefícios com órteses. Num estudo de 6.000 crianças com idade variando de nove a 10 anos, Kilmartin observou 122 crianças com *hallux valgus* uni ou bilaterais. Cada criança então foi aleatoriamente colocada num grupo de observação apenas ou num grupo de uso de órteses. O acompanhamento radiográfico foi obtido três anos mais tarde. As crianças tratadas com órtese tiveram um aumento da deformidade maior do que aquelas crianças que foram apenas observadas.

A correção cirúrgica deve ser adiada até a maturidade esquelética devido às altas taxas de recidiva em adolescentes. Outros riscos da cirurgia incluem o dano fisário, encurtamento da cabeça do primeiro metatarso, dor e rigidez da articulação primeiro metatarso-hálus, e inabilidade para retornar às atividades esportivas. Canale reviu 30 adolescentes tratados com 51 cirurgias pela técnica de Mitchell para correção de *hallux valgus*. O estudo sugere que a correção ou fixação inadequada comprometeram os resultados, tais como, 30% dos pacientes tiveram resultados regulares ou ruins. Dos 44 pés operados devido à dor, 34% permaneceram com dor até o final do acompanhamento pós-operatório.

Embora osteotomias distais de Mitchell, Chevron e outras tenham sido realizadas em adolescentes, a divergência entre o primeiro e segundo metatarso (freqüentemente maior do que 25°) é mais bem conduzida com osteotomia proximal e realinhamento de partes moles. Uma osteotomia proximal em crescente pode minimizar o encurtamento do primeiro raio. O alinhamento e a congruência das articulações cuneiforme-primeiro metatarso e do hálus-primeiro metatarso precisam ser cuidadosamente estudados no planejamento pré-operatório.

Num recente estudo, Peterson e Newman relataram sua experiência com 15 adolescentes tratados por dupla osteotomia do primeiro metatarso. Em todos os casos havia dor e dificuldade de calçar antes da operação. Os autores relataram não ter havido nenhuma perda da mobilidade articular do primeiro metatarso-hálus, porque a operação não atingiu a articulação.

## Navicular Acessório

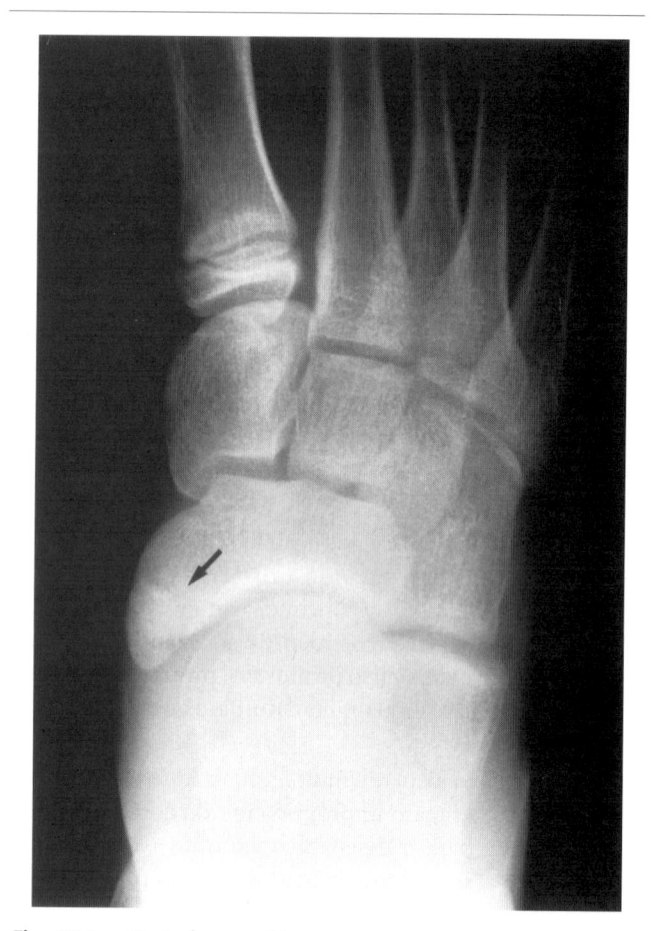

O navicular acessório é um alargamento congênito do navicular. Dois tipos foram descritos: tipo I é um osso separado, pequeno, oval ou redondo (possivelmente um sesamóide do tibial posterior) e o tipo II é uma tuberosidade larga da face medial do navicular e que pode estar fundida a este osso ou conectada por uma barra fibrocartilaginosa (Fig. 26.1).

A incidência do navicular acessório tem sido de 10% a 14%. Uma associação entre o navicular acessório sintomático e o pé plano flexível é controversa. Em 1929, Kidner acreditava que o tibial posterior inseria anormalmente no navicular acessório comprometendo a sua capacidade de elevar o arco longitudinal medial, por isto, recomendava que, além da excisão do acessório, o tibial posterior deveria ser avançado e redirecionado para sustentar o arco longitudinal. Outros pesquisadores não foram capazes de observar qualquer melhora seguindo a técnica de Kidner, comparando com a simples excisão do navicular acessório. Macnicol concluiu que o avanço do tibial posterior não tinha efeito no resultado final do arco.

**Fig. 26.1** — Navicular acessório.

A maioria dos naviculares acessórios é assintomática e freqüentemente bilateral. O achado mais comum é uma sensibilidade intermitente sobre a protuberância iniciando entre as idades de oito a 14 anos. Uma história de um trauma leve é comum. Um exame cuidadoso pode diferenciar a dor do navicular acessório de outras dores decorrentes de fraturas de estresse do primeiro metatarso, tendinite do tibial posterior, coalizão tarsal, síndrome do túnel do tarso, fascite plantar, sinovite, artrite e tumores.

Uma radiografia com incidência AP e ocasionalmente incidências oblíquas usualmente mostra o navicular acessório e confirma a suspeita clínica. Em pacientes mais jovens a massa pode ser palpada clinicamente, porém não é vista na radiografia antes da ossificação.

O tratamento inicial do navicular acessório consiste em ajustar os calçados no sentido de diminuir o contato com a protuberância e também aconselha-se a diminuição das atividades esportivas. Em muitos jovens que não concordam em diminuir a atividade, uma palmilha, suportando o arco abaixo da protuberância e limitando a pronação do pé, pode ser útil. O paciente pode usar uma bota gessada de marcha ou descarga parcial com muletas para tentar melhorar os sintomas. A infiltração de corticóide pode ser necessária. Infelizmente, o retorno muito cedo à atividade esportiva pode resultar numa recorrência de sintomas, principalmente no atleta muito motivado. O tratamento conservador deve ser tentado no mínimo por seis meses antes de qualquer indicação cirúrgica.

Quando os sintomas persistem, a opção cirúrgica deve ser cogitada. Uma simples excisão do acessório é recomendável. O avanço do tibial posterior não tem mostrado melhora extra dos resultados. Num estudo recente de 75 excisões simples foram relatados excelentes e bons resultados em 90% dos pacientes. Uma completa remoção da proeminência medial foi recomendada porque os sintomas permaneceram em seis pacientes que tinham uma saliência residual. A excisão de navicular acessório assintomático é desnecessária.

## Talo Vertical Congênito

É uma luxação congênita fixa dorsolateral da articulação talonavicular. O termo descreve aparência radiológica da flexão plantar ou verticalização do tálus que acontece quando o navicular pressiona o colo do tálus para baixo. Clinicamente o pé tem uma deformidade "em mata-borrão" ou valgo-convexo (também chamado de pé valgo convexo congênito) na qual o calcanhar é fixo em eqüinovalgo, o mediopé em valgo e o antepé é dorsifletido. Os tendões-de-aquiles, fibulares e anteriores do tornozelo estão contraturados. A cabeça do tálus é proeminente na região medial do pé e pode ser facilmente palpada.

Esta deformidade congênita infreqüente pode ser idiopática ou hereditária. Está associada à artrogripose múltipla congênita, neurofibromatose, síndrome unha-patela, anomalias cromossomiais, trissomia 13-15 ou do 19 e patologias neurológicas tais como mielomeningocele, medula ancorada, lipoma intra-espinhal e agenesia sacral. Displasia do quadril e pé torto contralateral também foram identificados nestes pacientes. Estas síndrome e anomalias associadas devem ser pesquisadas em todos os casos. A incapacidade de corrigir (com ou sem cirurgia) as causas de desequilíbrio muscular pode resultar em ou recidivar a deformidade.

O desequilíbrio muscular leva a uma contratura dos músculos posteriores (complexo gastrocnêmio-solear), laterais (fibulares longo e curto) e anteriores (tibial anterior, extensor longo dos dedos, extensor próprio do hálux e possivelmente o fibular terceiro). Intra-útero, a articulação talonavicular desloca-se dorsolateralmente forçando o navicular a se situar no colo do tálus, empurrando-o, desta forma, em posição plantar em relação à mortalha. O calcâneo está lateralmente rodado sob o tálus. A coluna lateral do pé está deformada em valgo e várias deformidades ósseas estão presentes.

O diagnóstico diferencial inclui o pé calcaneovalgo, o pé plano flexível com abaulamento do mediopé e o tendão-de-aquiles curto, o pé plano rígido associado à coalizão tarsal e à espasticidade de fibulares e o pé plano da frouxidão ligamentar do jovem. Somente o pé talo vertical possui os quatro componentes fixos: eqüinovalgo do retropé, valgo do mediopé, dorsiflexão do antepé e luxação da articulação talonavicular.

O diagnóstico diferencial pode ser confirmado radiologicamente com três incidências: AP, perfil em dorsiflexão e em flexão plantar (Fig. 26.2). A incidência em AP demonstra um valgo do mediopé e um aumento do ângulo talocalcaneano. O perfil em dorsiflexão demonstra a luxação do navicular em relação ao colo do tálus, bem como a posição eqüina fixa do retropé. O perfil em flexão plantar demonstra que a luxação talonavicular é irredutível; uma linha traçada através do longo eixo do tálus e outra através do primeiro metatarso não vão se encontrar à frente da cabeça do tálus. Na criança, somente os metatarsos, o tálus e o calcâneo estão ossificados. Traçar linhas usando estes três ossos irá confirmar o diagnóstico.

Embora esta deformidade possa produzir poucos problemas no uso do calçado ou na marcha das crianças muito jovens, a criança mais velha vai desenvolver uma calosidade na pele próxima à cabeça do tálus, terá dificuldade com o calçado, artrite degenerativa e dor na articulação talonavicular luxada. As opções cirúrgicas são limitadas nas crianças mais velhas.

Exercícios de alongamento e gessados seriados podem ser parcialmente úteis para estirar os tendões encurtados, mas não irão reduzir a luxação talonavicular. A correção cirúrgica precisa reduzir a luxação, desrodar a subtalar, alongar músculos posteriores laterais e dorsais encurtados, além de liberar cápsula subtalar, talocalcaneana, talonavicular e ligamentos. A falha em liberar as partes moles leva à compressão e mais tarde à osteonecrose, bem como a alterações do crescimento do tálus e do navicular. O acesso cirúrgico de Cincinnati propicia uma exposição suficiente para a liberação completa. A redução deve ser fixada com fios de Kirshner. Recomenda-se gessado pós-operatório por três meses. A deformidade residual ou a deformidade não tratada na criança mais velha pode necessitar de procedimentos de salvação tipo ressecção-artrodese ou

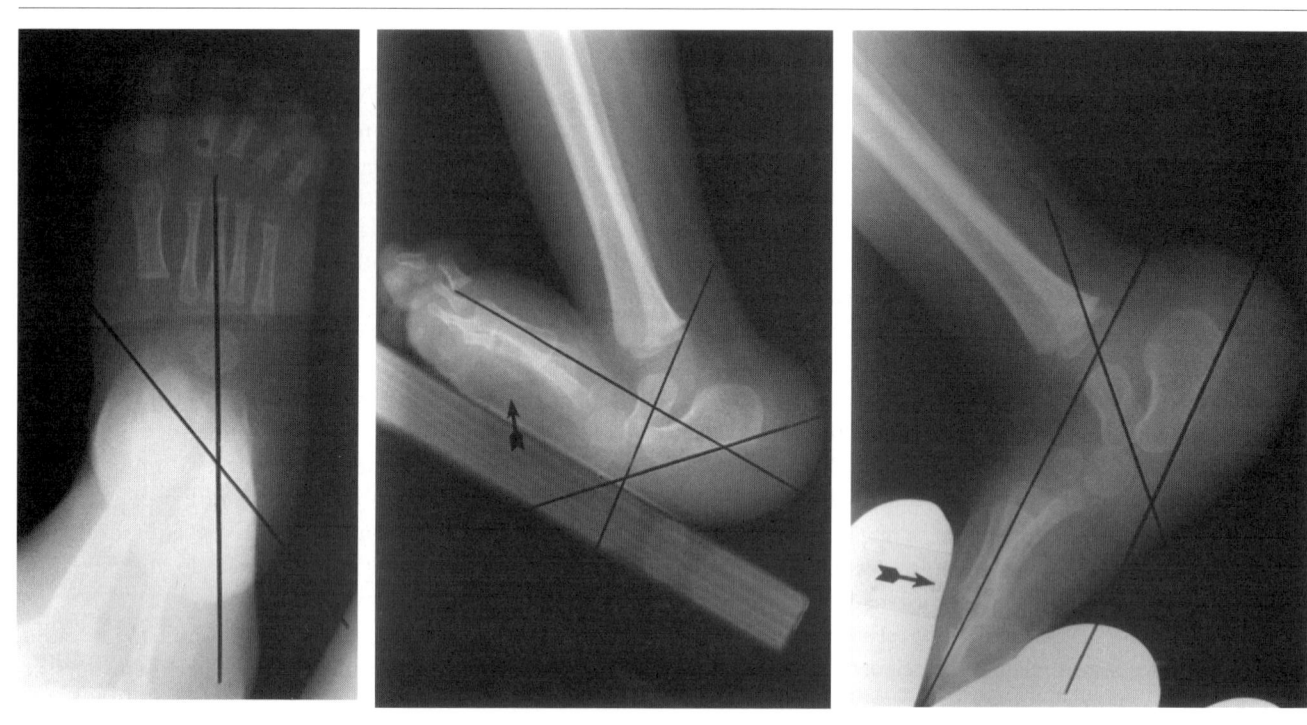

**Fig. 26.2** — Talo vertical congênito. **Esquerda**: na radiografia em AP, o ângulo entre o tálus e o calcâneo está aumentado. **Centro**: na radiografia lateral em dorsiflexão forçada, o calcâneo permanece em eqüino. **Direita**: na incidência lateral em flexão plantar forçada, o antepé permanece dorsalmente luxado no tálus (as linhas talar e do primeiro metatarso deviam ser paralelas).

talectomia que podem resultar num pé plantígrado porém curto, largo e com pouca mobilidade.

## Doença de Sever

A doença de Sever, uma apofisite do calcâneo esqueleticamente imaturo, pode ser responsável pela talalgia no adolescente. A aparência radiológica é de uma esclerose e fragmentação da apófise do calcâneo. Estes achados também são comumente observados em indivíduos normais.

Tipicamente, o achado radiográfico da apofisite é acompanhado de história de dor crônica intermitente na atividade esportiva, dor esta localizada ao longo das faces medial e plantar da apófise. Um edema medial na face medial do calcanhar pode estar presente.

As incidências em AP, oblíqua, lateral e de Harris devem ser feitas para afastar outras possibilidades diagnósticas, tais como cisto ósseo e fratura de estresse.

Embora a apofisite do calcâneo seja comum, outras condições podem levar à talalgia. Estas incluem tendinite do aquiles, fraturas de estresse do calcâneo, pinçamento dos nervos calcâneo e plantar, coalizão talocalcaneana e, mais raramente, cistos e tumores.

O tratamento da apofisite deve começar com uma fase de gelo, repouso e limitação da atividade. No calçado podem ser tentadas modificações incluindo amortecedores no calcanhar e, quando necessário, palmilhas no arco para limitar a pronação do pé. A imobilização gessada pode ser necessária como medida analgésica. Felizmente o problema é restrito ao esqueleto imaturo. O tratamento cirúrgico não está indicado.

## Doença de Freiberg

A doença de Freiberg é uma osteocondrose do segundo ou menos comumente da cabeça do terceiro, notada tipicamente em indivíduos saudáveis, freqüentemente atletas, adolescentes do sexo feminino entre 10 e 18 anos de idade. Isto pode ocorrer bilateralmente. Tipicamente o paciente tem dor vaga, edema e perda da mobilidade articular metatarsofalangiana, relacionados com aumento da atividade física. Com o passar do tempo os sintomas podem estar presentes até mesmo em atividades menores como a deambulação.

A exata etiologia da doença de Freiberg é desconhecida. As teorias incluem o trauma agudo, trauma repetitivo e insuficiência vascular. Os achados cirúrgicos incluem sinovite, inflamação, corpos livres ósseos e cartilaginosos e osteófitos. A necrose óssea é com freqüência observada histologicamente. Clinicamente faz diagnóstico diferencial com metatarsalgia e com a fratura de estresse.

Uma radiografia em AP do antepé demonstra um envolvimento variável. Nos estágios iniciais, as radiografias são normais, embora uma cintigrafia possa demonstrar vascularização anormal. Osteopenia pode estar presente. Em estágios mais avançados da doença, a fratura subcondral pode ser evidente com alargamento, esclerose e achatamento da cabeça do metatarso. Colapso, fragmentação, osteófitos, revascularização e reossificação são notados em fases mais tardias. Pode resultar em uma artrose degenerativa.

O tratamento conservador é o mais efetivo nos estágios iniciais. Este tratamento incluiu redução das atividades, modificações do calçado, como solado mais duro e barras metatarsais, imobilização gessada, descarga e uso conscienciouso de corticóides. O retorno à atividade esportiva deve ser gradual. A atividade física plena pode levar anos para ser alcançada.

O tratamento cirúrgico raramente é necessário. Estes procedimentos são: desbridamento, excisão parcial ou total da cabeça do metatarso, artroplastia, excisão da porção proximal da falange proximal, osteotomia metatarsal de encurtamento, substituição e fixação de grandes fragmentos ósseos e osteotomia de realinhamento do colo do metatarso. Embora alguns artigos mostrem sucesso destes procedimentos, não existe um estudo comparativo. O desbridamento articular com ressecção parcial da cabeça tem tido mais sucesso nos casos de menor gravidade.

## Pé Cavo

O pé cavo é uma deformidade caracterizada pela altura excessiva do arco longitudinal medial. Anatomicamente a deformidade é causada por problemas do antepé como flexão plantar do primeiro metatarso, pronação do antepé ou dedo em garra, problemas no mediopé, tais como contratura do fáscia plantar ou flexão plantar da talonavicular ou naviculocuneiforme, e retropé, como calcaneovaro. Além disto, a deformidade do antepé pode causar postura inadequada do retropé durante a carga. Por exemplo, a flexão plantar fixa do primeiro metatarso inverte o calcanhar na presença de uma subtalar flexível, quando em pé.

Etiologias neurológicas do pé cavo incluem: neuropatias hereditárias sensitivas e motoras, como, por exemplo, doenças de Charcot-Marie-Tooth, Dejerine-Sottas e Refsum; anomalias medulares como *spina bifida*, medula ancorada e lipoma medular, e poliomielite. As anomalias medulares freqüentemente levam a acometimento unilateral, enquanto as neuropatias geram deformidades simétricas.

Os pacientes com pé cavo ou cavovaro necessitam ser submetidos a exames físicos completos. O pé deve ser avaliado em repouso e com carga. O antepé, mediopé e retropé são avaliados separadamente. O teste dos blocos de Coleman é útil na diferenciação do calcanhar varo rígido do flexível. Esta diferença é importante porque afeta a extensão do tamanho da cirurgia requerida para corrigir a deformidade.

Incidências em AP e perfil demonstram a anormalidade (Fig. 26.3). Os ângulos talocalcaneano e talo-primeiro metatarso são medidos no perfil. Este segundo ângulo, que normalmente é de 0°, aumenta à medida que a deformidade piora.

O diagnóstico correto das condições do paciente é extremamente importante para iniciar o tratamento adequado. Por exemplo, um pé cavo causado por uma medula ancorada, necessita de uma liberação espinhal antes da correção do pé. Muitos pacientes com pé cavo participam de atividades esportivas recreativas apesar da deformidade em cavovaro. Modificações no sapato podem acomodar os dedos em garra, a pronação do antepé, a metatarsalgia, aumento do arco e varismo do calcâneo. Exercícios de alongamento são úteis e órteses modeladas para tornozelo e pé podem influenciar favoravelmente a prática recreativa nos anos escolares. Infelizmente muitos dos pacientes não retornam aos esportes após artrodese ou osteotomia.

A liberação de partes moles como a fáscia plantar, músculos intrínsecos e fibular longo, assim como a transferência do tibial posterior para o dorso do pé, pode melhorar o pé flexível. O tibial posterior transferido pode, eventualmente, ser enfraquecido pelo processo patológico, limitando o benefício da transferência.

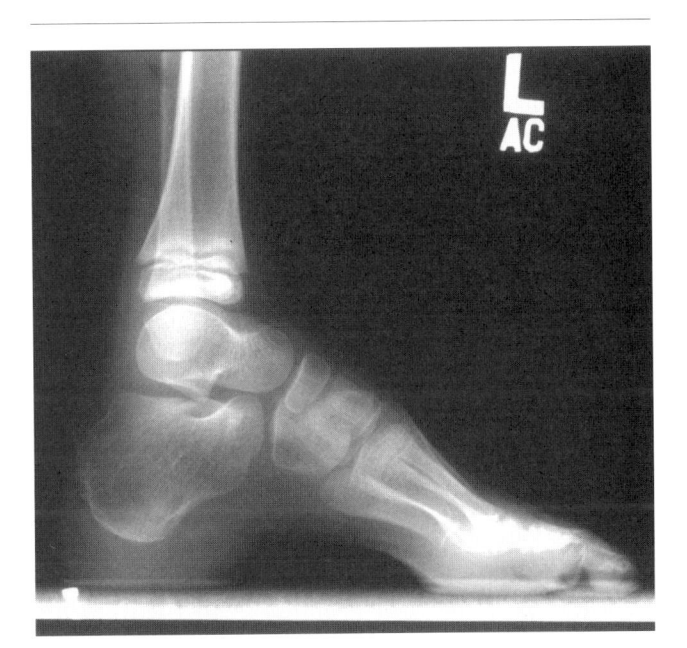

**Fig. 26.3** — O pé cavo tem um arco exagerado, observado na radiografia lateral.

A osteotomia e/ou a artrodese podem ser necessárias para corrigir a deformidade rígida no pé maduro. Comumente empregadas, as osteotomias incluem as de cunha de fechamento dorsais no primeiro metatarso ou, menos freqüentemente, cunhas em todos os metatarsos; osteotomias tarsometatarsais em cunha; osteotomias de deslizamento valgizantes, posterior e/ou laterais do calcâneo. A liberação de partes moles antes da osteotomia ou da artrodese reduz a quantidade de correção óssea necessária. A artrodese deve ser usada apenas para corrigir deformidades graves porque, perdendo mobilidade, a pressão vai ser transferida para as articulações adjacentes e levar a lesões degenerativas tardias.

O desequilíbrio persistente e/ou a progressão do processo patológico podem levar à recidiva da deformidade a despeito da cirurgia ter sido corretamente realizada em fase inicial da doença. A compreensão de que a doença e as deformidades associadas são progressivas e que as necessidades do paciente vão mudando com o passar do tempo, pode reduzir o desapontamento com o resultado em longo prazo.

## Bibliografia Comentada

### Joanetes

Canale PB, Aronsson DD, Lamont RL, et al. The Mitchell procedure for the treatment of adolescent *hallux valgus*: A long-term study. J Bone Joint Surg, 75A:1610-1618, 1993.

Foram examinados 30 pacientes que na adolescência tinham sido submetidos a procedimentos de Mitchell para correção de *hallux valgus*. A média de idade na época da cirurgia era de 15 anos. Os resultados foram excelentes em 19 pés, bons em 16, regulares em seis e ruins em 10. Uma calosidade sob a cabeça do segundo metatarso em 17 pés sugere um aumento da pressão de carga nesta região.

Cuglin MJ, Mann RA. The pathophysiology of the juvenile bunion, in Griffin PP (ed): Instructional Course Lectures XXXVI. Park Ridge, IL, American Academy of Orthopaedic Surgeons, pp. 123-136, 1987.

Os autores fizeram uma revisão da história e do entendimento da fisiopatologia do *hallux valgus* em adolescentes.

Kilmartin TE, Wallace WA. The significance of pes planus in juvenile *hallux valgus*. Foot Ankle, 13;53-56, 1992.

O estudo compara os graus de pé plano no pé normal e no pé com *hallux valgus*. Concluíram não haver diferença significativa no arco de 32 adolescentes de 11 anos de idade com *hallux valgus* comparando com outros tantos da mesma idade sem deformidade angular do primeiro raio (p>0,05). A altura do arco não é relevante no *hallux valgus*. Palmilhas com elevação do arco podem desempenhar um papel paliativo no controle desta condição.

Mann RA. Decision-making in bunion surgery, in Greene WB (ed): Instructional Course Lectures XXXIX. Park Ridge, IL, American Academy of Orthopaedic Surgeons, pp. 3-13, 1990.

É um excelente artigo de revisão sobre o a cirurgia do *hallux valgus* na infância e adolescência.

Peterson HA, Newman SR. Adolescent bunion deformity treated with double osteotomy and longitudinal pin fixation of the first ray. J Pediatr Orthop, 13;80-84, 1993.

Osteotomia dupla com pinagem do primeiro raio foi realizada em 15 pés. Este é um procedimento tecnicamente fácil, levando à excelente correção e estabilidade, com um baixo grau de recidiva. A operação é indicada para deformidades graves e deve ser realizada em adultos.

### Navicular Acessório

Bennet GL, Weiner DS, Leighley B. Surgical treatment of symptomatic tarsal navicular. J Pediatr Orthop, 10;445-449, 1990.

Num estudo retrospectivo de 75 pés com navicular acessório tratados com excisão, os autores encontraram 90% de bons e excelentes resultados sem mudança do trajeto do tendão do tibial anterior.

Macnicol MF, Voutsina S. Surgical treatment of symptomatic accessory navicular. J Bone Joint Surg, 66B;218-226, 1984.

Os autores compararam 26 pacientes tratados com a técnica de Kidner com 21 pacientes cujo navicular acessório foi excisado. Concluíram que a excisão é tão efetiva quanto a técnica de Kidner, proporcionando uma remoção completa da protuberância. Também concluíram que a correção do pé plano deve-se mais ao crescimento e à maturidade do pé do que à aplicação da técnica de Kidner.

### Talo Vertical Congênito

Schrader LF, Gilbert RJ, Skinner SR, et al. Congenital vertical talus: Surgical correction by a one-stage medial approach. Orthopaedics, 13:1233-1236, 1990.

Os autores descrevem sua experiência com 14 pés com tálus vertical congênito operados por acesso medial em um só tempo cirúrgico. Neste procedimento eles liberaram as regiões posterior do tornozelo e medial da articulação subtalar, assim como a cápsula anterior do tornozelo. O tendão-de-aquiles foi alongado. Os resultados foram bons e excelentes em um, bons em 11 e ruins em dois pés.

Wirth T, Schuler P, Griss P. Early surgical treatment for congenital vertical *talus*. Arch Orthop Trauma Surg, 113:248-253, 1994.

Os autores revisaram sua experiência com 13 pés com pé tálus vertical congênito. Excelentes resultados foram relatados em 13 crianças com a operação realizada em um só tempo, que reduziu a subtalar e corrigiu o eqüino do retropé evitando alongamentos e transferências tendinosas. O acompanhamento foi em média de 3,5 anos.

## Doença de Freiberg

Katcherian DA. Treatment of Freiberg's disease. Orthop Clin North Am, 25:69-81, 1994.

Em 15 pacientes foram realizadas osteotomias intra-articulares de cunha dorsal através da metáfise distal com suficiente remoção de osso colocando a porção saudável plantar da cabeça do metatarso em contato com a falange. Os autores relataram que todos os pacientes retornaram à atividade esportiva, embora três deles tivessem um ligeiro desconforto depois de corridas longas. Embora fosse observado um encurtamento de 2,5mm, a técnica restaura a congruência articular.

Smith TW, Stanley D, Rowley DI. Treatment of Freiberg's disease: A new operative technique. J Bone Joint Surg, 73B:129-130, 1991.

Os autores discutem uma osteotomia de encurtamento (4mm) realizada na diáfise do metatarso realizada em 15 pacientes (16 pés) com a colocação de uma placa em "T". A placa foi removida em 12 meses. A dor foi aliviada em 12 meses (média de cinco e sete meses) em 11 pacientes. O edema reduziu em quatro pacientes, a rigidez foi observada em no pós-operatório de sete dos 16 pés. Em quatro pés o hálux não tinha contato com o solo. Resultados foram avaliados como excelentes em cinco e nove ficaram satisfeitos com o resultado.

Sproul J, Klaaren H, Mannarino F. Surgical treatment of Freiberg's infraction in athletes. Am J Sport Med, 21:381-384, 1993.

Os autores revisaram 11 casos de doença de Freiberg em atletas. Todos os pacientes foram submetidos a desbridamento e relataram melhora dos sintomas com retorno de 80% da mobilidade normal. Nove de 10 pacientes retornaram à atividade esportiva.

## Pé Cavo

Alexander IJ, Johnson KA. Assessment and management of pes cavus in Charcot-Marie-Tooth. Clin Orthop 246:273-281, 1989.

Neste artigo os autores revisaram a conduta e a avaliação do pé cavo na doença de Charcot-Marie-Tooth.

Watanabe RS. Metarsal osteotomy for the cavus foot. Clin Orthop, 252:217-230, 1990.

Os autores revisaram sua experiência com 39 pacientes com deformidade em pé cavo tratados por fasciotomia plantar e osteotomia com cunha de encurtamento dorsal proximal em todos os metatarsos. Uma osteotomia em cunha lateral foi necessária para corrigir o varo mediopé ou do antepé. Foram relatados excelentes e bons resultados em 84% dos pacientes.

Wukich DK, Bowen JR. A long-term study of triple arthrodesis for correction of pes cavovarus in Charcot-Marie-Tooth disease. J Pediatr Orthop, 9:433-437, 1989.

Os autores revisaram um seguimento longo (12 anos) de pós-operatório de tríplice artrodese para o pé cavo e varo da doença de Charcot-Marie-Tooth. Evidências radiográficas de artrose foram observadas.

# IV
# Trauma

**Editor**
**Paul D. Sponseller**

# 27
# Fraturas do Fêmur

## Introdução

O ortopedista tem que considerar os prováveis problemas relacionados com cada fratura, em curto e longo prazos. Com a disponibilidade de diversas opções de tratamento, os riscos e benefícios (das diferentes modalidades de tratamento) estão se tornando mais claros. Na atualidade não se admite um único método de tratamento para todos os tipos destas fraturas.

## Fraturas do Quadril

As fraturas do quadril na criança, historicamente, representam menos de 1% de todas as fraturas na infância. Diferente do adulto com osteoporose, as fraturas do quadril no grupo pediátrico estão tipicamente associadas com traumas de alta energia, a menos que apresentem um processo patológico oculto, por exemplo, um cisto ósseo simples ou displasia fibrosa. Fraturas do quadril na população esqueleticamente imatura apresentam seqüelas em torno de 60% destes pacientes. O fêmur proximal apresenta dois centros de ossificação, o da cabeça e o da apófise trocantérica. No nascimento, o suprimento sangüíneo da cabeça femoral vem dos vasos metafisários, cruzando o colo. Estes são derivados das artérias circunflexas medial e lateral. Com o desenvolvimento da fise os vasos metafisários param de penetrar de forma significante na cabeça femoral.

Em torno dos quatro anos de idade, a contribuição destes vasos no suprimento sangüíneo da cabeça femoral é quase nula. Nesta época, o sistema retinacular póstero-superior e póstero-inferior fornece o maior suprimento sangüíneo à cabeça femoral. A anatomia da fise e o suprimento sangüíneo do fêmur proximal explicam a alta incidência de problemas que ocorrem nas fraturas do quadril na criança.

A classificação de Delbet, relatada por Colonna em 1929, ainda é útil. A fratura tipo I é uma separação transepifisária com ou sem desvio da cabeça femoral em relação ao acetábulo. A fratura tipo II é uma fratura transcervical. A fratura tipo III é uma fratura cervicotrocantérica. O tipo IV é uma fratura no nível intertrocantérico (Fig. 27.1).

As fraturas do tipo I são menos comuns e tendem a ocorrer em idades menores em comparação com as fraturas dos tipos II, III e IV. Quase metade das fraturas transepifisárias apresenta desvio da epífise femoral. Com o desvio, a taxa de osteonecrose aproxima-se de 100%. Em relação a todas as fraturas do colo do fêmur em crianças, o desvio inicial parece afetar mais diretamente o risco da osteonecrose. O tratamento das fraturas tipo I, com desvio parcial, deve consistir em tentativa de redução fechada utilizando tração longitudinal, abdução e rotação interna, seguida de fixação com pino. Nos pacientes com

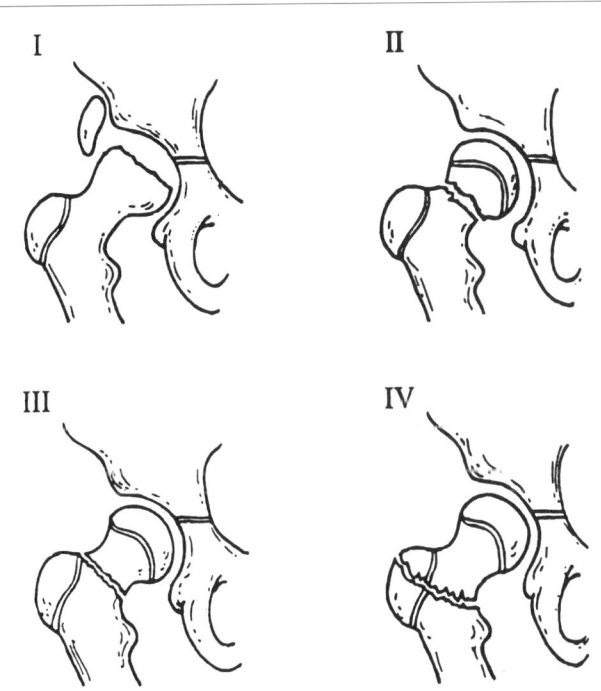

**Fig. 27.1** — A classificação de Delbet para as fraturas do colo de fêmur em crianças:
Tipo I: fratura transepifisária com ou sem deslocamento da cabeça em relação ao acetábulo
Tipo II: fratura transcervical
Tipo III: fratura cervicotrocantérica
Tipo IV: fratura intertrocantérica
(Reproduzido com a permissão de Hughes LO, Beaty JH: Fractures of the head and neck of the femur in children J. Bone Joint Surg 76A:283-292, 1994.)

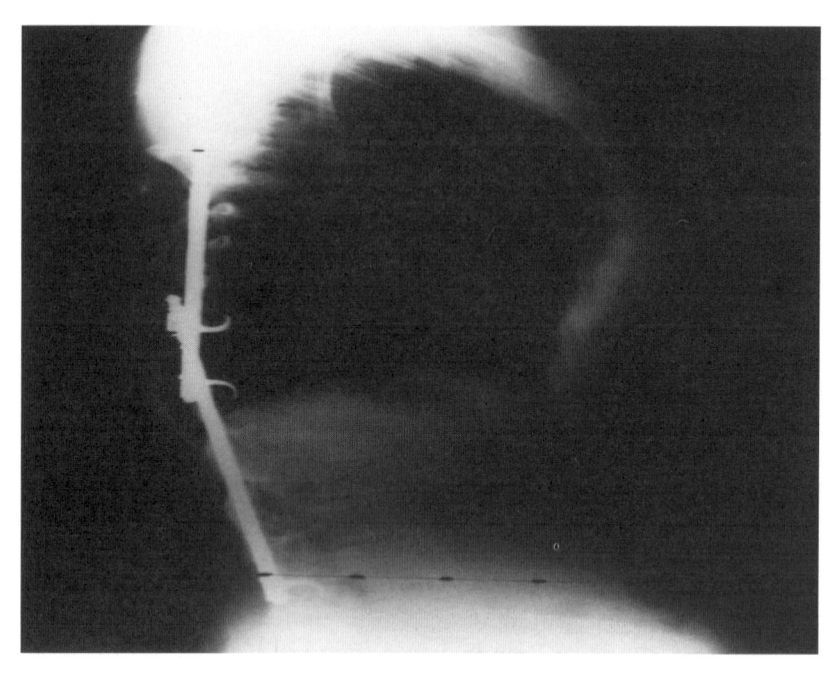

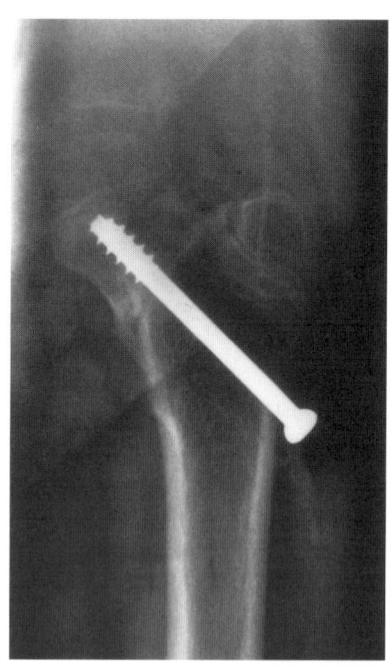

**Fig. 27.2** — **Esquerda,** radiografia mostrando fratura do tipo III do colo do fêmur. **Direita,** esta fratura foi manipulada com tração e abdução na mesa ortopédica e fixada de forma percutânea, com parafuso de 4mm. O paciente foi imobilizado em gesso com o quadril e joelhos em extensão. Existe uma translação medial residual do fragmento proximal que poderá levar ao desvio em varo. Este paciente consolidou sem problemas.

---

idade menor do que dois anos, a redução pode ser relativamente estável. O tratamento com aparelho gessado pode ser usado nesta idade. Persistindo alguma dúvida sobre estabilidade, a fixação interna deve ser usada e, se a redução fechada foi um insucesso, a redução cruenta será necessária. Nas fraturas com desvio posterior da cabeça femoral, a abordagem posterior deve ser utilizada; ao contrário, se o desvio é anterior, as abordagens anterior ou anterolateral estão indicadas. A tomografia computadorizada pode ser útil na localização da cabeça femoral deslocada.

Na fratura tipo I, a fixação pode ser realizada tanto com pinos lisos como por parafusos que, necessariamente, devem cruzar a fise. Na criança pequena pinos lisos cruzando a fise devem ser usados, seguidos de aparelho gessado. Alguns autores têm advogado a utilização de pinos rosqueados ou parafusos em crianças maiores de nove anos de idade. Entretanto, idade cronológica e maturidade esquelética nem sempre estão correlacionadas.

A epífise capital femoral contribui com aproximadamente 15% do crescimento total da extremidade. Obviamente, o fechamento prematuro da fise numa criança maior, perto da maturidade esquelética, é menos significante do que numa criança pequena. A maturidade esquelética e o sexo (mulheres normalmente completam o crescimento esquelético mais cedo do que os homens) devem ser considerados para a utilização de pinos lisos, em vez dos rosqueados.

Epifisiolistese femoral proximal pode ocorrer no recém-nascido. Neste grupo etário a separação da epífise da cabeça femoral segue-se tipicamente aos partos de apresentação pélvica e apresentam clinicamente quadro de pseudoparalisia do membro inferior. O diagnóstico diferencial inclui infecção e luxação congênita do quadril. A aspiração do quadril e a artrografia são benéficas nestes casos. No diagnóstico precoce, a tração cutânea deve ser usada para restaurar o alinhamento. Se diagnosticada após a visualização radiográfica da formação do calo ósseo, parte-se direto para a imobilização simples. A redução aberta não está indicada nestes traumas. Estas separações epifisárias no recém-nascido tendem a remodelação se a fise não fechar prematuramente, assim sendo, a observação após a consolidação é recomendada.

As fraturas tipo II, transcervicais, são as mais comuns no colo do fêmur das crianças. Muitas estão desviadas e a osteonecrose ocorre em aproximadamente 50% dos casos. Fraturas que apresentam desvio têm maior risco de osteonecrose do que as que não o apresentam.

As tipo III, cervicotrocantéricas, são as segundas mais comuns fraturas do colo do fêmur em crianças. Osteonecrose ocorre em aproximadamente 25%. Também o desvio da fratura aumenta o risco daquela seqüela. O tratamento dos tipos II e III está direcionado para a obtenção da redução anatômica, tanto por redução fechada como aberta. Se a redução aberta é necessária, a capsulotomia deve ser feita anteriormente, em virtude do suprimento sangüíneo da parte proximal do fêmur. Se possível, a fixação interna deve parar antes da fise, entretanto, algumas vezes, é necessário cruzá-la para obter estabilidade. Se a fise puder ser evitada, a fixação com parafuso é desejável. Parafusos canulados de 4 ou 4,5mm de diâmetro freqüentemente são usados em crianças pequenas e os canulados de 6,5 a 7mm para crianças maiores ou adolescentes.

Após a redução e a fixação interna, o aparelho gessado é em geral utilizado nos pacientes que ainda não chegaram à adolescência. Nos pacientes pequenos, o menor diâmetro do colo femoral limita o tamanho e o número de parafusos a serem aplicados (Fig. 27.2). As fraturas dos tipos II e III, sem desvio, podem ser tratadas com imobilização gessada apenas. Se este método for o escolhido, o estrito seguimento é obrigatório para controlar a possível perda da redução, que produzirá coxa vara. Geralmente, a fixação interna é recomendada na maioria destas fraturas não desviadas para diminuir o risco de desvio e a conseqüente coxa vara.

As fraturas tipo IV, intertrocantéricas, apresentam menor incidência de seqüelas do que as outras fraturas do colo do fêmur. Estas podem ser tratadas com tração, seguidas de aparelho gessado com a perna em abdução. Se a redução não puder ser obtida por método fechado, a redução aberta e a fixação interna devem ser usadas para prevenir deformidade em varo. Nas crianças maiores do que oito anos e em pacientes politraumatizados a intervenção cirúrgica deve ser considerada de início. Parafusos e placa combinados estão disponíveis em tamanhos pediátricos e a fixação com parafuso deve parar antes da fise, se possível.

## Complicações das Fraturas do Colo do Fêmur

A osteonecrose permanece como a complicação mais séria que se segue às fraturas do colo do fêmur em crianças. As fraturas do tipo I e II, bem como a idade (maior do que 10 anos), estão associadas com o aumento do risco da osteonecrose. A drenagem ou a aspiração do hematoma são recomendadas por alguns autores, entretanto parecem não afetar a taxa de osteonecrose. A efetividade da drenagem do hematoma não está provada. Na literatura o fator mais relacionado com a osteonecrose é o desvio inicial da fratura.

Ratliff descreveu três modelos de osteonecrose seguindo-se às fraturas do colo do fêmur em crianças. Osteonecrose do tipo I envolve todo o fragmento proximal. Este grupo é o mais comum e o mais grave, pois apresenta o pior prognóstico. Pensa-se que a osteonecrose do tipo I esteja relacionada com a lesão de todos os vasos epifisários laterais. A osteonecrose do tipo II acomete apenas uma porção da cabeça femoral, o que se explica em decorrência da localização da lesão dos vasos epifisários laterais no nível da face anterolateral da cabeça femoral. A tipo III envolve o colo do fêmur até a fise, poupando a cabeça, e está associada com a lesão dos vasos metafisários. Embora raro, o prognóstico tardio para o tipo III pode ser melhor em alguns casos comparando-os com o grupo que apresenta necrose completa da cabeça femoral. O tratamento das osteonecroses subseqüentes às fraturas do colo está direcionado para a redução e manutenção da mobilidade. Isto é devido à falta de alternativas de tratamento para melhorar ou alterar a história natural deste processo. Osteotomia para rodar uma porção não envolvida, ou menos deformada da cabeça femoral, para a posição de apoio, pode melhorar a congruência e os sintomas em alguns pacientes. Tem-se dúvidas que a utilização de enxerto ósseo vascularizado no tratamento da osteonecrose decorrente de fratura do quadril, em crianças com imaturidade esquelética, apresente bom resultado. Como seqüelas destas fraturas também ocorrem coxa vara, fechamento fisário prematuro e pseudartrose. A coxa vara pode ser devida à pseudartrose ou ao fechamento prematuro da fise, com crescimento relativo do trocanter maior. A prevalência da coxa vara na literatura gira em torno de 20%. A fixação interna diminui a probabilidade do varo decorrente de pseudartrose se a redução anatômica for obtida. Quando o quadril apresenta o ângulo cervicodiafisário menor do que 110° é pouco provável que vá se corrigir com o crescimento. A osteotomia valgizante subtrocantérica é útil nos casos em que as deformidades não melhoram com o crescimento. O fechamento prematuro da fise ocorre até quando a fixação interna não a cruza e está freqüentemente relacionado com a osteonecrose. Foram relatados trabalhos com diminuição do número de pacientes com fechamento fisário quando é evitada a transposição da fise por parafusos ou pinos. Pseudartrose ocorre em torno de 4% a 7% dos pacientes. O risco da pseudartrose parece estar relacionado com a falta de obtenção ou com a manutenção de uma redução anatômica. A osteotomia valgizante é recomendada na pseudartrose por criar forças de compressão no nível do foco da fratura. A condrólise também é relatada e, nestes casos, é acompanhada de osteonecrose.

## Fraturas Subtrocantéricas do Fêmur

As fraturas subtrocantéricas do fêmur na criança menor são aquelas que ocorrem a 1 ou 2cm distais ao trocanter menor. Nestas fraturas, o fragmento proximal está em flexão, abdução e rotação externa, e se a tração ou o aparelho gessado para imobilizar for usado o fragmento distal deve ser colocado nesta posição, confrontando-se com o proximal. Estas fraturas podem ser muito difíceis de manipular pelos métodos fechados, por isto, não é incomum a utilização do tratamento cirúrgico. As linhas gerais e os princípios do tratamento são os mesmos que serão discutidos para o tratamento das fraturas da diáfise do fêmur.

## Fraturas da Diáfise do Fêmur

As fraturas da diáfise do fêmur são comuns e podem acometer crianças nas mais diversas formas. A situação clínica pode variar, desde uma queda até um trauma de alta energia, como num acidente automobilístico. Nas crianças com idade menor do que um ano, aproximadamente 70% das fraturas do fêmur são relacionadas com o espancamento. Independentemente do tipo de tratamento instituído, bons resultados são obtidos. Os métodos de tratamento têm incluído tração seguida de aparelho gessado, aparelho gessado imediato, fixação externa, hastes flexíveis intramedulares, hastes bloqueadas e fixação com placa de compressão. Todas estas modalidades têm utilidade no tratamento das fraturas dos pacientes com imaturidade esquelética. A escolha do tratamento depende de inúmeros fatores: idade, mecanismo do trauma, fraturas expostas ou fechadas, fratura da tíbia ipsilateral, lesão neurovascular, trauma craniano, politraumatismo, fratura patológica e condição social. Todos são componentes do processo decisório.

O tratamento utilizando tração, seguido de aparelho gessado, tem sido um método confiável e tradicional. O paciente é colocado em tração por duas a quatro semanas até ocorrer a consolidação primária, após isto o aparelho gessado é aplicado. Permite-se cavalgamento em torno de 1 a 1,5cm em decorrência do sobrecrescimento femoral. Bons resultados no tratamento com tração seguida de aparelho gessado podem ser esperados nas crianças com idade menor do que 10 anos. Nas crianças pequenas que pesam menos de 15kg a tração é usada. Com a tração de Bryant aumenta o potencial de comprometimento neurovascular e, assim, uma variante, a tração de Russell, tem se tornado bastante popular. Nas crianças maiores, a tração esquelética na posição 90-90 é um método efetivo de tratamento. O quadril e os joelhos são fletidos em 90°. O local preferido para a colocação do fio é a parte distal do fêmur, que evita a transmissão das forças de tração através do joelho. A colocação do pino na tíbia proximal cria o risco de lesar a fise proximal da tíbia, junto à tuberosidade anterior, acarretando distúrbios de crescimento. Subluxação e luxação do joelho foram descritas e relacionadas com a tração na tíbia proximal, em pacientes com imaturidade esquelética.

Aparelho gessado imediato no dia da fratura ou nos primeiros dias tem se tornado um método popular de tratamento, por algumas razões. Primeiro, obviamente, pela falta de necessidade de uma tração prolongada o tempo de permanência hospitalar é minimizado e o paciente pode ir para casa. Além de ser um método muito efetivo de tratamento, a aplicação imediata de aparelho gessado promove uma significante economia em comparação com a longa permanência do paciente em regime hospitalar submetendo-se à tração.

A preocupação com a aplicação do aparelho gessado imediato está relacionada à habilidade em se manter o alinhamento adequado. A perda aceitável do alinhamento dentro do gesso deve ser menor do que 10° em varo ou valgo, 10° de *recurvatum* e 20° de *antecurvatum*. O gesso deve ter a sua face lateral modelada, no sentido de minimizar a tendência que a fratura apresenta de angular-se em varo. O encurtamento permitido é de 1 a 1,5cm em decorrência do sobrecrescimento femoral. Na criança de dois a 10 anos de idade, a média de sobrecrescimento é de 1cm. Também ocorre um leve sobrecrescimento de 0,2 a 0,5cm na tíbia ipsilateral. A quantidade de encurtamento no gesso não pode exceder os 2 e 3,5cm no seguimento radiográfico. Nem todos os pacientes são candidatos ao tratamento com aparelho gessado imediato, os pacientes politraumatizados são de difícil manipulação e cuidado, se imobilizados em aparelho gessado. A espasticidade das extremidades decorrente de trauma cerebral complica o controle e a manutenção do alinhamento dos fragmentos fraturados. Algumas crianças entre seis e 10 anos de idade são grandes o suficiente, a ponto de dificultarem o seu transporte e o cuidado pelos familiares. O joelho instável (*floating knee*) é a situação clínica na qual a fixação rígida da fratura simplifica o tratamento e melhora o resultado.

Alguns pacientes desenvolvem excessivo encurtamento dentro do gesso. Estes necessitam, então, da remoção do aparelho gessado com seu subseqüente tratamento mediante tração, fixador externo ou outro meio de estabilização cirúrgica. Os pacientes com fraturas secundárias a traumas de alta energia são candidatos a encurtamentos maiores devido à maior lesão das partes moles adjacentes e do periósteo, pois estas grandes lesões dos tecidos moles adjacentes comprometem a estabilidade. Este importante conceito ilustra a necessidade de radiografias semanais durante as primeiras três semanas para monitorar o paciente em relação a uma angulação excessiva ou encurtamento. Embora a aplicação imediata de gesso e a tração possam promover bons resultados em muitas dessas fraturas, existem alguns casos com indicação cirúrgica. Pacientes entre as idades de 10 e 12 anos, assim como adolescentes são em geral mais bem tratados de forma cirúrgica. Nos grupos etários maiores, tração e aplicação de gesso não são exeqüíveis. Crianças menores do que 10 anos podem necessitar de intervenção cirúrgica quando apresentarem lesões múltiplas, traumas cerebrais, fraturas expostas, lesão neurovascular, fraturas da tíbia ipsilateral e cavalgamento excessivo dos fragmentos ósseos.

A fixação externa das fraturas do fêmur nas crianças tem sido muito útil. Ela pode ser aplicada com relativa facilidade, com o mínimo de perda sangüínea, requer freqüentemente apenas dois pinos acima e dois abaixo do traço da fratura, a menos que o tempo de consolidação seja mais prolongado em virtude de cominuição grave ou fratura exposta grave (Fig. 27.3). Nestes casos, o correto será usar três pinos em cada lado do foco de fratura. Os fragmentos ósseos podem ser posicionados no comprimento ou cavalgados entre 1 e 1,5cm, dependendo da idade do paciente e da preferência do cirurgião.

O apoio progressivo é encorajado após o calo se tornar visível. Dependendo do ambiente familiar e escolar, algumas dessas crianças podem retornar à escola e também são liberadas para tomar banho. Mas, como em qualquer tratamento, existem desvantagens na fixação externa. O cuidado com o pino é necessário e a inflamação no seu trajeto e a infecção podem ocorrer em torno de 10% dos casos. Os pinos através da face lateral da coxa e dos tecidos moles tendem a limitar a mobilidade do joelho; alguns pacientes, excepcionalmente, apresentam mobilidade completa do joelho usando o fixador externo, enquanto outros mostram uma limitação insignificante do movimento. Uma vez retirado o aparelho os pacientes tendem a recuperar a mobilidade do joelho em até seis semanas. Ocasionalmente, alguns pacientes necessitam de manipulação suave quando o fixador externo é removido e a limitação do movimento do joelho é grande.

A média de duração da fixação externa é de 10 a 12 semanas com a formação de excelente calo ósseo podendo ser visível aos raios X. Recomenda-se que o paciente faça apoio completo do membro antes da retirada do aparelho. Se possível, a rigidez do aparelho deve ser diminuída ou o aparelho deve ser "dinamizado" para que a consolidação da fratura continue. Em virtude de uma pequena incidência de refratura após a retirada do fixador externo, dependendo do calo ósseo visível, a aplicação de aparelho gessado pode ser considerada.

A fixação intramedular tem obtido sucesso na população adulta e está sendo estendida aos adolescentes e crianças maiores. A haste bloqueada é mais útil naqueles pacientes a partir dos 12 anos de idade; embora a fixação intramedular tenha sido usada em crianças menores que 10 anos, existindo complicações potenciais. Teoricamente, num paciente muito pequeno pode ocorrer perda ou parada do crescimento do trocanter maior, com subseqüente coxa valga. Por sorte, isto não é visto como um problema na criança maior de 10 anos de idade. Outra potencial complicação é a osteonecrose da cabeça femoral, o que tem sido mostrado no grupo dos adolescentes. A introdução do material através da fossa piriforme pode lesar os vasos localizados na base do colo. Os fios intramedulares flexíveis ou elásticos estão ganhando aceitação para o tratamento das fraturas do fêmur na criança, em função da ocorrência de osteonecrose da cabeça femoral na fixação das crianças maiores. O uso dos fios de Rush ou Ender requer habilidade e planejamento. Para obtenção da estabilidade rotacional, o canal tem que ser travado com múltiplos fios ou a combinação de pregos em forma de "C" ou "S". Alternativamente, dois pinos em forma de "C" podem ser inseridos a partir dos portais medial e lateral, proximais à fise distal e em direção retrógrada. Imobilização gessada pode ser necessária em algumas fraturas se a estabilidade adequada não for obtida. Este tipo de

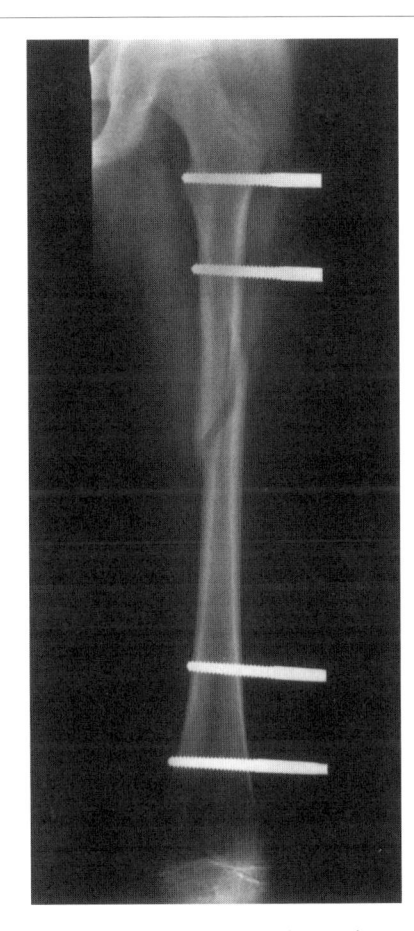

Fig. 27.3 — Fratura diafisária do fêmur tratada com fixação externa.

fixação não está indicado em fratura com grande cominuição e em lesão onde ocorreu perda óssea (Fig. 27.4).

Outra opção para o tratamento de fratura do fêmur na criança é a placa de compressão. A regra primária é que exista no paciente com politraumatismo ou trauma craniano a necessidade de facilitar o atendimento da enfermagem e a reabilitação. Placas e parafusos de 4,5mm devem ser usados. Se existe qualquer evidência de cominuição medial no local da fratura, o paciente deve ser orientado a não apoiar, pois poderá causar ruptura da placa. A placa pode quebrar mesmo após a sexta semana de pós-operatório e existe também o risco de fratura através do orifício do parafuso após a sua remoção. Séries publicadas de fraturas de fêmur tratadas cirurgicamente mostraram que a discrepância de comprimento do membro não foi problema para a maioria dos pacientes. Muitos pacientes tinham menos que 0,5 a 1,0cm de diferença entre os membros. Entretanto, estes relatos apresentam um pequeno número de pacientes com uma diferença significante de 2,5cm ou mais. Infelizmente, não existem meios de predizer quais indivíduos terão uma alteração de crescimento significante. Um pequeno número de pacientes tem apresentado um aparente aumento da sua discrepância resultante de um sobrecrescimento que ocorreu após a remoção da haste intramedular.

Quando se trata a fratura do fêmur na criança, o crescimento do membro inferior deve ser acompanhado após a consolidação, refletindo o tratamento utilizado. Aproximadamente 78% dos sobrecrescimentos ocorrem nos primeiros 18 meses, e em torno dos 42 meses após a fratura consolidar 85% de todos os pacientes já alcançaram a sua discrepância máxima. Em função disto, está claro que estes pacientes necessitam de um controle periódico para determinar se a discrepância do membro inferior vai se tornar ou não um problema clínico.

Resumindo: para as fraturas diafisárias, o aparelho gessado imediato é o tratamento de escolha em crianças com idade até seis anos. Se a fratura é decorrente de acidente de alta energia e requer alguns dias de observação, a tração cutânea do tipo Russell pode ser usada até a colocação do aparelho gessado. Encurtamento femoral excessivo no gesso (maior do que 2 e até 2,5cm) pode ser corrigido fazendo-se a retirada do aparelho gessado e colocando-se tração ou fixação externa. Pacientes com outros aspectos clínicos, como politraumatismos, fraturas expostas, trauma cerebral com espasticidade e joelho instável, podem freqüentemente ser mais bem tratados com fixação externa. Crianças de seis a 10 anos de idade têm mais opções de tratamento. Aparelho gessado imediato também pode ser utilizado neste grupo. O excessivo encurtamento pode ser controlado trocando por outro tipo de tratamento. As con-

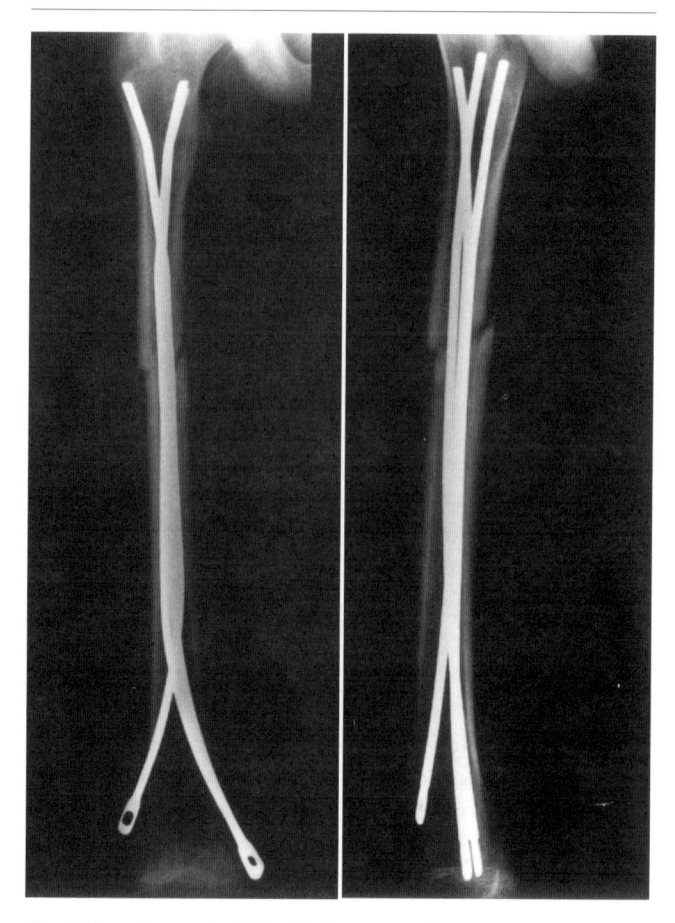

**Fig. 27.4** — Fratura da diáfise do fêmur, tratada com pinos intramedulares flexíveis retrógrados que são vistos nas radiografias anteroposterior (**esquerda**) e perfil (**direita**). O local de entrada dos pinos no osso é acima da fise.

siderações a respeito do tamanho do paciente e da habilidade familiar em cuidar da criança com gesso são importantes. Estes fatores associados com politrauma, trauma cranioencefálico, fraturas expostas e joelho com instabilidade são razões que levam a considerar outras modalidades de tratamento. A fixação externa e intramedular flexível e placas por compressão são excelentes opções. Em geral, neste grupo etário, a fixação intramedular não está indicada porque a fossa piriforme é pequena e é possível a lesão dos vasos no nível da base do colo femoral, podendo resultar em osteonecrose da cabeça. Adolescentes com 10 anos de idade ou mais são mais bem, tratados com fixação externa, fixação intramedular flexível, placas de compressão ou haste bloqueada. Em geral, a placa de compressão não é bem aceita na população adolescente, quando então a haste bloqueada é apropriada. A preocupação relacionada com a osteonecrose, em função do uso de hastes, especialmente em crianças de 12 anos de idade ou menores, deve estar sempre presente. Com a possibilidade da ocorrência de osteonecrose, mesmo no adolescente jovem, o cuidado deve ser tomado com o local de entrada, na região da fossa piriforme.

## Fratura Supracondiliana do Fêmur

Fratura supracondiliana do fêmur são as que ocorrem acima do nível da origem dos gastrocnêmios. Tipicamente, produzem hiperextensão do fragmento distal com angulação de vértice posterior entre os dois fragmentos.

A obtenção e a manutenção do alinhamento através do método da redução fechada (aparelho gessado ou tração) pode ser difícil, sendo necessária a flexão do joelho para reduzir a tensão dos gastrocnêmios. O fragmento proximal pode estar encarcerado no quadríceps. A quantidade de angulação aceita dentro do gesso deve ser menor do que 10° de varo ou valgo, 10° de *recurvatum* e 20° de *antecurvatum*.

Se uma redução satisfatória for ser mantida, a opção de tratamento inclui a transfixação óssea com pino e a sua fixação no aparelho gessado, redução aberta e fixação com placa angulada, combinação de placa e parafusos, inclusive com placa de compressão. A fixação externa neste nível não é a ideal. A perda da mobilidade do joelho decorrente da passagem dos pinos na banda iliotibial distal pode exacerbar o desenvolvimento de aderências ao nível do quadríceps (aparelho extensor). A artrite secundária à penetração inadvertida da cápsula por pinos colocados na parte distal do fêmur é outro problema da fixação externa a este nível (Fig. 27.5).

## Fraturas que Comprometem a Fise Femoral Distal

Essas fraturas freqüentemente ocorrem por forças de hiperextensão. Distúrbios angulares no crescimento são seqüelas comuns destes traumas, ocorrendo em até 30% dos pacientes. Como o periósteo é espesso, uma grande força é necessária para produzir estes tipos de fraturas na criança e no adolescente. Isto pode explicar a correlação do esporte com as fraturas/descolamentos no nível da fise distal do fêmur na adolescência. Fraturas da epífise distal do fêmur relacionadas com os partos pélvicos podem ser tratadas com tração cutânea ou imobilização gessada imediata. Se a discrepância de comprimento ou a deformidade angular acontecer, a tendência nesta idade é de bom prognóstico, no entanto em alguns pacientes pode se desen-

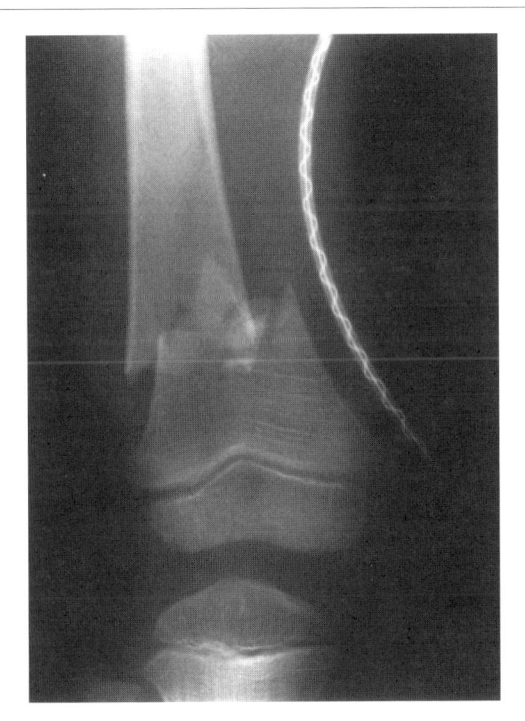

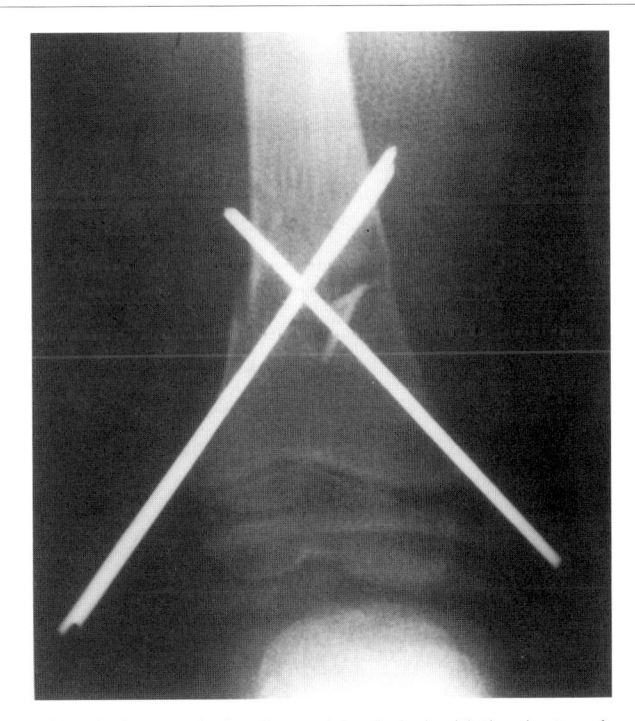

**Fig. 27.5** — **Esquerda:** radiografia anteroposterior de fratura supracondilar do fêmur. **Direita:** fratura é instável, de difícil redução e fixação por métodos fechados. Pinos cruzados foram utilizados e gesso foi aplicado. Fixação com placa pode ser utilizada, mas provavelmente requererá aparelho gessado porque existe pouco espaço para a colocação de parafusos no fragmento distal, acima da fise. A desvantagem da fixação externa aqui se deve à restrição do movimento do joelho em função da penetração dos pinos pela banda iliotibial distal e, também, pelo potencial de infecção intra-articular secundária à penetração do pino dentro da cápsula articular.

volver uma deformidade grave. Na infância e adolescência a classificação de Salter-Harris é a mais utilizada. Lesões sem desvio podem ser manuseadas com gesso bem modelado inguinopodálico ou uma tala com o joelho levemente fletido. O posicionamento do joelho em extrema flexão para permitir a manutenção da fratura deve ser evitado em função do risco de comprometimento neurovascular. Lesões com desvio, dos tipos I e II de Salter-Harris, requerem redução (Fig. 27.6). Para obter a redução, a tração manual longitudinal seguida de suave correção da deformidade angular e de translação se faz necessária. A adequada sedação ou anestesia é indicada porque a força efetuada no momento da manipulação pode produzir dano à fise. A fixação percutânea com fios lisos através da fise é normalmente usada para ajudar a manter a redução. Se o fragmento metafisário é maior do que 2,5cm, a fixação com pinos ou parafusos através deste fragmento pode ser usada, evitando-se a fise. Em função destas formas de fixação interna não serem rígidas, a imobilização gessada é necessária. Dependendo da idade do paciente e do tipo de fratura, um calo suficiente pode ser visualizado nas radiografias, em torno de quatro ou seis semanas após o trauma.

Quando colocados pinos lisos da epífise para a metáfise deve-se ter em mente o risco de seu posicionamento intra-articular. O ponto de entrada do pino deve ser proximal à epífise, num plano levemente posterior ao ponto médio do côndilo femoral. Os pinos podem cruzar a fise até a metáfise e transfixar a cortical oposta. Os desvios dos tipos III e IV requerem a redução anatômica (aberta, se necessário) e fixação. Pinos ou parafusos podem ser usados. A fixação com parafuso pode ser feita entre as duas regiões epifisárias ou entre o fragmento metafisário e a própria metáfise do fêmur. A fixação com fio rosqueado deve ser evitada transfixando a fise, e o aparelho gessado pode ser necessário. A recuperação dos movimentos do joelho inicia-se entre a quarta e a sexta semanas.

## Complicações das Fraturas que Comprometem a Fise Distal do Fêmur

A deformidade angular e a discrepância de crescimento são as maiores preocupações que se seguem às fraturas da fise distal do fêmur. Estas fraturas devem ser alinhadas sem deformidade angular residual porque a correção da deformidade angular durante o crescimento não é um fenômeno confiável na criança e nos adolescentes portadores destas fraturas. A discrepância de crescimento pode ser significante e é decorrente da formação de barra fisária. A parada de crescimento não está intimamente relacionada com a classificação de Salter-Harris e sim com a gravidade

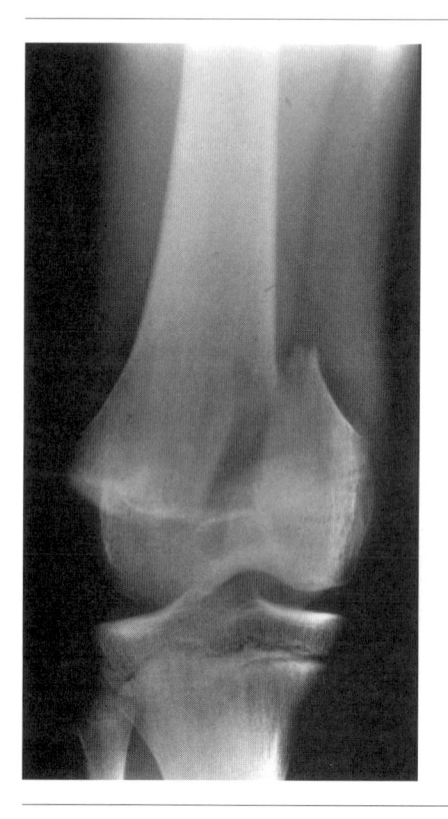

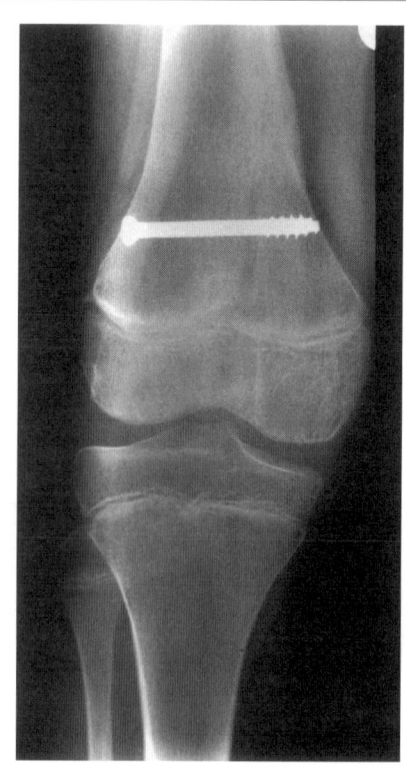

**Fig. 27.6** — **Esquerda**: fratura distal do fêmur, tipo II de Salter-Harris. **Direita**: a fratura não pode ser reduzida por manipulação fechada. A face lateral mantém o desvio com uma abertura entre a epífise e a metáfise. A abordagem lateral do terço distal do fêmur permite a remoção do tecido mole interposto e a fratura fica perfeitamente reduzida. Fixada com parafuso de lateral para medial seguida da utilização de aparelho gessado. O emprego de mais de um parafuso pode ser necessário. Os parafusos também podem ser colocados a partir da face medial.

da lesão e do grau do desvio inicial. Os pacientes requerem estrita observação quanto ao desenvolvimento de barra fisária e à parada de crescimento. Radiografias com seis meses a um ano após a consolidação podem alertar o médico para os problemas fisários. Se não existirem evidências da parada de crescimento ou deformidade angular após o primeiro ano, o paciente deve ser seguido anualmente com exame clínico até a maturidade esquelética. Processos reconstrutivos, como ressecção da barra, epifisiodese contralateral, alongamento ou correção da deformidade angular por osteotomia, poderão ser necessários em alguns pacientes.

## Bibliografia Comentada

### Fraturas do Quadril

Canale ST. Fractures of the hip in children and adolescents. Orthop Clin North America, 21:341-352, 1990.

O autor discute os tipos de fraturas, suas complicações e recomenda os tipos de tratamento. Apresenta uma série recente de fraturas do fêmur nesta faixa etária. Comparações entre duas séries de fraturas do quadril mostram diferentes resultados e complicações fornecendo dados para a indicação do tratamento cirúrgico destas lesões.

Forlin E, Guille JT, Kumar SJ, et al. Transepiphyseal fractures of the neck of the femur in very young children. J Pediatr Orthop, 12:164-168, 1992.

Os autores discutem os resultados do tratamento incruento das fraturas de colo do fêmur com desvio em crianças de oito a 26 meses de idade. Em dois pacientes com a fise femoral proximal aberta após a cura, a deformidade em varo do colo corrigiu-se espontaneamente. Dois pacientes apresentaram fechamento precoce da sua fise e necessitaram de osteotomia valgizante mais tarde. Nenhum paciente desenvolveu osteonecrose.

Forlin E, Guille JT, Kumar SJ, et al. Complications associated with fracture of the neck of the femur in children.J Pediatr Orthop, 12:503 509, 1992.

Os autores reviram 16 pacientes com fraturas do colo do fêmur desviadas e suas complicações. Como esperado, osteonecrose, pseudartrose e condrólise estão associadas com maus resultados. Mesmo com osteotomia, o curso clínico apresentado na necrose completa da cabeça femoral permanece com resultado ruim.

Hughes LO, Beaty JH. Fractures of the head and neck of the femur in children. J Bone Joint Surg, 76A:283-292, 1994.

Os autores deste artigo revisaram a literatura sobre a fratura do quadril nas crianças. Tipos de fratura, complicações e formas de tratamento são discutidos. Esta é uma excelente revisão destas fraturas e linhas de tratamentos específicos para cada tipo, segundo a classificação de Delbet.

### Fraturas da Diáfise Femoral

Aronson J, Tursky EA. External fixation of femur fractures in children. J Pediatr Orthop,12:157-163, 1992.

Quarenta e quatro fraturas do fêmur são tratadas por fixação externa. Fixação externa foi usada tanto em politraumatizado com em fraturas simples. Os pacientes foram encorajados ao apoio progressivo e a consolidação completa da fratura deve ser visível antes da remoção do fixador para evitar refratura. O tempo de uso de fixador externo foi em média de 10 a 12 semanas.

Beaty JH, Austin SM, Warner WC, et al. Interlocking intramedullar nailing of femoral-shaft fractures in adolescents: Preliminary results and complications. J Pediatr Orthop, 14:178-183, 1994.

Trinta e uma fraturas foram tratadas em pacientes de 10 a 15 anos de idade. Todas consolidaram. Um paciente de 11 anos de idade desenvolveu osteonecrose segmentar. A média de sobrecrescimento foi de 0,51cm. Entretanto, dois pacientes sem outras lesões tiveram sobrecrescimento de 2,5 e 3,2cm. Um desses dois pacientes teve o aumento do crescimento femoral após a remoção da haste.

Heinrich SD, Drvaric D, Darr K, et al. Stabilization of pediatric diaphyseal femur fractures with flexible intramedullary nails (a technique paper). J Orthop Trauma, 6:452-459, 1992.

Discutem o tamanho da haste, bem como a técnica cirúrgica e a localização indicada. O método cirúrgico descrito é muito útil e confiável na orientação da colocação da haste. Mostram também os resultados.

Heinrich SD, Drvaric, Darr K, et al. The operative stabilization of pediatric diaphyseal femur fractures with flexible intramedullary nails: A prospective analysis. J Pediatr Orthop, 14:501-507, 1994.

Os autores nestas séries examinam os resultados de 73 fraturas tratadas com hastes flexíveis. Nas 50 fraturas com mais de 12 meses de seguimento, 88% apresentaram o alinhamento normal no plano frontal e 94% no plano sagital. A rotação foi simétrica em 94% dos casos. Quatro pacientes do estudo foram reoperados, um por refratura após a retirada do material de síntese, outro por deformidade em valgo e os dois restantes por fratura após a migração do pino. Os autores apresentam claramente as indicações do tratamento cirúrgico.

Irani RN, Nicholson JT, Chung SM. Long-term results in the treatment of femoral-shaft fractures in young children by imediate spica immobilization. J Bone Joint Surg 58A:945-951, 1976.

Os autores apresentam resultados satisfatórios obtidos com o gesso imediato. No momento em que este artigo foi escrito, houve o começo de um tratamento *standard* com tração inicial seguida por imobilização gessada após algumas semanas. Os valores angulares de deformidades aceitos nessas séries hoje são considerados excessivos pela maioria dos ortopedistas.

Mileski RA, Garvin KL, Crosby LA. Avascular necrosis of the femoral head in an adolescent following intramedullary nailing of the femur: A case report. J Bone Joint Surg, 76A :1706-1708, 1994.

Este é um caso de uma criança de 14 anos de idade com osteonecrose da cabeça femoral após a fixação intramedular de fratura da diáfise do fêmur. Os conceitos são discutidos, relacionando a osteonecrose com a fixação anterógrada com hastes nas fraturas do fêmur em pacientes pediátricos e adolescentes.

Newton PO, Mubarak SJ. Financial aspects of femoral shaft fracture treatment in children and adolescents. J Pediatr Orthop, 14:508-512, 1994.

O artigo compara os custos da utilização do aparelho gessado imediato, tração (paciente internado e em casa) e a fixação intramedular das fraturas do fêmur. A imobilização imediata apresentou menor custo, enquanto os pacientes internados e submetidos à tração esquelética e à fixação intramedular mostraram-se os mais caros.

Shapiro F. Fractures of the femoral shaft in children: The overgrowth phenomeno.. Acta Orthop Scand, 52:649-655, 1981.

O autor examina a quantidade de sobrecrescimento em pacientes com idade até 13 anos e apresenta linhas básicas úteis sobre o montante de sobrecrescimento no momento que este fenômeno ocorre. A média de sobrecrescimento foi de 9,2mm e 78% deles ocorreram nos primeiros 18 meses. Entretanto, o sobrecrescimento pode continuar a acontecer após alguns anos. Aos 18 meses, somente 12% dos pacientes completaram o seu sobrecrescimento femoral.

Ward WT, Levy J, Kaye A. Compression plating for child and adolescent femur fractures. J Pediatr Orthop, 12:626-632, 1992.

Vinte e quatro pacientes tratados com placa de compressão dinâmica AO de 4,5mm. A utilização de placas é mais comum em pacientes que apresentam politraumatismos ou traumatismo cranioencefálico. Consolidação primária deve ser esperada com o emprego da técnica AO, e foi vista inicialmente em apenas seis das 24 fraturas. A cominuição da cortical medial pode conduzir à ruptura da placa. A discussão neste artigo dirige-se às vantagens e às desvantagens da fixação com placa.

### Fraturas que Comprometem a Fise Distal do Fêmur

Beaty JH, Kumar A. Fractures about the knee in children. J Bone Joint Surg, 76A:1870-1880, 1994.

Os autores discutem fraturas em torno do joelho, uma distal no fêmur e outra proximal na tíbia. Linhas básicas claras de tratamento são evidenciadas para a fratura com desvio da fise distal do fêmur.

Lombardo SJ, Harvey JP Jr. Fractures of the distal femoral epiphyses: Factors influencing prognosis. A review of thirty-four cases. J Bone Joint Surg, 59A :742-751, 1977.

Esta série documenta as seqüelas de fraturas da fise distal do fêmur. Trinta e seis por cento desses pacientes apresentaram discrepância de crescimento de 2cm ou mais. O desenvolvimento de deformidades tardias também foi relatado e relacionado ao desvio inicial apresentado e com a classificação de Salter-Harris.

Riseborough EJ, Barrett IR, Shapiro F. Growth disturbances following distal femoral physeal fracture-separations. J Bone Joint Surg, 65A:885-893, 1983.

Outra vez, a alta taxa de complicações apresentada por estas fraturas é documentada. O grupo etário juvenil apresenta pior prognóstico em relação ao grupo adolescente. Pensa-se que, em parte, deve-se ao trauma de alta energia associado com o grau de desvio da fratura fisária, no grupo etário mais jovem. Quando o bloqueio de crescimento central acontece, a discrepância de crescimento deve ser esperada. Os autores colocam em discussão a revisão da fisiopatologia que pode conduzir à parada de crescimento relacionada com a classificação de Salter-Harris.

# 28
# Lesões do Úmero e do Cotovelo

As lesões do úmero em crianças envolvem as extremidades proximal e distal do osso. Os tipos de fratura, períodos de imobilização e lesões neurológicas associadas são diferentes das lesões em adultos. Este capítulo discutirá as lesões pediátricas umeral e do cotovelo, começando com as lesões proximais e encerrando com as lesões distais, abordando aquelas lesões com maior probabilidade de causar problemas.

## Fraturas do Úmero

### Fraturas Proximais do Úmero

As fraturas proximais do úmero usualmente resultam de uma força de torção que é aplicada ao braço estendido. Este tipo de lesão é visto primeiramente ao nascer, quando um neonato pode sofrer uma fratura do úmero Salter-Harris do tipo I, causada por forças de abdução e rotação externa no parto. O lactente não consegue mover a extremidade, dando a impressão de uma paralisia de Erb, mas o dolorimento revela a verdadeira localização da lesão. As radiografias podem mostrar o que parece ser um deslocamento do ombro, mas a ultra-sonografia revela a verdadeira natureza cartilaginosa da lesão. A imobilização do braço do lactente com uma atadura elástica por duas semanas é o tratamento suficiente. Raramente, um encurtamento ou uma deformidade em varo do úmero podem desenvolver-se a longo prazo.

Uma fratura Salter-Harris tipo II proximal do úmero ocorre mais comumente em adolescentes. Esse tipo de fratura resulta de um mecanismo de hiperextensão do ombro, em abdução ou adução. Várias classificações foram propostas, mas não são úteis nas decisões de tratamento. Tanto a parada de crescimento epifisário quanto a lesão neurovascular são raras com esse tipo de lesão. A redução da fratura não precisa ser anatômica, devido ao excepcional crescimento e potencial de remodelação do adolescente. Usualmente, o alinhamento da fratura melhora (quando o paciente está sentado ou de pé), uma vez que a contratura muscular tenha diminuído. É consenso de que a única indicação para redução formal é no paciente que atingiu a maturidade esquelética e que tenha uma angulação maior do que 25° no plano coronal ou sagital. Os demais podem ser tratados com tipóia e bandagens. Nas situações em que o tratamento é necessário, a redução fechada ou aberta com fixação percutânea com pinos é bem tolerada.

As fraturas metafisárias proximais do úmero ocorrem pelo mesmo mecanismo. Uma lesão associada significativa do deltóide pode estar presente nas fraturas metafisárias. A fixação interna pode não ser necessária, se o posicionamento satisfatório dos fragmentos da fratura for obtido com uma tipóia. Uma vez que as fraturas da diáfise não são comuns nas crianças, outras anormalidades — como os cistos unicamerais ou a displasia fibrosa — devem ser excluídas. O tratamento com uma tala umeral funcional e tipóia produz excelentes resultados em longo prazo.

### Fraturas Supracondilares do Úmero

Historicamente, a maior taxa de complicações associadas e os piores resultados de todas as fraturas pediátricas têm ocorrido nas fraturas supracondilares do úmero. Os problemas devem e podem ser minimizados utilizando-se uma abordagem correta na avaliação e no tratamento.

Aproximadamente 2% das fraturas supracondilares resultam de lesões do tipo flexão (p. ex.: cair sobre a ponta do cotovelo). A maioria dessas fraturas resulta de lesões por hiperextensão, que são o equivalente na infância às luxações do cotovelo em indivíduos com mais de dez anos de idade.

Wilkins classificou a fratura supracondilar causada por lesões em hiperextensão em três tipos. O tipo I não está deslocado, o tipo II está deslocado, com a cortical posterior intacta, e o tipo III é completo e deslocado. A prevalência de lesões neurológicas associadas com as fraturas do tipo III varia de 7% a 15%. As lesões do nervo mediano são um pouco mais comuns do que as do nervo radial na maioria das séries e as lesões ulnares são menos comuns, embora as percentagens sejam muito próximas. É extremamente importante pesquisar e registrar a função dos nervos radial, mediano (incluindo o ramo interrósseo anterior) e ulnar separadamente, mesmo se a criança for pequena ou não cooperativa. É muito importante para o cirurgião detectar todas as lesões neuro-

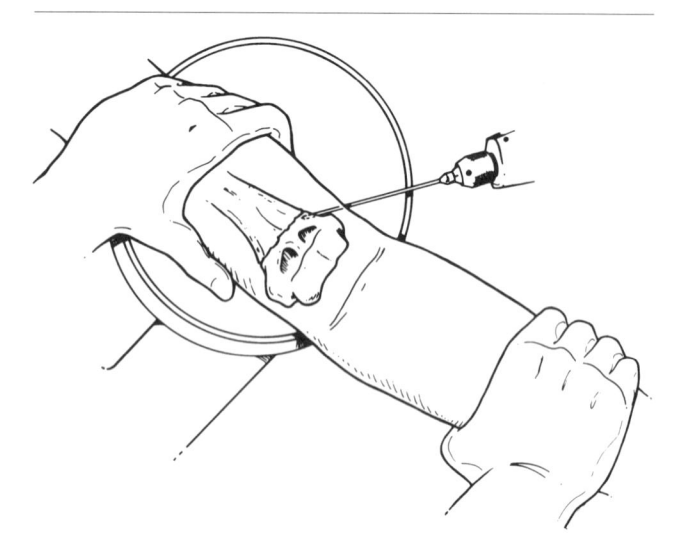

**Fig. 28.1** — Método de redução fechada e fixação percutânea com pino em uma fratura supracondilar do úmero. A tração é aplicada numa direção distal e com uma angulação anterior de 30°, para fornecer uma força de redução. Isso permitirá a visualização do ângulo de tracionamento e a visualização fluoroscópica da colocação do pino.

lógicas existentes antes da redução, na tentativa de eliminar a preocupação de que tais lesões possam ter sido causadas pelo tratamento.

A avaliação correta da vascularização pode ser muito difícil. Ela deve incluir a temperatura da extremidade, o enchimento capilar, os pulsos, a dor à extensão passiva dos dedos e a função muscular ativa. Nenhum desses parâmetros é definitivo, seja por sua presença ou ausência; todos os parâmetros devem ser avaliados em conjunto. A oximetria de pulso não foi adequadamente correlacionada com a perfusão muscular e, assim, por si só não fornece informação suficiente. Se houver suspeita de lesão vascular, o tratamento não deve ser adiado para fazer uma arteriografia. Existem várias razões para não retardar o tratamento. Primeiro, o local de comprometimento já é conhecido e está no nível da fratura. Segundo, o fluxo sangüíneo com freqüência pode ser restaurado simplesmente reduzindo-se a fratura. Finalmente, a arteriografia pode ser feita no transoperatório, utilizando a fluoroscopia, que é necessária também para avaliar a redução da fratura.

O paciente deve estar sob anestesia geral durante a redução da fratura, especialmente aqueles que sofreram fraturas significativamente anguladas do tipo II ou fraturas do tipo III.

Um componente inaceitável de varo ou valgo pode estar presente nas fraturas tipo II. É importante examinar o cotovelo em extensão, para avaliar se existe o componente de varo ou valgo. Qualquer deformidade maior que 10° em varo/valgo ou 20° em extensão deve ser reduzida. A redução pode ser obtida corrigindo-se a deformidade em todos os planos, como em uma fratura em "galho verde", e assegurando-se que o fragmento não "salte de volta" para a posição deslocada. Se o fragmento deslocar-se, deve ser fixado com pinos.

Algumas fraturas supracondilares deslocadas (tipo III) podem ser tratadas com sucesso por manipulação fechada e imobilização em tala, ou por tração. Os melhores resultados, porém, são obtidos com redução anatômica e fixação com pino, procedimento que deve ser ensinado como o padrão de cuidados. Se o feixe neurovascular estiver intacto, a redução pode ser agendada eletivamente dentro de 24 horas após a lesão; contudo, não é aconselhável esperar mais do que 24 horas.

**Redução Fechada e Fixação com Pino.** Anestesia geral é usada durante a redução fechada e a fixação com pinos das fraturas supracondilares. Para minimizar o edema dos tecidos moles, a redução fechada formal não deve ser tentada até que a extremidade tenha sido submetida à antisepsia. O paciente é colocado na posição supina para o lado na mesa operatória e o fluoroscópio é mantido junto ao corpo, perpendicular à extremidade e fora do caminho. A extremidade grande do intensificador (receptor) é coberta com campos e usada como plataforma para o procedimento (Fig. 28.1). A redução é obtida corrigindo-se a translação dos eixos da fratura.

O braço do paciente é estabilizado utilizando-se uma mão, enquanto a tração no sentido anterior e distal é aplicada com a outra mão. A estabilização pode ser obtida com uma flexão de 30° do cotovelo, de modo que a visão do fragmento distal não seja obscurecida pelo antebraço. A qualidade da redução em ambos os planos, anteroposterior (AP) e lateral, pode ser determinada na incidência AP. Se o espaço criado pela fratura for obliterado, se a largura dos fragmentos combina e o ângulo de Baumann é restaurado, pode-se presumir que na projeção lateral a redução também é satisfatória. Uma fratura relativamente estável pode, então, ser fixada utilizando-se dois pinos, quer sejam laterais paralelos ou um medial e um lateral cruzados. O uso dos pinos, sendo um medial e um lateral, demonstrou ser o melhor em termos biomecânicos. Pinos laterais cruzados devem ser evitados, devido à sua extrema baixa resistência torcional.

Ao utilizar um pino medial ou lateral, um assistente habilidoso deve manter a tração axial (em leve flexão), à medida que o pino lateral é inserido em primeiro lugar. É importante inserir o pino distalmente o suficiente para coaptar o fragmento distal. O pino deve penetrar no nível do núcleo de ossificação do côndilo lateral e não na metáfise (Fig. 28.2). O ponto de inserção deve ser levemente

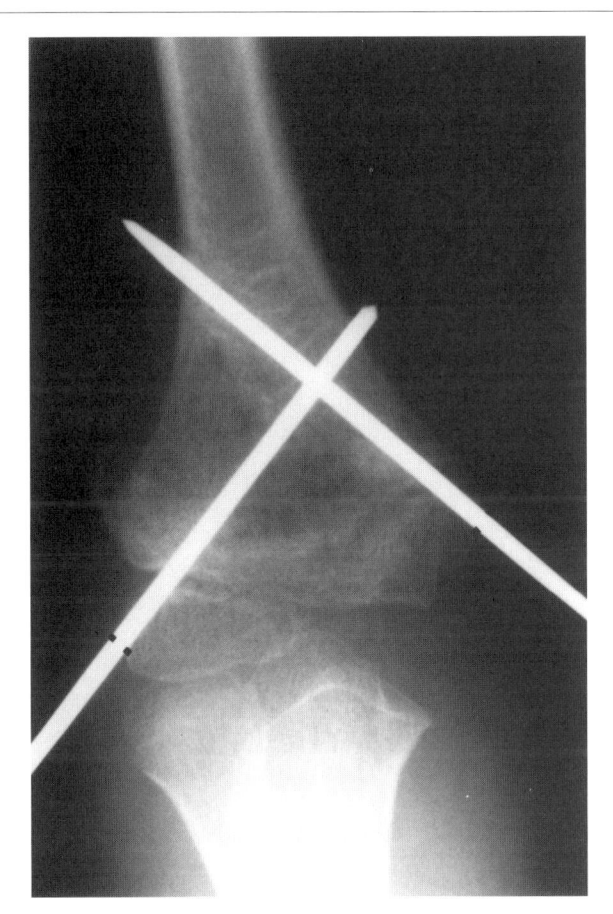

**Fig. 28.2** — Colocação de pinos medial e lateral em uma fratura supracondilar do úmero. O pino medial penetra na proeminência do epicôndilo medial em um ângulo com cerca de 45°; o pino lateral penetra mais distalmente, em um ângulo de 30°.

anterior à linha média, devido à inclinação anterior do úmero distal.

O ângulo do pino lateral no plano frontal deve ser em torno de 30° com o eixo longo do úmero. O pino deve coaptar ambas as corticais e ter espessura suficiente para resistir ao dobramento. Quando o pino lateral é inserido, uma boa incidência lateral pode ser obtida rodando externamente o cotovelo fletido. O pino medial pode, então, ser inserido com cautela, devido à localização muito próxima do nervo ulnar. Se o cotovelo estiver edemaciado, pode-se aplicar uma pressão sobre o epicôndilo medial para comprimir o edema e destacar essa demarcação anatômica. Começar o procedimento na borda anterior do epicôndilo auxilia o cirurgião a ficar longe do nervo ulnar. Fazer uma pequena incisão através da pele, limpar o trajeto com uma pinça hemostática e utilizar um guia para o pino também favorecem a colocação segura do pino. O ângulo do pino medial deve ser de cerca de 45° com o eixo do úmero, para permitir a extensão do epicôndilo. O cotovelo deve ser mantido com menos de 90° de flexão durante a colocação do pino para permitir que o nervo ulnar permaneça posterior ao epicôndilo. Ambas as corticais devem ser coaptadas. Se o edema impedir a colocação do pino medial com segurança, o segundo pino pode ser colocado lateralmente, paralelo ao primeiro pino e afastado dele. À medida que são colocados os pinos, o pulso é verificado, e uma radiografia transoperatória deve ser obtida para documentar a colocação satisfatória desses pinos. Os erros mais comuns neste tipo de fixação são a entrada do pino junto à ou mesmo através da linha de fratura, a falha em coaptar o fragmento proximal, como pode ser visto na incidência lateral (Fig. 28.3), e os pinos atravessando o foco de fratura. O ângulo normal de Baumann é de 72° ± 4° (Fig. 28.4).

**Redução Aberta.** Se uma redução fechada satisfatória não puder ser obtida após duas ou três tentativas, o cirurgião deve realizar a redução aberta. A redução aberta não causa rigidez permanente, como comumente se acreditava. A abordagem cirúrgica deve ser feita pelo lado do maior afastamento dos fragmentos da fratura, que usualmente é a face lateral. As obstruções à redução, como músculo, artéria ou o nervo, devem ser dissecadas e afastadas. A fixação com pinos é, então, realizada como previamente descrito.

Após a cirurgia, o cotovelo deve ser imobilizado com uma flexão confortável, geralmente de 80° a 90°. A fossa antecubital não deve ser comprimida por gesso ou tala. Qualquer redução da perfusão tecidual deve ser registrada por Doppler com ausência do pulso ou temperatura reduzida, enchimento capilar e função muscular. A função nervosa deve ser verificada novamente, quando o paciente despertar da anestesia. Após quatro semanas usando uma tipóia do tipo Velpeau (em tempo integral), os pinos são removidos. A tipóia, então, é reaplicada e removida duas vezes por dia para exercícios, com uma amplitude de movimentos supervisionada, por duas semanas adicionais. Essas orientações de tempo podem ser prolongadas, em caso de uma fratura aberta, a qual consolida mais lentamente.

Se a perfusão satisfatória não for restaurada pela redução da fratura, o cirurgião vascular pode decidir realizar uma arteriografia transoperatória ou a exploração direta da artéria. A abordagem de Henry anterior é a preferida. Se há suspeita da artéria estar sob espasmo ou pinçada pelo osso, a liberação e a irrigação com lidocaína podem restaurar o fluxo sangüíneo. Uma laceração da íntima é tratada com arteriotomia e uma laceração grande é tratada com reparo.

Embora se saiba que o fluxo da artéria braquial através do cotovelo pode ser substituído por um fluxo colateral

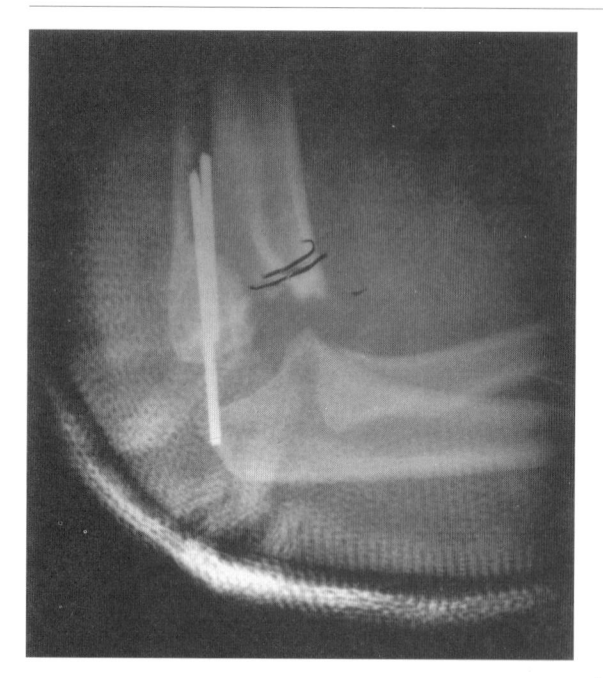

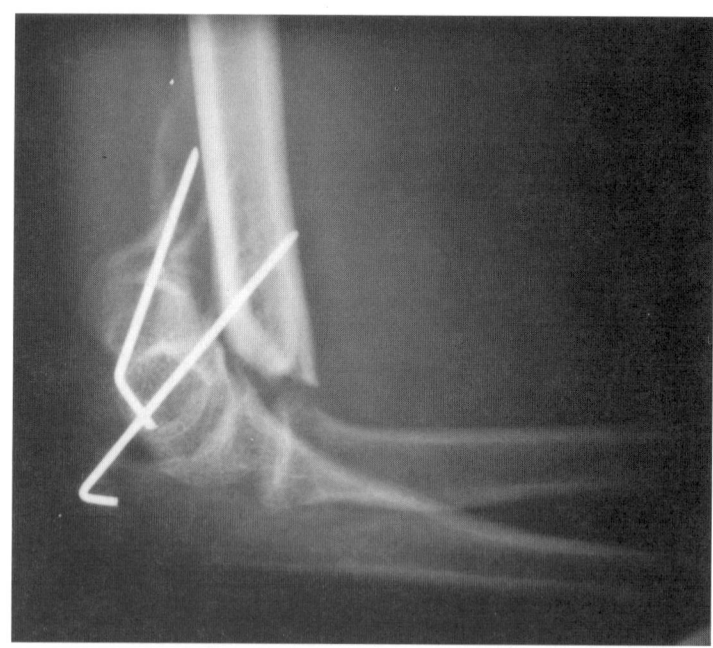

**Fig. 28.3** — Problemas comuns na fixação percutânea com pinos. À **esquerda**, os pinos saem no ponto de fratura e a incidência lateral transoperatória não é examinada. À **direita**, o deslocamento persiste.

em crianças, hoje em dia é prática comum restaurar o fluxo da artéria braquial cirurgicamente, se uma interrupção for diagnosticada. A fratura primeiramente deve ser fixada com pinos, para estabilizar o cotovelo e proteger o reparo vascular. As pressões dos compartimentos do antebraço devem ser medidas após a reperfusão e deve-se realizar fasciotomias se as pressões estiverem elevadas ou se houver um longo período isquêmico.

Se uma lesão neurológica for reconhecida no pré-operatório, recomenda-se a observação específica do déficit. Aproximadamente 75% dos déficits neurológicos serão resolvidos espontaneamente. Se nenhuma melhora for vista em três a cinco meses, uma eletromiografia (EMG) deve ser obtida. Se não houver sinais de reinervação, a EMG deve ser seguida por exploração e neurólise do nervo envolvido. Tal procedimento demonstrou ser efetivo na maioria dos casos, desde que o nervo esteja intacto. Em contraste, se um déficit neurológico ocorrer como resultado da redução e colocação de pinos, o nervo deve ser explorado para assegurar que não está aprisionado dentro do sítio de fratura ou pelo pino.

As fraturas associadas do antebraço ocorrem em 5% das fraturas supracondilares. As fraturas do antebraço podem ser tratadas por redução fechada desde que a fratura supracondilar seja estável.

Em uma grande série de fraturas supracondilares, a evolução clínica foi de boa a excelente em 75% dos paci-

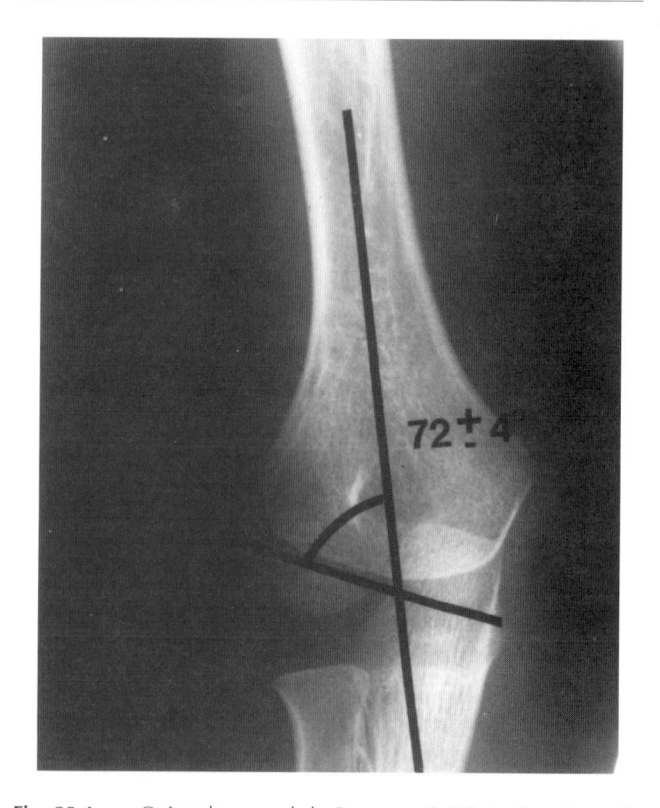

**Fig. 28.4** — O ângulo normal de Baumann é 72° ± 4° e não varia significativamente com a idade ou sexo.

entes. Quando ocorre o cúbito varo, em geral é causado por má redução, embora menos freqüentemente possa ocorrer secundário à osteonecrose troclear. A redução inadequada em varo ou valgo não causa muito prejuízo funcional, apesar de ser cosmeticamente significativa se a deformidade for maior do que 10° a 15°, especialmente se for acompanhada de hiperextensão. A deformidade em varo também pode aumentar o risco de ocorrer mais tarde uma fratura do côndilo lateral. Se a deformidade em varo for excessiva, e o paciente assim o desejar, uma osteotomia supracondilar corretiva poderá ser realizada. A correção de qualquer componente rotacional não é necessária; somente as deformidades no plano coronal e, ocasionalmente, no plano sagital precisam ser corrigidas. Resultados desapontadores após uma osteotomia corretiva em algumas séries podem ser causados pela fixação inadequada de ambas as colunas medial e lateral. A correção completa ou a leve hipercorreção, a estabilização das colunas medial e lateral por pinos ou uma dobradiça intacta e a epifisiodese lateral na presença de parada do crescimento medial levam a um resultado presumivelmente bom.

### Fraturas Intercondilares Distais do Úmero

As fraturas intercondilares do úmero distal ocorrem em um grupo etário mais velho que o da fratura supracondilar típica, mas ainda podem ser vistas em crianças de até oito anos. Elas resultam de uma queda direta sobre o cotovelo. O critério usual para a redução fechada das fraturas intra-articulares — o deslocamento de menos que 2mm — deve ser observado ou a redução aberta deve ser realizada, não importando a idade do paciente.

### Fraturas Fisárias Distais do Úmero

As fraturas fisárias do úmero distal ocorrem em crianças muito pequenas, mas podem ser vistas em crianças de até seis anos. Embora possam ocorrer durante um parto difícil, se ocorrerem no lactente ou na criança pequena deve-se considerar o abuso infantil. Clínica e radiograficamente, uma fratura fisária lembra um deslocamento do cotovelo. Na criança cujo capítelo ainda não está ossificado, pode não haver indícios de que o úmero distal esteja deslocado. A chave para o diagnóstico correto é lembrar que os deslocamentos do cotovelo são extremamente raros em crianças com menos de seis anos. A fratura fisária umeral distal pode ser Salter-Harris I ou II. Em uma lesão tipo Salter-Harris II, o fragmento metafisário lateral é freqüentemente maior e pode lembrar radiograficamente uma fratura do côndilo lateral. Porém, a distinção pode ser feita pelo edema mais circunferencial visto na lesão Salter-Harris II e pela presença de comprometimento medial e lateral. Além disso, em uma lesão Salter-Harris II, o rádio e a ulna com todo o fragmento umeral distal estão deslocados como uma unidade, enquanto que numa fratura de côndilo lateral, a ulna não sofre desvio. Se o diagnóstico for dúbio, a ressonância magnética (RM), a ultra-sonografia ou a artrografia podem confirmar o diagnóstico correto. Se uma RM for obtida, o cotovelo deve ser imobilizado em extensão.

O tratamento do recém-nascido com fratura fisária deve incluir a imobilização simples do cotovelo em flexão, para permitir que a espessa dobradiça periosteal guie a redução. Na criança maior com deslocamento significativo, a fratura é tratada como uma fratura supracondilar com fixação percutânea com pinos. Devido ao epicôndilo medial não estar ossificado nessa idade, tem-se recomendado a fixação com dois pinos laterais. As fraturas fisárias são mais estáveis do que as fraturas supracondilares, pois ocorrem através da ampla superfície metafisária. Usualmente, a imobilização por três a quatro semanas é suficiente. A osteonecrose troclear foi relatada, presumivelmente devido à interrupção dos vasos transfisários trocleares laterais.

### Fraturas do Côndilo Lateral

As fraturas do côndilo lateral estão comumente associadas a problemas que ocorrem tardiamente. Isso se deve, em parte, ao aspecto inicial bastante inócuo da lesão, podendo levar a um tratamento inadequado. Dois princípios são importantes em relação às fraturas do côndilo lateral. Primeiro, as fraturas do côndilo lateral estão entre as poucas fraturas pediátricas em que a pseudartrose não é rara, particularmente quando o deslocamento intra-articular da fratura do côndilo lateral for maior do que 2mm. Segundo, o gesso raramente é capaz de obter ou manter a redução de uma fratura deslocada, pois há poucos meios externos de aplicar uma força de redução. Lembrar esses dois princípios pode ajudar a selecionar o método de tratamento correto.

Nas fraturas do côndilo lateral, o plano de clivagem usualmente é oblíquo, o que pode não ser completamente observado nas radiografias em AP ou lateral. As incidências oblíquas são úteis se existir suspeita de uma fratura oculta do côndilo lateral. As lesões neurovasculares geralmente não estão associadas com essa fratura.

Se a fratura estiver deslocada menos do que 2mm em qualquer plano, uma observação cuidadosa pode estar justificada. As radiografias devem ser verificadas aos cinco e 10 dias, de modo a detectar qualquer deslocamento do fragmento. Uma tipóia/Velpeau ou tala de gesso sintético permitirá uma visualização radiográfica melhor da fratura do que o gesso. Recentemente, porém, tem havido uma forte tendência para a fixação percutânea com pinos em todas as fraturas de côndilo lateral, incluindo aquelas que

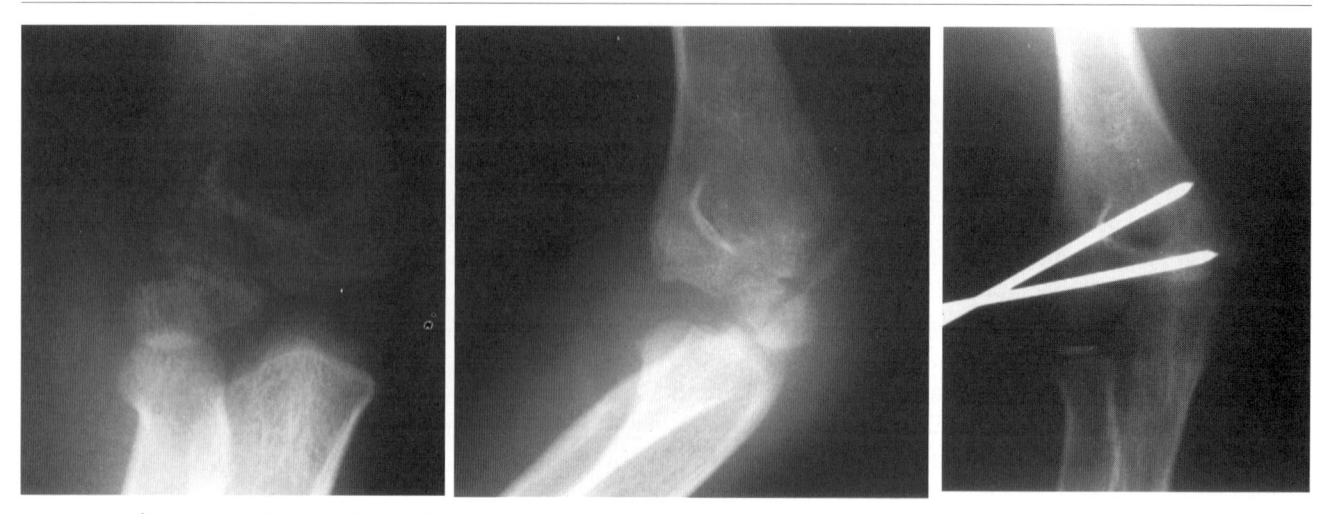

Fig. 28.5 — À **esquerda**, fratura deslocada do côndilo lateral. No **centro**, incidência oblíqua mostrando melhor o plano de fratura. À **direita**, colocação correta do pino na fratura do côndilo lateral, após redução.

estão deslocadas minimamente. A escolha das opções de tratamento deve ser individualizada. Se o cirurgião acreditar que o prognóstico na evolução é ruim, a fixação com pinos deve ser escolhida, de modo que a detecção do deslocamento dos fragmentos não seja adiada até o momento da redução tornar-se impossível.

Se a radiografia inicial mostrar um deslocamento de 2mm ou mais entre os fragmentos da fratura, a redução e a fixação com pinos são necessárias. Se a fratura tiver uma dobradiça medial intacta e tiver ocorrido há menos de 48 horas, uma redução fechada e fixação percutânea com pinos devem ser tentadas. Uma artrografia pode mostrar que a dobradiça articular está intacta. Se uma posição anatômica não puder ser obtida com a redução fechada, o cirurgião deve realizar uma redução aberta.

## Fixação com Pinos das Fraturas do Côndilo Lateral

Uma artrografia do côndilo lateral pode ser realizada se houver dúvidas sobre a congruência da superfície articular. A redução de uma fratura minimamente deslocada é obtida por pressão percutânea sobre o fragmento, perpendicularmente ao plano da fratura, que acha-se orientado póstero-lateralmente. Pode ser necessário que pelo menos um pino atravesse a cartilagem capitelar; porém, dois pinos amplamente espaçados ou divergentes devem ser usados, de modo a prevenir o redeslocamento. Cada pino deve fixar-se em duas corticais. Se uma redução anatômica não puder ser obtida de modo fechado, é necessária a redução aberta através de uma incisão lateral de Kocher. A dissecção deve ser limitada à região em torno da fratura, e não distal ou posteriormente à mesma, pois o suprimento de sangue da crista troclear lateral penetra pelo lado posterior. A metáfise não deve ser muito exposta subperiostalmente. Se a visualização da articulação for necessária, ela deve ser anterior. Os sítios de entrada para os pinos devem ser póstero-laterais, e não diretamente laterais. O cirurgião não deve hesitar em atravessar parte da cartilagem capitelar ou mesmo parte da epífise com o pino (Fig. 28.5). Usualmente, isso é necessário, pois o fragmento metafisário é pequeno e inadequado para perfuração. O crescimento não será alterado pela presença temporária de um pino liso através da epífise. É importante restaurar a inclinação normal do úmero distal. Os pinos podem retroceder se a cortical distal não for coaptada. Exercícios para a amplitude de movimento do cotovelo podem ser iniciados em quatro a seis semanas, e os pinos podem ser removidos em seis semanas.

## Complicações

Se uma fratura for tratada apenas com uma tala e a união não for obtida dentro de oito semanas, deve ser realizado um enxerto ósseo *in situ* através do fragmento metafisário. A fixação interna pode ser usada. Deve-se ter cuidado para evitar a dissecção excessiva. O enxerto ósseo deve ser inserido suavemente na fenda da fratura, e um plugue ósseo inserido na metáfise umeral (Fig. 28.6).

A pseudartrose que se apresenta tardiamente (após 12 semanas) pode criar um dilema. Se ela permanecer em boa posição e sem dor, pode ser deixada sem tratamento para evitar a perda do movimento do cotovelo que o enxerto poderia causar. Algumas fraturas do côndilo lateral tendem a desenvolver cúbito valgo progressivo, com paralisia tardia do nervo ulnar, uma progressão que usualmente leva muitos anos para desenvolver-se. Se essa

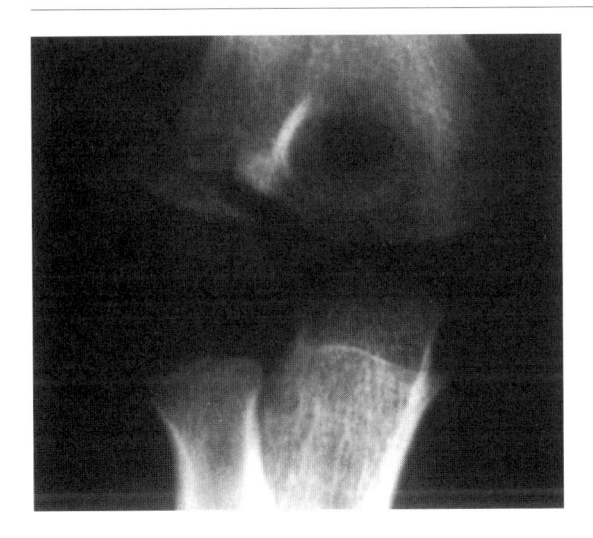

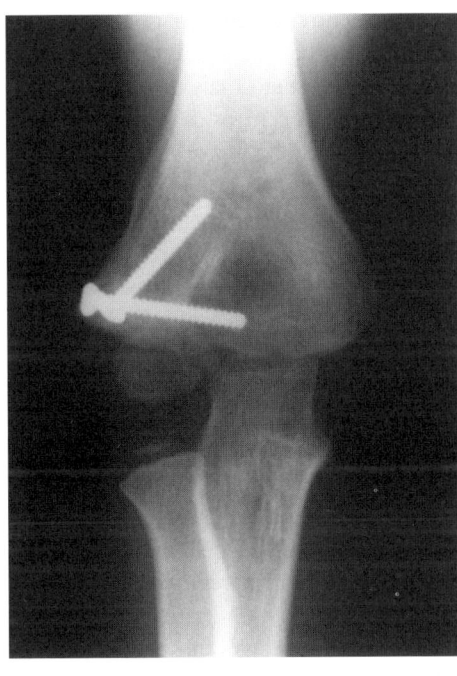

**Fig. 28.6** — À **esquerda**, fratura do côndilo lateral que estava inicialmente deslocada em 2mm. Seguiu-se um retardo da consolidação. À **direita**, a fratura foi tratada por enxerto ósseo *in situ* através da porção metafisária, com subseqüente união.

modificação progressiva for observada, o nervo ulnar deve ser transposto e a fratura deve receber um enxerto ósseo *in situ*. A fratura não deve ser reduzida à posição anatômica, de modo a evitar a rigidez ou a osteonecrose. Se uma paralisia ulnar tardia estiver presente, deve-se realizar a transposição anterior do nervo ulnar. Nos pacientes com cúbito valgo, as indicações para osteotomia em varo são a instabilidade com carga ou aspectos estéticos. A osteotomia não irá ajudar uma paralisia nervosa ou melhorar a amplitude de movimento do cotovelo.

Em alguns casos, pode ocorrer cúbito varo. Estatisticamente, o cúbito varo é mais comum do que o valgo, e os problemas resultantes do cúbito varo são menos graves do que aqueles do cúbito valgo.

O cúbito varo resulta ou da redução incorreta da fratura ou do crescimento excessivo do côndilo, secundário à hiperemia (Fig. 28.7). Adicionalmente, o cúbito varo pode resultar da osteonecrose da porção lateral da tróclea. O desenvolvimento tardio de um aspecto em "cauda de peixe" ou V invertido do úmero distal pode ocorrer devido ao baixo crescimento desse segmento avascularizado. Tal alteração pode causar uma leve restrição à amplitude do movimento articular, mas sem grandes disfunções ou sintomas.

### Fraturas do Epicôndilo Medial

As fraturas do epicôndilo medial ocorrem mais comumente em crianças entre nove e 14 anos. Essas fraturas resultam

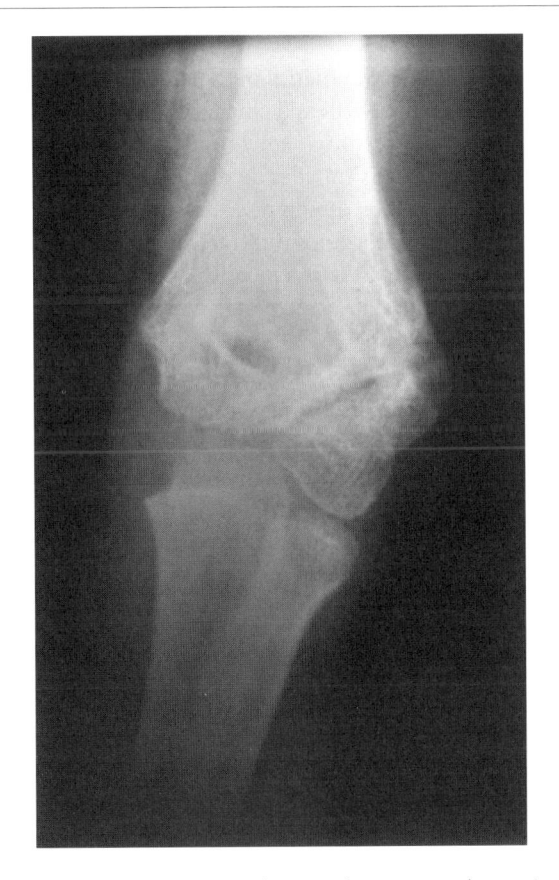

**Fig. 28.7** — Cúbito varo causado por redução incompleta após uma fratura do côndilo lateral.

de estresses em valgos no cotovelo. A fratura do epicôndilo medial pode ocorrer algumas vezes com deslocamento do cotovelo e, neste caso, o fragmento epicondilar pode ficar aprisionado dentro da articulação. As fraturas com ruptura significativa dos tecidos moles serão mais difíceis de reabilitar. A diferenciação correta dos centros de ossificação do epicôndilo medial e da tróclea é a chave para o diagnóstico correto.

O deslocamento epicondilar é bem tolerado pelo paciente, a menos que ocorra uma carga significativa, repetitiva e forçada. A documentação nos estudos de acompanhamento em longo prazo mostrou que a presença de um fragmento deslocado não causa desconforto significativo. Os estudos também mostraram que mais provavelmente uma união fibrosa crônica irá funcionar de modo satisfatório, mas poderá causar dor no cotovelo durante atividades atléticas. As indicações limitadas para a redução aberta incluem um fragmento de epicôndilo medial aprisionado dentro da articulação que falha em ser extraído pela manipulação fechada, ou um paciente com um fragmento epicondilar medial deslocado em um braço dominante no qual certamente haverá uma carga significativa em valgo (p. ex., tênis ou beisebol). Um epicôndilo medial aprisionado pode ser liberado da articulação completamente, com sucesso, aplicando-se tensão através da massa flexopronadora com o antebraço supinado e o punho e os dedos estendidos.

A neurite ulnar traumática ou a paralisia podem ocorrer agudamente, mas cedem de forma espontânea na maioria dos casos. Os estudos em longo prazo das fraturas epicondilares mediais tratadas de modo conservador mostram bons resultados, desde que o fragmento não esteja dentro da articulação. Após um tratamento não cirúrgico, pouco mais da metade dos epicôndilos forma uma pseudartrose, mas esta não parece estar correlacionada com o aumento dos sintomas.

Durante a fixação, o paciente é colocado em posição pronada, com o braço sobre uma mesa de apoio para mão, ou supino com o braço abduzido e rodado externamente, para permitir o acesso ao lado póstero-medial, e é aplicado um garrote. Uma incisão curvilínea de Kocher, em forma de J, é feita póstero-medialmente, os fragmentos da fratura e o nervo são identificados e as bordas da fratura são limpas. Se o fragmento estiver encarcerado na articulação, a massa flexopronadora é seguida até o fragmento de osso. Após a redução, o fragmento é fixado provisoriamente no lugar com um pino e, então, estabilizado definitivamente com um parafuso de compressão do tamanho apropriado. Deve-se ter cuidado com o parafuso para evitar a compressão excessiva ou o epicôndilo medial pode ser esmagado sob a pressão da cabeça do parafuso. Rebaixar a cabeça do parafuso no nível do osso ou utilizar uma arruela pode prevenir dano ao epicôndilo medial. Não é necessária uma transposição anterior do nervo ulnar. Os exercícios para amplitude de movimento são iniciados em quatro a seis semanas após a cirurgia, e o parafuso é removido somente se estiver muito proeminente. As complicações permanentes são raras, exceto a proeminência ocasional, varo ou a restrição leve à extensão. Os mesmos problemas podem ocorrer com o tratamento não cirúrgico, embora exista menor restrição à extensão.

Se um deslocamento do cotovelo for encontrado em uma fratura do epicôndilo medial, é reduzido em primeiro lugar. Se o epicôndilo medial permanecer aprisionado (ou significativamente deslocado no braço dominante de um atleta), a redução aberta do fragmento é realizada através de uma abordagem medial (Fig. 28.8).

## Luxações do Cotovelo

As luxações do cotovelo ocorrem mais comumente em crianças com mais de seis anos e, virtualmente, nunca ocorrem antes dessa idade. Em geral, o mecanismo de lesão é a hiperextensão do cotovelo com abdução. As fraturas associadas que normalmente ocorrem nos deslocamentos do cotovelo são fraturas da cabeça radial, epicondilares mediais, condilares laterais e coronóides por avulsão. É importante detectar as fraturas do colo radial antes da redução a fim de prevenir o deslocamento.

A lesão neurológica ocorre em 10% dos deslocamentos do cotovelo e usualmente está associada ao aprisionamento do nervo ulnar pelo epicôndilo medial. A maioria das lesões nervosas irá ceder espontaneamente. Anormalidades do nervo radial são raras, mas a lesão ao nervo mediano pode ocorrer se o nervo for dobrado dentro da articulação, cursar atrás do epicôndilo medial ou for aprisionado em uma fratura epicondilar. As lesões arteriais no deslocamento do cotovelo são muito raras e a maioria dos casos relatados ocorreu com uma lesão aberta.

Após um deslocamento do cotovelo não-complicado ser reduzido, a circulação e a função muscular devem ser monitoradas no hospital ou pela observação cuidadosa em casa. A decisão de hospitalizar o paciente depende da intensidade da lesão nos tecidos moles e da compreensão dos pais sobre o problema. Os exercícios de amplitude de movimento do cotovelo devem ser iniciados dentro de duas semanas de tratamento.

Os deslocamentos recorrentes do cotovelo e a instabilidade póstero-lateral são condições recentemente descritas. Virtualmente todos os pacientes com deslocamentos recorrentes do cotovelo tiveram o episódio inicial na infância. A patologia primária é um enfraquecimento das estruturas capsulares póstero-laterais. Se um reparo for necessário, é realizado fixando-se novamente a cápsula lateral ao epicôndilo.

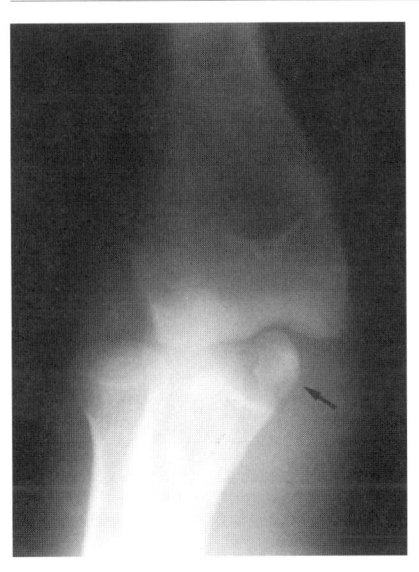

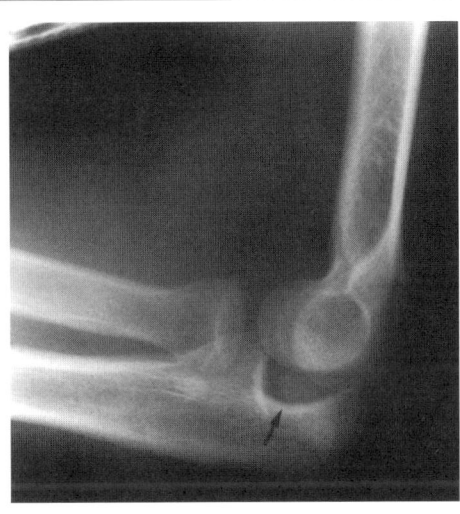

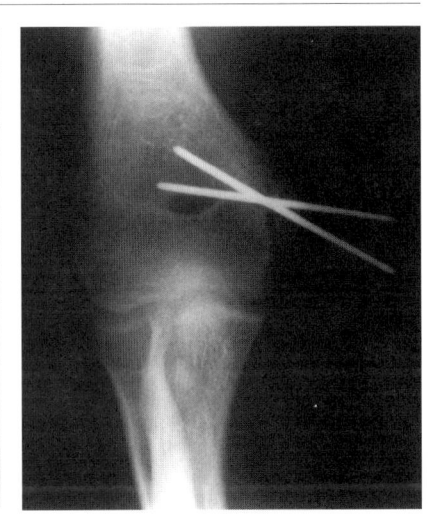

**Fig. 28.8** — À **esquerda** e no **centro**, fratura/luxação do epicôndilo medial. À **direita**, a redução aberta foi requerida para extrair o epicôndilo, de modo que a fixação com pinos fosse realizada. A amplitude reduzida de movimento segue-se à maioria dos deslocamentos de cotovelo, mas usualmente não é grave.

Os deslocamentos tardios não reduzidos do cotovelo são vistos principalmente em pacientes que tiveram politraumatismo ou lesão craniana, ou naqueles pacientes em que não foi pesquisado o deslocamento do cotovelo. Se o tratamento for adiado por mais de uma semana, deve-se evitar a redução fechada e realizar uma redução aberta. A redução aberta pode ser realizada e bem-sucedida até dois anos após o deslocamento. Os exercícios precoces de amplitude controlada de movimento articular devem ser iniciados e as medicações para prevenir a ossificação heterotópica devem ser prescritas. Os pacientes com deslocamentos reconhecidos muito tardiamente e que têm uma amplitude razoável de movimento na posição deslocada (um arco maior do que 60°) devem ser observados, devido à probabilidade de uma função satisfatória.

Um deslocamento isolado da cabeça radial pode ser causado por trauma. É importante diferenciar um deslocamento traumático de um congênito. O deslocamento congênito tem aspecto mais arredondado na cabeça radial, incongruência com o capítelo, supercrescimento relativo do rádio e hipoplasia do capítelo. Uma vez que há pouca probabilidade de uma evolução bem-sucedida, os deslocamentos congênitos não devem ser reduzidos. Porém, se detectados precocemente, a redução fechada de um deslocamento traumático freqüentemente é bem-sucedida. A correção de qualquer deformidade plástica ulnar ou em "galho verde" deve ser feita ao mesmo tempo. Em casos tardios — até dois anos após a lesão — pode-se tentar reduzir e estabilizar a cabeça radial utilizando-se uma reconstrução do ligamento anular, como o procedimento descrito por Bell Tawse. Nesse método, uma tira de fáscia do tríceps é preparada e fixada distalmente e, então, suturada em torno do colo radial através de um túnel na ulna.

## Fraturas do Rádio e da Ulna

### Fraturas da Cabeça e do Colo Radial

A superfície articular da cabeça radial forma um ângulo de aproximadamente 10° em valgo, com relação ao eixo longo do rádio. Essa angulação leve é bem observada em uma radiografia AP e menos observada numa radiografia lateral. A manutenção desse ângulo e a prevenção de uma translação significativa da cabeça radial são críticas para restaurar a amplitude completa de rotação do antebraço após uma fratura do colo radial.

O colo do rádio pode ser fraturado por um dos três mecanismos de lesão: força em valgo ao antebraço estendido, força de afastamento durante um deslocamento ou redução do cotovelo, ou deslocamentos com fratura como as variantes de Monteggia.

Quando uma fratura do colo radial resulta de uma lesão por força em valgo, freqüentemente existe uma fratura associada do olécrano ou uma avulsão do epicôndilo medial (Fig. 28.9). O fragmento da cabeça radial pode ser impactado na metáfise, dificultando a redução. A translação pode ser mínima nas lesões por força em valgo. As fraturas do colo radial associadas com deslocamento não são usualmente impactadas e possuem uma porção maior

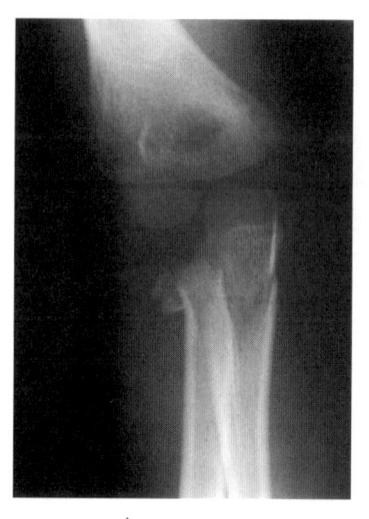

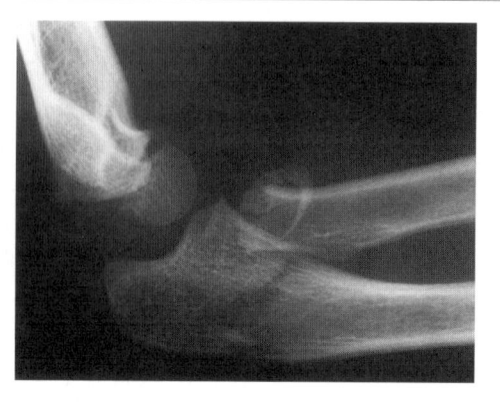

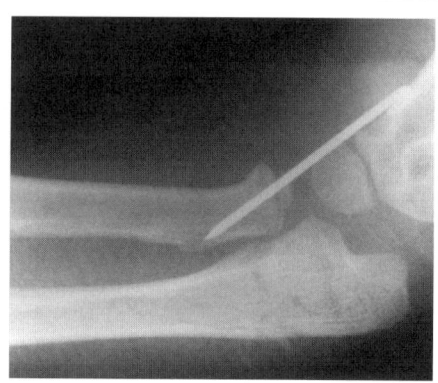

**Fig. 28.9** — À **esquerda** e no **centro**, fratura do colo radial. A fratura do olécrano coexistente é uma indicação do mecanismo em valgo. À **direita**, a manipulação fechada da fratura da cabeça radial foi seguida por uma fixação com pinos intra-ósseos.

de translação. Nessas lesões com deslocamento, há vários relatos da cabeça radial sendo "girada" em 180°, resultando numa articulação da superfície de fratura do colo radial com o capitelo (Fig. 28.10).

A mobilidade precoce é o tratamento recomendado para fraturas do colo radial em que a angulação é menor do que 30° e a translação é menor do que 5mm. Tais deslocamentos mínimos têm menos probabilidade de reduzir a amplitude de movimento do cotovelo do que as aderências adicionais após uma redução e imobilização. As fraturas com angulação entre 30° e 60° requerem redução fechada, e não justificam a redução aberta. Somente naquelas fraturas com angulação maior do que 60° ou translação acima de 5mm justifica-se a reação adicional dos tecidos moles de uma redução aberta, caso as tentativas de redução fechada falhem.

Existem vários métodos de tentar a redução fechada das fraturas do colo radial. A manipulação da fratura com o cotovelo em extensão foi descrita. O cotovelo é rodado até que o desvio máximo da fratura possa ser palpado ou visualizado com a fluoroscopia, quando então um estresse em varo é aplicado para abrir o lado lateral e uma pressão digital é aplicada sobre o fragmento angulado. A manipulação com o cotovelo em flexão também foi descrita. Um polegar é colocado anteriormente sobre a cabeça radial deslocada e, com a pronação, o fragmento pode ser forçado ao seu lugar. Essas duas técnicas são difíceis quando o fragmento da cabeça radial está fortemente impactado.

A técnica mais comum para a redução de fraturas do colo radial gravemente anguladas utiliza um pino percutâneo de Steinmann para alavancar o fragmento de volta ao lugar. Isso é feito na sala de cirurgia, utilizando fluoroscopia. O antebraço é rodado até que um perfil máximo da fratura seja visto e, então, um fio de Kirschner é introduzido percutaneamente na cabeça radial. Para evitar a lesão do nervo interrósseo posterior, o fio é introduzido posteriormente junto à ulna. O fio é usado, em combinação com alguma tração axial sobre o braço, para empurrar a cabeça radial de volta ao lugar.

Se os métodos fechados ou percutâneos falharem em reduzir a fratura gravemente angulada, uma redução aberta através de uma abordagem lateral pode ser necessária. Deve-se fazer o mínimo de laceração, dissecção ou desvascularização, no intento de que a redução seja obtida. Se a redução for estável com uma amplitude razoável de rotação, nenhuma fixação é necessária. Se for instável, a fixação é necessária e é mais bem obtida por uma técnica intra-óssea. Um fio percutâneo é passado do canto proximal e lateral do proximal rádio, através do foco da fratura, para coaptar o córtex distal. O uso de um pino transcapitelar é menos desejável, devido ao risco significativo de uma ruptura intra-articular do pino. As seqüelas dessa fratura incluem a parada prematura de crescimento do colo radial, o crescimento excessivo da cabeça radial, a sinostose do rádio à ulna e a rigidez do cotovelo.

### Fraturas de Monteggia

Uma fratura de Monteggia consiste no deslocamento da cabeça radial em conjunto com uma fratura ulnar. A cabeça radial desloca-se na direção da angulação apical ulnar.

A fratura de Monteggia tipo I, uma fratura ulnar com deslocamento anterior da cabeça radial, é a mais comum, ocorrendo em 70% dos pacientes com fraturas de Monteggia. O tipo II é uma fratura ulnar com deslocamento

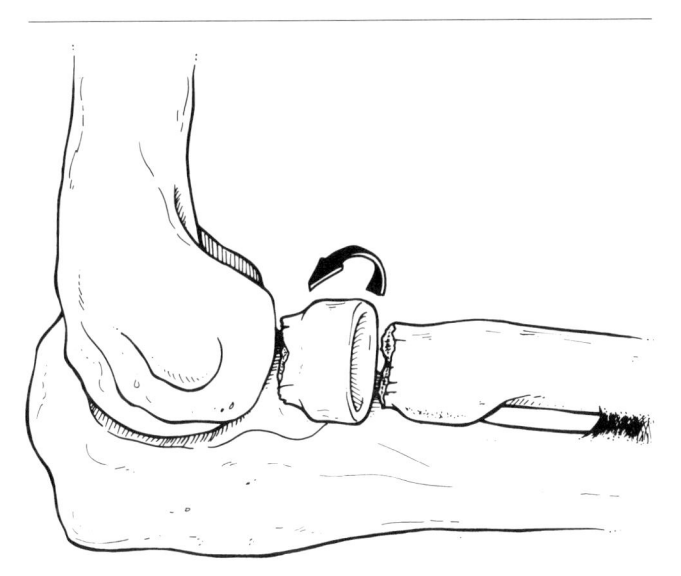

**Fig. 28.10** — Fraturas do colo radial que ocorrem com deslocamento do cotovelo podem deslocar-se na redução e tornar-se completamente rodadas.

posterior, que ocorre em 5% dos pacientes, e o tipo III é uma fratura ulnar com deslocamento lateral, que ocorre em 25% dos pacientes. O tipo IV é uma fratura de ambos os ossos — a ulna e o rádio, com deslocamento do rádio — e é rara. As lesões "Monteggia-equivalentes" são deslocamentos isolados da cabeça radial sem fratura ulnar, ou fraturas da diáfise ulnar com fraturas do colo radial.

A maioria das fraturas de Monteggia em crianças pode ser tratada por redução fechada. O forte periósteo ulnar normalmente permite uma redução ulnar satisfatória, a qual, por sua vez, permite que a cabeça radial seja reduzida. Porém, se a fratura ulnar for relativamente oblíqua, cominutiva ou de qualquer outro modo difícil de controlar, a estabilização primária pode ser necessária. Para reduzir o deslocamento da cabeça radial em lesões tipo I, o cotovelo deve estar fletido e completamente supinado. Nas lesões tipo II, o cotovelo deve estar estendido e o antebraço colocado em pronação a 45°. As lesões do tipo III são tratadas com o cotovelo fletido a 90° com supinação. As lesões do tipo IV usualmente são tratadas com o cotovelo em flexão. A redução fechada da cabeça radial usualmente pode ser obtida até duas semanas após a fratura. Se a cabeça radial não puder ser reduzida, isso pode ser devido à redução imperfeita da ulna, o ligamento anular dobrado para dentro ou um "abotoamento" da cabeça radial através da cápsula articular. As reduções fechadas insatisfatórias devem ser tratadas primeiro por fixação interna da ulna, seguida de redução aberta da cabeça radial, se necessária. Os casos tardios com deslocamento da cabeça radial podem ser tratados até dois anos após a lesão e ainda se consegue obter amplitude de movimento satisfatória, embora limitada. A angulação ulnar deve ser corrigida e pode ser estabilizada com um fio intramedular. Na reconstrução preferida do ligamento anular descrita por Bell Tawse, uma longa incisão lateral é usada e uma tira da fáscia do tríceps braquial com base distal em sua inserção ulnar é preparada e colocada em torno do colo radial, dobrada sobre si mesma.

As complicações das fraturas de Monteggia incluem restrição do movimento, deslocamentos recorrentes e paralisia nervosa. O nervo radial ou interrósseo posterior é o mais comumente lesado, ocorrendo principalmente em lesões do tipo III. A recuperação nervosa espontânea deve ser esperada.

### Fraturas do Olécrano

As fraturas do olécrano são bastante raras, podendo ser apofisárias ou metafisárias. A idade média dos pacientes é de nove anos e um terço deles tem fraturas adicionais no cotovelo. A maioria das fraturas apofisárias do olécrano é causada por lesões em hiperflexão e a maioria das fraturas metafisárias ocorre com flexão, extensão ou lesões cortantes. Uma fratura por avulsão apofisária ocorre quando o cotovelo está fletido. As fraturas estáveis são aquelas sem deslocamento ou com separação mínima, mas sem mobilidade na flexão e extensão. As fraturas estáveis podem ser tratadas somente com imobilização. Algumas fraturas deslocadas do tipo em flexão reduzem com a extensão e, devido à boa tolerabilidade do método, podem ser tratadas com imobilização em extensão. As fraturas instáveis devem ser tratadas com redução aberta e fixação interna.

## Contratura Capsular do Cotovelo

Embora as crianças raramente percam uma amplitude significativa de movimento após fraturas de cotovelo, existem exceções. O arco útil de flexão extensão do cotovelo, necessário para as atividades da vida diária, é de 30° a 130°. Se a flexão do cotovelo for limitada a 90°, pode ocorrer um prejuízo significativo. O tratamento inicial deve incluir a imobilização estática e dinâmica, seguida pela liberação cirúrgica da contratura capsular, se não houver melhora. Esse procedimento é realizado através de uma incisão lateral de toda a cápsula anterior ou posterior, conforme a necessidade, e removendo quaisquer obstáculos que impeçam o movimento. Em uma série de nove crianças, uma melhora média de 50° foi notada após a liberação cirúrgica aberta da contratura capsular.

O tratamento bem-sucedido das fraturas pediátricas de cotovelo depende de uma compreensão dos padrões de ossificação e fraturas e do conhecimento de quais apresentam risco de falhas na consolidação e quais possuem risco de rigidez. Se os princípios apresentados neste capítulo forem seguidos, serão obtidos resultados satisfatórios na maioria das vezes.

## Bibliografia Comentada

### Fraturas do Úmero

Cramer KE, Green NE, Devito DP. Incidence of anterior interosseous nerve palsy in supracondylar humerus fractures in children. J Pediatr Orthop, 13:502-505, 1993.

Em 101 fraturas supracondilares, houve 15 pacientes com paralisia nervosa; 12 tiveram envolvimento isolado do nervo interósseo anterior. Em dois pacientes com paralisia do nervo mediano e pulsos ausentes, o nervo mediano estava pinçado na fratura. A resolução completa da paralisia nervosa foi conseguida em 14 dos 15 pacientes.

Culp RW, Osterman AL, Davidson RS, et al. Neural injuries associated with supracondylar fractures of the humerus in children. J Bone Joint Surg, 72A:1211-1215, 1990.

Em 101 fraturas supracondilares, foram observadas 18 lesões nervosas em 13 pacientes. Somente nove dos nervos lesados recuperaram-se espontaneamente em cinco meses; o restante não mostrou melhora na EMG. Nos nove nervos restantes, a neurólise foi bem-sucedida em oito que estavam pinçados pela cicatriz ou pelo calo. O nervo restante estava lacerado e o enxerto nervoso não foi bem-sucedido. Os autores recomendam a observação com EMG em três a cinco meses e se não for observada melhora em cinco meses deve-se proceder a neurólise.

Ellefsen BK, Frierson MA, Raney EM, et al. Humerus varus: A complication of neonatal infantile, and childhood injury and infection. J Pediatr Orthop, 14:479-486, 1994.

Neste artigo, 16 casos de úmero varo são descritos, alguns como seqüelas de fraturas da infância.

Flynn JC. Nonunion of slightly displaced fractures of the lateral humeral condyle in children: An update. J Pediatr Orthop, 9:691-696, 1989.

Causas e tratamento de 23 pseudartroses são revisados. Em um quatro dos casos, o paciente não procurou atendimento médico ou o diagnóstico de fratura não foi feito. A subestimação do tratamento da fratura deslocada ocorre em mais da metade dos casos. O tratamento de 14 das pseudartrose foi com cavilha de enxerto ósseo com dissecção limitada. Todas as pseudartroses consolidaram, e somente três pacientes tiveram distúrbios de crescimento.

Josefsson PO, Danielsson LG. Epicondylar elbow fracture in children: 35-year follow-up of 56 unreduced cases. Acta Orthop Scand, 57:313-315, 1986.

Cinqüenta e uma fraturas consecutivas do epicôndilo medial tratadas não cirurgicamente foram examinadas com um seguimento mínimo de 20 anos. A pseudartrose estava presente após a cicatrização em 60%. Somente 25% dos pacientes tinham sintomas residuais, nenhum dos quais era limitante. Não houve diferença significativa na dor do cotovelo nos casos em que o epicôndilo estava ou não consolidado. Sintomas leves do nervo ulnar foram um pouco mais comuns no grupo com pseudoartrose.

Masada K, Kawai H, Kawabata H, et al. Osteosynthesis for old, established non-union of the lateral condyle of the humerus. J Bone Joint Surg 72A:32-40, 1990.

As pseudartroses com mais de cinco anos foram estudadas em 30 pacientes. Os autores concluíram que os objetivos no tratamento devem ser separados em: tratamento da dor, tratamento da deformidade e prevenção da paralisia ulnar. A osteossíntese foi efetiva em aliviar a dor, mas produziu uma redução pós-operatória significante no movimento.

Mintzer CM, Waters PM, Brown DJ, et al. Percutaneous pinning in the treatment of displaced lateral condyle fractures. J Pediatr Orthop, 14:462-465, 1994.

A redução fechada e a colocação percutânea de pinos foram bem-sucedidas em 12 pacientes que sofreram fraturas do côndilo lateral com deslocamento maior do que 2mm, porém com cartilagem articular intacta, conforme fora documentado na artrografia. Os resultados foram uma excelente amplitude de movimento e função.

Pirone AM, Graham HK, Krajbich JI. Management of displaced extension-type supracondylar fractures of the humerus in children. J Bone Joint Surg, 70A:641-650, 1988.

Esta revisão clássica de 230 fraturas supracondilares deslocadas do tipo em extensão, tratadas por quatro métodos diferentes, mostra que os melhores resultados (78% excelentes) foram obtidos pela fixação percutânea com pinos, e os piores (51% excelentes) ocorreram em pacientes tratados por redução fechada e gesso.

Rockwood CA Jr, Wilkins KE, King RE (eds). Fractures in children, ed 3, Philadelphia, PA, JB Lippincott, vol. 3, 1991.

Esta referência definitiva fornece excelentes informações sobre a história, a anatomia, o tratamento e as complicações das fraturas em crianças.

Voss FR, Kasser JR, Trepman E, et al. Uniplanar supracondylar humeral osteotomy with preset Kirschner wires for posttraumatic cubitus varus. J Pediatr Orthop, 14:471-478, 1994.

Nesta série de 36 pacientes, 97% das deformidades pós-traumáticas em cúbito varo foram corrigidas e mantidas dentro do limite de 5° em relação ao lado contralateral. A preservação de uma dobradiça medial e o uso de dois pinos pré-ajustados e amplamente espaçados são úteis.

Williamson DM, Coates CJ, Miller RK, et al. Normal characteristics of the Baumann (humerocapitellar) angle: An aid in assessment of supracondylar fractures. J Pediatr Orthop, 12:636-639, 1992.

Neste estudo de 114 crianças entre dois e 13 anos, o ângulo normal de Baumann foi de 72° ± 4°. Ele não variou significativamente com a idade ou o sexo.

Zionts, LE, McKellop HA, Hathaway R. Torsional strength of pin configurations used to fix supracondylar fractures of the humerus in children. J Bone Joint Surg 76A:253-256, 1994.

Na resistência ao torque rotacional, os pinos de fixação colocados medial e lateralmente foram mais estáveis, seguidos da fixação com três pinos laterais e, então, dois pinos laterais paralelos. Dois pinos laterais cruzados produziram 80% menos de estabilidade.

## Luxações do Cotovelo

Fowles JV, Slimane N, Kassab MT. Elbow dislocation with avulsion of the medial humeral epicondyle. J Bone Joint Surg, 728:102-104, 1990.

A comparação retrospectiva do tratamento cirúrgico e não cirúrgico das fraturas epicondilares mediais, seguidas por pelo menos 18 meses, mostrou uma incidência aumentada de contraturas em flexão no grupo que recebeu tratamento cirúrgico.

## Fraturas do Rádio e Ulna

Bernstein SM, McKeever P, Bernstein L. Percutaneous reduction of displaced radial neck fractures in children. J Pediatr Orthop, 13:85-88, 1993.

Esta técnica com freqüência elimina a necessidade de abrir significativamente as fraturas deslocadas que não podem ser tratadas com redução fechada.

Graves SC, Canale ST. Fractures of the olecranon in children: Long-term follow-up. J Pediatr Orthop, 13:239-241, 1993.

Nesta revisão de 44 fraturas, com acompanhamento médio de 29 meses após a lesão, os resultados geralmente foram bons; somente um quarto das fraturas deslocadas teve uma perda leve de movimento.

## Contratura Capsular do Cotovelo

Mih AD, Wolf FG. Surgical release of elbow-capsular contracture in pediatric patients. J Pediatr Orthop, 14:458-461, 1994.

Encontraram uma melhora média de 50° no arco de flexão-extensão em nove crianças com cinco a 17 anos, com contraturas traumáticas ou não traumáticas.

# 29

# Fraturas do Antebraço e Punho

As fraturas do antebraço são as mais comuns nos ossos longos, ocorrendo em 45% do total das fraturas em crianças e em 62% das fraturas da extremidade superior. Aproximadamente 75% a 84% destas fraturas do antebraço ocorrem no terço distal; 15% a 18% no terço médio e menos de 5,5% no terço proximal. Com muito menos freqüência as crianças sofrem lesões na articulação radioulnar distal, fraturas de ossos do carpo ou lesões ligamentares do carpo. A fratura mais comum de ossos do carpo é a do escafóide, embora ocorrendo em apenas 0,45% do total de fraturas da extremidade superior em crianças.

## Fraturas da Diáfise do Rádio e Ulna

As fraturas diafisárias são classificadas em: com deformação plástica, por compressão, em "galho verde" ou incompletas e completas. Aproximadamente 50% das fraturas diafisárias são em galho verde e ocorrem mais freqüentemente em crianças abaixo dos oito anos de idade. As fraturas em galho verde comumente apresentam angulação dorsal e desvio rotacional em supinação. As fraturas completas são mais comuns nos grupos de pré-adolescentes e adolescentes e tendem a ser instáveis. O antebraço apresenta uma rotação média entre 150° e 180° com o eixo mecânico axial de rotação se estendendo do rádio proximal à ulna distal. As fraturas consolidadas com desvios rotacionais levam diretamente a uma perda funcional desta rotação na proporção de 1:1. No terço médio, a consolidação com desvio rotacional eleva esta proporção até 2:1.

As angulações nos planos sagital e frontal também limitam a rotação do antebraço. Deformidades angulares acima de 20° diminuem significantemente a pronossupinação. Afortunadamente a remodelação das deformidades angulares acontece em crianças, mas é dependente da idade do paciente, da proximidade da fratura com a fise, do grau de deformidade e da direção da angulação. A remodelação da deformidade angular do rádio pode ocorrer em até mais de 10° por ano. Um novo índice, o desvio axial, pode demonstrar o potencial de remodelação futuro melhor do que o grau de angulação. O desvio axial é o desvio do ápice da fratura determinado por uma linha reta até a superfície articular e é calculado em tabelas referenciais. O seguimento clínico destas fraturas do antebraço com desvios rotacionais nem sempre corresponde ao grau de angulação verificado. Critérios aceitáveis de redução das fraturas diafisárias ainda não estão bem definidos, mas claramente dependem da idade do paciente e da localização da fratura.

Por definição, fraturas por compressão sempre são estáveis. A falha cortical ocorre por compressão e não por tensão. A imobilização com gesso antebraquial por um período de três a quatro semanas permite o alívio da dor e evita outros traumatismos. Se ambas as corticais estiverem fraturadas, existe o risco de angulação que pode inclusive ser progressiva. Então será necessário um gesso braquial perfeitamente moldado. As fraturas em "galho verde" geralmente são estáveis após redução incruenta e devem ser tratadas com gesso braquial com apropriada pressão em três pontos, moldagem do espaço interrósseo e do bordo retilíneo da face ulnar. A maioria destas fraturas apresenta desvio dorsal (ápice volar) e rotacional em supinação. A redução deve corrigir inicialmente a rotação, promovendo-se a pronação do antebraço, seguida da correção da angulação de ápice volar, usando-se a moldagem do gesso em três pontos.

As fraturas difisárias completas são de difícil redução fechada e freqüentemente muito instáveis. A redução incruenta requer um alinhamento dos fragmentos distal e proximal, corrigindo-se a rotação, a angulação e translação (cavalgamento), nesta ordem seqüencial. Se ocorrer desvio da ambos os ossos, geralmente é melhor corrigir em primeiro lugar a ulna. A redução cirúrgica está indicada para: 1) fraturas irredutíveis; 2) fraturas instáveis, principalmente em adolescentes; 3) fraturas segmentares com fragmento intermediário instável; 4) fraturas associadas com lesão de Monteggia, Galeazzi ou supracondilares do úmero e 5) refraturas.

## Fraturas Distais do Rádio e da Ulna

### Fraturas Metafisárias

Setenta e cinco por cento a 84% das fraturas do antebraço em crianças têm localização distal no rádio. A maioria destas fraturas do rádio é metafisária e associada a fraturas metafísárias da ulna. Embora a redução incruenta e a imobilização com gesso longo braquial estejam indicadas nas fraturas com mais de 10º de desvio, vários estudos recentes mostram a grande incidência de perda de redução com o tratamento incruento destas fraturas. Técnicas de moldagem gessada inadequadas, fraturas isoladas do rádio, fraturas associadas da ulna com desvios ou deformações plásticas e angulações iniciais acima de 30º são sinais premonitórios. A necessidade de repetir a redução fechada tem sido descrita como presente em mais de 34% dos casos. A fixação percutânea após redução incruenta diminui a incidência de novas reduções fechadas nestas difíceis fraturas distais do rádio. A remodelação de fraturas mal consolidadas com angulações no plano de flexo-extensão geralmente ocorre. Em menor incidência verifica-se a remodelação nos desvios de sentido ulnar. O desvio rotacional, entretanto, não remodela. Atualmente o que representa um alinhamento aceitável é ainda controvertido, mas depende sempre da idade do paciente, da localização da fratura e de outras fraturas associadas.

A fixação percutânea está indicada nas fraturas associadas com comprometimento neurovascular, edema significativo de partes moles, angulação inicial acima de 30º, deslocamento maior do que 50% do diâmetro do rádio e fraturas concomitantes do cotovelo. Um fio de Kirschner fino é introduzido obliquamente de distal para proximal, iniciando pela metáfise distal do rádio, próximo à fise. Deve-se tomar cuidado para não lesar o ramo sensitivo do nervo radial durante a introdução do fio de Kirschner. Isto pode ser feito com uma pequena incisão de 5 a 10mm, visualizando-se a superfície óssea diretamente, evitando a lesão neurológica. Um segundo fio deve ser introduzido entre o terceiro e o quarto compartimentos extensores, evitando-se transfixar ou lesar o tendão do extensor longo do polegar ao nível do tubérculo de Lister.

## Fraturas Fisárias

A maioria das fraturas fisárias do rádio é do tipo Salter-Harris II e ocorre nos adolescentes. O desvio dorsal é típico com angulação de vértice volar. A redução incruenta atraumática e a imobilização em gesso braquial estão indicadas em fraturas até com mais de 10º de angulação. O fato mais importante no tratamento e evolução destas fraturas é referente à parada de crescimento por lesão da placa fisária e ao comprometimento neurovascular. A incidência de lesão neurológica associada é de 8% num recente estudo retrospectivo (Fig. 29.1). Outra série retrospectiva mostra que pacientes com sinais e sintomas de comprometimento do nervo mediano na avaliação inicial devem ser tratados com fixação percutânea em lugar de imobilização gessada isolada, de maneira a reduzir a

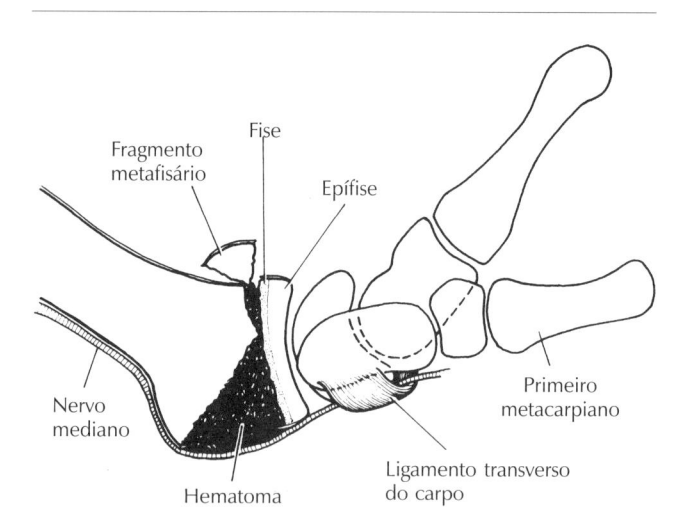

**Fig. 29.1** — Potencial de compressão do nervo mediano por estiramento sobre o fragmento metafisário, hematoma local do foco de fratura, deslocamento dorsal da fise e ligamento transverso do carpo. (Reproduzido com permissão de Waters PM, Kolettis GJ, Schwend R. Acute median neuropathy following physeal fractures of the distal radius. J pediatr Orthop, 14: 174-177, 1994.)

incidência de síndrome compartimental, síndrome aguda do túnel do carpo ou neuropatia do nervo mediano (Fig. 29.2). Um simples fio de Kirschner oblíquo, introduzido na apófise estilóide do rádio, de distal para proximal, dirigido para a metáfise radial em direção ao lado ulnar, fornece uma fixação suficiente. Da mesma maneira que o descrito para as fraturas metafisárias, devemos tomar cuidados para evitar a lesão do nervo sensitivo radial durante a introdução do pino. Se a extremidade do fio de Kirschner for deixada percutânea, pode ser retirado em quatro semanas, ambulatorialmente.

Parada de crescimento está relacionada com dois fatores: a força da lesão inicial e a lesão iatrogênica em reduções tardias. Pacientes com redeslocamentos ou que se apresentam tardiamente não devem ser submetidos a reduções incruentas repetidas após sete dias da data da fratura para evitar fusão iatrogênica da fise. Redução cirúrgica retardada também deve ser evitada pela mesma razão (Fig. 29.3). Devido ao fato de estas fraturas apresentarem desvios no plano de movimento da articulação do punho e serem em região justafisária, existe um grande potencial de remodelação em jovens adolescentes (Fig. 29.4). Quando não ocorrer remodelação com o crescimento, uma osteotomia de cunha dorsal, com enxerto ósseo e fixação interna, pode ser necessária em pacientes com mais de 10º de angulação dorsal residual. Todos os pacientes portadores de fraturas fisárias com desvios devem ser reexaminados em um ou dois anos para detectar possíveis alterações de crescimento.

## Nervo Mediano Normal

- edema mínimo de partes moles
  - ↓
  - redução incruenta + gesso braquial
- edema excessivo
  - ↓
  - red. incruenta + fix. percutânea

Observar síndrome compartimental

## Lesão do Nervo Mediano

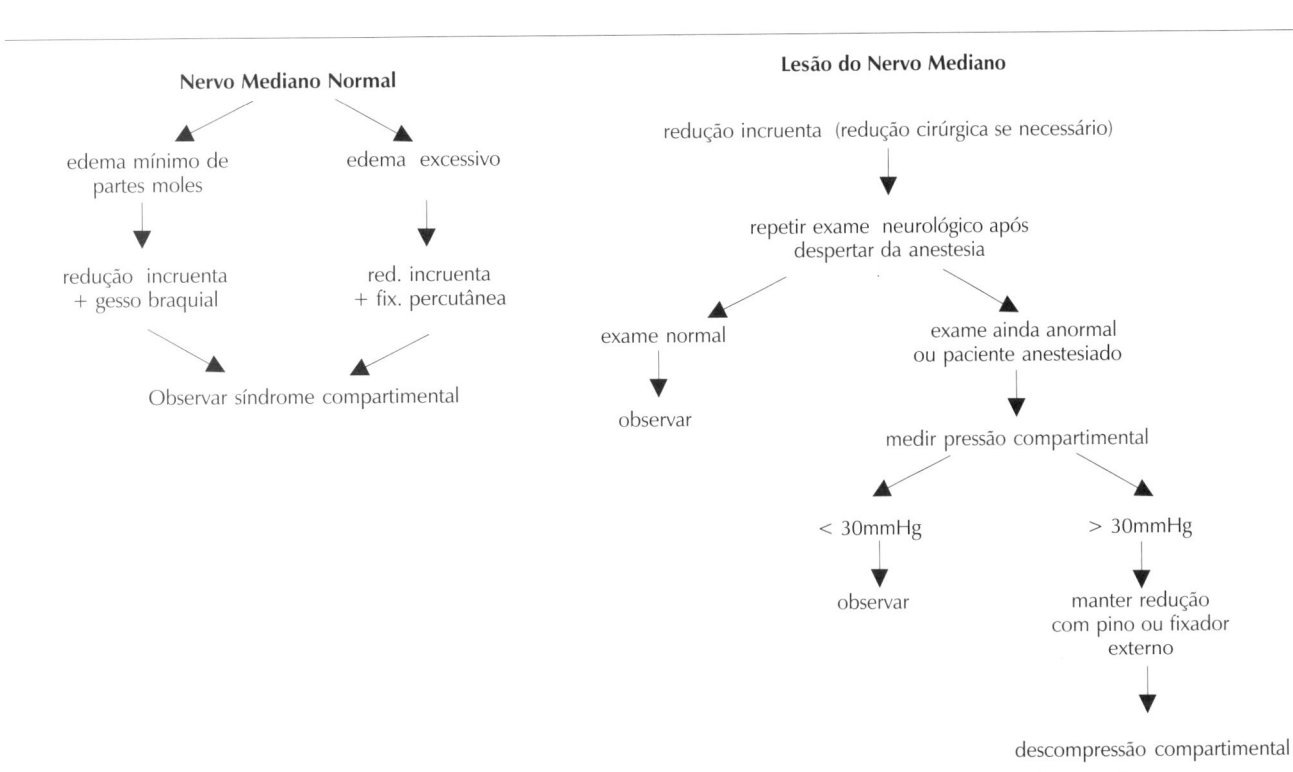

redução incruenta (redução cirúrgica se necessário)
↓
repetir exame neurológico após despertar da anestesia

- exame normal
  - ↓
  - observar
- exame ainda anormal ou paciente anestesiado
  - ↓
  - medir pressão compartimental
    - < 30mmHg → observar
    - > 30mmHg → manter redução com pino ou fixador externo
      - ↓
      - descompressão compartimental

**Fig. 29.2** — Algoritmo do tratamento de fraturas fisárias distais do rádio com parestesia/discinesias do nervo mediano. À **esquerda** com nervo íntegro e à **direita** com neuropatia traumática. (Reproduzido com permissão de Walters PM, Koletis GJ, Shchwend R: Acute median neuropathy following physeal fratcture of the distal radius. J Pediatr Orthop; 14: 173-177, 1994.)

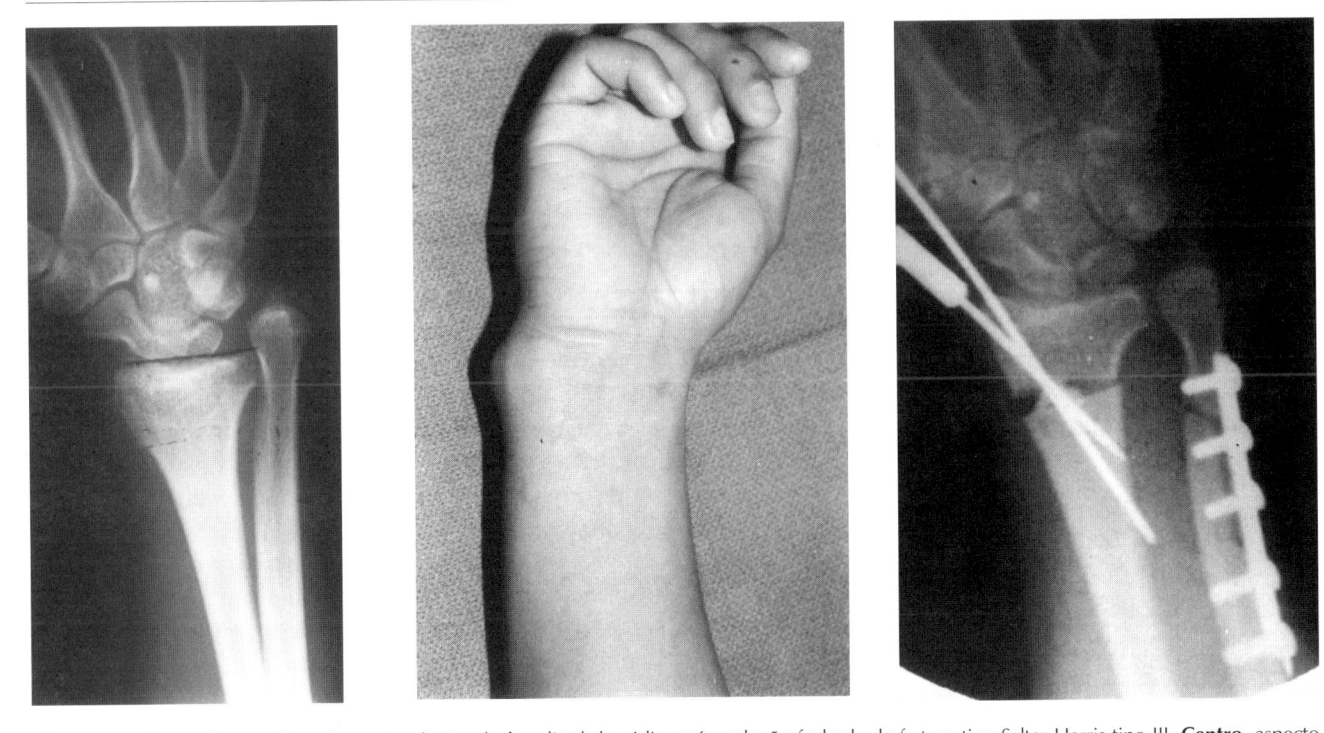

**Fig. 29.3** — **Esquerda**, a radiografia mostra fusão da fise distal do rádio após redução fechada de fratura tipo Salter-Harris tipo III. **Centro**, aspecto clínico. **Direita**, devido aos sinais e sintomas clínicos de síndrome de impactação radioulnar e à limitada rotação do antebraço, o paciente foi submetido a uma cirurgia com encurtamento ulnar e osteotomia do rádio com cunha aberta. O fragmento ósseo ressecado para o encurtamento ulnar em "Z" foi utilizado como enxerto no rádio.

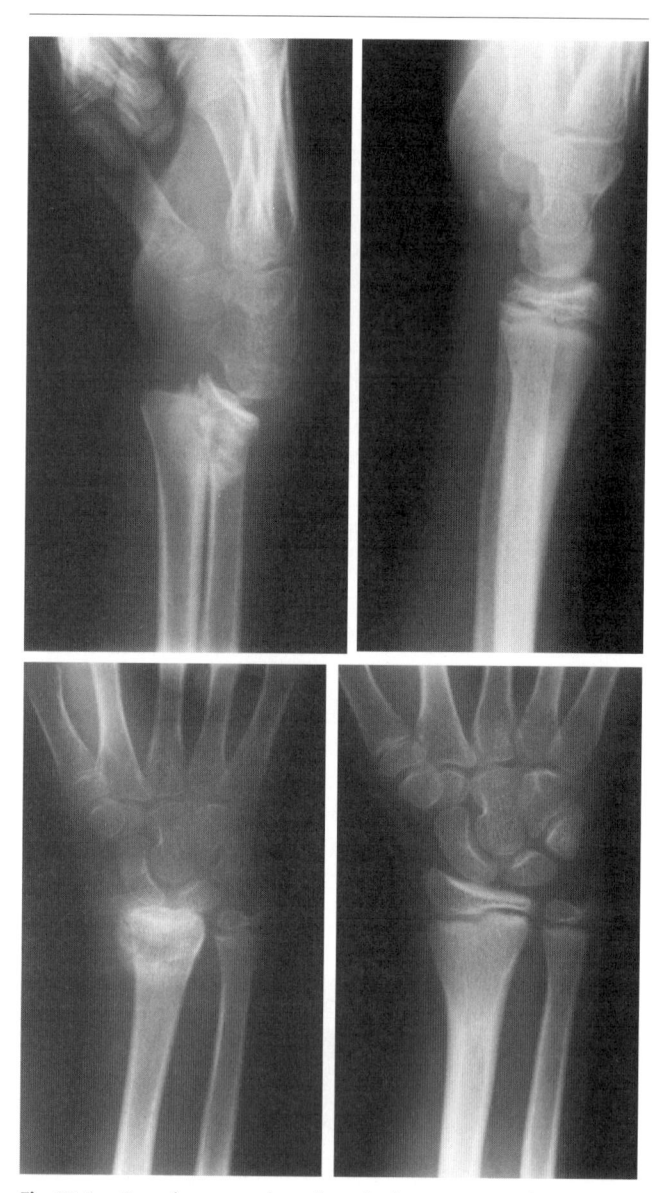

**Fig. 29.4** — **Superior esquerda**, radiografia de paciente com fratura fisária distal de rádio, tipo Salter-Harris II com tratamento tardio. Foi decidido aguardar a evolução e monitorar a remodelação. **Superior direita e inferior**, radiografias subseqüentes mostrando alinhamento anatômico do rádio e fises abertas.

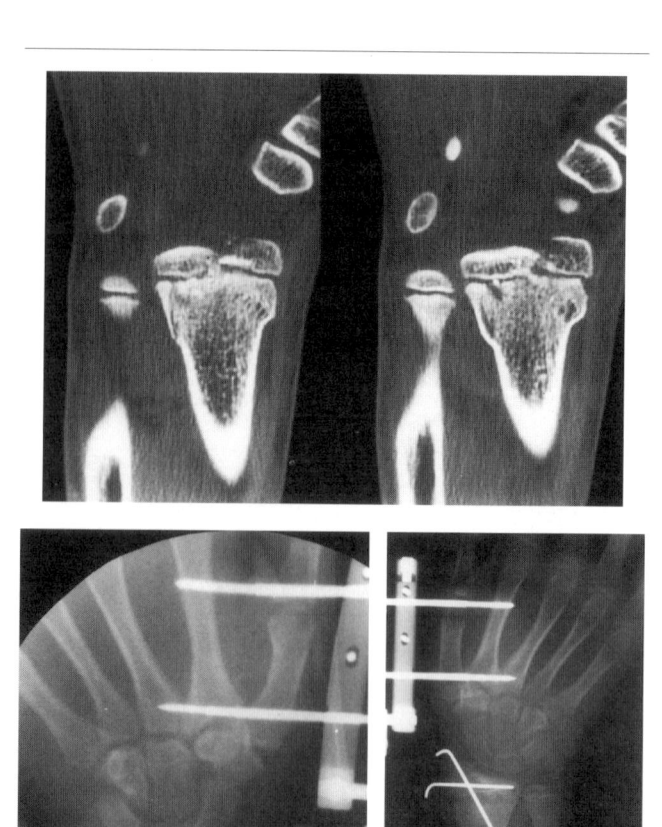

**Fig. 29.5** — **Superior**, tomografia computadorizada de uma fratura com desvio, tipo combinado Salter-Harris IV e II distal de rádio em um paciente de 15 anos de idade. **Inferior-esquerda**, imagem de intensificador transoperatório mostrando a redução com fixador externo, utilização de artroscopia do punho para visualizar a redução e a fixação percutânea assistida. **Inferior direita**, radiografias de controle, no momento de retirada do fixador externo.

Fraturas dos tipos III e IV de Salter-Harris são raras e requerem redução anatômica para restaurar a superfície fisária e articular. A redução cirúrgica está indicada em todas as fraturas onde não for possível uma redução fechada perfeita. A artroscopia do punho pode ser utilizada em adolescentes para auxiliar a redução fechada e fixação percutânea (Fig. 29.5).

## Fraturas de Galeazzi

As fraturas tipo Galeazzi são raras em crianças. Mais freqüentes são as chamadas "equivalentes a Galeazzi" (semelhantes) como fratura da fise ulnar distal e metafisária ou fisária distal do rádio. A redução anatômica deve ser precisa para restaurar a função normal. Em crianças, geralmente a redução fechada é o procedimento usual. A impossibilidade de uma redução incruenta se deve geralmente à interposição de um tendão extensor ou do periósteo e, nestes casos, deve ser realizada a redução cirúrgica. A instabilidade é rara nestas fraturas, mas a fusão prematura da fise ulnar distal com encurtamento subseqüente tem sido relatada em 55% dos pacientes com fratura fisária ulnar distal (Fig. 29.6).

Menos freqüentes são as verdadeiras fraturas de Galeazzi, com lesões ligamentares da articulação radioulnar distal e da fibrocartilagem triangular. Classicamente, o padrão

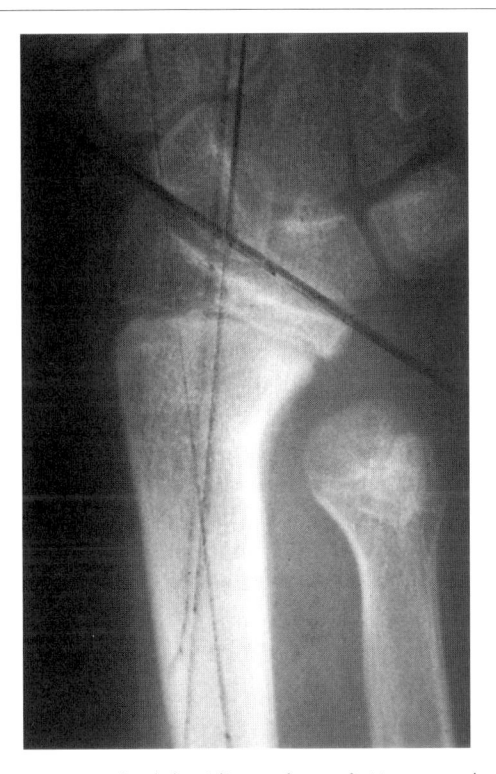

**Fig. 29.6** — Fusão distal do rádio por fratura fisária, com subseqüente deformidade angular.

mais comum de instabilidade tem sido descrito em adultos com deslocamento dorsal. Este padrão de instabilidade é mais raro em crianças do que em adultos. Embora também raro, o deslocamento volar da ulna em supinação surge como o mais freqüente tipo de instabilidade tardia. A reconstrução cirúrgica de partes moles do retináculo dos compartimentos extensores, com um reforço do tendão extensor ulnar do carpo, pode estabilizar a articulação. Qualquer angulação residual que leve à instabilidade deve ser tratada com osteotomia corretiva.

## Lesões do Carpo

### Lesão do Complexo da Fibrocartilagem Triangular

Quando ocorre falta de consolidação do processo estilóide da ulna em adolescentes, com presença de dor persistente na borda ulnar do punho, após fraturas distais do rádio ou ulna, geralmente significa impactação da articulação radioulnar distal e uma lesão da fibrocartilagem triangular distal por estiramento. Em pacientes submetidos ao tratamento conservador com dor residual, a retirada cirúrgica da fibrocartilagem triangular e do processo estilóide da ulna é uma medida bastante eficiente.

A artroscopia diagnóstica do punho tem sido útil em casos de dor residual não solucionadas no lado ulnar do

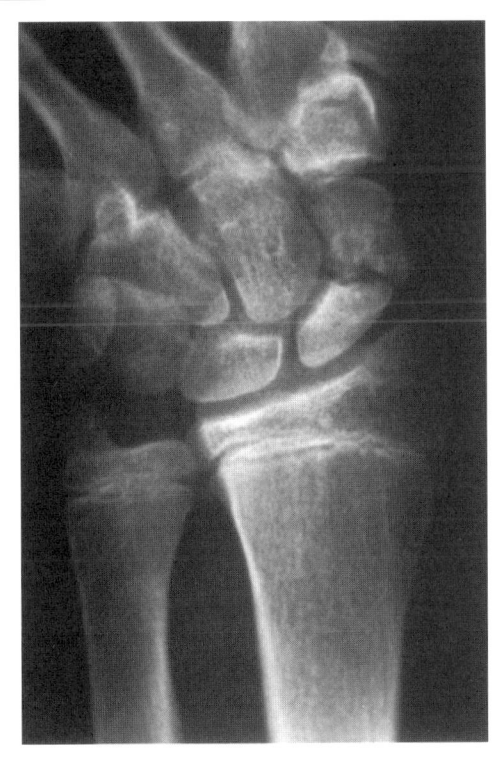

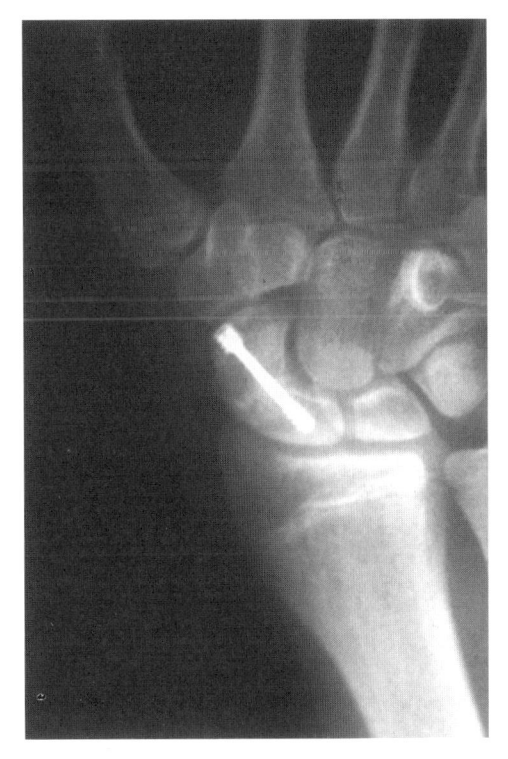

**Fig. 29.7** — **Esquerda**, fratura de escafóide com retardo de consolidação. **Direita**, tratamento cirúrgico com enxerto ósseo de crista ilíaca e fixação com parafuso de Herbert com resultado positivo.

punho pós-fraturado, para evidenciar a fibrocartilagem triangular. A artrografia e a ressonância magnética têm demonstrado muitos resultados falso-negativos e inaceitáveis, quando comparados com a artroscopia, como foi verificado num estudo prospectivo comparando os diversos tipos de técnicas de imagens. O desenvolvimento dos artroscópios com 2,5 e 3mm de diâmetro e de pequenos instrumentos tem facilitado o acesso à articulação radiocarpiana, articulações do carpo e radioulnar. Lesões isoladas da fibrocartilagem triangular têm sido diagnosticadas com uma freqüência maior em adolescentes. Ainda não existem estudos comparativos de evolução de longa data para confrontar a eficiência entre reparo cirúrgico aberto e artroscópico.

### Fraturas do Escafóide

A maioria das fraturas do escafóide em pacientes com imaturidade esquelética corresponde a avulsões do pólo distal. Estas fraturas consolidam rapidamente com imobilização gessada entre quatro e oito semanas, praticamente sem riscos de necrose avascular. No entanto, as fraturas mais extensas do escafóide apresentam os mesmos riscos de pseudartrose e de necrose óssea do que nos adultos. As fraturas do escafóide devem ter uma boa investigação tomográfica para que seja possível verificar pequenos desvios. Quando não apresentarem desvio, uma imobilização gessada englobando o polegar está indicada até a consolidação, que pode levar de três a seis meses. A discussão entre gesso braquial ou antebraquial ainda não está definitivamente solucionada. Quando estiver constatada a falta de consolidação, a redução aberta e a colocação de enxerto ósseo e a fixação interna estarão indicadas. Parafusos de Herbert têm sido utilizados tanto em fraturas com desvio no tratamento inicial, como nas pseudartroses e na falta de consolidação (Fig. 29.7). Ainda é discutida a origem do escafóide bipartido, mesmo bilateral, se é congênita ou traumática. Quando o escafóide bipartido for sintomático, deve ser tratado cirurgicamente com enxerto ósseo e fixação com parafuso de Herbert como nos retardos de consolidação e pseudartroses.

## Bibliografia Comentada

### Fraturas da Diáfise do Rádio e da Ulna

Price CT, Scott DS, Kurzner ME, et al. Malunited forearm fractures in children. J Pediatr Orthop, 10; 705-712, 1990.

Os autores apresentam uma série retrospectiva de 39 pacientes tratados inicialmente com redução incruenta para fraturas do antebraço com seguimento superior a dois anos (média de acompanhamento de 5,57 anos). Todos os pacientes apresentaram angulações definitivas acima de 10°, desvio inicial acima de 50°, rotação ou interposição da membrana interóssea. Resultados bons e excelentes foram relatados em 92%. Apenas 8% destes pacientes apresentaram resultados ruins de acordo com o critério adotado.

Yunger AS, Tredwll SJ, Mackenzie WG, et al. Accurate prediction of outcome after pediatric forearm frature. J Pediatr Orthop, 14:200-206, 1994.

Os autores introduzem um novo índice, o de *desvio axial*, e o correlacionam com a evolução clínica em termos de rotação do antebraço após fraturas. Propõem que o desvio axial até 5° deva ser o máximo tolerado para a redução e a consolidação. As referências mostradas na Fig. 29.5 do texto em pauta são necessárias para a sua utilização clinica.

### Fraturas Metafisárias Distais de Rádio

Gibbons CL, Woods DA, Pailthorpe C, et al. The management of isolated distal radius fractures in children. J Pediatr Orthop, 14: 207-210, 1994.

Os autores apresentam uma série com o seguimento de 23 pacientes com fraturas isoladas distais de rádio, com desvios. Dez casos foram tratados com fixação percutânea e 13 com redução incruenta e gesso braquial. Noventa e um por cento da série com gesso longo mostraram perda de redução (média de 24,6°) e foram necessárias novas reduções. Nos pacientes fixados com fios percutâneos não ocorreram desvios secundários.

Holmes JR, Louis DS. Entrapment of pronator quadratus in pediatric distal-radius fractures: Recognition and treatment. J Pediatr Ortop, 14: 498-500, 1994.

São descritos três casos de fraturas distais de rádio, com desvio, todas localizadas a 3cm da fise radial distal onde não foi possível a redução incruenta. Em todas os três, verificaram a interposição do músculo pronador quadrado durante o procedimento de redução cirúrgica, impedindo a redução manual incruenta. Após a interposição muscular ser removida, foram realizadas reduções cirúrgicas.

Mani GV, Hui PW, Cheng JC. Translation of the radius as a predictor of outcome in distal radius fractures in children. J Bone Joint Surg, 75-B: 808-811, 1993.

Os autores apresentam uma análise retrospectiva de 94 fraturas distais de rádio em crianças, tratadas primariamente com redução fechada e imobilização gessada. A perda de redução foi de 29%. Quando o desvio lateral foi maior do que a metade do diâmetro do rádio, a perda de redução correspondeu a 60%, comparada com 8% de perda de redução, quando o desvio inicial lateral era inferior à metade do diâmetro do rádio. Os autores recomendam redução incruenta e fixação percutânea nas fraturas com grandes desvios e redução cirúrgica quando forem irredutíveis – (12% do grupo estudado).

Proctor MP, Moore DJ, Paterson JM. Redisplacement after manipulation of distal radius fractures in children. J Bone Joint Surg, 75-B: 453-454, 1993.

Nesta revisão de 68 fraturas distais de rádio em crianças tratadas com redução incruenta primária e imobilização gessada, ocorreu perda da redução em 34% dos casos. O deslocamento total e a falha em conseguir uma redução perfeita foram responsáveis pela perda de redução. Por estes fatores, os autores recomendam a fixação percutânea para evitar os riscos de perda de redução.

## Fraturas Fisárias de Rádio

Waters PM, Kolettis GJ, Schwend R. Neuropatia do nervo mediano após fratura fisária distal de rádio. J Pediatr Ortop, 14: 173-177, 1994.

Série de oito casos de neuropatia do nervo mediano após fratura distal de rádio, com desvio dorsal, tipo Salter-Harris II. Os autores descrevem a etiologia da lesão do nervo mediano, incluindo a contusão direta, a distensão ou o estiramento após a fratura angulada e desenvolvimento de síndrome compartimental aguda. Os autores descrevem um algoritmo para guia do tratamento, que inclui a fixação percutânea nas fraturas com maior risco de síndrome compartimental.

## Fraturas de Galeazzi

Golz RJ, Grogan DP, Greene TL, et al. Distal ulnar physeal injury. J Pediatr Ortop, 11: 318-326, 1991.

Os autores revisam 18 pacientes com lesões fisárias distais de ulna, associadas a fraturas metafisárias ou fisárias do rádio. O processo estilóide da ulna não é incluído neste estudo. De acordo com a classificação de Salter-Harris encontraram: tipo I — oito fraturas; tipo II — uma fratura; tipo III — seis casos e tipo IV — um; duas fraturas não classificadas. Ocorreu fusão fisária ulnar prematura em 55% dos casos. Sete destes dez pacientes apresentaram deformidade angular do rádio e ulna com translocação do carpo.

Letts M, Rowhani N. Galeazzi-equivalent injuries of the wrist in children. J Pediatr Ortop; 13: 561-566, 1993.

Os resultados de 10 fraturas de Galeazzi (fratura distal do rádio com deslocamento da ulna distal) e fraturas Galeazzi-equivalentes (fraturas distais do rádio com fraturas fisárias desviadas da ulna distal), são estudados e descritos, e é proposta uma classificação sistemática. A redução incruenta, tanto da fratura do rádio como da ulna, geralmente é bem-sucedida em crianças. A redução aberta está indicada em fraturas irredutíveis da ulna ou quando ocorre interposição de algum tendão do extensor ou periósteo. Os problemas em longo prazo são a instabilidade radioulnar distal nas fraturas de Galeazzi e fechamento precoce da placa de crescimento distal da ulna nas fraturas tipo Galeazzi (ou Galeazzi-equivalentes).

## Lesões do Carpo

Doman NA, Marcus NW. Congenital bipartite scaphoid. J Hand Surg, 15-A: 869-873, 1990.

Os autores apresentam um único caso de escafóide bipartido bilateral. Mostram uma revisão da literatura sobre a controvérsia entre a etiologia congênita e traumática do escafóide bipartido.

Mintzer CM, Waters PM, Simmons BP. Nonunion of the scaphoid in children treated by Herbert screw fixation and bone grafting; A report of five cases. J Bone Joint Surg, 77-B:98-100, 1995.

Os autores apresentam cinco casos de fratura do escafóide do carpo em pacientes esqueleticamente imaturos, tratados com redução aberta, enxerto ósseo e fixação com parafusos de Herbert. A média de idade no momento da fratura foi de 12,7 anos, com um seguimento médio de 3,3 anos. Todas as fraturas consolidaram normalmente sem nenhuma instabilidade na articulação do carpo. Todas com resultados clínicos excelentes

# 30
# Lesões do Joelho e Fraturas da Tíbia

## Lesões do Joelho

### Lesões Ligamentares

Nas crianças, as lesões ligamentares do joelho são menos comuns do que no adulto, sendo mais freqüentes as fraturas fisárias, particularmente as distais do fêmur. Os ligamentos do joelho se originam na epífise distal do fêmur, proximal da tíbia e proximal da fíbula, com exceção da porção superficial do ligamento colateral medial (LCM) que se insere na metáfise tibial. As concentrações das forças ocorrem nas regiões das placas de crescimento quando o joelho é submetido a torções ou traumas em varo ou em valgo. Como as lesões ligamentares do joelho são infreqüentes na criança, o tipo de tratamento é normalmente apoiado em experiências com pequeno número de pacientes. Entretanto, quando as placas de crescimento começam a fechar, os tipos de tratamento tornam-se semelhantes àqueles definidos para o adulto.

O exame físico auxilia na diferenciação entre a lesão da fise e a lesão dos ligamentos colaterais. O edema e a dor local são mais circunferenciais e localizados sobre a fise nos casos de fratura da mesma, enquanto que a lesão do LCM acarreta edema e dor localizados apenas sobre o ligamento. A instabilidade clínica durante o teste de estresse em valgo pode ser secundária à lesão fisária ou à lesão do LCM. Radiografias em estresse podem auxiliar na diferenciação destes dois diagnósticos, embora possa existir fratura da fise não desviada e estável. Neste caso, um período curto de imobilização pode ser útil na diferenciação entre a fratura da fise distal do fêmur e a ruptura do LCM. Assim, após três semanas de imobilização pode-se notar a reação periosteal ou o alargamento da fise, nos casos em que a lesão for da placa de crescimento. Raramente teremos fratura da fise associada à lesão dos ligamentos colaterais.

A classificação das lesões do LCM ajuda no planejamento do tratamento. Lesões do LCM grau I são estáveis e podem ser tratadas sintomaticamente. Lesões grau II apresentam pouca instabilidade, e as lesões grau III, grande instabilidade quando submetidas ao teste de estresse em valgo. Ambas respondem bem ao tratamento conservador. Nos adolescentes, um breve período de imobilização, seguido por três a seis semanas do uso de órtese que permita a flexo-extensão e que proteja o joelho do estresse em varo e valgo, é suficiente. Se ocorrer lesão do LCM junto com o ligamento cruzado anterior (LCA), a lesão do LCA tornar-se-á a principal preocupação e a sua presença determinará o tipo de tratamento.

Rupturas no LCA são infreqüentes nas crianças menores de 14 anos, ocorrendo mais freqüentemente a fratura por avulsão da espinha da tíbia. No entanto, a incidência de ruptura do LCA aumenta na adolescência. Freqüentemente estas lesões são resultantes da desaceleração, rotação externa e do estresse em valgo do joelho. O paciente pode sentir ou ouvir um estalido no momento do acidente, com a sensação de que o joelho subluxou. Nestas circunstâncias o paciente é obrigado a parar com a sua atividade física por não ter condições de continuar. Surge rapidamente aumento de volume do joelho por sangramento intra-articular. O teste de Lachman é o mais o sensível para detectar a insuficiência aguda do LCA. Os testes da gaveta anterior e o *pivot shift* são difíceis de ser realizados devido à presença do espasmo muscular secundário à dor. O espaço articular deverá ser cuidadosamente palpado e, na presença de dor, pode indicar a lesão associada do menisco. Esta associação ocorre em mais de 40% das crianças e adolescentes com lesão do LCA. Lesões dos ligamentos colaterais e da fise também devem ser investigadas. A presença de uma fratura por avulsão da espinha da tíbia deverá ser avaliada radiograficamente. A ressonância nuclear magnética (RNM) e a artroscopia podem ser úteis na confirmação do diagnóstico da lesão do ligamento ou do menisco, mas não devem ser realizadas em casos duvidosos. Infelizmente, crianças e adolescentes têm, geralmente, maus resultados com o tratamento conservador das lesões do LCA, entretanto a presença das fises abertas limita as opções cirúrgicas. O reparo ligamentar primário e a reconstrução extra-articular que evitam a fise têm produzido maus resultados, pela persistência da instabilidade. Reconstrução ligamentar intra-articular usando túneis perfurados através do fêmur e da tíbia, atravessando as placas de crescimento, pode ser usada com sucesso em adolescentes próximos da maturidade esquelética. Por outro lado, em pacientes mais jovens, o risco de lesão da

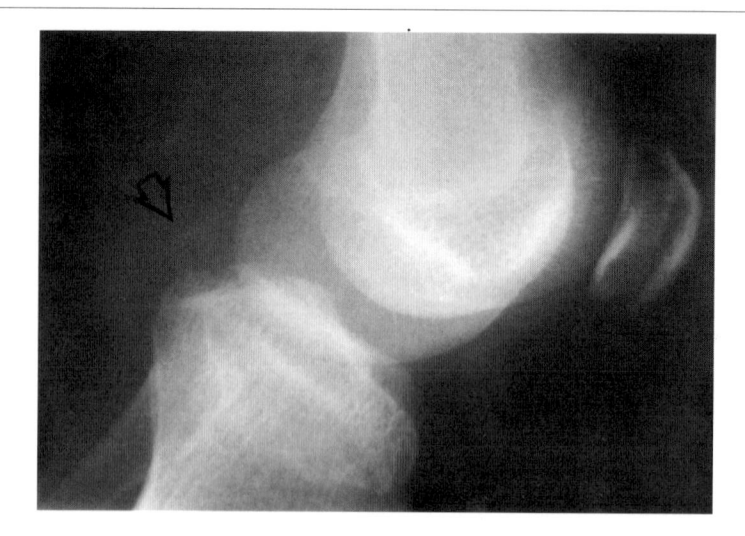

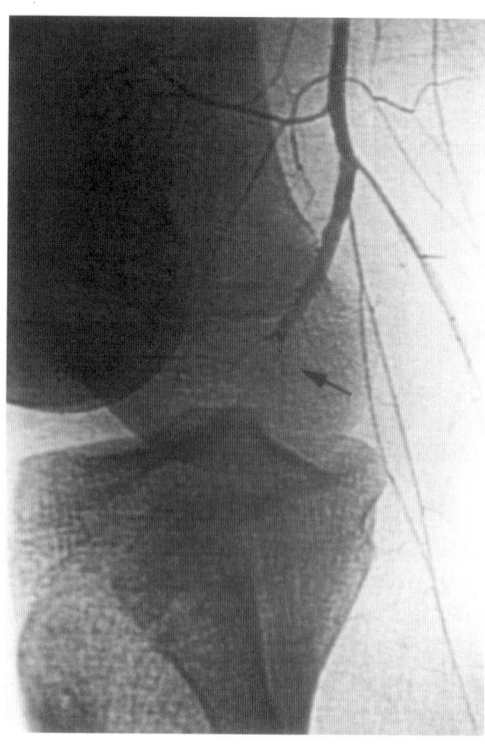

**Fig. 30.1** — **Esquerda:** radiografia lateral do joelho que demonstra uma fratura avulsão do LCP na sua inserção tibial (seta aberta) num adolescente. A lesão ocorreu enquanto jogava basquete. Os pulsos distais estavam ausentes ao exame físico. **Direito:** arteriograma que demonstra a oclusão da artéria poplítea (seta).

fise, seguida de parada do crescimento, proíbe o uso deste tipo de tratamento. Assim, nestes casos o tratamento será fisioterápico com o uso de tutores e limitação da atividade física, e a reconstrução cirúrgica será adiada até a maturidade esquelética. Se o tratamento conservador falhar e a instabilidade passar a ocorrer, inclusive nas atividades diárias, pode-se fazer a reconstrução com os tendões do semitendíneo e do grácil, sem o uso de túneis ósseos. Neste caso, os tendões são liberados proximalmente ao nível da junção musculotendinosa e deixados inseridos distalmente. Os enxertos são então passados através de um sulco na face anterior da epífise da tíbia e tracionados na posição *over-the-top* no fêmur distal, evitando a lesão das fises. A experiência com esta técnica é limitada.

As lesões do ligamento cruzado posterior (LCP) são raras na criança e no adolescente, sendo portanto desconhecida a história natural do joelho com deficiência do LCP em pacientes esqueleticamente imaturos. As lesões do LCP ocorrem secundariamente a um desvio posterior forçado da tíbia sob o fêmur com o joelho fletido em 90°, ou secundariamente à hiperextensão do joelho. Lesões do LCP podem também estar presentes após a redução espontânea da luxação do joelho. Nestas lesões é fundamental um exame neurovascular cuidadoso (Fig. 30.1).

Após uma lesão aguda do joelho, o movimento articular será doloroso, e o apoio do membro acometido, difícil. O derrame articular pode não estar presente, já que o LCP é extra-sinovial. Dor à palpação pode estar localizada apenas na porção posterior do joelho e proximal à região poplítea. Dor na interlinha articular pode indicar lesão meniscal. A queda posterior da porção proximal da tíbia e o teste da gaveta posterior podem não ser óbvios nas lesões agudas; entretanto o teste da gaveta após a contração do quadríceps é útil na detecção das lesões agudas do LCP. Este teste é feito com o paciente em decúbito dorsal sobre a mesa de exame, com o joelho fletido a 70° e o pé apoiado sobre a mesa. Quando o paciente contrai o quadríceps, o planalto tibial desloca-se devido à insuficiência do LCP.

Lesões dos ligamentos colaterais, nestas situações, também deverão ser avaliadas. Radiografias do joelho sob estresse podem ser necessárias para distinguir entre as fraturas da fise e as rupturas ligamentares. As radiografias devem ser avaliadas cuidadosamente com o objetivo de se buscar fratura por avulsão do fêmur ou da tíbia. A RNM ou a artroscopia são úteis em casos em que existe dúvida da lesão meniscal ou ligamentar. As lesões do corpo do LCP em pacientes esqueleticamente imaturos deverão ser tratadas conservadoramente. Fraturas por arrancamento com desvio da tíbia ou fêmur são mais bem tratadas com redução aberta e fixação interna. Suturas intra-epifisárias para a fixação destes arrancamentos ou parafusos canulados intra-epifisários podem ser usados tanto no fêmur como na tíbia (sem atravessar a placa de crescimento) para a fixação de arrancamentos da espinha da tíbia. Lesões associadas do LCP e do ligamento colateral deverão ser tratadas com reparo primário dos ligamentos. Algumas instabilidades pós-operatórias posteriores poderão aguardar o tratamento. Crianças com insuficiência do LCP crônica não deverão ser submetidas à reconstrução ligamentar até que atinjam a maturidade esquelética para se evitar a lesão das fises.

## Lesões Meniscais

O menisco é importante auxiliar na estabilização articular, na transmissão de carga entre os côndilos femorais e o planalto tibial e na nutrição articular. A sua remoção na criança e no adolescente levará a alterações degenerativas precoces da articulação.

O diagnóstico clínico da lesão meniscal é mais difícil em crianças do que nos adultos. Existe uma tendência para se diagnosticar em excesso as lesões meniscais na criança e no adolescente por causa dos sintomas de dor, falseio e bloqueio que estão freqüentemente presentes nesta faixa etária, sem lesão meniscal. Os diagnósticos diferenciais na criança deverão incluir instabilidade patelar, osteocondrite dissecante, corpo livre, artrite inflamatória e doenças do quadril. Radiografias simples continuam sendo a melhor forma de se avaliar inicialmente o joelho. A RNM é o estudo não-invasivo mais útil para se estabelecer a presença da lesão meniscal, entretanto deverá ser usada como um auxiliar da história, do exame físico e após outros estudos.

O aumento da vascularização e da celularidade do menisco, particularmente nas crianças menores de 10 anos de idade, indica que o tratamento e a cicatrização destas lesões têm melhor prognóstico do que no adulto. As rupturas meniscais deverão ser reparadas quando possível, inclusive aquelas na porção menos vascularizada do menisco. Adolescentes deverão ser tratados do mesmo modo que os adultos. Rupturas irreparáveis deverão ser tratadas por menisectomia parcial e a menisectomia total deverá ser sempre evitada. Rupturas do menisco na presença da ruptura do LCA deverão ser reparadas quando possível, embora a presença da fise aberta possa impedir a realização da reconstrução ligamentar intra-articular simultaneamente.

O diagnóstico do menisco discóide lateral deverá ser considerado em crianças e adolescentes com sintoma de travamento, falseio e perda do movimento articular. A dor à palpação na interlinha articular pode estar presente e o menisco pode se tornar proeminente com a flexão do joelho. Existem três tipos de menisco discóide: o completo, o incompleto e o de Wrisberg. O tipo completo tem espessura aumentada e a perda da forma em C do menisco normal. O incompleto lembra a forma semilunar, mas tem uma espessura aumentada e ocupa uma área maior no compartimento lateral. Ambos, o completo e o incompleto, têm inserções periféricas normais. A ruptura é a causa mais freqüente de sintomas. O tipo Wrisberg não tem a inserção posterior e é instável, embora tenha o ligamento de Wrisberg intacto. Radiografias simples podem mostrar aumento da altura do compartimento lateral com o aplanamento do côndilo femoral lateral, na presença do menisco discóide, a despeito do tipo. A RNM confirmará o diagnóstico. Meniscos discóides incompletos e completos, com sintomas, podem ser tratados artroscopicamente, com ressecção parcial do menisco. Deve-se tomar cuidado para preservar a porção periférica estável, que suportará a carga. O tipo Wrisberg é o mais difícil para tratar, devendo-se fazer tentativas para o reparo cirúrgico com a estabilização da porção posterior do menisco. O menisco discóide assintomático não deve ser retirado.

## Fraturas e Luxações da Patela

Fraturas da patela na criança são raras por causa da grande quantidade de cartilagem e pela grande mobilidade da patela. As fraturas da patela por cisalhamento são as únicas que ocorrem na criança e no adolescente, principalmente através da cartilagem não ossificada com pequenos fragmentos ósseos unidos ao grande fragmento cartilaginoso e difíceis de serem diagnosticados (Fig. 30.2). Embora esta lesão seja mais comum no pólo inferior da patela, ela pode ocorrer proximal e medialmente. Dor à palpação da patela após o trauma é indicativa deste tipo de fratura. Se a fratura é desviada e ocorre ruptura do retináculo extensor, pode-se palpar um defeito ou a criança pode ter dificuldade para estender ativamente o joelho. Fragmentos muito desviados, se tratados incruentamente, podem resultar em uma patela alongada com insuficiência do mecanismo extensor. Fraturas não desviadas deverão ser tratadas com imobilização e as desviadas, com redução aberta e fixação interna, usando-se a técnica da banda de tensão com arame.

A fratura também pode ocorrer na junção osso-cartilagem da patela bipartida, e, nestes casos, a dor à palpação na região bipartida é o único dado para o diagnóstico.

Luxações agudas da patela podem ser secundárias a um trauma direto no joelho ou secundárias a um trauma indireto, conseqüente a torções. A maioria destas luxações

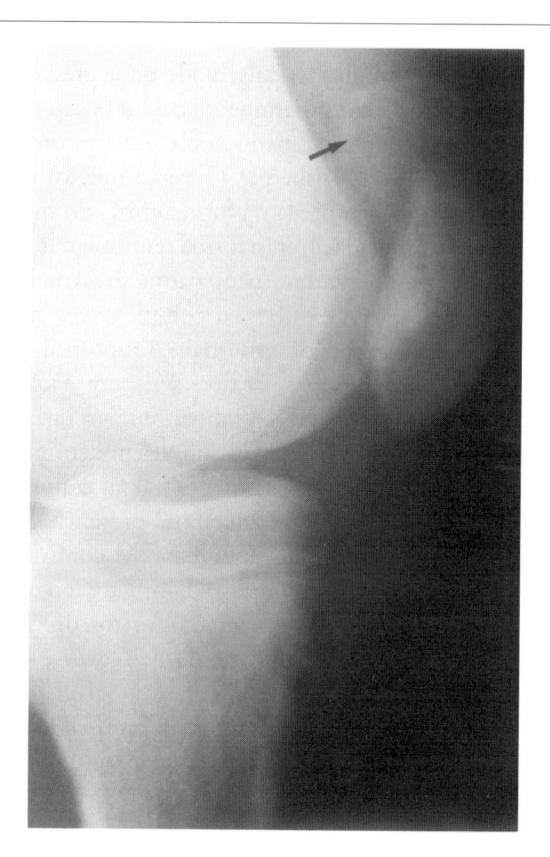

**Fig. 30.2** — Radiografia lateral do joelho de um adolescente que demonstra uma fratura avulsão do pólo proximal da patela.

reduz-se espontaneamente e o paciente pode simplesmente relatar uma história de um falseio. Derrame articular pode não estar presente em pacientes com traumas indiretos e frouxidão ligamentar generalizada. Por outro lado, a ruptura da cápsula articular nas lesões traumáticas pode permitir que o líquido saia para as partes moles ao redor, evitando, assim, o derrame articular. Dor à palpação da borda medial da patela ou do tubérculo dos adutores pode estar presente. Radiografias simples deverão ser feitas para se avaliar fraturas osteocondrais e, quando presentes, estas deverão ser avaliadas por via artroscópica. Nestas circunstâncias, pequenos fragmentos deverão ser removidos e grandes fragmentos poderão ser fixados internamente através de material de suturas, pinos ou parafusos de Herbert. Como as lesões do LCA e do LCM podem ocorrer associadamente com a luxação da patela, elas deverão ser investigadas e descartadas.

Na fase aguda, a luxação de patela deverá ser tratada com um breve período de imobilização seguido de um programa de reabilitação para o quadríceps. Aproximadamente 15% a 20% dos pacientes pediátricos podem ter luxação recidivante de patela. Pacientes com fatores predisponentes, como hipoplasia do côndilo femoral, aumento do ângulo do quadríceps (ângulo Q) ou atrofia do vasto medial podem ter altos índices de recorrências. Geralmente, a freqüência destas luxações diminui com o aumento da idade até a terceira década. Não se estabeleceu até o momento relação clínica entre a doença degenerativa articular e as lesões articulares produzidas pela luxação recidivante da patela na criança e no adolescente. Entretanto, a indicação primária para o realinhamento da patela em pacientes com luxação recidivante só deverá ser feita quando houver sintomas de dor importantes ou interferência nas atividades da vida diária. A cirurgia será indicada somente após um programa de tratamento fisioterápico (mudanças de atividade, cinesioterapia, uso de tutores) sem sucesso.

Antes de se considerar o tratamento cirúrgico, deve-se avaliar a presença de retrações da bandeleta lateral e do trato iliotibial, insuficiência do vasto medial e aumento do ângulo do quadríceps. A borda lateral da patela está elevada sobre o côndilo lateral com o joelho estendido. Quando a inclinação da patela é de 0° ou negativa, significa que existe tensão exagerada da bandeleta lateral. O teste do deslizamento passivo da patela determina a quantidade da frouxidão medial e a patela é empurrada lateralmente na extensão. Subluxação lateral da patela maior do que 50% é indicativa de insuficiência dos componentes mediais. O ângulo Q maior do que 10° nos meninos e 15° nas meninas indica aumento do vetor lateral da patela. O ângulo Q ativo é obtido solicitando-se que o paciente contraia o quadríceps com o joelho estendido. Normalmente a patela move-se em linha reta para cima ou de lateral para cima numa relação de 1:1. Trações anormais podem resultar em um movimento mais para lateral do que para superior. Neste caso, a liberação da bandeleta lateral isolada diminui a tração do retináculo e deve ser indicada em pacientes com luxação recidivante de patela. A insuficiência medial é tratada com o avanço do vasto medial, e o realinhamento distal é realizado para corrigir o ângulo anormal do quadríceps.

Transferências da tuberosidade anterior da tíbia devem ser evitadas em pacientes esqueleticamente imaturos por causa do risco de lesão da fise e parada de crescimento. A tenodese do semitendíneo (Galeazzi) ou o procedimento de Roux-Goldthwait podem ser usados nestes pacientes. Freqüentemente em crianças com luxação recidivante de patela, a liberação lateral, o tensionamento medial e o realinhamento distal devem ser feitos, no entanto, a evolução pós-operatória destas cirurgias é menos previsível em pacientes com frouxidão ligamentar generalizada, como ocorre com a síndrome de Ehlers-Danlos e de Down.

## Fraturas da Tíbia

### Fraturas da Espinha da Tíbia

A maioria das lesões do LCA nas crianças ocorre por fratura por avulsão da espinha anterior da tíbia. Antes do fechamento da fise proximal da tíbia, o LCA é mais resistente por força de tração do que a espinha da tíbia. Avulsões da inserção femoral são raras, no entanto, as lesões associadas dos ligamentos colaterais e dos meniscos são comuns e, ao exame clínico, pode-se notar hemartrose aguda e instabilidade anterior. As fraturas sem desvio são tratadas com imobilização e as fraturas com fragmentos elevados ou desviados devem ser reduzidas. Aquelas que mostram alguma elevação sem desvio de todo o fragmento podem ser reduzidas pela extensão do joelho e imobilização em extensão. Se esta técnica falhar na obtenção da redução, pode ser devido à interposição do menisco no foco de fratura. Nestes casos, a remoção cirúrgica do menisco do foco da fratura deverá ser indicada e, se necessária, será feita a separação meniscal. Nas fraturas completamente desviadas será melhor a redução anatômica por via aberta ou artroscópica e fixada internamente. A fixação pode ser feita com suturas através do LCA ou com parafusos intra-epifisários, que não deverão atravessar a fise, exceto nos adolescentes próximos da maturidade esquelética. A despeito do tratamento, a maioria destes pacientes demonstrará sinais objetivos de frouxidão do LCA, embora poucos apresentem sintomas subjetivos de instabilidade.

### Fraturas da Tuberosidade Anterior da Tíbia

Fraturas da tuberosidade anterior da tíbia são pouco freqüentes na criança. A maioria delas está relacionada a atividades esportivas e ocorre nos adolescentes mais velhos. As fraturas do tipo I correspondem à avulsão de um pequeno fragmento da tuberosidade anterior. As fraturas tipo II envolvem toda a porção anterior da tuberosidade, estendendo-se proximalmente à porção horizontal da fise proximal da tíbia. As fraturas tipo III envolvem toda a tuberosidade, atingindo inclusive a superfície articular e são classificadas com o Salter-Harris tipo III. Os pacientes com estas lesões apresentam-se com dor articular, edema e dor à palpação sobre a tuberosidade anterior. A patela alta pode estar presente. O tratamento cirúrgico da fratura tipo I é necessário se ocorrer patela alta e se existir um grande fragmento ósseo proeminente. Fraturas tipo II e III são tratadas sempre com redução aberta e fixação interna. Um parafuso do tipo esponjoso pode ser colocado através da tuberosidade em direção à metáfise para a fixação destes fragmentos sob tração. Como estas lesões ocorrem em pacientes próximos da maturidade esquelética, o *genu recurvatum* secundário ao fechamento da placa é raro.

### Fraturas da Epífise Proximal da Tíbia

As fraturas da epífise proximal da tíbia são raras. A maioria destas lesões ocorre secundariamente à hiperextensão do joelho. Raramente a hiperflexão pode causar este tipo de fratura. A maioria destas fraturas é classificada como Salter-Harris tipo II e ocorre nas crianças mais velhas e nos adolescentes.

Os pacientes apresentam-se com dor, edema e dor à palpação no nível da fise. O *recurvatum* estará presente distal à tuberosidade nas fraturas produzidas por hiperextensão. A lesão da artéria poplítea pode ocorrer com esta fratura, sendo, portanto, necessária uma avaliação neurovascular cuidadosa. Quando existirem evidências clínicas de comprometimento arterial, deve-se realizar a arteriografia. Nas fraturas com desvio, o diagnóstico através de radiografias simples é evidente. Entretanto, o diagnóstico radiográfico de fraturas sem desvio pode ser impossível inicialmente. Nestes casos, se existe a suspeita clínica de fratura, mesmo com radiografias aparentemente normais, é recomendado um curto período de imobilização. Radiografias obtidas após três semanas demonstrarão levantamento periosteal ao redor da fise, se a fratura tiver ocorrido (Fig. 30.3).

A maioria das fraturas Salter-Harris tipo I e II pode ser tratada com redução fechada e imobilização. As fraturas produzidas por hiperextensão devem ser reduzidas através da flexão do joelho e assim mantidas em gesso. Após três semanas de imobilização, o joelho será gradualmente estendido e a imobilização não deverá exceder seis semanas. As fraturas desviadas podem ser tratadas com redução fechada e fixação percutânea, com o joelho imobilizado em extensão. As fraturas Salter-Harris tipo III e IV podem ser tratadas com redução fechada e fixação com fios de Kirschner ou parafusos canulados. Se a redução fechada não for possível, a redução aberta com fixação interna deverá ser realizada. Não deverão ser utilizados implantes rosqueados através da fise. O fechamento da fise associado com deformidade angular secundária e discrepância de comprimento são as complicações mais freqüentes após este tipo de fratura. Deformidades angulares ocorrem em 30% e a discrepância de comprimento em 20% dos casos. Crianças que tiverem este tipo de fratura deverão ser seguidas por pelo menos um ano, a fim de que se determine se estas complicações ocorrerão ou não.

### Fraturas da Metáfise Proximal da Tíbia

Estas lesões são mais comuns que as fraturas da fise proximal, mas menos comuns que as fraturas diafisárias. A maioria ocorre em crianças menores, por estresse em valgo da tíbia produzindo fratura com manutenção da corti-

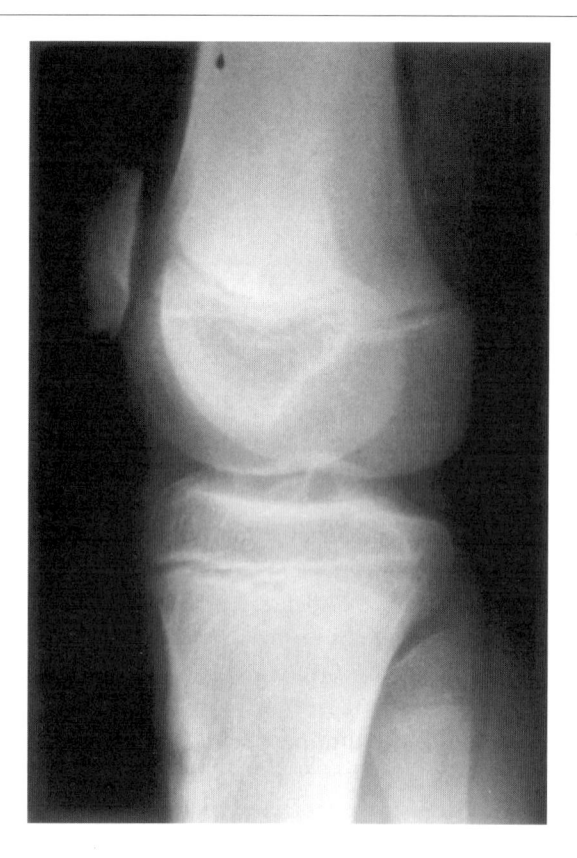

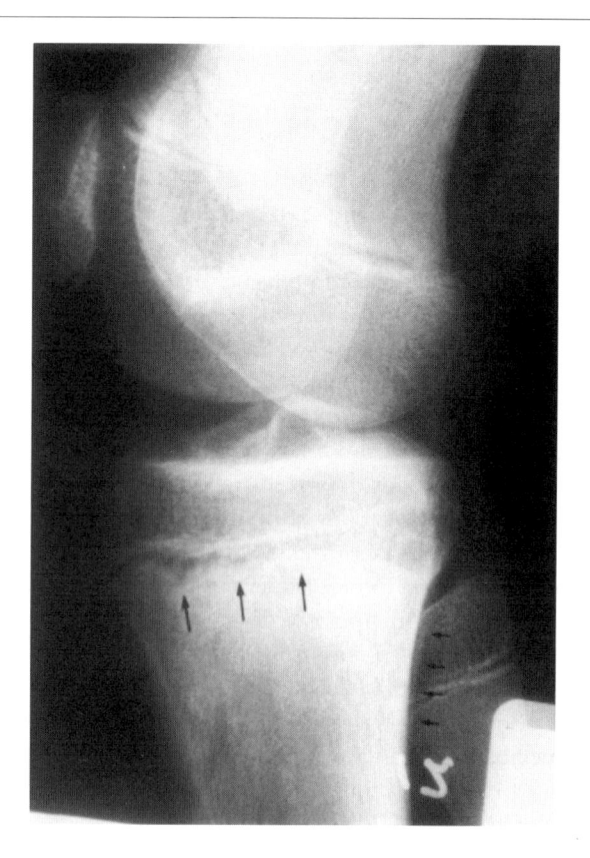

**Fig. 30.3** — **Esquerda:** radiografia lateral normal do joelho de um menino de 15 anos de idade com dores após acidente automobilístico. Dolorimento presente circunferencialmente na região da fise. **Direita:** radiografia obtida três semanas mais tarde mostra o alargamento fisário (seta grossa) e novo osso periostal (setas pequenas), indicativo de lesão fisária.

cal lateral da tíbia intacta. Embora estas fraturas tenham a aparência de inócuas inicialmente, podem produzir deformidade em valgo progressivo da extremidade proximal da tíbia. Se a deformidade em valgo for percebida agudamente, a fratura deverá ser reduzida e imobilizada. Algumas vezes esta redução não é permitida pela interposição de partes moles (periósteo), necessitando, assim, da redução aberta. Os pais deverão ser avisados sobre a possibilidade de ocorrer deformidade em valgo tardiamente, que incide em aproximadamente 50% dos casos que acometem esta região e nesta faixa etária. Ela é mais comum nas fraturas em "galho verde" e nas fraturas completas do que nas fraturas por amassamento da cortical. A presença ou a ausência da fratura da fíbula não parece ter influência sobre o desenvolvimento da deformidade tardia em valgo da tíbia. Esta deformidade em valgo é mais freqüentemente secundária ao crescimento assimétrico da fise proximal da tíbia. O tratamento cirúrgico das deformidades tardias em valgo deverá esperar pelo menos dois ou três anos, já que estas poderão corrigir-se espontaneamente. Deformidades maiores do que 20°, no entanto, dificilmente apresentarão correção espontânea e se houver a necessidade de realizar correção tardia a osteotomia deverá produzir um discreto desvio em varo porque existe tendência de recidivar a deformidade em valgo. Deve-se utilizar nestes procedimentos fixação interna ou externa rígida. A utilização de tutores não tem sido eficiente no processo de remodelação da deformidade em valgo.

### Fraturas da Diáfise da Tíbia e Fíbula

Do mesmo modo que no adulto, as fraturas fechadas da tíbia e fíbula nas crianças têm poucas complicações, consolidam rapidamente e têm pouca morbidade. Desde que corrijam-se os encurtamentos significativos, as angulações e os desvios rotacionais, as seqüelas são raras. As crianças nos primeiros anos de vida podem ter fraturas oblíquas da tíbia distal sem desvio, *"toddlers fractures"*, resultantes de pequenos traumas como tropeçar em brinquedos ou queda de pequenas alturas. Estas fraturas consolidam rapidamente e podem ser tratadas com gesso curto e carga. Traumas mais importantes são necessários para produzir fraturas da tíbia em crianças mais velhas. As fraturas da tíbia e da fíbula deverão ser reduzidas e imobilizadas com

**Tabela 30.1**
**Classificação de Fraturas Expostas da Tíbia**

| Tipo I | Fratura exposta com um ferimento limpo menor do que 1cm de comprimento |
|---|---|
| Tipo II | Fratura exposta com ferimento maior do que 1cm de comprimento, sem lesão importante de partes moles ou avulsões |
| Tipo III | Pode ser uma fratura segmentar exposta ou uma fratura exposta com grande lesão de partes moles, uma amputação traumática, uma fratura exposta causada por ferimentos em zona rural ou uma fratura exposta com lesão vascular que necessite reparo. |

um gesso acima do joelho até que ocorra a consolidação. As angulações de até 10° podem ser aceitas em crianças menores e angulações maiores do que 5° não deverão ser aceitas a partir da adolescência. As deformidades em valgo e em *recurvatum* são as mais difíceis de se corrigirem por remodelação espontânea. As deformidades rotacionais não deverão ser aceitas, porque elas não se corrigem espontaneamente. Após a fratura, a tíbia fraturada cresce mais do que a não fraturada, em média 5mm nas crianças de dois aos 10 anos de idade. Assim, encurtamentos maiores do que 1 ou 1,5cm são inaceitáveis nesta faixa etária. Com relação ao tratamento cirúrgico as fraturas da tíbia instáveis podem ser tratadas com fixação externa até a consolidação. A presença de placas de crescimento abertas contra-indica o uso de hastes intramedulares rígidas, embora as hastes intramedulares flexíveis possam ser usadas em fraturas transversas evitando-se a transfixação das fises. Nos casos de fratura ipsilateral do fêmur e da tíbia, pelo menos uma e talvez as duas fraturas deverão ser tratadas com fixação rígida.

Embora as fraturas expostas da tíbia na criança estejam associadas com osteomielite e retardo de consolidação, a pseudartrose e a amputação tardias são raras. As crianças são capazes de se curar das lesões graves de partes moles, recuperarem-se de osteomielites e conseguirem consolidação óssea, mesmo quando tratadas com procedimentos rotineiros. A classificação descrita por Gustilo e Anderson é útil na previsão das complicações e na seleção dos antibióticos apropriados para crianças com fraturas expostas da tíbia (Tabela 30.1).

As fraturas expostas da tíbia, quando submetidas ao tratamento cirúrgico imediato, têm as suas complicações minimizadas. Deverão ser iniciados já na sala de emergência os antibióticos, assim como deve ser feita a profilaxia do tétano e a cobertura do ferimento com um curativo estéril. As cefalosporinas de largo espectro são usadas para as fraturas expostas graus I e II, com a associação de aminoglicosídeos para as fraturas grau III. A penincilina deverá ser indicada nas fraturas que ocorrerem na zona rural e para os ferimentos produzidos por cortadores de grama. Após a ressuscitação feita na sala de emergência, o paciente deverá ser levado ao centro cirúrgico, onde a fratura exposta será lavada abundantemente e desbridada com cuidado. A estabilização da fratura poderá ser feita com o uso de aparelho gessado, para as fraturas grau I e II, e com fixadores externos, para as fraturas grau III. As lesões de partes moles e arteriais deverão ser conduzidas seguindo-se os mesmos princípios aplicados para o adulto. Retalhos musculares podem também ser utilizados nas crianças. O menor calibre dos vasos nas lesões vasculares nas crianças não é um fator que impede o sucesso no reparo direto ou no uso de enxertos. A indicação da amputação primária nas crianças não está ainda bem definida, entretanto, os mesmos índices e critérios utilizados para os adultos (MESS) podem ser aqui aplicados, tanto para as crianças como para os adolescentes. Uma fratura exposta da tíbia com o segmento distal avascularizado e com lesão do nervo tibial posterior será provavelmente mais bem tratada com amputação primária.

# Bibliografia Comentada

## Lesões Ligamentares

Engebretsen, L, Svenningsen S, Benum P. Poor results of anterior cruciate ligament repair in adolescence. Acta Orthop Scand, 59: 684-686, 1998.

Oito adolescentes foram seguidos por três a oito anos, após o reparo primário de uma ruptura do ligamento cruzado anterior (LCA) na sua substância. Somente três dos pacientes tinham boa função, enquanto que cinco tinham joelhos instáveis. Os autores concluíram que a sutura primária do LCA não deve ser usada em crianças e adolescentes.

Graf BK, Lange RH, Fujisaki CK, et al. Anterior cruciate ligament tears in skeletally immature patients: Meniscal pathology at presentation and after attempted conservative treatment. Arthroscopy, 8:229-233, 1992.

De 12 pacientes (média de idade de 14,5 anos) com diagnóstico de ruptura aguda do ligamento cruzado anterior (LCA) na substância, documentados artroscopicamente, oito foram tratados conservadoramente (tutor e retorno ao esporte) e quatro com reconstrução cirúrgica (dois intra-articular, dois extra-articular). Seis pacientes tinham tido oito rupturas de menisco, que não foram reparadas. Todos os oito pacientes tratados sem cirurgia tinham sensação de instabilidade e sete dos oito tinham lesão meniscal. Nos dois pacientes com reconstrução extra-articular, os joelhos se tornaram instáveis e tiveram novas lesões meniscais. Os autores confirmam o conceito de que a falta de modificação da atividade, a despeito do uso do tutor, especialmente quando existem lesões meniscais não tratadas, pode continuar produzindo lesões ligamentar e meniscal.

McCarroll JR, Shelbourne KD, Porter DA, et al. Patellar tendon graft reconstruction for midsubstance anterior cruciate ligament rupture in junior high school athletes: An algorithm for management. Am J Sports Med, 22:478-484, 1994.

Sessenta crianças terminando a maturidade esquelética foram tratadas com reconstrução de lesão de ligamento cruzado anterior (LCA), utilizando enxerto de tendão patelar e túneis na tíbia e no fêmur através das fises abertas. Pós-operatoriamente 55 crianças retornaram ao seu esporte original. Não foi observada alteração do crescimento devido à reconstrução intra-articular. Os pacientes eram considerados candidatos à cirurgia intra-articular se tivessem radiografias demonstrando fises em fechamento, se estivessem em franco estirão da adolescência, se estivessem entre 2,5 a 5cm da altura dos irmãos e pais, e classificados como Tanner estágio IV ou V. Os autores relataram resultados ruins com o tratamento conservador e também com o uso da reconstrução extra-articular nesta população de pacientes.

Parker AW. Drez D Jr, Cooper JL. Anterior cruciate ligament injuries in patients with open physes. Am J Sports Med, 22:44-47, 1994.

Esta é uma pequena série de cinco pacientes com ruptura do ligamento cruzado anterior (LCA) e ainda com fises abertas, tratados cirurgicamente. A reconstrução usou os tendões dos flexores mediais do joelho, colocados através de uma fenda na frente da tíbia e outra sobre a face lateral do côndilo femoral, na posição *over-the-top*. As fises distal do fêmur e proximal da tíbia não foram lesadas. Os pacientes foram seguidos por pelo menos 25 meses. Quatro dos cinco pacientes retornaram às suas atividades esportivas no mesmo nível que exerciam antes da lesão. Nenhum tinha o teste *pivot shift* positivo. Não houve lesão das placas de crescimento. Esta técnica cirúrgica pode ser uma alternativa válida sobre outros métodos intra-articulares, sem risco significante de lesão das fises.

Stanitski CL. Anterior cruciate ligament injury in the skeletally immature patient: Diagnosis and treatment. J Amer Acad Orthop Surg, 3:146-158, 1995.

Esta é uma revisão da lesão do ligamento cruzado anterior (LCA) em pacientes esqueleticamente imaturos, com ênfase no diagnóstico e no estabelecimento do grau de maturidade por parâmetros fisiológicos (estágios de Tanner) e radiográficos (idade óssea). As lesões foram classificadas como agudas (menor do que três semanas), subagudas (de três a 12 semanas) e crônicas (mais do que 12 semanas). A reconstrução pode ser por via intra-articular, evitando a fise, passando parcialmente ou a fise completamente, dependendo do estado de maturidade da mesma. Reconstruções extra-articulares apenas não têm tido sucesso. Tratamento não cirúrgico enfatiza a reabilitação e a modificação das atividades, eliminando esportes que produzam estresses devidos à alta demanda de desaceleração e rotação.

Sstanitski CL, Harvell JC, Fu F. Observations on acute knee hemarthrosis in children and adolescents. J Pediatr Orthop, 13:506-510, 1993.

Setenta pacientes com hemartrose traumática aguda do joelho foram submetidos à artroscopia. Quarenta e sete por cento eram pré-adolescentes (idade entre sete e 12 anos) e tinham ruptura meniscal e 47% tinham ruptura do LCA. Quarenta e cinco por cento dos adolescentes (idade entre 13 e 18 anos) tinham ruptura meniscal e 65% tinham ruptura do LCA. Hemartrose do joelho pode ser um sinal clínico importante das lesões intra-articulares, tanto na criança quanto no adolescente.

## Lesões Meniscais

Wroble RR, Henderson RC, Campion ER, et al. Meniscectomy in children and adolescents: A long term follow-up study. Clin Orthop, 279:180-189, 1992.

Trinta e nove pacientes que foram submetidos à meniscectomia total na infância foram avaliados com uma média de 21 anos pós-operatoriamente. Somente quatro dos pacientes tinham insuficiência do ligamento cruzado anterior anotada na época da meniscectomia. Após este seguimento, 71% relataram dor; 68% rigidez; 54% inchaço e 41% instabilidade. Noventa por cento tinham radiografias, com anormalidades mais freqüentes nos compartimentos meniscectomizados. Nos seguimentos maiores do que 26 anos a instabilidade evidente e o sexo masculino predispuseram a resultados muitos ruins. Poucas diferenças existiram entre meniscectomia medial e lateral. Meniscetomia total deve ser evitada em crianças.

## Fraturas e Luxações da Rótula

Grogan DP, Carey TP, Leffers D, et al. Avulsion fractures of the patella. J Pediatr Orthop, 10:721-730, 1990.

Foram estudados 47 pacientes esqueleticamente imaturos com fraturas marginais da rótula. A fratura em avulsão ocorreu nos pólos superior, inferior e medial da rótula. A fratura com separação ocorreu através do osso subcondral e ao longo das margens da transformação condroóssea. O pequeno tamanho dos fragmentos ósseos não representa o verdadeiro tamanho do componente cartilaginoso periférico e radioluscente. Fraturas minimamente desviadas, com mecanismo do quadríceps intacto, podem ser tratadas não cirurgicamente.

Maguire JK, Canale ST. Fractures of the patella in children and adolescents. J Pediatr Orthop, 13:567-571, 1993.

Vinte e quatro pacientes com fratura da patela foram seguidos por mais de dois anos. Um terço das fraturas estava associado com fraturas ipsilaterais da tíbia ou fêmur. Esta associação freqüente definiu o tratamento. Dez fraturas foram tratadas fechadas; quatro com redução aberta/fixação interna; uma com patelectomia parcial; cinco com patelectomia total e quatro com tração/gesso pelvipodálico. A maioria dos pacientes teve bons resultados. Fraturas cominutivas com desvio em pacientes com fraturas ipsilateral da tíbia ou do fêmur tiveram os piores resultados.

## Fraturas da Tíbia

Buckley SL, Smith G, Sponseller PD, et al. Open fractures of the tibia in children. J Bone Joint Surg; 72A:1462-1469, 1990.

Foram estudadas 42 fraturas expostas da tíbia. Todas foram tratadas com fixador externo ou com gesso. O tempo médio de união foi de cinco meses. O tempo de consolidação estava relacionado com a gravidade das lesões de partes moles, o padrão da fratura, a quantidade de perda óssea segmentar, a ocorrência de infecção e o uso da fixação externa. Vinte por cento dos pacientes com lesões graves tratadas com fixador externo desenvolveram sobrecrescimento de 1cm ou mais da tíbia. Todas as infecções foram tratadas com sucesso; todas as fraturas consolidaram e não houve necessidade de amputações ulteriores.

Janarv PM, Westblad P, Johansson C, et al. Long-term follow-up of anterior tibial spine fractures in children. J Pediatr Orthop, 15:63-68, 1995.

Foram avaliados 61 pacientes com fraturas da espinha da tíbia, por um período médio de 16 anos. O tratamento foi variado. A maioria das lesões tipo III foi tratada com redução aberta e fixação interna. Cinco tiveram lesão tipo I, 22 tipo II e 19 tipo III. Oitenta e sete por cento tiveram excelente ou bons resultados. Frouxidão patológica no plano sagital ocorreu em 38% dos pacientes, mas não foi relacionada com resultados funcionais subjetivos ruins. Avaliação artroscópica das lesões do tipo II e III está recomendada para afastar lesões meniscais associadas e/ou da cartilagem articular. Foram feitas as seguintes recomendações: tipo I devem ser tratadas com redução fechada e gesso; tipo II com redução sob controle do artroscópio e gesso e tipo III com redução via artroscópica e fixação. A frouxidão do ligamento cruzado anterior não foi eliminada pelo crescimento. Somente nas fraturas do tipo III houve correlação entre a frouxidão e a avaliação funcional. Este estudo envolveu muitos cirurgiões e protocolos de tratamento em períodos diferentes.

Kreder HJ, Armstrong P. The significance of perioperative cultures in open pediatric lower-extremity fractures. Clin Orthop, 302: 206-212, 1994.

Foi avaliado o valor da cultura peroperatória em 86 fraturas abertas dos membros inferiores na criança. Quinze por cento das fraturas se tornaram infectadas. Nas feridas infectadas o agente infeccioso foi isolado em 29% das culturas no pré-desbridamento e em 60% das culturas pós-desbridamento.

McLennan JG. Lessons learned after second-look arthroscopy in type III fractures of the tibial spine. J Pediatr Orthop, 15:59-62, 1995.

Dez joelhos com fraturas da espinha da tíbia tipo III foram submetidos à artroscopia por diferentes motivos, seis anos após o tratamento inicial, com uma idade média de 17 anos. Quatro pacientes tinham tido redução fechada (Grupo 1); três tinham tido redução por via artroscópica e gesso (Grupo 2) e três tinham tido redução por via artroscópica e fixação (Grupo 3). Todos tinham sido submetidos às medidas e aos testes funcionais objetivos. A queixa primária dos pacientes era dor anterior no joelho e não instabilidade. Alterações da cartilagem da rótula foram vistas inicialmente no Grupo 1, desvios de mais de 3mm foram vistos nos Grupos 1 e 2, sugerindo perda da redução e consolidação viciosa. Frouxidão sagital foi maior no Grupo 1 e menor no Grupo 3. Os testes funcionais foram melhores no Grupo 3.

Salter RB, Best TN. Pathogenesis of progressive valgus deformity following fractures of the proximal metaphyseal region of the tibia in young children, in Eilert RE (ed): Instructional Course Lectures XLI. Rosemont, IL, American Academy of Orthopaedic Surgeon, pp 409-411, 1992.

Vinte e uma crianças com fratura da metáfise proximal da tíbia foram reavaliadas. Sessenta e dois por cento desenvolveram deformidade em valgo significativa (mais de 10° de valgo em relação ao valgo do membro oposto). A deformidade em valgo foi resultado de: 1) consolidação viciosa em valgo excessivo; 2) aceleração transiente do crescimento da epífise proximal da tíbia na face medial; 3) o efeito de tração do perônio na presença do sobrecrescimento da tíbia fraturada. Correção de qualquer valgo excessivo da fratura no tratamento inicial e imobilização em um gesso longo em extensão é recomendada pelos autores. Nas deformidades que não se resolvem espontaneamente, o tratamento cirúrgico para evitar a recorrência inclui encurtamento da tíbia de aproximadamente 0,5cm do lado que sofreu o sobrecrescimento, osteotomia da fíbula e hipercorreção da deformidade em valgo em alguns graus e fixação interna da osteotomia com agrafes.

Shelton WR, Canale ST. Fractures of the tibia through the proximal tibial epiphyseal cartilage. J Bone Joint Surg, 61A: 167-173, 1979.

Trinta e nove fraturas da fise proximal da tíbia foram reavaliadas. Fraturas de Salter-Harris tipo I e tipo II foram geralmente tratadas com redução fechada e imobilização, e fraturas do tipo III e IV com desvio foram tratadas com redução aberta e fixação interna. Dois pacientes tiveram rupturas da artéria poplítea, as quais foram primariamente reparadas. Além disso, um paciente apresentou síndrome do compartimento anterior e um outro paralisia do nervo peroneal. Vinte e oito fraturas foram seguidas até a maturidade esquelética. Quatro tiveram resultados insatisfatórios por causa da discrepância de comprimento do membro, deformidade angular ou osteoartrite.

Willis RB, Blokker C, Stoll TM, et al. Long-term follow-up of anterior tibial eminence fractures. J Pediatr Orthop, 13:361-364, 1993.

Cinqüenta pacientes foram avaliados e seguidos por um período mínimo de dois anos após o tratamento de fratura da espinha anterior da tíbia. Sinais clínicos de instabilidade anterior foram verificados em 64% dos pacientes, 20% tiveram o sinal de *pivot shift* positivo. Apenas um paciente teve instabilidade objetiva e foi tratado com reconstrução do ligamento cruzado anterior. A classificação destas fraturas descritas por Meyers e McKeever (tipos I, II e III) foi preditiva de instabilidade clínica subseqüente. O método de tratamento (aberto x fechado) não pesou nos resultados.

Zionts LE, MacEwen GD. Spontaneous improvement of post-traumatic tibia valga. J Bone Joint Surg, 68A:680-687, 1996.

Foram estudadas sete crianças com tíbia valga pós-traumática. A deformidade em valgo pareceu progredir tanto durante o período de consolidação quanto após a união, por um período de até 17 meses. A correção clínica ocorreu espontaneamente em seis dos sete pacientes. Os autores recomendam o tratamento conservador tanto para as fraturas agudas como para as deformidades subseqüentes em valgo.

# 31
# Problemas Traumáticos do Tornozelo e Pé

## Introdução

Problemas no tornozelo e pé em crianças são extremamente comuns. Devido a uma maior exposição das crianças para se machucarem, como resultado de acidentes em recreação e veículos motorizados, o número e a variedade de lesões na infância são muito grandes. Uma preocupação mais abrangente destas lesões, únicas nas crianças, e técnicas diganósticas avançadas facilitarão sua abordagem e tratamento.

## Fraturas Distais da Tíbia e do Tornozelo

### Fraturas Metafisárias Distais da Tíbia

Fraturas metafisárias distais da tíbia são comuns e acontecem como resultado de um trauma direto na parte distal da perna ou de uma lesão por torção no tornozelo. Dois tipos de lesão podem ocorrer: uma é a fratura completa, na qual o osso rompe em tensão. O outro é uma fratura subperiostal, na qual o osso esponjoso metafisário rompe por compressão. Nas crianças pequenas, a dificuldade para sustentar o peso na extremidade envolvida pode levar à suspeita de lesão na tíbia. O diagnóstico é sugerido devido ao dolorimento na área metafisária distal da tíbia. Radiografias geralmente confirmam o diagnóstico. A fratura subperiostal é mais comum em crianças que estão aprendendo a andar, mas também pode ocorrer em crianças mais velhas. Se a angulação for maior do que 15°, a fratura subperiostal deve ser reduzida sob anestesia para permitir uma desimpactação mais eficaz.

### Lesões da Fise Distal da Tíbia

Com os mecanismos de lesões mais comuns em crianças, as fises da tíbia e fíbula são mais freqüentemente lesadas do que os ligamentos. Estas fises são suscetíveis ao esmagamento, cisalhamento e lesões por destração. Tais lesões são resultantes de torções, quedas ou traumas diretos.

O diagnóstico de lesão da fise é sugerido por uma história de trauma, dor localizada, deformidade, dolorimento e alteração de sensibilidade. Radiografias podem fazer o diagnóstico na maioria dos casos, embora posições oblíquas possam ser úteis se as fraturas forem sem desvios.

Embora o sistema anatômico de classificação seja útil para muitas lesões do tornozelo, a classificação de Salter-Harris é tanto descritiva quanto prognóstica para a grande maioria das fraturas do tornozelo.

### Separação da Fise Distal da Tíbia

Fraturas Salter-Harris tipo I e II têm prognóstico muito bom para consolidação. Déficit de crescimento é raro, embora já tenha sido descrito. Tratamento de tais lesões consiste na redução fechada e imobilização gessada. Analgésicos, relaxantes musculares e flexão do joelho irão ajudar no alívio da tensão muscular na perna e facilitar a redução. É importante corrigir qualquer deformidade em rotação externa. Esta deformidade é comum e difícil de discernir na radiografia. Para avaliar corretamente a rotação é preciso um exame de alinhamento do pé com joelho fletido. Uma fratura fibular com deslocamento geralmente será reduzida de forma fechada. Devido à instabilidade rotacional, o gesso acima do joelho é necessário para evitar o redeslocamento. A cicatrização geralmente ocorre em quatro a cinco semanas.

### Fraturas Intra-articulares

A maioria das fraturas intra-articulares é tipo III e IV, como descrito por Salter-Harris. Muitas envolvem o maléolo medial; entretanto, poucas fraturas apresentam desvio completo, devido à resistência do periósteo fibroso que envolve a tíbia e a fíbula distal e, se a radiografia demonstrar menos de 2mm de desvio na superfície intra-articular, estas fraturas podem ser imobilizadas em gesso e seguidas de perto.

Se o desvio da fratura for maior do que 2mm ou não puder ser determinado, a tomografia computadorizada pode delinear a natureza e a extensão da fratura. Indicações específicas para redução aberta incluem: 1) um desvio na superfície articular maior do que 2mm; 2) degrau da superfície articular maior do que 1mm; 3) qualquer desalinhamento da fise com um signifante crescimento (> 1 ano) ainda for ocorrer; 4) fratura exposta.

Redução anatômica e fixação são necessárias para diminuir o risco de atraso no crescimento e incongruência intra-articular (Fig. 31.1).

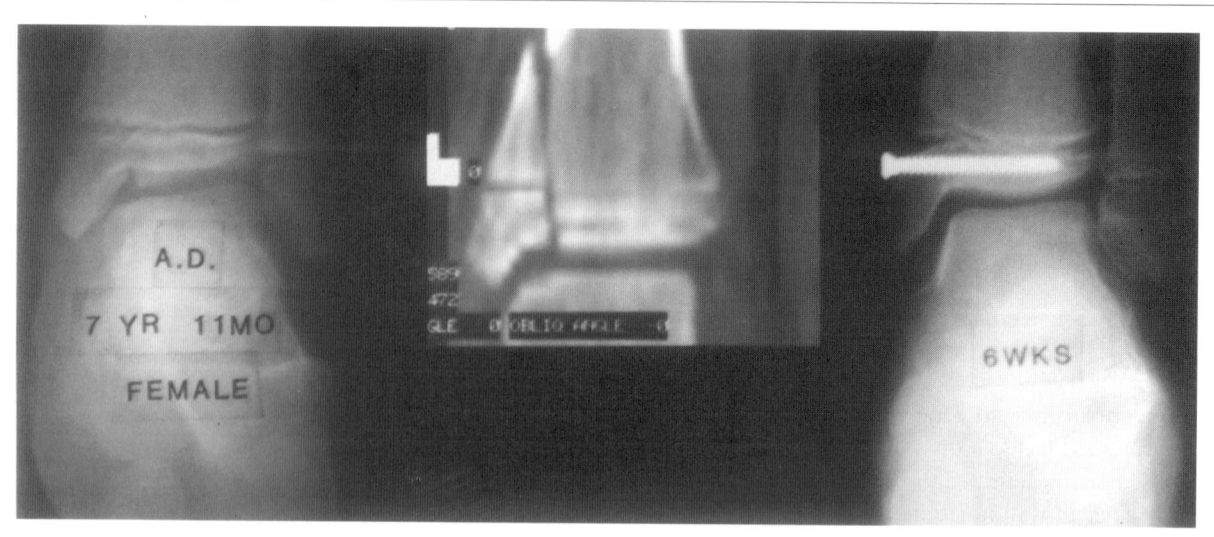

**Fig. 31.1** — Fratura Salter-Harris tipo IV. Reconstrução para tomografia computadorizada mostra um degrau através da fise. Redução aberta e fixação interna foram necessárias para alinhar a placa de crescimento com a superfície articular.

Uma abordagem anterior dará boa visualização da superfície intra-articular e permitirá a manipulação de fragmentos da fratura para alcançar uma redução anatômica. Fixação com parafusos percutâneos medial ou lateral pode ser útil em associação com abordagem anterior (Fig. 31.2). Pinos absorvíveis que tornam a remoção desnecessária têm sido usados nestas fraturas.

## Fraturas Transicionais

Fraturas transicionais de tornozelo ocorrem durante o período de transição de uma fise distal tibial completamente aberta da criança até a epífise fechada do adulto. Por esta razão, essas fraturas tipicamente ocorrem em adolescentes. As fraturas transicionais incluem Tillaux juvenil e as fraturas em três planos (triplanares). Estas fraturas ocorrem quando o tornozelo é forçado em rotação externa. Na adolescência, o fechamento da fise distal da tíbia começa perifericamente no canto anteromedial do maléolo medial e estende-se posterior e lateralmente. O quadrante anterolateral da fise é o último a fechar-se, tornando a fise anterolateral mais suscetível à separação. Esta é avulsionada pelo ligamento tibiofibular anterior com o pé torcido em rotação externa. Quando este fragmento sozinho é puxado, o resultado é chamado de fratura de Tillaux juvenil.

Fraturas triplanares também ocorrem em rotação externa. A linha de fratura estende-se pela metáfise, envolve a fise e pode cruzar a epífise. Há uma grande variedade de padrões de fraturas, os quais podem consistir em duas, três ou quatro partes. Dois tipos gerais foram descritos por Von Laer. Na fratura triplanar tipo I, a linha de fratura metafisária estende-se em direção à fise mas não a cruza. No tipo II, a linha de fratura metafisária estende-se através da fise junto da epífise e articulação. As fraturas tipo II geralmente requerem cirurgia. Fraturas triplanares também podem ocorrer em adolescentes com a placa de crescimento aberta. Nesta situação, a porção anteromedial da fise imatura é estabilizada por uma saliência na fise, a qual tende a resistir ao cisalhamento. O mecanismo de rotação externa resulta na mesma fratura.

O diagnóstico da fratura transicional é suspeito no exame clínico e confirmado por radiografias. Radiografias na posição oblíqua podem ser úteis para mostrar a fratura de Tillaux. Fraturas triplanares são confirmadas pela presença de uma fratura através da epífise na radiografia anteroposterior e uma fratura vertical da metáfise na vista lateral. Embora fraturas triplanares sejam muito bem visualizadas usando-se a tomografia computadorizada, nem todas as fraturas triplanares necessitam de TC. A tomografia está indicada se: 1) o diagnóstico não estiver claro; 2) a extensão do desvio não puder ser avaliada; 3) a cirurgia está indicada, mas o plano de exposição não mostrará o alinhamento da fise ou da superfície articular (Fig. 31.3).

O tratamento das fraturas transicionais pode ser cirúrgico ou não cirúrgico, dependendo da quantidade de desvio. Redução com gesso e imobilização gessada são apropriadas para fraturas que podem ser reduzidas até 2mm de separação intra-articular. Na adolescência tardia, quando resta somente um pouco de crescimento, seqüelas na placa de crescimento não são significantes. Em crianças menores, entretanto, fixação com parafusos de compressão para fraturas com desvio pode ser útil para restaurar a con-

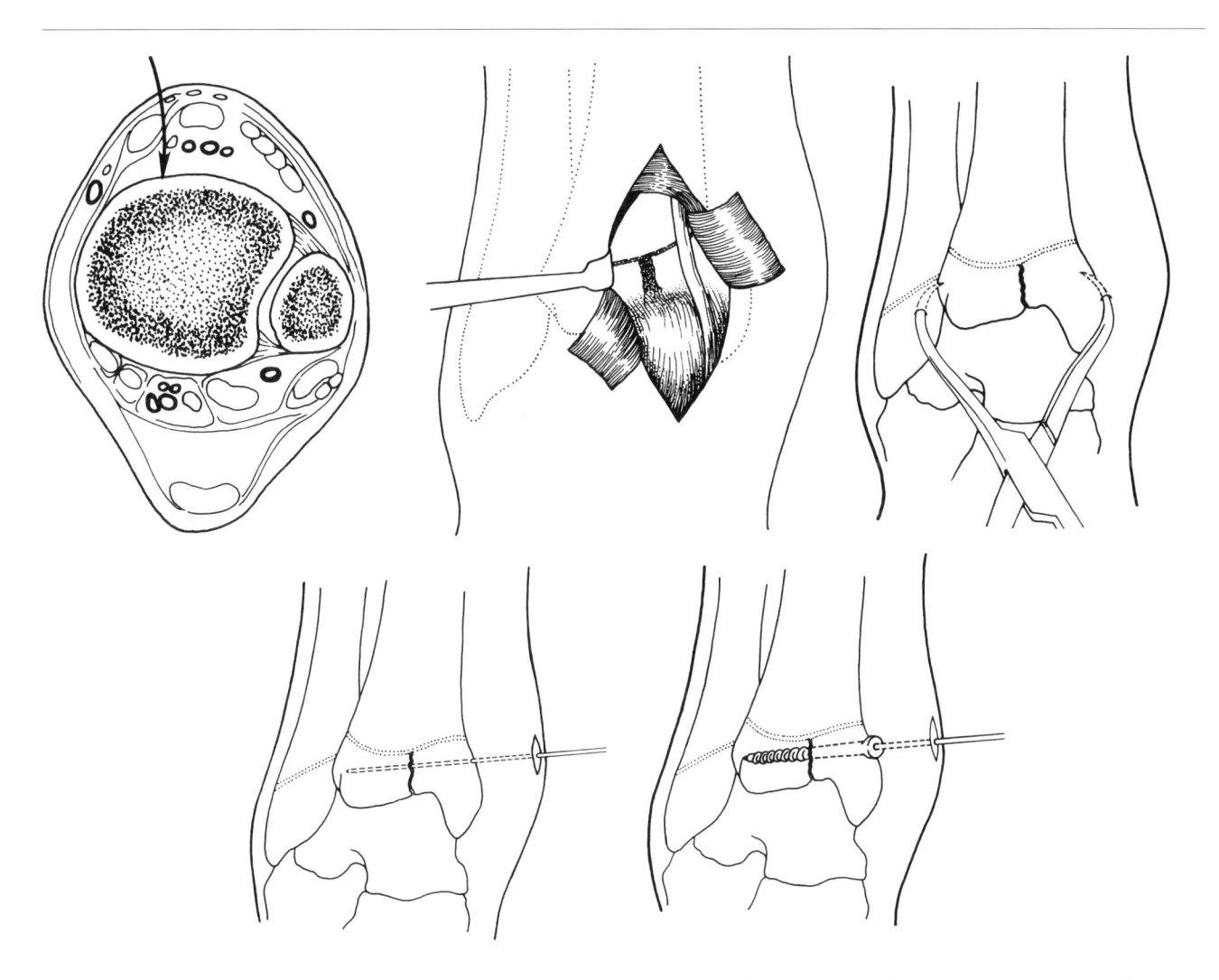

**Fig. 31.2. A** — Abordagem anterior da articulação do tornozelo é feita entre o tendão tibial anterior e o complexo neurovascular. **B.** A cápsula articular está aberta e a fratura sagital é facilmente visualizada. **C.** Redução direta é realizada. **D.** Um fio-guia é colocado percutaneamente no lado medial sob a radioscopia. **E.** Parafuso canulado é colocado evitando ultrapassar a superfície articular e a sínfise. (Reproduzido com permissão de Lintecum N, Blasier D.: Redução direta com fixação indireta da fratura da fise distal da tíbia. Relato de uma técnica. J Pediatr Orthop, 16:107-112, 1996.)

gruência articular e o alinhamento da fise. Para fraturas no plano sagital, redução aberta por via anterior com fixação indireta medial ou lateral vai fornecer uma boa exposição para o sítio de fratura e permitir a compressão interfragmentar.

## Pé

### Tálus

O tálus da criança é relativamente resistente à fratura. Uma grande parte é cartilaginosa e é mais resistente à compressão do que o osso adulto. Além disso, a criança tem uma massa corpórea menor, portanto durante uma queda da própria altura a probabilidade para uma lesão do tálus é menor.

Quando ocorrem, as fraturas do tálus na criança resultam de uma dorsiflexão forçada. O diagnóstico pode ser retardado devido à fratura geralmente ser sem desvio e pode não ser visível nas radiografias iniciais. Pode levar de 10 a 14 dias para que o traço de fratura comece a ser facilmente distinguível nas radiografias.

O tratamento para as fraturas do tálus sem desvio na criança é a imobilização até a consolidação. Se a fratura apresentar um desvio maior do que 2mm, a redução anatômica aberta e a fixação interna devem ser consideradas. Osteonecrose do corpo do tálus pode ser vista, mesmo se a fratura for sem desvio. Se isto ocorrer, a retirada da carga é orientada até a revascularização. Rebaixamento do tálus e a rigidez do tornozelo podem ser esperados como seqüelas da osteonecrose apesar do tratamento.

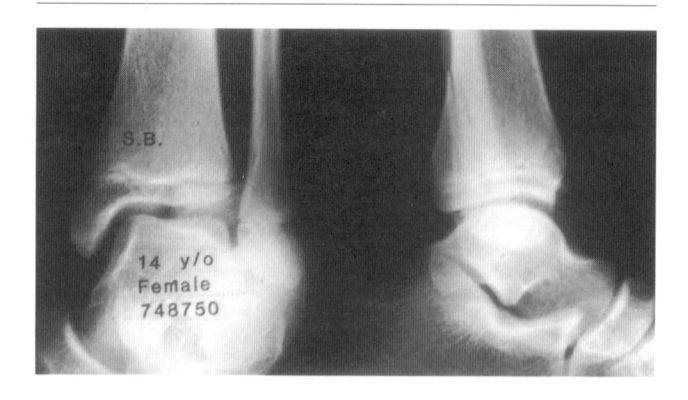

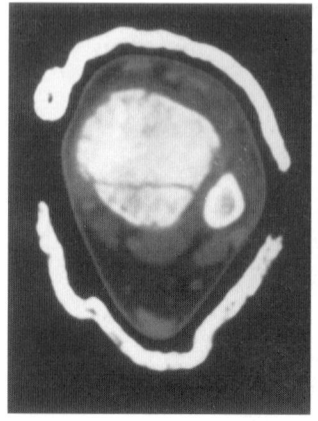

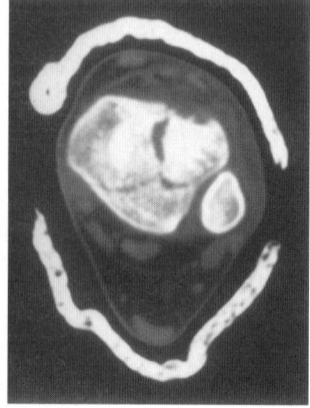

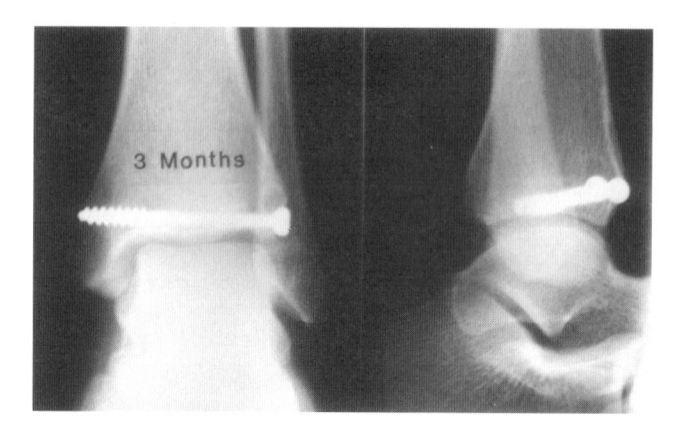

**Fig. 31.3 — Alto:** fratura triplanar. Visão anteroposterior mostra traço de fratura sagital através da epífise. Vista lateral mostra fratura metafisária vertical. **Centro:** corte de tomografia computadorizada mostra uma fratura metafisária, a qual é uma fratura coronal com desvio intra-articular. **Embaixo:** redução aberta e fixação interna foram realizadas com redução anatômica. (Reproduzido com permissão de Lintecum N, Blasier D.: Redução direta com fixação indireta da fratura da fise distal da tíbia. Relato de uma técnica. J Pediatr Orthop, 16:107-112, 1996.)

## Deslocamento Subtalar

Deslocamento subtalar é muito incomum em crianças e é comumente despercebido. São resultantes de trauma de alta energia, tais como acidentes automobilísticos ou quedas de alturas. O diagnóstico é suspeitado quando há dor importante, edema e deformidade vista no exame clínico. O pé é com freqüência desviado medialmente. O desvio subtalar, embora usualmente visível em radiografias, não é freqüentemente reconhecido porque há uma tendência de se enfocar fraturas concomitantes. Se o desvio é visto e diagnosticado precocemente, redução fechada é geralmente estável e com bons resultados. Redução aberta está indicada se o desvio for antigo (maior ou igual a três semanas) ou se houver interposição de partes moles dificultando a redução fechada. Depois da redução aberta, fixação com fio através da articulação é recomendada para manter a redução. Imobilização numa posição neutra é apropriada. Consolidação é confiável em aproximadamente três a seis semanas.

## Calcâneo

Traumas do calcâneo em crianças evoluem melhor do que em adultos por várias razões. Devido a uma grande parte do calcâneo ser cartilaginosa, este osso é muito mais elástico na criança do que no adulto. Além disso, a remodelação é possível na criança com o crescimento ulterior. Lesões associadas, as quais são mais comuns nas fraturas em adultos, são muito menos freqüentes em crianças. Fraturas de calcâneo resultam de trauma de alta energia, tais como queda de altura ou acidente automobilístico. O diagnóstico pode ser feito com radiografias mas, como as fraturas do tálus, fraturas com desvio podem não ser diagnosticadas inicialmente, uma tomografia é útil se as radiografias são normais e as suspeitas clínicas são grandes.

## Trauma do Mediopé

Uma pinça óssea formada pelo primeiro e segundo cuneiformes contém a base do segundo metatarso. O ligamento entre o primeiro cuneiforme e o segundo metatarso é importante para segurar a base do segundo metatarso nesta pinça. Se este ligamento é rompido, subluxação lateral do segundo e demais metatarsos ocorre como resultante da incongruência articular e, posteriormente, degeneração articular e dor são comuns.

Lesões da articulação de Lisfranc tendem a resultar de uma flexão plantar forçada, com ou sem rotação. O diagnóstico é suspeitado com uma história de uma grave força de flexão aplicada no médio pé. Avaliação radiográfica é a chave para se fazer o diagnóstico apropriado. Pode ocorrer separação do primeiro e segundo metatarsos, perda de congruência do segundo metatarso na base da pinça, translação lateral dos outros metatarsos ou uma fratura de compressão "quebra-nozes" do cubóide (Fig. 31.4). Além disso, pode ocorrer uma fratura ou separação medial da base do primeiro metatarso, a chamada lesão divergente.

Uma fratura única da criança pequena é a fratura *bunk bed* (de cama-beliche), uma lesão que ocorre quando a criança cai de altura. A força de flexão resultante encunha a epífise do primeiro cuneiforme e do primeiro metatarso dentro do primeiro interespaço.

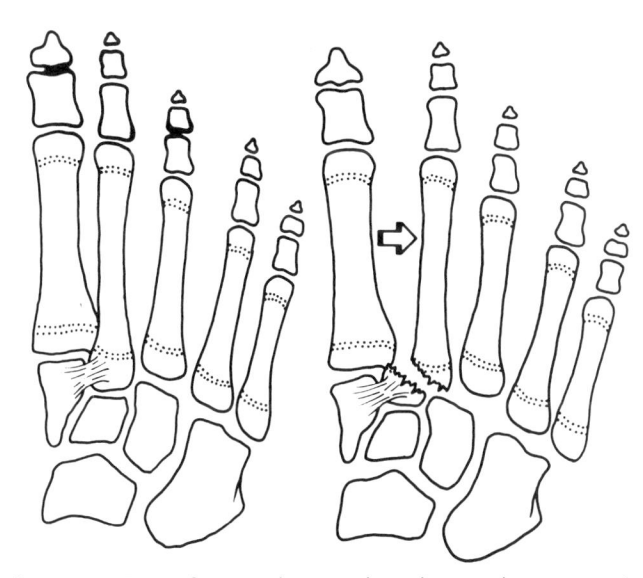

**Fig. 31.4** — **Esquerda:** normalmente a base do segundo metatarso é segurada na pinça formada pelos cuneiformes, pelo ligamento entre o primeiro cuneiforme e o metatarso. **Direita:** com lesão de Lisfranc, os metatarsos menores podem escapar lateralmente. O cubóide pode falhar na compressão lateral.

Tratamento do trauma do mediopé é baseado na gravidade e natureza da lesão. Se a articulação tarsometatarso está lesada, mas não há separação ou desvio na base do metatarso, a imobilização é suficiente. Se há qualquer desvio lateral da base do metatarso, a redução fechada e a colocação de fios estão indicadas. Redução aberta e colocação de pinos estão indicadas se a redução anatômica não puder ser obtida de forma fechada.

## Lesão de Partes Moles

### Subluxação do Tendão Fibular

O tendão fibular passa posteriormente à parte distal da fíbula no sulco fibular e lá é restringido pelo retináculo fibular superior. Os tendões podem luxar lateral ou anteriormente neste sulco como resultado de uma hiperdorsiflexão do tornozelo. O paciente pode apresentar tanto uma lesão aguda do retináculo fibular como uma lesão tardia com subluxação crônica e recorrente dos tendões.

Radiografias são raramente úteis, mas podem mostrar uma avulsão de uma parte do osso com o retináculo. O tratamento desta lesão na fase aguda é a imobilização com o tornozelo numa posição neutra ou em flexão plantar para permitir a cicatrização do retináculo. No caso crônico com deslocamento recorrente, o reparo ou a reconstrução do retináculo estão indicados. O retináculo pode ser diretamente embricado ou se o tecido retinacular não for suficiente, uma tira de um tecido autólogo forte, tal como um segmento do fáscia-lata ou do tendão-de-aquiles, pode ser utilizada para reconstruir o retináculo e ancorá-lo no osso.

### Síndrome do Compartimento

Síndrome do compartimento pode resultar de uma lesão grave ou de fraturas de alta energia no pé. Estudos anatômicos têm demonstrado nove compartimentos no pé (Fig. 31.5). O diagnóstico é baseado na suspeita clínica. Há edema sob tensão e dor muito maior do que a esperada pelo trauma. Palidez, diminuição do pulso e parestesia não são sinais úteis. Medidas da pressão no compartimento podem confirmar o diagnóstico. É recomendado que o compartimento seja liberado se a pressão exceder 30mmHg. A combinação das abordagens mediais e dorsais pode ser usada, dependendo do local de maior edema. O fechamento posterior da pele ou retalho pode ser freqüentemente necessário.

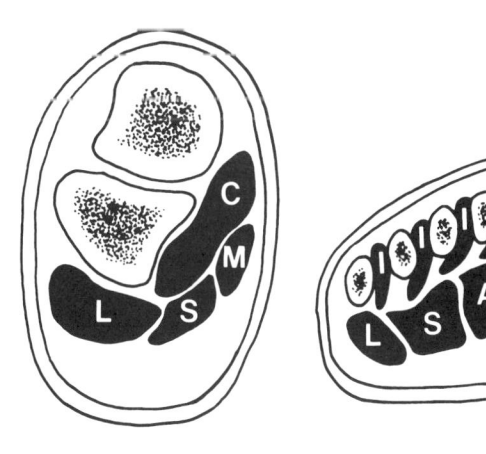

**Fig. 31.5** — **Esquerda:** corte axial do retropé no nível do colo do tálus. **Direita:** corte axial do antepé no nível do um terço médio dos metatarsos. I: interósseos (quatro compartimentos), M: compartimento medial, A: compartimento dos adutores, S: compartimento superficial, L: compartimento lateral, C: compartimento do calcâneo.

## Bibliografia Comentada

### Fratura Distal da Tíbia e do Tornozelo

Bostman O, Makela EA, Sodergard J, et al. Absorbable polyglycolide pins in internal fixation of fractures in children. J Pediatr Orthop, 13:242-245, 1993.

Setenta e uma crianças foram submetidas à fixação interna das fraturas com fios absorvíveis. Quatorze destas fraturas envolviam o tornozelo. Fios de *poliglycolide* de 1,5 a 2mm de diâmetro foram satisfatórios para fixação de fraturas decorrentes de baixo estresse e não causaram alterações no crescimento quando passados através da fise.

Caterini R, Farsetti P, Ippolito E. Long-term follow-up of physeal injury to the ankle. Foot Ankle, 11:372-383, 1991.

Sessenta e oito crianças com fraturas da fise distal da tíbia e fíbula foram seguidas por aproximadamente 27 anos. Todas, exceto seis, foram tratadas conservadoramente. Sessenta de 68 tinham resultados satisfatórios. O tipo de lesão Salter-Harris, a quantidade de desvio inicial e a qualidade da redução foram os principais fatores que afetaram o resultado final.

Hensinger RN, Beaty JH (eds). Operative Management of Lower Extremity Fractures in Children. Park Ridge, IL, American Academy of Orthopaedic Surgeons, 1992.

A seção de fraturas de tornozelo em sua monografia fornece indicações específicas e técnicas para tratamento cirúrgico das fraturas de tornozelo em crianças. Fraturas com separação epifisária (Salter-Harris tipos I e II) que são estáveis após redução podem ser estabilizadas com fios de Kirschner que passam da epífise até a metáfise. Múltiplas passagens do fio podem danificar a placa de crescimento. Fraturas intra-articulares com desvio maior do que 2mm necessitam ser cuidadosamente reduzidas e fixadas. Pinos e parafusos podem ser usados. Em crianças jovens, um esforço deveria ser feito para evitar transfixar a fise por inserção de fios paralelos. Em crianças com pequeno crescimento residual a fixação pode cruzar a fise sem expectativa de alteração do crescimento.

Wilkins KE. Changing patterns in the management of fractures in children. Clin Orthop, 264:136-155, 1991.

Avanços na técnica de imagem podem facilitar o diagnóstico e o tratamento das fraturas na infância. No tornozelo, a TC é útil em determinar o número e desvio dos fragmentos. Redução guiada por radioscopia e fixação percutânea podem minimizar a necessidade de imobilização de fraturas selecionadas e facilitam a reabilitação.

### Fraturas Transicionais

Clement DA, Worlock PH. Triplane fracture of the distal tibia: A variant in cases with an open growth plate. J Bone Joint Surg, 69B:412-415, 1987.

Quinze fraturas triplanares foram revistas. Embora classicamente a fratura triplanar seja descrita ocorrendo após fusão da porção anteromedial da placa de crescimento, oito destas fraturas foram vistas na presença de uma placa de crescimento completamente aberta. Foi postulado que uma "giba" ou projeção na placa de crescimento medial estabiliza a porção anteromedial da epífise semelhante à fusão parcial vista em crianças mais velhas. Isto explica a ocorrência de fraturas triplanares vistas na presença de uma placa de crescimento ainda aberta.

Peterson HA. Physeal fractures: Part 2. Two previously unclassified types. J Pediatr Orthop, 14:431-438, 1994.

Duas fraturas de fise não previamente classificadas foram descritas. O primeiro tipo, que ocorre mais frequentemente, é a fratura através da metáfise com uma extensão para a fise, mas não ao longo da fise. O segundo tipo, que não é comum, é a fratura na qual uma porção da fise é perdida. Esta fratura geralmente resulta de uma lesão penetrante e desenvolve o fechamento prematuro da fise.

Schlesinger I, Wedge JH. Percutaneous reduction and fixation of displaced juvenile Tillaux fractures: A new surgical technique. J Pediatr Orthop, 13:389-391, 1993.

A fratura intra-articular juvenil de Tillaux requer redução acurada e fixação para restaurar a superfície articular. Os autores deste artigo descrevem a redução percutânea da fratura com pino de Steinmann sob controle por radioscopia seguida de fixação com fio de Kirschner como uma alternativa à redução aberta e à fixação interna.

Von Laer. Classification, diagnosis, and treatment of transitional fractures of the distal part of the tibia. J Bone Joint Surg, 67A.687-698, 1985.

Três tipos de fraturas transicionais da tíbia distal foram identificados, a lesão biplanar, que é restrita à epífise, e dois tipos triplanares. No tipo I, a fratura da metáfise termina na fise, e no tipo II, a fratura cruza a fise e entra na epífise e na articulação do tornozelo. Fraturas intra-articulares com mais de 2mm de afastamento necessitam de redução aberta.

### Pé

Dimentberg R, Rosman M. Periarticular dislocations in children. J Pediatr Orthop, 13:89-93, 1993.

Deslocamentos peritalares são raros na criança. Este é um estudo de cinco casos com deslocamento subtalar medial que ocorreu como resultado de trauma grave. Redução fechada teve sucesso a não ser nos casos de diagnóstico tardio ou de interposição de tendão necessitando redução aberta. A presença de associação com lesões mais óbvias pode mascarar o diagnóstico do deslocamento subtalar.

Johnson GF. Pediatric Lisfranc injury: "Bunk bed" fracture. Am J Radiol, 137:1041-1044, 1981.

A fratura da cama-beliche (*bunk bed*) ocorre depois de uma queda de determinada altura, como resultado da flexão forçada da articulação entre o primeiro cuneiforme e o primeiro metatarso. Esta encunha a base do primeiro metatarso dentro do primeiro espaço, causando uma fratura na margem da metáfise da base do primeiro metatarso, o qual é angulado em varo e promove o desvio do tendão lateral do segundo metatarso.

Schimidt TL, Weiner DS. Calcaneal fractures in children: An evaluation of the nature of the injury in 56 children. Clin Orthop, 171:150-155, 1982.

Sessenta e duas fraturas do calcâneo em 59 crianças foram revistas. A maioria ocorreu por queda de altura ou por acidentes automobilísticos. Trinta e sete fraturas foram extra-articulares e 22 intra-articulares. Depois da idade de 15 anos o padrão de fratura dos adultos era comum. Vinte e sete por cento das fraturas foram inicialmente não diagnosticadas. Lesões associadas foram duas vezes mais comuns em crianças. Foi estimado que dois terços de todas as fraturas de calcâneo em crianças poderiam ter uma consolidação sem seqüela funcional.

Wiley JJ. Tarso-metatarsal joint injuries in children. J Pediatr Orthop, 1:255-260, 1981.

Esta é uma revisão de 18 casos de lesões das articulações tarsometatársicas em crianças. As lesões foram mais comuns do que usualmente se pensava e com freqüência diagnosticadas erradamente. As lesões ocorreram como resultado de uma flexão plantar aguda forçada do antepé, freqüentemente combinada com rotação. Redução fechada teve sucesso em sete. Quatro reduções não estáveis foram fixadas com pinos. Nenhum paciente necessitou de redução aberta. Resultados em curto prazo foram bons, apesar das extensas luxações tarsometatársicas.

## Lesões de Partes Moles

Brage ME, Hansen ST Jr. Traumatic subluxation/dislocation of the peroneal tendons. Foot Ankle, 13:423-431, 1992.

Os tendões fibulares estão restringidos num sulco ósseo atrás do maléolo lateral pelo retináculo fibular superior. Ruptura e avulsão do retináculo permitem que os tendões subluxem anteriormente. Imobilização ou sutura do retináculo são apropriadas em casos agudos. Em casos de subluxação recorrente a nova reorientação dos tendões, o aprofundamento do sulco, a tenoplastia osteoperiostal podem fornecer 95% de resultados satisfatórios.

Manoli A II, Fakhouri AJ, Weber TG. Concurrent compartment syndromes of the foot and leg. Foot Ankle, 14:339-342, 1993.

A coexistência da síndrome do compartimento do pé e perna sugere que as comunicações entre os compartimentos do pé e da perna são muito importantes. Aumento da pressão no compartimento do pé ou da perna decorrente de uma fratura deve ser suspeitado e tratado apropriadamente.

Manoli A II, Weber TG. Fasciotomy of the foot: An anatomical study with special reference to release of the calcaneal compartment. Foot Ankle, 10:267-275, 1990.

Estudos anatômicos do pé revelam nove compartimentos fasciais: medial, lateral, adutor, quatro interósseos, plantar superficial e calcanear. O compartimento calcanear foi o mais recentemente descrito. Ele contém o músculo quadrado plantar, o qual, se danificado, pode contrair-se e causar garra dos dedos. Liberação cirúrgica de todos os nove compartimentos requer uma técnica com três incisões.

# 32
# Traumatismos da Coluna Vertebral

## Transporte de Crianças Pequenas Traumatizadas

Crianças menores de cinco anos nas quais se suspeita da existência de traumas cervicais devem ser transportadas de maneira diferente dos adultos. A suspeita de trauma na coluna cervical em uma criança deve ser alta se há perda de consciência e/ou lacerações na cabeça, face ou tórax. Na prática, crianças pequenas com estes achados devem ter um exame neurológico documentado pela equipe de paramédicos antes de serem removidas. No transporte, a posição da criança não deve ser alterada e a mesma deve ser movida como uma unidade. A flexão do pescoço em crianças pequenas e bebês é contra-indicada no transporte, pois o nível mais comum de lesão envolve o complexo occipício-C1-C2. Se o processo odontóide está intacto, mas os ligamentos atlantoaxiais foram rompidos, a compressão da medula pode ocorrer se a cabeça e o pescoço da criança forem mantidos na posição fletida. Em comparação com os adultos, as crianças pequenas têm cabeça desproporcionalmente grande em relação ao tronco. Portanto, se uma criança pequena é transportada sobre uma prancha plana de coluna, o pescoço estará fletido. Para a prevenção desta flexão, precauções especiais devem ser tomadas colocando-se rolos ou travesseiros sob os ombros da criança. Como alternativa, devem ser usadas pranchas para o suporte da coluna de crianças que sejam especialmente desenhadas levando-se em conta estas diferenças.

## Diferenças Radiográficas na Coluna Cervical entre Crianças e Adultos

A coluna cervical de crianças tem diferenças radiográficas em relação à coluna do adulto; muitas destas são diretamente atribuídas aos múltiplos centros primários e secundários de ossificação e sincondroses. Isto é importante para não se confundir achados normais com fraturas (Tabela 32.1). Achados normais na coluna pediátrica incluem a persistência de uma zona luscente na região anterior do atlas (chamada de sincondrose neurocentral), a qual se funde no sétimo ano. A sincondrose do odontóide é vista como uma área luscente na região do colo e se funde com três a seis anos de idade. O intervalo atlantodental (IAD) é aumentado em crianças se comparado com adultos, e mais de 5mm são considerados normais. Os corpos vertebrais de crianças são mais arredondados e encunhados anteriormente que os do adulto e podem ser confundidos com fraturas de compressão. Cortes no corpo vertebral anterior e posteriormente são normais e resultam de vasos nutrientes penetrando nestas regiões e no anel apofisário. Em crianças, o espaço retrofaríngeo é maior do que 8mm de largura. A largura deste espaço é aumentada se a criança está chorando. Pseudo-subluxação maior do que 4mm entre C2 e C3 é comum e pode ser diferenciada de uma subluxação verdadeira através de radiografias em extensão. A subluxação verdadeira pode estar presente quando a redução não ocorre. A articulação C2-C3 é um fulcro normal de movimento na coluna cervical pediátrica, o que explica estes achados. Ao contrário, o fulcro normal de movimento em crianças maiores e adultos ocorre no nível de C5-C6. Além disso, as facetas da coluna cervical alta são mais horizontalizadas do que as da coluna cervical baixa, particularmente em crianças pequenas, o que contribui para esta pseudo-subluxação. Ausência de lordose cervical é outro achado comum e normal na população pediátrica.

## Elasticidade da Coluna na Criança

Uma das maiores diferenças da coluna de crianças em comparação com a dos adultos é o aumento da elasticidade. Os ossos e os ligamentos da coluna na criança toleram estiramentos quatro vezes mais intensos do que a medula espinhal, o que pode explicar o porquê de traumas da co-

**Tabela 32.1**
**Tabela de Parâmetros Cervicais nas Crianças**

| | |
|---|---|
| Sincondroses neurocentrais | Zonas luscentes no atlas fundidas aos sete anos |
| Sincondroses do odontóide | Zona luscente no colo do dente fundida aos seis anos |
| Espaço atlantodental | Menor do que 5mm |
| Espaço retrofaríngeo | Menor do que 8mm |
| Pseudo-subluxação C2-C3 | Menor do que 4mm |
| Pseudo-subluxação C3-C4 | Menor do que 3 mm |

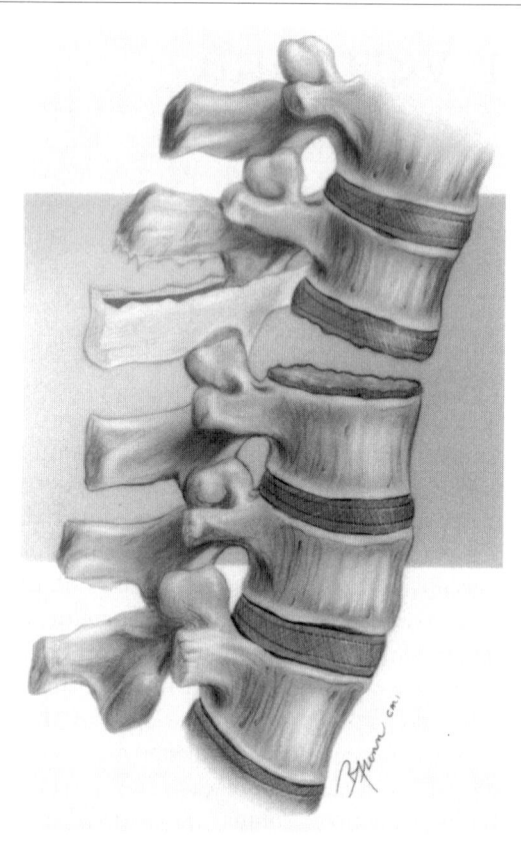

**Fig. 32.1** — Fratura periosteal (lombar). (Reproduzido com permissão de Black BE, O'Brien E, Sponseller PD: Thoracic and lumbar spine injuries in children: Different than adults. Contemp Orthop; 29:253-260, 1994.)

luna cervical que podem apresentar-se com graves lesões da medula, com exame radiográfico normal, padrão este de lesão chamado de trauma medular sem anormalidades radiológicas (SCIWORA). Múltiplas fraturas contíguas ou quase contíguas são também muito mais comuns na população pediátrica por causa da elasticidade da coluna. Esta elasticidade permite a dissipação da energia da lesão para vários segmentos.

## Lesões do Periósteo

As luxações da coluna em crianças abaixo de oito a 10 anos de idade freqüentemente cicatrizam-se após redução incruenta porque o periósteo permanece intacto e conectado à cartilagem apofisária não deslocada ou pode haver fratura de parte não ossificada da vértebra (Fig. 32.1). Crianças mais velhas não são capazes de cicatrizar através deste mecanismo e, portanto, são mais parecidas com adultos, tendo menos potencial para a cicatrização espontânea. Em alguns casos, crianças pequenas são submetidas à fusão posterior nas luxações aparentes, sem adequada consideração da possibilidade de redução fechada. Os riscos inerentes desta cirurgia, que incluem a evolução potencial para a deformidade em hiperlordose, podem ser evitados pois a lesão cicatriza-se bem após a redução fechada.

Existem várias outras diferenças entre crianças pequenas e adultos ou mesmo adolescentes mais velhos. Alguma reconstituição do corpo vertebral pode ocorrer se as placas de crescimento não foram muito danificadas. O uso de órteses por tempo prolongado nestes casos pode estar indicado na tentativa de melhorar deformidades. Portanto, repouso no leito e imobilização externa podem ser usados por um prolongado período de tempo, com um baixo risco de complicações. A incidência de deformidade paralítica na coluna toracolombar é de 100% nas crianças abaixo de 10 anos com tetraplegia ou paraplegia. Tipicamente, as deformidades pós-traumáticas requerem eventual correção cirúrgica e estabilização.

Abuso infantil deve sempre ser considerado no diagnóstico diferencial dos traumas da coluna vertebral pediátrica. A síndrome do tipo "chicote" ou da criança "sacudida" é um forte indicador de abuso contra a criança. Nestas, hemorragias intra-oculares e intracranianas, lesões da medula espinhal, paralisia e eventualmente a morte podem estar associadas à lesão importante da coluna vertebral. Outros sinais de abuso infantil devem ser procurados no exame físico e radiográfico.

## Traumatismos Cervicais

### Luxações Atlantooccipitais

A articulação atlantooccipital em crianças tem uma pequena estabilidade óssea inerente e é dependente da integridade ligamentar. A real incidência da subluxação ou luxação atlantooccipital em traumatismos de pacientes pediátricos é desconhecida. Luxações neste nível são um achado raro que, em geral, leva à morte. Muitos que sobrevivem são geralmente dependentes de ventilação assistida e permanecem tetraplégicos. As lesões são muito instáveis. A estabilização inicial com o simples reposicionamento para reduzir a luxação deve ser realizada com cuidado para se evitar a destração excessiva do intervalo occipício-C1. Em alguns casos, a estabilidade pode desenvolver-se após a imobilização com halo sem a fusão. A fusão deve ser realizada naqueles pacientes em que o tratamento conservador falhou.

### Fratura do Atlas

Fraturas do atlas são incomuns na população pediátrica. Podem resultar no deslocamento das massas laterais nas fraturas do tipo explosão. Comprometimento neurológico é incomum, visto que o já largo canal vertebral é ainda

## Rupturas Atlantoaxiais (C1-C2)

Várias lesões básicas envolvem a articulação atlantoaxial: ruptura ligamentar traumática, subluxação rotatória e/ou luxação e descolamento epifisário ou fratura do odontóide. Na região atlantoaxial, a regra de Steel dos terços é um princípio anatômico importante a ser lembrado. Este princípio estabelece que o odontóide, a medula espinhal e o espaço livre ocupam um terço cada do espaço disponível formado pelo anel de C1. Portanto, a instabilidade atlantoaxial é mais perigosa na presença de processo odontóide intacto porque este diminui o espaço disponível para a medula. Com a ruptura aguda dos ligamentos, o intervalo atlantodental é aumentado à medida que o atlas é subluxado anteriormente a partir do odontóide (Fig. 32.2). O tratamento consiste na redução em extensão e na colocação de halogesso ou halocolete por oito a 12 semanas, após o que se faz a radiografia de perfil da coluna cervical em flexão e extensão, feita ativamente com o paciente acordado e supervisionada por médico, na procura de instabilidade residual. Se não há instabilidade, é colocado o colar cervical para a criança por mais algumas semanas. Para se ter certeza que a estabilidade é mantida, é importante se obter uma série de radiografias no intervalo de três meses a um ano. Com instabilidade persistente ou recorrente, uma artrodese posterior de C1-C2 está indicada. Uma incisão transversa sobre C1-C2 pode ser usada em crianças pequenas, podendo a dissecção estar limitada aos segmentos envolvidos reduzindo as possíveis complicações de uma não desejável extensão da massa de fusão.

## Subluxação e Luxação Rotatória Atlantoaxial

A subluxação ou luxação rotatória atlantoaxial pode ser causada por trauma e processos inflamatórios, ou pode até mesmo se desenvolver espontaneamente sem etiologia conhecida. A subluxação atlantoaxial secundária à inflamação é conhecida como síndrome de Grisel. Felizmente, esta condição é habitualmente branda, resolvendo-se espontaneamente ou com medidas conservadoras simples. A maioria dos pacientes apresenta-se com um episódio agudo de dor e torcicolo. Poucos pacientes desenvolvem, no início, um quadro mais gradual com pouco ou nenhum desconforto. Alguns pacientes podem se apresentar com uma deformidade fixa na subluxação de C1-C2 (posição tipo *cock-Robin*). Déficit neurológico e comprometimento da artéria vertebral são raros. Radiografias de rotina anteroposterior, de perfil e transoral do odontóide são necessárias nos casos de suspeita de subluxação rotatória atlantoaxial.

A radiografia transoral do odontóide irá demonstrar assimetria na relação entre as massas laterais de C1 e o

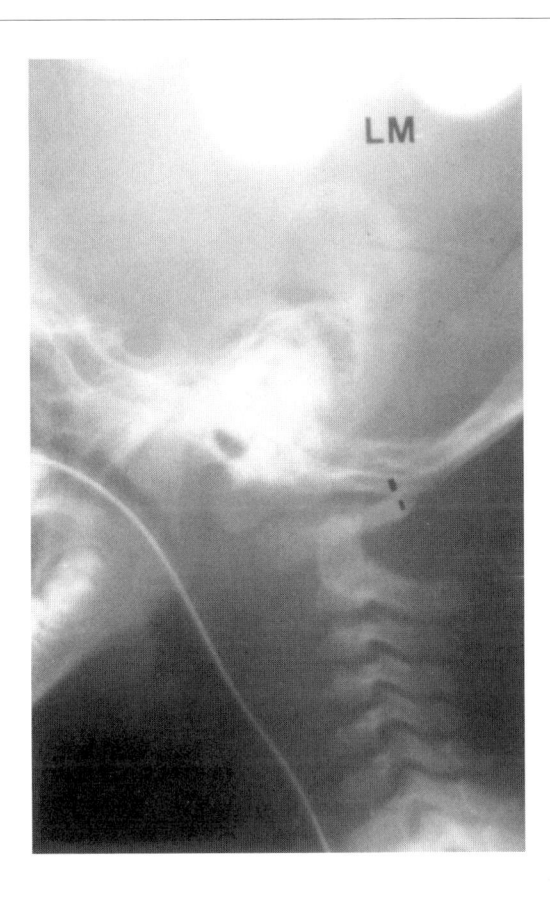

**Fig. 32.2** — Criança de dois anos de idade apresentando subluxação de C1-C2 e ruptura do ligamento transverso com intervalo atlanto-dental (IAD) de 8mm, após acidente com veículo automotivo. A criança estava sem lesão neurológica. O paciente foi posicionado em halogesso por dois meses, mas ainda apresentava intervalo atlanto-dental de 5mm. Artrodese C1-C2 foi realizada com excelentes resultados. (Reproduzido com a permissão de Black BE, An H, Simpson G: Cervical spine injury in the skeletally immature patient, in Surgery of the Cervical Spine. London, England, Martin Dunitz, pp. 293-305, 1994.)

mais aumentado pelo afastamento dos fragmentos ósseos. Mesmo assim, danos à medula espinhal podem ocorrer com uma intensidade de força mais significante. A tomografia computadorizada (TC) oferece a imagem mais precisa destas fraturas. O alinhamento adequado do aparelho é fundamental para se evitar o não reconhecimento de lesões que não são detectadas na radiografia comum. O tratamento conservador é recomendado para todas as fraturas do atlas. A maioria das fraturas cicatriza-se bem e sem intercorrências, realizando-se a imobilização adequada com halocolete. TC seriadas podem ser usadas para se observar a cicatrização da fratura. Radiografias de perfil com flexão e extensão cervical devem ser obtidas para se observar a instabilidade ligamentar residual após a ocorrência da união óssea.

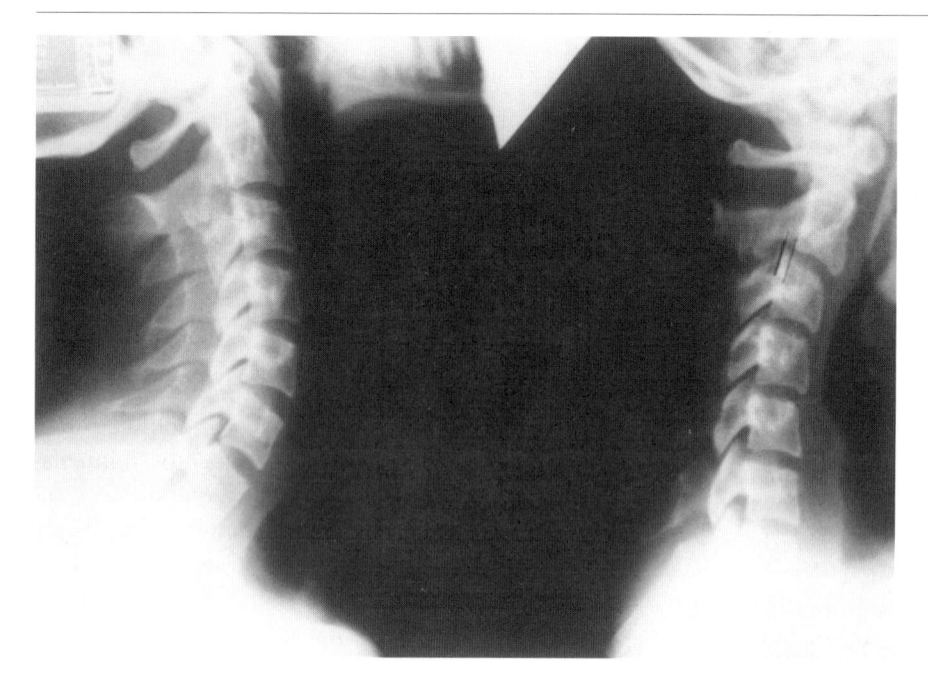

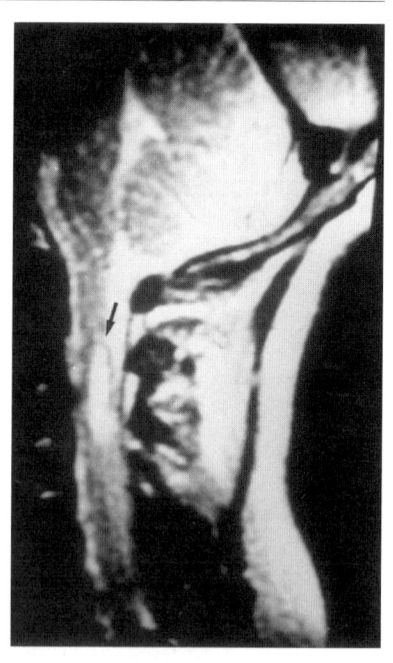

**Fig. 32.3** — **Esquerda**, criança de nove anos de idade apresentando subluxação de C2-C3 após acidente com veículo automotivo, com síndrome de Brown-Séquard associada. **Direita**, a ressonância magnética mostra edema medular. O paciente foi tratado com colar Filadélfia. O alinhamento normal foi obtido com completa resolução dos déficits neurológicos. (Reproduzido com a permissão de Black BE, An H, Simpson G: Cervical spine injury in the skeletally immature patient, in Surgery of the Cervical Spine. London, England, Martin Dunitz, pp. 293-305, 1994.)

dente. Na radiografia de perfil, a porção anterior do atlas pode parecer estar encunhada. Qualquer aumento no intervalo atlantodental deve ser notado. A imagem da TC axial é o meio definitivo de se determinar a extensão da subluxação. A imagem da TC axial dinâmica deste intervalo pode também ser útil na avaliação da rigidez da deformidade. Nestes pacientes, as luxações devem ser reduzidas por tração, seguida da colocação de halocolete por oito semanas. As indicações genéricas para a artrodese C1-C2 incluem: envolvimento neurológico, falha na obtenção e manutenção da correção (particularmente comum se a deformidade tem mais de seis semanas de história) e deformidade recorrente após seis a oito semanas de tratamento conservador.

### Fraturas do Dente e Descolamentos Epifisários do Odontóide

Fraturas do dente são lesões incomuns em crianças. Na maioria dos casos, não há história de trauma significante. A maioria destas lesões pode ser diagnosticada prontamente nas radiografias planas, mas a interpretação errônea da sincondrose central como sendo fratura de odontóide deve ser evitada. O paciente consciente com uma fratura aguda irá queixar-se de dor e, possivelmente, de sensação subjetiva de instabilidade. Muitas destas crianças irão segurar a cabeça com as duas mãos para prevenir movimentos.

Em contraste com a alta incidência de não união do odontóide e o grande potencial para seqüelas neurológicas em adultos, as crianças normalmente apresentam bons resultados após o tratamento conservador. Fraturas de odontóide em criança são tratadas pela redução fechada e imobilização com halocolete ou gesso Minerva por 12 semanas. As crianças são mais tolerantes à imobilização prolongada do que os adultos.

Radiografias cervicais de perfil em flexão e extensão devem ser obtidas na 12ª semana após a lesão. O colar é colocado temporariamente se não ocorre movimentação no local da fratura (cicatrizado). Se persiste movimento no sítio de fratura, a artrodese posterior de C1-C2 é recomendada. O desenvolvimento de instabilidade atlantoaxial tardia pode complicar mesmo uma fratura de odontóide transladada minimamente; portanto, o seguimento deve ser realizado pelo menos até a maturidade do esqueleto.

Em alguns casos, o *odontoideum* pode ser o resultado de uma não união de fratura de odontóide em criança, não diagnosticada previamente. A estabilização posterior é recomendada nos casos de hipermobilidade acompanhando o *odontoideum*.

### Fratura do Tipo Enforcado na Criança

Fraturas do tipo enforcado ou fratura do pedículo de C2 são incomuns na infância. Estas lesões podem ser resulta-

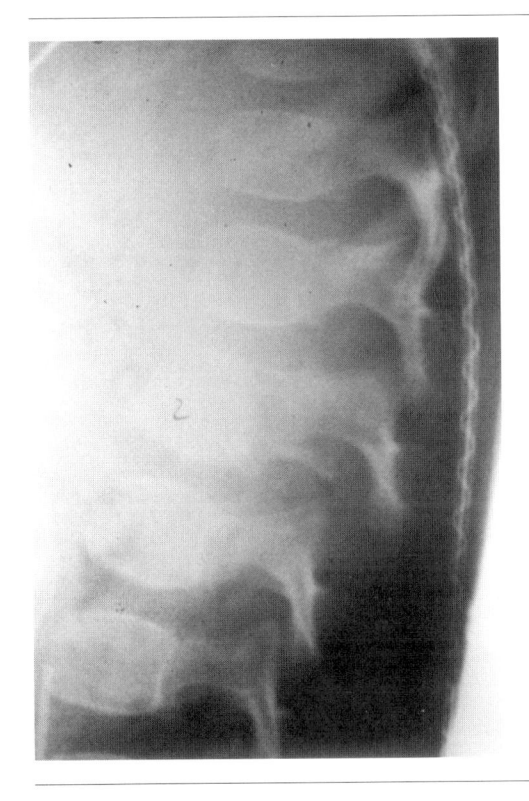

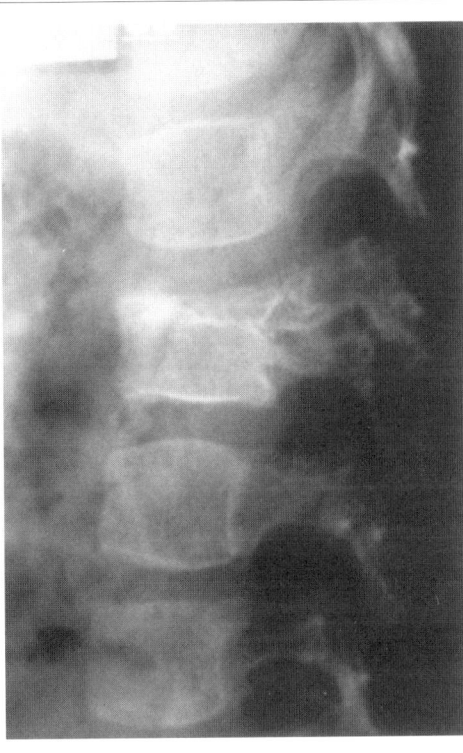

**Fig. 32.4 — Esquerda**, criança de dois anos de idade teve lesão por cinto de segurança resultando em luxação de Chance L2-L3. **Direita**, após a consolidação, a imagem de dupla lâmina é a evidência da lesão periostal associada.

do tanto de uma flexão quanto de uma extensão agudas. Fraturas do enforcado tipicamente são lesões isoladas e normalmente são estáveis, consolidando-se bem após redução fechada e manutenção de halocolete por oito semanas. A artrodese posterior de C1 a C3 está indicada se não ocorrer a união.

### Subluxação e Luxação de C2-C3

A subluxação e a luxação C2-C3 devem ser diferenciadas da pseudoluxação (Fig. 32.3). A lesão verdadeira é freqüentemente associada com dor e trauma importantes e lesões da cabeça, face, pescoço e tórax. Quando se suspeita de subluxação ou luxação verdadeira, outras fraturas podem estar presentes e conseqüentemente um exame minucioso é mandatório. A ressonância magnética (RM) é útil para se pesquisar lesões da medula espinhal, mostrando edema de partes moles e hemorragia nesta região. A linha laminar, formada pelas bordas anteriores das lâminas, vista na radiografia cervical de perfil, tipicamente não está interrompida na pseudo-subluxação, mas sim na subluxação verdadeira.

Em crianças menores de oito anos de idade, a subluxação ou luxação verdadeira de C2-C3 normalmente cicatriza-se depois da redução fechada e imobilização em halocolete. Após a idade de oito anos, o potencial de cicatrização com o tratamento conservador diminui e a fusão geralmente é necessária. Uma tentativa de imobilização por oito semanas em halocolete ou órtese deve ser realizada, seguida de radiografias em flexão e extensão.

### Lesões da Coluna Cervical Média e Baixa

Em crianças mais velhas e adolescentes, lesões da coluna cervical alta tornam-se menos freqüentes e as lesões da coluna cervical baixa tornam-se mais prevalentes. Estas lesões seguem padrões similares aos observados em adultos. A faixa etária na qual as lesões da coluna vertebral e o potencial de cicatrização tornam-se similares aos do adulto é de oito aos 11 anos. Em crianças pequenas com subluxação ou luxação da coluna cervical média e baixa, uma tentativa de redução fechada e imobilização com halo-colete deve ser feita levando-se em conta o potencial de cicatrização (algumas vezes com fusão espontânea). A condição neurológica de uma criança com lesão da coluna cervical baixa influencia as opções de tratamento. A RM da coluna cervical após a redução é indicada para se excluir compressões. Com evidências de compressão da medula e déficit neurológico incompleto, deve-se considerar a descompressão cirúrgica e a estabilização. A intervenção cirúrgica nestas circunstâncias pode levar à recuperação variável da medula espinhal em lesões incompletas ou de raízes nervosas.

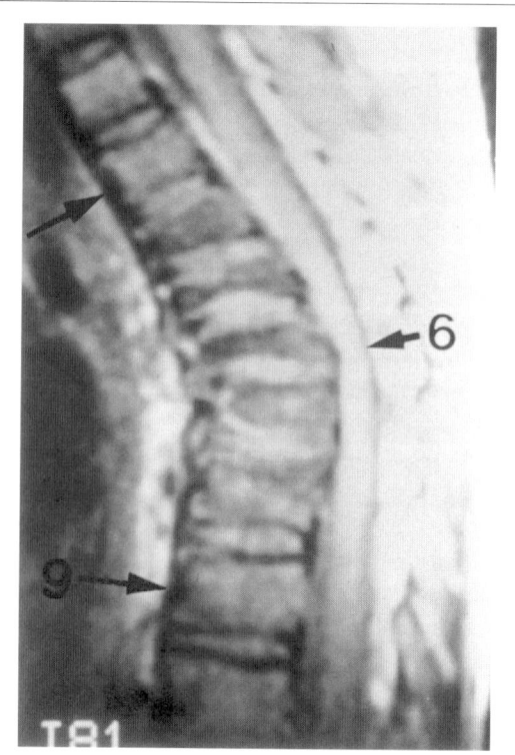

**Fig. 32.5** — Criança de cinco anos de idade apresentando fraturas contíguas múltiplas de T4 a T8, por lesão com cinto de segurança, resultando em paraplegia.

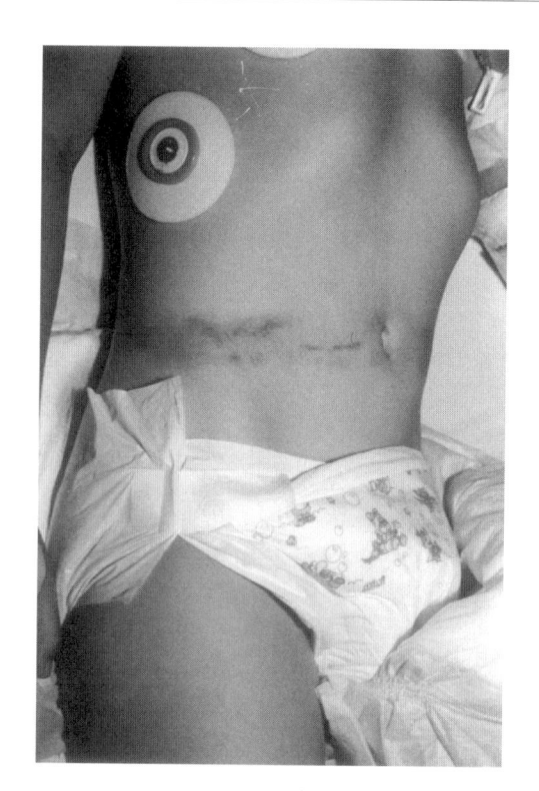

**Fig. 32.6** — Sinal do cinto de segurança.

## Lesões Torácicas e Lombares

### Cicatrização de Luxações em Crianças Pequenas

Luxações torácicas e lombares em crianças pequenas têm excelente potencial de cicatrização, mas estas mesmas lesões em crianças mais velhas comportam-se mais como se fossem em adultos e têm potencial de cicatrização menor com o tratamento conservador. Como foi mencionado inicialmente, a razão para que estas lesões possam ter um potencial de cicatrização aumentado em crianças pequenas, dispensando a necessidade de cirurgia, se deve ao fato de representarem fraturas periostais ou da fise vertebral em vez de luxações verdadeiras.

### Fraturas de Múltiplos Níveis

Na faixa pediátrica, a maior flexibilidade da coluna torácica ou lombar pode dissipar a energia da lesão, resultando em múltiplas fraturas da coluna, contíguas e não contíguas (Fig. 32.5). Lesões do tipo SCIWORA podem também ocorrer, devido à flexibilidade da coluna.

### Fraturas por Explosão

Fraturas explosão são raras em crianças, habitualmente ocorrendo em adolescentes após queda ou acidente automobilístico. O tratamento segue os mesmos princípios para os adultos. O papel da fixação cirúrgica é discutido em alguns casos. Esta pode ser considerada quando existe uma grave cifose local ou uma lesão neurológica parcial conseqüente à compressão por fragmentos da coluna média, os quais estão deslocados para dentro do canal.

### Lesões do Cinto de Segurança

Lesões por cinto de segurança são causa comum de fraturas torácicas e lombares na população pediátrica, particularmente em crianças menores de 13 anos. Nesta lesão, o fulcro de flexão ocorre na cicatriz umbilical, com uma grande força de flexão, muito destrutiva, que cria uma destração na coluna, levando a uma fratura ou à luxação de Chance. O sinal do cinto de segurança consiste numa faixa de equimose sobre o nível onde o cinto estava posicionado (Fig. 32.6). Pacientes com o sinal do cinto de segurança devem ter uma investigação completa para possíveis lesões neurológicas da coluna vertebral e de vísceras associadamente.

O cuidado ortopédico para lesões por cinto de segurança em crianças é influenciado pela condição neurológica do paciente. Para fraturas de Chance ou luxações em crianças maiores de nove anos, neurologicamente preservadas, recomenda-se a redução fechada seguida de aparelho gessado incorporando ambos os membros inferiores. Se o paciente tem déficit neurológico completo e os exames de imagem mostram que não existe indicação cirúrgica que corrija a lesão, recomenda-se a redução fechada sob anestesia geral e aparelho gessado incluindo ambos os membros inferiores, mas sem a realização de potencial evocado somatossensitivo (PESS). Se o paciente tem déficit neurológico parcial, os exames de imagem devem ser estudados após a redução fechada.

Se a compressão da medula ou raízes nervosas persiste, a redução aberta com descompressão e fixação interna deve ser considerada. Em geral, as crianças toleram bem a imobilização. Se não se obtém a estabilização após a redução fechada e imobilização adequadas da fratura de Chance ou da luxação, necessita-se de redução aberta tardia e fixação interna com fusão. O uso de instrumental de compressão posterior permite a fixação estável. Algumas crianças menores de nove anos podem ter graves lesões associadas que impedem a imobilização prolongada com aparelho gessado ou a posição em hiperextensão imposta pelo mesmo. Embora jovens, estas crianças necessitam de redução aberta e fixação interna com instrumental de compressão por via posterior.

Muitas crianças de quatro a oito anos de idade são muito grandes para as cadeiras de crianças e muito pequenas para um adequado posicionamento do cinto de segurança comum ou de três pontos. Por causa de seu pequeno tamanho, quando estas crianças são colocadas no assento com o cinto de segurança comum, o cinto é habitualmente colocado sobre a região umbilical. Se o mesmo tem três pontos, o ombro não é seguro e a porção inferior geralmente está sobre a cicatriz umbilical, colocando a criança sob o risco das lesões por cinto de segurança. Quando posicionado adequadamente, o cinto de segurança comum é colocado sobre a região proximal e anterior das coxas e a flexão ocorre sobre os quadris. O posicionamento adequado reduz o risco de lesões da coluna vertebral e das vísceras. A disseminação do conhecimento sobre o posicionamento correto do cinto de segurança reduz a freqüência das lesões causadas pelo mesmo em crianças e adultos.

Além disso, o posicionamento adequado do cinto de três pontos (cinto de segurança com apoio para o ombro) reduz o risco de lesões causadas pelo mesmo (Fig. 32.7). Com o uso de acento reforçado ou travesseiro, o cinto de segurança comum ou o de três pontos pode manter adequadamente a criança. Também a maioria dos automóveis tem nos bancos de trás somente cintos de segurança comuns e não os de três pontos e as crianças são os passageiros mais comuns nos bancos de trás. Alguns modelos de carros têm cintos de três pontos atrás e em muitos os cintos de segurança comuns podem ser convertidos em cintos de três pontos. Apesar do risco de graves lesões inerentes ao uso dos cintos de segurança comuns e o de três pontos, este reduz a morbidade ou a mortalidade se comparado com o não uso.

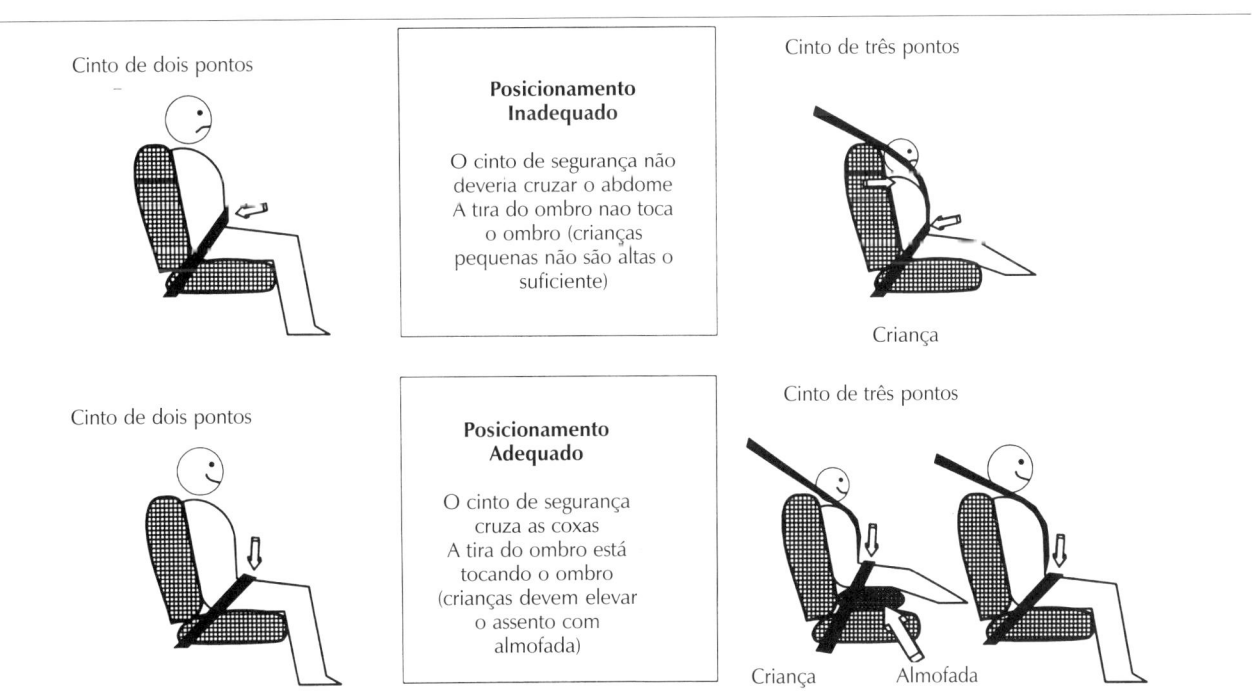

**Fig. 32.7** — Ilustração demonstrando o posicionamento correto do cinto de segurança. (Reproduzido com permissão de Black BE, O'Brien E, Sponseller PD: Thoracic and lumbar spine injuries in children: Different than adults. Contemp Orthop; 29:253-260, 1994.)

## Bibliografia Comentada

Aufdermaur M. Spinal injuries in juveniles: Necropsy findings in twelve cases. J Bone Joint Surg, 56B:513-519, 1974.

Estudo através de necropsias de crianças com trauma na coluna vertebral mostrando evidências radiográficas e histológicas de lesões das cartilagens de crescimento das vértebras.

Birney TJ, Hanley EN Jr. Traumatic cervical spine injuries in childhood and adolescence. Spine, 14:1277-1282, 1989.

Os autores fazem revisão de 61 casos de crianças e adolescentes na faixa etária desde recém-nascidos aos 17 anos com lesões traumáticas da coluna cervical tratados num período de 10 anos. Lesões de níveis cervicais altos ocorreram mais comumente em pacientes mais jovens. Com o aumento da idade, níveis cervicais baixos tornaram-se predominantes. Quarenta e quatro por cento dos pacientes tiveram lesão neurológica.

Black BE, O'Brien E, Sponseller PD. Thoracic and lumbar spine injuries in children: Different than adults. Contemp Orthop, 29:253-260, 1994.

Esta é a maior revisão na literatura ortopédica das lesões da coluna torácica e lombar em crianças. Trinta e oito casos, do nascimento até a idade de 17 anos, foram revistos neste primeiro trabalho, que descreve a lesão periostal mimetizando a luxação lombar em crianças pequenas. Diferenças características nas lesões da coluna torácica e lombar em crianças e seus tratamentos foram elucidados.

Crawford AH. Operative treatment of spine fractures in children. Orthop Clin North Am, 21:325-339, 1990.

Os autores discutem as lesões cervicais, torácicas e lombares e seus tratamentos na população pediátrica. Vários casos e seus tratamentos são mostrados, incluindo lesões por cinto de segurança.

Flanders AE, Schaefer DM, Doan HT, et al. Acute cervical spine trauma: Correlation of MR imaging findings with degree of neurologic deficit. Radiology, 177:25-33, 1990.

Revisão retrospectiva de 78 pacientes com lesões da medula espinhal cervical correlacionando as lesões com os achados na RM.

Hadley MN, Zabramski JM, Browner CM, et al. Pediatric spinal trauma: Review of 122 cases of spinal cord and vertebral column injuries. J Neurosurg, 68:18-24, 1988.

Os autores fizeram a revisão de 122 casos de lesão da coluna vertebral em crianças. Características anatômicas e biomecânicas distinguem a coluna vertebral da criança imatura da coluna vertebral madura do adolescente. A freqüência dos tipos de lesão, os níveis de lesão e o comprometimento neurológico variam com a idade do paciente.

Herzenberg JE, Hensinger RN, Dedrick DK, et al. Emergency transport and positioning of young children who have an injury of the cervical spine: The standard backboard may be hazardous. J Bone Joint Surg, 71A:15-22, 1989.

Dez crianças com menos de sete anos com lesões instáveis da coluna cervical tiveram seus casos revistos. Os autores mostram como uma criança posicionada em prancha de transporte padrão tem o pescoço passivamente forçado em relativa cifose. Os autores recomendam que se evite uma flexão cervical não desejada em crianças pequenas durante o transporte de emergência e nas radiografias, usando-se um recesso para o occipício para baixar a cabeça ou usando-se um apoio para elevar-se o tórax enquanto se mantém a extensão do pescoço e evita-se a cifose passiva, que pode ser perigosa.

Mayfield JK, Erkkila JC, Winter RB. Spine deformity subsequent to acquired childhood spinal cord injury. J Bone Joint Surg, 63A:1401-1411, 1981.

Quarenta crianças que sofreram lesão da medula espinhal entre o nascimento e 18 anos de idade foram revistas entre dois e 26,8 anos após a lesão. Todos os 25 pacientes que tiveram a lesão antes do estirão da adolescência desenvolveram deformidades paralíticas da coluna. Tratamentos com órteses foram difíceis. A maioria dos pacientes necessitou de fusão. Um aumento nas complicações cirúrgicas foi observado.

Pang D, Wilberger JE Jr. Spinal cord injury without radiographic abnormalities in children. J Neurosurg, 57:114-129, 1982.

O trauma medular sem anormalidades radiográficas (SCIWORA) é descrito. A inerente elasticidade da coluna vertebral e outras peculiaridades anatômicas relacionadas com a idade tornam a coluna da criança excessivamente vulnerável às deformações. As lesões neurológicas resultantes incluem a alta incidência de lesões completas ou parciais da medula.

Rathbone D, Johnson G, Letts M. Spinal cord concussion in pediatric athletes. J Pediatr Orthop, 12:616-620, 1992.

Os autores fizeram a revisão de 12 crianças com contusão da medula. Os fatores predisponentes encontrados em atletas pediátricos foram estenose e hiperflexibilidade da coluna. É fortemente recomendado que atletas com predisposição e história de contusão da medula não retornem a praticar esportes de contato até que dados epidemiológicos suficientes, embasados em seguimentos em longo prazo e predisposição para lesões futuras da medula, tenham sido estabelecidos.

Rumball K, Jarvis J. Seat-belt injuries of the spine in young children. J Bone Joint Surg, 74B:571-574, 1992.

Nesta revisão de 10 casos de lesões por cinto de segurança em pacientes com esqueleto imaturo, atendidas em um centro terciário, correlacionou-se o sinal do cinto de segurança com a alta incidência de lesões da coluna vertebral e/ou intra-abdominais.

Torg JS, Pavlov H, Genuario SE, et al. Neurapraxia of the cervical spinal cord with transient quadriplegia. J Bone Joint Surg, 68A:1354-1370, 1986.

Os autores estudaram a neuropraxia da medula espinal com tetraplegia transitória em pacientes com radiografias da coluna cervical negativas. A presença de estenose da coluna foi observada em 17 pacientes, fusão congênita em cinco; instabilidade cervical em quatro pacientes e doença do disco intervertebral em seis pacientes. O índice de Torg é descrito como o índice entre o diâmetro do canal vertebral pelo diâmetro do corpo vertebral na radiografia de perfil. O índice menor do que 0,80 indica estenose cervical significante.

# 33
# Politrauma

O trauma é a principal causa de mortalidade da criança acima de um ano de idade. O politraumatismo refere-se à lesão de múltiplos sistemas orgânicos ou múltiplos órgãos dentro de um sistema. A lesão esquelética está presente em aproximadamente metade dos pacientes com politraumatismos. No entanto, o cirurgião ortopedista necessita de planejamento de tratamento coordenado com outros especialistas médicos. Acurácia no diagnóstico e a comunicação estão melhorando o conhecimento sobre os padrões da lesão. O que se segue é uma breve revisão do manejo no politrauma para o ortopedista que trata de crianças traumatizadas.

## Avaliação Inicial

Crianças menores do que 14 anos que sofreram trauma grave são mais bem cuidadas nos centros especializados em atendimento pediátrico de urgência, pois têm preestabelecida uma hierarquia de trabalho no local. A resposta psicológica da criança ao estresse, a manutenção das vias aéreas, o exame físico, os estudos mediante imagens e as necessidades de fluidos e medicamentos são diferentes dos adultos. No geral, o líder da equipe que atende ao trauma é um cirurgião pediátrico generalista ou um pediatra especializado em atendimento crítico.

Todos os outros especialistas que forem requisitados deverão ser consultados previamente, de tal maneira que devam estar envolvidos com estudos e tratamentos subseqüentes. Por exemplo, tomografia axial computadorizada (TAC) do acetábulo, crânio e abdome do paciente pode ser combinada num único procedimento; a estabilização da fratura pode estar combinada com a laparotomia.

Certos testes e exames deveriam ser realizados de acordo com protocolos. Radiografias do crânio, coluna completa, tórax, abdome e pelve deveriam ser tomadas num paciente comatoso. Em pacientes conscientes, o exame físico deve determinar quaisquer radiografias necessárias. Radiografias do crânio devem ser tomadas nos pacientes conscientes que tenham escalpes abrasivos, lacerações ou hematoma. Testes laboratoriais devem incluir tipagem sangüínea e prova cruzada, eletrólitos, amilase, estudos da função renal e contagem de glóbulos sangüíneos.

## Lesões Cranianas

Lesões cranianas constituem a maior causa de morbidade e mortalidade nas crianças após a ocorrência do trauma. A determinação da escala de coma de Glasgow (ECG) deve ser efetuada imediatamente depois do trauma e periodicamente repetida. Para crianças menores existe uma escala de coma de Glasgow modificada (Tabela 33.1). O exame físico deve incluir uma maneira para localizar os sinais neurológicos, e exames seriados deverão ser executados para acessar o estado neurológico do paciente.

A despeito da presença de suturas cranianas abertas, a incidência de pressão intracraniana elevada depois da lesão craniana em crianças está em torno de 60% dos casos. A tomografia axial computadorizada (TAC) é o estudo de escolha para as imagens na lesão craniana. Indicações para TAC incluem um escore de Glasgow de oito ou menos, fraturas, afundamentos do crânio, perda da consciência, sinais neurológicos focais ou derrame de líquido cerebroespinhal.

Indicações para monitorização da pressão intracraniana (PIC) incluem a escala de Glasgow com escore igual ou menor que oito, ou TAC mostrando a presença de edema. A PIC pode ser monitorizada com a colocação de um dispositivo transdutor cateterizado inserido no espaço epidural, subaracnóide ou ventricular. O dispositivo colocado no espaço ventricular pode ser usado como dreno, mas leva a um grande risco de causar infecção.

Outro importante parâmetro para monitorar a pressão de perfusão cerebral (PPC) é a diferença entre a pressão arterial média e a PIC. A medida normal é de pelo menos 60mmHg. Medições seriadas são mandatórias.

Os traumas cranianos graves podem estar acompanhados de lesões esqueléticas maiores, como fraturas expostas que requerem tratamento cirúrgico imediato. O cirurgião deve estar prevenido de que diferentes agentes anestésicos afetam a perfusão cerebral de maneiras diversas. Agentes inalatórios tendem a elevar a pressão intracraniana e agentes intravenosos tendem a baixá-la. Hiperventilação pode reduzir a PIC por baixar o dióxido de carbono e produzir vasoconstrição cerebral. Administração de manitol e manutenção da pressão arterial média acima de 80mmHg

**Tabela 33.1**
**Escala de Coma de Glasgow**

| Escore | Acima dos 5 Anos | de 1 a 5 Anos | Menores do que 1 Ano |
|---|---|---|---|
| Melhor resposta motora (de 6) | | | (de 5) |
| 6 | obedece comando | | obedece comando |
| 5 | localiza dor | localiza dor | localiza dor |
| 4 | fuga (retirada) | retirada (fuga) | retirada anormal |
| 3 | flexão por dor | flexão anormal | flexão anormal |
| 2 | rigidez em extensão | rigidez em extensão | extensão anormal |
| 1 | nada | nada | nada |
| Melhor resposta verbal | | | |
| 5 | orientado | palavras apropriadas | sorri/chora apropriada |
| 4 | confuso | palavras inapropriadas | chora |
| 3 | palavras impróprias | chora/grita | chora |
| 2 | discurso incompreensível | grunhe | grunhe |
| 1 | nada | nada | nada |
| Abertura dos olhos | | | |
| 4 | espontânea | espontânea | espontânea |
| 3 | para falar | para falar | para gritar |
| 2 | por dor | por dor | por dor |
| 1 | nada | nada | nada |

são também úteis. O anestesiologista deve dedicar-se para manter a pressão de perfusão e a saturação do oxigênio. Não existe contra-indicação absoluta para a execução de um procedimento ortopédico necessário; tanto quanto qualquer outra especialidade, as lesões mais urgentes são tratadas primeiramente, enquanto as pressões arterial e intracraniana são adequadamente monitorizadas. Em raros casos apenas, tal como fraturas complexas do crânio, isto não é possível.

Os traumas cranianos podem ser responsáveis por mortalidade e séria morbidade; no entanto, o cirurgião ortopedista não deve basear o tratamento no resultado presumível e, assim, proceder o tratamento considerando como se o paciente fosse ter uma ótima recuperação. A maioria dos pacientes com escore na escala de Glasgow maior do que oito, e muitos com escores menores, terão resultados muito bons. O tratamento deve ser conduzido para a máxima funcionalidade. Nos poucos pacientes nos quais persistem problemas e que são eventualmente retirados do setor de suporte à vida, o tratamento das fraturas deve ser continuado.

Crianças com traumas cranianos beneficiam-se com a rígida fixação de fraturas instáveis por dois motivos. Primeiro, a sobreposição física do material de tração interfere muitas vezes com a obtenção das imagens nas operações e nos cuidados com a pele. Segundo, pacientes com lesões cranianas podem evoluir com agitação ou espasticidade por algumas semanas e isto pode ser complicado pelo tratamento com tração ou pelo gesso. No entanto, não existe evidência de que a fixação rígida, seja interna ou externa, melhore o tratamento da pressão intracraniana elevada (PIC). Não obstante isto, a fixação pode ser executada no melhor momento, de acordo com as condições do paciente; no dia da lesão, ou mesmo depois, ou às vezes concomitante com outras cirurgias.

A admissão hospitalar é necessária para pacientes que têm qualquer déficit neurológico, derrame cerebral, fratura recente do crânio, perda da consciência por menos de cinco minutos, ou um mecanismo pouco esclarecido de lesão, sugerindo a possibilidade de abuso. Este organograma é útil para determinar se crianças com lesões cranianas leves ou moderadas devem ou não ser admitidas no hospital.

## Trauma Abdominal

Todas as crianças atendidas com trauma grave devem ser avaliadas quanto à possibilidade de trauma abdominal. Num paciente consciente isto se faz na forma de um bom exame físico e a busca por marcas cutâneas indicativas do cinto de segurança, lacerações, equimoses ou sinais de defesa. Se qualquer destas condições estiver presente ou o paciente encontrar-se comatoso, uma tomografia computadorizada com contraste intravenoso deve ser obtida. A TAC do abdome pode ser combinada com a de outras regiões do corpo que requeiram investigação por imagens, tais como o crânio e as extremidades. A TAC pode demonstrar localizações de lesões em órgãos sólidos como o baço e fígado ou lacerações renais, tanto quanto lesões de órgãos ocos, como o estômago, intestino delgado e cólon. A lavagem peritoneal diagnóstica não é efetuada rotineiramente nas crianças, devido ao fato de a presença de sangue isoladamente não ser uma indicação para laparotomia. A necessidade de laparotomia é determinada mediante a lesão de órgãos especícos e a condição de estabilidade clínica do paciente. Se o paciente está clinicamente instável ou submetendo-se a uma cirurgia emergencial para descompressão craniana, a lavagem peritoneal pode ser útil.

As lesões esplênicas eram tratadas por esplenectomia; no entanto, este procedimento resulta geralmente num risco aumentado de sepse incontrolável no pós-operatório. Atualmente, a maioria das lesões esplênicas é tratada apenas sob observação, isto é possível desde que a perda sangüínea seja inferior à metade do volume sangüíneo corporal do paciente e que os sinais vitais estejam estáveis. Lacerações hepáticas são tratadas de acordo com os mesmos princípios. Lesões intestinais são tratadas mediante simples observação ou por ressecção segmentar. Ruptura do diafragma torna-se aparente na radiografia anormal do tórax, como o intestino (alças) localizado no compartimento torácico, ou por dificuldade respiratória; a reparação cirúrgica da lesão é mandatória. Perfuração gástrica é manifestada por posição de defesa, ar livre na radiografia do abdome e secreção do tipo borra de café na lavagem peritoneal. A reparação cirúrgica nesta condição é também mandatória.

## Lesões Torácicas

A lesão torácica ocorre em um quarto das crianças que sofrem trauma grave. Fraturas de costela podem servir como sinal de trauma torácico, mas são menos comuns nas crianças do que nos adultos, devido à elasticidade aumentada da parede torácica. Fraturas da costela podem também sugerir abuso contra a criança. A contusão pulmonar é comum e é tratada com restrição de fluidos e, se necessário, ventilação com pressão positiva. O pneumotórax é freqüentemente tratado com drenagem torácica aspirativa embora possa ser tratado mediante observação caso represente uma área menor do que 15% do espaço pleural e os dados vitais estejam estáveis. O hemotórax pode ocorrer devido ao sangramento de vasos intercostais ou do parênquima pulmonar e deve ser também tratado mediante drenagem torácica. Se o sangramento exceder os 2ml/kg/h no tubo aspirativo, a toracotomia deve ser feita para conter a sua origem. Embolia pulmonar gordurosa pode ocorrer em adolescentes e adultos jovens; no entanto, é raramente observada em crianças mais jovens.

As manifestações da embolia pulmonar gordurosa são taquipnéia, taquicardia ou aumento da angústia respiratória após um intervalo de lucidez, nos primeiros dias depois do trauma, acompanhado de desorientação e petéquias. A embolia gordurosa do pulmão é freqüentemente observada em associação com fraturas de ossos longos. Suporte respiratório e, em alguns casos, esteróides são empregados para o seu tratamento.

## Complicações Tardias

Certas síndromes podem ocorrer como seqüelas ou complicações do politrauma. A trombose venosa profunda é observada em adultos com lesões traumáticas na pelve ou nos membros inferiores, no entanto, é raramente vista em crianças abaixo dos 16 anos, assim a profilaxia rotineira não estará indicada. A falência multissistêmica de órgãos também é rara nas crianças devido à grande recuperação dos sistemas renal, hepático e pulmonar. A necessidade imperativa de fixação rígida das fraturas que existe nos adultos para prevenir a falência multissistêmica de órgãos não existe nas crianças.

Se a atenção deve ser focada nas fraturas ou luxações que são óbvias nos pacientes politraumatizados, é também importante que as lesões esqueléticas menos óbvias não deixem de ser reconhecidas. Lesões esqueléticas que passam despercebidas podem ocorrer em mais ou menos um terço dos pacientes politraumatizados. A cintilografia óssea com tecnécio é recomendada como forma de detectar fraturas não diagnosticadas. Num estudo de 48 pacientes abaixo dos 22 anos que sofreram múltiplos traumas, a cintilografia foi empregada e fraturas não diagnosticadas previamente foram encontradas em 40% dos casos (19 pacientes). No entanto, apenas 13% (seis pacientes) necessitaram modificações no tratamento e nenhuma cirurgia foi indicada. Assim, o uso apropriado das imagens fornecidas pelos radionucleotídeos tem ainda que ser definido para este problema.

O método mais prático é proceder a um reexame completo com 24 a 48 horas depois do trauma, nos pacientes que foram submetidos a uma agressão de alta energia, e solicitar exames radiográficos conforme a necessidade. A cintilografia óssea pode ser empregada naqueles casos em que o exame físico está dificultado.

A necessidade de um balanço positivo do nitrogênio nos pacientes politraumatizados está bem documentada. Demandas metabólicas aumentadas necessitam suporte nutricional agressivo e precoce. Nutrição enteral deve ser utilizada quando os eletrólitos do paciente estiverem estabilizados e isto pode proporcionar-lhes todas as necessidades calóricas. Se a via enteral não pode ser utilizada ou instalada para este fim, a via parenteral então deve ser a alternativa. No geral, alguma forma de suporte nutricional deve ser iniciada dentro das primeiras 24 horas após a lesão e não deve ser retardada além de 72 horas.

## Avaliação da Lesão

As escalas de avaliação de gravidade das lesões são instrumentos úteis na classificação das lesões multissistêmicas. A escala modificada de gravidade das lesões (MISS) é eficiente para o prognóstico das taxas de morbidade e mortalidade. O escore de MISS é obtido através da soma de pontos que indicam a gravidade dos três sistemas orgânicos que estão mais gravemente lesados. Num estudo, o escore de MISS de 25 ou mais prevê que estes pacientes estão com risco aumentado de morbidade e mortalidade. Eichelberger comparou o resultado no trauma de 1.009 crianças abaixo de 15 anos com adultos vítimas de trauma. Uma combinação do escore de trauma (TS) e o escore de gravidade da lesão (ISS) foi usado para a avaliação. Não existiu diferença estatisticamente significante entre o grupo pediátrico e o grupo de pacientes adultos. A escala de gravidade da lesão constitui-se num método de grande valor para a avaliação do prognóstico de crianças que sofrem trauma multissistêmico. Incapacidade física em longo prazo ocorre numa minoria de pacientes, geralmente devida às lesões cranianas ou da medula espinhal.

## Bibliografia Comentada

### Mecanismos de Lesão

Beaver BL, Moore VL, Peclet M et al. Characteristics of pediatric firearm fatalities. J Pediatr Surg, 25:97-100, 1990.

Estes autores revisaram os dados de crianças abaixo dos 16 anos de idade e que foram mortas por armas de fogo no estado de Maryland. Encontraram que estas crianças estavam mais propensas a ser mortas no ambiente doméstico por um agressor conhecido e morrer de uma lesão cerebral grave.

Peclet MH, Newman KD, Eichelberger MR, et al. Patterns of injury in children. J Pediatr Surg, 25:85-91, 1990.

National Safety Council. Accident Facts. 1992. Chicago, IL, National Safety Council, 1992.

Major causes of accident mortality among children. United States, 1988. Stat Bull Metrop. Insur Co. (73):2-8, 1992.

### Avaliação na Fase Aguda

Bruce, DA. (ed). Rehabilitation of the adult and child with traumatic brain injury. 2 ed. Philadelphia, PA, FA Davis, p. 529, 1990.

Heinrich SD, Gallagher D, Harris M, et al. Undiagnosed fractures in severely injured children and young adults: Identification with technetium imaging. J Bone Joint Surg, 76(A):561-72, 1994.

Quarenta e oito pacientes com idade abaixo de 22 anos com múltiplas lesões, trauma craniano ou ambos, foram submetidos à cintilografia óssea com tecnécio na busca por fraturas não diagnosticadas. Noventa e quatro áreas de atividade aumentada foram detectadas em 30 pacientes. Radiografias subseqüentes revelaram 19 fraturas. O tratamento foi alterado em seis pacientes, com aplicação de gesso em todos os casos. Os autores concluem que as imagens obtidas pelo emprego do radionucleóídeo tecnécio é um coadjuvante útil no seguimento ortopédico.

Newman KD, Eichelberger MR, Randolph JG. Abdominal injury, in Eichelberger MR, Pratsch GL. (eds) – Pediatric Trauma Care. Rockville,MD, Aspen, p. 101-4, 1988.

Nichols DG. Yaster M, Lappe DG, et al. (eds). The golden hour: The handbook of advanced pediatric life support. Ed. 2, St. Louis, MO, Mosby-Year Book, p. 289-359, 1988.

### Avaliação da Lesão

Eichelberger MR, Mangubat EA, Sacco WJ, et al. Outcome analysis of blunt injury in children. J Trauma 28:1109-17, 1988.

O TRISS foi empregado para comparar a eficácia do escore de gravidade de lesão e do escore do trauma na predição dos resultados nos pacientes traumatizados. Neste estudo 1.009 pacientes pediátricos foram comparados com 16.764 adultos do estudo dos resultados do trauma maior. O TRISS provou acurácia em prever sobrevivência *versus* mortalidade na infância. Um escore de trauma de 14 ou menos e um escore de gravidade da lesão maior do que 15 foram encontrados para definir o trauma grave neste grupo.

Marcus RE, Millis MF, Thompson GH. Multiple injury in children. J Bone Joint Surg, 65(A):1290-94, 1983.

Os autores estudaram 34 crianças com lesões graves e correlacionaram o MISS (escala modificada de gravidade da lesão) com sua morbidade. Acharam que o escore de MISS se correlaciona bem com o dano residual e morbidade. Um escore de MISS de 25 ou menos estava associado com uma incidência de 30% de dano ou limitação residual; um escore entre 26 e 40 relaciona-se com 33%, e um escore igual ou maior do que 40 pontos relacionou-se com dano residual em 100% dos casos.

Mayer T, Walker ML, Clark P. Further experience with the modified ISS. J Trauma, 24:31-4, 1984.

Este estudo prospectivo de 250 pacientes pediátricos com trauma múltiplo demonstrou a acurácia da Escala Modificada de Gravidade da Lesão (MISS) na predição de morbidade e mortalidade. Um escore de MISS abaixo de 25 esteve associado com mortalidade zero e apenas 1% de morbidade, enquanto um escore de 25 ou mais pontos esteve associado com 40% de mortalidade e 30% de morbidade. E mais, o escore neurológico do MISS demonstrou também ser acurado na previsão de mortalidade. Um escore neurológico do MISS de 5 indicou 73% de mortalidade, enquanto um escore de 4 resultou em 8% de mortalidade e um escore de 3, apenas em 2% de mortalidade.

Wesson DE, Williams JI, Spence LJ, et al. Functional outcome in pediatric trauma. J Trauma, 29: 589-92, 1989.

Duzentos e cinqüenta pacientes pediátricos traumatizados foram internados no período de estudo; foram avaliados no momento da alta hospitalar e seis meses após, com o objetivo de analisar o resultado funcional. Uma taxa de disfunção de 88% foi observada na alta hospitalar e esta caiu para 54% em seis meses. Estes autores verificaram que mais da metade dos casos de disfunção eram devidos ao trauma craniano ou medular. As lesões das extremidades inferiores são responsáveis por um adicional de 25% de incapacitados.

## Conduta

Loder RT. Pediatric polytrauma. Orthopaedic care and hospital course. J Orthop Trauma, 1:48-54, 1987.

Prontuários e radiografias de 78 pacientes politraumatizados com idades menores do que 16 anos foram revisados. Os resultados mostraram que crianças com escore de MISS neurológico (escala modificada de gravidade da lesão) de três ou quatro, com uma lesão abdominal ou torácica concomitante, com um escore de MISS de três ou mais, que tinham fratura e requereram imobilização, foram os de mais alto risco para complicações. O autor recomenda a consideração de estabilização precoce das fraturas nestes casos. Para pacientes com escore neurológico de MISS de três ou quatro, sem lesão abdominal ou torácica, com escore igual ou maior do que três, e que não acordam do coma dentro de três dias, o autor recomenda postergar a fixação interna.

Ziv I. & Rang, M. Treatment of femoral fracture in the child with head injury. J Bone Joint Surg, 65(B):276-78, 1983.

Os autores estudaram retrospectivamente 51 crianças com fraturas femorais e lesão craniana e recomendaram fixação intramedular para crianças com lesão craniana acima da idade dos cinco anos. Eles encontraram que a tração cutânea era apropriada para crianças com lesão craniana, mas que fossem menores do que cinco anos de idade.

Peclet MH, Newman KD, Eichelberger MR, et al. Patterns of injury in children. J Pediatr Surg, 25:85-91, 1990.

Este artigo discute os padrões de lesão traumática nas crianças que foram internadas no *Children's National Medical Center*, Washington, DC, num período acima de 34 meses. Os autores encontraram que taxas de mortalidade maiores estavam associadas com abuso contra a criança, ferimentos por arma de fogo e afogamento. O maior número de acidentes com morte estava relacionado com o envolvimento de veículos. A taxa global de mortalidade foi de 2%.

# 34
# Criança Vítima de Maus-tratos

## Introdução

A entidade "criança vítima de maus-tratos" (*child abuse*) inclui: maus-tratos e negligência à criança, causados pela pessoa responsável por seus cuidados. Os maus-tratos afetam crianças de todos os grupos culturais e econômicos. Nos EUA, o Centro Nacional de Abusos e Negligências Contra Crianças (*National Center for Child Abuse and Neglect*) estima que a cada ano mais de 1,5 milhão de crianças sofrem maus-tratos. Legalmente, os profissionais de saúde têm a responsabilidade de comunicar todos os casos de suspeita de maus-tratos contra crianças. Por outro lado, o médico deve realizar uma anamnese cuidadosa com a família, um exame clínico completo do paciente e analisar cuidadosamente os dados antes de comunicar estes casos, evitando, assim, constrangimentos e danos psicológicos à família quando uma criança é considerada erroneamente como vítima de maus-tratos e retirada desnecessariamente do convívio dos seus familiares.

O médico, quando se depara com casos suspeitos de crianças que são vítimas de abuso, não deve negar, abandonar ou exprimir indignação ao reconhecer e tratar estes pacientes. Alguns trabalhos mostram que médicos na clínica privada e em cidades menores têm menor probabilidade de comunicarem casos de maus-tratos em crianças. A indignação do médico ou dos outros profissionais que atendem aos casos suspeitos de abuso tem criado problemas para algumas famílias que são inocentes, particularmente para aquelas que têm filhos com osteogênese imperfeita. Isto resultou numa campanha publicitária, da Fundação para a Osteogênese Imperfeita, centrada no engano cometido contra as crianças com esta doença e que haviam sido retiradas de suas casas por suspeita de terem sido vítimas de maus-tratos. Esta impetuosidade e indignação do médico podem, não somente, ofender famílias inocentes como prejudicar os esforços que são organizados para educar a população para identificar e prevenir os casos de crianças vítimas de maus-tratos. Os critérios para a retirada da criança do convívio familiar devem ser desenvolvidos e aplicados sem tendências relacionadas ao *status* social, econômico ou cultural da família. Os maus-tratos à criança podem ser de origem física, sexual ou psicológica. Nesta revisão os termos maus-tratos ou abuso referem-se às lesões físicas, em que a criança é agredida, uma ou mais vezes, pelo seu responsável.

Em 1962, Kemp introduziu o termo *battered-child syndrome* (síndrome da criança espancada), em que descrevia a criança muito pequena que sofria repetidos episódios de agressão física por parte da pessoa responsável pelo seu cuidado. Somente uma pequena minoria dos casos de crianças submetidas a maus-tratos é grave como os que foram descritos por Kemp, porém, qualquer criança que sofre abuso está "em risco" de tornar-se uma *battered-child*. A negligência à criança ocorre quando o responsável pelo seu cuidado falha em relação à sua adequada supervisão, proteção, nutrição e educação. A maioria dos estados, nos EUA, considera negligência quando crianças de até 12 anos são deixadas sem cuidados por parte dos seus responsáveis. Os ortopedistas podem algumas vezes atender crianças que machucaram-se em acidentes quando estavam inadequadamente supervisionadas, e isto pode representar negligência. Quando existe suspeita da criança ser vítima de negligência o caso deve ser notificado também aos órgãos competentes.

Existem muitos artigos científicos na literatura a respeito do assunto. Nos últimos 15 anos, mais de 5.600 referências e 400 artigos de revisão foram publicados. Nos EUA um periódico intitulado *Child Abuse and Neglected*, está em circulação desde 1976.

## Fraturas na Criança Vítima de Maus-tratos

Um fator indicativo de maus-tratos é quando a criança apresenta múltiplas fraturas em diferentes estágios de consolidação, desde que não relacionadas a outras doenças ósseas (Fig. 34.1). Não existe um padrão único de fratura que seja considerado patognomônico para maus-tratos em crianças. Vários estudos têm demonstrado que as fraturas causadas por maus-tratos são indistinguíveis daquelas que ocorrem por outros mecanismos de trauma. Os ossos mais freqüentemente fraturados são: úmero, fêmur e tíbia. O padrão mais comum de fraturas é o transverso. A maioria das crianças maltratadas tem fraturas únicas. As fraturas metafisárias ou aquelas chamadas de fraturas do "rebor-

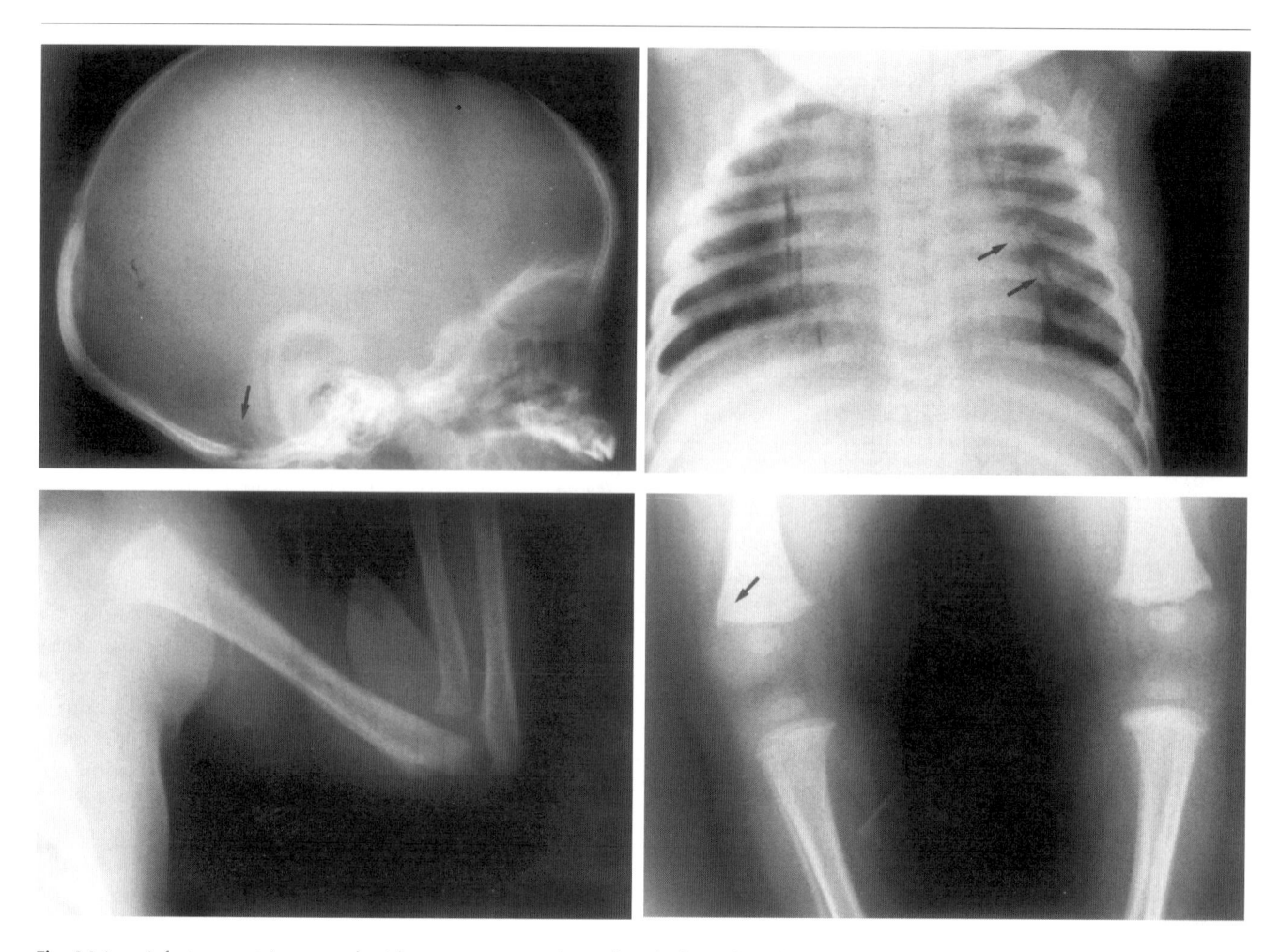

**Fig. 34.1** — Infante com três meses de vida com uma constelação de achados radiográficos compatíveis com síndrome da criança espancada. **Esquerda e em cima:** fratura occipital posterior do crânio (seta). **Direita e em cima:** fraturas de costelas em vários estágios de consolidação (setas). **Esquerda e embaixo:** reação periostal umeral. **Direita e embaixo:** fratura fisária e do "canto metafisário" no fêmur distal e tibial proximal.

do" (*corner fractures*) ocorrem em aproximadamente 25% das crianças que sofrem abuso. Somente 2% das crianças entre um e cinco anos de idade e que são atendidas com fraturas isoladas do fêmur, não testemunhadas, são vítimas de maus-tratos. Uma boa porcentagem das crianças (6%) fratura quando correm ou caem de altura não muito elevada. Porém, a possibilidade de maus-tratos não deve ser considerada impossível. Por outro lado, fraturas não testemunhadas, em crianças antes da marcha, são muito provavelmente causadas por maus-tratos.

## Avaliação

Se existe a suspeita de que uma criança foi vítima de maus-tratos os serviços apropriados de proteção devem ser acionados para uma avaliação pois os ortopedistas não estão habituados com as condutas sociais que devem ser tomadas. Os sinais clínicos devem ser muito bem avaliados e documentados durante o exame do paciente. Contusões e hematomas múltiplos, especialmente no períneo e nas costas, devem ser procurados e prontamente reconhecidos. As lesões de partes moles podem ser em maior número do que fraturas. Todas as grandes articulações devem ser avaliadas para afastar a possibilidade de derrame articular ou rigidez. O atraso no desenvolvimento pôndero-estatural pode significar negligência também. Fotografar as lesões ajuda na documentação dos achados clínicos.

Os estudos de imagem devem ser individualizados, uma radiografia do crânio na incidência lateral, uma radiografia na incidência em anteroposterior das quatro extremidades e uma radiografia do tórax devem ser solicitadas. Radiografias detalhadas dos arcos costais são muito úteis. A cintilografia pode ser usada para localizar lesões recentes.

## Responsabilidades do Ortopedista na Suspeita de Maus-tratos à Criança

O ortopedista deve procurar ser competente e objetivo quando se deparar com casos suspeitos de crianças vítimas de maus-tratos.

Os oito princípios relatados a seguir são um guia na avaliação de casos de crianças vítimas de maus-tratos.

1) Uma anamnese deve ser obtida a respeito de todas as lesões. O médico deve obter pessoalmente a história clínica, dos pais ou responsáveis, e também deve ouvir a criança, se isto for possível, a respeito de todas as lesões. Discrepâncias entre a história clínica e o exame físico são os achados mais importantes e que vão desencadear investigações posteriores. O médico é o especialista mais confiável para um testemunho, no tribunal ou para o juiz, sobre a história clínica e sobre as lesões produzidas por maus-tratos. A história deve ser comparada com aquela obtida por outros profissionais de saúde.

2) A possibilidade de maus-tratos à criança deve ser considerada no diagnóstico diferencial de muitas lesões na criança. O diagnóstico de criança vítima de maus-tratos deve ser considerado se a história clínica e o exame físico são divergentes e se a lesão não encaixa com a idade da criança (por exemplo: fraturas em criança antes da marcha). Considerar uma criança suspeita de abuso não significa fazer o diagnóstico. Uma vez que o médico suspeite desta possibilidade, ele tem a obrigação legal de comunicar o caso às autoridades para futuras investigações.

3) O exame clínico da criança deve ser completo. A pele, cabeça, coluna e todas as extremidades devem ser examinadas. Se existirem fortes evidências da criança ser vítima de maus-tratos um exame da genitália e do reto estão indicados.

4) Devem ser consideradas outras possibilidades para a lesão. Pseudartrose de tíbia, osteogênese imperfeita, displasia fibrosa, raquitismo e outras doenças que possam afetar a densidade óssea podem ocasionar fraturas. O ortopedista é o especialista em doenças do sistema musculoesquelético e deve tomar decisões que, muitas vezes, são necessárias nos casos suspeitos de crianças vítimas de maus-tratos.

5) O médico assistente deve comunicar-se pessoalmente com a assistente social ou com o profissional da saúde responsável pelo seguimento do caso. O médico assistente deve graduar sua suspeita de maus-tratos em: caso sem evidência, caso com pouca evidência, caso com muita evidência, casos evidentes e conclusivos ou casos que não podem ser determinados. Os outros profissionais do serviço social, psicologia etc. geralmente confiam no médico para saber o índice de suspeita, o qual orientará futuras investigações e condutas.

6) O médico assistente deve ouvir a opinião de outros colegas para auxiliá-lo na avaliação da criança com suspeita de ser vítima de maus-tratos. Cirurgiões bucomaxilares devem ser consultados para avaliar marcas de mordeduras que têm a possibilidade de terem sido produzidas por humanos. Os oftalmologistas devem ser consultados para avaliação de hemorragia retiniana em crianças pequenas que foram "chacoalhadas". Quando indicado, o ginecologista deve fazer uma avaliação perineal.

7) O médico assistente não deve prejulgar. A avaliação clínica e o tratamento devem ser conduzidos com uma atitude imparcial. Se o médico assistente sentir que não pode ser imparcial ou que vai prejulgar o caso, outro médico deve assumir o paciente.

8) Os achados clínicos devem ser bem documentados no prontuário do paciente e uma cópia deve ser pessoalmente arquivada pelo médico assistente. Os casos devem ser muito bem documentados, pois investigações subseqüentes, quando os casos vão ao tribunal, podem prolongar-se por meses ou anos. Uma cópia pessoal dos registros e consultas deve ser mantida, pois o prontuário médico do hospital pode se perder ou estar incompleto, o que pode levar o médico assistente a esquecer alguns detalhes muito necessários para um testemunho especializado. Exercitando: habilidade e julgamento do ortopedista pediátrico podem, muitas vezes, ser de grande ajuda no processo de avaliação e tratamento da criança vítima de maus-tratos.

## Bibliografia Comentada

Carty HM. Fractures caused by child abuse. J Bone Joint Surg:75B:849-857, 1993.

Dra. Carty é uma radiologista pediátrica que fez uma revisão dos aspectos radiográficos da criança que sofre maus-tratos; baseou-se na literatura e na sua experiência pessoal adquirida no *Royal Liverpool Children's National Health Service Trust*. Ela refere que em crianças de baixa idade, menores de um ano, as fraturas acidentais são menos freqüentes do que as produzidas por maus-tratos. As seguintes fraturas são consideradas de alta especificidade para caracterizar maus-tratos, isto principalmente antes dos três anos de idade: metafisárias, de costela, da escápula, do terço externo da clavícula, fraturas ou subluxações vertebrais, lesões dos dedos em crianças antes da marcha, em diferentes estágios de consolidação, bilaterais e complexas do crânio.

Dent JÁ, Peterson CR. Fractures in early childhood: Osteogenesis imperfecta or child abuse? J Pediatr Orthop, 11:184-186, 1991.

As radiografias de 194 fraturas de 39 crianças com osteogênese imperfeita e com menos do que cinco anos de idade foram estudadas e comparadas com radiografias de 84 fraturas de 69 crianças normais da mesma faixa etária. Os resultados deste estudo não confirmam a hipótese de que um padrão determinado de fratura torna o diagnóstico de osteogênese imperfeita improvável.

King J, Diefendorf D, Apthorp J, et al. Analysis of 429 fractures in 189 battered children. J Pediatr Orthop, 8:585-589, 1988.

Este relato ainda é a maior revisão de fraturas em crianças vítimas de maus-tratos. Aproximadamente 750 crianças foram vistas entre 1971 a 1981 no *Children's Hospital of Los Angeles* e o diagnóstico de maus-tratos físicos foi confirmado pelo tribunal ou pela equipe do serviço social. Destas crianças, 189 tinham 429 fraturas. Aproximadamente a metade destas crianças apresentava fraturas únicas, geralmente com traço transverso. Os ossos mais frequentemente comprometidos foram: fêmur, úmero e tíbia.

Kleinman PK, Belanger PL, Karellas A, et al. Normal metaphyseal radiologic variants not to be confused with findings of infant abuse. Am J Roentgenol, 156:781-783, 1991.

Num período de três anos, radiografias muito detalhadas do esqueleto foram realizadas em 78 crianças de baixa idade após sua morte por síndrome da morte súbita em criança. A revisão do estudo revela um número grande de variantes radiográficas que não devem ser confundidas com lesões metafisárias causadas por maus-tratos nas crianças.

Kowal–Vern A, Paxton TP, Ros SP, et al. Fractures in the under – 3 year–old age cohort. Clin Pediatr, 31:653-659, 1992.

Das 124 crianças com fraturas, atendidas entre 1984 e 1989, na *Loyola University Medical Center*, 29 foram diagnosticadas como sendo em consequência a maus-tratos. O diagnóstico foi firmado baseado na explicação inadequada da lesão, fraturas múltiplas, presença das lesões clássicas da síndrome da "criança espancada" e achados clínicos inconsistentes com a história clínica. Fraturas do crânio e costelas foram as mais comuns na definição dos casos de maus-tratos à criança.

Leventhal JM, Thomas AS, Rosenfield NS, et al. Fractures in young children: Distinguishing child abuse from unintentional injuries. Am J Dis Child, 147:87-92, 1993.

Cada caso foi graduado de acordo com um critério predefinido e avaliado por dois clínicos e dois radiologistas pediátricos, os quais chegaram a um consenso a respeito de uma escala de sete pontos que varia de um quadro definido de maus-tratos à criança até a lesão de caráter não intencional. Foram identificadas 258 fraturas em 215 crianças das quais 24,2% foram categorizadas como maus-tratos, 8,4% como desconhecidas e 67,4% como lesões não intencionais. As fraturas foram consideradas como consequência de maus-tratos quando: 1) ocorriam na criança nas quais os responsáveis referiam uma mudança no comportamento mas não haviam notado nenhum tipo de acidente ou também quando referiam apenas uma queda mínima, a qual ocasionava uma lesão que era mais grave do que poderia ser esperada; 2) fraturas do rádio/ulna, tíbia/fíbula, ou do fêmur em crianças menores de um ano de idade; 3) fraturas do terço médio ou da metáfise do úmero.

Loder RT, Bookout C. Fractures patterns in battered children. J Orthop Trauma; 5:428-433, 1991.

Num período de dois anos, 75 casos de crianças vítimas de maus-tratos foram revisados. A média de idade foi de 16 meses e 57% eram meninos. Ocorreram 154 fraturas (duas por criança); 77% foram agudas e 23% eram antigas. A fratura que ocorreu mais frequentemente foi a de crânio (32%), e o osso longo mais afetado foi a tíbia (16%). O padrão mais comum de fratura nos ossos longos foi o transverso (41%); fraturas de rebordo (*corner fracture*) ocorreram em 28% das fraturas dos ossos longos. Apenas uma fratura aguda, isolada, foi a lesão ortopédica em 65% das crianças, fraturas em diferentes estágios de consolidação estavam presentes em apenas 13% das crianças.

McMahon P, Grossman W, Gaffney M, et al. Soft–tissue injury as an indication of child abuse. J Bone Joint Surg, 77A:1179-1183, 1995.

As lesões de partes moles ocorreram em 92% das crianças com suspeita de maus-tratos. Em lesões de partes moles que acontecem em crianças abaixo de nove meses a possibilidade de maus-tratos deve ser sempre levantada.

Thomas AS, Rosenfeld NS, Leventhal JM, et al. Long bone fractures in young children: Distinguishing accidental injuries from child abuse. Pediatrics, 88:471-476, 1991.

Os prontuários e as radiografias de crianças abaixo de três anos de idade, com fraturas, atendidas num período de cinco anos, foram analisados retrospectivamente na tentativa de elucidar o mecanismo das fraturas na infância. Dois médicos (um pediatra e um residente), e dois radiologistas pediátricos escalonaram a possibilidade das fraturas serem acidentais ou consequência de maus-tratos. As fraturas dos ossos longos estão fortemente associadas a maus-tratos. Entre 14 crianças que tinham fraturas do úmero, em 11 o diagnóstico foi de maus-tratos e apenas em três resultado de acidentes. Destas três últimas, uma foi em consequência de queda do triciclo, outra de queda de um cavalo de balanço e a terceira por uma queda de escada. Entre as 25 fraturas do fêmur nove foram consideradas como consequência de maus-tratos, 14 relacionadas a acidentes e duas não puderam ser classificadas em relação à origem. Sessenta por cento das fraturas dos fêmures em crianças antes de um ano de idade são em conseqüência de maus-tratos. Embora exista o pensamento de que as fraturas dos fêmures são provocadas até que se prove o contrário, neste estudo foi observado que elas são freqüentemente acidentais e que o fêmur pode sofrer fratura quando a criança tropeça e cai ao correr.

# Índice Remissivo

## A

Abscesso, drenagem do, 42
Acetaminofen, 57
Ácido
   fólico, 75
   y-aminobutírico, 22
Acondrogênese, 100
Adenoma da paratireóide, 177
Adolescente
   claudicação no (idade de 11 a 15 anos), 8
      coalizão tarsal, 9
      condrólise, 8
      displasia do quadril, 8
      escorregamento epifisário femoral proximal, 8
      osteocondrite dissecante, 9
      síndrome de excesso de uso, 9
   dor anterior no joelho do, 226
Aids, 46
Alergia ao látex, considerações anestésicas, 77
Alfafetoproteína materna, 75
Algias vertebrais dorsolombares, avaliação das, 11-19
   avaliação laboratorial, 12
   causas da dor lombar, 13
      etiologias de desenvolvimento, 13
         doença de Scheuermann, 13
      etiologias infecciosas, 13
   espondilólise e espondilolistese, 15
   etiologia(s)
      inflamatórias, 16
      psicológicas, 18
      traumática, 15
      viscerais, 18
   etiologia neoplásica, 16
      cistos ósseos aneurismáticos, 17
      doenças malignas, 17
      granuloma eosinofílico, 16
      osteoma osteóide e osteoblastoma, 17
   exame
      físico, 11
      radiológico, 12
   história clínica, 11
Alongamento(s)
   do tendão-de-aquiles, 24
   ósseos, controvérsias nos, 220
      alongamento ósseo para estatura, 220
      desigualdades congênitas, 220

Alterações imunológicas, 177
Amioplasia, 90
Ampicilina, 48
Amputação tipo Syme, 206
Analgesia
   espinhal, 58
   sistêmica da dor aguda, 57
      acetoaminofen, 57
      analgesia
         controlada pelo paciente, 58
         epidural, 59
         preemptiva, 60
      anestesia regional, 59
      benzodiazepinas, 57
      bloqueio de nervos periféricos, 60
      drogas antiinflamatórias não esteróides, 57
      intervenções não farmacológicas, 60
      opióides, 58
Análise topográfica de Moiré, 109
Anemia falciforme, 39
Ângulo
   coxa-pé, 34
   de Baumann, 274
   de Cobb, 109, 145
   de Kite, 235
   tibiofemoral, 35
Anisomelia, 140
Anomalias
   cardiopulmonares, 97
   na rotação tibial, 79
Anormalidades condroósseas, 161
Aparelho tipo Denis Browne, 33
Apert, síndrome de, 246
Aplasia do odontóide, 165
Apofisite, 256
   da tuberosidade da tíbia, 9
Arnold-Chiari, malformação de, 76
Articulação calcaneocubóide, 235
Artrite
   de Lyme, 47
   juvenil, 43
   poliarticular ou reumatóide juvenil, 6
   reumatóide juvenil, 16
   séptica, 4, 39, 43
      em usuários de drogas intravenosas, 46
      diagnóstico, 43

    resumo, 43
    seqüelas, 44
    tratamento, 44
Artrodese, 131
    tríplice, 92
Artrografia, 43, 196
Artrogripose, 89-95
    etiologia, 89
    patologia, 89
    prognóstico, 91
    tipos de, 90
    tratamento, 91
        das deformidades
            da coluna, 92
            do pé e tornozelo, 91
            dos joelhos, 92
            do quadril, 92
            dos membros superiores, 93
Artroscopia, 228
    diagnóstica do punho, 291
Atlas
    fratura do, 314
    sincondroses do, 161
Áxis neural, 12

## B

Baclofen intratecal, 22
Bailey-Dubow, haste de, 101
Barlow, teste de, 194
Baumann, ângulo de, 274
Bell, paralisia de, 46
Benzodiazepinas, 57
Biópsia de pele, 99
Bloqueio de nervos periféricos, 60
Blount, doença de, 207-210
*Borrelia burgdorferi*, 46
Boston, colete de, 120
Bryant, tração de, 266
Bupivacaína, 59

## C

Cabeça femoral, escorregamento epifisário da, 175-185
    descrição, 175
        achados clínicos, 175
        epidemiologia, 175
        estudos por imagem, 176
        etiologia, 177
        fisiopatologia, 176
    tratamento, 178
        complicações, 181
        métodos de estabilização, 178
            epifisiodese via aberta com cavilha de enxerto ósseo, 179
            fixação com parafuso, 178
            imobilização gessada, 178
        osteotomia de realinhamento, 179
            cuneiforme subcapital, 179
            intertrocantéricas, 180
            na base do colo, 180
            seguimento a longo prazo tratados por método *in situ*, 180
Caffey, doença de, 100
Calcâneo
    deformidade do, 79
    fraturas do, 308
Calcificação do disco cervical, 164
Cálcio, 99
Calcitonina, 99
Calo hiperplásico, 100
Capsulorrafia, 199
Capsulotomia metatársica de Heyman-Herndon-Strong, 239
Carpo, lesões do, 291
    do complexo da fibrocartilagem triangular, 291
    fraturas do escafóide, 292
Cartilagem epifisária, 188
Cateter umbilical, 44
Cefalosporinas de largo espectro, 301
Cefuroxamina, 44, 48
Celulite, 39
Chance, luxação de, 318
Charlestron, colete de, 120
Chevron, osteotomia distal de, 254
Choque anafilático, 77
Cicatrização de luxações em crianças pequenas, 318
Cifose, 82, 99
    de Scheuermann, 11, 145-148
        história natural, 146
        tratamento
            cirúrgico, 147
            conservador, 146
    história natural, 82
    torácica, 14
    tratamento, 82
Cincinnati, incisão de, 238
Cintilografia, 3
    óssea, 44
Cinto de segurança, lesões do, 318
Cirurgia
    abdominal, 59
    de salivação em esqueleto imaturo, 69
    de Van Ness, 69
Cisto ósseo
    aneurismático, 17, 65
    solitário, 65
Classificação
    de Delbet, 263
    de Langenskiöld da tíbia vara, 35
    de Meyerding, 152
    de Nash-Moe, 128
    de Sillence, 97
Cloranfenicol, 48
Coalizão tarsal, 9, 246-249
Cobb, ângulo de, 109, 145
Colete
    de Boston, 120
    de Charlestron, 120

de Miami, 120
de Wilmington, 120
ortopédico, 14
Colo do fêmur, complicações das fraturas do, 265
Coloração de Gram, 44
Coluna cervical pediátrica, 161-171
    calcificação do disco cervical, 164
    deformidade após descompressão, 166
    displasia cervical familiar, 162
    osteocondrodisplasias, 164
    síndrome
        de Down, 166
        de Klippel-Feil, 161
    subluxação rotatória, 163
    técnica cirúrgica e resultados, 167
    torcicolo
        muscular congênito, 162
        paroxístico benigno da infância, 163
    trauma, 166
Coluna, deformidades congênitas da, 139-144
    avaliação, 139
    história natural, 140
    tratamento, 141
Coluna vertebral, deformidades da, 80
    deformidades da, cifose, 82
        cifose
            história natural, 82
            tratamento, 82
        deformidades vertebrais diversas, 83
        escoliose, 80
            história natural, 80
            tratamento cirúrgico, 81
            tratamento com órtese, 81
        órteses e deambulações, 83
        prevalência, 80
    traumatismos da, 313-321
        diferenças radiográficas na coluna cervical entre crianças e adultos, 313
        elasticidade da coluna na criança, 313
        lesões do periósteo, 314
        lesões torácicas e lombares, 318
            cicatrização de luxações em crianças pequenas, 318
            fraturas de múltiplos níveis, 318
            lesões do cinto de segurança, 318
        transporte de crianças pequenas traumatizadas, 313
        traumatismos cervicais, 314
            fratura do atlas, 314
            fratura do tipo enforcado na criança, 316
            fraturas do dente e deslocamentos epifisários do odontóide, 316
            lesões da coluna cervical média e baixa, 317
            luxações atlantooccipitais, 314
            rupturas atlantoaxiais, 315
            subluxação e luxação de C2-C3, 317
            subluxação e luxação rotatória atlantoaxial, 315
Coma de Glasgow, escala de, 324
Complexo *gastrocnemius-soleus*, 25
Condroblastoma, 67
Condrócitos, 177
Condrodisplasia *punctata*, 217
Condrólise, 8, 43
Condromalacia, 227
Conradii-Hünermann, síndrome de, 217
Contratura capsular do cotovelo, 283
Corticosteróides, 43
Costelas, nódulos nas, 98
Cotovelo
    contratura capsular do, 283
    luxações do, 280
Cotrel-Dubousset, instrumentação de, 130
Coxa vara, 6
Coxartrose, 189
Creatinina fosfoquinase, 6
Criança
    claudicação na, 3-10
        claudicação no adolescente (idade de 11 a 15 anos), 8
            coalizão tarsal, 9
            condrólise, 8
            displasia do quadril, 8
            escorregamento epifisário femoral proximal, 8
            osteocondrite dissecante, 9
            síndrome de excesso de uso, 9
        crianças claudicante (idade de 4 a 10 anos), 7
            discrepância no tamanho dos membros, 8
            doença de Legg-Calvé-Perthes, 7
            menisco discóide, 8
            sinovite transitória, 7
        desordens congênitas/de desenvolvimento, 6
            artrite poliarticular ou reumatóide juvenil, 6
            coxa vara, 6
            displasia do desenvolvimento do quadril, 6
            neoplasias, 7
            neoplasias, leucemia, 7
            osteoma osteóide, 7
        distúrbios da marcha em crianças, 3
            enfraquecimento dos músculos proximais, 4
            marcha antálgica, 3
            marcha de membro curto, 4
            marcha de Trendelenburg, 3
            marcha espástica, 4
        nos primeiros passos, 4
            artrite séptica, 4
            desordens neurológicas, 6
            discite, 5
            distrofia muscular, 6
            fraturas em crianças que estão começando a caminhar, 5
            infecção versus não-infecção, 4
            paralisia cerebral, 6
            sinovite transitória, 5
    com paralisia cerebral, marcha da, 21-31
        diagnóstico precoce, 21
        fisioterapia, 21
        gerenciamento da espasticidade, 22
            complexo *gastrocnemius-soleus*, 25
            extremidade superior na paralisia cerebral, 25
            joelho, 23
            pé e tornozelo, 24
            procedimentos ortopédicos gerais, 23
            quadril, 23

hemiplegia, 26
manuseio pós-operatório, 25
    ortetização, 25
medição dos resultados, 26
    análise da marcha, 26
    medição de resultados funcionais, 27
vítima de maus-tratos, 329-333
    avaliação, 330
    fraturas na criança, 329
    responsabilidade do ortopedista na suspeita de maus-tratos à criança, 331
Crista ilíaca, 130
Curetagem, 42
Curvas King tipo
    II, 130
    IV, 132
    V, 132

# D

Defeito fibroso cortical, 65
Deformidade(s)
  angulares
    e rotacionais dos membros inferiores, 33-38
        deformidades torcionais, 33
        genuvaro e genuvalgo, 34
    nos ossos longos, 98
  após descompressão, 166
  congênitas da coluna, 139-144
    avaliação, 139
    história natural, 140
    tratamento, 141
  da coluna vertebral, 80
    cifose, 82
        história natural, 82
        tratamento, 82
    deformidades vertebrais diversas, 83
    escoliose, 80
        história natural, 80
        tratamento cirúrgico, 81
        tratamento com órtese, 81
    órteses e deambulações, 83
    prevalência, 80
  do pé e tornozelo, tratamento das, 91
  do quadril, tratamento das, 92
  dos joelhos, tratamento das, 92
  dos pés, 78
    deformidade do calcâneo, 79
    deformidade em valgo, 79
    pé torto, 78
  nos quadris, 79
  óssea, 97
  tibial, 205-207
    tíbia curva congênita, 205
        encurtamento anterolateral congênito, 205
        encurtamento póstero-lateral congênito, 206
  vertebrais, 17
    diversas, 83

Dega, procedimentos de, 200
Delbet, classificação de, 263
Denis Browne, aparelho tipo, 33
Dente, fraturas do, e deslocamentos epifisários do odontóide, 316
Dentinogênese imperfeita, 97, 102
Derrame articular, 296
Descompressão occipital, 76
Desordens
  congênitas/de desenvolvimento, 6
    artrite poliarticular ou reumatóide juvenil, 6
    coxa vara, 6
    displasia do desenvolvimento do quadril, 6
    neoplasias, 7
        leucemia, 7
        osteoma osteóide, 7
  neurológicas, 6
Diáfise
  da tíbia, fraturas da, 300
  da ulna, fraturas da, 287
  do fêmur, fraturas da, 266
  do rádio, fraturas da, 287
Diastematomielia, 111, 140
Diferenças radiográficas na coluna cervical entre crianças e adultos, 313
Difosfonados, 99
Diplegia espástica, 24
Diplomielia, 140
Discite, 5, 45
Disco cervical, calcificação do, 164
Discografia, 150
Discrepância no tamanho dos membros, 8
Disforia, 58
Displasia(s)
  cervical familiar, 162
  condroectodérmica, 100
  condrometafisária, 164
  de Kneist, 164
  de Morquio-Brailsford, 164
  do desenvolvimento do quadril, 6, 193-204
    complicações, 200
        osteonecrose, 200
        perda da redução, 201
    diagnóstico, 194
        avaliação de rotina, 194
        estudo por imagem, 195
        exame físico, 194
    etiologia, 193
    incidência, 193
    terminologia, 193
    tratamento, 197
        encurtamento femoral, 199
        procedimentos secundários, 199
        redução aberta, 198
        redução fechada, 197
  esqueléticas 187
  fibrosa, 67, 100
  mesomélica, 220
  metatrófica, 164
  ósseas, 89

Distrofia
  muscular, 6
    congênita, 89
  simpático-reflexa, 229
  torácica asfixiante, 100
Distúrbios da marcha em crianças, 3
  enfraquecimento dos músculos proximais, 4
  marcha
    antálgica, 3
    de membro curto, 4
    de Trendelenburg, 3
    espástica, 4
Doença(s)
  da anemia falciforme, 48
  de Blount, 207-210
  de Caffey, 100
  de Freiberg, 256
  de Gaucher, 39
  de Hans-Schüller-Christian, 16
  de Legg-Calvé-Perthes, 7, 43, 187-192
    classificação, 188
    desenvolvimento da deformidade, 189
    diagnóstico diferencial, 187
    etiologia, 187
    fatores para o prognóstico, 188
    história natural 189
    quadro clínico, 187
    seqüelas tardias, 191
    tratamento, 189
  de Letterer-Siwe, 16
  de Lobstein, 97
  de Lyme, 43, 46
  de Morquio 165
  de Olier, 567
  de Osgood-Schlatter, 9, 228
  de Scheuermann, 13
  de Sever, 256
  de Sinding-Larsen-Johansson, 226, 228
  malignas, 17
Dor(es)
  à palpação, 4
  aguda, manejo da, 55-62
    analgesia sistêmica, 57
      acetoaminofen, 57
      anestesia regional, 59
      benzodiazepinas, 57
      bloqueio de nervos periféricos, 60
      controlada pelo paciente, 58
      drogas antiinflamatórias não esteróides, 57
      epidural, 59
      intervenções não farmacológicas, 60
      opióides, 58
      preemptiva, 60
    medidas fisiológicas, 55
      auto-relato, 56
      observações comportamentais, 55
  anterior no joelho do adolescente, 226
  lombar, 11, 108
    causas da, 13

etiologias de desenvolvimento, 13
etiologias infecciosas, 13
  nas costas, 77
  nos quadris, 77
  óssea, 48
  torácica, 18
Down, síndrome de, 166, 225
Drenagem do abscesso, 42
Drogas antiinflamatórias não esteróides, 57
  injetável, 57
Dwyer, técnica de, 129

E

Ectopia, 139
Elasticidade da coluna na criança, 313
Eletromiografia, 276
Encondroma, 67
Enfermidades do joelho, 225-233
  considerações básicas, 225
  distrofia simpático-reflexa, 229
  doença
    de Osgood-Schlatter, 228
    de Sinding-Larsen-Johansson, 228
  dor anterior no joelho do adolescente, 226
  instabilidade patelar, 229
  lesões por esforços repetitivos, 228
  luxação congênita
    da patela, 225
    do joelho, 225
  menisco discóide, 226
  osteocondrite dissecante, 230
  patela multipartida, 226
  plica sinovial, 228
Enxerto ósseo, 67
Epífise capital femoral, 167
Epifisiodese, 141
  via aberta com cavilha de enxerto ósseo, 179
Escafóide, fraturas do, 292
Escala
  de coma de Glasgow, 323
  de graduação de faces Wong/Baker, 56
  de palavras-gráfico, 56
Escanometria, 218
Esclerose, 16
Escoliômetro, 109
Escoliose, 80
  história natural, 80
  tratamento
    cirúrgico, 81
    com órtese, 81
Escoliose idiopática, 107-137
  avaliação
    do paciente, 108
      detecção de, 112
      história e exame físico, 108
      imagem por ressonância magnética, 111
      mensuração objetiva da forma do tronco, 109

radiografia, 109
    tomografia computadorizada/mielografia, 112
  pré-operatória, 127
considerações sobre
  o pós-operatório, 133
  o pré-operatório, 133
epidemiologia, 107
etiologia, 107
história natural, 117
  antes da maturidade esquelética, 117
  após maturidade esquelética, 118
indicação cirúrgica, 127
padrão de curva, 128
técnica e instrumentação, 129
tratamento
  conservador, 119
  por tipo de curva, 131
Escorbuto, 100
Escorregamento epifisário da cabeça femoral, 175-185
  descrição, 175
    achados clínicos, 175
    epidemiologia, 175
    estudos por imagem, 176
    etiologia, 177
    fisiopatologia, 176
  tratamento, 178
    complicações, 181
    métodos de estabilização, 178
      epifisiodese via aberta com cavilha de enxerto ósseo, 179
      fixação com parafuso, 178
      imobilização gessada, 178
    osteotomia de realinhamento, 179
      cuneiforme subcapital, 179
      intertrocantéricas, 180
      na base do colo, 180
      seguimento a longo prazo tratados por método in situ, 180
Espaço discal, estreitamento do, 145
Espasmos musculares, 56
Espasticidade, gerenciamento da, 22
  complexo *gastrocnemius-soleus*, 25
  extremidade superior na paralisia cerebral, 25
  joelho, 23
  pé e tornozelo, 24
  procedimentos ortopédicos gerais, 23
  quadril, 23
Espondilite
  anquilosante, 16
  infecciosa, 5
Espondilólise, 15, 149-159
  achados clínicos, 150
  avaliação radiográfica, 152
  definição e classificação, 149
  prevalência e etiologia, 149
  seguimento a longo prazo, 154
  tratamento, 153
Espondilolistese, 12, 149-159
  achados clínicos, 150
  avaliação radiográfica, 152
  definição e classificação, 149

  Meyerding, 154
  prevalência e etiologia, 149
  seguimento a longo prazo, 154
  tratamento, 153
    assintomática, 153
    sintomática, 153
Estadiamento de Tanner, 127
Euforia, 58
Ewing, sarcoma de, 17, 39, 68
Exostose, 66
  hereditária múltipla, 66

# F

Fasciotomias, 276
Febre, 11
  reumática, 39
Fêmur
  complicações das fraturas do colo do, 265
  diáfise do, fraturas da, 266
  fratura(s) do, 263-272
    subtrocantéricas do, 265
    supracondiliana do, 269
Ferida puntiforme do pé, 47
Fibroma
  condromixóide, 68
  não ossificante/defeito fibroso cortical, 65
Fíbula, fraturas da diáfise da, 300
Fise distal do fêmur
  complicações das fraturas que comprometem a, 270
  fraturas que comprometem a, 269
Fisioterapeuta, 21
Fisioterapia, 21
Fluoreto, 99
*Forame magnum*, 164
Fraqueza, 77, 108
Fratura(s), 77
  da tíbia, 299-301
    da diáfise da tíbia e fíbula, 300
    da epífise proximal, 299
    da espinha, 299
    da metáfise proximal, 299
    da tuberosidade anterior, 299
  de Chance, 318
  de haste, 142
  de Monteggia, 283
  do antebraço e punho, 287-293
    fraturas da diáfise do rádio e ulna, 287
    fraturas distais do rádio e da ulna, 287
      de Galeazzi, 290
      fisárias, 288
      metafisárias, 287
    lesões do carpo, 291
      do complexo da fibrocartilagem triangular, 291
      fraturas do escafóide, 292
  do atlas, 314
  do dente e deslocamentos epifisários do odontóide, 316
  do escafóide, 292

do fêmur, 263-272
  complicações das fraturas
    do colo, 265
    que comprometem a fise distal, 270
  fratura(s)
    da diáfise, 266
    do quadril, 263
    que comprometem a fise femoral distal, 269
    subtrocantéricas, 265
    supracondiliana, 269
do rádio e da ulna, 281
  fraturas
    da cabeça e do colo radial, 281
    de Monteggia, 282
    do olécrano, 283
do tipo enforcado na criança, 316
do úmero, 273
  complicações, 278
  do côndilo lateral, 277
    fixação com pinos, 278
  do epicôndilo medial, 279
  fisárias distais, 277
  intercondilares distais, 277
  proximais, 273
  supracondilares, 273
    redução aberta, 275
    redução fechada e fixação com pino, 274
em criança(s)
  que estão começando a caminhar, 5
  vítima de maus-tratos, 329
Freiberg, doença de, 256

## G

Gage, sinal de, 188
Galeazzi, fraturas de, 290
*Gastrocnemius-soleus*, complexo, 25
Gaucher, doença de, 39
Genuvalgo, 34
Genuvaro, 34
Gesso, 33
Glasgow, escala de coma de, 323
Glicoproteínas, 177
Gower, sinal de, 6
Gram, coloração de, 44
Granuloma eosinofílico, 16, 66
Green-Anderson, método de, 218
Green-Grice, procedimentos de, 24
Grisel, síndrome de, 163

## H

*Haemophilus influenzae*, 5
  B, 44
Hálux *valgus*, 33
Hans-Schüller-Christian, doença de, 16
Harcke, método de, 196

Harrington, hastes de, 130
Haste(s)
  de Bailey-Dubow, 101
  de Harrington, 130
  de Luke, 83
  de Tunn-McCarthy, 83
  de Williams, 206
  fratura de, 142
Hemangioma, 11, 63
  capilar na testa, 90
Hemartrose, 42
Hemiartrodese, 142
Hemimelia fibular, 246
Hemiplegia, 26
Hemivértebra, 140
  lombossacra, 142
  ressecção de, 142
Hemofilia, 43, 46
Hemorragia intracraniana, 97
Henoch-Schönlein, púrpura de, 43
Herbert, parafusos de, 292, 298
Hérnia de disco, 15, 161
Heyman-Herdon, técnica de, 33
Heyman-Herndon-Strong, capsulotomia metatársica de, 239
Hidratação intravenosa, 48
Hidrocefalia, 80
Hidromielia, 80, 111
Hidromorfona, 59
Hidroterapia, 100
Hilgenreiner, linhas de, 195
Hiperextensão coluna, 12
Hiperlordose lombar compensatória, 14
Hiper-reflexia, 6
Hipertermia, 102
Hipertonia uterina, 106
Hipnose, 60
Hipocifose, 120
  rígida, 132
  torácica, 128
Hipocondroplasia, 220
Hipofosfatasia, 100
Hipogonadismo, 177
Hipopituitarismo, 177
Hipoplasia, 165
  da patela, 215
  da tíbia, 216
  do capitelo, 281
  femoral, 215
Histiocitose disseminada, 63
HIV, 46
Hormônio(s)
  de crescimento, níveis séricos de, 107
  gonadais, 99

## I

Ilizarov, técnica de, 206
Imagem
  do SPECT, 152

    por ressonância magnética, 111
Imobilização gessada, 178
Incisão
    de Carroll, 238
    de Cincinnati, 238
Incontinência, 108
Infecções ortopédicas pediátricas, 39-53
    artrite séptica, 43
        diagnóstico, 43
        resumo, 43
        seqüelas, 44
        tratamento, 44
    específicas, 45
        discite, 45
        doença
            da anemia falciforme, 48
            de Lyme, 46
        ferida puntiforme do pé, 47
        hemofilia, 46
        HIV, 46
        piomiosite, 48
        sífilis, 48
        tuberculose, 49
    osteomielite, 39
        aguda hematogênica, 39
        crônica multifocal, 43
        crônica, 43
        diagnóstico, 39
        em neonato, 41
        hematogênica subaguda, 42
        patogênese, 39
        tratamento, 40
Instabilidade patelar, 229
Instrumentação de Cotrel-Dubousset, 130
Insuficiência
    cardíaca, 102
    respiratória progressiva, 76

## J

Jack, teste de, 244, 248
Joanete, 253
Joelho instável, 266
Joelho(s), 23
    enfermidades do, 225-233
        considerações básicas, 225
        distrofia simpático-reflexa, 229
        doença
            de Osgood-Schlatter, 228
            de Sinding-Larsen-Johansson, 228
        dor anterior no joelho do adolescente, 226
        instabilidade patelar, 229
        lesões por esforços repetitivos, 228
        luxação congênita
            da patela, 225
            do joelho, 225
        menisco discóide, 226
        osteocondrite dissecante, 230
        patela multipartida, 226
        plica sinovial, 228
    lesões do, 295-298
        fraturas e luxações da patela, 297
        lesões ligamentares, 295
        meniscais, 297
    problemas no, 79
    tratamento das deformidades dos, 92
Junção
    musculotendinosa, 296
    toracolombar, 14

## K

Kidner, técnica de, 254
King, classificação de, 128
Kirshner, fios de, 255
Kite, ângulo de, 235
Klein, linha de, 176
Klippel-Feil, síndrome de, 140, 161
Klippel-Trénaunay-Weber, síndrome de, 217
Kneist, displasia de, 164

## L

Lacerações hepáticas, 325
Laminectomia cervical suboccipital, 83
Langenskiöld classificação de, da tíbia vara, 35
Larsen, síndrome de, 89, 164
Legg-Calvé-Perthes, doença de, 7, 43, 187-192
    classificação, 188
    desenvolvimento da deformidade, 189
    diagnóstico diferencial, 187
    etiologia, 187
    fatores para o prognóstico, 188
    história natural 189
    quadro clínico, 187
    seqüelas tardias, 191
    tratamento, 189
Lesões
    cranianas, 323
    da articulação de Lisfranc, 308
    da coluna cervical média e baixa, 317
    de crescimento rápido, 63
    do carpo, 291
        do complexo da fibrocartilagem triangular, 291
        fraturas do escafóide, 292
    do joelho, 295-298
        fraturas e luxações da patela, 297
        lesões ligamentares, 295
        meniscais, 297
    do periósteo, 314
    ósseas, 69
    por esforços repetitivos, 228
    torácicas, 325
        e lombares, 318
            cicatrização de luxações em crianças pequenas, 318

fraturas de múltiplos níveis, 318
lesões do cinto de segurança, 318
Lesões do úmero e do cotovelo, 273-285
   contratura capsular do cotovelo, 283
   fraturas do rádio e da ulna, 281
     fraturas
       da cabeça e do colo radial, 281
       de Monteggia, 282
       do olécrano, 283
   fraturas do úmero, 273
     complicações, 278
     do côndilo lateral, 277
       fixação com pinos, 278
     do epicôndilo medial, 279
     fisárias distais, 277
     intercondilares distais, 277
     proximais, 273
     supracondilares, 273
       redução aberta, 275
       redução fechada e fixação com pino, 274
   luxações do cotovelo, 280
Letargia, 7
Letterer-Siwe, doença de, 16
Leucemia, 7, 69
Linha(s)
   de Hilgenreiner, 195
   de Klein, 176
   de Perkins, 195
   de Shenton, 195
Lipomas, 140
   intra-raquianos, 111
Líquido sonivial, 44
Lisfranc, lesões da articulação de, 308
Lister, tubérculo de, 288
Lobstein, doença de, 97
Lordose
   lombar, 149
   torácica, 120
Ludloff, acesso medial de, 199
Luke, haste de, 83
Luque, sistema de, 130
Luxação(ões)
   atlantooccipitais, 314
   congênita
     da patela, 225
     do joelho, 225
   de Chance, 318
   do cotovelo, 280
Lyme
   artrite de, 47
   doença de, 43, 46

# M

Macrocefalia, 98
Malformação(ões)
   de Arnold-Chiari, 76, 111
   tipo Chiari II, 83

Manejo da dor aguda, 55-62
   analgesia sistêmica, 57
     acetoaminofen, 57
     anestesia regional, 59
     benzodiazepinas, 57
     bloqueio de nervos periféricos, 60
     controlada pelo paciente, 58
     drogas antiinflamatórias não esteróides, 57
     epidural, 59
     intervenções não farmacológicas, 60
     opióides, 58
     preemptiva, 60
   medidas fisiológicas, 55
     auto-relato, 56
     observações comportamentais, 55
Marcha
   agachada, 24
   análise da, 26
   antálgica, 3
   da criança com paralisia cerebral, 21-31
     diagnóstico precoce, 21
     fisioterapia, 21
     gerenciamento da espasticidade, 22
       complexo *gastrocnemius-soleus*, 25
       extremidade superior na paralisia cerebral, 25
       joelho, 23
       pé e tornozelo, 24
       procedimentos ortopédicos gerais, 23
       quadril, 23
     hemiplegia, 26
     manuseio pós-operatório, 25
       ortetização, 25
     medição dos resultados, 26
       análise da marcha, 26
       medição de resultados funcionais, 27
   de membro curto, 4
   de Trendelenburg, 3
   espástica, 4
Massa(s)
   flexopronadora, 280
   subcutâneas, 64
Maus-tratos, criança vítima de, 329-333
   avaliação, 330
   fraturas na criança, 329
   responsabilidade do ortopedista na suspeita de maus-tratos à criança, 331
Mediopé, trauma do, 308
Medula
   espinhal, 58
   óssea, 66
Membro(s)
   inferiores, deformidades angulares e rotacionais dos, 33-38
     deformidades torcionais, 33
     genuvaro e genuvalgo, 34
   inferiores, desigualdade de comprimento entre os, 215-224
     avaliação, 218
     controvérsias nos alongamentos ósseos, 220
       alongamento ósseo para estatura, 220
       desigualdades congênitas, 220

etiologia, 215
    causas adquiridas, 217
    causas congênitas, 215
  tratamento, 218
  superior, função do, 78
Menarca, 127
Menicectomia, 226
Meningite, 44
Menisco
  de Wrisberg, 297
  discóide, 8, 226
  rupturas do, 297
Meperidina, 59
Metáfise de osso longo, 66
Metatarso, 33
Método(s)
  de Gram, 39
  de Green-Anderson, 218
  de Harcke, 196
  de Moseley, 218
Meyerding, classificação de, 152
Miami, colete de, 120
Micrognatia, 90
Micromelia, 98
Mielografia, 112
Mielomeningocele, 75-88
  considerações não ortopédicas antes do tratamento, 76
    alergia ao látex, considerações anestésicas, 77
    considerações urológicas, 77
    descompressão occipital, 76
    fraturas, 77
    função do membro superior, 78
    riscos de infecção, 77
    sistema nervoso central e cognição, 76
  deformidade dos pés, 78
    deformidade
      do calcâneo, 79
      em valgo, 79
    pé torto, 78
  deformidades da coluna vertebral, 80
    cifose, 82
      história natural, 82
      tratamento, 82
    deformidades vertebrais diversas, 83
    escoliose, 80
      história natural, 80
      tratamento cirúrgico, 81
      tratamento com órtese, 81
    órteses e deambulações, 83
    prevalência, 80
  deformidades nos quadris, 79
  história natural, 75
    expectativa de vida e função, 75
    marcha, 75
  problemas no joelho, 79
  tratamento ortopédico, 78
Milwaukee, suspensórios de, 81
Mitchell, osteotomia distal de, 254
Möebius, síndrome de, 89

Moiré, análise topográfica de, 109
Monteggia, fraturas de, 282
Morfina, sulfato de, 59
Morquio, doença de, 165
Morquio-Brailsford, displasia de, 164
Moseley, método de, 218
Acondroplasia, 220
Músculo(s)
  adutor do polegar, 93
  cardíaco, 46
  esternocleidomastóideo, 162
  gastrocnêmio-sóleo, 4
  proximais, enfraquecimento dos, 4

## N

Nanismo tanatofórico, 100
Nash-Moe, classificação de, 128
Navicular acessório, 254
Neonato, osteomielite em, 41
Neoplasias, 7
Nervo(s)
  periféricos, bloqueio de, 60
  ulnar, 278
Nievergelt-Pearlman, síndrome de, 246
Nódulos
  de Schmorl, 14, 145
  nas costelas, 98

## O

Odontóide, fraturas do dente e deslocamentos epifisários do, 316
Olécrano, fraturas do, 283
Olier, doença de, 67
Opióides, 58
  epidurais, 59
Órtese(s), 83
  de abdução de Atlanta, 190
  de joelho-tornozelo-pé, 26
  e deambulações, 83
  toracolombossacra, 153
Ortetização, 25
Osgood-Schlatter, doença de, 9, 228
Ossificação endocondral, 207
Ossos longos, deformidades angulares nos, 98
Osteoblastoma, 17, 68
Osteocondrite dissecante, 9, 230
Osteocondrodisplasias, 164
Osteocondroma, 66
Osteodisplasia fibrosa idiopática, 97
Osteodistrofia renal, 177
Osteogênese imperfeita, 97-104
  classificação, 97
  diagnóstico diferencial, 98
  patogênese, 98
  tratamento do paciente, 99
    não-ortopédico, 102
    ortopédico, 100

sistêmico, 99
Osteoma osteóide, 7, 17, 68
Osteomielite, 39, 63
   aguda, 48
      hematogênica, 39
   crônica, 43
      multifocal, 43
   diagnóstico, 39
   em neonato, 41
   hematogênica subaguda, 42
   patogênese, 39
   tratamento, 40
Osteonecrose, 200, 279
Osteopenia, 257
Osteopetrose, 100
Osteoporose, 97
   idiopática juvenil, 100
   juvenil, 145
   pós-menopausa, 100
Osteossarcoma, 69
Osteotomia(s)
   da pelve, 200
   da tíbia supramaleolar, 78
   de realinhamento, 179
      cuneiforme subcapital, 179
      intertrocantéricas, 180
      na base do colo, 180
      seguimento a longo prazo tratados por método *in situ*, 180
   derrotatórias, 34
   femoral de extensão, 92
Oxacilina, 44
Óxidos do magnésio, 99

# P

Palidez, 7, 309
Panturrilha pseudo-hipertrófica, 6
Parafuso(s)
   de Herbert, 292
   fixação com, 178
Paralisia cerebral, 6, 25
   marcha da criança com, 21-31
      diagnóstico precoce, 21
      fisioterapia, 21
      gerenciamento da espasticidade, 22
         complexo *gastrocnemius-soleus*, 25
         extremidade superior na paralisia cerebral, 25
         joelho, 23
         pé e tornozelo, 24
         procedimentos ortopédicos gerais, 23
         quadril, 23
      hemiplegia, 26
      manuseio pós-operatório, 25
         ortetização, 25
      medição dos resultados, 26
         análise da marcha, 26
         medição de resultados funcionais, 27
Paratireóide, adenoma da, 177
Partes moles, tumores benignos de, 70
Patela
   hipoplasia da, 215
   luxação congênita da, 225
   multipartida, 226
Pavlik, suspensório de, 197
Pé(s), 24
   deformidade dos, 78
      deformidade
         do calcâneo, 79
         em valgo, 79
         pé torto, 78
   eqüino, 4
   ferida puntiforme do, 47
   fraturas do, 307
   patologias do, 253-259
      doença
         de Freiberg, 256
         de Sever, 256
      navicular acessório, 254
      pé cavo, 257
      talo vertical congênito, 255
   plano flexível, 243-246
   plantígrado, 78
   torto congênito, 235-242
      avaliação radiográfica, 235
      tratamento, 235
         cirúrgico, 236
         conservador, 236
         resultados, 238
   tratamento das deformidades do, 91
Pedriolle, mensuração de, 128
Pemberton, procedimentos de, 200
Perda de peso, 11
Periósteo, lesões do, 314
Perkins, linhas de, 195
Perthes, doença de, 189
Picnodisostose, 100
Piomiosite, 48
Pituitária, tumor da, 177
Planigrafia, 152
Plica sinovial, 228
Polegar palmar, 93
Politrauma, 323-327
   avaliação
      da lesão, 325
      inicial, 323
   complicações tardias, 325
   escala de coma de Glasgow, 324
   lesões
      cranianas, 323
      torácicas, 325
   trauma abdominal, 324
Procedimento(s)
   de Dega, 200
   de Green-Grice, 24
   de Pemberton, 200
   de Roux-Goldthwait, 298
Prostaglandinas, 57, 68

Proteus, síndrome de, 217
Pseudoartrose, 130, 278
    fibular, 205
*Pseudomonas aeruginosa*, 47
Pseudotumor, 162
Punho, artroscopia diagnóstica do, 291
Púrpura de Henoch-Schönlein, 43

# Q

Quadril, 23
    deformidades nos, 79
    displasia do desenvolvimento do, 6, 193-204
        complicações, 200
            osteonecrose, 200
            perda da redução, 201
        diagnóstico, 194
            avaliação de rotina, 194
            estudo por imagem, 195
            exame físico, 194
        etiologia, 193
        incidência, 193
        terminologia, 193
        tratamento, 197
            encurtamento femoral, 199
            procedimentos secundários, 199
            redução aberta, 198
            redução fechada, 197
    displasia do, 8
    flexão do, 24
    fraturas do, 263
    tratamento das deformidades dos, 92
Quadriplegia, 165

# R

Rabdomiossarcoma, 70
Rádio
    e da ulna, fraturas do, 281
        fraturas
            da cabeça e do colo radial, 281
            de Monteggia, 282
            do olécrano, 283
        fraturas distais do, 287
            de Galeazzi, 290
            fisárias, 288
            metafisárias, 287
Radiografia, 109
Raquitismo fetal, 97
Refluxo vesicoureteral, 77
Relaxamento, 60
Ressecção de hemivértebra, 142
Ressonância nuclear magnética, 64
Retroalimentação biológica, 60
Risser, sinal de, 80, 110
Rizotomia dorsal, 22
Roux-Goldthwait, procedimento de, 298

Rupturas atlantoaxiais, 315
Russell, tração de, 266

# S

*Salmonella*, 48
Sarcoma
    de Ewing, 17, 39, 68
    sinovial, 70
Scheuermann
    cifose de, 11, 145-148
        história natural, 146
        tratamento
            cirúrgico, 147
            conservador, 146
    doença de, 13
Schmorl, nódulos de, 14, 145
Scott, técnica de, 153
Sedação, 58
Seqüestrectomia, 42
Seringomielia, 108
Sever, doença de, 256
Shenton, linhas de, 195
Sífilis congênita, 48, 100
Sillence, classificação de, 97
Sinal
    de Gage, 188
    de Gower, 6
    de Risser, 80, 110
    do crescente, 7
Sincondroses, 313
    do atlas, 161
Sinding-Larsen-Johansson, doença de, 226, 228
Síndrome
    da criança espancada, 100
    de Apert, 246
    de Conradii-Hünermann, 217
    de Down, 166, 225
    de excesso de uso, 9
    de Grisel, 163
    de Klippel-Fiel, 140, 161
    de Klippel-Trénaunay-Weber, 217
    de Larsen, 89, 164
    de Möebius, 89
    de Nievergelt-Pearlman, 246
    de Proteus, 217
    do compartimento, 309
Sinovite
    tóxica, 39
    transitória, 5, 7, 43
Sistema
    de Luque, 130
    de telescopagem, 101
    Integrado de Formas e Imagem, 109
    nervoso central, 58
        e cognição, 76
Somatidina, 188
Sonolência, 58

Sorensen, critérios de, 146
SPECT, imagem do, 152
Stagnara, teste intra-operatório de, 133
*Staphylococcus aureus*, 5
Steele, osteotomia tríplice de, 200
Subluxação
   e luxação
      de C2-C3, 317
         rotatória atlantoaxial, 315
     rotatória, 163
Sulfato de morfina, 59
Suspensório(s)
   de Milwaukee, 81
   de Pavlik, 197
Syme, amputação de, 206

# T

Talectomia, 91
Talo vertical congênito, 255
Tálus, fraturas do, 07
Tanner, estadiamento de, 127
Tecidos moles, tumores malignos dos, 70
   rabdomiossarcoma, 70
   sarcoma sinovial, 70
Técnica
   de Dwyer, 129
   de Heyman-Herdon, 33
   de Ilizarov, 206
   de Kidner, 254
   de Scott, 153
   de Zielke, 129
Telectomai, 78
Tendão fibular, subluxação de, 309
Tendão-de-aquiles, alongamento do, 24
Tendinite patelar, 9
Teste
   de Barlow, 194
   de Jack, 244, 248
   de radioalergosorvente, 77
   intra-operatório de Stagnara, 133
Tíbia
   apofisite da tuberosidade da, 9
   curva congênita, 205
      encurtamento
         anterolateral congênito, 205
         póstero-lateral congênito, 206
   e tornozelo, fraturas distais, 305
      intra-articulares, 305
      lesão da fise distal da tíbia, 305
      metafisárias distais da tíbia, 305
      separação da fise distal da tíbia, 305
   fraturas da, 299-301
      da diáfise da tíbia e fíbula, 300
      da epífise proximal, 299
      da espinha, 299
      da metáfise proximal, 299
      da tuberosidade anterior, 299
   hipoplasia da, 216
Tipóia tipo Velpeau, 275
Tometramina, 57
Tomografia computadorizada, 112
Toracoscopia, 132
Toracotomia, 132
Torcicolo
   muscular congênito, 162
   paroxístico benigno da infância, 163
Tornozelo, 24
   e pé, problemas traumáticos do, 305-311
      fraturas distais da tíbia e do tornozelo, 305
         intra-articulares, 305
         lesão da fise distal da tíbia, 305
         metafisárias distais da tíbia, 305
         separação da fise distal da tíbia, 305
      fraturas transicionais, 306
         calcâneo, 308
         deslocamento subtalar, 308
         pé, 307
         tálus, 307
         trauma do mediopé, 308
      lesão de partes moles, 309
         síndrome do compartimento, 309
         subluxação de tendão fibular, 309
   tratamento das deformidades do, 91
Toxina botulínica-A, 22
Tração
   de Bryant, 266
   de Russell, 266
Transporte de crianças pequenas traumatizadas, 313
Trauma, 166
   abdominal, 324
Traumatismos da coluna vertebral, 313-321
   diferenças radiográficas na coluna cervical entre crianças e adultos, 313
   elasticidade da coluna na criança, 313
   lesões
      do periósteo, 314
      torácicas e lombares, 318
         cicatrização de luxações em crianças pequenas, 318
         fraturas de múltiplos níveis, 318
         lesões do cinto de segurança, 318
   transporte de crianças pequenas traumatizadas, 313
   traumatismos cervicais, 314
      fratura(s)
         do atlas, 314
         do dente e deslocamentos epifisários do odontóide, 316
         do tipo enforcado na criança, 316
      lesões da coluna cervical média e baixa, 317
      luxações atlantooccipitais, 314
      rupturas atlantoaxiais, 315
      subluxação e luxação
         de C2-C3, 317
         rotatória atlantoaxial, 315
Tremores, 11
Trendelenburg, marcha de, 3
*Treponema pallidum*, 48
Trissomia 21, 166
Tromboflebite, 39

Tubérculo de Lister, 288
Tumor(es)
   da medula espinhal, 108
   da pituitária, 177
   de Wilms, 217
Tumores musculoesqueléticos, 63-74
   análise radiográfica, 63
   avaliação inicial, 63
   benignos de partes moles, 70
   biópsia, 65
   estadiamento, 64
   exame físico, 63
   história, 63
   malignos dos tecidos moles, 70
      rabdomiossarcoma, 70
      sarcoma sinovial, 70
   ósseos benignos, 65
      cisto ósseo
         aneurismático, 65
         solitário, 65
      condroblastoma, 67
      displasia fibrosa, 67
      encondroma, 67
      fibroma
         condromixóide, 68
         não ossificante/defeito fibroso cortical, 65
      granuloma eosinófilo, 66
      osteoblastoma, 68
      osteocondroma, 66
      osteoma osteóide, 68
   ósseos malignos, 68
      cirurgia de salivação em esqueleto imaturo, 69
      leucemia, 69
      osteossarcoma, 69
      sarcoma de Ewing, 68
Tunn-McCarthy, haste de, 83

## U

Ulna, fraturas distais da, 287
   de Galeazzi, 290
   fisárias, 288
   metafisárias, 287
Úmero e cotovelo, lesões de, 273-285
   contratura capsular do cotovelo, 283
   fraturas do rádio e da ulna, 281
      fraturas
         da cabeça e do colo radial, 281
         de Monteggia, 282
         do olécrano, 283
   fraturas do úmero, 273
      complicações, 278
      do côndilo lateral, 277
         fixação com pinos, 278
      do epicôndilo medial, 279
      fisárias distais, 277
      intercondilares distais, 277
      proximais, 273
      supracondilares, 273
         redução aberta, 275
         redução fechada e fixação com pino, 274
   luxações do cotovelo, 280

## V

Valgo, deformidade em, 79
Van Ness, cirurgia de, 69
Velpeau, tipóia tipo, 275
Vertebrectomia, 142
Vísceras, perfuração de, 130
Vitamina
   C, 99
   D, 99

## W

Williams, haste de, 206
Wilmington, colete de, 120
Wilms, tumor de, 217
Wong/Baker, escala de graduação de faces, 56
Wrisberg, menisco de, 297

## Z

Zetaplastia, 92
Zielke, técnica de, 129

Prezado colega:

Vamos trocar algumas idéias para que a ATHENEU com a sua ajuda possa melhorar o seu padrão editorial, bem como publicar livros por você sugeridos.

O formulário anexo é o nosso instrumento comum, espécie de cartão de visita em que mutuamente somos apresentados.

Por favor, preencha-o, e o envie.

Eu, pessoalmente, o lerei. Creio que a partir de suas informações, iniciaremos uma fraterna e criativa parceria.

Os livros da Área de Saúde são o todo de nossas vidas.
Para você é o instrumento de aperfeiçoamento profissional, para mim é a razão do ideal de servir à sociedade com a ciência e o conhecimento médico.

Obrigado,

**Paulo Rezinski**
Diretor Médico

Fax: (11) 3362-1737
Serviço de Atendimento ao Leitor (S.A.L.) – 0800-267753
e-mail: editorial@atheneu.com.br

**Atheneu**
**EDITORA ATHENEU**

**Livro adquirido**

Autor: ........................................................... Título: ...........................................................
Nome: ...................................................................................................................................
Conselho profissional: .......................... Nº de registro: ........................... Nascimento:...../...../.....
Endereço: ............................................................................................. Nº:............ Compl.: ..............
Bairro: ......................................................... Cidade : ........................................... UF.: ..................
CEP.: ........................................ Tel.: (........) ................................ FAX: (........) ................................
*E-mail*: .................................................................................................................................
Especialidade: ........................................................ Ano de formação: ...............................
Outras áreas de interesse: ......................................................................................................

- Como tomou conhecimento do livro?
  - ☐ Indicação de professores   ☐ Anúncios   ☐ Indicação de colegas
  - ☐ Congressos   ☐ Indicação de livreiros   ☐ Outros: ..............
- Como foi adquirido?
  - ☐ Livraria. Qual? ..........................   ☐ Livreiro. Qual? ..........................
  - ☐ Mala direta   ☐ Congresso   ☐ Na Atheneu   ☐ Outros: ..............
- Como classificaria a qualidade da impressão?
  - ☐ Excelente   ☐ Boa   ☐ Razoável   ☐ Péssima
- Como classificaria o papel utilizado?
  - ☐ Excelente   ☐ Bom   ☐ Razoável   ☐ Péssimo
- Como classificaria as informações presentes no texto do livro?
  - ☐ Excelentes, bastante atualizadas   ☐ Boas, atualizadas   ☐ Razoáveis, pouco atualizadas   ☐ Péssimas, totalmente desatualizadas
- Como classificaria a capa do livro?
  - ☐ Excelente, muito atraente   ☐ Boa, atraente   ☐ Razoável, pouco atraente   ☐ Péssima, repulsiva
- Como classificaria a revisão ortográfica do texto do livro?
  - ☐ Excelente   ☐ Boa   ☐ Razoável   ☐ Péssima
- Como classificaria as figuras e os esquemas gráficos utilizados no texto do livro?
  - ☐ Excelentes, muito elucidativos   ☐ Bons, elucidativos   ☐ Razoáveis, pouco elucidativos   ☐ Péssimos, não elucidativos
- De maneira geral, assinale o seu nível de satisfação com o livro adquirido:
  - ☐ Plenamente satisfeito   ☐ Satisfeito   ☐ Pouco satisfeito   ☐ Totalmente insatisfeito
- Há interesse por traduzir ou escrever algum livro?   ☐ Sim   ☐ Não

Poderia sugerir algum assunto ou publicação ligada à área da saúde que gostaria que editássemos ou traduzíssemos:
...................................................................................................................................................
...................................................................................................................................................
...................................................................................................................................................

*A ATHENEU agradece a sua colaboração*

**Atheneu**
EDITORA ATHENEU

PTR/RJ- 3237/92

UP AC PRESIDENTE VARGAS

DRT/RJ

---

## CARTA RESPOSTA
Não é necessário selar

---

O selo será pago por
# EDITORA ATHENEU LTDA.

20299-999 RIO DE JANEIRO/RJ